Textbook of Gastrointestinal Oncology

胃肠道肿瘤学教科书

原著　[土] 苏艾布·亚尔钦
　　　[美] 菲莉帕·菲利普

主审　秦新裕　季加孚

主译　靖昌庆　李乐平

陕西新华出版

陕西科学技术出版社
Shaanxi Science and Technology Press
———— 西安 ————

图书在版编目（CIP）数据

胃肠道肿瘤学教科书 /（土）苏艾布·亚尔钦，（美）
菲莉帕·菲利普著；靖昌庆，李乐平主译 . – 西安：陕西
科学技术出版社，2023.2
　　书名原文：Textbook of Gastrointestinal Oncology
　　ISBN 978–7–5369–8641–1

　　Ⅰ . ①胃… Ⅱ . ①苏… ②菲… ③靖… ④李… Ⅲ .
①胃肿瘤—诊疗②肠肿瘤—诊疗 Ⅳ . ① R735

中国国家版本馆 CIP 数据核字 (2023) 第 033066 号

著作权合同登记号：25-2023-235

First published in English under the title

Textbook of Gastrointestinal Oncology

edited by Suayib Yalcin and Philip A. Philip

Copyright © Springer Nature Switzerland AG, 2019

This edition has been translated and published under licence from

Springer Nature Switzerland AG.

胃肠道肿瘤学教科书
WEICHANGDAO ZHONGLIUXUE JIAOKESHU

靖昌庆　李乐平　主译

策　　划	曹高腾
责任编辑	潘晓洁
封面设计	段成凤

出 版 者	陕西科学技术出版社
	西安市曲江新区登高路 1388 号陕西新华出版传媒产业大厦 B 座
	电话（029）81205187　　传真（029）81205155 邮编 710061
	http://www.snstp.com
发 行 者	陕西科学技术出版社
	电话（029）81205180 81206809
印　　刷	运河（唐山）印务有限公司
规　　格	889 mm × 1194 mm　　16 开本
印　　张	42.25
字　　数	952 千字
版　　次	2023 年 2 月第 1 版
	2023 年 2 月第 1 次印刷
书　　号	ISBN 978–7–5369–8641–1
定　　价	318.00 元

译者名单

主　审　秦新裕　复旦大学附属中山医院

　　　　　季加孚　北京大学肿瘤医院

主　译　靖昌庆　李乐平

副主译　商　亮　石玉龙　刘洪俊　王潍博　杨　哲　井海燕

译　者　山东第一医科大学附属省立医院（山东省立医院）

　　　　　于源滋　王金申　王　珏　王潍博　井海燕　方　振

　　　　　丛　蕾　付国斌　石玉龙　田　锋　刘洪俊　刘　瑾

　　　　　刘玉波　孙　丛　许雅丽　杜丰颖　沙　丹　吴　昊

　　　　　肖　琨　张小桥　张荣华　邵　娜　陈悦之　杨　哲

　　　　　郑爱民　常　宏　商　亮　梁本甲　崔怀平

主审简介

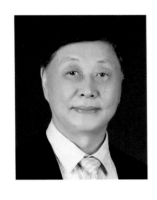

秦新裕，复旦大学附属中山医院外科学教授，博士生导师，英国伦敦大学博士。现任复旦大学普通外科研究所所长、美国外科学院会员（FACS）、国际胃癌学会会员、欧洲消化外科学会会员、中华医学会外科分会副主任委员、胃肠外科学组组长、上海医学会外科专业委员会和普外科专业委员会名誉主任委员，上海市医师协会普外科分会名誉会长。担任《中华外科杂志》《中华普通外科杂志》《中华胃肠外科杂志》《中华消化外科杂志》《中国实用外科杂志》、*Annuals of Surgery*（中文版）等 10 余本外科学杂志的副主编，发表科技论文 350 余篇，曾主编《实用外科学》、*Atlas of Digestive Endoscopic Resection*、《外科手术并发症的预防和处理》《结直肠癌肝转移的早期诊断和综合治疗》《现代胃肠道肿瘤诊疗学》等专著，担任国家五年制和八年制全国统编教材《外科学》副主编。曾获得国家科技进步二等奖 1 次，教育部科技进步一等奖 1 次，上海市科学技术进步一等奖 1 次和三等奖 2 次。

主审简介

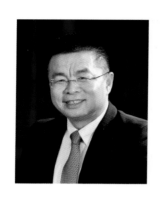

季加孚，主任医师、教授、博士生导师。

现任北京大学肿瘤医院大外科主任、胃肠肿瘤中心主任。教育部恶性肿瘤发病机制及转化重点实验室主任。国务院特殊津贴专家，政协十三届全国委员会委员，民盟中央常委。

兼任北京抗癌协会理事长，中国抗癌协会副理事长，中国医疗保健国际交流促进会副会长，中华医学会外科学分会常委兼秘书长，国家肿瘤质控中心胃癌质控专家委员会主任委员，健康中国行动推进委员会专家咨询委员会委员。同时是美国外科学会会员（FACS）、英国皇家外科学院院士（FRCS）、亚洲外科学会（ASA）常委、国际胃癌学会（IGCA）前任主席。

以第一作者或通讯作者在 Lancet、Science、Cell 和 JAMA 等期刊发表论文 400 余篇，主编国内首部胃癌英文专著及首个 SCI 肿瘤学期刊（现为高质量科技期刊 T1 级），培养研究生及博士后 120 余人。以第一完成人获国家科技进步二等奖 1 项、省部级一等奖 3 项，获何梁何利科技进步奖、吴阶平·保罗杨森医学医药奖、英国文化教育协会职业成就奖及中菲亚洲国际和平奖，是国家卫生健康委突贡专家、北京学者、约翰·霍普金斯大学医学院兼职教授。

主译简介

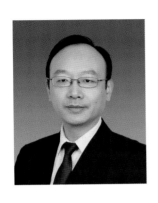

　　靖昌庆，山东省立医院胃肠外科副主任、山东省消化肿瘤转化医学重点工程实验室副主任、博士生导师、齐鲁卫生与健康领军人才。

　　长期致力于消化道肿瘤临床与基础研究，擅长消化道肿瘤的微创外科治疗及 MDT 规范诊疗。发表 SCI 论文 30 余篇，累计影响因子 180 余分，主编专著 1 部。主持及参与国家及省重点课题 7 项，荣获山东省科技进步奖二等奖 2 项、中华医学科技奖三等奖 1 项、山东医学科技进步奖一等奖 1 项等。教学成果荣获山东省教学成果二等奖 1 项、校级特等奖 1 项。

　　学术兼职：中华医学会肠外肠内营养学分会委员，中华医学会外科学分会青年委员，中华医学会肿瘤学分会结直肠肿瘤学组委员，中国医师协会胃肠间质瘤分会青委会副主委，中国医师协会机器人医师分会委员，中国研究型医院结直肠肿瘤分会副主任委员，中国医促会结直肠病分会副主委，山东省医学会微创医学分会候任主任委员，山东省医师协会结直肠外科医师分会候任主委，山东省抗癌协会胃肠肿瘤分会候任主委，山东省医院协会临床营养管理专委会主任委员。

主译简介

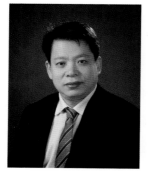

李乐平，教授，山东省立医院副院长、普外科主任、胃肠外科主任，泰山学者特聘专家、二级教授、博士生导师、国之名医、享国务院特殊津贴、国家科技进步奖评审专家，日本和歌山医科大学高级访问学者，山东省消化肿瘤转化医学重点工程实验室主任。

长期致力于消化道肿瘤临床与基础转化研究，发表SCI论文100余篇，单篇最高影响因子41.444，累计影响因子600余分，主编专著2部。

作为项目负责人主持科研课题10项，其中国自然面上项目2项，山东省重大创新工程3项，其他省部级课题6项，科研经费5000多万元，以第一完成人荣获山东省科技进步奖二等奖2项、山东省教学成果二等奖、中华医学科技奖三等奖1项、山东医学科技进步奖一等奖1项等。

社会兼职：国家卫健委能力提升与继续教育外科学专业委员会副主任委员，国家胃癌质控专家委员会副主任委员，中华医学会外科学分会全国委员，中国医师协会外科学分会常务委员，中国医师协会外科学分会MDT专业委员会副主任委员，中国医师协会外科学分会GIST专业委员会副主任委员，中国医师协会外科学分会ERAS专业委员会副主任委员，中国抗癌协会胃癌专家委员会委员ERAS学组副组长，中国医师协会结直肠外科医师分会常委兼副秘书长，山东省医师协会副会长，山东省医学会微创医学分会主任委员，山东省医学会外科专业委员会第六届主任委员、现候任主任委员，山东省医师协会结直肠外科医师专业委员会荣誉主任委员，山东省抗癌协会胃肠肿瘤外科分会主任委员，也是 *Gastric Cancer*、*BMC Cancer*、*Cancer Medicine*、*Cancer Management and Research*、《中华医学杂志（英文版）》《中华胃肠外科杂志》《中华消化外科杂志》《中华普通外科杂志》《中国实用外科杂志》等杂志的编委。

中文序言 I

国以民为本，民以食为天，人食五谷，鲜有终其一生而免于病痛者，轻则伤寒发热，重则病入膏肓。《难经》记有"脾之积，名曰痞气，在胃脘，腹大如盘，久不愈"之说，此乃胃癌之始录也。《灵枢·水胀》论及肠覃曰："寒气客于肠外，与卫气相搏，气不得荣，因有所系，癖而内着，恶气乃起，这样，瘜肉乃生"。《素问·腹中论》亦有云："病有少腹盛，上下左右皆有根，名曰伏梁。裹大脓血，居肠胃之外，不可治，治之每切按之致死。何也？此下则因阴，必下脓血，上则迫胃脘，生膈挟胃脘内痈。此久病也，难治。居脐上为逆，居脐下为从。勿动亟夺。"遂见胃肠肿瘤乃古今难治之症也。

论胃肠肿瘤之著，虽早已出版众多，然胃肠肿瘤之知，与日俱进，革故鼎新，唯有温故而知新，方可以为师矣。国有 CSCO 之指南，外有 NCCN 之论述，唯有学百家之长，取其精华，更新思维，方可大受裨益而成知识体系也。胃肠肿瘤学术之进展，各以其方，基因靶点，分子诊断，信号通路，发病机制，肿瘤模型，各家之说，一一涌现。胃肠肿瘤之筛查，自大便常规、钡餐造影、血清瘤标，至断层扫描、核磁共振、消化内镜、病理活检，更有超声内镜、胶囊内镜，乃至 PET-CT、基因检测，方法推陈出新，诊断日益明确，分期渐而翔实。胃肠肿瘤之术，日渐精准而微创，早期癌肿，内镜去之；病入浆肌，腔镜去之，淋巴清扫，精准清除；而病入膏肓，多有转移者，亦非无医可救也。胃肠肿瘤治疗之策，亦日新月异，层出不穷，古有中医之法，后有术而治之，而今放疗化疗、靶向治疗、免疫治疗、内分泌治疗、基因治疗，云云众法，皆有所用，胃肠肿瘤不复绝症，可祛痛而延寿可期也。然癌者，上高下深，毒根深藏，现有医学之法，虽稍可延寿，但仍无法如常人，癌之治，仍需吾之后辈发愤图强，钻研机制，以期根治之法。

精准诊疗，日渐成型，多科同议，日渐成风。子曰："三人行，必有我师焉，择其善者而从之，其不善者而改之"。各科医者，各有所长，MDT 讨论，纳百家之言，方可成最优之策。基于此，转化治疗，新辅助治疗，已蔚然成风。此书乃山东省立医院靖昌庆教授与李乐平教授担任主译，亦听取百家之言，取各家特长，方融合成型，自选题、撰稿、统稿、校验，各方专家皆殚精竭虑，呕心沥血。有幸为此书著序，余深表荣幸，愿众读者，切莫无心览观，唯有慎读，内而化之，早日成医，为解天下苍生之病痛而献力！

复旦大学附属中山医院　秦新裕

中文序言 Ⅱ

肿瘤已成为威胁人类健康的最主要疾病。据统计，每年恶性肿瘤新发病例近1400万例，死亡病例近800万例。在癌症相关死亡原因中，胃肠道肿瘤位居第二位。随着现代科学技术的迅猛发展，人们对胃肠道肿瘤发生、发展以及相关机制的认知发生了巨大变化。我国是肿瘤大国，如何早期发现、早期防控、早期干预，从而降低胃肠道恶性肿瘤的发病率和死亡率，减少恶性肿瘤对国家医疗资源的消耗及对国民健康的威胁，是医疗工作者长期以来的工作目标和实践任务，也是实现"健康中国"战略目标的重要举措，是全社会共同关注和参与的伟大事业。

《胃肠道肿瘤学教科书》一书共38个章节，涵盖了流行病学、生物学和遗传学、病理生理、临床表现、诊断原则、治疗策略、多学科管理、预防策略及新进展等领域，内容充实，总结全面，是一本理论与实践相结合、实用性很强的临床参考书，值得胃肠道肿瘤学专业医生阅读和参考。这本书各个章节都是由相关领域国际知名专家撰写，国内知名专家翻译，涵盖了胃肠道肿瘤相关的多个学科，包括外科、消化内科、化疗科、放疗科、病理科、影像科、核医学科、儿科、营养科等多个专业方向。这一专著，从胃肠道肿瘤的流行病学特点到肿瘤早期诊断早期筛查策略，从肿瘤发生的病理基础到肿瘤分子诊断技术的应用，从肿瘤的多学科临床诊治到肿瘤全程管理指导，内容紧密连贯，新颖实用，是一部专业性强、应用范围广的权威性专著。

期待这部即将出版的专著能为我国胃肠道肿瘤学相关专业医生在处理相关疾病诊疗时发挥循证参考作用，为全面推进"健康中国"建设助力。

北京大学肿瘤医院

中文序言Ⅲ

在全球，无论是发达国家还是发展中国家，癌症负担呈逐渐增加趋势。随着经济社会的发展和科学技术的进步，针对肿瘤研究越来越深入，新的致病因素、遗传规律、治疗方法不断突破肿瘤治疗瓶颈，使越来越多肿瘤患者获益甚至达到治愈。尽管如此，至今全身各系统尤其是胃肠道恶性肿瘤，仍未有一种癌症能够彻底解决癌症负担。因此，针对癌症尤其是胃肠道恶性肿瘤的学习、研究仍任重道远。

本教材围绕胃肠道恶性肿瘤，全面、系统、详细地介绍了胃肠道肿瘤相关各方面的专业知识。例如，从流行病学，危险因素，病理学评估方法、分类、分期及分子病理学检测方法、临床诊断及早期筛查等方面详细介绍了胃肠道恶性肿瘤流行现状、临床诊断及危险因素；针对胃肠道恶性肿瘤的外科手术治疗的放疗、内镜治疗、放射治疗等局部治疗指征，化疗、靶向药物、免疫抑制剂等综合治疗中方案选择、并发症防治等方面通过最新研究，依据循证医学结果，提供了系统、科学、有效的治疗方法；在胃肠道肿瘤的预防，个体化治疗中的分子诊断和基因组谱分析，胃肠道肿瘤症状管理，特殊人群（如孕妇）胃肠道恶性肿瘤治疗，胃肠道肿瘤患者疫苗接种等泛肿瘤相关领域提供了翔实、科学的理论与临床实践介绍；此外，针对胃肠道肿瘤临床试验设计中的名词解释、方法学介绍、分子生物学检测方法等本教材亦有涉及。因此，本教材将有助于胃肠道肿瘤相关专业人士快速、系统、全面地了解胃肠道肿瘤相关的专业理论，规范胃肠道肿瘤预防、诊断、治疗、科研探索等临床实践。

本教材适合外科、内科、肿瘤科、放射科、影像科、检验科、病理科等不同专业从事胃肠道恶性肿瘤诊疗相关的研究生、青年医生详细了解当前胃肠道恶性肿瘤的诊断、治疗、也适用于从事胃肠道恶性肿瘤临床与基础研究的流行病学、分子生物学、生物信息学等专业的研究生及科研人员快速熟悉胃肠道恶性肿瘤的发生、发展及规范化诊疗过程。

消化道恶性肿瘤居高不下的发病率及治疗方法的局限性仍然是全球主要的癌症负担之一。针对胃肠道恶性肿瘤的治疗和研究仍然任重道远，需要一代代专业人员不断学习，不断总结，不断探索，最终实现消化道恶性肿瘤的临床治愈，使广大肿瘤患者最终获益。

山东省立医院

山东省立医院

原著序言

....

  恶性肿瘤种类繁多，胃肠道肿瘤是世界范围内第二大常见癌症。最近，我们对这些癌症的遗传学、表观遗传学和生物学的理解取得了重大进展。这一进展，加上早期诊断和治疗的进步，使得大多数病例生存期得以延长。

  我们希望这本《胃肠道肿瘤学教科书》能够成为有关胃肠道肿瘤学原则和实践的有价值的信息来源。我们也努力涵盖所有相关的实践领域，如病理学、放射影像学、干预治疗等，针对每一种具体的胃肠道癌，我们都会集中一些章节来阐述其流行病学、生物学和遗传学、分期和多学科管理。除了以疾病为主题的章节外，本书还重点阐述了从食道到肛门等部位的病灶、肝胆系统和胰腺、非解剖的主题（如姑息治疗、研究问题、现代影像和介入性放射学技术）。在相关章节中也说明了转化科学在决策过程起到的促进作用。

  本书涵盖全面，章节结构安排适当，对于希望更好地了解胃肠道癌症的诊疗原则的医学从业者来说，本书能够提供有用的循证参考。书中的章节是由国际作者组成的团体撰写，其中大多数是相关领域公认的专家。这些作者与胃肠道癌症的多学科管理团队相似。除了肿瘤内科医生外，还有肿瘤放射科医生、外科医生、消化科医生、病理科医生、核医学专家、遗传学专家、泌尿外科医生、妇科医生、儿科医生和营养学家都参与了这本书的撰写。

  我们相信这本书将成为一个有价值的指南，能够为肿瘤医生、外科医生、消化科医生和初级保健从业者提供最新、最好的信息，帮助他们处理患者的胃肠癌。希望随着我们对这种疾病的认识的不断深入，这本书也会不断更新发展，从而促进整个胃肠道癌症科学的发展。

Sihhiye, Ankara, Turkey Suayib Yalcin

Detroit, MI, USA Philip A. Philip

目 录

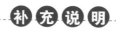
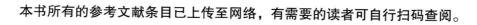

第一章　胃肠道恶性肿瘤的全球流行病学

Ömer Dizdar 和 Saadettin Kılıçkap

第一节　胃肠道肿瘤的流行病学

全球癌症负担呈增加趋势。无论是发达国家还是欠发达国家，预期寿命的增加以及人口数量的增长均是导致癌症发病率上升的重要原因。但是，生活方式和行为习惯的变化也可能导致癌症负担增加，比如吸烟、缺乏运动、不良饮食习惯和生育习惯。这种情况在低收入国家和中等收入国家更为常见。

据估计，2012 年全球约有 1400 万新发癌症病例和 800 多万癌症死亡病例[1]。在男性中，最常见的癌症是肺癌和前列腺癌。但是，胃肠道（gastrointestinal, GI）肿瘤（如胃癌、结肠直肠癌和肝癌）的总发病率高于肺癌和前列腺癌。然而，在女性中，胃癌和结直肠癌是最常见的胃肠道肿瘤。

在本节中，我们介绍了 GI 肿瘤的流行病学和危险因素。

一、食管癌

食管癌是世界上第七大最常见的癌症，也是癌症相关死亡的第六大原因[1]。发展中国家的病例约占全球 80%。食管癌预后差，5 年生存率为 15%~25%[2]。据估计，2012 年全球食管癌新增病例约 45.6 万，死亡病例约 40 万[3]。不同地理区域的发病率和死亡率（图 1.1）不同。发病率最高的是东亚（年龄标准化发病率：11.0/10 万）和非洲南部（5.9/10 万）。然而，西非发病率最低（0.8/10 万）。男性食管癌的发病率是女性的 3 倍。2012 年的年龄标准化发病率估计为男性 9.0/10 万，女性 3.1/10 万[3]。

食管癌有 2 种不同的组织学类型：鳞状细胞癌和腺癌。食管鳞状细胞癌通常发生在食管的上 2/3 处，而腺癌则发生在食管的远端 1/3 处。食管鳞状细胞癌是目前世界上最主要的组织学类型。食管鳞状细胞癌发病率最高的地区是"亚洲食管癌带"，包括土耳其、伊朗、哈萨克斯坦和中国中北部等地区[4-6]。在亚洲食管癌带，90% 的病例是鳞状细胞组织学类型。据估计，该地区食管癌的年发病率超过 100/10 万。食管鳞状细胞癌的主要危险因素包括营养不良、高温饮用饮料、吸烟、饮酒、感染人乳头瘤病毒（HPV）、蔬菜和水果摄入过少。

在美国等发达国家和西欧地区，腺癌是食管癌最常见的组织学类型[2]。在过去的 30 年中，美国食管腺癌的发病率从每年 5.76/10 万增加到 8.34/10 万。在过去的 5 年中，欧洲国家发病率也迅速增加[2]。各国死亡率与发病率平行，均呈上升趋势[3]。主要危险因素包括肥胖、Barrett 食管、吸烟、蔬菜和水果摄入量低以及胃食管反流病（gastroesophageal reflux disease, GERD）发生率的增长[2, 7]。

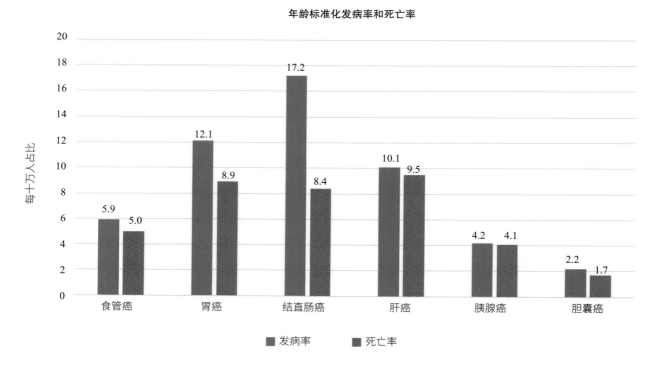

图 1.1 胃肠道肿瘤的发病率和死亡率

二、胃癌

胃癌是世界上最常见的癌症相关死亡原因之一，占所有癌症相关死亡的 8.8%[1]。胃癌的全球年龄标准化死亡率为 8.9/10 万。东亚地区死亡率最高（14.3/10 万），北美洲死亡率最低（2.1/10 万）。胃癌多发生于男性，男性发病率是女性的 2~3 倍，分别为 12.3/10 万和 6.0/10 万[8]。胃癌发病率具有地区间差异，并且其随着年龄的增长而增加。当前大多数胃癌患者确诊时已是晚期，5 年生存率低于 30%[9, 10]。过去 30 年间，美国的 5 年生存率从 15% 提高到 29%[11]。日本由于有效筛查项目的推广，生存率高于其他国家。

虽然胃癌的发病率在过去的 20 年有所下降，但它仍然是全球第四大常见癌症和第二大癌症相关死亡原因[12–14]。据估计，2012 年胃癌有超过 95 万新发病例，死亡病例超过 70 万。据报道，包括韩国、日本、蒙古和中国在内的东亚地区、东欧地区和南美洲的发病率最高，为 24.2/10 万[1, 3]。其中韩国男性每年年龄标准化胃癌发病率为 65.9/10 万，埃及男性为 3.3/10 万[15]。在这些国家中，远端胃癌的发生率较高，且与幽门螺杆菌感染有关，约占全球胃癌病例的 50%[16, 17]，其他危险因素还包括饮食习惯和营养状态。近年来，由于幽门螺杆菌感染率的下降以及盐腌制食品摄入减少、新鲜水果和蔬菜的摄入增加，远端胃癌的发病率逐步下降。据报道，北美洲和西欧地区的胃癌发病率最低，分别为 4.0/10 万和 6.3/10 万。在发达国家，近端胃癌是最常见的胃癌，多与肥胖和 GERD 有关。腺癌是胃癌最常见的组织学类型，占所有胃肿瘤的 95%。其他组织学类型包括鳞状细胞癌、腺鳞状细胞癌、淋巴瘤、胃肠道间质肿瘤、平滑肌肉瘤和神经内分泌肿瘤等。

三、小肠

尽管小肠是管状消化道中最长的部分，但它是一个相对罕见的癌症发生部位，全球发病率低于 1.0/10 万[18, 19]。在美国，小肠癌（small bowel cancer, SBC）仅占所有癌症病例的 0.42% 和消化系统癌症的 2.3%[20]。北美洲、西欧地区和大洋洲的 SBC 发病率高于亚洲[19, 21]。在美国，SBC 的死亡率更低，仅占癌症死亡总数的 0.2%。SBC 男性发病率高于女性。

SBC 有 4 种组织学类型：腺癌、神经内分泌肿瘤、胃肠道间质瘤和淋巴瘤。神经内分泌肿瘤是最常见的组织学类型，占小肠肿瘤的 35%~42%。大多数小肠神经内分泌肿瘤位于回肠[22]。腺癌是其第二常见的组织学类型，占 30%~40%[21, 22]。腺癌多位于十二指肠和十二指肠空肠交界处。

四、结直肠癌

结直肠癌（colorectal cancer, CRC）是最常见的癌症之一，全球约有 136 万新发病例[23]，是全球癌症相关死亡的第二大常见原因。CRC 在发达国家和发展中国家分别位居癌症相关死亡的第三大和第二大常见原因。在美国，CRC 占癌症相关死亡人数的 9%[11]。CRC 男性发病率和死亡率均高于女性。不过，由于意大利和以色列等国家推广了有效筛查项目，CRC 死亡率有所下降[24]。

CRC 是男性第 3 位最常见的癌症，女性中则排第 2 位，发病率最高的是澳大利亚、新西兰、欧洲和美国。在美国，2012 年约有 13.4 万例 CRC 新发病例[23]。欧盟的年龄标准化发病率为 40/10 万。然而，据报道，一些地中海国家的 CRC 发病率最低。在过去的 30 年里，美国 CRC 发病率有所下降，但在芬兰和挪威等欧洲国家呈上升趋势[1]。在过去的几十年中，50 岁以下的成年人直肠源性的癌症的发病率和死亡率不断上升[25-27]。

CRC 的发病率随着年龄的增长而增加，其发病率在 40 岁以下人群中较低（1/1200），但在 70 岁以上人群中较高（1/25）[28]。因此，建议对 50 岁以上的成年人进行 CRC 筛查。对于高危人群，如患有家族性大肠息肉病和 Lynch 综合征的患者，必须在 40 岁以下开始筛查。

近几十年来，由于诊断方法和治疗策略的改进，CRC 患者的预后得到了改善。发达国家的 5 年生存率已经达到 65%[24, 29, 30]。Ⅰ期 CRC 患者的 5 年生存率为 90%，但有转移性病灶的患者的 5 年生存率仅为 12%[24]。

五、原发性肝癌

原发性肝癌是最常见的恶性肿瘤之一。它是全球第五大常见肿瘤。2012 年，肝癌患者数量预计可有 78 万例[31]。根据监测、流行病学和最终结果（surveillance epidemiology and end results, SEER）数据，美国肝癌患者 5 年生存率约为 17%，低收入国家生存率更低，约为 10%[32, 33]。原发性肝癌是全球范围内第二大常见的男女癌症相关死亡原因[32]。2012 年，全球估计有 74.5 万人死于肝肿瘤。相比于女性，肝癌在男性中更为常见。

肝脏肿瘤有多种组织学类型，比如肝细胞癌和血管肉瘤等[34]。其中原发性肝肿瘤以肝细胞肝癌为主[35]。肝细胞癌的发病率有地区间差异，以东亚地区、东南亚地区、北非地区和西非地区最高[36]。中国地区约占新发病例和死亡病例的50%[36]。在肝细胞癌发病率最高的人群中，慢性乙型肝炎病毒（hepatitis B virus, HBV）感染率非常高，因此被认为是肝细胞癌的主要危险因素。在欧洲和美国，肝细胞癌的年龄标准化发病率较低。但是，由于丙型肝炎病毒（hepatitis C virus, HCV）感染率、饮酒量以及非酒精性脂肪性肝炎（nonalcoholic steatohepatitis, NASH）发病率的增加，肝细胞癌发病率也增加了。美国肝细胞癌发病率在过去的30年中从2.6/10万上升到8.6/10万[37]。然而，在日本和中国等国家，由于乙肝疫苗接种和卫生条件的改善，年龄标准化发病率有所下降，虽然在这些地区，乙肝曾经是一种地方病[38]。值得关注的是，在过去的几十年中，欧洲肝细胞癌的死亡率有所下降[39, 40]。

六、胆管癌

胆管癌起源于胆管上皮（包括肝内和肝外胆管），相比于其他胃肠系统肿瘤较为少见，占所有胃肠道恶性肿瘤的3%[41]。胆管癌发病率随年龄增长而增加，具有地区间差异。40岁以下成人发病率较低。亚洲国家（如泰国）的胆管癌发病率比西方国家高，而肝吸虫（opisthorchis viverrini）感染是泰国的地方病。在泰国，男性和女性每年年龄标准化发病率分别可达113/10万和50/10万[42]。确诊时大多数患者都处于晚期，5年生存率约为10%[43-45]。

七、胆囊癌

胆囊癌是胆道恶性肿瘤中最常见和最具侵袭性的肿瘤[46, 47]，占所有胆道肿瘤的80%~95%[48]。不过，胆囊癌仅占所有胃肠道肿瘤的0.5%，美国每年新发病例不到5000例[49]。胆囊癌的发病率在智利的马普切印第安人中最高（每年35/10万），其次是西班牙裔和北美土著美国人。胆囊癌发病率随年龄增加，女性发病率是男性的2~6倍[50]。尽管美国、加拿大和澳大利亚等一些发达国家的死亡率在下降，但智利和日本的死亡率却在上升，其5年生存率约为5%[51]。

八、胰腺癌

根据GLOBOCAN 2012，胰腺癌的男性和女性年龄标准化发病率分别约为5/10万和3.6/10万。美国发病率约为7.5%，新增病例约为49000例[52]。尽管治疗有所改善，但胰腺癌的年龄标准化死亡率在过去的30年中没有明显变化。在美国，胰腺癌约占癌症相关死亡率的7.0%。其中位生存期约为6个月，5年生存率仍低于5%[53-56]。

胰腺癌最常见的组织学类型是腺癌，其他还包括腺细胞癌和神经内分泌肿瘤。由于诊断技术和病理学的进步，胰腺神经内分泌肿瘤的发病率正逐步上升。在过去的30年中，发病率从1.2%上升到

5.0%。胰腺神经内分泌肿瘤的总生存期比腺癌长，即使是晚期疾病，低级别肿瘤患者的生存期也可能超过 10 年。

第二节 胃肠道癌的危险因素

一、烟草和酒精

吸烟是导致胃肠道肿瘤的主要因素之一。吸烟不仅与食管癌和胰腺癌密切相关，也与胃癌和结直肠癌有关。在美国，多达 2/3 的食管鳞状细胞癌是由吸烟引起的[57]。吸烟也会增加患胃癌的风险，饮酒则会使患胃癌和食管癌的风险呈指数级增加[58, 59]。据估计，25% 的胰腺癌与吸烟有关[60]。与不吸烟者相比，吸烟者患结直肠癌的相对危险度为：每年吸 5 包的患者为 1.06（95%CI 1.03~1.08），吸 10 包的患者为 1.11（95%CI 1.07~1.16），吸 20 包的患者为 1.21（95%CI 1.13~1.29），吸 30 包的患者为 1.26（95%CI 1.17~1.36）[61]；并且病例对照研究显示肛门癌风险也会增加[62]。癌症风险与吸烟的持续时间和吸烟数量有关。食管鳞癌、胃癌和胰腺癌患者戒烟后，癌症风险会显著降低，最终几乎可降至不吸烟者的水平[63-65]。

烟草烟雾中含有许多导致基因突变和致癌的化合物，包括多环芳香族碳氢化合物、亚硝胺、其他芳香胺和其他有机化合物。特别是目前在饮食和烟草烟雾中都存在的 N-亚硝基化合物对肠道是有害的。虽然尼古丁本身不致癌，但烟草烟雾中成千上万的其他致癌物质可以与 DNA 形成共价键，从而产生 DNA 加合物，导致体细胞关键基因突变[66]，这是致癌的主要途径。其次，包括由启动子甲基化引起的抑癌基因失活在内的表观遗传途径也在烟草诱发的致癌过程中发挥作用。致癌物代谢活化过程的差异和 DNA 修复酶的功效决定了癌症发生的可能性，在一定程度上解释了癌症风险的个体差异[67]。

酒精也是引起消化系统肿瘤的重要危险因素，其中上消化道癌和肝细胞癌的风险最高，即使是低水平的摄入也会增加患病风险。在欧洲癌症与营养前瞻性调查研究（European Prospective Investigation into Cancer and Nutrition, EPIC）中，10% 的肿瘤发病率归因于既往摄入的酒精，而 3% 的肿瘤发病率归因于目前摄入的酒精。男性和女性上消化道癌症的酒精可归因分数分别为 44% 和 25%，肝癌的酒精可归因分数分别为 33% 和 18%，结直肠癌的酒精可归因分数分别为 17% 和 4%[68]。最近的一项荟萃分析汇总了 486538 例癌症病例，结果显示，与不饮酒和偶尔饮酒者相比，酗酒者患口腔癌和咽癌的相对危险度（relative risks, RRs）为 5.13，食管鳞状细胞癌为 4.95，结直肠癌为 1.44，胃癌为 1.21，肝癌为 2.07，胆囊癌为 2.64，胰腺癌为 1.19，肺癌为 1.15[69]。肝细胞癌（hepatocellular carcinoma, HCC）与饮酒有关，尤其是与酒精性肝硬化相关的肝癌。重度饮酒者患肝癌的风险非常高，而轻度饮酒者患肝癌的风险几乎没有增加[70, 71]。饮食中叶酸的摄入量、饮酒量和性别可能会改变酒精与结直肠癌之间的关系[68, 72, 73]。对于大多数部位的癌症，癌症发生风险和酒精饮料的类型没有显著差异。

全球多地的酒精消费正在迅速增加。1988 年，国际癌症研究机构（International Agency for Research on Cancer, IARC）将酒精列为口腔、咽喉、食道、肝脏的致癌物。后来，结直肠癌和女性乳腺癌在 2010 年被列入名单[74]。乙醛是酒精发酵和乙醇氧化的关键中间物质。摄入中等剂量的乙醇后，唾液中可检测到致突变量的乙醛[75]。它是烟草烟雾中含量最丰富的致癌化合物[76, 77]。这就是吸烟者在饮酒的情况下患癌症的风险变得更高的原因。酒精诱发癌症的其他机制包括雌激素浓度增加（乳腺癌的发生）、作为烟草致癌物溶剂、活性氧和氮的产生以及叶酸代谢的变化。饮酒者患癌症的风险受遗传危险因素的影响。负责酒精代谢、叶酸代谢或 DNA 修复功能的基因编码酶的变异改变了酒精致癌效应的易感性[78]。

二、癌症易感综合征

（一）家族性腺瘤性息肉病

家族性腺瘤性息肉病（familial adenomatous polyposis, FAP）是一种常染色体显性遗传疾病，其特征是结直肠内早期出现成百上千个腺瘤。结肠外表现包括骨瘤、硬纤维瘤、先天性视网膜色素上皮肥大、表皮样囊肿、纤维瘤和牙齿畸形。FAP 患者中，包括十二指肠或壶腹周围癌和胃癌在内的上消化道癌症的发病风险也会增加，上消化道肿瘤是 FAP 继结直肠癌外患者癌症死亡的主要原因[79]。此外，FAP 患者患其他相关恶性肿瘤（比如胰腺癌、甲状腺癌、肝母细胞瘤和髓母细胞瘤）的终生发病风险要低得多（<1%~2%）[80]。位于染色体 5q21-q22 的大肠腺瘤性息肉病（adenomatous polyposis coli, APC）基因种系突变是目前已知的遗传缺陷。FAP 占所有 CRC 的 1%。如果不治疗，100% 的 FAP 患者会在 40~45 岁发生结直肠癌。建议进行预防性结肠切除术以减少癌症发生风险。有 20~100 个结肠腺瘤病史的衰减型 FAP 的患者发展为结直肠癌的风险增加，但若与经典型 FAP 患者相比，息肉发展较晚，进展为结肠外肿瘤或硬纤维瘤的风险仍较低。经典型 FAP 患者应在 10~12 岁开始每年进行乙状结肠镜检查或结肠镜检查，衰减型 FAP 患者应在 20~25 岁开始每年进行结肠镜检查[81]。

MUTYH 相关性息肉病（MUTYH-associated polyposis, MAP）是由 MUTYH 基因的双等位基因突变引起的常染色体隐性息肉病综合征。MAP 的特点是晚发性（50 岁）息肉病和存在数量为 10~100 个的结直肠息肉。在没有结直肠息肉病的情况下也可能患结直肠肿瘤[82]。治疗方法与经典型 FAP 或衰减型 FAP 相似。

（二）Lynch 综合征

Lynch 综合征或遗传性非息肉病性结直肠癌（hereditary non-polyposis colorectal cancer, HNPCC）是一种常染色体显性遗传综合征，由 DNA 错配修复基因，即 MLH1、MSH2、MSH3、MSH6、PMS1 或 PMS2 的种系突变引起，或由于 EpCAM 基因缺失导致的 MSH2 表达缺失。HNPCC 占所有结直肠癌的 2%~3%，总发病率为 1/400，是最常见的癌症易感综合征。结直肠癌的终生发病风险为 30%~70%[83]。Bonadona 等人报告，38% 的男性和 31% 的女性在 70 岁时患 CRC 的累积风险可存在显著的基因型差异。

与 MLH1 或 MSH2 突变携带者相比，MSH6 突变携带者的结直肠癌累积风险较低（分别为 41%、48% 和 12%）[84]。此类结肠癌患者通常年轻时起病。错配修复缺陷导致微卫星不稳定。息肉很少见到，而癌症的发展比散发病例更快，因此需要更频繁地筛查。建议从 20~25 岁或从家族中最年轻的病例发病年龄提前 5 年开始，每 1~2 年做一次结肠镜检查[85]。Lynch 综合征患者患子宫内膜癌、卵巢癌、肾盂癌和胃癌的风险也会增加。

（三）遗传性乳腺 - 卵巢癌综合征

遗传性乳腺 - 卵巢癌综合征是一种常染色体显性遗传病，BRCA1 和 BRCA2 基因的种系突变导致高外显率。BRCA1 突变携带者患乳腺癌和卵巢癌的终生风险约为 60%[86]。来自乳腺癌连锁联盟（Breast Cancer Linkage Consortium, BCLC）的数据显示，BRCA1 和 BRCA2 突变携带者患胰腺癌的相对风险分别为 2.26 和 3.51。BRCA2 突变携带者患胆囊癌和胆管癌的风险（RR 4.97，95%CI 1.50~16.52）以及患胃癌的风险（RR 2.59，95%CI 1.46~4.61）均有所增加[87]。BRCA1 和 BRCA2 突变携带者患胰腺癌的总风险分别约为 1.0% 和 4.9%[88]。表 1.1 总结了与胃肠道肿瘤相关的其他遗传性癌症综合征。

表 1.1　与胃肠道肿瘤相关的遗传性癌症综合征

综合征	相关基因	相关癌症
Lynch 综合征	MLH1、MSH2、MSH6、PMS2、EPCAM	结直肠癌、胃癌、胰腺癌、子宫内膜癌、卵巢癌和肾盂癌
家族性腺瘤性息肉病、Gardner 和 Turcot 综合征	APC	结直肠癌、骨瘤、硬纤维瘤、脑肿瘤、髓母细胞瘤
Peutz-Jeghers 综合征	LKB1/STK11	错构瘤性息肉、胃癌、胰腺癌和小肠癌、肺癌和乳腺癌
Li-Fraumeni 综合征	TP53	乳腺癌、肉瘤、脑肿瘤、肾上腺皮质癌
Cowden 综合征	PTEN	结肠癌、甲状腺癌、乳腺癌和子宫癌
遗传性乳腺 - 卵巢癌综合征	BRCA1、BRCA2	乳腺癌、卵巢癌、胰腺癌、胃癌和喉癌
MUTYH 相关性息肉病综合征	MUTYH	结直肠癌
家族性青少年息肉病	BMPR1A、SMAD4	结直肠癌和胃癌
胼胝症	TOC	食管癌
遗传性弥漫性胃癌	CDH1	胃癌
运动失调性毛细血管扩张症	ATM	胰腺癌、胃癌和胆管癌

三、病毒

自 20 世纪 70 年代以来，人们就知道 HBV 和 HCV 与肝细胞癌密切相关。大型流行病学研究表明慢性肝炎和肝细胞癌存在密切关系。前瞻性研究表明慢性 HBV 感染患者发生肝细胞癌的风险增加了

100 倍 [89]。HBV 是一种 DNA 病毒，不仅能通过整合肿瘤细胞基因组直接促进肝癌的发生，还能通过刺激细胞增殖产生对免疫介导的损伤、炎症和纤维化作用间接促进肝癌的发生 [90]。HCV 诱发肝细胞癌的机制尚不清楚，可能与炎症程度相关，并且炎症才似乎是主要的致癌因素，而不是特异的癌基因激活。仅感染丙型肝炎的肝细胞癌患者中男性和女性的累积终生发病率分别为 24% 和 17% [91]。HBV 患者终生肝细胞癌风险是可变的。高龄和男性、高病毒载量、活跃的病毒复制和 HBV 基因型 C 型通常具有更高的肝细胞癌风险 [92, 93]。HBV 疫苗接种的推广降低了 HBV 感染率，抗病毒药物降低了肝病和肝癌的发病风险 [94]。核苷类似物可提高肝细胞癌根治性切除术后的无复发生存率和总生存率 [95]。除此之外，HCV 根治也与降低肝细胞癌风险有关。

HPV 是具有 140 多种不同表型的 DNA 病毒，其中一个亚型与宫颈癌、口咽或扁桃体癌、肛门癌和非黑色素瘤皮肤癌有关。HPV 编码的 E6 和 E7 蛋白参与受感染细胞的恶变。HPV 还可以引起肛门上皮内癌变，然后发展为不典型增生和浸润性癌。HPV16 和 HPV18 与细胞恶变密切相关。目前，通常建议 11~26 岁的男性和女性接种 HPV 疫苗。

众所周知，EB 病毒（Epstein-Barr virus, EBV）是鼻咽癌和某些淋巴瘤的病因。最近的研究表明 EBV 基因在胃癌中也有表达。来自癌症基因组图谱（the cancer genome atlas, TCGA）项目的研究人员提出了一种将胃癌分为 4 个分子亚型的分类方法，EBV 阳性的肿瘤是占胃腺癌 9% 的亚型之一。这些 EBV 阳性肿瘤表现出复发性 PIK3CA 突变，过度 DNA 超甲基化，JAK2、PD-L1 和 PD-L2 的扩增 [96]。EBV 阳性在年轻男性中更为常见，并与弥漫型组织学和近端胃部受累有关 [97, 98]。以前的研究显示预后相似，但也有一些研究显示淋巴结受累率较低 [99]。

四、细菌和微生物群

（一）幽门螺杆菌

幽门螺杆菌是一种革兰氏阴性螺旋杆菌，参与胃癌和胃 MALT 淋巴瘤的发病机制。不同的研究表明，幽门螺杆菌感染会使远端胃腺癌的发病风险增加 2~10 倍，但只有少数患者会发展为胃癌。这是因为遗传、环境因素和不同菌株之间的相互作用会导致具有个体差异性的感染结果 [100]。IARC 于 1994 年宣布幽门螺杆菌为明确导致胃腺癌的致癌物，并预估在发达国家和发展中国家，幽门螺杆菌感染所致胃癌的比例分别为 36% 和 47%。不过致癌的确切机制尚不清楚。这种细菌可以导致慢性活动性胃炎和萎缩性胃炎，均是癌前病变。幽门螺杆菌基因组的多样性、宿主对幽门螺杆菌免疫反应的改变、随后的细胞凋亡、胃上皮细胞的增殖和分化、饮食（尤其是咸味食物摄入）对相互作用的进一步增强以及胃酸过少时细菌过度生长均可能参与了癌症的发生发展 [101]。因此，根除幽门螺杆菌可降低胃癌风险 [102]。幽门螺杆菌感染也会增加胃 MALT 淋巴瘤的风险。表达 cag A 蛋白的幽门螺杆菌菌株与癌症风险的升高有特异性联系。在某些情况下，单纯根除幽门螺杆菌可诱导肿瘤缓解 [103]。已有研究表明，幽门螺杆菌感染与结肠癌、胰腺癌和胆道癌之间可能存在关联，但证据并不充分，尚存争议。

（二）其他细菌

随着将下一代测序平台与靶向（16S 核糖体 RNA 高变区）和随机（全基因组鸟枪法）DNA 序列读取的计算分析和组装以及人类微生物群项目相结合的宏基因组学方法的进步，人类结肠微生物群的多样性已被表征[104]。人类微生物组学研究显示，癌症病例中某些微生物的相对丰度与对照组相比存在差异，表明细菌、炎症和结直肠癌之间存在明显联系。相较于接触外部制剂，微生物群在个体内相对稳定。在人类个体的生命周期中，微生物也会发生微小的变化，不过健康个体会长时间保留菌群的稳定[105]。进一步的研究揭示了结肠微生物群与结肠癌之间的联系[106]。需特别提出的是，目前已被证实增加结直肠癌患病风险的物种是梭杆菌（Fusobacterium）、牛链球菌（Streptococcus bovis）和大肠杆菌（Escherichia coli）[107, 108]。许多研究表明，梭杆菌在结肠癌组织、邻近黏膜，甚至在结肠癌转移灶中都具有阳性表达[109, 110]。已观察到与微生物群变化相关的人类癌症类型包括结直肠癌、口腔癌、食管癌、胰腺癌和胆囊癌[111]。继续进行这些研究并将其与流行病学研究相结合，将会进一步阐明癌症的发病机制，并有助于制订预防措施[112]。这些数据有可能通过饮食、益生菌和抗生素途径获取胃肠道微生物群，从而帮助制订癌症预防和治疗策略。

五、饮食

针对某些饮食习惯、个体营养素、食物的制备和保存方法等与胃肠道癌症风险的关系，已有广泛的流行病学数据。证据主要来自观察研究，因此目前尚缺乏明确的结论。研究发现，食用水果和蔬菜可降低患结直肠癌、胰腺癌、胃癌和食管癌的风险[113]。剂量效应评估显示，每天水果（SRR, 0.95）和蔬菜（SRR, 0.96）摄入量每增加 100 g，患胃癌的风险就会降低[114]。食管癌中也有类似发现[115]。随着水果和蔬菜摄入量的增加，被称作食管腺癌癌前病变的 Barret 食管的发生风险也降低了[116]。并且，增加水果和蔬菜的种类也能降低胃癌发生风险[117]。水果和蔬菜中的抗氧化剂、黄酮和其他微量营养素可能通过清除氧自由基和抑制其他致癌相关过程（黏附、侵袭和迁移）的方式来降低风险。

盐的高摄入量与胃癌风险增加有关[118]，并且是呈剂量依赖性的。胃中高盐浓度通过与幽门螺杆菌感染的协同作用导致黏膜损伤，还加强了食物中致癌硝酸盐的影响。因此，用盐腌制食品也会增加患胃癌的风险。

病例对照研究显示食用红肉会增加胃癌和食管癌的风险，但队列研究显示其相关性较弱[119]。许多研究发现摄入红肉或加工肉与结直肠癌风险之间存在联系[120, 121]。在一些研究中，富含红肉和加工肉类的饮食也与胰腺癌风险的增加有关[122]。在高温烹调（烘烤、烧烤）过程中产生的杂环胺和多环芳烃，以及肠道微生物通过加工肉类中的硝酸盐时产生的亚硝胺，被认为是致癌物质。未煮熟的牛肉也可能通过一些牛传染因素增加患结直肠癌的风险[123]。最近，世界卫生组织（World Health Organization, WHO）IARC 专项计划在详细回顾了丰富的科学文献后，根据人类食用加工肉类可导致结直肠癌的充分证据，将加工肉类归为对人类致癌物（第 1 组）。基于可食用红肉导致人类癌症的有限证据和支持致癌作用的有力机制证据，可食用红肉被归为可能对人类致癌物（第 2A 组）。

含有膳食纤维的食物有可能预防结直肠癌。大量的流行病学研究发现，摄入纤维可以降低腺瘤的风险，但是数据并不完全一致。有可能是纤维的类型对其降低风险的潜力有重要影响。来自谷物的纤维被认为更具保护性[124]。摄入含有牛奶和钙的食物、大蒜、含有维生素 D 的食物以及鱼肉也可能预防结直肠癌[125-127]，但是含有糖和动物脂肪的食物可能会增加结直肠癌的发生风险[128]。

含有叶酸（但不是叶酸补充剂）的食物可能会预防结直肠癌和胰腺癌[129-131]，但是需要更多的研究来证实这些发现。

六、肥胖与体力活动

许多流行病学研究表明超重或肥胖者患癌症的风险会增加。与腹部肥胖相比，内脏肥胖的风险更高[132]。在美国，与肥胖有关的男性和女性癌症死亡率分别约为 15% 和 20%[133]。肥胖与食管癌、结直肠癌、肝细胞癌、胰腺癌、胃癌和胆囊癌的风险增加有关[134-136]。体重指数（body mass index, BMI）的升高进一步增加了风险。非 GI 癌症（如子宫癌、乳腺癌和卵巢癌、前列腺癌、肾癌、非霍奇金淋巴瘤、白血病和多发性骨髓瘤）的发病风险也会增加[137, 138]。肥胖与慢性炎症反应有关，其特征是细胞因子的异常和过量产生。包括瘦素、肿瘤坏死因子 α（tumor necrosis factor-alpha, TNF-α）和白细胞介素 -6（interleukin-6, IL6）在内的促炎细胞因子与脂联素等抗炎细胞因子的失衡可能参与了肿瘤的发生。这种炎症状态可增加肥胖患者的癌症发病率。阿司匹林和非甾体抗炎药（nonsteroidal anti-inflammatory drugs, NSAIDs）对降低结肠癌风险的有益作用支持了这一观点。并且，肥胖还会增加胃食管反流，这显然与 Barret 食管和食管腺癌有关。胰岛素和胰岛素样生长因子 1 信号的失调也是肥胖相关癌症的潜在致癌机制之一[134, 135]。

大量的证据表明，体力活动减少与结肠癌、乳腺癌和子宫内膜癌风险的增加有关[139-141]。有限的数据也表明胰腺癌和胃癌与体力活动之间存在联系[142-144]。一项针对 21 项研究的荟萃分析结果表明，与体力活动最少的人相比，体力活动最多的人结肠癌发生风险降低了 26%~27%[145]。体力活动还能降低结肠癌患者的复发风险。例如，最近的一项荟萃分析结果表明，无论是结直肠癌确诊前后的体力活动均可降低其死亡率[146]。不过，体力活动与结直肠癌风险之间的负相关与 BMI 无关[147]。体力活动和肥胖对循环激素、脂肪细胞因子、生长因子、胰岛素抵抗和免疫功能的显著或综合影响，可能是其对癌症风险和死亡率产生有益影响的原因[141]。

第二章　胃肠道癌的病理学评估、分类和分期

Vinod B. Shidham

第一节　介　绍

病理学作为一种诊断项目，在大多数疾病（包括癌症在内）的多学科诊疗过程中占有重要地位。组织病理学评估能够揭示疾病的微观特征，它为癌症，包括胃肠道（gastrointestinal, GI）癌症的多学科或多专业诊疗能够取得最佳效果提供保障。

胃肠道癌症诊断过程涉及多个不同专业，包括评估症状和体征的临床检查，这将指导选择合适的影像学方法、内窥镜检查和各种组织诊断方法的联合策略。疾病的最终诊断是通过各种活检方法获取组织，并进行病理学检查，它是疾病诊断的金标准。应用高分辨率内窥镜，例如那些能够实时获得体内组织学细节（光学活检）的不同类型内窥镜引导下的定位方法，可以避免随机方法导致的因实际病理信息缺失而产生的人为假阴性结果[1–5]。

正确的检查分析必须在具备适当的专业经验，通过排除类似病变而避开潜在诊断陷阱的基础上得出结论。仔细观察组织标本的各种形态特征是最重要的步骤。一般来说，鉴别诊断涉及的范围很广，可以从反应性改变到各种良恶性肿瘤。如果形态学特征不足以得出结论性诊断，则可能需要进行各种辅助检测，比如免疫组织化学（immunohistochemistry, IHC）或流式细胞术（flow cytometry, FCM）的免疫表型分析、荧光原位杂交或显色原位杂交（fluorescence in situ hybridization/chromogenic in situ hybridization, FISH/CISH）、细胞遗传学、各种分子检测及电子显微镜检查等。其中，IHC 是最常用的评估诊断和预后的免疫标记手段，因为它在使用光学显微镜进行解剖病理工作时应用起来非常方便。此外，IHC 还有许多其他实用性优点，包括可以在可固定的福尔马林石蜡包埋（formalin-fixed paraffin-embedded, FFPE）组织或细胞块上进行。IHC 载玻片可以像外科病理载玻片一样存储，以备将来记录。免疫标记物的不断完善，以及多重免疫染色的利用，都在不断提升 IHC 的辅助地位。

因此，癌症的组织学诊断包括形态学特征的微观评估及必要的辅助检查，比如免疫表型（IHC/FCM）、细胞遗传学和各种分子病理学测试等。疾病诊断的另一个组成部分是正确分类。诊断分类随着分子病理学领域的发展不断完善。癌症的肿瘤分类标准很多。根据不同地区或地方的诊疗指南，会选择不同的诊断分类。一般来说，某些分类标准如世界卫生组织（World Health Organizatio, WHO）分类会更受欢迎[6]。我们通常根据组织病变与正常区域的形态学特征对比分析，即组织学发生（肿瘤起源）对肿瘤进行分类。但是，肿瘤与特定类型正常组织的形态相似性可以考虑为肿瘤分化的证据，而不应

作为组织起源或组织发生的证据。

肿瘤分级是组织学诊断的组成部分，尽管并不适用于所有肿瘤。大多数分级方法都是通过比较肿瘤与正常组织的分化程度来确定。肿瘤的形态学相似于正常组织被称为"高分化"，反之则被称为"低分化"，介于两者之间则称为"中分化"。对于某些特定的肿瘤或器官系统，分级方法可有所不同，例如在神经内分泌肿瘤（neuroendocrine tumors, NET）[7]和胃肠道间质瘤（gastrointestinal stromal tumors, GIST）中是应用有丝分裂计数（增殖状态）和坏死进行分级[8, 9]。诸如 KI-67 指数之类的辅助检验可用于提高以增殖参数为基础的肿瘤分级的客观性[9a]。肿瘤增殖活性是在制订治疗方案时需要考虑的重要因素，相关指标应包含在最终病理报告中[10]。

在完成组织学诊断和正确分类后，需对肿瘤进行分期。肿瘤分期具有重要的预后意义，它应包含在手术切除标本病理报告中，有助于临床治疗策略的制订。当前，肿瘤、淋巴结及远处转移（tumor, node, metastasis, TNM）系统是应用最广泛的分期方法。基于各种经验，美国癌症联合委员会（American Joint Committee on Cancer, AJCC）与国际抗癌联盟（Committee of the International Union Against Cancer, UICC）的 TNM 委员会合作，将影响因素综合起来，制定出一个全面的 TNM 分期系统，并定期修订[11–13, 15]。TNM 的 3 个组成部分均以数字表示分期。利用数字递增体现肿瘤在该类别中的恶性程度。T（肿瘤占位）分期通常取决于肿瘤的大小或肿瘤在胃肠道消化管中的浸润深度。肿瘤越大和（或）肿瘤浸润越深，T 分期也越高。N（区域淋巴结受累程度）和 M（远处转移的证据）表明肿瘤在原发部位以外的扩散状态，它们也属于预后指标。AJCC 通过排列组合将 TNM 状态编入相应肿瘤进展 0 至 IV 期。除 TNM 外，其他预后因素还包括肿瘤沉积、术前血液 CEA 水平、肿瘤消退评分、环周手术切缘、淋巴血管浸润、神经周围侵犯、微卫星不稳定性、KRAS 和 NRAS 突变以及 BRAF 突变。目前，TNM 分期是最关键的预后决定因素之一，对治疗计划的制订具有重要指导意义[13]。即使经过根治性切除，分期高的癌症预后差于分期低的癌症，5 年生存率低[14–15]。

每个系统都有相应的 TNM 分期方法，根据肿瘤类型会有适当调整。例如，阑尾腺癌包括杯状细胞类癌（隐窝细胞癌）的 TNM 分期与阑尾神经内分泌肿瘤（类癌）分期不同[15]。随着各种胃肠道癌靶向治疗方法的不断研发，分子病理学也发展起来了。典型例子是 KIT（CD117）在 GIST 诊断中的应用，及在 KIT 突变相关酪氨酸激酶抑制剂（如格列卫）反应中的评估[16]。其他分子检测也在不断发展，不仅针对胃肠道癌症患者，对患者家族成员也有监测或评估作用。比如，对导致微卫星不稳定性（mismatch repair, MMR）的错配修复（microsatellite instability, MSI）基因进行评估，因为 MMR 与 Lynch 综合征中遗传性结直肠癌的发生有关[17]。根据美国病理学家学会（College of American Pathologists, CAP）肿瘤检查要求，目前分子检测信息已被纳入多数根治性标本和部分活检标本的最终病理报告中[10, 18]。

第二节　病理评估

诊疗规范要求在初始治疗前应进行组织学诊断。许多良性病变［如缺血或炎症（胃幽门螺杆菌感染或结肠巨细胞病毒感染等）导致的良性溃疡、炎症性疾病（炎症性肠病，包括克罗恩病或溃疡性结肠炎）、孤立性直肠溃疡综合征、憩室伴发管腔狭窄、错构瘤、子宫内膜异位症和腺瘤等］、恶性病变［如神经内分泌肿瘤、淋巴瘤、间叶源性肿瘤（如 GIST）等］、有胃肠道转移倾向的肿瘤（如黑色素瘤）以及从邻近器官直接侵犯消化道（GI tract, GIT）的恶性肿瘤（如卵巢癌、子宫内膜癌、膀胱癌或前列腺癌），临床上都可能类似于胃肠道癌症。因此，为达到最佳治疗效果，诊疗规范要求在疾病初始治疗前需明确其组织学诊断。

组织学诊断和病理评估所需的组织标本可以通过各种活检方法来获得。如细针穿刺（fine-needle aspiration, FNA）活检［超声内窥镜（endoscopic Ultrasound, EUS）引导下 FNA 可通过胃肠道对胰腺和其他位置较深的器官内病变进行活检］和细胞病理学方法（刷检、冲洗或灌洗和囊肿穿刺等）。外科获取组织的方法包括内镜下钳夹活检或切除小病变（如息肉）、粗针活检（如影像引导下粗针活检）、楔形活检（如腹腔镜活检）和切除标本。以上方法都有其优点和局限性，简要讨论如下。

一、细胞病理学评估

细胞病理学在评估细胞形态学细节方面的优势比组织病理学多。FNA 主要是通过从病变间质内抽吸低黏附性肿瘤细胞的方式获得组织，而粗针穿刺活检是同时穿取肿瘤间质及肿瘤细胞。FNA 活检时取材针在肿瘤内会向不同方向来回移动，这样取样范围相对更广。取样后，大部分组织可以直接在载玻片上被观察到（相比之下，外科活检方法，取样组织中仅有一小部分被制成 4 μm 厚的组织切片）[19]。除了省时和经济的优点外，利用细胞学标本可以在更高清晰度下观察细胞核细节，为评估肿瘤/病变的细胞形态学特征提供依据，即使材料有限，也能进行精确诊断。除了初始诊断，细胞病理学还有助于 GI 癌症分期，比如结肠癌 TNM 分期中，腹水中查见肿瘤细胞等同于远处转移，AJCC 分期为Ⅳ期。

但是，在某些情况下，依赖细胞学标本无法直接诊断癌症，尽管存在肿瘤细胞密度相对增高等间接证据。同样，即使在细胞学切片中可以观察到组织结构改变，但仍无法与组织切片中所见相比。以上 2 个限制可以通过改进技术来克服，选取肿瘤细胞量丰富的组织块制作细胞学切片，从而获得最佳细胞密度[20, 21]。当前新技术已能够满足在细胞块中最大限度地提取诊断组织的要求[19][20a]。细胞块还可以应用于 IHC，从而对肿瘤进行鉴别诊断、预后评估以及肿瘤原发性或转移性的判断。随着分子检测不断发展，细胞块成为此类检查的良好资源，可以在细胞块上直接提取肿瘤细胞，或是在后期制成的 FFPE 细胞块上进行提取。在进行现场诊断评估时，建议另外准备细胞块，以备后期进行临床所需的辅助检测使用。关于细胞块的优点和最新进展在近期发表于 *Cell Blockistry* 的综述中有详细讨论[21a]。

　　细胞学方法有助于病变的术前诊断，尤其是那些由于位置复杂（大多数胰腺病变）或由于存在活检相关并发症（如针剂跟踪）潜在风险而无法通过常规活检获得组织的病变。但由于细胞病理学诊断的复杂性，其专业实用性可能仅限于某些特殊中心。

　　现场评估是一项重要的检测手段，它能够指导定位取样和实时反馈样本内肿瘤细胞的数量，保证活检样本满足后期进行流式细胞术、微生物学培养和细胞遗传学等辅助检测的需要。现场评估的最终目的是获得能用于明确细胞病理学诊断的活检样本。腺癌和其他非造血系统病变的现场评估主要依赖于巴氏（Papanicolaou, Pap）染色涂片。因此，确保获取好的 Pap 染色涂片［替代 Diff-Quick（DQ）染色涂片］至关重要，尤其当用来做最终诊断的样本不理想时。在某些情况下，现场评估使用 DQ 染色可能会影响最终诊断结果。当病变是高分化腺癌，且活检组织量较少时，通过 DQ 染色可能只会得到病变非典型或可疑癌的诊断报告。常规上，涂片湿固定用于 Pap 染色，干固定用于 DQ 染色。然而，干固定涂片可以选择性地应用 Pap 染色（固定后水化）或 DQ 染色[22]。根据已发表的研究和长期个人经验，在现场评估时推荐使用干固定涂片进行快速 Pap 染色，以增加大多数胃肠道非造血系统病变的最终明确细胞病理学解释的机会[22]。表 2.1 总结了消化系统各器官病变的常用细胞学取样方法[23, 24]。

表 2.1　胃肠道病变的细胞病理学评估

器官系统 / 病变	方法	评估
食管	内窥镜刷检其他，如食管拉网细胞学检查[23]、明胶海绵细胞蜡块[24]	念珠菌感染，病毒感染，巴雷特食管，不典型增生，癌
胃	EUS-FNA	深部实性病变，如 GIST
胰腺	EUS-FNA	囊实性病变
胰管	内窥镜刷检	不典型增生，癌
Vater 壶腹	内窥镜刷检	不典型增生，癌
胆管	内窥镜刷检	不典型增生，癌
肝脏	影像引导 FNA	实性或囊性病变
病变 - 消化管周围或邻近淋巴结	EUS-FNA	囊实性病变
肛管	肛门（涂片）	不典型增生或癌

注：EUS 超声内镜，FNA 细针穿刺，GIST 胃肠道间质瘤，GI 胃肠道

二、外科病理学（组织病理学）评估

　　对临床检查、影像学检查和（或）各种内窥镜检查后怀疑恶性的病变，除细胞病理学方法外，还可进行外科病理学（组织病理学）检查。与细胞病理学评估类似，组织活检的作用是区分良性病变和临床上类肿瘤性病变，及根据肿瘤的组织学分型排除或判定其恶性属性。

　　与细胞病理学评估类似，可以使用多种方法提取可疑病变区域组织，进行外科病理学（组织病理学）

评估。取样范围可以是具有代表性的活检组织到各种形式的完全切除标本，取材方式主要分为：

1）诊断取样

（1）诊断性活检（可利用现场评估中的涂片细胞学诊断对病变进行精确取样）

①粗针穿刺活检；②内窥镜钳夹活检；③ EUS 引导下穿刺活检。

（2）楔形活检

（3）切除活检

2）治疗性切除

（1）广泛切除，包括内镜黏膜切除术（endoscopic mucosal resections, EMR）[25]

（2）根治性切除

大多数外科病理标本的主要优点是能够评估病变组织结构和侵袭能力。尽管 FNA 细胞块具有如前所述的众多优势，但相对于技术依赖性高的 FNA 穿刺，人们更倾向使用容易操作的粗针穿刺活检。通常，由于外科病理中粗针活检取材量小，细胞病理学方法更容易得到诊断结果，尤其是对于那些具有硬化或促结缔组织增生间质的肿瘤（如胰腺导管癌）[26, 27]。不过，外科病理学的最终结果取决于多种因素，包括如何采集组织、从何处采集组织、如何固定和处理组织，以及选择性应用辅助检查及切片质量等。

对于诊断性活检，在病变的适当区域进行采样非常重要。溃疡型病变，为获取有代表性的诊断材料，应在溃疡边缘 4 个象限（如溃疡型癌）及其基底（如溃疡型淋巴瘤和肉瘤）采样。息肉型病变，应在表面区域采样。然而，取自管状肠道或 Vater 壶腹、肝外胆管和胰管的浅表活检在评估肿瘤浸润及其深度方面具有限制性。对于梗阻性病变，会因为内窥镜无法通过而难以进行活检。这种情况下，细胞刷检是一种合适的选择。一些病变通常具有较深的黏膜下壁层生长模式，如淋巴瘤、神经内分泌肿瘤、GIST 和肉瘤。这些病变在腔内浅表活检中可能会被遗漏，因此在这种情况下，需要在特定区域进行反复、深层次取样，以便获取具有代表性的组织。肿瘤广泛坏死时，不易获得具有诊断成分的样本。因此，多取活检组织，特别是从病变周边取样，将增加获取有效组织的可能性。此外，对于 NET 和 GIST 等病变，粗针活检可能无法获取诊断材料，或者即使采集了诊断组织，也无法进行精确分级。并且在存活肿瘤成分很少的标本上，Ki-67（MIB1）指数（至少需要 500~1000 个肿瘤细胞）和核分裂象指数（需要多于 50 个高倍视野）可能无法精确计算[7, 8]。

三、术中诊断（包括冰冻切片和印迹或刮片细胞学切片）

在进行最后处理时，特别是病变切除，可能需要术中诊断来指导手术治疗。最常见的适应证是肿瘤切除边缘的评估。术中诊断的其他好处包括基于病变初步形态学评估，对新鲜标本进行分类以进行相应辅助检查，例如细胞遗传学、流式细胞学、微生物培养和的超微结构（电子显微镜）检查。一旦组织被固定，有些辅助检查将无法进行。值得注意的是不要常规使用冰冻切片（frozen sections, FS）

进行诊断，特别是对小组织或脂肪组织。忽视 FS 的局限性可能会导致术中诊断与最终诊断，及免疫组化结果不相符。如果必须在这些标本上进行组织诊断，印迹或刮片细胞学涂片则是更好的选择[27a]。

四、样品处理

为了获得最佳诊断结果，细胞病理学和外科病理学标本都必须经过正确收集和适当处理。与此过程相关的所有人员都应意识到操作的限制性并强调彼此协调、沟通的重要性。不规范操作可能会影响标本的完好性。不恰当的固定剂、不恰当的固定时间或延长的离体时间（从标本切除到放入固定剂的时间）都可能会影响辅助检查的结果，特别是免疫染色模式或免疫表型。

尽管细胞病理学标本有如前所述的许多优点，但由于其采集方案的复杂性，也面临着众多挑战[20]。需要与细胞病理学实验室密切合作以获得最佳结果。最简单的方法是将新鲜的标本提交给细胞病理学实验室进行处理。干固定的细胞涂片使用起来比较灵活，可以同时用于 Pap 染色和 DQ 染色[22]。如果以上方法不可行，则应遵循其特定实验室或机构的标准化方案（表 2.2）[20, 22]。较小的外科病理标本，例如粗针穿刺活检或钳夹活检标本可保存于 10% 福尔马林中送检。大样本则可以用 10% 福尔马林固定或新鲜送检，但新鲜标本必须立即处理，以保证结果的准确性。新鲜未固定标本具有可以选择多种检测方法的优点，但是如果标本不能得到立即处理，组织完好性会受到影响。有些标本还需要特别注意定向，以免出现不理想结果。如 EMR 标本在送至实验室之前，应确定其方向并用大头针固定在蜡块或软木板上[25]。

表 2.2　细胞病理学标本获取方法

样本	标本送检方法	处理
刷检涂片	直接涂片（涂片方法需要培训） 涂片可以是： 湿固定涂片（在涂片干燥之前，浸入 95% 乙醇中固定）	巴氏（Papanicolaou, Pap）染色
	干固定涂片（涂片应当在 30 s 内快速风干）	Pap 染色 - 固定后再水化[22] 罗曼诺夫斯基染色法（最常用的是 DQ 染色法） 也可用其他特殊染色，如真菌 GMS 染色等
刷头	将毛刷尖端样本放入细胞学固定剂中送检 [如实验室推荐的 CytoLyt® 或其他液基细胞学（liquid-based cytology, LBC）固定剂，如 Thinprep® 或 surepath™ 方法]	沉淀物或 Cytospins™ 直接涂片，两者都可以用 Pap 或 DQ 染色法进行染色 LBC 涂片（Thinprep® 或 Surepath™）用 Pap 染色 不适用于细胞块，因为可能会影响 IHC 和其他检查
	放入等渗介质中，如生理盐水、RPMI，其他等渗介质如 IsotonicMediumS™[20a]（应立即送往细胞病理化验室处理，否则会影响样本的完好性）	沉淀物或 Cytospins™ 直接涂片，两者都可以用 Pap 或 DQ 染色法进行染色 LBC 涂片（Thinprep® 或 Surepath™）用 Pap 染色 根据刷检标本的细胞量，如果有足够的沉淀物，可以用适当的方法制成细胞块
洗涤 / 灌洗	在等渗介质中，如生理盐水、RPMI，其他等渗介质如 IsotonicMediumS™[20a]（应立即送往细胞病理化验室处理，否则会影响样本的完好性）	沉淀物或 Cytospins™ 直接涂片，两者都可以用 Pap 或 DQ 染色法进行染色 LBC 涂片（Thinprep® 或 Surepath™）用 Pap 染色 根据标本的细胞量，如果有足够的沉淀物，可以用适当的方法制成细胞块

续表

样本	标本送检方法	处理
浆液性积液	新鲜送检（最好是 100~1000 mL）（更多详情见参考文献 [20]）	沉淀物或 Cytospins™ 直接涂片，两者都可以用 Pap 或 DQ 染色法进行染色 LBC 涂片（Thinprep® 或 Surepath™）用 Pap 染色 根据标本的细胞量，可以用适当的方法制成细胞块
细针穿刺活检（FNA）（包括现场质量评估和分类）	直接涂片（涂片方法需要培训） 涂片可以是： 湿固定涂片（在涂片干燥之前，浸入 95% 乙醇中固定）	Pap 染色
	干固定涂片（涂片应当在 30 s 内快速风干）	Pap 染色 - 固定后再水化 [22] 罗曼诺夫斯基染色法（最常用的是 DQ 染色法） 也可用其他特殊染色，如真菌 GMS 染色等
	在等渗介质中，如生理盐水、RPMI，其他等渗介质如 IsotonicMediumS™ 进行针头冲洗 [20a]（应立即送往细胞病理化验室处理，否则会影响样本的完好性）。如果需要，可以直接用 10% 福尔马林冲洗针头，所得样本不能用于细胞学诊断，但可以用于细胞块的准备	Cytospins™ - 两者都可以用 Pap 或 DQ 染色法进行染色 LBC 涂片（Thinprep® 或 Surepath™）用 Pap 染色 根据标本的细胞结构，采用适当的方法进行细胞块培养

注：GMS 六亚甲基四胺银，RPMI 罗斯威尔公园纪念研究所

五、各种辅助检查的应用

常规形态学评估有时不能得出明确的诊断结果，特别是对于有限的活检标本、稀少的细胞学标本或某些病变，如低分化肿瘤等。辅助检查方法包括 IHC、FISH 或 CISH、其他分子检验、超微结构研究（电子显微镜）或组织化学。

目前使用最广泛、最实用的辅助检查是 IHC。其他检测具有相对局限性，应用较少。电镜检查需要从组织活检开始就计划好，因为该检测需要用特殊的固定剂（戊二醛）对新鲜标本进行适当的处理。此外，电镜检查需要等待数日才能获得结果，而且工作量较大。因此随着 IHC 的不断完善，电镜的使用在慢慢下降。组织化学可用于中性和酸性黏蛋白（腺癌）、糖蛋白（腺癌或肝细胞癌）、神经分泌颗粒（神经内分泌肿瘤）、黑色素（原发性或转移性黑色素瘤）和其他肿瘤细胞产物或相关蛋白的检测。但以上这些检测大部分可以被 IHC 代替，而且具有更好的特异性和敏感性，即使是检测胃活检组织中的幽门螺杆菌等微生物时，IHC 也可以完成，由此组织化学在当今实际环境中的应用越来越受到限制。然而，组织化学检测仍有其适应证，如微生物检测，高碘酸 - 希夫反应（Periodic acid–Schiff for fungus, PAS-F）和六亚甲基四胺银（gomori's methenamine silver, GMS）染色多用于真菌，抗酸杆菌（acid-fast bacillus, AFB）染色用于抗酸微生物。

六、免疫组织化学评估

越来越多的抗体可以应用于 FFPE 组织，用于诊断和评估预后的免疫标记物谱在不断扩大。这使

得 IHC[28, 29] 在常规诊断病理学中的应用更为广泛。然而，对于某些病变如淋巴瘤，目前更倾向使用等渗液中的新鲜组织进行免疫标记和流式细胞学评估。尽管免疫表型检测（IHC 或流式细胞学）是一种非常实用的方法，但它也仅仅是一种辅助工具，必须在以临床信息和形态学发现为依据进行鉴别诊断后使用。需要警惕许多潜在假性结果导致的诊断陷阱。IHC 有多种适应证，比如对原发肿瘤的鉴别诊断、分级和对预后或治疗原因的分析。

例如，最近 IHC 可用于评估肿瘤细胞中的程序性死亡配体 1（programmed death ligand 1, PD-L1 ）[30]。程序性死亡受体 1（ programmed death 1, PD-1 ）（ CD279 ）是一种存在于单核细胞、T 淋巴细胞、B 淋巴细胞和自然杀伤细胞表面的抑制受体[31]。PD-1 有 2 个配体，即 PD-L1（ B7-H1 ）和 PD-L2（ B7-DC ）。PD-1 与其配体相互作用，通过抑制 T 细胞受体信号传导以下调 T 细胞反应。肿瘤细胞表面有 PD-L1 表达上调。研究表明，使用抗 PD-1 或 PD-L1 抗体阻断其相互作用可逆转抑制 T 作用，从而恢复 T 细胞抗肿瘤活性，增强治疗效果[31]。

因篇幅有限，对 IHC 的应用不再进行详细阐述[28]。表 2.3 列举了一些适用于胃肠道癌的免疫标记物[16, 17, 30-32]。

表 2.3　免疫标记物在胃肠道肿瘤中的应用（附几例报告）

诊断法	
评估侵犯情况	
角蛋白类（Cytokeratin, CK）（广谱角蛋白）	可以识别弥漫性癌中的单个细胞，尤其是小活检中
原发部位的鉴别	
CK7 和 CK20 联合使用	对原发部位的广泛筛查
BER/EP4	腺癌转移至膜腔积液
器官 / 部位 / 肿瘤特异性免疫标记物	
CDX2/STAB2/CDH 17	结直肠 - 肠、胰胆管、上消化道
精氨酸酶	肝细胞肝癌
白蛋白类 miRNAs（CISH）	肝细胞肝癌
雌激素受体	乳房、卵巢
LCA	淋巴增生性病变
PAX 8	卵巢、肾
PSA/PAP	前列腺
MART-1/MART-1 抗原	黑色素瘤
钙结合蛋白	间皮瘤
CD117/PGDF/DOG1	GIST
TTF-1	肺、甲状腺

续表

器官 / 部位特异性免疫染色模式	
pCEA/CD10	肝细胞间胆管形态
CD34	弥漫性肝窦免疫染色模式（肝细胞肝癌对比再生结节）
CK 19	在鉴别再生结节与肝细胞肝癌时，识别小活检中的小胆管
分化相关免疫标记物（许多例外）	
突触素，嗜铬粒蛋白、CD56、INSM1	神经内分泌分化
CK	广泛上皮分化
LCA	广泛造血分化
波形蛋白	广泛肉瘤分化
预后	
MIB 1（Ki 67）（尤其是双染，Ki 67 细胞核为棕色，LCA 胞质为红色）	神经内分泌肿瘤（NET）、GIST 和淋巴瘤分级 [9a]
MMR 蛋白质-MLH1、PMS2、MSH2、MSH6（细胞核免疫标记为阴性）	遗传性结肠腺癌（Lynch 综合征）[17]
治疗	
HER2/Neu	胃和胃食管交界处腺癌
PD-L1	靶向抗体 [30–32]
CD117	GIST - 酪氨酸激酶抑制剂 [16]

七、分子病理学

分子检测在胃肠道癌症中的应用越来越多。请参考本书相关章节以及此主题的其他出版物以了解更多详细信息 [17, 33–35]。在这里主要介绍与此相关的基本细节。分子测试是以 DNA 或 RNA 为基础。近年来，微小 RNA（microRNAs, miRNAs）逐渐受到关注。DNA 非常稳定，miRNAs 则相对稳定。相反，RNA 极其不稳定，由于核糖核酸酶（RNA-destroying enzyme, RNAase）在组织样本和设备或步骤中普遍存在，需要采取特殊的措施和方案进行预防。不过，目前在 FFPE 上进行的 RNA 分子检测已经取得很大改进 [36]。因此像 IHC 一样，大多数分子检测都可以在 FFPE 上进行。FFPE 组织通常是选择进行分子病理学检查时最容易提供的临床材料。另外，了解 FFPE 切片中存活肿瘤成分与背景中非肿瘤成分的比例也很重要。许多检测都规定了获得最佳结果所需的最小肿瘤成分比例。检测前应向实验室查询进行某种分子检测所需的最小肿瘤成分比例。这个问题可以通过各种显微切割方法选择性地切除肿瘤来克服。其他分子病理学检测可能还有其特定的方案，要求收集新鲜、冷冻或在特殊培养基或防腐剂中收集的组织，如 RNAlater®[37]。在进行分子检测之前应考虑到其局限性。图 2.1 总结了胃肠道癌常用分子病理学检验方法 [17, 30-32, 38-45]。

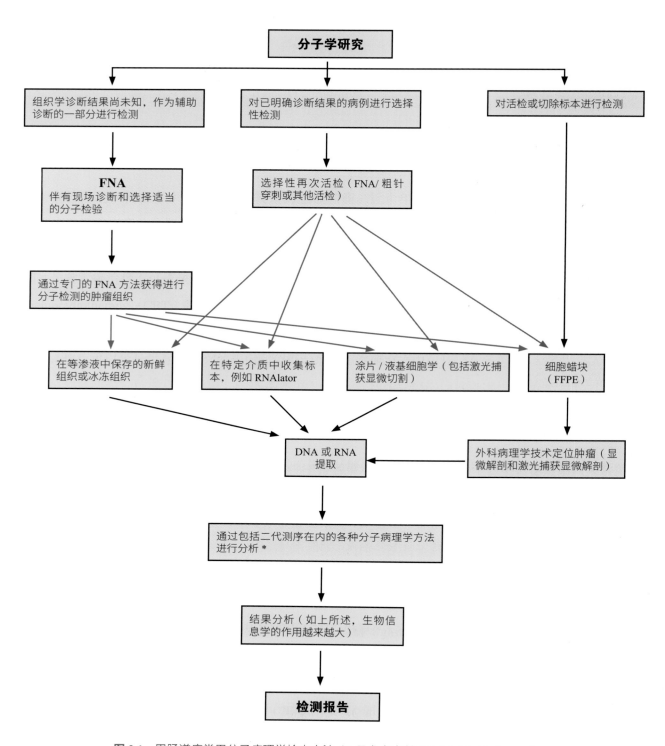

图 2.1 胃肠道癌常用分子病理学检查方法（ * 见参考文献 [17, 30–32, 38, 63–70] ）

第三节 胃肠道癌分类

胃肠道癌常规分为两大类，即大体分类和组织学分类。

一、大体分类

与其他肿瘤类似，组织学分类决定了胃肠道癌最终诊断。但是，包括肿瘤形态、大小和解剖部位等在内的宏观大体评估也是一个重要的步骤，目前仍广泛应用，特别是在内镜检查中。消化管 GIT 可以借鉴胃肿瘤的大体分类方法，一般分为 4 种类型，包括 I 型（息肉型）、II 型（蕈伞型）、III 型（溃疡型）和 IV 型（浸润型，也称为皮革型胃）[46]。溃疡型病变的一些宏观特征可能有助于区分良性溃疡和恶性溃疡（III 型）。比如体积较小，边界清楚，基底部平整及边缘规则且水肿的溃疡多为良性。相比之下，形状不规则，伴有隆起、坚硬的边缘，以及伴有出血坏死基底部的溃疡通常倾向于恶性[47]。

与胃癌类似，结直肠癌（colorectal cancer, CRC）也可以进行大体分类[48]：①外生型肿瘤：通常为较大的息肉样病变，多发生在盲肠，较少出现梗阻；②浸润溃疡型肿瘤：溃疡伴有边缘不规则的隆起；③环状缩窄型肿瘤：功能梗阻性病变，由于纤维间质增生导致近端肠管扩张，伴有典型的"苹果核"征；④弥漫型肿瘤：类似于皮革性胃，沿肠壁呈浸润性生长。

尽管大体分类并不具有独立于组织学亚型的预后意义[49]，但是解剖部位有所不同。与位于脾曲、降结肠或乙状结肠的左半结肠癌相比，位于盲肠、升结肠、肝曲或横结肠的右半结肠癌预后更好[50]。这可能与右半结肠 MSI 相关。

随着内窥镜应用的普及，已经可以对消化道癌前病变（type 0）进行大体分类[51-53]。该分类包括息肉或隆起型病变（0-I 型）、浅表型病变（0-II 型）、凹陷型病变（0-III 型）。0-II 型病变根据病灶轻微隆起、平坦和轻微凹陷分为 0-IIa 型、0-IIb 型以及 0-IIc 型。这种大体分类适用于食管、胃和结肠，在当前内窥镜检查流行的时代具有越来越多的临床意义[51]。但是胃肠道癌的大体特征在诊断、预测和预后评估方面仍具有很大局限性，因此并不鼓励在没有仔细检查切除标本的情况下，完全依赖影像学进行分期。通常恶性肿瘤没有包膜且边界较不规则，为体积较大的实性肿块，伴有坏死/出血病灶。依据诊疗规范，组织病理学检查及诊断是指导肿瘤合理治疗的重要依据。

二、组织学分类

CAP 和其他专业机构推荐了 WHO 制定的国际公认术语和诊断标准，以确保病理报告的一致性和统一性（表 2.4）[6, 54]。

表 2.4 各种胃肠道肿瘤的病理分类（WHO2000）[6]

1. 食管肿瘤

1.1 上皮性肿瘤

1.1.1 鳞状上皮乳头状瘤 8052/0

1.1.2 上皮内癌变

1.1.3 腺体（腺瘤）

1.1.4 癌

1.1.5 鳞状细胞癌 8070/3

1.1.6 疣状（鳞状）癌 8051/3

1.1.7 基底细胞样鳞状细胞癌 8083/3

1.1.8 梭形细胞（鳞状）癌 8074/3

1.1.9 腺癌 8140/3

1.1.10 腺鳞癌 8560/3

1.1.11 黏液表皮样癌 8430/3

1.1.12 腺样囊性癌 8200/3

1.1.13 小细胞癌 8041/3

1.1.14 未分化癌 8020/3

1.1.15 其他

1.1.16 类癌 8240/3

1.2 非上皮性肿瘤

1.2.1 平滑肌瘤 8890/0

1.2.2 脂肪瘤 8850/0

1.2.3 颗粒细胞瘤 9580/0

1.2.4 胃肠道间质瘤 8936/1

1.2.5 良性 8936/0

1.2.6 恶性潜能不确定 8936/1

1.2.7 恶性肿瘤 8936/3

1.2.8 平滑肌肉瘤 8890/3

1.2.9 横纹肌肉瘤 8900/3

1.2.10 卡波西肉瘤 9140/3

1.2.11 恶性黑色素瘤 8720/3

1.2.12 其他——淋巴瘤

1.3 继发性肿瘤

1.4 黑色素瘤

2. 胃肿瘤

2.1 上皮性肿瘤

2.1.1 上皮内癌变 ——腺瘤 8140/0

2.1.2 癌

2.1.2.1 腺癌 8140/3

2.1.2.2 肠型 8144/3

2.1.2.3 弥漫型 8145/3

2.1.2.4 乳头状腺癌 8260/3

2.1.2.5 管状腺癌 8211/3

2.1.2.6 黏液腺癌 8480/3

2.1.2.7 印戒细胞癌 8490/3

2.1.2.8 腺鳞癌 8560/3

2.1.2.9 鳞状细胞癌 8070/3

2.1.2.10 小细胞癌 8041/3

2.1.2.11 未分化癌 8020/3

2.1.2.12 其他

2.1.3 胃内分泌肿瘤

2.1.3.1 类癌：高分化内分泌肿瘤

2.1.3.2 ECL 细胞类癌

2.1.3.3 EC 细胞，产生血清素的类癌

2.1.3.4 G 细胞，产生胃泌素的肿瘤

2.1.3.5 其他

2.1.4 小细胞癌：低分化内分泌肿瘤

2.1.5 瘤样病变

2.1.6 增生

2.1.7 不典型增生

2.2 非上皮性肿瘤

2.2.1 平滑肌瘤 8890/0

2.2.2 神经鞘瘤 9560/0

2.2.3 颗粒细胞瘤 9580/0

2.2.4 血管球瘤 8711/0

2.2.5 平滑肌肉瘤 8890/3

2.2.6 胃肠道间质瘤 8936/1

2.2.6.1 良性 8936/0

2.2.6.2 恶性潜能不确定 8936/1

2.2.6.3 恶性 8936/3

2.2.7 卡波西肉瘤 9140/3

2.2.8 其他

2.2.9 恶性淋巴瘤

2.2.9.1 MALT 型边缘区 B 细胞淋巴瘤 9699/3

2.2.9.2 套细胞淋巴瘤 9673/3

2.2.9.3 弥漫性大 B 细胞淋巴瘤 9680/3

2.2.9.4 其他

2.3 继发性肿瘤（乳房、黑色素瘤等）

续表

3. 小肠肿瘤	
3.1 上皮性肿瘤	**3.2 非上皮性肿瘤**
3.1.1 腺瘤 8140/0	3.2.1 脂肪瘤 8850/0
3.1.1.1 管状 8211/0	3.2.2 平滑肌瘤 8890/0
3.1.1.2 绒毛状 8261/0	3.2.3 胃肠道间质瘤 8936/1
3.1.1.3 管状绒毛状 8263/0	3.2.4 平滑肌肉瘤 8890/3
3.1.2 与慢性炎症性疾病相关的上皮内癌变 2（不典型增生）	3.2.5 血管肉瘤 9120/3
3.1.2.1 低级别腺上皮内癌变	3.2.6 卡波西肉瘤 9140/3
3.1.2.2 高级别腺上皮内癌变	3.2.7 其他
3.1.3 癌	**3.3 恶性淋巴瘤**
3.1.3.1 腺癌 8140/3	3.3.1 免疫增生性小肠疾病 9764/3（包括 α- 重链疾病）
3.1.3.2 黏液腺癌 8480/3	3.3.2 MALT B 细胞淋巴瘤 9699/3
3.1.3.3 印戒细胞癌 8490/3	3.3.3 套细胞淋巴瘤 9673/3
3.1.3.4 小细胞癌 8041/3	3.3.4 弥漫性大 B 细胞淋巴瘤 9680/3
3.1.3.5 鳞状细胞癌 8070/3	3.3.5 伯基特淋巴瘤 9687/3
3.1.3.6 腺鳞癌 8560/3	3.3.6 伯基特样或非典型伯基特淋巴瘤 9687/3
3.1.3.7 髓样癌 8510/3	3.3.7 T 细胞淋巴瘤 9702/3
3.1.3.8 未分化癌 8020/3	3.3.8 肠病相关 9717/3
3.1.4 类癌（高分化内分泌肿瘤）8240/3	3.3.9 非特指类型 9702/3
3.1.4.1 胃泌素细胞瘤，功能性（胃泌素瘤）8153/1	3.3.10 其他
3.1.4.2 或无功能性	**3.4 继发性肿瘤**
3.1.4.3 生长抑素细胞瘤 8156/1	3.4.1 息肉
3.1.4.4 EC 细胞，产生血清素的肿瘤 8241/3	3.4.1.1 增生（化生）
3.1.4.5 L 细胞，产生胰高血糖素样肽和 PP/PYY 的肿瘤	3.4.1.2 Peutz-Jeghers 综合征
3.1.5 混合型类癌——腺癌 8244/3	3.4.1.3 幼年型
3.1.6 神经节细胞性副神经节瘤 8683/0	

4. 阑尾肿瘤	
4.1 上皮性肿瘤	4.1.4 管状类癌 8245/1
4.1.1 腺瘤 8140/02（囊性病变——囊腺瘤）	4.1.5 杯状细胞类癌（黏液性类癌）8243/3
4.1.1.1 管状 8211/0	4.1.6 混合型类癌——腺癌 8244/3
4.1.1.2 绒毛状 8261/0	**4.2 非上皮性肿瘤**
4.1.1.3 管状绒毛状 8263/0	4.2.1 神经瘤 9570/0
4.1.1.4 锯齿状 8213/0	4.2.2 脂肪瘤 8850/0
4.1.2 癌	4.2.3 平滑肌瘤 8890/0
4.1.2.1 腺癌 8140/3（囊性对应物——囊腺癌）	4.2.4 胃肠道间质瘤 8936/1
4.1.2.2 黏液腺癌 8480/3	4.2.5 平滑肌肉瘤 8890/3
4.1.2.3 印戒细胞癌 8490/3	4.2.6 卡波西肉瘤 9140/3
4.1.2.4 小细胞癌 8041/3	4.2.7 其他
4.1.2.5 未分化癌 8020/3	4.2.8 恶性淋巴瘤
4.1.3 类癌（高分化内分泌肿瘤）8240/3	**4.3 继发性肿瘤**
4.1.3.1 EC 细胞，产生血清素的肿瘤 8241/3	**4.4 增生性（化生）息肉**
4.1.3.2 L 细胞，产生胰高血糖素样肽和 PP/PYY 的肿瘤	
4.1.3.3 其他	

续表

5. 结肠和直肠肿瘤	
5.1 上皮性肿瘤	5.1.7 其他
5.1.1 腺瘤 8140/0	**5.2 非上皮性肿瘤**
5.1.1.1 管状 8211/0	5.2.1 脂肪瘤 8850/0
5.1.1.2 绒毛状 8261/0	5.2.2 平滑肌瘤 8890/0
5.1.1.3 管状绒毛状 8263/0	5.2.3 胃肠道间质瘤 8936/1
5.1.1.4 锯齿状 8213/0	5.2.4 平滑肌肉瘤 8890/3
5.1.2 与慢性炎症性疾病相关的上皮内癌变 2（异型增生）	5.2.5 血管肉瘤 9120/3
5.1.2.1 低级别腺上皮内癌变	5.2.6 卡波西肉瘤 9140/3
5.1.2.2 高级别腺上皮内癌变	5.2.7 恶性黑色素瘤 8720/3
5.1.3 癌	5.2.8 其他
5.1.3.1 腺癌 8140/3	5.2.9 恶性淋巴瘤
5.1.3.2 黏液腺癌 8480/3	5.2.9.1 MALT 型边缘区 B 细胞淋巴瘤 9699/3
5.1.3.3 印戒细胞癌 8490/3	5.2.9.2 套细胞淋巴瘤 9673/3
5.1.3.4 小细胞癌 8041/3	5.2.9.3 弥漫性大 B 细胞淋巴瘤 9680/3
5.1.3.5 鳞状细胞癌 8070/3	5.2.9.4 伯基特淋巴瘤 9687/3
5.1.3.5 腺鳞癌 8560/3	5.2.9.5 伯基特样或非典型伯基特淋巴瘤 9687/3
5.1.3.6 髓样癌 8510/3	5.2.9.6 其他
5.1.3.7 未分化癌 8020/3	**5.3 继发性肿瘤**
5.1.4 类癌（高分化内分泌肿瘤）8240/3 8240/3	5.3.1 息肉
5.1.4.1 EC 细胞，产生血清素的肿瘤 8241/3	5.3.1.1 增生（化生）
5.1.4.2 L 细胞，产生胰高血糖素样肽和 PP/PYY 的肿瘤	5.3.1.2 Peutz-Jeghers 综合征
5.1.5 其他	5.3.1.3 幼年型
5.1.6 混合型类癌——腺癌 8244/3	

6. 肛管肿瘤	
6.1 上皮性肿瘤	6.1.2.3 黏液腺癌 8480/3
6.1.1 上皮内癌变 1（不典型增生）	6.1.2.4 小细胞癌 8041/3
6.1.1.1 鳞状上皮或移行上皮	6.1.2.5 未分化癌 8020/3
6.1.1.2 腺状	6.1.2.6 其他
6.1.1.3 Paget 病 8542/3	6.1.3 类癌 8240/3
6.1.2 癌	**6.2 恶性黑色素瘤 8720/3**
6.1.2.1 鳞状细胞癌 8070/3	**6.3 非上皮性肿瘤**
6.1.2.2 腺癌 8140/3	**6.4 继发性肿瘤**

7. 肝脏和肝内胆管肿瘤	
7.1 上皮性肿瘤	7.1.2 恶性
7.1.1 良性	7.1.2.1 肝细胞肝癌 8170/3
7.1.1.1 肝细胞腺瘤 8170/01	7.1.2.2 肝内胆管细胞癌 8160/3
7.1.1.2 局灶性结节增生	7.1.2.3 周围型胆管癌
7.1.1.3 肝内胆管腺瘤 8160/0	7.1.2.4 胆管囊腺癌 8161/3
7.1.1.4 肝内胆管囊腺瘤 8161/0	7.1.2.5 混合型肝细胞肝癌和胆管细胞癌 8180/3
7.1.1.5 胆管乳头状瘤病 8264/0	7.1.2.6 肝母细胞瘤 8970/3
	7.1.2.7 未分化癌 8020/3

续表

7.2 非上皮性肿瘤	**7.4 造血和淋巴样肿瘤**
7.2.1 良性	**7.5 继发性肿瘤**
7.2.1.1 血管平滑肌脂肪瘤 8860/0	7.5.1 上皮异常
7.2.1.2 淋巴管瘤和淋巴管瘤病 9170/0	7.5.1.1 肝细胞不典型增生（肝细胞变）
7.2.1.3 血管瘤 9120/0	7.5.1.2 大细胞类型（大细胞变）
7.2.1.4 婴儿血管内皮瘤 9130/0	7.5.1.3 小细胞类型（小细胞变）
7.2.2 恶性	7.5.2 不典型增生结节（腺瘤性增生）
7.2.2.1 上皮样血管内皮瘤 9133/1	7.5.2.1 低级别
7.2.2.2 血管肉瘤 9120/3	7.5.2.2 高级别（不典型腺瘤性增生）
7.2.2.3 胚胎肉瘤（未分化肉瘤）8991/3	7.5.3 胆管异常
7.2.2.4 横纹肌肉瘤 8900/3	7.5.3.1 增生（胆管上皮和胆周腺）
7.2.2.5 其他	7.5.3.2 不典型增生（胆管上皮和外周腺体）
7.3 杂类肿瘤	7.5.4 上皮内癌（原位癌）8500/211
7.3.1 孤立性纤维瘤 8815/0	**7.6 其他病变**
7.3.2 畸胎瘤 9080/1	7.6.1 间叶性错构瘤
7.3.3 卵黄囊肿瘤（内胚窦瘤）9071/3	7.6.2 结节性转化
7.3.4 癌肉瘤 8980/3	7.6.3 结节性再生性增生
7.3.5 卡波西肉瘤 9140/3	7.6.4 炎性假瘤
7.3.6 横纹肌样瘤 8963/3	
7.3.7 其他	

8. 胆囊和肝外胆管肿瘤

8.1 上皮性肿瘤	8.1.2.1.9 鳞状细胞癌 8070/3
8.1.1 良性	8.1.2.1.10 小细胞癌 8041/3
8.1.1.1 腺瘤 8140/0	8.1.2.1.11 大细胞神经内分泌癌 8013/3
8.1.1.1.1 管状 8211/0	8.1.2.1.12 未分化癌 8020/3
8.1.1.1.2 乳头状 8260/0	8.1.2.1.13 胆囊腺癌 8161/3
8.1.1.1.3 管状乳头状 8263/0	8.1.2.2 类癌 8240/3
8.1.1.2 胆囊腺瘤 8161/0	8.1.2.3 杯状细胞类癌 8243/3
8.1.1.3 乳头状瘤（腺瘤病）8264/0	8.1.2.4 管状类癌 8245/1
8.1.1.4 上皮内癌变（不典型增生和原位癌）	8.1.2.5 混合型类癌 8244/3
8.1.2 恶性	8.1.2.6 其他
8.1.2.1 癌	**8.2 非上皮性肿瘤**
8.1.2.1.1 腺癌 8140/3	8.2.1 颗粒细胞瘤 9580/0
8.1.2.1.2 乳头状腺癌 8260/3	8.2.2 平滑肌瘤 8890/0
8.1.2.1.3 腺癌，肠型 8144/3	8.2.3 平滑肌肉瘤 8890/3
8.1.2.1.4 腺癌，胃小凹型	8.2.4 横纹肌肉瘤 8900/3
8.1.2.1.5 黏液腺癌 8480/3	8.2.5 卡波西肉瘤 9140/3
8.1.2.1.6 透明细胞癌 8310/3	8.2.6 其他
8.1.2.1.7 印戒细胞癌 8490/3	8.2.7 恶性淋巴瘤
8.1.2.1.8 腺鳞癌 8560/3	**8.3 继发性肿瘤**

续表

9. 胰腺外分泌肿瘤	
9.1 上皮性肿瘤	9.1.2.7 混合型导管内分泌癌 8154/3
9.1.1 良性	9.1.3 浆液性囊腺癌 8441/3
9.1.1.1 浆液性囊腺瘤 8441/0	9.1.4 黏液性囊腺癌 8470/3
9.1.1.2 黏液性囊腺瘤 8470/0	9.1.4.1 非浸润性 8470/2
9.1.1.3 导管内乳头状黏液性腺瘤 8453/0	9.1.4.2 浸润性 8470/3
9.1.1.4 成熟畸胎瘤 9080/0	9.1.5 导管内乳头状黏液性癌 8453/3
9.1.1.5 交界性（恶性潜能不明）	9.1.5.1 非浸润性 8453/2
9.1.1.6 黏液性囊性肿瘤伴中度不典型增生 8470/1	9.1.5.2 浸润性（乳头状黏液性癌）8453/3
9.1.1.7 导管内乳头状黏液性肿瘤伴中度不典型增生 8453/1	9.1.6 腺泡细胞癌 8550/3
9.1.1.8 实性假乳头状瘤 8452/1	9.1.6.1 腺泡细胞囊腺癌 8551/3
9.1.2 恶性	9.1.6.2 混合性腺泡内分泌癌 8154/3
9.1.2.1 导管腺癌 8500/3	9.1.7 胰腺母细胞瘤 8971/3
9.1.2.2 黏液性非囊性癌 8480/3	9.1.8 实性假乳头状癌 8452/3
9.1.2.3 印戒细胞癌 8490/3	9.1.9 其他
9.1.2.4 腺鳞癌 8560/3	**9.2 非上皮性肿瘤**
9.1.2.5 未分化（间变性）癌 8020/3	**9.3 继发性肿瘤**
9.1.2.6 未分化癌伴破骨细胞样巨细胞 8035/3	

传统上，肿瘤组织学分类以组织分化类型为基础，称为组织来源分类，通过不同的组织形态学特征对肿瘤进行分类，包括①原发肿瘤部位；②分化或组织来源；③结构表型；④分化程度（分级）。

上皮性肿瘤既可以是良性（如乳头状瘤或腺瘤），也可以是恶性（如癌）。同样，间叶源性肿瘤也可以是良性（各种瘤），或者是恶性（如肉瘤）。肿瘤的组织学类型一般与周围正常组织一致，但也可以看到分化不一致的情况。例如，在结肠、直肠和胰腺等器官中通常没有鳞状上皮，但可以出现完全鳞状分化（如鳞状细胞癌）或部分鳞状分化（腺鳞状细胞癌）的癌组织。

腺癌组织学表现为腺体生长模式，鳞状细胞癌表现为鳞状上皮分化。除了食管和肛门（鳞状细胞癌发生概率较大），大多数胃肠道癌都是腺癌。腺癌在形态上可进一步分为不同亚型：①普通型：在不同程度癌性间质的背景下出现大小、形状及分化各异的腺体。②黏液型：黏液腺癌成分占50%以上。当黏液腺癌成分为>10%但<50%时，则诊断为"腺癌伴黏液分化"。③印戒细胞型：印戒细胞成分占50%以上，肿瘤细胞胞浆内黏液将细胞核挤压到一侧，呈印戒样。④良性/恶性间叶源性肿瘤包括纤维瘤或纤维肉瘤、脂肪瘤或脂肪肉瘤、平滑肌瘤或平滑肌肉瘤、横纹肌瘤或横纹肌肉瘤、血管瘤或血管肉瘤、软骨瘤或软骨肉瘤以及骨瘤或骨肉瘤。

造血和淋巴组织源性肿瘤包括白血病和淋巴瘤。在成人消化管恶性GIT中，癌占主要地位，其次是淋巴瘤和肉瘤，而在儿童中，则是淋巴瘤和肉瘤相对较多。

与其他肿瘤一样，胃肠道肿瘤可根据生长模式和组织结构进行分类。活检或切除标本中肿瘤组织结构改变能够提供重要的诊断线索。上皮性肿瘤的组织结构模式可分为管状（大小不一的分支小管）、乳头状（具有纤维血管轴心的乳头状突起）、实性或小梁状（多见于结肠癌、神经内分泌肿瘤和肝细胞癌）。有些肿瘤可能表现为囊性结构（常见于胰腺，消化管胃肠道肿瘤中相对少见，可见于黏液癌或者是来源于淋巴管及血管的内皮性肿瘤）。即使是实体瘤，如间质瘤或肉瘤、淋巴瘤和癌，伴有中央坏死，也可以表现为囊性病变，特别是影像学上。不过总体来看，胃肠道肿瘤生长模式的预后评估意义不大[55, 56]。最近，具有锯齿状腺体结构的息肉性病变被认为是结直肠癌的癌前病变[57]。

以生长模式为依据的肿瘤分类方式，比如 Lauren 分型它将胃癌分为肠型、弥漫型、混合型和不确定型或未分类[58]，其中，弥漫型预后极差，肉眼表现为皮革胃，显微镜下可见印戒细胞[59]。结肠癌的肿瘤出芽表现为肿瘤浸润前缘单个或少于 4 个的肿瘤细胞团，肿瘤出芽与预后差，与弥漫型生长模式有关[60–65]。

肿瘤分级反映其生物学特性。通常，高级别肿瘤与侵袭性生物学行为有关。肿瘤分级的临床意义可能因肿瘤类型而异。例如，与高级别癌或肉瘤相比，低级别肿瘤生物学侵袭性较小，且易于手术切除。但低级别淋巴瘤虽然比高级别肿瘤生长更迟缓，表现为惰性，但也很难通过药物治愈。

尽管肿瘤分级方法很多，但最常用的是通过比较肿瘤与非肿瘤之间的组织形态相似程度进行分级。肿瘤分级的组织学特征包括肿瘤起源的解剖位置、肿瘤的类别（即癌、肉瘤或淋巴瘤），以及组织学亚型。最简单的分级方法包括观察腺癌中腺体形成程度和鳞状细胞癌中角化程度[56]。大多数分级系统都是根据分化最差的区域来决定级别。有些学者使用肿瘤不同区域的平均分级。大多数病理学家将胃肠道癌大体分为 4 级：高分化（1 级）、中分化（2 级）、低分化（3 级）和未分化（4 级）。由于这种判断方法具有主观性，因此可能出现观察者之间判读一样的结果[66]。尽管存在这些局限性，但该分级方法在大多数胃肠道恶性肿瘤中仍具有一定的预后评估意义[55, 56]。此外，如果原发肿瘤级别已知，可以将其与转移瘤的级别相比较，有助于预后评估。

CAP 推荐的分级系统是一种依据肿瘤腺体所占比例的半定量方法，有利于提高判读重复性：X 级（无法评估等级）；1 级（高分化）即含有 95% 以上的腺体；2 级（中度分化）即含有 50%~95% 的腺体；3 级（低分化）即含有 5%~49% 的腺体；4 级（未分化）即含有少于 5% 的腺体[56]。为了更好地提高重复性，建议将这一分级系统进一步简化为两级系统[49]。高级别肿瘤，无论分期如何，均预后不良。

然而，一些伴有 MSI 的低分化结直肠腺癌，可能会有较好的预后[67]。这种简单的分级方法不适用于某些亚型的癌（结肠髓样癌无需分级，印戒癌被定义为低分化或高级别癌）。其他肿瘤包括神经内分泌肿瘤、肉瘤和淋巴瘤等则使用基于不同参数，如增殖指数（核分裂象指数或 Ki-67 指数）、坏死和其他特征等的特殊分级系统。

胃肠恶性肿瘤的分期：分期是对恶性肿瘤进行分级和预后分组的最好的、最简单的且经过时间考验的方法，它对制订患者治疗计划非常重要。CAP 推荐使用一种基于 TNM 分类，并由 AJCC 和 UICC 标准化后的分期系统[12, 13, 15]，该系统已在北美各国、各区和地方肿瘤登记机构广泛使用，并且在国际上也受到认可。

三、TNM 分期的一般原则

TNM 分期中"T"表示原发性肿瘤状态，"N"表示区域淋巴结状态，"M"表示远处转移性疾病状态（表2.5）[15, 68]。根据 TNM 的不同组合，最终的 AJCC 分期分为 I 期到 IV 期[15]。除某些特殊类型如原发性皮肤淋巴瘤外，大多数淋巴瘤并不采用 TNM 分期方法[15]。尽管现有 AJCC 分期标准已被广泛应用，还有一些分期方法仍在不断完善，可能会更好地反映预后[69]。

表 2.5 TNM 分期：一般原则[15]

主题	原则
组织学证实	TNM 分期需要组织学证实，包括临床分型（罕见的例外）
	罕见情况下，在没有进行活检或细胞学检查的情况下进行分期。仅当癌的诊断毫无疑问时，上述做法才被允许。在没有组织学证实的情况下，生存分析可以与有组织学证实的分期队列分开进行。如果临床结果支持癌症诊断和特定部位，则不需要单独进行生存分析
	举例： 没有活检证实，仅通过 CT 扫描诊断肺癌[a]
确定临床分期的时间范围或分期窗口	收集到的有关癌症病变程度的信息是临床分期的一部分：应当在初始治疗或做出观察等待支持性治疗的决定前对病变进行确诊。从确诊之日起至以下时间点之一（以较短的时间为准）：确诊后 4 个月至癌症进展日期（如果癌症在 4 个月窗口期结束前进展）；有关癌症病变程度的数据仅包括在进展日期之前
确定病理分期的时间范围或分期窗口	收集的信息包括临床分期数据和手术切除标本检查信息（如果手术是在放疗或系统治疗开始之前进行的），自诊断之日起：确诊后 4 个月内至癌症进展日期（如果癌症在 4 个月窗口期结束前进展）；有关癌症病变程度的数据仅包括在进展日期之前；如果根治性手术是主要初始治疗措施，且手术在诊断后 4 个月之后进行，癌症在该时间窗口期内没有明显进展，应当收集癌症病变程度的相关信息 **注：** 手术切除前接受放射或系统治疗（新辅助治疗）的患者不应进行病理分型或分期，而应根据新辅助治疗后的标准进行分期
新辅助治疗后或治疗后分期的时间范围或分期窗口	新辅助治疗结束后，应将患者分期如下： 　　yc：治疗后临床评估 　　yp：治疗后病理评估 如具体章节和相关指南中所述，根据疾病具体情况决定新辅助治疗及手术，并在适当时间范围内进行分期 **注：** 临床分期应在新辅助治疗开始前进行
疾病进展	如果在治疗或手术前已经记录的癌症进展，那么只有在记录的进展之前获得的信息才能用于临床和病理分期。进展不包括在完成诊断检查所需时间内的增大，而是临床状态的重大变化 进展的判定是基于管理医生的判断，可能导致治疗计划的重大改变
T、N 或 M 类别和（或）分期组之间的不确定性：临床决策规则	如果无法确定如何分配类别、子类别或分期，则会选择 2 个可能的类别、子类别或组中较低的一个 　　T、N 或 M 　　预后分期组或分期组 分期分组可以用于患者护理，以及对预后的判定。如果分期信息不确定或不清楚，医生可能需要做出治疗决定 **注：** 不能将 T、N、M 或阶段组的未知或缺失信息分配给较低的类别、子类别或组

续表

主题	原则
不确定性规则不适用于癌症登记数据	如果癌症登记员无法获得子类别的记录信息，则应指定主要（总体）类别（例如，对于描述为<2 cm的乳腺癌，应指定T1来代替T1a、T1b或T1c） 如果癌症登记员无法获得指定分期组的特定信息（包括子类别或缺失的预后因素类别），则不应指定分期组，而应将其记录为未知
预后因素类别信息不可用	如果所需的预测因素类别不可用，则用于分配阶段组的类别为X 如果预后因素不可用，则默认使用临床判断来指定解剖分期
分级	推荐的每种疾病部位和/或癌症类型的组织学分级系统在每一章中都有详细说明，如果适用，病理学家应使用该系统来指定分级。癌症登记员将根据相关疾病所在章节中的编码结构记录特定部位的分级
单个器官的同步原发肿瘤：（m）后缀	如果同一组织结构的多个肿瘤出现在一个器官中： 　对T分类最高的肿瘤进行分类和分期使用（m）后缀 　一个常用的例子：pT3（m）N0 M0 　如果同时出现肿瘤的数量很重要，应用一个可接受的替代名称指定肿瘤的数量，比如pT3（4）N0 M0表示4个同时出现的原发肿瘤 **注**：（m）后缀适用于多种浸润性癌症。不适用于原位癌的多发灶或浸润性和原位混合性癌
成对器官中的同步原发肿瘤	同时发生在每对器官中的癌症被作为单独的癌症分期，比如乳房、肺和肾 **例外情况**：对于甲状腺、肝脏和卵巢肿瘤，多发性是T分类标准，因此，多个同步肿瘤不能独立分期
异时性原发肿瘤	在同一器官或分期窗口外不同器官的第二或更靠后发生的原发癌是独立分期的，称为异时性原发癌。这类癌症不使用y前缀进行分期
原发肿瘤未知或无原发肿瘤证据	如果没有原发肿瘤的证据，或者原发肿瘤的位置不明，可以根据临床怀疑原发肿瘤的器官部位进行分期，肿瘤分类为T0。分类为T0的癌症分期规则在相关疾病部位所在章节中有详细说明 例如，若在女性腋窝淋巴结检测到腺癌，临床上则怀疑来自乳房，可能被归类为T0N1（或N2或N3）M0，并被指定为Ⅱ期或Ⅲ期 **例外情况**：T0类别不适用于头颈部鳞癌，如果仅有淋巴结受累的患者按照原发肿瘤未知的情况使用"颈部淋巴结和未知的头颈部原发肿瘤"系统进行分期，T0仍然是人类乳头瘤病毒（humanpa pilloma virus, HPV）和EB病毒（Epstein–Barr virus, EBV）相关的口咽癌和鼻咽癌的有效类别
诊断日期	记录诊断日期至关重要，因为此信息用于生存计算和分期时间段 诊断日期是医生确定病人患有癌症的日期，可以是诊断性活组织检查或其他微观方法确认的日期，也可以是拥有明确影像学证据的日期。这一规则因疾病部位而异，与先前关于微观诊断的讨论有相似之处

注：原始和主要信息来源于施普林格国际出版公司2017年出版的《AJCC癌症分期手册（第八版）》
　ª 作者注：推荐使用CAP癌症方案进行病理学报告[68]

　　此外，增加一些标识有利于分期更为详细：前缀"p"表示病理分期，前缀"c"表示临床分期，前缀"r"用于治疗后复发的肿瘤（以无病间隔记录为准）[12, 13, 15]。"R"分类用于初始治疗（如根治性手术切除）后残余肿瘤：① R0。根治性治疗后肿瘤残留阴性（在根治性手术切除或完全缓解后，没有检测到残留肿瘤）。② R1。切缘处镜检发现肿瘤残留。③ R2。切缘处肉眼可见肿瘤残留。大多数机构通常不使用R分类，而是报告中提供切除边缘的信息。

（一）T 分期

消化管胃肠道癌 T 分期是根据原发肿瘤浸润深度来确定的[15]。也有例外情况，比如肝脏肿瘤是根据肿瘤大小、血管浸润和多灶性等特征进行 T 分期。原位癌（pTis）包括上皮内癌（癌细胞局限于黏膜，且未侵犯基底膜）和黏膜内癌（癌细胞侵入黏膜固有层，且未浸润至黏膜下层）。不规范使用这些术语，容易造成混淆。在结肠，上皮内癌和黏膜内癌是同义词，可以互换使用。

肿瘤侵犯至邻近器官，例如结肠癌侵犯肝脏或消化管其他部位，仍属于 T 分期，不应看作远处转移[15]。同样，肿瘤向消化管邻近节段横向水平扩散（盲肠癌沿着管腔扩散至邻近的升结肠或回肠末端），也属于 pT 分期，而非远处转移[15]。然而，肿瘤侵透淋巴结包膜，累及局部淋巴结，属于 N 分期的淋巴结转移。消化管多发肿瘤，按分期最高的肿瘤个体判定最终 T 分期。不过，由于肿瘤的多样性，在肝脏中需使用特定 T 分期[15]。GIST 和 NET 等肿瘤使用特定 T 分期，该方法是基于 GIST 肿瘤体积[15]和 NET 肿瘤体积以及浸润范围进行分期[15]。

（二）N 分期

N 分期是根据区域淋巴结的状态进行判定，通常是在 HE 染色切片进行评估[15]。如果肉眼可识别淋巴结转移阳性，则仅需提供一个具有代表性切面的切片以供确认即可。若肉眼无法确定是否存在淋巴结转移，整个淋巴结需完全制片[49]。切除标本中可评估的淋巴结数量取决于多种因素，包括标本的解剖特性、切除标本的长度、外科手术类型、术前是否接受化疗或放疗、操作者的淋巴结摸检技术。无淋巴结转移的结直肠癌标本中淋巴结摸检数量至少为 12 枚[70, 71]。至少需要 1 枚阳性或阴性淋巴结进行病理 N（pN）分期。

即使无淋巴结转移，若浆膜下、肠系膜和无腹膜包被的结肠或直肠周围组织中出现癌结节（tumor deposits, TD），仍属于 N 分期。癌结节需要与淋巴结完全被肿瘤取代（视为淋巴结转移）或静脉浸润伴血管外扩散（视为 V1/V2）相鉴别。

非区域淋巴结转移应被视为远处转移，属 pM 分期，而非 pN 分期[12, 13, 15]。

（三）M 分类

M 分类是指癌转移到任一远处器官或组织，包括非区域淋巴结[15]。骨髓中出现孤立肿瘤细胞、腹膜种植以及浆液细胞学检查阳性等情况也属于远处转移[15]。卫星病灶（跳跃性病变）表现为邻近肠黏膜或黏膜下层出现多发性肿瘤，不属于远处转移[15]，且必须与同时性多原发肿瘤相鉴别。

四、其他特征

还有一些额外特征[15]需要在胃肠道癌外科手术切除标本的最终病理报告中说明（表 2.6）[10, 12, 13, 15, 49, 55, 56, 60-65, 72]。虽然这些特征尚未作为一个单独的类别详细阐述，但它们已成为 CAP 癌症报告中的常规部分（表 2.7 中的 CAP 结肠癌报告模板）[10]。

表 2.6　外科切除标本最终病理报告中需要说明的其他特征 [10]

指标	特征
L 类别（肿瘤淋巴管侵袭）[12, 15]	淋巴管侵袭被认为是几乎所有胃肠道癌的不良预后因素 [49, 55, 56, 72] L0：无淋巴管侵袭 L1：有淋巴管侵袭
V 类别（肿瘤静脉侵袭）[12, 15]	静脉侵袭，无论是癌细胞侵入肿瘤内的大血管（瘤内静脉侵袭）或肿瘤周围的邻近血管（瘤外静脉侵袭）都是胃肠道癌症，特别是胃癌、胰腺癌、结直肠癌、肝细胞肝癌和胃肠道肉瘤的独立不良预后因素 [55] V0：无静脉侵袭 V1：镜下静脉侵袭 V2：肉眼静脉侵袭 CAP 建议：取肿瘤最深部位至少 3 个组织块（最好是 5 个块）[37]。研究推荐常规使用弹性染色法识别静脉侵袭 [73]
PN 分类（神经侵袭）	神经侵袭也被认为是独立于分期的不良预后因素之一，特别是某些胃肠道癌，如胰腺癌和结肠癌 [72]。然而，支持证据尚有限
肿瘤周边形态观察	沿肿瘤周边生长的模式已被报道为独立的预后特征 [49, 55, 56, 74]。结肠腺癌的特殊亚型，如边缘突出的髓样癌，尽管其组织形态分级较高，但通常预后良好 [10]。结肠腺癌中与预后不良相关的肿瘤出芽被定义为侵入间质的孤立单个细胞或微小肿瘤细胞群（最多 4 个肿瘤细胞）[60-65]

注：虽然没有作为单独的类别具体阐述，但目前这些特征已在 CAP 癌症方案规定的最终病理报告中常规说明

表 2.7　美国病理学家学会（CAP）标准化结肠癌或直肠癌报告模板 a[10]

结肠和直肠（切除，包括经肛门切除直肠肿瘤）	
样本：	黏膜缘（非环状经肛门切除术）（仅在适用时需要）
步骤：	其他边缘（仅在适用时需要）：指定边缘
+ 标本长度	治疗效果（适用于接受新辅助治疗的癌症）
肿瘤部位	淋巴管侵犯
+ 肿瘤定位	神经侵袭
腹膜反折上方或下方	肿瘤结节（不连续的壁外延伸）
肿瘤大小	+ 发生浸润性癌的息肉类型
最大维度：___ cm	病理分期（pTNM）
+ 其他维度：___ × ___ cm	TNM 描述符（仅在适用时需要）（选择所有适用项）
宏观肿瘤穿孔	m（多原发瘤）
+ 直肠系膜的宏观完整性	r（复发）
组织学类型	y（治疗后）
组织学等级	原发肿瘤（pT）
+ 微卫星不稳定性的组织学特征	区域淋巴结（pN）
+ 瘤内淋巴细胞反应（肿瘤浸润性淋巴细胞）	检查的淋巴结数目
+ 瘤周淋巴细胞反应（克罗恩样反应）	受累淋巴结数目
+ 肿瘤亚型和分化（请选择所有适用选项）	远处转移（pM）
+ 黏液性肿瘤成分（指定百分比）	+ 其他病理发现

续表

结肠和直肠（切除，包括经肛门切除直肠肿瘤）	
＋髓质肿瘤成分	**＋辅助研究**（请参阅 CAP 结肠生物标记物模板）
＋组织学等级高（低分化）	如果有任何生物标记物正在检验和等待检验，应该在注释提到
微观肿瘤扩散	**＋注释**
边缘	**结肠和直肠**（切除，包括经肛门切除直肠肿瘤）
近缘	＋这一项是选择性填写的，因为它虽然在临床上可能很重要，但尚未得到验证，并且可能不适用于常规患者诊疗方案
远缘	a 所有模板均可在 CAP 网站[10] 上找到，并显示详细选项以及各种注释的详细说明
周缘（放射状）或肠系膜缘	

第四节　结　论

　　组织形态学评估和包括免疫表型及组织化学等在内的辅助检查已成为胃肠道癌诊疗过程中最关键的组成部分。分子病理学的快速进展使其成为肿瘤诊疗过程中继传统 AJCC 分期之后的又一个重要组成部分[10]。

　　未来，随着对所有胃肠道癌症分子生物学了解的逐渐深入（包括各种基因的过度表达或抑制，以及表观遗传学改变），将有助于在肿瘤分类、诊断、预后和靶向个性化治疗方面取得更新进展[17, 33-35]。一般来说，无论是常规的病理学检查还是新的分子检测，对胃肠道癌症的正确评估、诊断和治疗方案的制定都非常重要。新的生物标记物只有在取得令人信服的临床研究结果之后才能被应用。随着个体化医疗的发展，人们对各种胃肠道癌症的分子生物学的理解也在不断提高，并研发出针对个体患者的治疗法则[75]。

第三章 结直肠癌的病理学评估、分类和分期

Maryam Kherad Pezhouh 和 Elizabeth A. Montgomery

第一节 病理学评估

一、标本处理

活检或切除组织从离开内窥镜检查室或手术室到送至病理科并最终得到病理学诊断结果，了解此流程至关重要。内镜活检样本通常保存在装有化学固定剂的容器中，如福尔马林液。因此，如果需要新鲜组织进行研究，必须事先与内窥镜医生沟通。目前许多检测方法已经标准化，可以用于福尔马林固定的石蜡包埋组织。所有标本在镜检前必须进行肉眼（大体）评估。标本的大体检查是利用肉眼获取标本诊断信息，并准确记录患者活检或切除组织的情况。大体检查第一步是确认患者信息和送检标本的解剖位置。在评估送检标本的解剖位置时，对于含有回肠、阑尾和结肠肠段的切除标本，不难确定，但对于黏膜钳夹标本、解剖位置，内窥镜医师仔细标记非常重要。标本的大体检查信息应记录在最终的病理报告中。活检样本通常很小，可完整处理，切除样本需用刀片分割成邮票大小，放入包埋盒里，加工成石蜡组织块。这些组织块被切成 5~10 μm 的薄片，放在玻片上，然后进行染色和显微镜检查。组织切片经苏木精和伊红（hematoxylin and eosin, H&E）染色后，提交病理学家评估。绝大多数病例仅通过苏木精和伊红染色即可做出准确诊断。

二、小活检和大息肉的大体评估

结肠小活检是用夹式活检钳采集的微小组织碎片。根据内窥镜医生和所用钳子类型，活检标本大小通常为 0.5~4 mm。小活检的大体评估包括记录标本数量和大小，在某些情况下还应测量最大组织碎片的尺寸。理想情况下，每个包埋盒里不应超过 3 块组织。随着同一切片上组织碎片数量的增加，错误率也可能增加。显然，准确记录活检采集部位和肉眼类型（如息肉、肿块或扁平黏膜）对病理学家做出正确诊断至关重要。

结肠镜检查时切除的息肉可大可小，可以是有蒂或无蒂。利用套圈线或热息肉切除术切除的息肉标本，可以通过人为烧灼处识别切除边缘。将墨水涂在息肉茎上可以帮助病理学家在显微镜下识别切除边缘，因为墨水可以在组织处理过程中保存下来，并在切片上呈现黑色。病理学家在大体评估时，应注意记录息肉的大小、颜色、表面形态、基底部的外观以及茎长。如果息肉小于 1 cm，通常将其对

剖后放在一个包埋盒里，若息肉较大则应被分装到多个包埋盒。将息肉茎部涂上墨汁，然后小心地切割并放置在包埋盒中，这样有助于癌浸润范围的评估。

三、切除标本的大体评估

毫无疑问，切除标本的处理过程要比钳夹活检复杂得多。在确认患者信息后，大体检查第一步是记录切除结肠标本的确切解剖部位。正确记录结肠的解剖部位（如乙状结肠、直肠与直肠乙状结肠交界）至关重要。此外，通过肉眼检查无法区分结肠的不同部位，如升结肠、横结肠和降结肠等。解剖学上，从右半结肠到乙状结肠均有浆膜和结肠带，在直肠后壁和肛门则没有。直肠前壁和上部有浆膜覆盖。肠系膜存在于横结肠和乙状结肠，在盲肠和直肠中缺失。

对病理学家来说，仔细检查标本外表面并记录肿瘤向外表面扩散的程度至关重要。在打开标本前应测量标本的长度和周长。因此，强烈建议标本应完整送检。某些情况下，外科医生会在手术室打开结肠标本。我们不建议这样做，因为这可能会妨碍对肿瘤浸润深度（T 期）和肿瘤距切缘距离等病理指标的评估。

外科医生关心的肿瘤是否完整切除的问题，可以通过术中病理诊断来明确。在直肠标本大体检查中，识别放射状环周切缘是关键步骤。直乙交界处是腹膜不再完全包围大肠。直肠上 1/3（前侧和外侧）和中 1/3（仅在前侧）肠壁部分被腹膜覆盖。直肠下 1/3 肠壁无腹膜覆盖。必须准确识别和记录肿瘤的解剖位置。因此，正确标记直肠标本有助于病理学家识别腹膜覆盖区与无腹膜区。通过标本定位、染墨和边缘评估等病理学大体检查，可以评估病变切除的完整性。肿瘤到最近边缘的距离，尤其在直肠，是重要预后因素。理想情况下，为了能获得好的标本切片，应提前将样本固定在软木板或蜡板上，并用福尔马林固定过夜。标本各部分（如阑尾、盲肠、升结肠）和可见病变均需制成代表性切片并进行显微镜下评估。摸检淋巴结时需剥离周围脂肪组织以便更好地识别。

第二节　结直肠癌及癌前病变的分类

一、结直肠息肉

结肠息肉可分为传统腺瘤和锯齿状息肉。管状腺瘤或管状绒毛状腺瘤约占结肠息肉的 60%。锯齿状息肉包括增生性息肉（hyperplastic polyps, HPs）、无蒂锯齿状腺瘤（sessile serrated adenoma, SSA）、传统锯齿状腺瘤（traditional serrated adenomas, TSA）和伴有异常增生的 SSA ［以前称为混合性增生或腺瘤性息肉（mixed hyperplastic/adenomatous polyps, MHPAP）］，仅占结肠息肉的 1%~2%[1]。

二、管状腺瘤

管状腺瘤属于癌前病变。约10%未被切除的腺瘤会恶变为腺癌[2]。组织学上,管状腺瘤具有拉长深染细胞核,呈假复层排列(图3.1)。这些细胞核极性尚存,细胞核长轴垂直于基底膜(图3.2)。腺瘤内可见散在中性粒细胞、明显的凋亡、潘氏细胞化生、细胞透明变和鳞状桑葚体。腺瘤可出现假浸润现象,即肿瘤性腺体连同黏膜固有层一起突入黏膜下层。这些腺体因阻塞潴留,浓缩的黏蛋白浸入周围组织,类似浸润性癌。在大多数情况下,病理专家可以根据黏膜固有层、含铁血黄素、圆形腺体和细胞结构特征来区分假性和真性浸润。

根据定义,腺瘤具有低级别异型增生。管状腺瘤中若出现高级别异型增生则需要密切随访[3]。高级别异型增生特征为腺体出现筛状结构和(或)细胞核极性丧失,细胞异型明显,细胞核复层排列并靠近腔缘(图3.3)。黏膜内癌是指肿瘤侵犯黏膜固有层,由于结肠黏膜固有层缺乏淋巴管,这种早期侵犯分期为Tis而不是T1(黏膜下浸润)。腺瘤无论是伴有高级别异型增生还是黏膜内癌,息肉切除术均可以作为治愈性手段。管状绒毛状腺瘤为管状和绒毛状结构的混合体,绒毛状腺瘤则以绒毛状结构为主。目前认为绒毛状腺瘤比管状腺瘤更需要密切监测,但2种腺瘤之间的定义界限并不明确。

三、增生性息肉

典型的增生性息肉(HPs)是在进行常规结肠镜检查时偶然发现,占所有锯齿状息肉的约75%。它可以是单发或多发,通常小于5 mm,多见于直肠及乙状结肠区域。组织学上分为微泡型、富含杯状细胞型和寡黏液型。不过这些亚型的区分并没有临床意义,无须在常规组织学检查中进行亚型区分。形态学上,HPs隐窝上部呈锯齿状或星芒状,黏膜基底部腺腔逐渐变细伴有明显的神

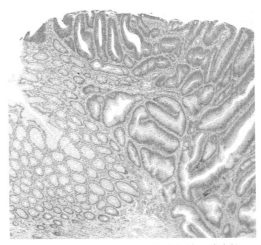

图3.1 管状腺瘤。与正常黏膜相比(右侧),息肉内见深染杆状细胞核,垂直于基底膜(左侧)

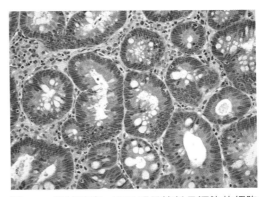

图3.2 管状腺瘤。图示明显拉长且深染的细胞核,垂直于基底膜

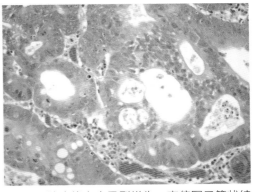

图3.3 腺瘤伴高度异型增生。高倍图示筛状结构区域,核极性丧失及畸形细胞核

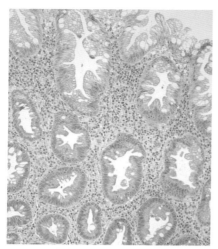

图3.4 增生性息肉。图示隐窝上部星芒状腺体

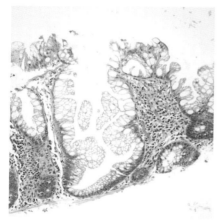

图3.5 广基无蒂锯齿状腺瘤。注意锯齿状结构延伸到隐窝深部，扩张的隐窝底部与黏膜肌层平行排列

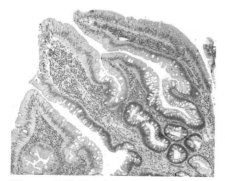

图3.6 传统锯齿状腺瘤。图示腺瘤的粉红色（嗜酸性）细胞质。注意细胞核小于管状腺瘤

经内分泌细胞（图3.4）。有些息肉可见胶原纤维增生。微泡型HPs常伴有BRAF突变，而富于杯状细胞型HPs常伴有KRAS突变，因此建议内窥镜检查中识别并完整切除[1]。

四、广基无蒂锯齿状腺瘤或息肉

广基无蒂锯齿状腺瘤或息肉（SSA/P）占锯齿状息肉的15%~25%。在内窥镜下病变表现细微，难以与增厚的黏膜褶皱区分。SSA/P为广基病变，好发于右半结肠，大小可达数厘米。其特征是锯齿状的隐窝结构可以延伸到隐窝深部，扩张的隐窝基底部平行于黏膜肌层排列（图3.5）。SSA/P存在形态上的异型，可有细胞嗜酸性变或黏蛋白增多或减少，有时形态上类似胃小凹上皮。SSA可出现传统低级别异型增生，其特征是免疫组织化学显示MLH1和（或）PMS2表达缺失。SSA通常在BRAF基因中存在激活突变，干扰细胞凋亡，从而导致上皮细胞在基底膜上积聚，产生锯齿状结构。在BRAF突变时，大多数SSA（67%）具有异常的核β-连环蛋白标记，该表达与肿瘤进展相关[4]。

五、传统锯齿状腺瘤

传统锯齿状腺瘤（TSA）主要发生在远端结肠。TSA组织学特征是具有复杂绒毛状结构，隐窝失去了对黏膜肌层的定向功能，锯齿状腺体远离黏膜肌（异位隐窝）。TSA的细胞胞浆嗜酸性强，细胞核呈雪茄状，短于传统管状腺瘤的细胞核（图3.6）。细胞核没有明显增大，也没有突出的核仁，细胞凋亡发生较少。TSA的特征是具有KRAS突变和CpG岛甲基化，它们不像SSAs那样具有与癌变相关的缺乏微卫星不稳定性（microsatellite instability, MSI）。

丝状锯齿状腺瘤是一种罕见的发生于左半结肠的TSA亚型，其特征是复杂的叶状结构、丰富的嗜酸性胞浆、绒毛表面微小隐窝和水肿性间质（图3.7）。这些息肉可能与传统管状腺瘤、高度不典型增生、SSA或HPs相关。丝状锯齿状腺瘤在分子学上与SSA相似，多数（约50%）具有BRAF突变，少数（21%）有KRAS突变，为微卫星稳定型（microsatellite stable, MSS）或低水平MSI[5]。

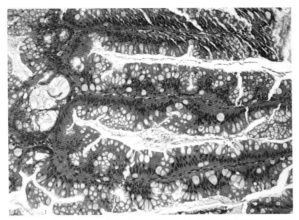

图 3.7　丝状锯齿状腺瘤。图示复杂的叶状结构，丰富的嗜酸性细胞质，以及绒毛表面的微小隐窝（异位隐窝）

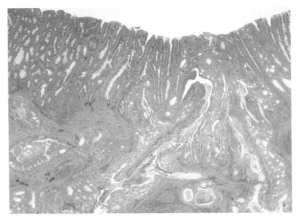

图 3.8　腺瘤恶变（与腺瘤相关的腺癌）。图示肿瘤突破黏膜肌层浸润至黏膜下层

六、恶性腺瘤（腺癌在腺瘤中，"恶性息肉"）

腺瘤恶变或腺瘤伴有浸润性癌是指肿瘤细胞突破黏膜肌层浸润到黏膜下层（图 3.8）。随着腺瘤大小的增加，伴有浸润性癌的概率也随之增加。在大于 2 cm 腺瘤中发现浸润性癌成分的可能性为 35%~53%。理想情况下，如果可行，建议完整切除大息肉，以便病理学家能够确定地评估切除边缘和肿瘤浸润。许多所谓的恶性息肉通过内镜下切除术便可治愈。如出现以下情况，需考虑追加手术及淋巴结清扫：①肿瘤分级高；②肿瘤距离切缘 ≤1 mm（某些参考文献中标准为 2 mm）；③小血管浸润。较高级别的肿瘤类型包括低分化腺癌、印状细胞癌、小细胞癌或未分化癌（类似于所谓的肿瘤出芽）。如果存在上述危险因素，发生不良预后的风险将增加到 10%~25%[6]。

七、结肠炎相关性异型增生

炎症性肠病（inflammatory bowel disease, IBD）中的异型增生分为低级别、高级别，及不能确定性异型增生。活动性炎症导致上皮出现反应性改变，使得低级别异型增生的诊断具有挑战性。低级别异型增生时，肿瘤细胞核异型的变化会延伸至黏膜表面。高级别异型增生表现为表面上皮细胞核极性丧失。在这些患者中也可以看到上皮呈锯齿状结构。最近的一项研究表明，伴有锯齿状上皮改变的患者异型增生的发生率增高[7]。这些锯齿状改变是否属于癌前病变还有待于进一步研究。

有一些标准可以用来区分散发性腺瘤和结肠炎相关性腺瘤，但目前这些标准尚不完全明确。结肠炎相关腺瘤患者通常较为年轻（＜50 岁），IBD 病程超过 10 年，且有活动性疾病。内窥镜下，散发性腺瘤边界清楚，而结肠炎相关性腺瘤则界限不清。组织形态学上，结肠炎相关性腺瘤内见不规则的腺体结构，表现为非肿瘤性和肿瘤性腺体混合出现，基质多少不一，有不规则黏蛋白的产生，营养不良的杯状细胞和不同层次的细胞核排列。

八、结直肠腺癌

绝大多数结直肠腺癌可以通过结肠黏膜活检的常规 H&E 切片诊断。结直肠腺癌的组织学特点是癌性间质内见不规则成角的腺体和单个肿瘤细胞。这些腺体内含有坏死的碎片、凋亡和散在中性粒细胞（图 3.9）。如前所述，黏膜下浸润是诊断浸润性腺癌的必要证据。显而易见，结肠黏膜活检很少含有丰富的黏膜下层组织。然而，在黏膜固有层中出现癌性成分及分化好的癌性间质，提示存在浸润性癌，且至少已延伸到黏膜下层。有时，通过破碎的标本无法诊断腺癌。对于某些我们认为浸润

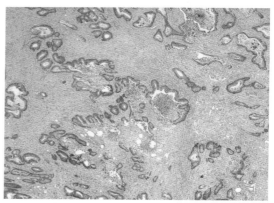

图 3.9　结肠腺癌。图示癌性间质中见成角性腺体及中央坏死

癌可能仅局限于黏膜固有层的病例，会报告"至少为黏膜内癌或癌浸润固有层或原位癌"。病理学家通常也会在报告中说明相关的腺瘤成分，以提示病变是肠原发性的，而非转移癌。

第三节　结直肠癌的分子检测

分子测试可以在活检和切除标本上进行。由于肿瘤分期是判定是否需要进行分子检测的重要因素，因此我们通常会在肿瘤切除后，具备肿瘤分期数据和足够的检测组织时，再考虑分子检测。MSI 检测适用于 70 岁以下 1 期、3 期肿瘤患者，所有 2 期、4 期肿瘤患者。微卫星或短串联重复序列（short tandem repeats, STRs）是 1~6 个碱基单位组成的重复 DNA 组。这些碱基单位重复会 10~60 次，复制过程中会出现不稳定性。复制错误通过正常细胞内 DNA 错配修复系统（mismatch repair, MMR）得以纠正。错配修复蛋白由相应基因进行编码，这些基因包括 mutL 同源物 1（mutL homolog 1, hMLH1）、减数分裂后分离增加 2（postmeiotic segregation increased 2, hPMS2）、mutS 同源物 2（mutS homolog 2, hMSH2）和 mutS 同源物 6（mutS homolog 6, hMSH6）基因等。

组织学发现提示结直肠肿瘤中存在 MSI。这些肿瘤具有明显的淋巴细胞浸润（图 3.10），富于黏液（图 3.11）或印戒细胞，以及克罗恩样改变等特征。实际上，在 50 岁以下的患者中观察到上述组织学特征的组合，可以非常准确地预测 MSI[8]。MSI 检测包括从石蜡包埋组织块制备的切片中对肿瘤和正常组织进行显微切割，及使用针对微卫星标记的引物进行聚合酶链反应（polymerase chain reaction, PCR）。我们一直鼓励临床同事对 50 岁以下的年轻患者进行正常黏膜取样。当然，MSI 测试也可以用切除标本上的正常组织进行。具有不同数量的单核苷酸或双核苷酸标记系统可用于 MMR 检测。数据解释模式：高 MSI（MSI-H）、低 MSI（MSI-L）和 MSS。当使用 5 个标记位点时，≥2 个 MSI 位点突变为 MSI-H，1 个 MSI 位点突变为 MSI-L，未检测到 MSI 为 MSS。

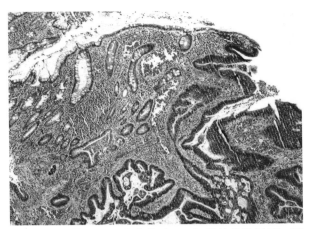

图 3.10 与微卫星不稳定性（MSI）相关的结肠癌。图示腺癌内有明显淋巴细胞浸润

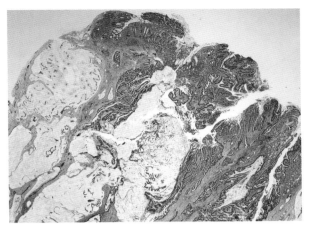

图 3.11 与微卫星不稳定性（MSI）相关的结肠癌。图示具有黏液特征的腺癌。注意黏蛋白池内有漂浮的恶性细胞

　　免疫组织化学染色（Immunohistochemical, IHC）是 MMR 检测的另一种方法。病理学家用 MMR 标记物对组织进行染色，以确定基因突变的情况，此检测方法通常与 MSI 检测有很好的相关性。MLH1、MSH2、MLH6 和 PMS2 是由 MMR 基因编码的蛋白质，免疫标记的丢失可提示基因缺陷。MLH1 表达缺失，提示该基因由于启动子甲基化而失活。使用 IHC 还可以指导临床医生对缺陷基因进行基因测序。如前所述，IHC 染色缺乏并不能排除由于基因启动子甲基化或错义突变导致蛋白质功能丧失的可能性。

　　目前，BRAF 和 KRAS 突变状态通常用来指导治疗决策，因为携带这些突变的肿瘤对抗表皮生长因子受体（epidermal growth factor receptor, EGFR）免疫治疗具有耐药性。由于这些药物价格昂贵，且基因突变率高，建议治疗前进行相关基因检测。对所有 Ⅲ 或 Ⅳ 期肿瘤和任何已经出现淋巴结或远处扩散的肿瘤患者，建议进行 KRAS 和 BRAF 突变检测。常用的实验室方法是基因测序和实时 PCR。许多实验室会首先检测 KRAS 基因，如果其发生突变，提示患者可能会对抗 EGFR 治疗产生耐药，就无须再检测 BRAF 基因。

第四节　遗传性结直肠癌综合征

一、家族性腺瘤性息肉病

　　家族性腺瘤性息肉病（familial adenomatous polyposis, FAP）患者在染色体 5q21 上的腺瘤性息肉病（adenomatous polyposis coli, APC）基因存在种系突变，该突变为完全外显性，会导致数百到数千个结肠腺瘤发生（图 3.12）。那些没有接受预防性结肠切除的患者基本上都会发展成结肠癌。患者通常表现为 100 或 1000 个以上的结肠腺瘤。在这些患者中，息肉病不仅仅局限于结肠，还可以累及胃和小肠。因此，即使在结肠切除术后，建议对上消化道疾病患者进行内镜检查随访[9]。

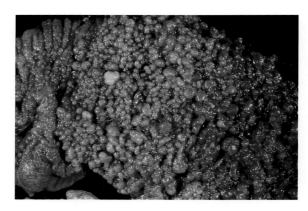

图 3.12　家族性腺瘤性息肉病。患者可能有数百至数千个结肠腺瘤

从形态学上，这些肿瘤与散发性腺瘤难以区分，最早期病变只由单个异常隐窝组成。APC 基因突变的位置可以影响临床表型。因此，全基因测序是标准的诊断测试。及早识别携带 APC 基因突变的个体或其家庭成员，有助于在癌症发生之前进行内外科干预措施规划。

衰减型 FAP 是一种类似的显性遗传性疾病，也具有较高的外显率。此类患者的腺瘤性结直肠息肉通常少于 100 个。APC 基因突变的位置在基因的近端或远端区域。I1307K 突变是另一种 APC 基因突变形式，它是一种错义突变，最常见于德系犹太患者。I1307K 突变也是显性遗传的，会导致结直肠癌的发生风险增加 2~5 倍。

二、MUTYH 相关性息肉病

MUTYH 相关性息肉病（MutY-associated polyposis, MAP）患者的表型与衰减型 FAP 患者相似，腺瘤性息肉少于 100 个。此综合征为常染色体隐性遗传，由 1 号染色体上的 hMYH 基因突变引起。

三、遗传性非息肉病性结肠癌或 Lynch 综合征

遗传性非息肉病性结肠癌（hereditary nonpolyposis colon cancer, HNPCC）或 Lynch 综合征占所有结直肠癌的 2%~5%，为常染色体显性遗传，外显率为 80%~90%。该综合征的突变基因是 MLH1 和 MSH2，其次是 MSH6 和 PMS2。鉴定 MMR 基因突变对整个家族都有重要影响，因为需要对携带该突变的家族成员进行密切的筛查和监测。如果患者出现 MMR 种系突变，则确诊患有 Lynch 综合征。少数错配修复缺陷的结直肠癌是 Lynd 综合征导致的。大约 15% 的散发性结直肠癌患者中可以观察到 MSI，大多数为老年个体。散发性 MSI-H 通常是由于 MLH1 启动子甲基化，使 MMR 基因沉默，导致 IHC 表达缺失和 MSI 出现。因此，通过基因检测来区分是种系起源还是散发性起源对于确认 Lynch 综合征非常重要。BRAF 检测和 MMR 基因启动子甲基化分析也可用于区分两者。携带 BRAF V600E 突变的 MSI-H 肿瘤几乎全是散发性。

四、锯齿状息肉综合征

世界卫生组织（World Health Organization, WHO）定义锯齿状息肉病综合征的诊断标准为：结肠内有 20 个或以上锯齿状息肉；或乙状结肠近端至少有 5 个锯齿状息肉，其中 2 个大于 10 mm；或一级亲属中有锯齿状息肉病患者，乙状结肠近端有任意数量的锯齿状息肉。

五、幼年性息肉病综合征

幼年息肉病的特征是结直肠区域有 5 个以上的幼年息肉，或胃肠道（gastrointestinal, GI）有多个幼年性息肉，或有幼年息肉病家族史的患者有任意数量的幼年性息肉。这些患者有结直肠癌、胃癌、十二指肠癌和胰胆管癌的患病风险。幼年型息肉可以是某些遗传综合征的一个部分，如幼年性息肉病、考登综合征（Cowden syndrome, CS）和 Bannayan-Riley-Ruvalcaba 综合征（Bannayan-Riley-Ruvalcaba syndrome, BRRS）。DPC4（也称为 SMAD4）和 BMPR1A 的种系突变易见于幼年性息肉病患者。已有报道证实 CS 和 BRRS 中存在肿瘤抑制基因 PTEN 的突变。虽然这些综合征含有不同的基因突变，但其中的幼年性息肉都是相似的。某些 SMAD4 突变的患者中出现幼年性息肉病和遗传性出血性毛细血管扩张症（Osler-Weber-Rendu, OSR）联合综合征[10]。

散发性幼年性息肉通常发生在儿童，呈球状分叶状，表面常有糜烂（图 3.13）。幼年性息肉属于错构瘤。息肉表面被覆肠黏膜，其内见不规则扩张的腺体伴有肉芽组织增生的黏膜固有层（图 3.14）。综合征患者较小的息肉与散发性幼年息肉具有相同的特征。然而，与分叶状或指突状的间质相比，较大息肉则具有相对增多的上皮。这些综合征内的息肉可能含有异型增生（上皮内癌变），发展为癌（图 3.15）。息肉常伴有糜烂和活动性炎。病理学家和临床医生在遇到非损伤相关的非特异性炎性

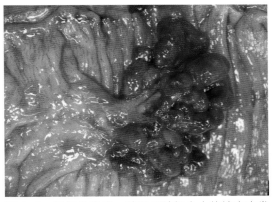

图 3.13　幼年性息肉。结肠切除标本大体检查中发现一个分叶状带蒂的幼年性息肉

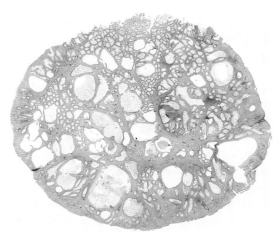

图 3.14　幼年性息肉。显微镜下，息肉内见大量囊性扩张的腺体、水肿的间质以及相关的淋巴细胞、浆细胞

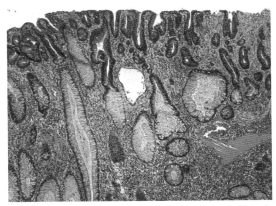

图 3.15　幼年息肉伴低度异型增生。图示为幼年息肉伴有低度异型增生，表面可见杆状假复层深染细胞核

息肉时，应当考虑到这些综合征疾病的可能。值得注意的是，成年患者因以往黏膜损伤而导致的炎性息肉，其形态学可类似于幼年性息肉。病理学家多会将它诊断为炎症性或幼年型息肉。

六、黑斑息肉综合征

黑斑息肉综合征（Peutz-Jeghers syndrome, PJS）是一种以肠道息肉和皮肤黏膜黑色素沉着为特征的遗传性癌症综合征。此综合征最常见的恶性肿瘤是结直肠癌，其次是乳腺癌、小肠癌、胃癌和胰腺癌。其他肠外恶性肿瘤可发生于子宫内膜、肺、卵巢（环状小管状性索间质肿瘤）、子宫颈（恶性腺瘤）和睾丸（支持细胞肿瘤）。PJ综合征患者发病平均年龄为42岁[11]。该综合征为常染色体显性遗传，外显率几乎100%，80%~94%的病例有LKB/STK11基因突变[12, 13]。PJ综合征中的息肉最常见于小肠，但也可发生在结肠和胃。

组织学上，PJ息肉属于错构瘤，被覆黏膜与周围正常黏膜类型一致。因此，在胃，息肉被覆胃黏膜，在结肠则被覆结肠黏膜。PJ息肉的特征性是黏膜内见树枝状的平滑肌轴心（图3.16）。在黏膜活检中，标本取材表浅或溃疡使黏膜结构变形，会造成诊断困难。在结直肠，黏膜脱垂非常常见，其特征是黏膜固有层内出现平滑肌，因此很难单独根据结肠息肉诊断PJ综合征，应结合临床病史。虽然这些息肉可能伴有异型增生或相关浸润性癌[14]，但大多数胃肠道恶性肿瘤并不是由PJ息肉本身引起的。

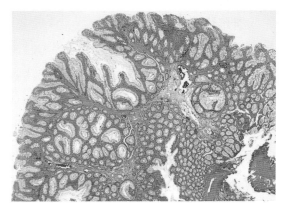

图3.16　Peutz-Jeghers息肉。注意树枝状平滑肌将腺体分隔成组

七、卡纳达 - 克朗凯息肉

Cronkhite和Canada于1955年首次报道了这种综合征，患者会出现息肉病、色素沉着、脱发和指甲萎缩一系列表现[15]。随后的几项研究对该综合征的特征进一步确定。但是单独根据显微镜下息肉特征是无法提示卡纳达 - 克朗凯综合征（Cronkhite-Canada syndrome, CCS）的[16]。CCS的特征是除弥漫性息肉病外，患者还具有异常的外胚层畸形，包括脱发、指甲营养不良和皮肤色素沉着。发病平均年龄约为59岁，男女比例为3：2，据报道东南亚和欧洲人发病率最高。CCS可导致严重的并发症，如营养不良、胃肠道出血和感染，死亡率高达60%。最常见的症状为腹泻、体重减轻、味觉减退和厌食。感觉异常、癫痫和手足抽搐也有报道。一些并发症，比如致命的胃肠道出血、肠套叠、肠脱垂和吸收不良，引起营养不良和反复感染，从而导致患者预后不良。

CCS的特点是息肉弥漫分布于除食管外的整个胃肠道。这些息肉是否具有恶性潜能尚存争议。在组织学上，这些息肉通常广基无蒂，具有水肿性固有层和囊性扩张的腺体。这些特征也可见于幼年性息肉病。

除此之外，CCS 息肉在胃部以外可以表现为有蒂的生长模式。临床提供外胚层表现相关信息有助于诊断 CCS 息肉。而且如果对息肉间的扁平黏膜进行内镜下活检，幼年性息肉病综合征显示结果是正常的，而 CCS 则显示为异常的。若出现异型增生则有助于诊断幼年性息肉病，因为 CCS 肉几乎无异型增生。

第五节　神经内分泌肿瘤

大多数分化良好的神经内分泌肿瘤发生在胃肠道。在大肠，肿瘤多位于直肠[17]。直肠神经内分泌肿瘤在非裔美国人和亚洲人中常见，男性略高于女性。据报道仅小部分胃肠道神经内分泌肿瘤见于升结肠，主要位于盲肠。与直肠神经内分泌肿瘤相比，右结肠的肿瘤有 55%~67% 为非局限性，大多数患者（85%）在诊断时已出现转移[17, 18]。

神经内分泌肿瘤分为高分化和低分化肿瘤。高分化肿瘤又分为 G1（类癌）和 G2（中间型）。低分化神经内分泌肿瘤为 G3（大细胞和小细胞型）。组织学上，1 级和 2 级肿瘤细胞形态一致，呈岛状、小梁状、实性或筛状排列（图 3.17）。肿瘤细胞具有温和的胞浆，圆且规则的胞核以及胡椒盐样的核染色质。病变细胞常形成花环状。WHO 分级系统适用于胃、十二指肠、胰腺和后肠（结直肠）的神经内分泌肿瘤，分级是基于每 10 个高倍视野（high power field, HPF）中核分裂象数目或病变细胞中 MIB1/Ki-67 免疫标记的百分比来制定的。G1 是每 10 个 HPF 少于 2 个核分裂象或小于 2% 的 Ki-67 指数。G2 是每 10 个 HPF 核分裂数在 2~20 个之间或 Ki-67

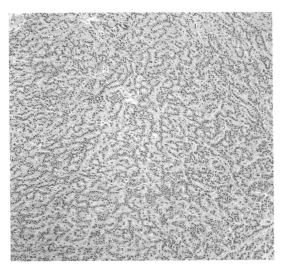

图 3.17　高分化神经内分泌肿瘤。图示为小梁状生长模式

免疫标记在 3%~20% 之间。3 级肿瘤是高度恶性的神经内分泌癌，具有小细胞或大细胞的组织学特征，每 10 个 HPF 有 20 个以上的核分裂象或超过 20% 的 Ki-67 指数。

大多数分化良好的直肠神经内分泌肿瘤在发病时病变较小且局限，常在结肠镜筛查时被发现。肿瘤表现为惰性，5 年存活率为 90%。肿瘤大小和固有肌层浸润是预测恶性行为的 2 个最重要的指标。大小为 1~2 cm 且无固有肌层浸润的小肿瘤可行息肉切除术。若肿瘤浸润固有肌层，即使是小肿瘤（1~2 cm）也需要经肛门切除[17, 19]。若神经内分泌肿瘤大于 2 cm 或有区域淋巴结受累，应当按照直肠腺癌进行手术治疗。

神经内分泌癌与广泛性坏死、细胞凋亡和淋巴血管浸润有关。小细胞癌表现为弥漫生长模式，细胞核呈圆形。大细胞神经内分泌癌常呈巢状生长，细胞呈圆形至椭圆形，胞质适中，核染色质呈颗粒状或泡状，核仁可见。肿瘤局灶性可形成管腔，有时细胞可见内黏蛋白。值得注意的是，高级神经内分泌癌常与腺瘤或腺癌伴发。神经内分泌癌（G3）属于侵袭性肿瘤，预后差，但是小细胞和大细胞亚型之间并没有显著差异[20]。IHC 显示神经内分泌肿瘤通常表达角蛋白、突触素和嗜铬粒蛋白。

第六节　结直肠肉瘤

结直肠肉瘤非常罕见，占该部位所有癌症的不到 0.1%[21]。平滑肌肉瘤是最常见的类型，占 95%以上[22]。该部位的其他肉瘤还包括卡波西肉瘤[23]、纤维肉瘤[24, 25]、血管肉瘤[25] 和脂肪平滑肌肉瘤[26]。

一、平滑肌肉瘤

结直肠平滑肌肉瘤多发生于 50~60 岁的男性，黑人患者多见[27]。但也有婴儿平滑肌肉瘤的病例报道[28]。组织学上，肿瘤内见梭形细胞束和多形的钝端细胞核，并且有较多的核分裂象（图 3.18 和图 3.19）。病理学家必须将其与胃肠道间质瘤（gastrointestinal stromal tumors, GIST）区分开来，IHC 有助于鉴别。与 GIST 相比，平滑肌肉瘤表达的是结蛋白而非 CD117。平滑肌肉瘤预后好于直肠 GIST[29]。手术切除是其主要治疗手段[27]。

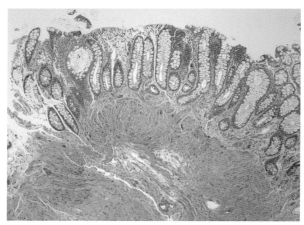

图 3.18　平滑肌肉瘤。本例延伸至黏膜固有层，由梭形细胞束组成

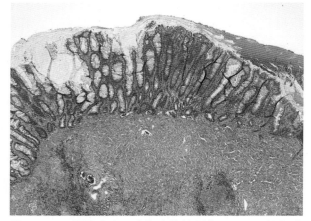

图 3.19　平滑肌肉瘤。这张高倍镜图像显示了平滑肌肉瘤多形且两端钝圆的细胞核

二、卡波西肉瘤

卡波西肉瘤（Kaposi sarcoma, KS）是人类免疫缺陷病毒（human immunodeficiency virus, HIV）患者常见的一种类肿瘤性肉瘤样病变。KS 通常累及皮肤和淋巴结，但也可以发生在整个胃肠道，包括直肠和肛门。有 40%~50% 的 HIV 患者存在皮肤 KS 的同时胃肠道也出现病变[23]。直肠 KS 最常发生在患有 HIV 且与同性发生性生活的男性群体（men who have sex with men, MSM），平均年龄为 34 岁。胃肠道 KS 患者通常无症状，但也可能有出血、腹泻或肛部疼痛。显微镜下，KS 内见温和的梭形细胞

增生和红细胞外渗（图 3.20 和图 3.21）。利用免疫标记，梭形细胞表达 CD34 和 CD31，通过 LAN-1 免疫标记证实 HHV8 的表达即可确诊。放射治疗仍然是这些患者的首选治疗方法[21]。

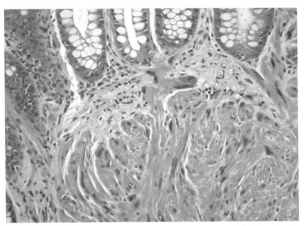

图 3.20 Kaposi 肉瘤。肿瘤由形态相对单一的梭形细胞组成，裂隙状血管，内含红细胞

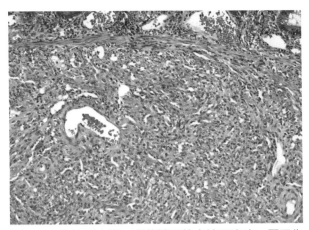

图 3.21 卡波西肉瘤。高倍镜下的卡波西肉瘤，图示为梭形细胞构成的裂隙状血管，其内可见红细胞

第七节 结肠的胃肠道间质瘤

GIST 在胃肠道系统中最常见的发生部位是胃。然而，在下消化道，GIST 常出现在直乙状结肠。临床表现可为腹痛或腹部肿块。GIST 通常是透壁肿瘤，可以向腔内或腔外膨出，少数情况下表现为浆膜下病变。组织学上，大多数 GIST 特征为纺锤形的细胞排列成簇状、席编状或类器官状（图 3.22）。有些 GIST 也呈上皮细胞样。IIHC 显示大多数结肠 GIST 呈 CD117、DOG1 和 CD34 阳性。GIST 的风险评估是基于部位、大小和核分裂象。GIST 在结肠活检中并不常见，因为它往往是透壁生长。浸润黏膜的肿瘤预后较差。

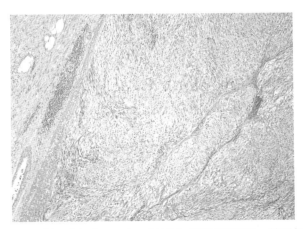

图 3.22 胃肠道间质瘤（GIST）。肿瘤由成束排列的单一梭形细胞组成

第八节 淋巴瘤

淋巴瘤多发生在小肠，比结肠或直肠更为常见。在结肠中，最常见的 2 个受累部位是盲肠和直乙状结肠[31]。白血病也可累及右半结肠，表现为缺血性结肠炎。

一、弥漫性大 B 细胞淋巴瘤

弥漫性大 B 细胞淋巴瘤（diffuse large B-cell lymphoma, DLBCL）是结肠中最常见的淋巴瘤亚型。由于 HIV、炎症性肠病和移植导致免疫抑制的患者发病风险更高。结肠淋巴瘤患者可表现为腹痛、厌食、体重减轻、梗阻、可触及肿块、穿孔或便血[31-33]。内窥镜下淋巴瘤可表现为蕈伞型、浸润型或溃疡型病变。组织学上，DLBCL 由大细胞组成，其大小为正常淋巴细胞的 5 倍，并伴有凋亡和炎性浸润（图 3.23）。肿瘤细胞可通过 IHC 检测到 B 细胞标志物，如 CD19、CD20、CD22 和 CD79a，还可以对 CD10、BCL6 和 MUM1 有不同表达。

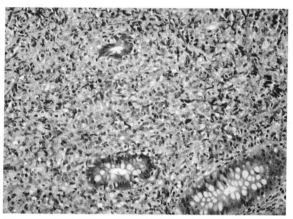

图 3.23 弥漫性大 B 细胞淋巴瘤。本例显示结肠黏膜中见肿瘤性大淋巴细胞伴凋亡和炎性浸润

二、滤泡性淋巴瘤

滤泡性淋巴瘤可累及回盲部和升结肠。它可以表现为 1cm 的多发性黏膜息肉[34, 35]。形态学上，滤泡性淋巴瘤表现为增生的淋巴滤泡，滤泡内见单一的生发中心，而无典型的含着色体的巨噬细胞（图 3.24）。大多数病例为低度恶性，有丝分裂活性低。IHC 显示肿瘤细胞共表达 CD20、CD10 和 BCL6，并异常表达 BCL2。

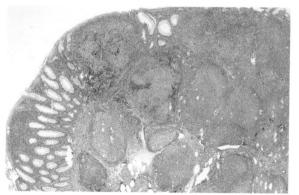

图 3.24 滤泡性淋巴瘤。本例显示结肠黏膜有增生的淋巴滤泡，内见单一生发中心

三、结外边缘区淋巴瘤

黏膜相关淋巴组织（Mucosal-associated lymphoid tissue, MALT）淋巴瘤或结外缘区淋巴瘤可表现为多发性黏膜息肉，类似于套细胞淋巴瘤和滤泡性淋巴瘤[35, 36]。患者可能没有症状或出现腹部不适[36]。组织学上，这种类型的淋巴瘤是由小到中等大小的淋巴细胞组成，核呈凹陷状，胞浆丰富，肿瘤细胞

累及黏膜和黏膜下层。IHC 显示，50% 病例中存在共表达 CD20 和 CD43，而 CD5、CD10 和 CyclinD1 均为阴性。MALT 淋巴瘤拥有良好的预后和较长的无病生存期。

四、伯基特淋巴瘤

伯基特淋巴瘤（Burkitt lymphoma, BL）是一种侵袭性 B 细胞淋巴瘤，可累及胃肠道，最常见于回盲部，较少累及胃和直肠。BL 有 3 种临床形式：①地方性；②散发性；③免疫缺陷相关性。这 3 种形式都可以表现为胃肠道的巨大肿块性病变。淋巴结通常不会受累，但可被肿瘤包裹。印片和涂片可以帮助诊断。细胞学切片上，肿瘤细胞呈深蓝色，胞质内有脂质空泡。形态学上，经典的和地方性的 BL 的特征是"星空"外观，由片状中等大小的肿瘤细胞（天空）和分散的含着色体的巨噬细胞（星星）组成。细胞可具有方形边缘、圆形细胞核以及多个嗜碱性核仁。与经典型相比，间变型具有更明显的多形性和更少的核仁。肿瘤细胞表达 CD20 和 CD10，缺乏 CD5、BCL2 和 TdT 表达。Ki-67 免疫标记显示出非常高的增殖指数，几乎 100% 的细胞呈阳性。

五、T 细胞淋巴瘤

胃肠道 T 细胞淋巴瘤很少见，主要发生在谷蛋白敏感型肠病患者的小肠[37]。日本文献报道了一些溃疡性结肠炎患者的结肠原发性 T 细胞淋巴瘤[38, 39]。罕见的西方病例报道肠 T 细胞淋巴瘤与谷蛋白敏感性肠病有关[37, 39]。结肠 T 细胞淋巴瘤可表现为多发性息肉或多发性浅表或深部溃疡伴或不伴管腔狭窄。肿瘤细胞具有明显多形性，细胞中等大小，细胞核不规则，核仁小，胞浆少量到中等。肿瘤细胞通常为 CD3+、CD4–、CD7+、CD8–、CD56–，并且表达细胞毒性颗粒相关蛋白 TIA-1 和颗粒酶 B。

六、血管内淋巴瘤

血管内淋巴瘤（intravascular lymphoma, IVL）或血管性淋巴瘤是一种在中小型血管内增殖的非霍奇金淋巴瘤。IVL 通常累及皮肤和中枢神经系统，但很少累及淋巴结、骨髓和结直肠区域。IVL 胃肠道受累患者因肠缺血会出现腹痛。这类患者的结肠活检可显示肠壁缺血性坏死，并且相关血管中含有肿瘤性淋巴细胞[40]。

七、原发性渗出性淋巴瘤

原发性渗出性淋巴瘤（primary effusion lymphoma, PEL）是一种由 HHV8 引起的淋巴瘤，通常累及 HIV 阳性患者的体腔。患者可出现胸腔积液、腹水和心包积液。在 HIV 阳性患者中，还可以伴发卡波西肉瘤。肿瘤很少表现为实性肿块，可累及胃肠道的任何部位。形态学上表现为由大的间变性细胞组成，细胞核呈卵圆形或不规则，开放染色质，核仁突出，胞浆中等，呈淡蓝色[41]。所有病例 IHC 均为 HHV8/LAN-1 阳性。此外，肿瘤细胞 CD45、CD30 和 CD138（浆细胞标记物）呈阳性，而某些 B

细胞标记物（如 CD20-、CD19-）和某些 T 细胞标记物（如 CD3-、CD4-）呈阴性。大多数与 HIV 相关的病例合并 EB 病毒（Epstein-Barr virus, EBV）感染，后者可通过 EB 编码区（Epstein-Barr encoding region, EBER）原位杂交证实。腔外 PEL 患者预后较差。

八、霍奇金淋巴瘤

霍奇金淋巴瘤也可以见于胃肠道，但诊断应当慎重。在接受免疫调节治疗的 IBD 患者中有过报道。

第九节 其他肿瘤

结直肠外的肿瘤可以向该区域扩散或转移。这些肿瘤包括前列腺癌、膀胱癌、肺癌、乳腺癌、卵巢癌、胃癌、黑色素瘤（图 3.25）、间皮瘤、子宫内膜间质肉瘤和肝细胞肝癌。乳腺癌转移至结肠与原发性印戒细胞癌相似。当在结直肠区域发现低分化癌时，应考虑女性乳腺癌转移和男性前列腺癌直接扩散。

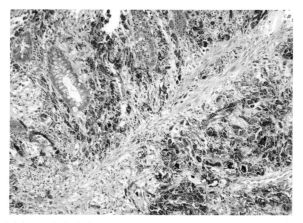

图 3.25 黑色素瘤。本例显示含有丰富黑色素的非典型黑素细胞浸润至结肠黏膜并延伸至黏膜下层

第十节 结直肠癌分期

癌症分期的目的是反映癌症的病变程度，是根据相似分期患者的预后数据制定适当治疗决策的关键因素。它有助于不同机构之间的治疗评估、交流和结果比较，也是癌症研究的基础。目前，世界各地在使用多种不同的癌症分期系统。然而肿瘤淋巴结转移系统（tumor node metastasis system, TNM）是临床上最实用的，并在此进行讨论[42]。美国癌症联合委员会（American Joint Committee on Cancer, AJCC）和国际抗癌联盟（International Union for Cancer Control, UICC）共同研发了这一系统。TNM 系统对肿瘤的分期是基于原发肿瘤的大小和范围（T）、区域淋巴结（N）状态和是否有远处转移（M）。最近，非解剖学预后因素已经开始被补充进系统。

大多数结直肠癌的分期是在手术标本上进行的。肿瘤浸润肠壁的深度或侵透肠壁，以及侵袭或粘连邻近器官属于 T 分期。淋巴结受累的数目（N）和有无远处转移（M）是 TNM 分期系统的其他特征。在手术前接受新辅助化疗的患者，在病理分期上加一个"y"前缀。结直肠肿瘤的 TNM 分期系统可用于该区域的所有肿瘤。但是，分化良好的结直肠神经内分泌肿瘤是单独分期的。

大肠 / 结直肠分为盲肠、右结肠或升结肠、中结肠或横结肠、左结肠或降结肠、乙状结肠和直肠。盲肠是连接末端回肠和升结肠的盲端，有脏腹膜（浆膜）覆盖。升、降结肠后表面无浆膜，与腹膜后直接接触。横结肠位于腹膜腔内，由肠系膜附着在胰腺上的浆膜完全覆盖。乙状结肠也完全在腹膜腔内，有浆膜覆盖。直肠上三分之一到中三分之一前壁和侧壁有浆膜覆盖。直肠后表面无浆膜。直肠远端三分之一，也被称为直肠壶腹部，没有腹膜覆盖。肛管从直肠延伸至肛缘，长 3~5 cm。

淋巴结沿着供应结肠和邻近器官的主要血管走行分布，也沿着边缘动脉的走行分布。应当记录淋巴结取材数目，因为它对预后有重要影响，也与肿瘤分期的准确性有关。根治性结肠切除标本中至少应采集 10~14 个淋巴结。然而，在手术前接受过放射治疗的患者，淋巴结会比较少。结肠癌可以转移到任何器官，最常见的部位是肝和肺。结肠、小肠和腹膜的其他节段也可见播散转移。

一、临床分期

临床分期是基于病史、体检、结肠镜活检进行的。结肠外或直肠外扩散的放射学评估方式包括腹部、胸部和骨盆的计算机断层扫描（computed tomography, CT）、磁共振成像（magnetic resonance imaging, MRI）和正电子发射断层扫描（positron emission tomography, PET）或融合 PET/CT。部分直肠癌患者可能需要术前辅助治疗，这取决于疾病在盆腔的范围以及是否有盆腔外转移。盆腔 MRI 单独或联合直肠内大肠杆菌、盆腔 CT 或内窥镜超声可用于评估疾病的盆腔范围。超声引导下淋巴结细针穿刺（fine needle aspiration, FNA）可提高淋巴结分期的准确性。在开始术前治疗前确定临床 TNM 分期（clinical TNM staging, cTNM）十分重要。

二、病理分期

大多数结肠癌和直肠癌在手术标本上进行肿瘤病理分期（pTNM）。对于在开始辅助治疗前已确定临床分期（cTNM）的患者，可进行改良病理分期（ypTNM）。

原位癌（pTi）是指肿瘤局限于腺体基底膜（上皮内）或固有层（黏膜内）但未侵犯黏膜下层。大肠原位癌无转移风险。息肉中的癌按照同样的原则分类，并已在前面进行讨论。也就是说，如果肿瘤局限于上皮或固有层内，则视为原位癌；若肿瘤浸润至息肉头部或柄的黏膜下层属于 pT1。肿瘤浸润至固有肌层属于 pT2，肿瘤侵透固有肌层并累及结直肠周围组织属于 pT3。肿瘤累及脏腹膜，或其他器官或结构属于 pT4，由于不同的疾病严重程度其预后也不同，这一分类又被细分为 pT4a 和 pT4b。肿瘤累及腹膜属于 pT4a，肿瘤粘连或直接侵犯其他器官属于 pT4b。转移癌累及 1~3 个区域淋巴结时，属于 N1；转移癌累及 4 个或 4 个以上淋巴结时，属于 N2。这 2 组又分别细分为 pN1a（1 个淋巴结转移）和 pN1b（2~3 个淋巴结转移），pN2a（4~6 个淋巴结转移）和 pN2b（7 个或 7 个以上淋巴结转移）。这些类别是基于群体内的不同预后结果而划分的。肿瘤结节或卫星结节是指在远离肿瘤边缘的结肠或直肠周围脂肪中发现离散肿瘤灶，且瘤灶区域没有残留淋巴结组织的证据。肿瘤结节可能与肿瘤不连续扩散，静脉侵犯伴血管外扩散，或淋巴结完全被肿瘤替换有关。

只有 1 个远处部位，如肝、肺或非区域淋巴结出现转移癌时，属于 M1a。多个部位或腹膜表面出现转移癌时属于 M1b。无远处转移或 M0 只能在尸检时确定，并被标记为 aM0。如果肿瘤复发，癌症分期时使用"r"前缀（rTNM）。

肿瘤消退反应是指肿瘤对围手术期治疗的病理反应，具有预后价值。病理学评估证实放化疗导致直肠癌完全缓解的患者，其预后好于无缓解或不完全缓解的患者。因此，应全面检查标本的原发肿瘤部位、区域淋巴结和卫星结节或肿瘤结节，并记录与预后相关的肿瘤消退反应程度。采用 4 级评分系统评估肿瘤消退反应。无存活肿瘤残留为完全缓解（0 级），单个细胞或小灶细胞残留为中度缓解（1 级），残留肿瘤成分多于纤维化间质为轻微缓解（2 级），少量或无肿瘤消退为低缓解（3 级）。

环周切缘（circumferential resection margin, CRM）是另一重要的临床预后因素。该边缘对应未被浆膜层覆盖的结肠或直肠表面，需要从腹膜后或腹膜下进行切除。在直肠，对切除标本进行病理检查时可能难以区分腹膜覆盖和无腹膜覆盖的表面。因此，鼓励外科医生用缝线或夹子对腹膜后反折处和肿瘤穿透最深的区域进行标记。肿瘤浸润前缘与 CRM 之间的距离是一个预后因素。手术切除间隙小于或等于 1 mm 与局部复发有关，在直肠标本检查中应记录为边缘阳性。

肿瘤残余（R）是指肿瘤切除的完整性，它与 CRM 的状态及术中观察到但未切除的肿瘤有关。完全切除（R0）是指任何边缘无肿瘤受累的完全切除。不完全切除或称 R1 是指显微镜下可见手术切除边缘有肿瘤受累。肿瘤残留如切缘肉眼可见肿瘤、区域淋巴结受累或原发肿瘤切除不全均为 R2。

随着医学的进步，识别游离肿瘤细胞（isolated tumor cells, ITC）和分子结节已经成为可能。ITC 是指单个肿瘤细胞或以微簇状形式存在的少量肿瘤细胞。这些细胞可以通过 H&E、IHC 或分子检测等方式来识别。目前，区域淋巴结中的 ITC 被归为 pN0，其预后意义尚不清楚。

其他一些独立预后因素包括肿瘤残余、组织学类型、组织学分级、血清癌胚抗原和细胞因子水平、肠壁外静脉侵犯和血管侵犯。未分化癌、小细胞癌、印戒细胞癌或低分化癌的预后差于其他类型的癌。髓样癌预后较好。腺瘤中癌侵犯黏膜下血管与高淋巴结转移风险有关。神经侵犯、淋巴管和血管侵犯也与不良预后相关。

KRAS 基因的第 12 或 13 密码子存在突变是另一预后因素，其与转移性结直肠癌患者对抗 EGFR 抗体治疗无明显反应有关。目前，分子研究还不是分期系统的一部分。然而，在未来，分子因素评估可能成为分期的组成部分。此外，年龄、性别、种族或民族等因素也很重要，因为它们可能影响疾病的预后和对治疗的反应。

三、结直肠癌神经内分泌肿瘤分期

结直肠高分化神经内分泌（类癌）肿瘤按胃肠道神经内分泌肿瘤分期。此类肿瘤在结直肠较少见。在结肠，盲肠是最常见的部位，有些可能起源于阑尾。大多数发生在结肠的类癌在确诊时已超过2 cm，并累及固有肌层，总生存率为33%~42%。另外，直肠类癌预后较好，转移风险较低。直肠神经内分泌肿瘤的总生存率为88.3%。预后不良的特征包括肿瘤大于2 cm和侵犯固有肌层。肿瘤侵犯固有层，小于或等于2 cm的神经内分泌肿瘤归为T1。小于1 cm和1~2 cm之间的肿瘤分别被进一步细分为T1a和T1b。肿瘤侵犯固有肌层，或侵犯固有层或黏膜下层且大于2 cm的神经内分泌肿瘤归为T2。肿瘤侵透固有肌层进入浆膜下或非腹膜化的结肠周围或直肠周围组织归为T3。肿瘤侵袭腹膜或其他器官归为T4。

第四章 食管癌与食管胃交界处肿瘤

Ebru Cilbir 和 Suayib Yalcin

第一节 引 言

　　食管癌是一种生存率较低、预后较差的恶性肿瘤。近十年来，局限期食管癌的综合治疗取得长足进步。根据疾病的分期、组织学类型和病变部位，确定适宜的分期和最佳治疗方案非常重要。采用多学科综合治疗是成功的主要因素。单纯手术治疗主要用于早期食管癌。放射治疗（Radiotherapy，RT）是食管癌治疗不可或缺的一部分。对于多数 II 期和 III 期食管癌患者，术前同步放化疗（Preoperative chemoradiotherapy，CRT）是标准化治疗方案。根治性同步放化疗主要用于不可手术治疗的局限期食管癌。肿瘤的组织学类型和分期是选择治疗决策最重要的因素。晚期和转移性食管癌大多采用姑息性治疗，化疗可以延长生存。新兴的靶向和免疫治疗还正在研究之中。

第二节 流行病学

　　食管癌是全球第八大常见的癌症（在男性中排名第六，女性中排名第十三），也是第六大常见癌症死亡原因。大约 80% 的病例发生在世界上欠发达的地区。东亚发病率最高，男性发病率高于女性（男女比例 4∶2）。死亡率与发病率的地理分布密切相关 [1]。这是一种预后非常差的严重疾病，主要表现为局部晚期的吞咽障碍。

　　大多数食管癌是鳞状细胞癌（squamous cell carcinomas, SCC）和腺癌（adenocarcinomas, AC）。肉瘤、胃肠道间质瘤（gastrointestinal stromal tumors, GIST）和小细胞癌也可起源于食管。SCC 最重要的病因是吸烟和饮酒，而 AC 最常见的诱发因素是胃食管反流病（gastroesophageal reflux disease，GERD）。这些主要组织学类型的发病率在地理分布上有很大差异。2012 年，全球 SCC 和 AC 的估计发病率分别为 5.2 例和 0.7 例每 10 万人口 [2]。SCC 最常见于东南亚和中亚，而 AC 最常见于西北欧、北美和大洋洲。男性的发病率明显高于女性，尤其是 AC（男女比例 AC 4∶4；SCC 2∶7）[2]。近 40 年来，在西方国家食管腺癌（esophageal adenocarcinoma, EAC）的发病率有较大增长，但可能已经达到了平台期 [3, 4]。导致这种增长最重要的原因是同时流行的肥胖症，这可能引起 GERD 和 Barret 食管的增加 [5]。研究表明，根据解剖位置，食管下段和胃贲门的 AC 是同一疾病。因此，胃食管交界处（esophago-gastric junction，EGJ）肿瘤已合并为一个独特的疾病亚种，以便监测、管理和研究 [6]。

美国国家癌症研究所的监测、流行病学和结果（SEER）数据库的资料显示，诊断时 EGJ 的分期分布如下：20% 为局限性，31% 为区域性，38% 为远处转移，11% 为未知。按分期估计 5 年生存率：局限性疾病为 41.3%，区域性疾病为 22.8%，远处转移疾病仅 4.5%[7]。

第三节　病　因

如前所述，SCC 最重要的危险因素是吸烟和饮酒。这 2 个因素也是叠加的，这意味着它们会协同增加风险。烟草烟雾含有多环芳烃、亚硝胺和许多其他致癌物质，如促氧化物质和活性氧[8]。饮食因素如水果和蔬菜摄入量低、微量营养素不足（锌、硒和叶酸摄入量低）、饮食中含致癌物和极高的盐摄入量也是重要风险。在亚洲一些地区，咀嚼槟榔和槟榔叶[9]，食用烫食物和热饮料引起的热刺激[10]，以及人乳头瘤病毒（Human papilloma virus, HPV）感染也被认为是食管 SCC 的危险因素[11]，但研究结果尚无定论。一些与高风险相关的疾病或病症包括贲门失弛缓症、腐蚀性食管瘢痕狭窄、萎缩性胃炎、既往胃切除史和角化病[12]。曾有人提出双膦酸盐可能与食管癌的发病率增加有关，但大量的荟萃分析尚未发现任何有力的证据表明医用剂量双膦酸盐会显著增加食管癌的发病风险[13]。

对于 EAC 来说，最重要的危险因素是 GERD。EAC 大多继发于 Barrett 食管，因此内镜筛查对 Barrett 食管患者至关重要[14]。吸烟也会增加 EAC 的风险，尤其是 Barrett 食管患者[15]。肥胖会增加患 GERD 的风险，并且通过这种风险联系，进而增加了肥胖患者患 Barrett 食管和 EAC 的风险[16]。但也有人认为，肥胖似乎是 Barrett 食管和 EAC 发生的一个独立于 GERD 的危险因素[17]。幽门螺杆菌感染对 EAC 的作用是非常矛盾的。如一些研究所示，幽门螺杆菌在化生区域的定殖[18, 19] 可能会使人认为幽门螺杆菌和 EAC 之间存在相关性，就像在胃贲门肿瘤中的既往认知那样。但一项荟萃分析显示，幽门螺杆菌感染与 EAC 之间存在着相反的关系[20]。

第四节　临床表现

除与慢性 GRED 相关的 AC 病外，早期大多无明显症状；早期可能会有一些非特异性的症状，如短暂的粘连感、烧灼感或胸骨后不适；缺铁性贫血可能是由于慢性失血引起的。在局部晚期病例中，由于吞咽困难和与肿瘤相关的厌食症，会出现进行性固体食物吞咽困难和体重减轻；喉返神经受侵可能会导致声音嘶哑；可能会发生气管支气管瘘，引起咳嗽和反复发作的肺炎。

第五节　诊断和分期

内窥镜检查作为诊断和分期的重要工具，诊断一般通过内窥镜检查而得出。经上消化道内窥镜和组织活检确诊后，医生会进行胸腹部电子计算机断层（computed tomography, CT）扫描。如果 CT 未显示远处转移，则应行正电子发射断层扫描（positron emission tomography-CT, PET-CT）。如果没有发现转移性疾病的证据，应该做超声内镜（endoscopic ultrasound, EUS）来评估局部病灶。对于气管隆嵴或隆嵴以上的肿瘤应行支气管镜检查以排除气管侵犯。如果怀疑是早期癌症，内镜下切除术（endoscopic resection, ER）对准确分期很重要。

EGJ 肿瘤最初被描述为中心位于解剖贲门近端和远端 5cm 以内的肿瘤，并分为以下 3 种不同的类型：① Siewert Ⅰ 型肿瘤，即食管远端的 AC，通常起源于食管特殊的肠上皮化生区域（即 Barrett 食管）并且可能从上方浸润 EGJ；② Siewert Ⅱ 型肿瘤，即贲门癌，起源于贲门上皮或伴有肠化生的短节段，这种肿瘤也经常被称为"交界癌"；③ Siewert Ⅲ 型肿瘤，即贲门下胃癌，从下方浸润 EGJ 和远端食管[21]。

2017 年食管癌和 EGJ（tumor-node-metastasis, TNM）分期源自全球食管癌合作组织（Worldwide Esophageal Cancer Collaboration, WECC）对六大洲数据的机器学习分析[22-25]。

EGJ 分期由于依赖简单的检测方式来确定 AC 是食管还是胃来源而有局限性。EGJ 被重新定义为：中心距贲门不超过 2cm 的 AC 分期为食管 AC，进一步延伸的 AC 分期为胃 AC[22]。

根据《AJCC 癌症分期手册（第八版）》（2017 年），美国癌症联合委员会（American Joint Committee on Cancer, AJCC）TNM 分期对临床（cTNM）、病理（pTNM）和新辅助（ypTNM）分期组分别进行了分类。AC 和 SCC 有单独的临床和病理分组，但新辅助治疗后的分组在 2 种组织学类型中是重合的[26]。由于活检后肿瘤组织分级的不确定性，第八版的临床分期将肿瘤活检后的分级因素排除。在食管镜检查过程中应评估癌症位置（cancer location, cL）。cL 被定义为肿瘤中心至门齿的距离。在临床上，中心是由肿瘤上下边界测量值确定的，这也提供了肿瘤的长度。另外，cL 也可以通过胸部 CT 确定[22]。肿瘤分级（cancer grade, cG）分为低分化（G1）、中分化（G2）、差的分化或印戒细胞形态（G3）。

第六节　治疗原则

局限性食管癌的传统治疗方法是手术或放射治疗。治疗方案取决于原发肿瘤的位置、组织病理学分类、肿瘤分期、病变的可切除性和患者的耐受性，总体预后不佳，术后死亡率高达 10% 左右，只有部分 T1-2 N0 患者术后会获得较好的临床结局[27]。因此，临床研究者致力于开发综合治疗方案以提高 RT 疗效。一项前瞻性随机试验（RTOG 85-01）表明，与单纯 RT 相比，同步放化疗可提高生存率。该研究同步化疗方案为顺铂 +4d 输注 5-氟尿嘧啶（5-fluorouracil, 5-FU）[28]。随着 CT 和磁共振成像（magnetic resonance imaging, MRI）的发展，氟脱氧葡萄糖（fluorodeoxyglucose, FDG）-PET 和 EUS 的出现，食管癌的分期更加精确；随着多种综合治疗模式治疗的应用，新辅助化疗或者术后联合放化疗，患者可以获得更好的治疗效果。外科技术也取得了进展，如微创食管切除术或开放胸腔杂交手术，可降低术后死亡率和并发症发生率。此外，对于未累及局部淋巴结的早期食管癌，内镜下黏膜切除术

（endoscopic mucosal resection, EMR）不仅可以获得最佳分期，也可在独立于外科手术之外起到治疗作用，其治疗决策应该由多学科综合治疗委员会讨论决定。

既往 EGJ-AC 也被包含在胃癌的一些临床试验研究中，根据疾病的分期，可选择新辅助化疗、新辅助放化疗或围手术期化疗。

临床上将无远处转移的疾病分为早期（Tis、T1a/b 和 N0-1）和局部进展期（T2-4a、N1-3），从而确定最佳治疗方案。

一、早期疾病治疗

食管癌切除术是 T1N0 早期食管癌的主要治疗方法[29]。EMR 和（或）消融治疗——射频消融（radiofrequency ablation, RFA）、冷冻消融、光动力疗法——是治疗 Tis 和 T1a 肿瘤的可选方案，其治愈率与食管切除术相同[30-32]。

（一）内镜治疗

一些队列研究建议对局限于浅表黏膜的 T1a 肿瘤使用 EMR 或内镜黏膜下剥离术（endoscopic submucosal dissection, ESD）进行治疗[30, 33-35]。在一些其他研究中，侵及黏膜肌层甚至上三分之一黏膜下层也包括在适应证范围内[35, 36]。

其中一项研究包括共 349 例 Barrett 食管和高级别不典型增生（61 例）或早期 AC（288 例）患者接受 ER 和（或）消融治疗。在平均 63.6 个月的随访中，96.6% 的患者观察到完全缓解（complete response, CR）。当内镜治疗失败时，只有少数患者（3.7%）需要外科手术。在随访期间，有 21.5% 的患者出现异时病变。最常见的复发相关危险因素包括未完整切除、长段 Barrett 食管、CR 后 Barrett 食管未行消融治疗、超出 10 个月以上病变达到 CR 以及多灶性肿瘤。无死亡病例[30]。

在决定是否做 ER 或根治性手术前应考虑以下因素：淋巴结转移是否转移、内镜下是否可完整性切除、早晚期并发症、局部复发和异时性肿瘤发生的可能[35]。

淋巴结转移情况是最重要的预后因素。EUS 诊断性能优于 CT 和 PET-CT，但寻找检测淋巴结转移理想方法的问题尚未解决。一个值得引起重视的问题是，有相当多的患者接受了内镜手术再分期，这与手术前的 EUS 分期不同。因此，对某些特定的患者，ER 可以作为一种理想的术前诊断方式方法[35]。此外，ER 还可提供包括肿瘤浸润深度在内的许多数据，如组织学分级、淋巴管侵犯、微血管侵犯、局部切除和伴随的原位癌成分等，这将为治疗决策提供更多的预后信息。

一项对浅表性食管癌 ESD 的荟萃分析研究共纳入 21 项临床试验，包括 1152 名患者和 1240 个病灶。整体切除率为 99%，R0 切除率为 90%。最常见的并发症是食管狭窄，发生率为 5%。与 2011 年之前（9%）相比，2011 年之后（2%）术后狭窄的发生率显著下降。穿孔发生率为 1%[37]。

另一项针对 T1a/T1b 肿瘤内镜或手术切除的系统性回顾研究对 80 项临床试验中 4241 名患者的疗效进行了分析。EMR 和 ESD 在手术并发症、接受手术的患者数量、阳性标本边缘、淋巴结阳性、局部复发率和异时性癌症等方面没有差异。由于可以进行分段肿瘤切除，ESD 术后局部复发率显著降低，但后续食管狭窄的发生率较高。ER 后局部肿瘤复发的最佳预测指标为：组织学分化 3 级（G3）、原位癌发展而来的异时性癌和淋巴管浸润导致的淋巴结阳性。该项研究的作者建议 T1b 食管癌应考虑采用手术切除和系统淋巴结清扫术进行治疗，因为即使 Sm1（黏膜下层浸润深度：Sm1，浸润浅表层；Sm2，浸润中三分之一；Sm3，浸润更深的黏膜下层）受侵也被包含在构建的复发模型中；另外组织学类型和某些特异性预测因子也有助于外科决策和多学科治疗的选择。SCC 中淋巴结阳性的最佳预测指标是 Sm3 浸润和微血管浸润。对于 AC，最重要的预测因子则是淋巴管浸润[35]。

日本的一项单中心回顾性研究报告了早期食管癌内镜治疗在 SCC 和 AC 方面的结果，共纳入 230 名患者，尽管大多数患者是 SCC（204 个 SCC 病例，26 个 AC 病例），但长期结果显示，SCC 的复发率（大部分为异时性）高于 AC。作者得出结论，SCC 患者 ER 术后需要比 AC 患者进行更密切的内镜随访[38]。

内镜治疗的目标应是彻底清除早期肿瘤：pTis、pT1a、无淋巴管浸润（lymphovascular invasion，LVI）的浅表 T1b 病变和癌前病变（Barrett 食管）。内镜治疗应该在专门的中心进行，ER 成功的标准应该达到底切缘和侧切缘阴性[39]。

将 ER 与手术进行比较的研究是有限的，只有少数回顾性研究；2 种治疗方式的长期临床结局相似，内镜治疗的复发率较高，需要在随访中对复发进行治疗，但其并发症较少[40, 41]。

首项支持内镜治疗浅表性食管癌有效性的数据来自美国国家癌症研究所 SEER 数据库，共纳入 742 例 Tis 和 T1 期食管癌患者，其中 13.3% 的患者接受内镜治疗，其余患者接受手术治疗。内镜治疗组食管癌特异性死亡率的相对危险度与手术组无差异[42]。

总之，内镜治疗 SCC 和 AC 的 Tis 和 T1a 是有效的，尤其是当 SCC 和 AC 较小（≤2 cm）时。在 AC 中，内镜治疗浅表 T1b 病变也是一种选择。ER 可对标本进行良好的组织学测定，因此它优于消融术。由于复发的风险高，除非患者不适合食管切除术，否则低分化和 LVI 的病例应排除在内镜治疗之外[30, 39, 43, 44]。当病变较大时，消融可以作为选择之一，因为 ER 的并发症较多。但是，结节和溃疡的病灶应该切除，而不是消融。AC 消融技术的既往研究比 SCC 多。在选择任何消融治疗之前，应充分评估 EUS 和 ER 的预处理分期。早期疾病经内镜治疗后，剩余的 Barrett 食管应行消融治疗[39, 45-47]。

（二）食管切除术

食管切除术可作为 T1-2 N0 食管癌的标准初始治疗方案；但是，如前所述，在部分 T1a 肿瘤中，内镜治疗可能优于手术治疗。此外，是否直接手术治疗 T2 N0 肿瘤或将其归类为局部晚期疾病并给予术前治疗也存在争议。如本节所述，3 项评估术前 CRT 的阳性结果试验中也包括了 T2 N0 的病例，但实际在癌症和白血病 B 组（cancer and leukemia group B，CALGB）9781 研究中，56 例患者中仅 3 例[48-50]。因此，这些研究不能对这一亚组的食管癌患者得出结论。法国 FFCD（French Francophone de Cancérologie Digestive）9901 试验涉及 I 期或 II 期患者，其中 19% 为 I 期。该研究并未显示术前 CRT 的益处，且对总生存期（overall survival, OS）也无明显益处[51, 52]。

对于进展期肿瘤而言，可切除并能耐受手术的患者，可在新辅助化疗或 CRT 后进行食管切除术。T1-4 N1、T3 N0 和部分侵犯局部器官（即心包、胸膜和横膈膜）T4 的患者，可整体切除。新辅助治疗后，对患者进行再分期，将可切除患者转诊至外科手术。

对于局部晚期不能切除的肿瘤，在根治性 CRT 后，挽救性手术仍然是一种选择。远处转移病灶存在的患者无法进行根治性手术。

除 EGJ 肿瘤外，累及食管中下三分之一的 SCC 或 AC 患者，由于存在黏膜下层跳跃性病变和淋巴结微转移的风险，通常需要进行全食管切除术和广泛的淋巴结清扫[53-55]。在 Barrett 食管存在的前提下，位于远端的早期 AC 经食管切除术可能无法从根本上切除[56]。根据肿瘤的位置、范围、与周围结构的关系、解剖重建以及外科医生的偏好，在技术上可选择不同的手术方式，如经胸（Ivor-Lewis）、经食管、三切口食管切除术并进行淋巴结清扫。胃、空肠或结肠均可用作消化道连续性的解剖重建。

无论采用哪种方法，对食管腹腔段肿瘤或 EGJ 肿瘤的外科治疗应达到胃缘 4 cm 和食管缘 5 cm 的 R0 切除，并清扫至少 15 个相应区域淋巴结[57, 58]。

对于颈段食管癌，根治性 CRT 优于手术。但对于 CRT 失败的患者，可能需要进行包括部分咽、喉、甲状腺和近端食管等在内的、更为复杂的手术切除，同时要注意单侧或双侧颈部淋巴结清扫范围[59]。

外科技术的进步，如微创食管切除术或开放性杂交手术降低了术后死亡率和发病率。

（三）辅助治疗

T4 肿瘤完全切除或淋巴结阳性而未接受新辅助治疗的患者预后较差。

根据组间临床试验结果，对于 EGJ 的 AC 患者（被纳入胃癌临床试验），推荐进行辅助化疗和 CRT[60]。对于其他患者，尚未有随机试验显示辅助治疗的益处。

一些回顾性研究和 II 期临床试验显示辅助治疗对部分食管癌（EGJ 肿瘤除外）有潜在的益处[61-66]。无论是否行新辅助治疗，术后的淋巴结阳性或 T4 肿瘤显而易见需要放化疗，但根据现有数据，其临床收益是不确定的。

日本的一项针对 II 期 / III 期食管 SCC 患者的试验比较了术前和术后的化疗，患者在术前或术后接受 2 个周期的顺铂和氟尿嘧啶治疗，术前化疗组 5 年生存率更高[67]。

由于大多数数据显示术前化疗或 CRT 的益处，术前新辅助治疗通常被推荐用于 T2N0 和 T1-4N1 期食管癌。

二、局部晚期食管癌的治疗

局部晚期食管癌包含 2 种异质性患者：T2-4N0 或任何 TN1-3。手术被认为是延长生存期的最佳机会，但 50%~60% 的患者由于肿瘤范围或合并基础疾患而不适合手术[68, 69]。可手术患者应机体能够耐受手术且肿瘤可切除；即使在这个群体中，高危患者在根治性手术后预后也很差。来自全球食管癌协作组织的 4627 例单纯食管切除患者的数据显示，全部患者 5 年生存率为 42%，淋巴结阳性患者 5 年生存率为 15%[70]。由于单纯手术存活率低，术后并发症和发病率高，RT 成为一种无创性的治疗选择，但临床结局仍然不令人满意[71]。相比之下，化疗联合 RT 的效果更好。

（一）根治性同步放化疗

Herskovic 等开展的肿瘤放射治疗协作组织（Radiation Therapy Oncology Group, RTOG）85-01 试验表明，对于局限性食管癌患者，顺铂和氟尿嘧啶化疗联合同步放疗效果优于单纯放疗。该项研究入组胸段食管局限期患者，其中多数是 SCC。单纯 RT 组照射剂量为 64 Gy，同步放化疗（CRT）组照射剂量为 50 Gy，并且在第 1 周和第 5 周的第 1 天同步 2 周期输注 5-FU 1000 mg/m² + 顺铂 75 mg/m² D1-4，随后进行每 3 周 1 次共 2 个周期的化疗。单纯 RT 组的中位生存期为 8.9 个月，而 CRT 组的中位生存期为 12.5 个月。RT 组的 12 个月和 24 个月存活率分别为 33% 和 10%，而 CRT 组分别为 50% 和 38%（$P < 0.001$）。在试验的随机部分，CRT 组 5 年的 OS 为 26%，而 RT 组为 0%。在随后的非随机部分，联合治疗的 5 年 OS 为 14%。肿瘤残留是治疗失败的最常见情况[28, 72]。

在 INT 0123（RTOG 94-05）研究中（同步化疗方案与 RTOG 85-01 相同），与标准剂量（50.4 Gy）相比，高剂量（64.8 Gy）放疗并没有增加生存率或局部控制，反而毒性更大[73]。如果局部晚期食管癌选择非手术治疗，同步 CRT 疗效优于单独 RT。序贯放化疗毒性增加，且对生存没有益处[74]。

除顺铂和氟尿嘧啶外，在根治性同步放化疗中其他化疗方案也显示出一定疗效，例如 FOLFOX 方案（亚叶酸钙、氟尿嘧啶和奥沙利铂）或紫杉醇联合卡铂方案[75, 76]。在 PRODIGE5/ACCORD17 试验中，根治性同步放化疗中化疗采用 6 周期的 FOLFOX 方案［其中 3 个周期同时给药，奥沙利铂 85 mg/m²，亚叶酸钙 200 mg/m²，单次输注氟尿嘧啶 400 mg/m²，氟尿嘧啶 1600 mg/m²（FOLFOX）持续泵入时间超过 46 h］与顺铂联合氟尿嘧啶四个周期化疗的标准方案（其中 2 个周期放疗时同步给药）进行比较。FOLFOX 方案具有不同的毒性特征，可在同步放化疗时选择使用；其神经毒性更常见，但肾毒性和黏膜炎的发生率低于顺铂联合氟尿嘧啶方案[75]。在另一项根治性同步放化疗临床试验中，对紫杉醇（50 mg/m²）加卡铂（AUC = 2）每周方案与顺铂联合氟尿嘧啶标准方案进行了比较，结果显示卡铂联合紫杉醇方案具有相似的无病生存期（disease-free survival, DFS）和 OS，但由于其毒性较低，治疗依从性更高[76]。

（二）新辅助治疗

与单纯手术相比，手术联合术前同步放化疗的生存率更高，目前术前同步放化疗已成为潜在可切除食管癌的首选治疗方法。在一项比较多模式治疗和单纯手术治疗可切除食管 AC 的研究中，58 例患者纳入了新辅助同步放化疗组（照射剂量为 40 Gy 并同步 2 个周期的顺铂和氟尿嘧啶方案化疗再进行手术），单纯手术组 55 名患者。最终 52 例患者在新辅助同步放化疗后接受了手术治疗，其中 13 例（25%）达到病理完全缓解。新辅助同步放化疗组中位生存期为 16 个月，而单纯手术组为 11 个月（$P = 0.01$）。1 年、2 年和 3 年生存率方面，新辅助同步放化疗组分别为 52%、37% 和 32%，而单纯手术组分别为 44%、26% 和 6%，3 年生存率的差异也存在统计学意义（$P = 0.01$）[48]。

CALGB 9781 研究旨在比较三联疗法与单纯食管切除术治疗可手术食管癌的优势。由于入组困难，最终只有 56 名患者入组。术前新辅助同步放化疗组（顺铂 100 mg/m² 加氟尿嘧啶 1000 mg/m²，第 1 周和第 5 周连续使用 4 d，同步 50.4 Gy RT）5 年生存率为 39%，单纯手术组为 16%。术前治疗并未增加围手术期的发病率和死亡率。另外，一个重要的结果是 25 例新辅助患者的病理完全缓解率为 40%[49]。来自荷兰的 CROSS 研究入组潜在可切除的食管癌和 EGJ 恶性肿瘤患者（cT1N1M0 或 cT2-3N0-1M0），比较术前同步放化疗（紫杉醇 50 mg/m² 和卡铂 AUC = 2 每周方案，5 周内照射剂量 41.4 Gy）与单纯手术治疗疗效。该研究包括了 SCC 和 AC 患者，但其中大多为 AC，EGJ 患者占 10% 左右。95% 的患者能够完成整个新辅助 CRT 方案。中位随访期 84 个月时，新辅助 CRT 加手术组的中位 OS 为 48.6 个月，单纯手术组为 24 个月（HR 0.68，$P = 0.003$）。SCC 患者中新辅助 CRT 加手术组的中位 OS 为 81.6 个月，单纯手术组为 21 个月（HR 0.48，$P = 0.008$）。对于 AC 患者，新辅助 CRT 加手术组的中位 OS 为 43.2 个月，单纯手术组为 27.1 个月（HR 0.73，$P = 0.038$）。因此，该研究表明，新辅助 CRT 联合手术可提高可切除的局部晚期食管癌和 EGJ 恶性肿瘤的生存率[50, 77]。

在另一项法国 FFCD 9901 试验中，对早期（Ⅰ期或Ⅱ期，T1N0/N+、T2N0/N+ 或 T3N0）食管癌或 EGJ 恶性肿瘤患者进行术前 CRT 治疗（70% 的患者为 SCC）。CRT 方案为照射剂量 45 Gy，25 次 /5 周，同步进行 2 个周期的化疗，氟尿嘧啶 800 mg/m² + 顺铂 75 mg/m²。患者Ⅰ期占 19%，Ⅱa 期占 53.3%，Ⅱb 期占 27.7%。与单纯手术相比，新辅助 CRT 并未提高 R0 切除率或生存率，反而提高了术后死亡率（11.1% vs. 3.4%，$P = 0.049$）。淋巴结是否阳性或组织学（SCC vs. AC）的亚组分析也未能支持新辅助 CRT[51]。该研究未能显示荷兰研究中术前新辅助 CRT 的优势。因此，作者认为新辅助治疗并不能改善早期患者的生存率和术后死亡率[51]。

当然，这 2 项研究也有一些不同，主要是入组患者的分期和组织学分类。法国 FFCD 9901 研究疾病分期更早，SCC 患者占 70%，而荷兰 CROSS 研究则涉及更晚期的局部疾病，主要为 AC 患者。然而，失败模式分析显示接受新辅助治疗的患者在局部控制方面有显著改善，局部复发率几乎降低了一半（29% vs. 15%）；而在荷兰试验中，中晚期患者局部复发率也从 34%（单纯手术）降低至 14%（新辅助治疗和手术）。

这些数据表明，即使是早期患者，单纯外科手术在根治局限期肿瘤患者时也面临着挑战[52]。但是，法国的这项研究也有可能不足以表明新辅助 CRT 能够将局部失败的改善转化为生存获益。此外，与荷兰试验相比，法国试验中新辅助 CRT 联合手术组患者术后死亡率明显高于单纯手术，这可能会对最终的 OS 结果产生影响。其原因可能是这 2 个试验中新辅助同步放化疗方案不尽相同[52]。

一项包含 12 个随机研究的荟萃分析，比较术前 CRT（同步或序贯）与单纯手术，其中也包括上述 3 项研究（CALGB 9781、CROSS 和 FFCD 9901），结果显示新辅助 CRT 全因死亡率的 HR 为 0.78（$P < 0.0001$），SCC 患者 HR 为 0.80（$P = 0.004$），AC 患者 HR 为 0.75（$P = 0.02$）。新辅助治疗几乎没有增加术后死亡率（住院期间和 30 d 内）。这项荟萃分析还包括了比较新辅助化疗和单纯手术的

研究。新辅助化疗全因死亡率的 HR 为 0.87（$P = 0.005$），SCC 的 HR 为 0.92（$P = 0.18$），AC 的 HR 为 0.83（$P = 0.01$）。该荟萃分析中的 2 项研究比较了新辅助 CRT 和新辅助 CT。间接比较新辅助 CRT 和新辅助化疗全因死亡率的 HR 为 0.88（$P = 0.07$）[78]。

　　一项荟萃分析试图阐明新辅助联合根治性治疗食管 SCC 患者的益处，其中 9 项随机对照试验（RTC）对比新辅助 CRT 与手术，8 项试验对比新辅助化疗与手术，3 项对比新辅助治疗后再手术、单纯手术与根治性放化疗。新辅助治疗后 R0 切除的可能性显著增加（新辅助 CRT 的 HR 为 1.15，$P = 0.043$；化疗的 HR 为 1.16，$P = 0.006$）。但是研究的异质性较高。与单纯手术相比，新辅助 CRT 后并发症发生率没有增加，联合治疗患者的 30 d 死亡率增加，但这没有统计学意义。新辅助化疗后的并发症发生率和死亡率与单纯手术无差异。与单纯手术相比，新辅助 CRT 的存活率更高。新辅助 CRT 后 OS 的 HR 为 0.81（$P = 0.008$）。但是，新辅助化疗后生存期无明显增加，OS 的 HR 为 0.93（$P = 0.368$）。在第三组研究中，比较了根治性放化疗、新辅助治疗联合手术或单纯手术的治疗效果。没有 RCT 报告显示根治性 CRT 能够取得显著生存获益，但是与治疗相关的死亡率更低，HR 为 7.60（$P = 0.007$）。各治疗组之间的并发症发生率无明显差异[79]。

　　研究表明，对术前治疗的反应，特别是 pCR，预示着更好的 DFS 和 OS[80-85]。在对 22 项研究的系统回顾中，研究者试图量化 pCR 生存益处。术后 2 年、3 年和 5 年，pCR 患者的 OS 分别为 93.1%、75.0% 和 50.0%，而术后病理未达到 pCR 患者的 OS 分别为 36.8%、29.0% 和 22.6%（$P < 0.025$）。pCR 患者的中位生存期明显延长（$P = 0.011$）。pCR 患者 5 年存活可能性增加了 2.8 倍，绝对生存获益 33%~36%[85]。

　　因此，为了提高 pCR 率，研究人员试图通过在新辅助 CRT 前增加诱导化疗来加强术前治疗效果[86-89]。事实上，目前还没有随机试验研究诱导化疗和新辅助 CRT 相对于单独使用新辅助 CRT 的益处。但在 POET 临床Ⅲ期试验中，针对食管远端及贲门腺癌患者比较了术前新辅助化疗或新辅助 CRT 的疗效。虽然该研究提前结束，但 CRT 组的 pCR 更高，3 年生存率从 27.7% 提高到 47.4%（$P = 0.07$）[90]。

　　PET 扫描被认为是预测诱导治疗反应的指标，有助于根据反应调整治疗。在 MUNICON 试验的第二阶段，局部晚期 EGJ ACs 患者接受了 2 周的基于铂和氟尿嘧啶诱导化疗。那些肿瘤葡萄糖标准摄取值（standard uptake values, SUVs）降低的患者，在评估期结束时通过 PET 测量降低 35% 或以上的，被定义为代谢应答者。应答者继续接受亚叶酸钙和氟尿嘧啶加顺铂，或亚叶酸钙和氟尿嘧啶加顺铂和紫杉醇，或亚叶酸钙和氟尿嘧啶加奥沙利铂的新辅助化疗 12 周，然后进行手术。代谢无反应者在 2 周评估期后停止化疗并继续手术。与 PET 无反应者相比，化疗后早期 PET 应答者的无事件生存率显著提高（30 个月 vs. 14 个月）。这项研究还表明，早期发现 PET 无反应者的好处是立即手术切除而不是完成术前化疗[91]。随后，MUNICON II 试验被用来评估挽救性新辅助 CRT 是否能增加无反应组的 R0 切除率。无反应者预后较差，加 CRT 不能提高 R0 切除率[92]。

　　最近 CALGB 80803 试验进一步研究了 PET 引导治疗算法。在这项试验中，T2-4 或 N+ 可手术切除的食管和 EGJ Acs 患者被随机分配分别接受 3 次改良 FOLFOX6 方案或 4 次卡铂联合紫杉醇每周方案的诱导化疗。然后用 PET 进行评估，应答者被定义为 SUV 下降≥35%。PET 应答者继续使用相同的治疗方案，同时进行 RT（50.4 Gy）。无反应者转而接受交替化疗（前期接受 FOLFOX 患者每周接受卡铂和紫杉醇治疗，反之亦然），同时接受相同剂量的放疗。手术切除计划在 CRT 完成后的 6 周进行。这种早期反应评估和从无效治疗到交替化疗的转换使 PET 无反应者的 pCR 率达到 18%。在应答者中，FOLFOX 诱导和同步放化疗有希望使 pCR 率达到 38%[93]。

（三）非手术治疗

由于新辅助 CRT 后 SCC 患者的 pCR 率较高，如果能实现内镜下 CR，我们认为初次 CRT 后非手术治疗可能是一种选择。但缺乏初次 CRT 后内镜下完全缓解患者的非手术随访数据。

一项随机研究针对局部晚期食管 SCC 患者进行诱导化疗加 CRT（RT 剂量为 65 Gy）对比相同化疗方案但术前 RT 剂量为 40 Gy 随后联合手术治疗的疗效，该研究提示，两组患者 OS 相当，手术组无进展生存率（progression-free survival, PFS）较好。手术组的治疗相关死亡率明显高于 CRT 组（12.8% vs. 3.5%）。诱导化疗后肿瘤反应是影响生存的唯一独立预后因素，因此在 CRT 中增加手术可以改善局部肿瘤控制，但不能提高生存率。两组均显示对高危患者肿瘤诱导化疗后的肿瘤反应是一个有利的预后因素[94]。长期结果显示手术组 vs. 根治性 CRT 组 3 年 OS 为（31% vs. 24%），5 年 OS 为（28% vs. 17%）和 10 OS 为（19% vs. 12%）[95]。

另一项研究（FFCD 9102）将术前治疗加手术与非手术治疗进行比较，入组仅包括可手术的 T3N0-1M0 胸段食管癌患者，其中 88.8% 为 SCC，11.2% 为 AC。在这些患者中，451 名患者接受了两个周期顺铂/氟尿嘧啶（第 1~5 天和第 22~26 天）联合常规 RT（4.5 周 46 Gy）或分疗程（15 Gy，第 1~5 天和第 22~26 天）诱导 CRT 治疗。对任何一种治疗有反应且无禁忌证的患者（n = 259）被随机分配至手术组（A 组）或继续放化疗组（B 组）[1 周期顺铂-氟尿嘧啶和常规 RT（20 Gy）或分疗程 RT（15 Gy），随后 2 周期巩固化疗]。A 组 2 年生存率为 34%，B 组为 40%（HR 0.90，P = 0.44）。A 组的中位生存期为 17.7 个月，B 组为 19.3 个月。A 组的 2 年局部控制率为 66.4%，B 组为 57.0%，手术组需要的支架较少（A 组 5% vs. B 组 32%，P < 0.001）。A 组 3 个月死亡率为 9.3%，B 组为 0.8%（P = 0.002）。A 组的累计住院时间为 68 d，B 组为 52 d（P = 0.02）。本研究的纵向生活质量评价指标显示，在治疗后早期阶段对 CRT 组有利。但在 2 年的幸存者中，2 组之间没有差异。这些数据表明，在对 CRT 有反应的局部晚期胸段食管癌，尤其是 SCC，放疗后手术与继续 CRT 相比并没有益处[96, 97]。

该试验 451 名患者中，192 名未能进入随机化阶段，其中 111 例为临床无反应者。非随机化患者（11.5 个月）的中位 OS 显著短于随机化患者（18.9 个月，P = 0.0024）。然而，在 112 例接受手术的非随机对照组患者中，中位 OS 与随机对照组无差异：17.3 个月 vs. 18.9 个月（P = 0.58）。对于临床无反应患者，与非手术患者相比，接受手术患者的中位 OS 更长，分别为 17.0 个月 vs. 5.5 个月（HR 0.39，P < 0.0001），并且与有反应的随机患者无差异（P = 0.40）。在局部晚期胸段食管癌患者中，诱导 CRT 的应答者和

CRT 临床失败后进行手术的患者的 OS 没有差异，因此，对于那些仍然可以手术的患者应考虑手术治疗[98]。

一项荟萃分析研究比较了手术和非手术治疗可手术 EC 的疗效。该研究纳入了 1114 名患者、8 项临床试验，其中也包括上述 2 项试验。合计 5 个试验非手术治疗采用 CRT，有 3 个试验采用根治性 RT。CRT 组与手术组的长期死亡率无差异（HR 0.88）。RT 组长期死亡率高于手术组（HR 1.39）。非手术治疗与手术治疗的远期复发率无差异（HR 0.96）。与手术治疗相比，在死亡前的最后一次随访中，采用根治性 CRT 治疗的患者中，吞咽困难患者的比例更高（RR 1.48）。该研究提示，就可手术且对诱导 CRT 有反应的食管 SCC 患者的短期和长期生存率而言，CRT 疗效与手术相当；但是，对食管 AC 尚不明确[99]。

非手术治疗食管 AC 的数据仅限于回顾性研究[100, 101]。在一项主要为 AC（92%）的局限期胃食管癌的研究中，患者接受 CRT 治疗而不是手术。284 例患者中，218 例（77%）达到临床 CR（通过内镜活检和 PET 扫描仅显示生理量摄取来确定）。但在 218 例中只有 67 例（31%）获得 pCR，因此临床 CR 对 pCR 的特异性太低，不能用于临床决定是否推迟或避免手术[102]。

另一项研究评估了 CRT 后 FDG-PET 扫描的价值，该研究包括 I 至 IVA 期经组织学证实的食管癌患者（75% 为 AC），这些患者均接受了 CRT，无论后续是否手术或者接受根治性 CRT。PET-CR 定义为标准化摄取值（standardized uptake value）$SUV_{max} \leqslant 3$。接受根治性 CRT 中 PET-CR 患者有良好的预后（2 年 OS：71% vs. 11%，$P < 0.01$；2 年无局部失败率：75% vs. 28%，$P < 0.01$）。多因素分析显示，PET-CR 是最强的独立预后变量。无论组织病理学分类如何，PET-CR 都表现出较好的预后，尽管 AC 患者获得 PET-CR 的比例较低。尽管基线特征相对较差，但 PET-CR 的根治性 CRT 患者最终可获得与三联疗法相当的良好疗效。相应地，那些接受三联疗法的患者（$n = 55$）预后与 CRT 后 PET 扫描结果无关，可能是因残留病灶被切除。作者认为获得 PET-CR 的患者可能不会受益于随后的手术切除，因为他们在没有切除的情况下也有良好的结果，但仍应谨慎评估。在食管癌中应进行 FDG-PET 引导治疗决策的前瞻性临床试验来进一步验证这些结果[103]。一项前瞻性研究入组 60 名接受新辅助放疗的可手术局部晚期食管癌患者，结果未能证明病理（完全或大部分）缓解与 CRT 前后 FDG-PET 结果百分比变化之间存在相关性。代谢显像与复发或生存率之间也没有显著相关性[104]。

对于可手术的食管癌，仅用 CRT 的非手术治疗就足够了吗？这个问题还没有完全解决。对于在根治性 CRT 后经内镜证实达到 CR 的 SCCs 患者，监测可能是一种选择。但是，局部失败率高是一个重要的问题。因此，手术切除是目前最佳的选择。然而，对于 AC，由于 pCR 率低于 SCC 并且没有足够的证据，不建议非手术治疗。

三、潜在可切除食管胃交界处腺癌的治疗

如前所述，EGJ AC 也被包括在胃癌的研究中，根据疾病的分期，手术加辅助化疗 ± CRT 或围手

术期化疗可能是术前同步放化疗的另外一种选择。

MAGIC 研究表明，对于可切除的食管胃 AC，在围手术期使用表柔比星、顺铂联合氟尿嘧啶灌注方案（epirubicin–cisplatin and infusional fluorouracil, ECF）化疗比单纯手术更具有优势。该研究患者中，远端食管和食管胃交界处 AC 占 26%，其余患者为胃 AC。有证据表明术前化疗可降期，围手术期化疗可增加生存率[105]。法国 FNLCC 和 FFCD 研究结果证实采用顺铂联合氟尿嘧啶方案进行围手术期化疗优于单纯手术。该研究中，食管下段或食管胃交界处肿瘤患者占 75%[106]。基于这 2 项研究，围手术期化疗已成为这些患者的标准治疗方案。一项关于多西紫杉醇、奥沙利铂和氟尿嘧啶或亚叶酸钙（FLOT）与 ECF/ECX（卡培他滨代替氟尿嘧啶）对可切除胃或 GEJ AC（FLOT/AIO）围手术期化疗的 III 期研究显示，FLOT 方案的治愈率、PFS 和 OS 更高[107]。根据这项研究，这组患者围手术期化疗已采用 FLOT 方案作为新标准。

前面提到的 CROSS 研究也有 75% 的入组患者是远端食管或 GEJ AC，因此术前 CRT 也是一种选择。

食管胃交界处 AC 的最佳新辅助或围手术期治疗方案仍在继续探索。目前正在进行的相关研究包括 Neo-AEGIS 研究（围手术期卡培他滨和奥沙利铂）、ESOPEC 研究（围手术期 FLOT 方案；术前 4 个周期，术后 4 个周期）和 TOPGEAR 研究（3 周期术前 +3 周期术后 ECF/ECX 与 2 周期 ECF 然后 5-FU 化疗联合 CRT 和 3 周期），待结果报道。

四、不可切除和不能耐受手术局部晚期肿瘤的治疗

不可切除肿瘤被定义为 T4b 期病变，包括主动脉、气管、心脏、大血管的侵犯或气管食管瘘的存在。T4a 期肿瘤包括胸膜、心包或膈肌的侵犯，被认为是一种潜在的可切除疾病。第八版 AJCC 的 TNM 分期 T4a 的定义也包括了奇静脉或腹膜的侵袭，也是潜在可切除的疾病[22]。随着术前治疗的开展，一些在诊断时似乎是不可切除的病灶，在获得足够的治疗反应后也可以成为可切除的疾病。在决定根治性切除前进行 PET-CT 检查有助于发现远处转移，避免不必要的大手术[108]。

远离原发病灶的淋巴结受累——例如，胸中上段食管 SCC 的腹腔区域——以前被认为是远处转移，患者被推迟手术。但是在第八版 AJCC 的 TNM 分期中，不管肿瘤的位置和组织学类型如何，它们都被划分为区域淋巴结。有些患者由于肿瘤外侵、合并基础疾患或位置高的颈部病变等原因可能被认为不适合手术，那些没有远处转移的患者可采用根治性同步放化疗（definitive CRT, dCRT）。dCRT 是一种有效且耐受性良好的治疗方法，在可切除患者中可达到与单纯手术相似的生存率[109–111]。然而，不可手术食管癌患者的预后和生存仍然很差，5 年生存率约为 20%[109, 112]。与术后复发模式不同，dCRT 治疗后，几乎 50% 的患者出现局部复发[109, 113]。

颈段食管癌通常被视为头颈部 SCC，因为在该区域进行根治性切除会导致功能缺陷和生活质量受损。因此，手术切除很少作为首选治疗，主要作为 dCRT 后失败挽救性治疗。

对于胸段食管肿瘤，在充分评估后，对局部晚期不可切除的患者，在能耐受的情况下，首选 dCRT

而不是单纯 RT 治疗。对于 SCC 患者，主要选择 RTOG 85-01 和组间 0123 试验的化疗方案（顺铂和氟尿嘧啶）[28, 73]，但 FOLFOX 方案、卡铂联合紫杉醇每周方案也可以作为选择之一。RT 的最佳剂量分配方案尚未明确。RTOG 85-01 和 INT 0123 研究采用的 50.4 Gy/28 d 被认为是标准方案 [72, 73]。食管位于关键器官包围之中，所以先进的放射技术可以减少不必要的辐射暴露；应使用三维适形技术（three-dimensional, 3-D）制订治疗计划。采用先进放射技术十分重要，可以减少周围重要器官如心脏、肺、脊髓和肝脏的毒性。这些器官的高剂量辐射与治疗相关的毒性有关，如肺部并发症和心脏毒性。

虽然没有 1 级证据支持使用如调强放射治疗（intensity-modulated radiation therapy, IMRT）的先进技术，在基于人群研究中也发现 IMRT 可降低 EC 患者的全因死亡率、心脏相关死亡率和其他原因死亡率 [114]。此外，尽管成本很高，质子疗法也可以在这一领域发挥作用。

诱导化疗后 dCRT 也可作为选择之一。诱导化疗可以在 CRT 开始前缓解吞咽困难，而营养摄入对于严重吞咽困难的患者是个重要的问题。空肠造瘘导管植入术是这类病人在 CRT 开始前最常采用的合适方法。局部晚期患者最终也会出现远处转移，而诱导化疗对远处转移性疾病也有一定的疗效。大多数评估诱导化疗的临床试验都是针对潜在可切除的患者进行的。

在另一项研究（RTOG 0113 Ⅱ期试验）中，纳入了患有局限性食管 SCC 或 AC 的病人，这些患者病灶不可切除、不愿意接受手术或在医学上不适合手术。患者接受氟尿嘧啶、顺铂联合紫杉醇诱导化疗，然后氟尿嘧啶加紫杉醇同步放疗 50.4 Gy，或顺铂联合紫杉醇诱导化疗，然后进行相同的同步放化疗方案。第二组不含氟尿嘧啶。主要终点是评估是否能达到 ≥77.5% 的 1 年生存率，和能否超过 66% 的历史 1 年生存率（RTOG 9405）。2 组都有较高并发症发生率。A 组患者中位生存时间为 28.7 个月，B 组为 14.9 个月（RTOG 9405 为 18.8 个月）。A 组 1 年生存率接近 75.7%，但没有达到或超过 77.5% 的目标。A 组 2 年生存率为 56%，B 组为 37% [115]。因此，2 种方法均不优于 INT123 或 RTOG9405 的历史对照，并且毒性有所增加。

五、转移性疾病的治疗

转移性肿瘤患者的治疗目标应该是减轻症状，尤其是吞咽困难和食欲缺乏，应提高生活质量、延长生存时间。2006 年，一项荟萃分析系统评估了 RTC 中转移性食管或 EGJ 肿瘤患者的化疗与最佳支持治疗或不同化疗方案之间的差异。由于患者人群和化疗方案的异质性，比较不同化疗相对于最佳支持治疗的有效性是困难的。该分析比较不同的化疗方案认为，不管哪种化疗方案都不可能一直持续获益。顺铂、氟尿嘧啶、紫杉醇和蒽环类药物具有较好的缓解率和毒性可耐受 [116]。从晚期胃癌的试验中，我们可以看到化疗与最佳支持治疗相比有显著的生存获益 [117]，晚期胃癌中使用的药物被推荐用于食管 AC 和 EGJ AC。因此，对于可能使用曲妥珠单抗治疗的患者，应该确定 HER2 是否能够表达。根据 ToGA 试验结果，HER2 阳性患者应采用曲妥珠单抗联合顺铂加氟尿嘧啶或顺铂加卡培他滨治疗 [118]。对于 HER2 阴性患者，如果患者可以耐受，可考虑选择铂类加氟尿嘧啶类联合紫杉醇类或蒽环类的化疗方案：多西他赛、顺铂、氟尿嘧啶（DCF），ECF，ECX，表柔比星、顺铂、卡培他滨（EOX）[119, 120]。双药联合方案也可能是一个很好的选择，因为这些患者可能会需要后续紫杉醇二线治疗。至于双药方案可以是FOLFOX 或 XELOX（卡培他滨代替氟尿嘧啶、亚叶酸钙），顺铂加氟尿嘧啶或顺铂加卡培他滨也是可选方案。对于年龄较大或不能耐受的患者，可以选择单药，如氟尿嘧啶类药物（卡培他滨、S1、氟尿嘧啶＋亚叶酸钙）、紫杉醇每周方案或伊立替康。在食管胃 AC 的持续治疗中，如果在一线铂／氟尿嘧啶 +/– 表柔比星治疗 3 个月后疾病出现进展，可以考虑再次使用铂类联合氟尿嘧啶。一项研究显示再次使用铂类和氟尿嘧啶联合化疗的中位 PFS 和 OS 分别为 3.9 和 6.6 个月[121]。2 个关键的随机对照试验证实了晚期食管癌患者二线或后续化疗与最佳支持治疗相比的优势[122, 123]。一项荟萃分析也显示了生存益处[124]。在这些试验中，二线化疗的选择是多西紫杉醇或伊立替康。紫杉醇每周方案也是二线治疗可接受的选择[125, 126]。REGARD Ⅲ期临床研究显示，抗血管生成药物雷莫芦单抗对比安慰剂作为二线治疗的单药治疗更有获益可能[127]。铂类联合氟尿嘧啶化疗后的二线治疗中，RAINBOW 研究显示雷莫芦单抗与每周紫杉醇合用中位 OS 为 9.6 个月，而单药紫杉醇的中位 OS 为 7.4 个月[128]。在化疗难治组（两线及以上）的患者中，与安慰剂相比，新型血管内皮生长因子受体-2 酪氨酸激酶抑制剂阿帕替尼会改善 OS[129]。

免疫治疗，包括检查点抑制剂，也显示出对食管癌和其他胃肠系统肿瘤的应用前景。抗 PD-1 抗体、纳武单抗、帕博利珠单抗在进展期胃 AC 和 EGJ AC 新辅助治疗中显示出一定疗效。

治疗前需要缓解吞咽困难的患者和对于不能手术切除的患者，经皮胃造瘘术或空肠造瘘术也是供选择的治疗方式。

ATTRACTION Ⅱ期研究显示，与安慰剂相比，既往曾接受 2 种或 2 种以上化疗方案的亚洲晚期胃 AC 和 EGJAC 患者使用纳武单抗后 1 年 OS 有所改善（26% vs. 11%）。该研究并未根据 PD-L1 表达选择患者[130]。Checkmate 032 试验研究了单独使用纳武单抗或与伊匹单抗联合使用的情况，实验人群是至少接受过一线治疗进展的患者，但这次是在西方人群中，试验显示了相似的结果，1 年生存率为 36%[131]。Keynote 059 是一项多队列的 Ⅱ期研究，队列 1 是既往二线以上进展的患者采用帕博利珠单抗治疗。在所有患者中，总有效率（overall response rate, ORR）为 11.6%，PDL-1（＋）患者 ORR 为 15.5%；PDL-1（－）患者 ORR 为 6.4%，MSI 高患者（占总患者 4%）1 年 ORR 为 57%，该亚组 CR 率为 14%[132]。队列 2 为一线治疗，帕博利珠单抗与顺铂联合氟尿嘧啶或卡培他滨方案合用，瀑布图显示所有患者的靶点病灶均减少，且该缓解与 PDL-1 是否表达无关，中位 OS 为 20.8 个月[133]。

对于晚期 SCC 患者，常用的药物包括铂类、氟尿嘧啶类和紫杉醇类，尽管它们的临床疗效有限。DCF 可作为适合患者的首选方案，也可以选择顺铂加氟尿嘧啶、顺铂加卡培他滨、FOLFOX 和 XELOX 方案。免疫检查点抑制剂在食管 SCC 也开展了临床试验。PD-1 抗体帕博利珠在 PD-L 表达阳性（肿瘤细胞或肿瘤间质细胞 PD-L1 表达＞1%）治疗后进展的食管癌患者中显示一定疗效，部分缓解率（partial response, PR）为 30.4%（AC 为 40.0%，SCC 为 29.4%）[134]。在一项开放性、单臂、多中心的 II 期试验中，晚期 SCC 患者在接受基于氟尿嘧啶、铂和紫杉醇的化疗方案后进展或不耐受，给予纳武单抗治疗，中心评估疾病控制率达到 27%，纳武单抗显示出较高的有效性和安全性。该药为难治性晚期 SCC 患者提供了一种新的治疗途径[135]。

六、吞咽困难患者的姑息治疗

内镜下治疗对缓解梗阻症状很重要。球囊扩张和狭窄部位支架置入可缓解吞咽困难。全覆膜自膨胀式金属支架被广泛应用[136, 137]。这些技术可用于无法手术的患者以及在 CRT 或手术中。

第五章 胃 癌

Yung-Jue Bang, Do-Youn Oh, Han-Kwang Yang, Sang Gyun Kim 和 Woo-Ho Kim

第一节 流行病学和病因学

全世界范围内，胃癌是第五大常见的癌症，也是第三大癌症相关死亡原因，占总癌症死亡率的9%[1]。胃癌在东亚更为常见，超过60%的病例发生在该地区，在西欧、北美和非洲则较少见。男性发病率是女性的2倍。在世界范围内，非贲门部胃癌的发病率已经下降。但是，胃贲门腺癌的发病率有所增加，尤其是在西方国家，这可能与广泛存在的慢性胃食管反流病（gastroesophageal reflux disease, GERD）和肥胖有关。

胃癌的发展是一个多步骤的过程，环境因素和遗传因素均在其中发挥作用。在环境因素中，最重要的是幽门螺杆菌感染。幽门螺杆菌是一种定居于胃黏膜的革兰氏阴性杆菌，自1994年以来被归类为胃癌的1类致癌物。幽门螺杆菌随地区、年龄和社会经济环境的变化而变化。在发展中国家，幽门螺杆菌感染率在成年人中高达80%，而在西方国家则不到30%[2]。虽然胃癌患者60%伴有幽门螺杆菌感染，但大多数幽门螺杆菌感染者终身无症状，只有不到0.5%的幽门螺杆菌感染者患有胃癌[3]。

幽门螺杆菌产生许多毒性因子，这些因子通过上皮细胞内信号传导途径调节胃炎和产生致癌作用。细胞毒素相关基因A（cytotoxin-associated gene A, CagA）和空泡毒素A（vacuolating cytotoxin A, VacA）是幽门螺杆菌的主要毒性因子，与胃癌发生的风险增加有关[4]。幽门螺杆菌可上调多种促炎性细胞因子——例如IL1、IL6、IL8和肿瘤坏死因子-α（tumor necrosis factor-alpha, TNF-α），并通过激活调节正常的T细胞表达和分泌（regulated on activation normal T cell expressed and secreted, RANTES）——这导致胃上皮细胞的过度增殖和凋亡，并增加由高表达的活性氧（reactive oxygen species, ROS）和氮类（nitrogen species, RNS）引起的DNA损伤和染色体突变的风险[5]。

p53是一种主要的肿瘤抑制基因，在幽门螺杆菌感染引起的胃癌中表达异常。p53突变常见于胃癌，尤其是CagA阳性的幽门螺杆菌。p53失活诱导受损的凋亡，这可导致具有异常DNA损伤的胃上皮细胞的持续增殖[6]。

表观遗传改变在胃癌发展中很常见。甲基化、点突变、重组、缺失和重复序列是常见的改变形式，而CpG岛超甲基化是肿瘤抑制基因中最常见的表观遗传改变[7]。miRNAs还与幽门螺杆菌诱导的慢性炎症和CagA诱导的胃癌发生有关[8]。慢性幽门螺杆菌感染可促进从萎缩性胃炎、肠化生和不典型增生发展为癌。萎缩或肠化生是已知的癌前改变[9]。

其他环境因素包括饮食和生活方式。盐、脂肪和 N-亚硝基化合物含量高的腌制食品会增加患胃癌的风险，而新鲜水果、蔬菜和纤维会降低患胃癌的风险[10]。N-亚硝基化合物是在硝酸盐或亚硝酸盐的保存过程中形成的，在腌肉、烤鱼、速食食品和全脂奶粉中含量丰富。咸鱼和咸肉、腌菜和酱油等含盐食物会直接损伤胃黏膜并增加由幽门螺杆菌引起的慢性炎症的风险[11]。富含维生素 C、类胡萝卜素、叶酸和植物化学物质的水果、蔬菜可能会在一定程度上降低患胃癌的风险[11]。

众所周知，吸烟和饮酒是胃癌的危险因素[12]。吸烟会导致胃黏膜癌前病变并增加幽门螺杆菌持续感染的风险。酒精作为一种刺激物在胃癌的发生中起作用。伴有肥胖的 GERD 与胃贲门癌风险增加相关[13]。EB 病毒（Epstein–Barr virus, EBV）感染也与胃癌发生有关[12]。

已知有胃癌家族史的与患病风险增加相关，比值比在 2~10 之间[14]。在西方国家，胃癌患者家属中幽门螺杆菌感染和慢性黏膜炎症的发生率往往会增加[15]。尽管在欧洲指南中建议根除幽门螺杆菌，但其癌症预防的作用尚未完全阐明[16]。在东亚，大多数有家族史的胃癌病例是散发性的，而不是遗传性的[17]。

第二节　病　理

根据肿瘤浸润深度将胃癌分为早期胃癌和晚期胃癌。早期胃癌，表现为黏膜或黏膜下层受累，以预后良好为特征。在筛查项目活跃的日本和韩国，早期胃癌占 70% 以上以手术或内镜切除的胃癌。但是，在其他国家要低得多。

Borrmann 提出，晚期胃癌大致可分为息肉型、溃疡 - 蕈伞型、溃疡 - 浸润型和弥漫浸润型。组织学上，基于 Lauren 标准的肠型以腺体形成为特征，弥漫型以细胞黏附性差为特征。当肠型和弥漫型成分的数量几乎相等时，定义为混合类型。不确定类型包括未分化的组织学。世界卫生组织（World Health Organization, WHO）分类包括 5 种常见类型和几种少见类型。常见的类型包括管状、乳头状、黏液状、低黏性和混合型。乳头状或管状癌的组织学分为高、中或低分化组织学。组织学分级与预后或复发率没有很好的相关性。混合型癌，通常由乳头状管状癌和低黏性的癌组成，显示出克隆性[18]，表型多样性是由 CDH1 基因的体细胞突变引起的[19]。神经内分泌癌分为大细胞型和小细胞型。这种组织学分类对于所有胃肠道和肺都是通用的。在胃腺癌中，通常会看到癌细胞被神经内分泌标记物染色，例如嗜铬粒蛋白 A 或突触素。只有当至少 30% 的肿瘤区域被神经内分泌标记阳性的肿瘤细胞占据时，才诊断为混合腺嘌呤神经内分泌癌（mixed adenoneuroendocrine carcinoma, MANEC）。如果小部分（少于 30%）由神经内分泌癌组成，则该病例被归入常规腺癌。腺鳞癌、鳞状细胞癌、肝样腺癌、生殖细胞癌、未分化癌等罕见亚型占比小于 5%。胃癌可以根据黏蛋白表达分为胃型或肠型[20]。MUC5AC 或 MUC6 在胃型中表达，MUC2 或 CD10 在肠型中表达。混合型胃癌的特征是 2 种标志物均有表达，而未分类型胃癌的特征是 2 种标志物均不表达。这种分类有助于预后，在胃组织学中预后最差，但除日本以外并未广泛使用。

食管胃交界处腺癌（esophagogastric junction, EGJ）由于近期发病率上升而引起了人们的关注，尤其是在东方国家。该肿瘤定义为横跨 EGJ 的腺癌，肿瘤中心在距 EGJ 2 cm 之内。但是，由于 EGJ 模糊不清，因此这种分类的定义并不总是很清楚，尤其是对于癌位于 EGJ 附近或从 Barrett 食管发展而来的情况。此外，内镜医生、外科医生和病理学家对 EGJ 的标志的看法也有所不同。国际抗癌联盟（Union for International Cancer Control, UICC）建议 EGJ 癌症的分期分类应遵循食管癌。实际上，EGJ 腺癌的分子和病理学特征更接近于胃癌而不是食管癌。

胃癌早期可扩散至局部淋巴结，累及淋巴结数目影响患者的预后。癌细胞所累及的淋巴结分为 3 类：肿瘤沉积不大于 0.2 mm 的孤立肿瘤细胞（isolated tumor cells, ITC）、微转移（大于 0.2 mm 但不大于 2.0 mm）和宏转移（大于 2.0 mm）。UICC 指南中转移性（阳性）淋巴结计数包括转移和微转移，但不包括 ITC。最近的荟萃分析显示，微转移的存在在预后上仅在东方国家具有重要意义，而在西方国家则无意义 [21]。没有令人信服的证据表明 ITC 在预后方面具有重要意义 [22]。根据有丝分裂计数和 Ki-67 指数将神经内分泌肿瘤（neuroendocrine tumor, NET）分为 3 个等级，但第 3 级非常罕见。胃 NET 可以进一步细分为 3 种类型。Ⅰ型起源于高胃泌素环境，遵循良性进程。Ⅱ型更具侵略性，30% 会发生远处转移。Ⅲ型 50% 会发生远处转移，并且在正常胃状态下发展。从 NET 演变为神经内分泌癌的证据很少，而且大多数证据表明神经内分泌癌与 NET 不同。

遗传性弥漫性胃癌是由编码肿瘤抑制蛋白 E-钙黏蛋白的 CDH1 基因的种系突变引起的。CDH1 杂合子种系突变增加了发生弥漫性胃癌和小叶性乳腺癌的风险。并非所有的遗传性弥漫性胃癌患者都有 CDH1 基因突变，这提示其他基因也可能参与其中。事实上，在韩国符合遗传性弥漫性胃癌标准的患者中 CDH1 突变非常罕见 [23]。

在胃腺瘤中，无论是乳头状腺瘤还是管状腺瘤，都被认为是癌前病变。这与主要起源于腺瘤的结肠腺癌不同，只有少数胃癌起源于腺瘤。胃低级别腺瘤与低级别结肠腺瘤的组织学相似，高级别腺瘤的特征是细胞异型性或明显的结构紊乱，包括原位腺癌。胃腺瘤也可通根据黏蛋白表达分为胃型、肠型、混合型和不确定型，其中胃型腺瘤的特征是具有生物学侵袭性，代表了胃型腺癌的假定前体病变 [24]。

第三节　分子分类

最近一项 TCGA（癌症基因组图谱）研究对胃癌进行了全面的分子谱分析并发现了 4 种不同的分子亚型：EBV 阳性的肿瘤、微卫星不稳定的肿瘤、基因组稳定的肿瘤和染色体不稳定的肿瘤 [25]。

与 EBV 相关的胃癌已被证明占全世界胃癌的 5%~10%。从组织学上讲，具有淋巴样基质的胃癌的特征是与 EBV 相关，但并非所有与 EBV 相关的胃癌都表现出典型的组织学特征。EBV 相关型胃癌以男性人群为主，常见于发生在吻合口的残端癌。在 EBV 相关性胃癌中经常表现出表观遗传学改变，尤其是肿瘤抑制基因启动子区域的 DNA 甲基化。实际上，EBV 相关性胃癌在各种癌症中表现出最高的总体甲基化水平。异常高甲基化的机制可能是宿主对病毒感染的反应。该亚组具有白介素 12 信号转导的强烈信号，这反映了大量的免疫细胞浸润。TCGA 研究发现 EBV 亚型与 PI3K/AKT 和 JAK2 等信号通路以及 PD-L1 和 PD-L2 表达升高有关。ARID1A 突变能在 10% 胃癌中检测到，并且其在 EBV 相关性胃癌最常见。

微卫星不稳定性（microsatellite instability, MSI）是由 DNA 错配修复（mismatch repair, MMR）基因失活引起的遗传改变。TCGA 研究发现，患有微卫星不稳定癌症的患者相对年龄较大且多为女性。微卫星不稳定癌（MSI 胃癌）组织学上以肠化生为主，预后良好且复发率低。他们通常表现出异常的表观遗传模式，而 MLH1 甲基化是该亚型的关键生物标志物。MSI 胃癌经常显示 EGFR-MAPK 和 PI3K 通路的激活，表现出最高的突变负荷，包括 PIK3CA、ERBB3、ERBB2 和 EGFR 在内的各种基因的突变率升高，但在该亚型中这些基因没有扩增。胃癌中的 KRAS 突变和 BRAF 突变率极低。然而，在 MSI 胃癌中最常见的是 KRAS 突变。TCGA 研究中样本和通路的层次聚类显示有丝分裂成分表达升高等几种模式。

除去 EBV 阳性或 MSI 组，剩余分组中的一类因缺乏广泛的体细胞拷贝数畸变而成为基因组稳定（genomically stable, GS）组，其含有丰富的弥散性组织学亚型。RHOA 和 CDH1 突变和 CLDN18-ARHGAP6 或 CLDN18-ARHGAP26 融合在 GS 亚组中是常见的。这些遗传改变是癌细胞内聚性差、抗失巢凋亡和上皮间质转化的原因。TCGA 研究中样本和通路的层次聚类显示 GS 亚型表现出细胞黏附通路的高表达。

除 EBV、MSI 和 GS 亚组外，剩余的其他亚组通过非整倍体的程度区分为染色体不稳定肿瘤亚组或染色体不稳定（chromosomal instability, CIN）亚组。CIN 胃癌的特征是肠组织学和频繁的 p53 突变（TCGA 中为 71%）。每种亚型在胃中均有发现，但 CIN 亚型多见于 EG 交界处和贲门。在 CIN 亚型中，许多分子被证实是治疗的新靶点，如 HER2、EGFR、VEGFR、c-MET 和 FGFR2。HER2 是迄今为止唯一被证实的胃癌生物标志物，曲妥珠单抗作为第一个获得了监管部门批准的治疗 HER2 阳性晚期胃癌的靶向药物。此外，CIN 亚型已被证明与肠化生组织学类型相关，这与先前 HER2 与胃肠癌关系的报道一致。由扩增或过度表达引起的酪氨酸激酶受体的激活导致增殖和抗凋亡信号可能是 CIN 胃癌治疗的新靶点。事实上，一项使用高分辨率单核苷酸多态性（single nucleotide polymorphism, SNP）阵列的基因组研究显示，37% 的胃癌显示出涉及 RTK/Ras 信号传导的基因扩增（FGFR2、KRAS、ERBB2、EGFR 和 MET）[26]。由于 RTK 扩增是一种潜在的药物改变，这些改变的预测价值应该得到验证。然而，在大多数情况下，FGFR2 基因或 MET 基因的扩增是不均匀的，只有少数胃癌被均匀扩增[27]。因此，大多数扩增病例是否与那些致癌基因相关尚不明确。

一项全基因组测序研究揭示了先前众所周知的突变，例如 CIN 癌症中的 TP53 突变、EBV 癌症中的 ARID1A 突变、GS 癌症中的 CDH1 突变，以及 MUC6、CTNNA2、GLI3、RNF43 等其他驱动突变[28]。然而，单个基因突变的预后意义尚不明确。相反，全基因组 DNA 甲基化谱显示 GFRA1、SRF 和 ZNF382 基因的甲基化改变与转移和总生存率有关。这提示胃癌的全序列测定可能不足以用于临床胃癌的定性或分类。

Cristescu 使用主成分分析将亚洲胃癌分为 4 类：MSI、MSS/EMT、MSS/TP53+ 和 MSS/TP53-[29]。MSI 组与 TCGA 分类重叠，而 MSS/EMT 组包括 TCGA 中的大多数 GS 肿瘤。这种 ACRG 分型与预后有很好的相关性，MSI 组预后最好，MSS/EMT 组预后最差。临床意义在其他队列中得到验证，如 TCGA 或新加坡的数据。尽管使用全基因组规模的数据引入了几种分子分类，但是将这些信息转化为日常临床实践仍然非常缓慢。为了获得成功的临床应用分子分型，可能需要将来自不同学科的知识与高通量数据相结合。

第四节 诊断、术前评估和筛查

根据疾病的严重程度，胃癌有多种症状。患者通常在早期没有症状，但在晚期会表现出各种症状，如消化不良、上腹部疼痛、恶心和呕吐。虽然也有可能出现黑便、呕血、上腹部包块和体重减轻等症状，但这些症状并不是胃癌诊断的特异性症状。

上消化道内窥镜检查是可疑病例诊断胃癌的首选方法。在可疑病例中，必须通过活检进行组织病理学评估才能确认胃癌。不规则黏膜糜烂、溃疡和结节样改变是早期胃癌的主要内镜表现。胃癌相关黏膜皱襞的异常变化包括突然中断、杵状、融合和成坝。肿块形成、扩张性降低、不规则的深部溃疡和弥漫性皱褶增厚是进展期胃癌（advanced gastric cancer, AGC）的标志。如果在可疑的癌症病例中，最初的活检未显示出恶性的证据，则必须进行再活检确认组织学。

上腹部钡餐双重对比造影对胃癌的筛查也有重要意义。在可疑恶性肿瘤的情况下，使用内窥镜进行活组织检查对组织病理学的确认是必不可少的。

通过组织病理学确认癌症后，必须进行分期检查。目前的标准分期方法包括腹部电子计算机断层扫描（computerized tomography, CT）、超声内镜检查（endoscopic ultrasonography, EUS）、磁共振成像（MRI）和正电子发射计算机断层显像（positron emission tomography, PET）/CT。

CT 已经成为胃癌分期的代表性影像学工具，并通过三维（3-dimensional, 3D）重建和各向同性体成像技术提高肿瘤（tumor, T）和淋巴结（node, N）分期的诊断准确性[30]。EUS 可用于评估肿瘤浸润深度（T 分期），并可提供病变是否可以在早期作为内镜切除的候选者的更多信息。然而，与传统的白光内镜检查相比，EUS 对早期胃癌的治疗前 T 分期没有实质性影响，并且可能不一定是决定治愈性切除方式的常规方法[31]。

PET/CT 可用于检测意想不到的远处转移，但由于敏感度有限，不建议常规使用[32]。MRI 可用于肝脏可疑转移灶的鉴别诊断[33]。

在韩国和日本，胃癌的患病率很高，已经开展基于人群的胃癌筛查。上消化道内镜检查或钡餐检查一直是癌症筛查的主要方式，其优点是可以在疾病的高发地区尽早发现癌症。内镜筛查的敏感性和特异性分别为 96% 和 85%，钡餐检查的敏感性和特异性分别为 89% 和 86%[34, 35]。在韩国和日本，通过广泛的癌症筛查诊断早期胃癌病例的比例超过 50%。在韩国，对于 40~74 岁的人群，建议每 2 年进行一次筛查[36]。

第五节　早期胃癌的内镜治疗

内镜下切除已经成为早期胃癌（early gastric cancer, EGC）根治性治疗方式，适用于转移风险可忽略不计的病例。内镜下切除手术最早用于息肉样 EGC，随着内镜设备和技术的进步，内镜黏膜下剥离术（ESD）已成为 EGC 内镜切除的标准方式。ESD 可实现完整的整块切除，而与肿瘤的大小，形状或位置无关。ESD 最重要的优点是在不牺牲生存的前提下，能维持胃的正常功能，保证生活质量。

在 ESD 发展之前，对 EGC 进行内镜切除的常规适应证是：①局限于黏膜的分化型腺癌；②≤2cm 的隆起型；③凹陷型溃疡≤1 cm。因为除了常规适应证，不可能完全切除[37]。由于 ESD 在大多数情况下可以进行完整的大块切除，因此适应证已在考虑淋巴结转移风险的前提下而扩大。根据淋巴结转移的危险因素，如肿瘤大小、分化程度、肿瘤浸润深度和淋巴血管肿瘤浸润，目前提出了淋巴结转移风险可忽略的内镜下 EGC 切除术的扩展标准，具体如下：①无溃疡的分化型黏膜癌，无论大小；②溃疡≤3 cm 的分化型黏膜癌；③≤2 cm 的未分化黏膜癌；④分化型黏膜下癌≤500 μm，肿瘤浸润深度（sm1）≤3 cm，无淋巴管浸润[38]。扩展标准并不是治疗前诊断的指征，而是根据 ESD 根治性切除后可治愈的病理学标准，其淋巴结转移的风险可忽略不计。

完整切除应通过组织病理学检查确认。如果最终结果符合扩展标准且切缘阴性，则认为实现了完全切除。如果符合扩展标准但切缘阳性，则残留的肿瘤可能存在于切除的胃边缘附近。然而，即使切除不完全，残留肿瘤也不一定总是存在，因为标测或烧灼效应的假阳性结果切除了胃边缘周围的残留肿瘤[39]。尽管切除不完全，但仍没有残留肿瘤，建议内镜进行密切随访，而不是立即行额外切除以检测残留肿瘤。对于随访期间出现残留肿瘤的情况，不可避免地需要进行额外的内镜或手术切除。

如果最终标测显示病变超出扩展标准，而与肿瘤边缘无关，则不能忽略淋巴结转移的风险。因此，对于超出扩展标准的病例，无论是否完全切除，都需要额外的手术切除和区域淋巴结清扫。

完全切除后需要定期随访，以检测同步或异时性肿瘤的发展。在 3 年的随访中，同步和异时性肿瘤的发生率约为 5%[40]。同步或异时性肿瘤相关危险因素包括缺乏幽门螺杆菌、下三分之一位置、黏膜萎缩和肠上皮化生。幽门螺杆菌是否可以减少内镜切除早期胃癌后的异时性肿瘤发展一直是一个争议[41, 42]。

常规适应证的完全切除率为 96.1%，扩展标准的完全切除率为 92.5%[43]。在长期随访中，0.6% 的病例出现淋巴结转移。早期胃癌内镜切除术后的 5 年生存率，常规适应证为 96.6%，扩展标准为 94.2%，无病生存率分别为 100% 和 99.3%，显示了良好的长期临床效果，并不低于手术切除后的疗效。

第六节　手　术

一、淋巴结清扫术

20 世纪 70 年代和 80 年代胃癌手术的一个重要问题是淋巴结清扫的范围。胃癌根治术后辅助化疗在 20 世纪 90 年代占主导地位，随后在 21 世纪初出现了所谓的微创手术。关于淋巴结清扫术，东西方对淋巴结清扫的范围有不同的看法。在东方，根治性胃切除术伴广泛的淋巴结清扫术（D2 淋巴结清扫，图 5.1a、b）被认为是大多数可手术胃癌的标准治疗[44]。

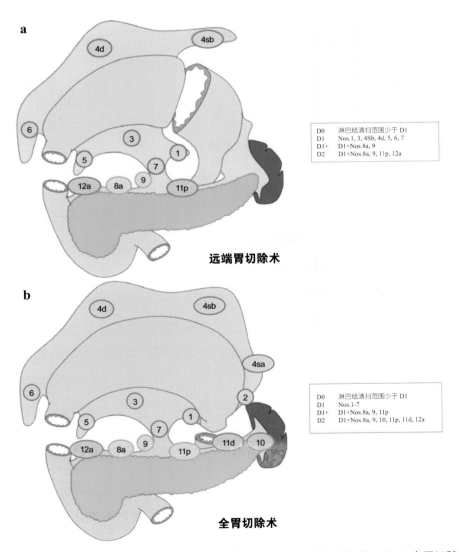

图 5.1　胃癌淋巴结清扫术（JGCA 指南 2011 版）。（a）远端胃切除术。（b）全胃切除术

根据首尔国立大学医院（Seoul National University Hospital, SNUH）的淋巴结转移数据，淋巴结（lymph node, LN）转移的概率根据 T 期增加而增加（图 5.2）。随着浸润深度的增加，淋巴结转移从 N1 区域扩展到 N2（根据日本胃癌分类标准）[45]。这些数据说明，如果仅对局部晚期胃癌进行 D1 切除，局部复发率高并且可以通过放疗受益，这就是为什么在韩国或日本，即使不进行额外的放疗，D2 切除的局部复发率也很低。

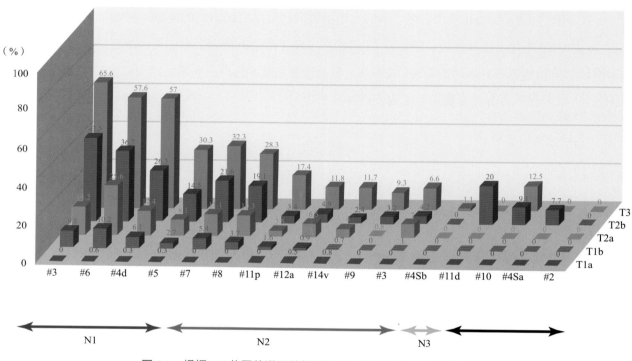

图 5.2 根据 LN 位置的淋巴结转移和 T 分期（下三分之一段）

为了比较 D1 和 D2 淋巴结清扫术的有效性，开展了一些随机临床试验（randomized clinical trials, RCT）。其中，MRC 和 Dutch 试验显示较高的并发症发生率和死亡率，并且和 D2 淋巴结切除术后 5 年生存率相似[46, 47]。但是，其结果比历史上进行 D2 淋巴结清扫术的东方研究数据的结果差得多。此外，意大利最近进行的一项随机临床试验表明，D2 淋巴结清扫术可能是晚期胃癌的更好治疗选择[48]。最近，在随机临床试验中对胃切除术后长期生存率差异进行的系统性分析表明，即使调整了混杂因素，东方胃切除术与 5 年生存率提高（合并 OR 4.83，95%CI 3.27~7.12）、癌症复发率降低（合并 OR 0.33，95%CI 0.2~0.54）具有相关性[49]。这项研究表明，东西方手术原则或策略的差异可能是这种预后差异的潜在原因。此外荷兰的试验组最终报道了他们的长期试验结果：相比 D1 淋巴结切除术，D2 淋巴结切除术与降低局限性复发率和胃癌相关的死亡率相关[50]。而且，根据 MRC 试验一位首席研究员最终的评论，对于将 D1 胃切除术替代为 D2 胃切除术的建议反映出西方外科手术团体的失败，并且也反映出在现代外科手术中，对于侵入性胃癌，MRC 试验的结果不再成为长期反对 D2 胃切除术的证据[51]。

重要的是，不仅要对进展期胃癌进行适当的 D2 淋巴结切除术，还要评估手术标本中切除淋巴结的转移状态。既往的研究表明，D2 淋巴结清扫且淋巴结数目超过 16 个的患者，总生存率明显优于 D1 淋巴结清扫组[52]。患者淋巴结清扫程度和离体标本出来的差异可能导致东西方胃癌患者的预后有所不同。根据第七版 AJCC TNM 分类，韩国[53]、日本[54]、美国（1991—2005 年 SEER 数据于 1991—2000 年诊断）和中国在不同分期的 5 年生存率[55] 分别为：Ⅰa 期 95.1%、94.2%、70.8%、88.5%，Ⅱa 期 84.0%、80.8%、45.5%、71.5%，Ⅱb 期 71.7%、69.6%、32.8%、66.8%。尤其是Ⅲa 期，韩国的 5 年生存率为 58.4%，而 SEER 数据显示为 19.8%。

二、微创手术

1994 年首次报道腹腔镜胃癌切除术后，日本和韩国开展迅速——在这 2 个国家早期胃癌占据多数[56]。众所周知，微创手术的优点是手术疼痛少、美容效果好、炎症反应轻、肠道功能恢复快、住院时间短且社会活动恢复迅速。

为了证明手术和肿瘤学的安全性，几项随机临床试验比较了腹腔镜辅助远端胃切除术（laparoscopic-assisted distal gastrectomy, LADG）和开腹远端胃切除术（open distal gastrectomy, ODG）的结果（表 5.1）。韩国腹腔镜胃肠外科研究组（Korean Laparoscopic Gastrointestinal Surgery Study Group, KLASS）针对早期癌症进行了一项大规模多机构前瞻性随机对照试验（KLASS01），比较了腹腔镜胃切除术和开腹胃切除术。在 KLASS01 试验中，腹腔镜胃切除术的总并发症发生率明显低于开腹胃切除术（13.0% vs. 19.9%，$P = 0.001$）[57, 58]。

表 5.1　比较 LADG 与 ODG 治疗早期胃癌的随机临床试验

	LADG		ODG	
	发病率	死亡率	发病率	死亡率
Kitano 等	14.3%（2/14）	0.0%（0/14）	28.6%（4/14）	0.0%（0/14）
Huscher 等	26.7%（8/30）	3.3%（1/30）	31.0%（9/29）	6.9%（2/29）
Hayashi 等	14.3%（2/14）	14.3%（2/14）	42.9%（6/14）	0.0%（0/14）
JH Lee 等	12.5%（3/24）	0.0%（0/24）	43.5%（10/23）	0.0%（0/23）
YW Kim 等	0.0%（0/82）	0.0%（0/82）	4.9%（4/82）	0.0%（0/82）
HH Kim 等	9.5%（17/179）	1.1%（2/179）	14.9%（24/161）	0.0%（0/161）

Ⅱ 或 Ⅲ 期癌症需要行腹腔镜胃切除术和 D2 淋巴结清扫，这是一个技术要求高且耗时的过程。AGC 研究中一些机构开展了 LADG，据报道其并发症发生率为 11.3%~23.0%，死亡率为 0.8%~6.0%（表 5.2）。

表 5.2　比较 LADG 与 ODG 治疗早期胃癌的随机临床试验

	发病率		死亡率		生存率	
	LADG	**ODG**	**LADG**	**ODG**	**LADG**	**ODG**
Ziqiang 等（中国）	13.6%（6/44）	20.7%（12/58）	0%	3.4%（2/58）		
Huscher 等（意大利）	23%（23/100）		6%（6/100）		59%（5 年）	
H Hur 等（韩国）	15.4%（4/26）	16.0%（4/25）	0%	0	88.2%（3 年总体）	77.2%（3 年总体）
SI Hwang 等（韩国）	15.6%（7/45）	12.0%（10/83）	2.2%（1/45）	1.2%（1/83）		
J Shuang 等（中国）	5.7%（2/35）	8.6%（3/35）	—	—	中位 36.5 个月	中位 38.5 个月
A Hamabe 等（日本）	24.2%（16/66）	22.8%（23/101）	—	—	89.6%（5 年 RFS）	75.8%（5 年 RFS）
AC Gordon 等（日本）	13.6%（9/66）	25.0%（31/32）	0%	0%	68.6%（Ⅲa）65.0%（Ⅱb）	70.5%（Ⅲa）67.7%（Ⅱb）

注：RFS 无复发生存率

　　KLASS 报告了胃癌腹腔镜胃切除术的长期、大规模和匹配对照研究结果 [59]。根据这些数据，LADG 和 ODG 在 Ⅱ 期和 Ⅲ 期患者中 5 年生存率没有统计学差异。基于前期回顾性研究数据，已经开展了几项全国性的多中心 Ⅲ 期随机临床试验（表 5.3）。其中，KLASS 02 和 CLASS 01 于 2015 年完成了患者入组。这些包括 KLASS、CLASS 和日本在内的 RCT 将为胃癌中腹腔镜胃切除术的长期结果提供 1 级证据。

表 5.3　比较 LADG 和 ODG（东方）的全国多中心随机临床试验

	c Ⅰ 期		AGC		
	KLASS 01 (NCT00452751)	**JCOG 0912**	**KLASS 02 (NCT01456598)**	**JLSSG 0901**	**CLASS 01 (NCT01609309)**
分期	Ⅲ	Ⅲ	Ⅲ	Ⅱ / Ⅲ	Ⅲ
比较	LADG vs. ODG	LADG vs. ODG	LADG vs. ODG	LADG vs. ODG	LADG vs. ODG
纳入标准	c Ⅰ 期	c Ⅰ 期	cT2/T3/T4a cN0-1	cT2/T3/T4a cN0-2	cT2/T3/T4a cN0-3
样本大小	1400	920	1050	500	1056
注册时间	2006—2010 年	2010 年	2011 年	2010 年	2012 年
主要终点	5 年 DFS	5 年 OS	3 年 DFS	Ⅱ：吻合口瘘或胰瘘 Ⅲ：RFS	3 年 DFS

注：KLASS 韩国腹腔镜胃肠外科研究组，JCOG 日本临床肿瘤组，JLSS 日本腹腔镜手术研究小组，CLASS 中国胃肠道腹腔镜手术研究组，DFS 无病生存期，OS 总生存率，RFS 无复发生存率

三、减瘤手术

对于Ⅳ期胃癌，尤其M1胃癌患者减瘤手术的作用一直存在争议。来自东方的一些回顾性研究表明，胃切除术在不可治愈因素较少的患者中可能有生存益处。为了评估具有单一不可治愈因素的临床Ⅳ期胃癌与单纯化疗相比胃切除术加化疗的生存获益和安全性，日本临床肿瘤组（Japan Clinical Oncology Group, JCOG）、韩国胃癌协会（Korean Gastric Cancer Association, KGCA）和NUSH（REGATTA试验）之间进行了一项国际组间研究。主要终点是总生存率。计划样本总量为300名患者。2008年2月至2013年8月，175名患者（日本95名，韩国80名）被随机分组。胃切除术加化疗的2年生存率为25.7%（95%CI 15.7%~36.9%），单纯化疗的2年生存率为31.4%（95%CI 20.4%~42.9%），此时JCOG数据和安全监测委员会（Data and Safety Monitoring Committee, DSMC）基于总体结果无效，提前终止了该实验。这项研究结论认为，对于具有单一不可治愈因素的胃癌患者，胃切除术后化疗与单独化疗相比没有生存益处。胃切除术是安全的，没有死亡率，但其与晚期不良事件和并发症发生率增加有关。胃切除术与更频繁和更严重的化疗相关的不良反应有关，尤其是对于U型病变或全胃切除术。由于在远端胃癌中有总体生存获益的趋势，因此可以考虑仅在远端胃癌患者中进行第二项研究。

腹膜种植复发是Ⅳ期胃癌中最常见的发现之一，被认为是由于在一次外科手术之前和手术期间植入了从肿瘤剥离的游离腹膜内癌细胞。既往关于胃切除后离体胃癌样本的体外研究结果表明，从胃癌手术期间开放的胃腔或淋巴管中可能会释放出游离癌细胞，尤其是在晚期疾病中[60]。另一项临床研究也表明，广泛的术中腹腔灌洗（extensive intraoperative peritoneal lavage, EIPL）和随后的腹腔化疗（intraperitoneal chemotherapy, IPC）显著提高了晚期胃癌患者的5年生存率，这些患者腹腔内游离癌细胞无明显腹膜转移（EIPL-IPC为43.8%，IPC为4.6%，单纯手术为0%，$P<0.0001$）[61]。基于这一经验，正在进行一项评估EIPL组和标准灌洗组之间的根治性胃切除术后生存结果的随机临床试验（EXPEL试验，NCT02140024）。计划的样本总数为800，主要终点为3年总生存率。

四、保留功能的手术

保留幽门的胃切除术（pylorus-preserving gastrectomy, PPG）最初是用于良性消化性胃溃疡，现已被用作中下段EGC的可选治疗方法[62]。众所周知，PPG具有多种功能优势，包括营养价值、倾倒综合征、胆汁反流或胆结石形成的发生率较低等[63-65]。根据2010年修订的日本胃癌治疗指南，PPG可用于胃中部的cT1cN0胃癌，其肿瘤远端边界距幽门近端至少4 cm。就淋巴结转移和生存率而言，几项回顾性研究表明，腹腔镜辅助下PPG（LAPPG）手术是一种安全的手术，术后长期预后令人满意[66-68]。

为了证明LAPPG在中下段EGC中的优势，于2015年启动了KLASS04试验，其比较了LAPPG和LADG的生活质量。计划的样本总数为256例，主要终点是倾倒综合征的发生率，术后1年通过Sigstad评分评估[69]。

五、机器人手术

机器人辅助手术是使用机器人进行的腹腔镜手术。与传统的腹腔镜手术相比，机器人手术具有以下优点：增加了机械臂的自由度、器械的可伸缩性、稳定的摄像平台以及过滤了外科医生手部的静止震颤。一些关于机器人手术治疗胃癌的研究表明，与腹腔镜胃切除术相比，其近期并发症发生率和肿瘤学结果具有可比性[70, 71]。然而，由于套管针数量相似、手术时间更长、忽略不计的失血量的差异、相似的手术压力以及更高的成本，机器人手术对病人的具体优势仍然不能明确[72, 73]。为了研究机器人胃切除术在胃癌治疗中的作用，韩国机器人胃切除术研究组从 2010 年开始进行了一项多中心回顾性和前瞻性病例对照临床试验，比较了机器人胃切除术和腹腔镜胃切除术在 EGC 的应用。2012 年完成了 400 例患者的纳入（每组 200 名）。该试验 2015 年报告了短期结果，即机器人胃切除术在围手术期手术结果（包括发病率、死亡率、失血量和住院时间）方面并不优于腹腔镜胃切除术。与腹腔镜胃切除术相比，手术时间明显更长且总成本更高[74]。但是，随着技术的飞速发展，利用机器人等新技术设备正在到来并且正在通过临床试验进行评估。

第七节　全身治疗

一、辅助治疗

为了提高可切除胃癌的治愈率，已经评估了几种治疗策略，主要包括术后或辅助化疗，辅助放化疗和围手术期化疗[75]。

（一）辅助放化疗

术后放化疗在三项Ⅲ期临床试验中进行了测试。其中 2 项研究将放化疗与单独手术进行了比较，另一项研究则将放化疗与辅助化疗进行了比较。

组间试验 0116（SWOG9008/INT0116）纳入了 559 例≥T3 和（或）接受 R0 切除且淋巴结阳性的胃癌患者，并将其随机分配至观察组（$n=227$）或放化疗组（$n=282$）[76]。放化疗组，分别在放疗前、放疗中和放疗后（4500 c Gy）给予氟尿嘧啶（FU）和亚叶酸钙。根据 10 年的随访数据，与观察相比，放化疗可以持续改善总生存期和无进展生存期[77]。两组总生存期分别为 35 个月和 27 个月（HR 1.32，95%CI 1.25~1.83，$P=0.0046$），两组无进展生存期分别为 27 个月和 19 个月（HR 1.51，95%CI 1.25~1.83，$P<0.001$）。在入组患者中，仅 10% 的患者进行了 D2 手术。超过 50% 的患者接受了 D0 切除，36% 的患者接受了 D1 切除。局部复发率从观察组的 47% 降至放化疗组的 24%。这项研究表明，放疗可能会弥补手术不足。

按 INT0116 方案开展了 CALGB80101 试验[78]。该试验以 FL（5-FU 或亚叶酸）辅助放化疗作为对照组，研究了 ECF（表柔比星 + 顺铂 +5-FU）放化疗的疗效——1 周期 ECF 化疗［E 第一天 50 mg/m²，C 第一天 60 mg/m²，第 1-24 天 5-FU 200 mg/（m²·d）］，接下来是 45 Gy（1.8 Gy/d）的放疗，并同步 5-FU ［整个 RT 期间 200 mg/（m²·d）］，然后进行 2 个周期的减量 ECF 化疗［E 第一天 40 mg/m²，C 第一天 50 mg/m²，第 1~24 天 5-FU 200 mg/（m²·d）］。FL 组和 ECF 组的总生存期相似（分别为 37 个月和 38 个月，HR 1.03，95%CI 0.80~1.34，$P = 0.80$）。因此，这项研究表明在辅助放疗期间加强化疗药物可能没有益处。此外，ECF 的 3 个周期的用药不足以改变结局。

D2 切除术后辅助放化疗的作用在 ARTIST（Adjuvant Chemoradiation Therapy in Stomach Cancer）试验中得到了探讨[79]。在这项研究中，对照组不仅行手术，而且行辅助化疗（卡培他滨 + 顺铂 6 个周期）。共有 458 例患者被随机分配到辅助化疗组或辅助放化疗组（先予 2 个周期的卡培他滨 + 顺铂，然后行放疗，放疗期间同步卡培他滨，然后行 2 周期的卡培他滨 + 顺铂）。辅助化疗组大部分患者（75%）和辅助放化疗组 82% 患者完成了治疗计划。该项研究的主要终点是 3 年无进展生存率，辅助化疗组为 78%，辅助放化疗组为 74%（$P = 0.0862$）。经过 7 年的随访，两组之间总生存期（HR 1.130，$P = 0.5272$）和无进展生存期（HR 0.740，$P = 0.0922$）相似[80]。因此，在 D2 术后，在辅助化疗中增加放疗可能无法获益。

（二）围手术期化疗或新辅助化疗

在 MAGIC（Medical Research Council Adjuvant Gastric Infusional Chemotherapy）试验中，将 503 例胃癌、胃食管交界处癌或食管癌的患者随机分配为单纯手术组或围手术期化疗组[81]。围手术期化疗组接受了 3 周期术前 ECF 方案化疗（表柔比星 + 顺铂 +5-FU）和 3 周期术后 ECF 方案化疗。单纯手术组和围手术期化疗组的 5 年生存率分别为 23% 和 36%（HR 0.75，95%CI 0.60~0.93，$P = 0.0009$）。该试验中，食管或胃食管交界处癌患者约占 25%，其中 26.5% 接受了食管切除术，68% 进行了 D2 手术[82]。

在法国癌症中心联盟（Fédération Nationale des Centres de Lutte contre le Cancer, FNCLCC）和法国消化系统癌症联合会（Fédération Francophone de Cancérologie Digestive, FFCD）试验中，将 224 例可切除的胃腺癌、食管胃交界处腺癌和下段食管腺癌患者随机分配为单纯手术组或围手术期化疗组（5-FU+ 顺铂，共 6 个周期）[83]。化疗组 5 年生存率为 38%，单纯手术组为 24%（HR 0.69; 95%CI 0.50~0.95，$P = 0.02$）。大约 50% 的患者接受了经胸或经纵隔的食管切除术。

（三）辅助化疗

ACTS-GC（Adjuvant Chemotherapy Trial of TS-1 for Gastric Cancer）试验入组 1059 例 D2 术后 Ⅱ 或 Ⅲ 期（基于日本分期系统）的胃癌患者[84]。使用的辅助化疗药为 S-1（替加氟、吉美拉西和奥托拉西，每天 80~120 mg），前后计划服用 4 周 / 休息 2 周，共 12 个月。经过 5 年的随访，S-1 组的 5 年总生存率（71.7%）比单纯手术组高（61.1%）（HR 0.669，95%CI 0.540~0.828）[85]。然而，基于第六版 UICC 分期，在 ACTS-GC 的亚组分析中，S-1 辅助用药的获益在 Ⅲ B 期（HR 0.855，95%CI 0.510~1.431）和 Ⅳ 期患者中大打折扣（HR 0.784，95%CI 0.422~1.458）。因此，该研究表明辅助化疗能否改善该类

患者预后需要进一步研究。

胃癌 CLASSIC（Capecitabine and Oxaliplatin Adjuvant Study in Stomach Cancer）试验研究了 D2 术后的 Ⅱ 期或 Ⅲ 期胃癌患者，相比于单纯手术，术后使用 XELOX 方案（卡培他滨和奥沙利铂）的获益[86]。XELOX 方案由卡培他滨和奥沙利铂组成，卡培他滨用量为 2000 mg/（m²·d），连用 14 d，奥沙利铂用量为 130 mg/m²，第 1 天给药，每 3 周为 1 周期，需用药 8 个周期。

经过 34 个月的随访，XELOX 组的 3 年无进展生存率（主要终点）为 74%，单纯手术组为 59%（HR 0.56，95%CI 0.44~0.72，$P<0.0001$）。此外，这些获益在所有期别中都可观察到，Ⅱ，Ⅲ A 和 Ⅲ B 期患者无进展生存率的 HRs 分别为 0.55（95%CI 0.36~0.84），0.57（95%CI 0.39~0.82）和 0.57（95%CI 0.35~0.95）。经过 5 年的随访，XELOX 组患者的 5 年无进展生存率为 68%（95%CI 63~73），而单纯手术组为 53%（47~58）。XELOX 组患者 5 年总生存率预计值为 78%（95%CI 74~82），而单纯手术组为 69%（64~73）[87]。

总之，接受 D2 根治性切除术或优质手术的胃癌患者可通过辅助化疗获得明确的生存获益。

二、姑息化疗

（一）细胞毒性化疗

与最佳支持治疗相比，姑息性细胞毒性化疗在无法切除的晚期胃癌患者中显示出生存获益[88]。在化疗 vs. 最佳支持治疗（HR 0.39，95%CI 0.28~0.52）以及多药联合化疗 vs. 单一药物（主要是基于氟尿嘧啶的化疗）（HR 0.83，95%CI 0.74~0.93）的分析中，化疗和多药联合化疗均显示出更为显著的总体生存获益。为改善胃癌患者的总生存期，引入了多种新药（包括卡培他滨、S-1、紫杉醇、多西他赛和伊立替康），各种治疗方案已在 Ⅲ 期研究中进行了测试。

V325 Ⅲ 期研究比较了 DCF（多西他赛 + 顺铂 +5-FU）和 CF（顺铂 +5-FU）作为晚期胃癌的一线治疗药物的疗效和不良反应[89]。研究共入组了 455 名患者，DCF 组的总生存期更长（9.2 个月 vs. 8.6 个月，HR 0.77，$P = 0.02$）。但是，DCF 组中发生 3 级、4 级不良事件的频率更高（69% vs. 59%）。3 级、4 级中性粒细胞减少症（82% vs. 57%）、腹泻（19% vs. 8%）、嗜睡（19% vs. 14%）和复杂性中性粒细胞减少（29% vs. 12%）在 DCF 组更常见。因此，该方案的原始剂量和用药计划由于毒性而不常使用。

在另一项 Ⅲ 期研究中，将伊立替康 +5-FU+ 亚叶酸钙与 5-FU + 顺铂在 333 例未接受过化疗的胃癌或食管胃交界处癌患者中进行了比较[90]。两组的总生存期、疾病进展时间和总缓解率相似（9.0 个月 vs. 8.7 个月：5.0 个月 vs. 4.2 个月，31.8% vs. 25.8%）。

胃癌治疗中，S-1+ 顺铂与单药 S-1 的 RCT 研究（S-1 Plus Cisplatin versus S-1 in RCT in the Treatment for Stomach Cancer, SPIRITS）是一项 Ⅲ 期试验，它比较了 S-1 单药与 S-1 联合顺铂作为晚期胃癌的一线治疗的疗效[91]。该研究共入组了 305 名患者。S-1+ 顺铂组的总生存期明显延长（13.0 个月 vs. 11.0 个月，HR 0.77，$P = 0.04$），S-1+ 顺铂组的无进展生存期也得到了改善（6.0 个月 vs. 4.0 个月，P

<0.0001）。在联合治疗组中，3 级、4 级不良事件更常见，其中包括白细胞减少、中性粒细胞减少、贫血、恶心和厌食。

一线晚期胃癌研究（The First-Line Advanced Gastric Cancer Study, FLAGS）是一项Ⅲ期临床试验，该研究比较了非亚洲患者 S-1+ 顺铂与 5-FU+ 顺铂的疗效[92]。这项研究招募了 153 名患者。两组的总生存期相似（8.6 个月 vs. 7.9 个月，HR 0.92，$P = 0.20$）。S-1+ 顺铂组的安全性较强，且该组 3 级、4级中性粒细胞减少症（32.3% vs. 63.6%）、复杂性中性粒细胞减少症（5.0% vs. 14.4%）、口腔炎（1.3% vs. 13.6%）以及治疗相关死亡（2.5% vs. 4.9%）的不良反应更少见。

晚期和局部晚期食管胃癌的随机 ECF2（REAL-2）研究是一项 2：2 设计的随机试验，主要比较卡培他滨与 5-FU 以及奥沙利铂与顺铂在食管胃癌中的疗效[93]。将 1002 例受试者随机分配至 ECF（表柔比星 + 顺铂 +5-FU）、ECX（表柔比星 + 顺铂 + 卡培他滨）、EOF（表柔比星 + 奥沙利铂 +5-FU）和EOX（表柔比星 + 奥沙利铂 + 卡培他滨）组中。关于卡培他滨与 5-FU 的比较，卡培他滨组的死亡 HR 为 0.86（95%CI 0.80~0.99）；关于奥沙利铂与顺铂的比较，奥沙利铂组的 HR 为 0.92（95%CI 0.80~1.10）。ECF、ECX、EOF 和 EOX 组的总生存期分别为 9.9 个月、9.9 个月、9.3 个月和 11.2 个月。不同方案组的无进展生存期和缓解率无显著差异。因此，对于以前未接受过治疗的食管胃癌患者，卡培他滨和奥沙利铂的疗效分别与氟尿嘧啶和顺铂相同。

ML17032 研究是一项随机Ⅲ期非劣效性临床试验，用于比较卡培他滨 + 顺铂方案（XP）与 5-FU+顺铂方案（FP）作为晚期胃癌的一线治疗的疗效[94]。共入组了 316 例患者，主要终点是证实 XP 组受试者的无进展生存期不亚于 FP 组。XP 组和 FP 组患者的无进展生存期分别为 5.6 个月和 5.0 个月。主要终点的未调整 HR 值为 0.81。

JCOG9912 研究是一项随机Ⅲ期临床试验，用于比较转移性胃癌中 5-FU、伊立替康 + 顺铂 和 S-1的疗效[95]。5-FU、伊立替康 + 顺铂和 S-1 组的总生存期分别为 10.8 个月、12.3 个月和 11.4 个月。S-1组患者总生存期不亚于 5-FU 组。伊立替康 + 顺铂组患者总生存期并不优于 5-FU 组。

法国组间研究是一项随机Ⅲ期试验，比较 ECX（表柔比星 + 顺铂 + 卡培他滨）与 FOLFIRI（氟尿嘧啶 + 亚叶酸钙 + 伊立替康）作为晚期胃或胃食管交界处腺癌的一线治疗的疗效[96]。研究共招募了 416 名患者。该研究的主要终点是治疗失败时间，FOLFIRI 组患者的治疗失败时间明显长于 ECX 组（5.1 个月 vs. 4.2 个月，$P = 0.008$）。两组患者的无进展生存期（5.3 个月 vs. 5.8 个月，$P = 0.96$）和总生存期（9.5个月 vs. 9.7 个月，$P = 0.95$）无显著差异。FOLFIRI 方案的耐受性更好（3 级、4 级毒性总体发生率，分别为 69% vs. 84%，$P<0.001$。血液系统不良事件，分别为 38% vs. 64.5%，$P<0.001$）。这项研究表明蒽环类药物在胃癌中的作用有待商榷。

有了这些证据，由氟尿嘧啶和铂类组成的双药联合化疗方案最广泛地用作各地晚期胃癌和胃食管交界处癌的一线治疗。

（二）二线化疗

几项Ⅲ期研究已证明了二线化疗对晚期胃癌的益处。

一项韩国Ⅲ期研究比较了先前接受过1种或2种含氟尿嘧啶和铂类化疗的患者的二线化疗与最佳支持治疗（best supportive care, BSC）的疗效[97]。根据研究者的意见，在多西他赛和伊立替康之间选择二线化疗用药。化疗改善了总生存期（5.3个月 vs. 3.8个月，HR 0.657，$P = 0.007$）。化疗组和最佳支持治疗组的不良事件相似。

COUGAR-02研究是一项Ⅲ期试验，比较一线治疗中或治疗后6个月内进展的患者多西他赛与积极对症治疗的疗效[98]。该研究共入组了168例患者。多西他赛显著延长了主要终点——总生存期（5.2个月 vs. 3.6个月，HR 0.67，$P = 0.01$）。多西他赛与3级或4级中性粒细胞减少症（15% vs. 0%）、感染（19% vs. 3%）和发热性中性粒细胞减少症（7% vs. 0%）的高发生率相关。与疾病有关的健康相关生活质量（health-related quality of life, HRQoL）也显示了多西他赛在减少吞咽困难（$P = 0.02$）和腹痛（$P = 0.01$）方面的益处。

（三）胃癌的靶向治疗

1. HER2

人表皮生长因子受体2（human epidermal growth factor receptor 2, HER2）的过表达或扩增在胃癌中不常见。在ToGA（胃癌与曲妥珠单抗）试验中，收集了3807名患者的组织标本，并由中心实验室使用免疫组织化学（immunohistochemistry, IHC）和荧光原位杂交（fluorescence in situ hybridization, FISH）对标本进行了分析[99]。如果IHC 3+或FISH阳性，则将HER2状态定义为阳性。HER2总体阳性率为22.1%。HER2阳性在胃食管交界处癌比胃癌中更常见，在肠型中比弥散型中更常见[100]。没有明显的种族差异。最近的研究报告11%~16%的胃癌患者有HER2扩增和（或）过表达[101–103]。

在ToGA试验中，曲妥珠单抗联合细胞毒性化疗可延长HER2阳性胃癌患者总生存期（overall survival, OS）。ToGA试验是一项针对HER2阳性胃癌的随机多中心Ⅲ期临床研究。584例HER2阳性的胃癌患者被随机分配至联合或不联合曲妥珠单抗的化疗（5-FU+ 顺铂或卡培他滨 + 顺铂）组中。主要终点为OS显著延长（HR 0.74，95%CI 0.60~0.91，$P = 0.0046$），所有其他疗效终点（包括客观缓解率和无进展生存期）均得到改善。曲妥珠单抗在HER2 3+或HER2 2+/FISH（+）患者中的获益尤其大（HR 0.65，95%CI 0.51~0.83），该类患者的中位生存期为16.9个月。这是靶向药物首次成功用于胃癌。

尽管基于曲妥珠单抗的一线治疗代表了HER2阳性胃癌的标准治疗，但并非所有患者都能从这种治疗中获益，且总缓解率（overall response rate, ORR）不确定（32%~68%）[104, 105]。这意味着曲妥珠单抗对一部分患者无效，即使这类胃癌患者为HER2阳性。

最近的一份报告表明，HER2基因扩增的水平是晚期胃癌患者对基于曲妥珠单抗的治疗方法的敏感性的预测因子[106]。HER2与17号染色体计数探针（chromosome enumeration probe, CEP17）比率大于4.7的患者具有良好的临床疗效。另一项研究表明，HER2 IHC≤2+的患者选择接受曲妥珠单抗治疗时，HER2/CEP17 比值的临界值被认为是 3.69，高于传统共识的 2.0[107]。此外，在 IHC 3+ 的患者中，HER2 基因扩增结果可能不会影响基于曲妥珠单抗的治疗的临床决策。但是，在 IHC≤2+ 的患者中，HER2 基因扩增状态的相关信息可以更好地指导临床医生挑选可能从曲妥珠单抗中受益的患者。

拉帕替尼是 HER1 和 HER2 酪氨酸激酶的双重抑制剂，也已在胃癌中进行试验。在 TyTan 试验（HER2 阳性亚洲人胃癌患者中使用泰立沙联合紫杉醇）中，将 261 例接受二线治疗的 HER2 扩增的胃癌患者随机分为紫杉醇联合或不联合拉帕替尼（泰立沙）[108]。即使拉帕替尼联合紫杉醇可延长 HER2 IHC3+ 患者的 OS，但在紫杉醇中添加拉帕替尼并不能显著改善所有胃癌患者的 OS。

在 LOGiC 试验（HER2 阳性胃癌中的拉帕替尼优化研究）中，将接受一线治疗的 545 例 HER2 扩增胃癌患者随机分为卡培他滨和奥沙利铂联合或不联合拉帕替尼[109]。拉帕替尼组和安慰剂组的 OS 无差异（12.2 个月 vs. 10.5 个月，HR 0.91，95%CI 0.73~1.12）。预先设定的亚组分析显示，亚洲患者（HR 0.68）和 60 岁以下患者（HR 0.69）的 OS 显著改善。

帕妥珠单抗与 HER2 的二聚化结构域（胞外结构域 II）结合，从而导致配体诱导的 HER2 异二聚化被阻断。帕妥珠单抗的结合位点与曲妥珠单抗的结合位点不同。曲妥珠单抗和帕妥珠单抗联合在体内和体外均能协同抑制肿瘤的生长[110, 111]。一项人 HER2 阳性胃癌移植瘤模型的临床前研究表明，与单独使用任一抗体相比，帕妥珠单抗和曲妥珠单抗联合使用显示出了更强的抗肿瘤活性，其作用是通过强化细胞的生长抑制、凋亡活性、抗体依赖性细胞介导的细胞毒作用（antibody-dependent cell-mediated cytotoxicity, ADCC）的细胞杀伤活性、抗血管生成活性而实现的[112]。

JACOB 研究是一项正在进行中的曲妥珠单抗＋卡培他滨＋顺铂是否联合帕妥珠单抗治疗 HER2 阳性胃癌和胃食管交界处癌的 III 期临床试验（ClinicalTrials.gov Identifier: NCT01774786）。根据 JOSHUA 研究，帕妥珠单抗的剂量为每 3 周 840 mg[113]。在这项研究中，将 HER2 阳性定义为 HER2 IHC3+ 或 IHC2+/FISH+，主要终点为 OS，次要终点为无进展生存期（progression-free survival, PFS）、客观总缓解率、缓解持续时间、临床受益率和安全性。多达 780 名患者的招募工作已经完成。

治疗组之间的 OS 无显著差异。帕妥珠单抗组中位总生存期为 17.5 个月（95%CI 16.2~19.3），对照组为 14.2 个月（95%CI 12.9~15.5）；危险比为 0.84（95%CI 0.71~1.00，$P = 0.057$）。将曲妥珠单抗与曲妥珠单抗和化疗联合并不能显著改善 HER2 阳性转移性胃癌患者的 OS[114]。

曲妥珠单抗-emtansine 是一种抗体 - 药物偶联物，也就是说，曲妥珠单抗与 DM1 相偶联。GATSBY 试验是一项 II / III 期临床研究，其用于评估曲妥珠单抗-emtansine 与标准紫杉醇类药物作为二线治疗 HER2 阳性胃或胃食管交界处癌患者的治疗疗效和安全性（ClinicalTrials.gov Identifier: NCT01641939）。主要终点是 OS。已经完成 412 名患者入组。

T-DM1 组患者的 OS 为 7.9 个月（95%CI 6.7~9.5），药物剂量为每周 2.4 mg/kg，紫杉醇组患者的 OS 为 8.6 个月（95%CI 7.1~11.2）（HR 1.15，95%CI 0.87~1.51，单侧 $P = 0.86$）。在既往接受过治疗的 HER2 阳性晚期胃癌的患者的二线治疗中，T-DM1 的疗效并不优于紫杉醇[115]。

2．VEGFR2

胃癌患者血管内皮生长因子（vascular endothelial growth factor, VEGF）与 VEGF 受体（VEGF receptor, VEGFR）途径被激活，且先前积累的许多证据已证明该途径激活后会给胃癌患者带来不良预后[116, 117]。

贝伐单抗作为一种抗 VEGF-A 的抗体，已在 AVAGAST 研究中进行了测试[118]。共入组 774 例接受一线治疗的胃癌患者，将其随机分至卡培他滨＋顺铂组及卡培他滨＋顺铂联合贝伐珠单抗治疗组。主要终点是 OS。通过在化疗中添加贝伐单抗可以改善患者无进展生存期（6.7 个月 vs. 5.3 个月，HR 0.80，$P = 0.0037$）和总缓解率（46.0% vs. 37.4%，$P = 0.0315$），但总生存期并未延长（12.1 个月 vs. 10.1 个月，HR 0.87，$P = 0.1002$）。贝伐单抗的获益有地域差异。最常见的 3~5 级不良事件是中性粒细胞减少症（35%，贝伐单抗 vs. 37%，安慰剂）、贫血（10% vs. 14%）和食欲下降（8% vs. 11%）。另一项类似的 III 期研究 AVATAR 试验也未能显示贝伐单抗对中国胃癌患者总生存率（HR 1.11，$P = 0.5567$）的改善[119]。

雷莫芦单抗是 VEGFR2 的直接抑制剂，它与细胞外 VEGF 结合域结合。因此，它可防止 VEGF 配体与 VEGFR2 受体结合。雷莫芦单抗仅留下 VEGFR1 受体，其行为类似于诱饵受体，为 VEGFR2 抑制作用提供了额外的效力。VEGFR2 不仅在内皮细胞上表达，而且在巨噬细胞上表达。雷莫芦单抗对这些巨噬细胞的抑制作用会导致肿瘤免疫浸润减少、细胞因子和化学因子的释放，从而降低肿瘤的生长和增殖。

REGARD 试验（既往接受过治疗的晚期胃癌或胃食管交界处腺癌患者的雷莫芦单抗单药治疗）是一项双盲，安慰剂对照的 III 期临床研究，针对既往接受过氟尿嘧啶或铂类化疗的胃或胃食管癌的患者[120]。共有 355 名 ECOG 评分为 0 或 1 的患者入选，并以 2∶1 的比例随机分配给雷莫芦单抗组或安慰剂组。主要终点是 OS。研究人群包括 76% 的白种人和 15% 的亚洲人。与安慰剂相比，雷莫芦单抗可延长患者总生存期（5.2 个月 vs. 3.8 个月，HR 0.77，$P = 0.047$）。

雷莫芦单抗可获得的绝对总生存期与胃癌二线治疗中的细胞毒性化疗相当。无进展生存期也从 1.3 个月提高到 2.1 个月（HR 0.483，$P < 0.0001$）。两组之间的缓解率相似（3% vs. 3%）；然而，雷莫昔单抗组的疾病控制率显著提高（49% vs. 23%）。与安慰剂组相比，雷莫芦单抗组中高血压的发生率更高（所有级别 16% vs. 8%）。但两组之间出血（13% vs. 11%），动脉血栓栓塞（2% vs. 0%），静脉血栓栓塞（4% vs. 7%），蛋白尿（3% vs. 3%）和瘘管形成（<1% vs. <1%）的发生率相似。

RAINBOW 试验（雷莫芦单抗加紫杉醇 vs. 安慰剂加紫杉醇）是另一项 III 期临床研究，该研究将雷莫芦单抗用于胃癌或胃食管交界处腺癌患者的二线治疗中[121]。总共入组 665 名患者，这些患者在最后一次铂或氟尿嘧啶加或不加蒽环类药物的一线治疗后的 4 个月内疾病进展，将其按 1∶1 比例随机分配至雷莫芦单抗联合紫杉醇组或安慰剂联合紫杉醇组中。亚洲患者在雷莫芦单抗组中占 33%，安慰剂组中占 36%。主要终点是 OS。与安慰剂联合紫杉醇组相比，雷莫芦单抗加紫杉醇组的 OS 显著增加（9.6 个月 vs. 7.4 个月，HR 0.807，$P = 0.017$）。雷莫芦单抗还延长了患者的无进展生存期（4.4 个月 vs. 2.9 个月，HR 0.635，$P < 0.0001$）。此外，雷莫芦单抗组的缓解率也更高（28% vs. 16%，$P = 0.0001$）。雷

莫芦单抗联合紫杉醇组 3 级或 4 级不良事件的发生率更高，其中包括 3 级或 4 级中性粒细胞减少（41% vs. 19%）、白细胞减少（18% vs. 6%）和 3 级高血压（14% vs. 2%），腹痛（6% vs. 3%）和疲劳（12% vs. 5%）。

目前，雷莫芦单抗用于胃癌或胃食管癌一线治疗的临床试验正在进行中，主要观察雷莫芦单抗与标准化疗联合使用的疗效（ClinicalTrials.gov Identifier: NCT02314117, NCT02539225）。

RAINFALL 研究测试了雷莫芦单抗在晚期胃癌一线治疗中的作用。645 名患者被随机分配至雷莫芦单抗加氟尿嘧啶和顺铂组（$n = 326$）或安慰剂加氟尿嘧啶和顺铂组（$n = 319$）。主要终点是通过意向性治疗对前 508 名患者的 PFS 进行调查评估。雷莫芦单抗组的 PFS 明显长于安慰剂组（5.7 个月 vs. 5.4 个月；HR 0.753，95%CI 0.607~0.935，$P = 0.0106$）。两组之间的 OS 无差异（11.2 个月 vs. 10.7 个月，HR 0.962，$P = 0.6757$）[122]。

阿帕替尼是一种小分子 VEGFR 酪氨酸激酶抑制剂。在一项随机的 II 期研究中，入组了 144 例既往对至少 2 种化疗方案（含铂和氟尿嘧啶）均无反应或不耐受的胃癌患者，随机分配至阿帕替尼（850 mg qd 或 425 mg bid）或安慰剂组中[123]。阿帕替尼改善了主要终点无进展生存期（3.67 个月，850 mg qd；3.20 个月 425 mg bid）vs. 1.40 个月（HR 0.18，$P<0.001$；850 mg qd，HR 0.21，$P<0.001$，450 mg bid）。用阿帕替尼治疗的患者的疾病控制率明显好于安慰剂（51.06%，850 mg vs. 34.78%，425 mg bid vs. 安慰剂 10.42%，$P<0.001$）。超过 5% 的患者发生的 3 级或 4 级不良事件，包括手足综合征、高血压、血小板减少症、贫血、转氨酶和胆红素水平升高以及腹泻。一项针对阿帕替尼的 III 期研究入组了 273 名在 2 种化疗方案中均治疗失败的中国胃癌患者，并比较了阿帕替尼与安慰剂的 OS[124]。阿帕替尼组的 OS 得到延长（6.5 个月 vs. 4.7 个月，HR 0.71，$P<0.016$）。

瑞戈菲尼是一种针对 VEGFR2、VEGFR1、VEGFR3、成纤维细胞生长因子受体 1（fibroblast growth factor receptor 1, FGFR1）、RAF、KIT、RET 和 BRAF 的多激酶抑制剂，类似地，在一项随机 II 期研究中，与安慰剂相比，瑞戈菲尼可改善经多种联合化疗治疗失败的胃癌或胃食管连接部癌患者的无进展生存期（2.6 个月 vs. 0.9 个月，HR 0.40，$P<0.0001$）[125]。

3．EGFR

表皮生长因子受体（epidermal growth factor receptor, EGFR）过度表达发生在 27%~55% 的食管胃腺癌中，并与预后不良相关[126]。

EXPAND 试验（爱必妥与希罗达和顺铂联合用于晚期食管胃癌）是一项卡培他滨（希罗达）和顺铂联合或不联合西妥昔单抗（爱必妥）的随机、开放性 III 期研究[127]。总共纳入了 904 位未接受过化疗的胃癌或胃食管交界处癌患者。患者选择没有基于包括 EGFR 在内的任何生物标志物。主要终点是无进展生存期。加入西妥昔单抗至卡培他滨或顺铂中并不能为单纯化疗带来额外益处。西妥昔单抗组的无进展生存期为 4.4 个月，单纯化疗组为 5.6 个月（HR 1.09，$P = 0.32$）。西妥昔单抗并不能改善总生存期（9.4 个月 vs. 10.7 个月，HR 1.00，$P = 0.95$）。两组之间的总缓解率和疾病控制率也相似。西妥昔单抗组出现 3 级或 4 级皮肤反应（13% vs. 0%）、痤疮样皮疹（11% vs. 0%）和黏膜炎（4% vs. 2%）的频率更高。

REAL3 试验是另一项针对 EGFR 靶向药物帕尼单抗的随机性、开放性Ⅲ期研究[128]。不论 EGFR 状态如何，共有 553 名患者入组并被随机分为帕尼单抗 +EOC（表柔比星、奥沙利铂和卡培他滨）组或 EOC 组。在帕尼单抗 +EOC 组中，基于先前的 4 种药物联合治疗的第一阶段研究，EOC 化疗为：第 1 天表柔比星 50 mg/m² 和奥沙利铂 100 mg/m²，卡培他滨 1000 mg/m² 第 1~21 天。最初 EOC：第 1 天表柔比星 50 mg/m² 和奥沙利铂 130 mg/m²，卡培他滨 1250 mg/m² 第 1~21 天[129]。主要终点是总生存期。与单纯化疗组相比，帕尼单抗 +EOC 组的总生存期未得到改善，生存期甚至更差（8.8 个月 vs. 11.3 个月，HR 1.37，$P = 0.0013$）。此外，3 级或 4 级腹泻（17% vs. 11%）、皮疹（11% vs. 1%）、黏膜炎（5% vs. 0%）和低镁血症（5% vs. 0%）在帕尼单抗 +EOC 组中更为常见。因此，在 EOC 化疗中加入帕尼单抗不会增加总生存期，不建议在晚期食管胃腺癌的未选定人群中使用。

在一项尼妥珠单抗的随机Ⅱ期研究中，将 83 位先前基于 5-FU 治疗后进展的患者随机分配至伊立替康或伊立替康加尼妥珠单抗组[130]。两组之间的总生存期和无进展生存期无差异。然而，EGFR2+ 或 3+ 患者的总生存期在尼妥珠单抗加伊立替康组为 11.9 个月，在伊立替康单药组为 7.6 个月。基于这一发现，尼妥珠单抗和伊立替康作为二线药物在 EGFR 过度表达的胃癌或胃食管交界处癌的Ⅲ期研究正在进行中（ClinicalTrials.gov Identifier: NCT01813253）。

4．MET

在胃癌中，MET 分别在 21.5%（IHC 2+）和 2.3%（IHC 3+）患者中过度表达，而 3.4% 的患者显示 MET 基因扩增[131]。MET 过表达的患者预后较差。肝细胞生长因子（hepatocyte growth factor, HGF）是 MET 受体的唯一配体。血清 HGF 浓度升高与疾病分期有关，切除后降低[132]。HGF 抗体利妥木单抗（rilotumumab）在一项随机Ⅱ期研究中进行了试验[133]。共有 121 例不可切除或转移性胃或胃食管交界处腺癌患者被随机分配至 ECX（表柔比星 + 顺铂 + 卡培他滨）+ 安慰剂组，ECX+15 mg/kg 利妥木单抗和 ECX+7.5 mg/kg 利妥木单抗组。主要终点无进展生存期，在 2 个利妥木单抗组加起来为 5.7 个月（HR 0.60 vs. 安慰剂，$P = 0.016$），在安慰剂组为 4.2 个月。与安慰剂组相比，利妥木单抗组中 3 级或 4 级中性粒细胞减少症（44% vs. 28%）、静脉血栓栓塞（20% vs. 10%）和任何级别的外周水肿（27% vs. 8%）的发生率更高。

根据肿瘤 MET 表达水平的分析，在安慰剂组中，MET 阳性亚组的总生存期短于 MET 阴性亚组（5.7 个月 vs. 11.5 个月）。有趣的是，在 MET 阳性亚组中，加入利妥木单抗可以改善总生存期（10.6 个月 vs. 5.7 个月）。在 MET 阴性亚组中，利妥木单抗组与安慰剂组的总生存率相似（11.1 个月 vs. 11.5 个月）。基于这一发现，进行了Ⅲ期研究 RILOMET-1[134]。这项研究仅招募 HER2 阴性、MET 阳性的胃或胃食管交界处癌症患者，并随机分为有或无利妥木单抗的 ECX 组并比较总生存期。共有 609 名患者入组，但由于死亡不平衡，该研究被提前终止。与安慰剂组相比，利妥木单抗组的总生存期甚至更差（9.6 个月 vs. 11.5 个月，HR 1.37，*P* = 0.016）。似乎没有亚组受益于利妥木单抗，包括那些具有≥1+MET 表达的高百分比细胞。在利妥木单抗组中最常见的不良事件是外周水肿、低白蛋白血症、深静脉血栓形成和低钙血症。

奥那妥组单抗（onartuzumab）是针对 MET 受体 Sema 结构域的抗体。METGastric 是奥那妥组单抗与 MFOLFOX6 联合用于转移性 HER2 阴性和 MET 阳性胃或胃食管交界处癌症患者的Ⅲ期研究[135]。该研究旨在招募多达 800 名患者，并证明总生存期从 9 个月提高至 12.3 个月［意图治疗（intent to treat, ITT）人群；HR 0.73］和 9 个月提高至 18 个月（MET 2+ 或 3+ 人群；HR 0.49）。由于评估 mFOLFOX6+奥那妥组单抗的Ⅱ期临床试验最终结果阴性，因此提前停止了招募[136]。共纳入 562 名患者，其中 39% 的患者具有 MET 2+/3+ 表达。在 ITT 人群中，奥那妥组单抗组和安慰剂组的总生存率相似（11.0 个月 vs. 11.3 个月，HR 0.82，*P* = 0.244）。在 MET 2+ 或 3+ 人群中，两组的总生存率也相似（11.0 个月 vs. 9.7 个月，HR 0.64，*P* = 0.062）。在所有 ITT 人群和 MET 2+ 或 3+ 人群中添加奥那妥组单抗，无进展生存期和总缓解率均未得到改善。

AMG337 是 MET 的高选择性小分子抑制剂。在 AMG337 的Ⅰ期研究中，在 MET 扩增的胃或胃食管交界处和食管癌患者中，13 例中有 8 例（62%）显示出总体缓解[137]。基于这些数据，已有一项针对至少 1 次化疗失败的 MET 扩增胃癌患者的 AMG337 单药治疗的二期研究（ClinicalTrials.gov. NCT02016534）。这项研究很早就停止了。

5. FGFR

在胃癌中，有 4.2% 的韩国患者和 7.4% 的英国患者带有 FGFR2 扩增，在 24% 的 FGFR2 扩增病例中观察到肿瘤内异质性[138]。约 20% 的患者显示 FGFR2 多体性。FGFR2 扩增和多体性与韩国（1.83 年 vs.6.17 年，*P* = 0.0073）和英国（0.45 年 vs.1.9 年，*P*＜0.0001）队列的总生存期较差有关。AZD4547 是一种对 FGFR 1-3 有效的且选择性的 ATP 竞争性受体酪氨酸激酶抑制剂，其在 FGFR2 扩增的胃癌细胞中的临床前研究显示出显著的抗肿瘤作用[139]。在一项随机的Ⅱ期研究中，将在一线治疗后疾病进展的患者分配到 FGFR2 扩增或多体性组上，并随机分配口服 AZD4547 或紫杉醇（ClinicalTrials.gov. NCT01457846）[140]。主要终点是无进展生存期。在入组 960 名患者中，有 71 名患者是随机分组的。FGFR2 扩增率为 9%。AZD4547 组的总体无进展生存期为 1.8 个月，而紫杉醇组为 3.5 个月。在具有 FGFR2 扩增的患者中，AZD4547 的无进展生存期为 1.5 个月，紫杉醇组的无进展生存期为 2.3 个月。仅有 21% 的 FGFR2 扩增的肿瘤具有升高的 FGFR2 表达，图像分析显示，通过 FISH 高度扩增的 7 个肿瘤样本中有 4 个在＜20% 的肿瘤切片中被扩增。这意味着 FGFR2 扩增存在明显的肿瘤内异质性，并且与 FGFR2 表达升高的一致性较低。

6. Akt/mTOR

磷脂酰肌醇 3- 激酶（phosphatidylinositol 3-kinase, PI3K）/Akt 和哺乳动物西罗莫司靶点（mammalian target of rapamycin, mTOR）分别在 30% 和 60% 的胃癌中被激活[141, 142]。

依维莫司是一种口服的 mTOR 抑制剂。GRANITE-1 研究（首次使用依维莫司的胃癌抗肿瘤试验）是一项国际性的双盲、Ⅲ 期研究，该研究比较了先前治疗过的晚期胃癌中，依维莫司与最佳支持治疗的疗效和安全性[143]。没有基于生物标志物的患者选择。共纳入经一到二线全身化疗后疾病进展的 656 名患者，并按 2∶1 的比例随机分配至依维莫司和安慰剂组。主要终点为两组的总生存期相似（依维莫司组为 5.4 个月，安慰剂组为 4.3 个月，HR 0.90，$P = 0.124$）。常见的 3 级或 4 级不良事件包括贫血、食欲下降和疲劳。

MK2206 是 Akt 的变构抑制剂。在 MK2206 作为二线治疗的 Ⅱ 期研究中，有 70 例患者未经挑选入组[144]。疾病缓解率为 1%，无进展生存期为 1.8 个月，总生存期为 5.1 个月。所有等级的不良事件为贫血（17%）、厌食（30%）、腹泻（26%）、疲劳（50%）、高血糖（30%）、恶心（40%）、呕吐（22%）、皮肤干燥（19%）和斑丘疹（30%）。这项研究表明，在未经选择的人群中，Akt 抑制剂单一疗法的疗效不足。

Ipatasertib（GDC-0068） 是一种口服、强效的 ATP 竞争性小分子抑制剂，抑制 Akt 的所有 3 种亚型，通过激活 Akt 特异性靶向癌细胞。JAGUAR 研究正在进行中，这是一项 ipatasertib 与安慰剂联合 mFOLFOX6 治疗 HER2 阴性胃或胃食管交界处腺癌的随机 Ⅱ 期研究（ClinicalTrials.gov. NCT01896531）。患者入组已经完成并按 PTEN 状态进行了分层。

7. PARP

共济失调 - 毛细血管扩张突变（ataxia-telangiectasia mutated, ATM）基因是 DNA 损伤反应（DNA-damage response, DDR）的组成部分并由 DNA 双链断裂（double-strand breaks, DSB）激活，并向细胞周期检查点发出信号，以减慢细胞通过的速度从而促进 DNA 修复。在 16% 的人类胃癌组织中观察到 ATM 丢失[145]。MSI、ATM 基因突变和 ATM 蛋白丢失之间的关联分析显示 ATM 基因改变和 MSI 之间高度共存[146]。此外，在亚洲和欧洲人群中的全基因组关联研究（genome-wide association studies, GWAS）已经确定了几个与胃癌风险相关的位点[147]。研究发现了一种新的胃癌与 ATM 的功能丧失突变的关联（基因测试，$P = 8.0 \times 10^{-12}$，OR 4.74）。

奥拉帕尼是一种 PARP 抑制剂，可抑制参与 DNA 修复的聚 ADP 核糖聚合酶（poly ADP ribose polymerase, PARP）。据报道，在胃癌细胞中，ATM 蛋白的低表达和 p53 的耗竭与奥拉帕尼的敏感性有关[148]。

一项随机、双盲、Ⅱ 期研究主要评估奥拉帕尼联合紫杉醇在胃癌患者中的疗效和耐受性[149]。有 124 例患者入组，ATM 低的人群患病率为 14%。患者被随机分为奥拉帕尼加紫杉醇或安慰剂加紫杉醇组。与安慰剂相比，奥拉帕尼不仅在总人群中（3.91 个月 vs. 3.55 个月）而且在 ATM 低的人群中（5.29 个月 vs. 3.68 个月，HR 0.74）都没有改善无进展生存期。然而，有趣的是，奥拉帕尼组不仅在总人群中（13.1 个月 vs. 9.4 个月，HR 0.56，$P = 0.005$）而且在 ATM 偏低的人群中（未达到中位数 vs. 8.2 个月，HR 0.35，$P = 0.002$）显著延长了总生存期。联合治疗一般耐受良好。基于这一发现，进行了 Ⅲ 期

GOLD 研究，从而评估奥拉帕尼联合紫杉醇对一线治疗后进展的亚洲晚期胃癌和胃食管交界处癌患者的疗效和安全性（ClinicalTrials.gov. NCT01924533）[150]。这项研究具有共同的主要终点：一个是所有患者的总生存期，另一个是 ATM 阴性人群的总生存期。因此，P 值应小于 0.025 才具有意义。但是，这项研究未能达到主要终点。在所有人群中，奥拉帕尼组的总生存期得到延长（中位生存期 6.9 vs. 8.8 个月，HR 0.79，97%CI 0.63~1.0，P = 0.0262）。但是，它没有达到统计学意义。在 ATM 阴性人群中，中位生存期分别为 10.0 和 12.0 个月，无统计学差异（HR 0.73，97%CI 0.40~1.34，P = 0.2458）。

8. 肿瘤干细胞

从癌症患者中分离出具有极高致瘤潜能的癌细胞亚群，称为"肿瘤干细胞"或"干样肿瘤细胞"[151]。这种高度致瘤性和耐药性的干细胞很可能与对化疗或放疗的耐药性有关。

BBI608 是一种抑制 Stat3 和肿瘤干细胞特性驱动的基因转录的小分子[152]。通过其作用，BBI608 可以抑制干基因表达并阻止成球或杀死干细胞含量高的癌细胞群。

目前正在开展的 BRIGHTER 研究，即 BBI608 加紫杉醇对比安慰剂加紫杉醇在二线胃和胃食管交界处癌症中的 Ⅲ 期试验（ClinicalTrials.gov. NCT02178956）。目标患者人数为 700 例，主要终点为总生存期。

（四）免疫治疗

肿瘤免疫治疗即利用免疫对抗癌症的想法，并不是一个新概念。然而，就在最近，临床利用免疫策略成功治疗实体瘤，尤其是使用免疫检查点抑制剂[153]。与永久标记的肿瘤突变基因相反，免疫反应是动态的且变化非常迅速。因此，肿瘤免疫治疗领域面临的问题可能不是识别单个生物标志物来选择患者进行治疗。肿瘤微环境由肿瘤实质细胞、淋巴细胞、成纤维细胞、间充质细胞、血管生成因子等多种成分组成。细胞介导的抗肿瘤免疫是基于巨噬细胞和 T 细胞之间的有效相互作用[154]。适应性免疫系统在抗肿瘤中起着主要作用。在胃癌患者中，肿瘤周围细胞毒性 T 细胞和记忆性 T 细胞的浸润与更好的预后相关[155]。在胃癌肿瘤微环境中，巨噬细胞构成了最丰富的免疫细胞之一。肿瘤相关巨噬细胞（tumor-associated macrophage, TAM）浸润导致 T 细胞抑制并与不良预后有关[156, 157]。

增强胃癌抗肿瘤免疫应答的免疫检查点抑制剂包括 T 淋巴细胞抗原（T lymphocyte antigen, CTLA）-4、抗程序性死亡（programmed death, PD）-1 和抗 PD 配体 1（PD-L1）。

1. CTLA-4 抑制剂

CTLA-4 是 T 细胞活化的关键负性调节因子。它在 Treg 细胞表面组成性表达并在活化的 T 淋巴细胞和单核细胞上诱导表达。2 种完全人源化的抗 CTLA-4 单克隆抗体伊匹单抗和替西木单抗在实体瘤中显示了临床活性。替西木单抗是一种全人类免疫球蛋白 G2（immunoglobulin G2, IgG2）单克隆抗体，可阻断 B7-1 和 B7-2 与 CTLA-4 的结合，从而抑制 B7-CTLA-4 介导的 T 细胞活化的下调。它被开发为 IgG2 同型，以最大限度地减少补体激活并降低细胞因子风暴的风险。这导致了 19.6 d 的长终末期半衰期以及每 3 个月一次的给药计划。在一项 Ⅱ 期研究中，对 18 名转移性胃或胃食管腺癌患者进行了 tremelimumab 二线治疗试验[158]。每 3 个月服用一次 tremelimumab，直到疾病进展。大多数药物相关不良事件是轻微的；然而，有 1 例患者因结肠炎引起的肠穿孔而死亡。总生存期为 4.8 个月，这与细胞毒性二线化疗的结果大致相当。总缓解率为 5%。4 例患者病情稳定，具有临床获益；1 名患者在 8 个周期（25.4 个月）后获得了部分缓解，并且在 32.7 个月时仍状态良好。在使用 tremelimumab 后的第一个月，调节表型的标志物、叉头盒蛋白 3 和 CTLA-4 在 CD4+CD25 高淋巴细胞中瞬时加倍，然后恢复到基线水平。相反，在整个治疗周期中，CD4+CD25 低和阴性淋巴细胞中的 CTLA-4 增加。检测对肿瘤相关抗原 5T4（18 名患者中的 8 名）和癌胚抗原（carcinoembryonic antigen, CEA）（13 名患者中的 5 名）的新生增殖反应。治疗后 CEA 增殖反应的患者的总生存期为 17.1 个月，而无反应者为 4.7 个月（$P = 0.004$）。具有临床益处和毒性的患者，T 细胞活化后的基线白细胞介素 2 释放较高。

ipilimumab 已在一项随机、开放性的 II 期临床试验中进行了测试（ClinicalTrials.gov. NCT01585987）[159]。这项研究旨在比较 ipilimumab 序贯疗法与一线化疗（氟尿嘧啶和含铂双药）后 BSC 在胃或胃食管交界处癌患者的疗效。患者被随机分组接受 ipilimumab［4 剂（10 mg/kg，IV Q3W），然后是 Q12W］并且治疗直到确认免疫相关疾病进展或毒性不可接受或接受最佳支持治疗（继续进行氟尿嘧啶化疗或无积极的全身治疗）。这项研究的主要目的是比较免疫相关的无进展生存期（immune-related progression-free survival, irPFS）。在这项研究中，BSC 组的 79 名患者仅接受了氟尿嘧啶治疗。研究结果为阴性，BSC 组的 irPFS 为 4.90 个月，ipilimumab 组为 2.92 个月。

2. PD-1 和 PD-L1 抑制剂

PD-1 是另一种在活化的 T 细胞、Treg 细胞和单核细胞表面表达的共抑制受体。PD-1 通过与肿瘤细胞上的配体 PD-L1 和 PD-L2 相互作用，诱导效应 T 细胞的负性调节。PD-L1 在肿瘤微环境中的许多肿瘤和抑制性免疫细胞上表达。PD-1 和 PD-L1 的相互作用导致 T 细胞功能的抑制。

在胃癌中，29.6% 的患者在肿瘤细胞上观察到 PD-L1 的高表达，并且该 PD-L1 表达与 PD-1（+）细胞的肿瘤浸润相关[160]。此外，PD-L1 表达与较差的总生存期有关。另一项研究也提供了类似的证据，即 PD-1 的表达与 PD-L1 和 Foxp3 的表达均相关并且 PD-1 的表达与胃癌患者的预后不良有关[161]。

帕博利珠单抗是一种抗 PD-1 抗体。KEYNOTE-012 Ib 期研究测试了帕博利珠单抗单药治疗 PD-L1（+）胃癌患者的疗效和安全性[162]。在这项研究中，PD-L1 阳性表达被定义为在基质中或在 >1% 的肿瘤细胞中通过原型 IHC 和 22C3 抗体染色。使用该方法和定义，在 40%（162 人中的 65 人）的胃癌患者中观察到 PD-L1（+）。在这 65 名患者中，有 39 名患者入组［19 名来自亚太地区，20 名来自非亚洲地区；中位年龄，63 岁（33~78 岁）］。晚期胃癌的既往治疗次数从 0 到 5 次不等，67% 接受了 ≥2 次的既往治疗。总缓解率为 22%（95%CI 10~39），研究者评价为 33%（95%CI 19~50）。中位缓解时间为 8 周（范围 7~16），中位缓解持续时间为 24 周（范围 8~33）。PD-L1 表达水平与总缓解率相关（单侧 $P = 0.10$）。6 个月无进展生存率为 24%，6 个月的总生存率为 69%。5 例患者（12.8%）经历了 3 级或 4 级与治疗相关的不良事件，发生率大于 3%，外周感觉神经异常（3 级，1 名患者），疲劳（3 级，2 名患者），甲状腺功能减退（3 级，1 名患者），类天疱疮（3 级，1 名患者）和肺炎（4 级，1 名患者）。

在胃癌中使用抗 PD-1 抗体或抗 PD-L1 抗体的许多临床试验正在进行中。

第八节　结　论

胃癌是全世界癌症相关死亡率的主要因素。然而，随着早期诊断、良好的外科技术、适当的辅助治疗以及新的靶向药物和免疫检查点抑制剂的开发，这种可怕疾病的预后正在得到改善。遗传信息和生物标志物的发展将在不久的将来开发出更加个性化的治疗方法。

第六章 小肠、阑尾恶性肿瘤

Astrid Belalcazar-Portacio, Walid L.Shaib 和 Bassel F. El-Rayes

第一节 小肠恶性肿瘤

在美国，小肠恶性肿瘤的年发病率为 0.6%[1]。小肠恶性肿瘤包括各类来源的肿瘤，如腺癌、神经内分泌肿瘤（neuroendocrine tumor, NET）、淋巴瘤和肉瘤。在过去 30 年，神经内分泌肿瘤的发病率有所增加。NET 为小肠恶性肿瘤中最常见的组织学类型，占所有小肠肿瘤的 44%。腺癌、淋巴瘤和肉瘤分别占小肠肿瘤新发病例的 33%、15% 和 8%。

第二节 腺癌（非壶腹部）

一、流行病学

小肠（small bowel, SB）腺癌患者的诊断中位年龄为 65 岁。男性的发病率高于女性。一些研究表明，在美国未观察到不同种族发病率的差异[2, 3]。大多数小肠腺癌发生在十二指肠（65%），其次是空肠（16%）和回肠（14%）[4, 5]。

二、临床表现和诊断

小肠癌的症状包括腹痛、恶心、呕吐和贫血。不到 10% 的患者可能出现胃肠道（gastrointestinal, GI）出血、黄疸或体重减轻。某些患者早期可能出现小肠梗阻或穿孔[5]。

小肠腺癌通常由于缺乏特定临床表现，确诊时已到进展期。增强计算机断层扫描（computed tomography, CT）或磁共振成像（magnetic resonance imaging, MRI）有助于判断肿瘤特征和评估远处转移[6-8]。正电子发射断层扫描（Positron emission tomography, PET）和 CT 还可以检测原发灶和转移灶。在小肠腺癌中尚未进行 PET、CT 和 MRI 的应用对照研究[9]。PET 的作用是帮助诊断 CT 检查不确定的病变。

三、预后和分期

临床分期是判断预后最重要的因素。根据美国癌症联合委员会（American Joint Committee on

Cancer, AJCC）制定的第八版小肠腺癌 TNM 分期[10]，Ⅰ期患者的 5 年生存率为 65%，Ⅱ期为 48%，Ⅲ期为 35%，Ⅳ期为 4%。预后不良因素包括高龄、非裔美国人、十二指肠病变、T4 分期、低分化组织学类型、切缘阳性和淋巴结转移[11]。按发病部位划分，十二指肠腺癌的 5 年总生存率（overall survival, OS）为 28%，空肠和回肠腺癌总生存率为 38%[2, 3]。

四、治疗

（一）局部早期肿瘤

手术切除是早期疾病治疗的首选方案。目前尚无关于最佳手术方案的共识，但一致认为手术的目标应是在切缘阴性的情况下实现完全切除。对于累及十二指肠球部和（或）降部早期（Tis，T1）肿瘤，采取胰十二指肠切除术还是广泛分段切除术目前仍存在争议[12, 13]。十二指肠降段以下的肿瘤通常采取分段式肠切除术。手术切除范围必须包括区域引流淋巴结清扫。

辅助化疗或放疗的作用尚未进行前瞻性临床试验[5, 14, 15]。目前对辅助治疗的推荐是基于结直肠癌治疗的经验。对于十二指肠降段以下的高危肿瘤，如 T4 期肿瘤、淋巴结受累或梗阻等，应考虑进行相关辅助治疗的必要性。借鉴结直肠癌的方案，辅助治疗包括 6 个月的以 5-氟尿嘧啶（5-fluorouraci, 5-FU）为基础的治疗方案。

（二）晚期和转移性肿瘤

晚期疾病的治疗方案是基于回顾性研究结果制定的。相比最佳支持治疗（best supportive care, BSC）（2%~13%），化学疗法似乎可以提高 OS（10.7~18.6 个月）。研究发现，化疗的缓解率（response rate, RR）差异甚大，从 5% 到 48%[4, 5, 16–18]。5-FU 与铂类药物联用可使无进展生存期（progression-free survival, PFS）延长 5 个月，RR 达到 30%，但尚无 OS 改善的证据[19]。伊立替康方案报告的 RR 为 20%[20]。同样，治疗方案类似于大肠腺癌基于 5-FU 的化疗方案。

靶向疗法也没有得到广泛的研究证实。仅有少数案例报告提示靶向治疗的可行性，因此无法仅根据这些个例推荐使用[21, 22]。

第三节　壶腹部腺癌

壶腹部腺癌是指发生在十二指肠壶腹部的肿瘤。壶腹部肿瘤被分为胰胆管型或肠型。组织学上最常见的类型是肠型（CDX 阳性，MUC1 阴性），占 47%，其次是胰胆管型（CDX 阴性，MUC1 阳性），占 24%[23]。与结直肠癌一样，KRAS 突变在壶腹部腺癌发生率较高（37%）[24]。这类肿瘤在家族性腺瘤性息肉病（familial adenomatous polyposis, FAP）患者中更为常见，而 FAP 患者也有更高的结直肠癌发病率，这一事实表明，二者病因类似[25]。

一、流行病学和危险因素

小肠腺癌最常见的部位是 Vater 壶腹，因此 20% 小肠腺癌存在相关性胆管梗阻[26, 27]。散发性肿瘤诊断中位年龄为 60~70 岁[28, 29]。患有遗传性息肉病综合征的患者年龄相对较小[25, 30]。FAP 和遗传性非息肉性结直肠癌（hereditary nonpolyposis colorectal cancer, HNPCC）患者壶腹部腺癌的发病率比普通人群高约 200 倍[25, 30]。

二、临床表现和诊断

由于大多数患者存在胆管梗阻，壶腹部腺癌可被早期发现。超过 65% 的患者在确诊时出现黄疸症状[31]。其他症状包括腹痛不适、恶心、呕吐和体重减轻[32]。最初的检查通常包括腹部超声和 CT 扫描。经内镜逆行性胰胆管造影（endoscopic retrograde cholangiopancreatography, ERCP）可进行肿瘤活检和胆管减压，在壶腹部腺癌的诊断和治疗中具有重要作用。

三、分期和预后

AJCC 和国际抗癌联盟（International Union Against Cancer, UICC）TNM 分期系统最为常用。

疾病监测、流行病学和最终结果（surveillance, epidemiology and end results, SEER）数据库分析报告显示，壶腹部腺癌 I 期患者的 5 年 OS 为 57%~60%，Ⅱ 期为 22%~30%，Ⅲ 期为 27%，Ⅳ 期为 0%[29]。另一项研究表明，胰十二指肠切除术后 5 年生存率与 10 年生存率相关[33]。根据手术病理分期，壶腹部腺癌 5 年 OS Ⅰ 期患者为 84%，Ⅱ 期患者为 70%，Ⅲ 期患者为 27%，Ⅳ 期患者为 0%[34]。

手术切缘阳性与预后不良有关，R1 切除患者 5 年 OS 为 15%，而 R0 切除患者为 60%[35]。淋巴转移也可预示生存率的下降。无淋巴结转移患者的 5 年 OS 为 48%，而有区域淋巴结转移的患者为 21%[29]。与胰胆管亚型相比，肠亚型患者的预后更好，中位生存期分别为 116 个月和 16 个月[36]。另一项研究发现，肠型和胰胆型患者的平均中位生存时间（median OS, mOS）分别为 63.1 个月和 43.2 个月[37]。除上述因素外，预后不良的因素还包括梗死性黄疸、术中输血以及癌抗原 19-9（CA19-9）或癌胚抗原（carcinoembriogenic antigen, CEA）升高[38-40]。

四、治疗

（一）局部早期肿瘤

1. 外科手术

Whipple 手术（胰十二指肠切除术）是壶腹部腺癌的标准治疗方法。传统方法包括胃窦部切除，而改良方法则保留幽门。二者之间的长期生存率没有差异。Whipple 手术一直被认为是围手术期并发症发生率和死亡率较高的手术。然而，目前术后 30 d 死亡率已有所改善，低于 5%。并发症发生率一般在 20%~40% 之间，主要包括吻合口瘘、胃排空延迟及腹腔内感染等[41, 42]。

2. 辅助治疗

一项涵盖 125 例壶腹部腺癌患者的研究显示，区域淋巴结受累的患者，接受辅助放化疗（5-FU）的患者（n = 29）比单纯手术的患者生存率更高[43]。但是，其他研究并未发现辅助放化疗能够明显改善患者预后[43-45]。胰腺癌欧洲研究小组（European Study Group for Pancreatic Cancer, ESPAC）-3 试验入组 428 例壶腹周围恶性肿瘤切除患者，包括 297 例壶腹、96 例胆管和 35 例其他部位恶性肿瘤。患者被随机分配到 5-FU，吉西他滨治疗组或观察组。在壶腹部腺癌患者的亚组分析中，吉西他滨治疗的患者中位生存期为 71 个月，5-FU 组为 57.8 个月，对照组为 41 个月[46]。

对于辅助治疗尚缺乏专家共识，目前只能借鉴国家综合癌症网（National Comprehensive Cancer Network, NCCN）和欧洲肿瘤学会（European Society for Medical Oncology, ESMO）的指南。根据 RTOG（Radiation Therapy Oncology Group）9704 试验的证据，辅助放化疗是全美使用最多的辅助治疗方式，这也提示壶腹部腺癌术后复发的比例很高[47, 48]。在欧洲，根据 ESPAC-3 和德国 Charité Onkologie（CONKO）试验结果，化疗可单独用于辅助治疗[46, 48]。

（二）局部晚期或转移性肿瘤

大多数晚期壶腹部腺癌治疗的数据来自包括其他类型胃肠道恶性肿瘤的研究。目前尚无治疗晚期壶腹部腺癌的共识或指南。晚期胆管癌（advanced biliary cancer, ABC）试验是一项吉西他滨联合或不联合顺铂治疗胆管癌患者的 II 期随机对照研究，包括壶腹部腺癌。联合组的 PFS（8 个月 vs. 5 个月）和 OS（11.7 个月 vs. 8.1 个月）均优于单用吉西他滨组。然而，该研究中壶腹部腺癌患者的所占比例很小。一项包括十二指肠或壶腹腺癌患者的研究数据显示，在临床实践中倾向于使用氟尿嘧啶为主的方案治疗肠型壶腹腺癌，使用吉西他滨为主的方案治疗胰胆管型壶腹腺癌[37]。肠型壶腹部腺癌预后较好，但仍不清楚化疗方案在其中所起的作用。

第四节　阑尾肿瘤

阑尾恶性肿瘤按照组织学类型可分为上皮性、非上皮性或混合性肿瘤。上皮性肿瘤包括腺癌（黏液型、结肠型和印戒细胞亚型）。非上皮性肿瘤包括阑尾的 NET，而杯状细胞类癌代表混合组织结构。

阑尾癌是一种罕见的疾病，所有阑尾切除术中仅占 1%[49]。与小肠肿瘤相似，最常见的阑尾肿瘤是 NET，据报道发病率为 65%，其次是黏液腺癌（10%）、印戒和杯状细胞癌（5%）[49-51]。过去 10 年，阑尾的 NET 比例有所增加。依据 SEER 数据库对 1973 年至 2007 年之间所有阑尾恶性肿瘤患者记录的数据，NET 的发生率为 11%[52]。妇女的 NET 发病率似乎略高[53, 54]。除 NET 外，其余类型的阑尾癌，发病平均年龄约为 63 岁。而 NET 往往较早出现，据报道的平均发病年龄约为 42 岁[55]。

第五节　上皮肿瘤

本章将重点讨论阑尾腺癌。良性上皮肿瘤也可在阑尾出现，包括黏膜增生、单纯性囊肿、黏液性囊腺瘤和黏液性囊腺癌。良性和恶性肿瘤之间存在一定程度的重叠，目前仍有许多关于阑尾黏液性肿瘤进行分类的研究。

一、阑尾腺癌

大多数阑尾腺癌为黏液型，至少 50% 的病变由黏蛋白组成。这些肿瘤大多数来自息肉或锯齿状腺瘤。结肠型阑尾腺癌是第二常见的组织学亚型 [52, 56]。一些研究表明，结肠亚型更具侵袭性，易出现淋巴结转移，但目前仍存在较大争议 [50, 57, 58]。最不常见的类型是印戒细胞腺癌，预后较差 [52]。

与 NET 相反，阑尾腺癌的偶然诊断较少见，大多数患者（88%）表现为急性阑尾炎症状 [58, 59]。大约 20% 的患者在接受外科手术时才诊断为恶性肿瘤 [59]。

（一）腹膜黏液癌

黏液型阑尾腺癌患者可能会发生腹膜转移，导致腹膜黏液积聚，这种情况称为腹膜黏液癌，并可能会引起腹部不适，腹围增加和不明原因的体重增加。腹膜假性黏液瘤（pseudomyxoma peritone, PMP）多年来一直用于指因任何肿瘤产生黏蛋白而导致黏蛋白过度积聚的肿瘤，包括阑尾良性黏液腺癌，也包括非阑尾黏液性肿瘤和良性黏液性肿瘤。多年来，出现了各种名称和分类，试图根据其潜在组织学上的侵袭性来区分阑尾黏液性肿瘤（表 6.1）[60-67]。

表 6.1　过去的 10 年，阑尾黏液性肿瘤的组织学分类 [60-67]

作者	分类类别
Ronnett 等 [60]	DPAM、PMAC
Misdraji 等 [61]	LAMN、MACA、Discordant
Bradley 等 [62]	腹膜低级别黏液癌、腹膜高级别黏液癌
Pai 等 [63]	黏液性腺瘤、复发风险低的低级别黏液性肿瘤、复发风险高的黏液性腺癌
Carr 等 [64]	腺瘤、未定的恶性潜能、浸润性黏液腺癌
AJCC/WHO [65, 66]	腺瘤、浸润性黏液腺癌、低级别黏液腺癌、高级别黏液腺癌
Carr 等 [67]	腺瘤，低或高级别；锯齿状息肉，伴有或不伴有异型增生，低级别或高级别；LAMN；高级别 AMN；高、中、低分化黏液腺癌；低分化黏液腺癌伴印戒细胞癌；黏液印戒细胞癌

注：LAMN 低级别阑尾黏液性肿瘤，MCA 黏液腺癌，DPAM 腹膜播散性黏液腺瘤病，PMCA 腹膜黏液性癌，AJCC 美国癌症联合委员会，WHO 世界卫生组织，AMN 阑尾黏液瘤

目前阑尾黏液性肿瘤仍缺乏统一命名标准，从而产生对现有研究数据解释的障碍，并有可能混淆患者的预后的判断。尽管如此，腹膜表面肿瘤国际联盟（Peritoneal Surface Oncology Group

International, PSOGI）在 2015 年提出了阑尾黏液性肿瘤的新分类（表 6.2）[67]。这些命名术语是来自 13 个不同国家的 71 位专家达成的共识。这种命名法比以前的命名法更为广泛，旨在结束长期以来腹膜黏液癌的术语混乱。其中包括阑尾黏液性肿瘤的命名（表 6.2），同时"PMP"一词被保留下来并进一步细分（表 6.3）[67]。诊断需要 CT 横断面成像，及病理学证实。腹膜黏液性癌的 CT 表现有腹膜内液体密度低、脏器表面有扇形凹陷、散在钙化等典型改变。

表 6.2　阑尾黏液性肿瘤的分类

术语	病变
管状或绒毛状腺瘤，低级别或高级别不典型增生	类似于传统的大肠腺瘤，局限于黏膜，黏膜肌层完整
锯齿状息肉伴或不伴不典型增生	肿瘤呈锯齿状，局限于黏膜，黏膜肌层完整
低级别阑尾黏液性肿瘤（LAMN）	黏液性肿瘤，具有低级别非典型性细胞学及以下任何一种：黏膜肌层缺失、黏膜下层纤维化、扩张性或憩室样生长、去细胞黏蛋白在细胞壁中的分离、起伏的或扁平的上皮生长、阑尾黏液和（或）阑尾外细胞破裂
高级别阑尾黏液性肿瘤	黏液性肿瘤，具有 LAMN 的结构特征，无浸润性浸润，但具有高度的非典型性细胞学特征
黏液腺癌（高、中、低分化）	浸润性黏液性肿瘤
低分化（黏液）腺癌伴印戒细胞	有印戒细胞的肿瘤（≥50% 的细胞）
（黏液性）印戒细胞癌	有印戒细胞的肿瘤（>50% 的细胞）
腺癌高、中、低分化	类似传统非黏液结直肠型腺癌

注：根据参考文献 [67] 改编

表 6.3　腹膜假性黏液瘤（PMP）的分类（腹膜疾病成分）

术语	病变
无上皮细胞黏蛋白	去细胞黏蛋白（根据总体临床情况，以下注释的描述性诊断可能是合适的。应说明黏蛋白是局限于原发器官附近还是远离原发器官，即阑尾在右下象限以外。除非临床表现具有特征性，否则通常应避免使用术语 PMP）
低级别 PMP 组织学特征	DPAM
高级别 PMP 组织学特征	高级别腹膜黏液癌或腹膜黏液癌（PMCA）
伴有印戒细胞的 PMP	腹膜高级别黏液癌伴印戒细胞或腹膜黏液癌伴印戒细胞（PMCA-S）

（二）分期和预后

2017 年 AJCC TNM 分期包含专门针对阑尾腺癌的分期，其中包括黏液性阑尾肿瘤的组织学分级。目前尚无基于该分期的预后结果，但根据第七版分期，Ⅰ期疾病患者的 5 年生存率是 81.1%，Ⅱ期患者为 52.6%，Ⅲ期患者为 32.9%，Ⅳ期患者为 22.7%。组织学亚型是主要预后因素，黏液型的 5 年疾病特异性存活率分别为 58%，结肠型为 55% 和印戒细胞型为 27%[52]。但如前所述，黏液型是异质性组，影响预后的其他因素包括组织学分级、细胞分化、浸润程度和是否存在印戒细胞。

（三）治疗

1. 早期可切除疾病

局限性阑尾腺癌的治疗存在争议，选择右半结肠切除术还是单纯阑尾切除术尚无定论[68–70]。一些研究发现，与单纯阑尾切除术相比，右半结肠切除术可以改善 5 年 OS（73% vs. 44%），而最近一项研究却没有发现明显生存优势[57, 70]。因此，治疗是基于临床经验的多样化治疗。

对于低级别黏液性肿瘤，辅助化疗不视为标准治疗方法。辅助化疗在高级别阑尾腺癌中的应用是根据结直肠腺癌的现有证据推断出来的，在结直肠腺癌中，以 5-FU 为基础的辅助化疗对淋巴结阳性结肠癌的疗效已被充分证明[57]。

2. 转移性疾病

转移性阑尾腺癌无特定的化疗治疗方案，通常按照结直肠腺癌的指南对患者进行治疗。

低级别黏液性肿瘤通常转移至腹腔。腹腔以外的血行扩散非常罕见。腹膜黏液癌的治疗方法是减瘤术和腹腔热灌注化疗（intraperitoneal hyperthermic chemotherapy, IPHC）。105 位结肠或阑尾癌继发性腹膜癌且无其他转移性疾病的患者的试验中，随机将患者分配至接受全身化学疗以及丝裂霉素的 IPHC+ 减瘤治疗和单纯全身化疗两组。两组均接受每周 5-FU 和亚叶酸钙化疗，直至疾病进展。接受 IPHC 和减瘤的患者中位生存期为 22.4 个月，而对照组为 12.6 个月[71]。其他机构也报告了类似的结果[70, 72]。一项包括 103 例腹膜黏液癌病患者的数据库分析显示，在减瘤手术中辅助 IPHC 治疗可提供 77 个月 vs. 25 个月的生存优势。化疗通常用于无法进行切除的腹膜转移患者。

二、阑尾杯状细胞类癌

杯状细胞类癌是一种罕见的阑尾肿瘤，具有结肠腺癌（例如 CK20、免疫球蛋白 A 染色）和高分化 NET（例如微小异型性、罕见的有丝分裂）的一些组织学特征[73]。根据原发肿瘤的组织学特征，杯状细胞阑尾恶性肿瘤可分为杯状细胞类癌（goblet cell carcinoids, GCC）和非典型性 GCC。非典型 GCC 也称为腺癌合并 GCC，并进一步分为印戒细胞癌（signet ring cell cancer, SRCC）和低分化阑尾腺类癌。

（一）临床表现和诊断

一项 2000 多例样本的杯状细胞恶性肿瘤 SEER 数据库分析发现，GCC 患者中位发病年龄为 54 岁，SRCC 患者中位发病年龄为 57 岁。据报道，与 GCC 患者相比，SRCC 患者晚期病例更为常见（61.4% vs. 10.4%）。性别或种族无明显差异[74]。

该病多数表现为阑尾炎症状，慢性下腹痛、肠套叠或胃肠道出血的较少见[50, 75]。主要依靠组织病理学诊断，临床病史或阑尾切除标本的大体表现均不能帮助确诊。GCC 的典型组织表现是由平滑肌细胞分隔的单个腺体，内皮细胞胞浆含有内黏蛋白[76]。大多数情况下，尿液 5-HIAA 并未升高。

（二）分期和预后

GCC 比高分化的 NET 更具侵略性。针对这种组织学类型的阑尾癌没有特定的分期系统，分期类似于阑尾腺癌（表 6.6）。GCC 生存率优于阑尾腺癌，比分化好的 NET 差[52]。据报道，转移性疾病在老年人中更为普遍，发生率为 15%~30%[77]。根据分期结果，GCC5 年生存率 I 期患者为 100%，II 期患者为 76%，III 期患者为 22%，IV 期患者为 14%[75]。根据组织学亚型，关于 GCC 预后的数据非常有限。一项包括了 1582 例 GCC 患者和 534 例 SRCC 患者的阑尾肿瘤 SEER 数据库分析显示，与 SRCC 相比，GCC 患者无论其年龄如何，均具有生存优势。非典型 GCC 的中位 OS（median OS, mOS）为 24 个月，而 GCC 的 mOS 尚未达到[74]。调整分期类别（局部与晚期疾病）时，局部 SRCC 的 mOS 为 35 个月，晚期患者为 15 个月。GCC 患者中的任何一个分期亚组均未达到 mOS[74]。

（三）治疗

关于 GCC 治疗的报道很少，专家的治疗建议对早期和晚期疾病也有所不同[78-82]。治疗方案大部分是从其他类型的阑尾癌中推断得出的。

1. 局部早期肿瘤

对于局部早期的 GCC 患者，建议进行手术。但关于手术范围存在争议。一部分专家建议对局部低级别肿瘤进行简单的阑尾切除术，而另一部分专家建议对所有杯状细胞肿瘤进行右半结肠切除术[78, 79, 83]。行右半结肠切除术的标准包括肿瘤大小>2 cm、位于阑尾底部、淋巴结受累和非典型 GCC[80, 84]。根据 SEER 数据库分析，无论原发肿瘤大小如何，SRCC 都倾向于局部淋巴结转移。此外，SRCC 均能从右半结肠切除手术中生存获益。因此，所有患有局部疾病的 SRCC 患者建议进行右半结肠切除术[74]。

辅助治疗是否获益目前尚未明确，因此没有可用的指南推荐。由于早期 GCC 患者的预后更好，因此，除非有高风险特征（即盲肠浸润、穿孔或淋巴结受累），否则专家建议不进行辅助治疗。另外，由于非典型的 GCC 转移到局部淋巴结的可能性更高，因此专家建议对所有接受手术的非典型 GCC 患者进行辅助治疗。

2. 局部晚期转移性肿瘤

目前尚无评估化疗在 GCC 中的作用的临床试验。关于转移性疾病患者的个案报道显示，FOLFOX（亚叶酸、5-FU、奥沙利铂）治疗可达完全缓解（complete response, CR）[81]。专家建议根据这些肿瘤的组织学亚分类及预后结果制定治疗方案。对于局部腹膜疾病的 GCC，可以选择腹膜减瘤术加温热腹腔化疗（hyperthermic intraperitoneal chemotherapy, HIPEC）或以氟尿嘧啶为基础的方案进行全身化疗。对于非典型的 GCC，推荐以氟尿嘧啶为基础的化疗作为初始治疗，对化疗反应良好的患者可选择腹膜切除[74]。

一项小型研究报告，腹膜内疾病通常具有腺癌而不是类癌的特征，因此，如阑尾腺癌所述，积极进行减瘤和 HIPEC 处理可改善症状和 OS[80]。这项回顾性分析显示，对 45 例经手术减瘤加 HIPEC 治疗的 GCC 患者在 3 年时的 OS 为 63.4%。在这项研究中，一半的患者有局部淋巴结受累，但是该研究没有进行进一步的分类（即 GCC 与非典型 GCC）[85]。

第七章 结直肠癌的辅助治疗

Patrick Boland, Jun Gong 和 Marwan Fakih

第一节 引 言

尽管在结直肠癌筛查方面取得进步，结直肠癌的发病率和死亡率持续下降，但结直肠癌仍然是美国癌症死亡的第二大常见原因。据估计，2014 年共确诊结直肠癌 13.8 万例，其中 5 万例死于进展期结直肠癌[1]。虽然转移性结直肠癌的治疗在延长生存方面取得了重大进步，但其仍然是不可治愈的，中位生存期为 30 个月甚至更短[2]。因此，降低结直肠癌患者死亡最有效的策略应该集中在疾病预防、早期发现和改进辅助治疗上。本章将重点介绍局限期结直肠癌和转移性病变切除术后辅助治疗的历史和最新进展。

第二节 结肠癌的辅助治疗

辅助治疗仍被普遍推荐用于Ⅲ期结肠癌。在过去的 30 年中，氟尿嘧啶辅助治疗的发展降低了肿瘤复发风险，并为Ⅲ期结肠癌提供了 10%~15% 的绝对生存获益[3]。在基于氟尿嘧啶的辅助治疗的基础上加用奥沙利铂可提供额外的 4%~6% 的绝对生存获益。相比之下，辅助化疗在Ⅱ期结直肠癌中的获益仍有争议。即便在最好的情况下，Ⅱ期结直肠癌的辅助化疗对 5 年生存率的绝对改善似乎不超过 5%。目前，考虑到Ⅰ期结直肠癌预后良好且仅通过手术治愈的可能性很高，因此不建议对该期结直肠癌进行辅助治疗。在本节中，我们详细介绍了目前指南所依据的Ⅱ期和Ⅲ期结肠癌辅助治疗的发展。

一、Ⅰ期结肠癌

Ⅰ期结肠癌病例约占全部结肠癌的 21%[4]。Ⅰ期结肠癌的 5 年疾病特异存活率（disease-specific survival, DSS）约为 95%[5]。单纯通过手术治疗的Ⅰ期结直肠癌患者 5 年总生存率（overall survival, OS）基本令人满意，至少为 80%~90%[6]。考虑到预后良好且根治性切除率高，目前可用辅助化疗的风险收益比不利于Ⅰ期结肠癌除手术外的进一步治疗[6]。

二、Ⅲ期结肠癌

Ⅲ期结肠癌病例占所有结肠癌的 20%~25%[4]。大约 3% 的患者为ⅢA 期，15% 为ⅢB 期，5% 为

ⅢC期。Ⅲ期结肠癌的 5 年 DSS 和 OS 率分别约为 68.7% 和 58.3%[5]。Ⅲ A 期、Ⅲ B 期和Ⅲ C 期的 5 年 DSS 率分别为 89%、70.4% 和 55.8%，5 年 OS 率分别为 79%、59% 和 47.9%。在过去的 30 年里，辅助治疗的发展降低了Ⅲ期结直肠癌的复发风险并提高了存活率[1]。

（一）氟尿嘧啶的辅助治疗

早期的随机研究（早在 20 世纪 50 年代）基本上未能证明辅助化疗对结直肠癌有明确的益处[7]。在此期间，对各种辅助化疗方案的分析发现，辅助性氟尿嘧啶或含氟尿嘧啶的化疗可使 5 年 OS 取得显著但是边缘性改善，改善了几个百分点。这些研究被认为受到研究患者数量不足和化疗依从性不佳的限制。后来进行的更好的随机研究证明，辅助性 5- 氟尿嘧啶（5-FU）确实可以改善Ⅲ期结肠癌患者的预后（表 7.1）。

表 7.1　对Ⅲ期肠癌进行 5-氟尿嘧啶的三期辅助疗法试验

试验	n = 大小	试验臂	DFS[a]	OS[a]
INT-0035[8]	929	左旋咪唑 vs. 观察组 左旋咪唑 +5-FU vs. 观察组	2%↓复发率（P = 0.86） 40%↓复发率（P < 0.0001）	6%↓死亡率（P = 0.57） 33%↓死亡率（P = 0.0007）
NSABP C-03[9]	1081	5-FU+LV vs. MOF	66% vs. 54%（P = 0.0004）	76% vs. 66%（P = 0.003）
NSABP C-04[10]	2151	5-FU+LV vs. 5-FU+LEV 5-FU+LV vs. 5-FU+LV/LEV	65% vs. 60%（P = 0.04） 65% vs. 64%（P = 0.67）	74% vs. 70%（P = 0.07） 74% vs. 73%（P = 0.99）
Adjcca-01[11]	680	5-FU+LV 5-FU+LEV	79.8 个月 69.3 个月（P = 0.012）	88.9 个月 78.6 个月（P = 0.003）
Int-0089[12]	3561	LDLV HDLV 5-FU+LEV LDLV+LEV	10 年无病生存率 49% 10 年无病生存率 47% 10 年无病生存率 45% 10 年无病生存率 68%[b]	10 年总生存率 52% 10 年总生存率 52% 10 年总生存率 50% 10 年总生存率 59%[b]
NSABP C-06[13]	1608	UFT+LV vs. 5-FU+LV	HR 1.004（95%CI 0.847~1.190，P = 0.96）	HR 1.014（95%CI 0.825~1.246，P = 0.90）
X-ACT[14]	1987	卡培他滨 vs. 5-FU+LV	3.8 年无病生存率，HR 0.87（95%CI 0.75~1.00，P = 0.05）	3.8 年无病生存率，HR 0.84（95%CI 0.69~1.01，P = 0.07）

注：DFS 无病生存率，OS 总生存率，5-FU 5-氟尿嘧啶，LV 亚叶酸钙，MOF 肌碱 + 长春新碱 +5-FU，LEV 左旋咪唑，LDLV 低剂量 LV+5-FU（梅奥诊所方案），HDLV 高剂量 LV+5-FU（Roswell Park 方案），UFT 尿嘧啶 + 替加氟，HR 危险比，CI 置信区间
[a] 除非另有规定，否则表示为 5 年
[b] P 值无报告，但在所有组中没有统计学意义

1987 年，中北部肿瘤治疗组（NCCTG）、东部肿瘤协作组（ECOG）和西南肿瘤协作组（SWOG）完成了他们的Ⅲ期研究（Intergroup 0035 或 INT-0035），该研究入组过去 1~5 周内接受过Ⅲ期结肠癌根治性切除的患者，对比了观察组与左旋咪唑单药组（口服 50 mg，每日 3 次，每 2 周服 3 d，共 1 年）及左旋咪唑 +5-FU 组（静脉滴注 450 mg/m²，每日 1 次，连续 5 d，28 d 后每周静脉注射 5-氟尿嘧啶 450 mg/m²，共 48 周）的疗效。尽管左旋咪唑 +5-FU 的辅助治疗未能显示出Ⅱ期结直肠癌的预后差

异，但 929 名随访 ≥5 年的 Ⅲ 期疾病患者接受辅助左旋咪唑 +5-FU 治疗后，复发率比术后观察组降低了 40%（$P<0.0001$），死亡率比观察组降低了 33%（$P = 0.0007$）。不良反应（AE）主要是 5-FU 的预期不良反应，包括恶心、呕吐、口腔炎、腹泻、皮炎、疲劳、脱发、轻度白细胞减少和 1~2 级血小板减少。这些数据对 1990 年美国国立卫生研究院（NIH）共识发展小组推荐无法参加临床试验的 Ⅲ 期结直肠癌患者术后使用左旋咪唑 +5-FU 时产生了积极影响。

美国乳腺与肠道外科辅助治疗研究组（NSABP）的研究人员同样进行了一系列涉及氟尿嘧啶辅助治疗结肠癌的大型随机试验[15]。在 NSABP C-01 方案中，对 1166 例 Ⅱ、Ⅲ 期手术切除患者进行了赛莫司汀（MeCCNU）+ 长春新碱 +5-氟尿嘧啶（MOF）或卡介苗（BCG）方案的对比观察。尽管与术后观察相比，辅助性 MOF 在 5 年时改善了无病生存期（disease-free survival, DFS）和 OS，但在随访 10 年后这些生存优势消失了[16]。在 NSABP C-02 方案中，在 1158 例 Ⅱ 或 Ⅲ 期结直肠癌术后患者中，通过在围手术期门静脉输注 5-FU（69%）与单纯手术（60%，$P = 0.02$）相比确实提高了 5 年 DFS 率，但并未产生明显的 OS 获益[17]。此外，随着 5-FU 更有效的静脉化疗的发展，在后来的 NSABP 研究中，更倾向于静脉化疗而不是门静脉输注 5-FU。

NSABP C-03 方案比较了 5-FU（500 mg/m² 在亚叶酸钙静脉滴注 1 h 后静脉推注，每周 1 次，共 6 次为 1 周期）+LV（500 mg/m² 2 h 静脉滴注，每周 1 次共 6 次，Roswell Park 方案）8 周期与 NSABP C-01 方案的甲基 -CCNU、长春新碱和氟尿嘧啶（MOF）方案，并显示出在 Ⅱ 期或 Ⅲ 期结直肠癌患者中，5-FU+LV 组的 5 年 DFS 率（66%）和 OS 率（76%）优于 MOF 组（5 年 DFS 率为 54%，$P = 0.0004$；OS 率为 66%，$P = 0.003$）。与 MOF 相比，5-FU+LV 治疗的 ≥4 级 AEs 发生率（6%）相似，但血液学毒性较低（白细胞计数 <2000/μL 的概率为 0.8% vs. 16%，血小板 <50 000/μL 的概率为 0% vs. 15%）。MOF 的骨髓异常增生和白血病发生率明显高于 5-FU+LV，但 5-FU+LV 的腹泻（85%）比 MOF（48%）多。基于上述，5-FU+LV 成为后续的 NSABP 试验的对照组。在 NSABP C-04 方案中，5-FU+LV 与 5-FU+ 左旋咪唑（LEV）的辅助治疗设定为 Ⅱ 期或 Ⅲ 期结直肠癌术后患者接受 6 周期 8 周方案的 5-FU+LV（Roswell Park 方案，休息 2 周）、5-FU+LEV（INT-0035 类似剂量方案）或 5-FU+LV/LEV[10]。5-FU+LV 的 5 年 DFS 率有所改善，为 65% 对比 5-FU+LEV 组的 60%（$P = 0.04$），OS 率略有提高，为 74% 对比 5-FU+LEV 组的 70%（$P = 0.07$）。值得注意的是，与单独使用 5-FU+LV 相比，5-FU+LV+LEV 没有提供任何 DFS（64%）或 OS（73%）益处［5 年 DFS 为 65%（$P = 0.67$），OS 为 74%（$P = 0.99$）］。3~4 级毒性发生率在各组间相似，但腹泻是含 LV 组的主要 AE，5-FU+LEV 组的口腔炎发生率较高。在针对 Ⅲ 期结肠癌的 adjCCA-01 试验中，尽管时间超过了 12 个月，但是辅助低剂量 LV+5-FU（100 mg/m² LV+450 mg/m² 5-FU 静脉输注，每 4 周 5 天）与 5-FU+LV 组（INT-0035 类似剂量）相比显示出了优势[11]。这些结果支持 5-FU+LV 作为结肠癌可接受的辅助治疗标准。

INT-0089 研究（Intergroup 0089）在超过 3500 例术后的高危 Ⅱ 期（定义为出现了肠梗阻、穿孔、粘连或侵犯邻近器官征象）或 Ⅲ 期结肠癌患者中，分别研究对比了大剂量 LV+5-FU（HDLV 或

Roswell Park 疗法）4 个周期的方案、低剂量 LV+5-FU（20 mg/m² LV+425 mg/m² 5-FU 静脉滴注，连续 5 d，分别在第 4 周、第 5 周和第 8 周重复一次）6 周期的 LDLV 或 Mayo Clinic 方案、LDLV+LEV（50 mg，每日 3 次，每 2 周口服 3 d，共 6 个月）方案和 5-FU+LV（INT-0035）方案。尽管在 LDLV 和 LDLV+LEV 组中≥3 级毒性反应更常见，但在 10 年的 DFS 和 OS 中，这 4 个治疗组均未显示出优于其他治疗组的统计学优势。HDLV 组与 5-FU+LEV 组总体毒性无显著差异，但 5-FU+LEV 组有更多的神经系统不良反应，LDLV+LEV 组的毒性明显高于 LDLV 组。值得注意的是，在 Ⅲ 期结肠癌的辅助治疗中，与 5-FU 推注相比，静脉滴注 5-FU 并未显示出显著改善的生存结果，但 5-FU 的静脉滴注通常耐受性更高且毒性更低 [18, 19]。简而言之，INT-0089 强调，辅助性 LDLV 或 HDLV 可以在 6~8 个月治疗中而非 12 个月获得相似的生存益处，且不会出现左旋咪唑的额外毒性。

口服氟尿嘧啶类药物也已在 Ⅲ 期结直肠癌的辅助治疗中进行了研究（表 7.1）。NSABP C-06 研究在过去 6 周内接受过根治性切除的 Ⅱ 或 Ⅲ 期结直肠癌患者中对比了 5-FU+LV（Roswell Park 疗法）方案与尿嘧啶和替加氟（UFT，300 mg/m²，每日口服，连续服药 4 周停用 1 周为 1 个周期）+LV（90 mg 每日口服，连续 4 周）方案共 5 周期的疗效。辅助 UFT+LV 的疗效与 5-FU+LV 相当，其 5 年 DFS 风险比（HR）为 1.004（95%CI 0.847~1.190，$P = 0.96$），OS HR 为 1.014（95%CI 0.825~1.246，$P = 0.90$）。UFT+LV 也显示出与 5-FU+LV 相似的毒性，其中腹泻是 2 种方案中最常见的 AE（UFT+LV 为 28.5%≥3 级腹泻和 37.8%≥3 级任何毒性，而 5-FU+LV 则为 29.4%≥3 级腹泻和 38.2%≥3 级任何毒性）。希罗达（Xeloda）辅助结肠癌治疗试验（X-ACT）比较了卡培他滨（1250 mg/m² 每日 2 次，第 1~14 天口服，21 d 为一周期）共 8 个周期，与 5-FU+LV（梅奥方案）共 6 个周期在 Ⅲ 期结肠癌治疗中的疗效，结果显示，卡培他滨至少在 3.8 年的 DFS 和 OS 中与 5-FU+LV（梅奥方案）相当，改善无复发存活率（relapse-free survival, RFS）（HR 0.86，95%CI 0.74~0.99，$P = 0.04$），≥3 级 AE（手足综合征除外）明显减少 [14]。

综上所述，过去 30 年进行的大型随机试验表明，氟尿嘧啶类药物辅助治疗可以提高 Ⅲ 期结肠癌患者的存活率。此外，已经确定将 5-FU+LV 或卡培他滨治疗 6 个月作为 Ⅲ 期结直肠癌的标准辅助化疗。就毒性而言，静脉滴注 5-FU+LV（de Gramont 方案）或卡培他滨似乎比推注 5-FU+LV 方案更有利，并且比在考虑使用氟尿嘧啶单药治疗时通常更受青睐。

（二）氟尿嘧啶联合奥沙利铂辅助治疗

从 1998 年到 2001 年，奥沙利铂 +5-氟尿嘧啶 + 亚叶酸钙辅助治疗结肠癌的多中心国际研究（MOSAIC）Ⅲ 期试验，将完全切除后 7 周内的 2246 名 Ⅱ 或 Ⅲ 期结肠癌患者随机分为 2 组，一组每 2 周接受 1 次 5-FU+LV 或 LV5FU2（200 mg/m² LV 2 h 静脉输注后 400 mg/m² 5-FU 静脉推注，然后 600 mg/m² 5-FU 22 h 静脉滴注，每 14 d 一次）方案，共 6 个月，另外一组采用奥沙利铂（第 1 天静脉输注 85 mg/m² 2 h）+LV5FU2（FOLFOX4）方案，共 6 个月 [20]。尽管 FOLFOX4 的 3~4 级中性粒细胞减少症（41.1% vs. 4.7%，$P<0.001$）和神经病变（48.2%1 级）发生率更高，但 FOLFOX4 组 3 年 DFS 明显改善（78.2%，95%CI 75.6%~80.7%）vs. LV5FU2 组（72.9%，95%CI 70.2%~75.7%，$P = 0.002$），

与 LV5FU2 组相比，FOLFOX4 组的复发风险降低了 23%（HR 0.77，$P = 0.002$）。尽管 DFS 和 OS 的益处似乎仅限于 Ⅲ 期结直肠癌，但在 10 年的随访中也观察到了 FOLFOX4 辅助剂的生存益处（表 7.2）[21]。

表 7.2　5-氟尿嘧啶联合奥沙利铂治疗 Ⅲ 期结肠癌的 3 期辅助治疗试验

研究	例数	方案	DFS[a]	OS[a]
MOSAIC [20, 21]	2246	FOLFOX4 vs. LV5FU2	10 年 62.2% vs. 53.8%（HR 0.79，95%CI 67%~94%，$P = 0.007$）	10 年 67.1% vs. 59.0%（HR 0.80，95%CI 66%~96%，$P = 0.016$）
NSABP C-07 [22, 23]	2409	FLOX vs. 5-FU+LV（RP）	69.4% vs. 64.2%（HR 0.82，95%CI 0.72~0.93，$P = 0.002$）	80.2% vs. 78.4%（HR 0.88，95%CI 0.75~1.02，$P = 0.08$）
NO16968 [24]	1886	XELOX vs. 5-FU+LV（MC or RP）	7 年 63% vs. 56%（HR 0.80，95%CI 0.69~0.93，$P = 0.004$）	7 年 73% vs. 67%（HR 0.83，95%CI 0.70~0.99，$P = 0.04$）

2000 年，NSABP 研究人员启动了一项平行的 Ⅲ 期试验（NSABP C-07 方案），在术后（42 d 内）的 Ⅱ 或 Ⅲ 期结直肠癌中，进行了 6 个月的 5-FU+LV（Roswell Park 疗法）与 6 个月的 FLOX（5-FU+LV Roswell Park 疗法 + 在第 1、15 和 29 天静脉输注奥沙利铂）方案对比。在 5 年的随访中，FLOX 在 DFS 中仍然优于 5-FU+LV（HR 0.82，95%CI 0.72~0.93，$P = 0.002$），但两组的 OS 相似（HR 0.88，95%CI 0.75~1.02，$P = 0.08$）[23]。值得注意的是，FLOX 组的 3~4 级腹泻（$P = 0.003$）、老年人（年龄＞ 60 岁，$P < 0.01$）和女性（$P < 0.01$）的肠壁损伤、伴腹泻的发热性中性粒细胞减少症或菌血症（$P = 0.01$）、3~4 级恶心 + 呕吐（$P < 0.001$）、3~4 级神经病变（$P < 0.001$）和化疗引起的肠病死亡（FLOX5 例死亡 vs. 5-FU+LV1 例死亡）显著增加。

最近，NO16968 多国 Ⅲ 期临床试验在过去 8 周内接受过 Ⅲ 期结直肠癌根治性切除的患者中，进行了 5-FU+LV 推注（梅奥诊所方案，6 周期或 Roswell Park 方案，4 周期）与卡培他滨（1000 mg/m² 口服，每日 2 次，每 3 周 1~14 次）+ 奥沙利铂（130 mg/m² 每天 2 小时静脉输注）共 8 个周期（XELOX 方案）的对比试验[24]。XELOX 方案 7 年 DFS 率（HR 0.80，95%CI 0.69~0.93，$P = 0.004$）和 7 年 OS 率（HR 0.83，95%CI 0.70~0.99，$P = 0.04$）均高于 5-FU+LV 推注方案。与 5-FU+LV 组相比，XELOX 组出现更多的 3~4 级神经病变、3 级手足综合征和 3~4 级血小板减少，但 3~4 级中性粒细胞减少症、发热中性粒细胞减少症和口腔炎较少。

这 3 项主要试验的结果表明，与单独的标准 5-FU+LV 相比，辅助治疗中将奥沙利铂加入 5-FU+LV（连续输注或推注）中可将复发的相对风险和死亡的相对风险分别降低 21% 和 20%，这重新定义了 Ⅲ 期结肠癌的标准辅助化疗。因此，根据 MOSIAC 试验的结果，美国食品药品监督管理局（FDA）在 2004 年批准了 FOLFOX4 用于 Ⅲ 期结肠癌患者的辅助治疗。来自 NO16968 研究结果支持辅助 XELOX 作为 Ⅲ 期结直肠癌中 FOLFOX4 的可接受替代方案。与氟尿嘧啶单药相比，辅助 FLOX 虽然可有效减少复发，但由于 3~4 级胃肠道毒性的不可接受发生率，应尽可能避免。

（三）5-氟尿嘧啶联合伊立替康的辅助治疗

与 FOLFOX4 辅助剂在 Ⅲ 期结肠癌中提供的生存获益相反，伊立替康与 5-FU+LV（FOLFIRI 或 IFL）联合辅助治疗的 3 项主要临床试验在这一领域都产生了负面结果（表 7.3）[25-27]。简而言之，来自泛欧洲试验辅助治疗结肠癌（PETACC）-3、FNCLCC Accord02+FFCD9802 以及癌症和白血病的数据 B 组（CALGB）89803 的 Ⅲ 期临床试验不支持 5-FU+LV 联合伊立替康在 Ⅲ 期结直肠癌辅助治疗中的作用[25-27]。

表 7.3 用 5-氟尿嘧啶和伊立替康治疗 Ⅲ 期结肠癌的 Ⅲ 期辅助治疗试验

研究	例数	方案	DFS[a]	OS[a]
CALGB 89803 [25]	1264	IFL vs. 5-FU+LV（RP）	59%（95%CI 55%~63%）vs. 61%（95%CI 57%~65%，$P = 0.85$）	68%（95%CI 64%~72%）vs. 71%（95%CI 67%~75%，$P = 0.74$）
PETACC-3 [26]	3278	FOLFIRI vs. LV5FU2	56.7% vs. 54.3%（$P = 0.106$）	73.6% vs. 71.3%（$P = 0.094$）
Accord02+FFCD9802 [27]	400	FOLFIRI vs. LV5FU2	3 年 51% vs. 60%（HR 1.12，95%CI 0.85~1.47，$P = 0.42$）	61% vs. 67%（HR 1.00，95%CI 0.71~1.40，$P = 0.99$）

注：DFS 无病生存率，OS 总生存率，5-FU 5-氟尿嘧啶，LV 亚叶酸钙，IFL 伊立替康 +5-FU+LV 丸剂，RP Roswell Park 方案，CI 置信区间，FOLFIRI LV5FU2+ 伊立替康，LV5FU2 双周 5-FU+LV，HR 危险比

[a] 5 年，除非另有规定

（四）结肠癌的靶向药物辅助治疗

几个随机临床试验已经调查了针对血管内皮生长因子（VEGF）和表皮生长因子受体（EGFR）的生物疗法在 Ⅱ 期和 Ⅲ 期结直肠癌辅助治疗中的作用。NSABP C-08 方案随机选择了 2710 名 Ⅱ 期或 Ⅲ 期患者接受 12 个周期（6 个月）的改良 FOLFOX6（MFOLFOX6）±1 年的贝伐单抗（BEVACIZUMAB）治疗，在 Ⅱ 期或 Ⅲ 期患者的 5 年 DFS 和 OS 中未能显示出显著的益处[28, 29]。值得注意的是，服用贝伐单抗后 15 个月内复发的比率为 0.61（95%CI 0.48~0.78），而服用贝伐单抗 15 个月后的复发率呈上升趋势。通过错配修复状态对 NSABP C-08 患者进行事后分析，发现错配缺陷人群具有潜在的生存获益（HR 0.52，95%CI 0.29~0.94）[30]。在 AVANT Ⅲ 期试验中，将 3451 名 Ⅱ 期或 Ⅲ 期患者随机分为 FOLFOX4 组、FOLFOX4+BEVACIZUMAB 组和 XELOX+BEVACIZUMAB 组，与 FOLFOX4 相比，将贝伐单抗加入 FOLFOX4（HR 1.17，95%CI 0.98~1.39，$P = 0.07$）或加入 XELOX（HR 1.07，95%CI 0.90~1.28，$P = 0.44$）时未显著改善患者的 DFS[31]。与 NSABP C-08 一样，在最初的研究随访中，加入贝伐单抗与改善 DFS 有关（第一年的 FOLFOX4+BEVACIZUMAB 组的 DFS HR 为 0.63，XELOX+BEVACIZUMAB 组的 DFS HR 为 0.61）。然而，与 FOLFOX4 相比，BOLFOX4+BAVAZUMAB 和 XELOX+BAVAZUMAB 治疗药物在第二年和第三年的复发增加的总体趋势被抵消了，这转化为 FOLFOX4+ 贝伐单抗和 XELOX+ 贝伐单抗的 OS 减少的趋势。

QUASAR2 Ⅲ期试验对 1941 名Ⅱ期或Ⅲ期结直肠癌患者进行了随机分组，每 3 周一次，接受 8 个周期的卡培他滨辅助治疗（24 周）± 贝伐单抗，共 16 个周期（48 周），同样发现，贝伐单抗组的 DFS 在前 2 年有所改善，尽管这被 2 年后复发率的增加所抵消，导致与对照组相比，贝伐单抗组的 DFS HR 为 1.06[32]。亚组分析表明，贝伐单抗在微卫星稳定肿瘤患者中有显著的不良影响（HR 1.43，$P = 0.0005$），而在微卫星不稳定的肿瘤患者中预后无显著差异（HR 0.74，$P = 0.42$）。总之，在常规辅助化疗中添加贝伐单抗对Ⅱ期或Ⅲ期结肠癌没有益处，从长远来看，甚至可能对 DFS 和 OS 不利。贝伐单抗治疗微卫星不稳定肿瘤的有利趋势引起学者的广泛关注，值得在这一亚组中进一步研究。

在 2 个大型的Ⅲ期临床试验中，研究了辅助与抗表皮生长因子（EGFR）药物在Ⅲ期结肠癌辅助治疗中的作用。在后续的修订方案中，N0147 第三阶段试验纳入了 2070 名已切除的 KRAS 野生型（WT）的Ⅲ期肿瘤患者，他们将接受辅助 mFOLFOX6 ± 西妥昔单抗（cetuximab）治疗[33]。与 mFOLFOX6 相比，在那些患有 KRAS-WT 或 KRAS+BRAF-WT 肿瘤的患者中，加入西妥昔单抗对 3 年 DFS（HR 1.21，95%CI 0.98~1.49）没有益处，在任何亚组分析中也没有观察到生存益处。值得注意的是，对 N0147 中先前终止的方案进行探索性分析发现，与 FOLFIRI 相比，FOLFIRI+ 西妥昔单抗改善 DFS 和 OS 的趋势不显著[34]。PETACC-8 Ⅲ期试验将已切除的Ⅲ期患者随机分配至接受 6 个月 FOLFOX4 ± 西妥昔单抗治疗[35]。在随后的修订中仅纳入那些与 N0147 相似的 KRAS-WT 肿瘤患者，西妥昔单抗在 KRAS-WT（HR 1.05，95%CI 0.85~1.29，$P = 0.66$）或 KRAS+BRAF-WT（HR 0.99，95%CI 0.76~1.28，$P = 0.92$）人群中没有发现显著的 DFS 改善。在亚组分析中，西妥昔单抗在晚期 T4N2 肿瘤患者中似乎有显著获益，而那些患有右半结直肠肿瘤的患者和仅使用化疗的女性则获得了显著的 DFS 获益。因此，N0147 和 PETACC-8 的结果没有确定西妥昔单抗在结直肠癌辅助治疗中的作用。西妥昔单抗在 T4N2 疾病中的潜在获益充其量仅算是个假说。尽管抗 EGFR 治疗在转移性结直肠癌中显示出更高的肿瘤降期能力，但其在辅助治疗中的脱节尚不清楚，但可能是由于未能诱导完全的病理缓解所致。

（五）老年Ⅲ期结肠癌患者的辅助治疗

在美国，Ⅲ期结肠癌患者的诊断中位年龄为 72 岁。然而，一项早期回顾性队列研究对 6262 例 ≥65 岁的术后的Ⅲ期结肠癌患者进行了回顾性研究，结果发现，随着诊断年龄的增加，辅助化疗的给药率急剧下降（$P<0.001$），78% 的 65~69 岁的患者、58% 的 75~79 岁的患者和 11% 的 85~89 岁患者接受了术后化疗[36]。在老年人中使用辅助化疗的障碍包括并存其他疾病、不愿接受化疗、对毒性的恐惧、缺乏社会支持、精神和功能状态下降和（或）认为较短的自然预期寿命会抵消潜在的益处。此外，包括 MOSAIC 试验和 NSABP C-07 在内的几项主要研究均未表明在老年患者的氟尿嘧啶化疗中加入奥沙利铂有明确的获益。

将Ⅱ期或Ⅲ期结直肠癌患者分为 4 个年龄组（≤50、51~60、61~70 和＞70），对涉及术后 5-FU+LV 或 5-FU+LV 的Ⅲ期试验与单纯术后观察进行比较的早期汇总分析显示，与没有辅助治疗的患者相比，无论在任何年龄组中进行分析，（按年龄分类进行交互作用测试的 P 值，OS 为 0.61，DFS 为 0.33），辅助化疗都显著改善了 DFS 和 OS (绝对 5 年生存优势为 7%) [37]。除接受 5-FU+LEV ($P<0.001$) 和 5-FU+LV ($P = 0.05$，具有显著性意义) 的白细胞减少症外，年龄增加与≥3 级的 AE 无明显相关性。最近的一项随机对照试验 (RCT) 的汇总分析研究了 Ⅲ 期结直肠癌中辅助性 FOLFOX4 或 XELOX 与单独使用 5-FU+LV 的疗效，虽然在≥70 岁的患者中作用较小，但无论年龄大小，FOLFOX4+XELOX 的 DFS 和 OS 或其他合并症均优于 5-FU+LV 组 (DFS HR 0.77，95%CI 0.62~0.95，$P = 0.014$；OS HR 0.78，95%CI 0.61~0.99，$P = 0.045$≥70 岁组) [38]。正如预期的那样，使用 FOLFOX4+XELOX 的 70 岁以下患者的 3~4 级不良反应较少，尽管 3~4 级神经病变 (奥沙利铂的主要安全性问题) 的发生率与年龄增加或医疗合并症无关。此外，一项针对年龄≥67 岁的 Ⅲ 期结肠癌切除患者的大型队列研究表明，尽管患有慢性疾病 (如心力衰竭、COPD 和糖尿病) 结肠癌的患者接受辅助化疗的可能性低于没有慢性疾病的结直肠癌的患者，但这些条件的存在并不总是影响启动化疗后完成化疗的能力，以及与辅助化疗相关的全原因、特定条件或毒性相关住院的概率 [39]。实际上，当对 Ⅲ 期结直肠癌进行辅助治疗时，合并心力衰竭、慢性阻塞性肺疾病 (COPD) 或糖尿病患者的 5 年生存率要高于未接受治疗且具有相同合并症的患者。

应注意的是，年龄增长始终是总生存期的不良预后因素，因为随着年龄增长，死于非癌症原因的可能性增加 [40]。然而，分析发现老年患者和年轻患者一样，在 Ⅲ 期结直肠癌的辅助化疗中可以获得显著的生存益处，而不会显著增加毒性，并且与临床合并症无关。

三、Ⅱ 期结肠癌的辅助治疗

Ⅱ 期结肠癌约占所有结肠癌病例的 25% [4]。在所有的结肠癌患者中，Ⅱ A 期约占 20%，Ⅱ B 期约占 2%，Ⅱ C 期约占 2%。Ⅱ 期结肠癌的 5 年 DSS 率为 84.7%，5 年 OS 率为 70.3% [5]。Ⅱ A、Ⅱ B 和 Ⅱ C 期结直肠癌的 5 年 DSS 发生率分别约为 85%、79.4% 和 64.9%，而 Ⅱ A、Ⅱ B 和 Ⅱ C 期结肠癌的 5 年 OS 发生率分别约为 70%、63.2 % 和 54.6%。与普遍推荐术后治疗的 Ⅲ 期结肠癌不同，辅助化疗对 Ⅱ 期结肠癌的益处仍存在争议。

对 INT-0035 中最初登记的 318 例 Ⅱ 期切除患者的回顾性亚组分析显示，与单纯术后观察相比，5-FU+LEV 可使 7 年时的复发率降低 31%，尽管这种趋势并不明显 (RR 0.69，95%CI 0.44~1.08，$P = 0.10$) [41]。两组在 7 年时的 OS 几乎相同 (5-FU+LEV 组为 72%，术后观察组为 72%，$P = 0.83$)；这种差异归因于研究力度不足，观察组有着较高的非癌死亡率及挽救手术率。这一分析表明，具有与复发率增加相关的预后特征的患者，如邻近器官的粘连或侵犯、梗阻、穿孔或原发肿瘤的位置 (其中只有后三者达到显著性 $P<0.05$) ——可受益于辅助化疗。

一项关于 NSABP 方案 C-01、C-02、C-03 和 C-04 的荟萃分析探讨了 1565 例术后的 Ⅱ 期结直肠癌患者辅助化疗的益处，方法是将所有 4 个试验中的治疗组分为 2 个组，具有较低 OS、DFS 和 RFS 的治疗组 1 (C-01 和 C-02 中单独手术的患者，C-03 中 MOF 的患者，C-04 中 5-FU+LV 的患者)，具有较高存活率的治疗组 2 (C-01 中的 MOF 患者，C-02 中围手术期门静脉输注 5-FU 的患者，C-03 和 C-04

中 5-FU+LV 的患者）[42]。在 5 年的随访中，治疗组 2 的 II 期结直肠癌患者的累积死亡率为 0.7（与治疗组 1 相比，II 期结直肠癌的死亡率降低了 30%）。无论复发的预后因素如何，辅助化疗都能使 II 期结直肠癌的绝对存活率提高 5%（5 年 OS，低风险组：治疗组 2 为 87% 对比治疗组 1 的 82%；高风险组：治疗组 2 为 75% 对比治疗组 1 的 70%，见表 7.4）[42-44]。

1997 年，B2 结肠癌试验的国际多中心汇总分析（IMPACT B2）研究人员对 1025 例 II 期结肠癌患者进行了随机对照试验的荟萃分析，比较了辅助化疗 5-FU+LV 与单纯手术的疗效。与仅术后观察相比，使用 5-FU+LV 辅助治疗 5 年后的无事件生存（event-free survival, EFS）和 OS 并未得到明显改善（表 7.4）。尽管如此，于 1994 年开始进行的一项快速、简单、可靠的 III 期试验（QUASAR），研究了 5-FU（370 mg/m² IV）+ 低剂量 LV（25 mg IV）或高剂量 LV（175mg IV）± 左旋咪唑（一次 3 d 共 450 mg，每 2 周重复一次，至 1997 年共 12 个疗程），共计 6 个每 4 周 5 d 的疗程或 30 个每周 1 次的疗程，与 3239 例在过去 6 周内接受过手术切除的 II 期结直肠癌患者进行对比观察[44]。

表 7.4　II 期结肠癌的辅助治疗

研究	例数	方案	DFS[a]	OS[a]
NSABP C-01、C-02、C-03、C-04 荟萃分析[42]	1565	治疗组 2 vs. 治疗组 1	与分期无关的 DFS 和 RFS 减少 II 期患者减少的程度与 III 期患者相同或者更大	死亡率比治疗组 1 降低了 30%[b]；低风险患者中，治疗组 2 与治疗组 1 的 OS 为 87% vs. 82%，高风险患者中，治疗组 2 与治疗组 1 为 75% vs. 70%
IMPACT B2[43]	1025	5-FU+LV vs. 观察组	EFS 0.76 vs. 0.73（HR 0.83，95%CI 0.68~1.01，$P = 0.061$）	0.82 vs. 0.80（HR 0.81，95%CI 0.64~1.01，$P = 0.057$）
QUASAR[44]	3239	5-FU+LV ± LEV（持续到1997年）vs. 观察组	RR 0.78（95%CI 0.67~0.91，$P = 0.001$）	RR 0.82（95%CI 0.70~0.95，$P = 0.008$）OS 的绝对改善率为 3.6%（95%CI 1.0~6.0）

注：DFS 无病生存率，OS 总生存率，治疗组 1 为 C-01 和 C-02 的单一手术臂、C-03 的 MOF 臂 C-0 的 5-FU+LEV 臂的联合疗法，治疗组 2 为 C-01 的 MOF 臂、C-02 的 5-FU 臂术前门静脉注射、C-03 和 C-04 的 5-FU+LV 臂联合疗法，RFS 复发生存率，5-FU 5-氟尿嘧啶，LV 亚叶酸钙，EFS 无事件生存率，HR 危险比，CI 置信区间，LEV 左旋咪唑，RR 相对风险
[a] 5 年，除非另有规定
[b] P 值未报告
[c] 高风险，定义为存在梗阻、肠穿孔或肿瘤扩展到邻近器官

与单独的术后观察相比，5-FU+LV 辅助化疗改善了 5 年的 OS 和 DFS，假设未化疗患者 5 年的死亡率为 20%，在主要由 II 期结肠癌组成的研究人群中，辅助性化疗的益处转化为 OS 的绝对改善 3.6%（95%CI 1.0~6.0）。

MOSAIC 研究 10 年随访的亚组分析表明，在高危 II 期结直肠癌（定义为存在 T4、肿瘤穿孔或被检查的淋巴结个数少于 10）患者中，FOLFOX4 辅助化疗的 OS 比 LV5FU2 有 3.7% 的非显著绝对改善（75.4% vs. 71.7%，$P = 0\ 0.058$）[21]。值得注意的是，与 LV5FU2 相比，FOLFOX4 辅助化疗对低危 II 期结直肠癌患者的 10 年 OS 不利（81.2% vs. 86.7%）。与 LV5FU2 相比，用 FOLFOX4 辅助治疗的高

危 II 期结直肠癌患者在 10 年 DFS 中观察到相似的非显著改善（绝对改善 5.7%），而与 LV5FU2 相比，用 FOLFOX4 辅助治疗的低危 II 期结直肠癌患者，在 DFS 中未观察到显著的有害作用（绝对减少 2.3%）。

综上所述，2003 年美国临床肿瘤学会（ASCO）小组召开会议时，人们认识到大约 25% 的 II 期直肠癌切除患者将在 5 年内复发[45]。因此，考虑在具有高复发风险特征的 II 期结直肠癌（<12 个淋巴结样本；肠梗阻；肿瘤部位穿孔；低分化组织学，不包括 MSI-H 肿瘤；神经周围侵犯；淋巴血管侵犯；或封闭、不确定或阳性切缘）中采用的辅助治疗（卡培他滨、5-FU+LV 或 FOLFOX）是合理的。尽管这一决定并未得到国家综合癌症网络（NCCN）指南的批准[46]。类似地，在没有高危特征的 IIA 期和 MSI-L/MSS 肿瘤患者中，辅助卡培他滨或 5-FU+LV（但不是 FOLFOX、FLOX 或 XELOX）仍然是一种选择，尽管这也不是 NCCN 指南所要求的。重要的是，对 II 期结肠癌进行辅助化疗的决定必须经过患者和医生之间关于风险、益处和替代方案的讨论，并理解改善的幅度很小（5 年存活率的绝对改善不超过 5%）。

四、II 期、III 期结肠癌的预后、预测性生物标志物和辅助治疗

（一）微卫星不稳定性

微卫星不稳定性（micro-satellite instability, MSI）是由研究人员在 20 世纪 90 年代初提出的，它代表由 DNA 错配修复缺陷（mismatch repair, MMR）引起普遍存在的脱氧核糖核酸（DNA）片段重复序列（微卫星）的异常缩短或延长，可以在大约 15% 的结直肠癌病例中发现[47]。美国国家癌症研究所（NCI）于 1997 年发起的国际研讨会最初将 MSI 定义为：当存在 ≥2 个不稳定性标志物时为微卫星高度不稳定（MSI-H），当存在 1 个不稳定性标志物时则为微卫星低度不稳定（MSI-L），当所有标记物均稳定时则为微卫星稳定（MSS）[47]。MSI-L 和 MSS 肿瘤通常在表型上相似，因此通常被分组在一起，而 MSI-H 肿瘤与非转移性结直肠癌生存率的提高有关。

一项涉及 303 名 III 期结肠癌患者的多中心回顾性研究表明，在接受辅助 FOLFOX（FOLFOX4 或 mFOLFOX6）治疗时，MSI-H 与 MMR 缺陷（defective mismatch repair, dMMR）的肿瘤患者比 MSI-L 与 MSS 或 MMR 完整（proficient mismatch repair, pMMR）的肿瘤患者获得了更好的 3 年 DFS（90.5%）（73.8%，95%CI 67.9%~78.8%，$P = 0.027$）[48]。在一项前瞻性但规模较小的研究中，使用 FOLFOX4 辅助治疗 II 期或 III 期结肠癌时，MSI-H 肿瘤患者（10.5%，定义为 ≥3 不稳定标志物）与 MSS 的肿瘤患者（35.0%，$P = 0.04$，定义为 <3 不稳定标记物）相比，3 年随访时复发率显著降低[49]。对 NSABP C-07 和 C-08 的 II 期或 III 期结直肠癌患者的分析显示，基于奥沙利铂的辅助疗法（FLOX 或 mFOLFOX6）改善了肿瘤患者的 3 年复发率（dMMR 肿瘤 vs. pMMR 肿瘤，87.6% vs. 78.0%）（HR 0.58，95%CI 0.35~0.96，$P = 0.03$），尽管这项分析受到复发和 dMMR 肿瘤患者数量非常少的限制[50]。

在 MOSAIC 研究的最新 10 年随访中，与 LV5FU2 相比，FOLFOX4 辅助治疗在 dMMR 的肿瘤患者中显示出有利于改善 DFS（HR 0.48，95%CI 0.21~1.12，$P = 0.88$）和 OS（HR 0.41，95%CI 0.16~1.07，

$P = 0.69$）的趋势，尽管由于 dMMR 肿瘤的低发生率和统计学把握度低而没有达到显著性[21]。最近，一项对 433 名 MSI 的 II 期或 III 期结肠癌患者的多中心回顾性研究表明，FOLFOX 辅助治疗显著改善了 3 年无复发生存率（HR 0.46，95%CI 0.23~0.79），而 5-FU 辅助治疗没有显著改善（HR 1.02，95%CI 0.60~1.73）；亚组分析显示，FOLFOX 辅助治疗对 III 期结直肠癌有显著疗效，在 II 期结肠癌中有显著趋势[51]。

在一项涉及 II 期或 III 期结肠癌辅助 5-FU 化疗的 RCT 的汇总分析中，与单纯术后观察相比，接受 5-FU 辅助治疗的 dMMR 肿瘤患者在 DFS 中没有获益[52]。与单纯手术相比，接受 5-FU 辅助治疗的 II 期结直肠癌和 dMMR 肿瘤患者的 OS 降低（HR 2.95，95%CI 1.02~8.54，$P = 0.04$）。一些人提出，考虑到 dMMR 的 II 期结肠癌患者预后良好，且缺乏从辅助 5-FU 中获益的证据，这些患者不应接受辅助 5-FU 化疗。在 dMMR 的 III 期结肠癌中，越来越多的证据支持 FOLFOX 比 5-FU 在辅助治疗中具有潜在的优势，尽管这一点仍有待大规模随机对照实验验证。总而言之，越来越多的证据表明 MSI 在结肠癌辅助治疗中作为预后和预测性生物标志物的作用。低危 II 期 MSI-H 肿瘤患者应进行随访观察，而高危 II 期和 MSI-H 肿瘤患者应考虑使用 FOLFOX 方案辅助治疗。MSI-H 的 III 期患者应强烈考虑奥沙利铂加氟尿嘧啶辅助治疗。在考虑使用氟尿嘧啶单药治疗时，应随时检测 MSI。

（二）II 期结肠癌的基因特征

Oncotype DX® 结肠癌检测是利用参加 NSABP 试验的 II 期和 III 期结肠癌患者的基因表达谱以及克利夫兰诊所的观察队列开发的，目的是根据最终的 12 个基因生成复发评分（recurrence score, RS）（从 0 到 100），以更好地描绘复发风险并指导辅助治疗决策[53]。QUASAR 研究最初在 1436 名 II 期结肠癌患者中验证了 12 基因的 RS，该研究表明复发风险与 RS 显著相关（每四分位数范围的 HR 1.38，95%CI 1.11~1.74，$P = 0.004$）。低、中、高 RS 组分别 <30、30~40 和 ≥41，3 年复发风险分别为 12%、18% 和 22%[54]。调整其他临床病理参数后，RS、T 分期和 MMR 状态是术后复发最重要的独立预测因子。此外，由于 5-FU+LV 辅助治疗的相对获益与 RS 无关，具有较高 RS 的患者有望从 5-FU+LV 辅助治疗中获得更多的绝对益处。这些发现在 CALGB 研究中得到了证实，该研究还表明，12 基因检测对大多数 T 期和 MMR 状态不明的 II 期结直肠癌患者是有用的，因为它能够识别 22% 的 T3 病（II A 期）和具有高 RS 的 pMMR 肿瘤患者，估计平均 5 年复发风险为 21%[55]。此外，一项 NSABP 验证研究表明，II 期结直肠癌在辅助治疗中加入奥沙利铂的绝对获益随 RS 的增加而增加[56]。

一项前瞻性的多中心研究分析了 12 基因检测对辅助治疗中 II A 期结肠癌（T3 期和 pMMR 肿瘤）患者临床决策的影响。对每个患者，在 RS 结果提供之前和之后，记录医生推荐的观察、氟尿嘧啶单药治疗或与奥沙利铂联合治疗的辅助治疗计划。我们注意到，在向医生提供 RS 结果后，45% 的患者的治疗建议发生了改变，33% 的患者的治疗强度（单药治疗与联合治疗相比）降低[57]。RS 越高，治疗强度越高，RS 越低，治疗强度越低（$P = 0.011$）。

此外，ColoPrint® 是一种 18 基因结肠癌检测方法，在 206 名 I ～ III 期结肠癌患者中得到了验证[58]。

这一特征表明 63.2% 的患者处于低复发风险（5 年 RFS 为 87.6%），36.8% 处于高风险（5 年 RFS 为 67.2%）。值得注意的是，在 67 名被归类为 MSI-H 的患者中，只有 53 名被归类为低风险患者。因此 ColoPrint® 可能不仅能够检测到 II 期结直肠癌的低风险患者，而且还能够识别出 MSI-H 状态以外的低风险患者，这些患者可能会放弃辅助化疗。结直肠癌 DSA（ColDx）® 是最新的 634 个基因转录微阵列标志物，它在一项独立验证中确定了 II 期结直肠癌复发风险较高的患者，包括 73 名复发（高风险）患者和 142 名手术后 5 年内未复发（低风险）的患者[58]。该标记目前正在进行前瞻性验证，不能在临床试验之外使用。

简而言之，由于辅助治疗在 II 期结肠癌中的作用仍存在争议，正在开发的各种基因表达特征可能会成为个体化复发风险评估的额外方法，探索启动辅助化疗（特别是在 IIA 期和 pMMR 肿瘤中）的决策、风险和益处，并指导辅助治疗强度（FOLFOX 与 5-FU 单药疗法）的决策。

第三节　直肠癌的辅助和新辅助治疗

一、背景和分期

在美国，每年约有 40000 名患者被诊断为直肠癌[59]；70%~80% 的病例诊断为局部或局部晚期，治疗通常是多学科的，涉及手术，通常还包括化疗或放射治疗。直肠与结肠和肛门相邻。它的上部到达腹膜反折处，被腹膜覆盖在前方和侧面，尽管直肠的绝大多数部分完全在腹膜外。从外科角度看，肛缘（肛管远端）和齿状线（鳞状和柱状黏膜之间的过渡）是另外的主要标志。齿状线是直肠的下缘。直肠的精确上限一直是争论的主题，范围从肛门边缘 10~15 cm 不等，有不同的临床试验和临床实践定义。《2000 年 NCI 结肠癌和直肠癌手术指南》规定，通过硬性直肠镜检查，下缘距肛门边缘大于 12 cm 的病变属于乙状结肠而非直肠[60]。这在临床上和解剖学上是相关的，因为历史回顾数据表明，无论采取哪种命名方法，距离肛缘大于 12 cm 的肿瘤的局部复发率与结肠癌更相似，为 10% 而不是 30%[61]。接受当前金标准——全直肠系膜切除术（totalmesorectal excision, TME）——的患者的现代手术数据不断表明，部位较高的直肠癌复发的风险较低[62]。

在计划治疗中，通过硬性直肠镜的内窥镜检查可以最大限度地重复评估肿瘤的确切位置，这使其成为精确确定高位直肠肿瘤的最有用的工具。结直肠镜检查作为评估同时存在直肠病变的初始检查的一部分是有用的，但它不一定能取代相关外科医生的硬性直肠镜检查。这是分期的一个关键组成部分，可以改变相当一部分患者的治疗计划或纳入模式[63]。

除了内窥镜检查，直肠癌的最佳治疗前分期包括全身和局部肿瘤（T）和淋巴结（N）分期。最典型的是通过静脉造影剂对胸部、腹部和盆腔进行计算机断层扫描（computed tomography, CT），以评估有无转移性病变。然而，仅靠 CT 成像并不能准确评估肿瘤壁层侵犯或淋巴结侵及的数量。因此，盆腔磁共振成像（magnetic resonance imaging, MRI）或直肠内窥镜超声（EUS）是准确确定分期和适当治疗的必要条件。这 2 种检查都是可以接受的。超声是一种更依赖于操作者的检查方式，但它在早期直肠癌的 T 分期中的准确性可能会略微提高[64]。另外，MRI 的一个显著优势是它可以评估周围切除边缘（circumferential resection margin, CRM）。CRM 在局部晚期直肠癌的治疗中具有重要意义，对于成功的局部肿瘤控制至关重要[65]。

从历史上看，直肠癌的术后局部复发率高得令人难以接受，高达 30%[61]。这被认为在很大程度上与直肠周围淋巴结切除不足和获得完整清晰切缘不一致有关。环周切缘阳性是局部复发的主要危险因素，也与高远处转移率和低长期存活率有关[66]。随着认识到需要保留直肠系膜和相关直肠系膜筋膜的完整性，手术技术得到了改善。TME 的出现（经直肠系膜筋膜平面入路切除直肠和直肠系膜的全直肠系膜切除术）使单机构报告的局部失败率低至 4%~9%[67]。在跨国 TME 研究中，仅使用 TME 手术技术的 5 年局部复发率为 10.9%[62, 68]。尽管如此，在非常低位的直肠肿瘤中，直肠系膜变窄，由于肛提肌的缘故而缺乏明显的直肠系膜脂肪平面以及狭窄的骨盆会阻碍手术实施，这些因素共同制约了最佳的手术结果。低位直肠肿瘤所需手术方式，即腹会阴联合切除术（abdominoperineal resection, APR）的癌症特异性存活率的降低可能与 CRM 阳性率的增加、局部复发率的增加这些因素有关[69]。

目前，由于 I 期直肠癌切除后的复发率较低，区域淋巴结受累的风险很低，局部和远处复发都不常见。因此早期直肠癌的标准治疗方法是单纯手术。II 期和 III 期直肠癌统称为局部晚期癌。由于局部和全身复发的风险增加，目前局部晚期直肠癌的治疗标准包括新辅助放化疗后的手术和辅助化疗。

重要的是要认识到，并非所有局部晚期直肠癌都具有相同的局部和（或）远处复发风险。除 CRM 受累和低位外，T4 肿瘤、晚期淋巴结转移、肿瘤扩散程度和壁外静脉侵犯是复发的额外危险因素。常见的 T3 肿瘤在表型和风险上差异很大，从侵犯直肠系膜的肿瘤到几乎不穿过固有肌层的肿瘤。壁外浸润范围有限（≤5 mm）的肿瘤比广泛浸润（>5 mm）的肿瘤预后好得多。局部复发率分别为 10.4% 和 26.3%，有限浸润和广泛扩散的 5 年生存率分别为 83.4% 和 54.1%[70]。即使在新辅助放化疗后进行病理评估，这些基于壁外浸润程度的预后差异仍然存在[71]。MRI 也可以用来评估壁外静脉侵犯，同样与局部和远处复发有关[72, 73]。虽然目前的治疗标准认可所有的治疗方法，但某些患者受到毒性的困扰，获得的绝对益处很小。而高风险因素的患者有机会从多模式疗法中获得最大收益。如果进行了高质量的分期和手术，缺乏额外风险特征的 T3 N0 肿瘤可能不会从全面的围手术期治疗中受益。

二、辅助放疗和放化疗

在外科技术发展之前，放疗已被引入直肠癌治疗模式中作为对抗大于 30% 的局部复发率的一种手段。最初是采用技术陈旧的辅助放射治疗和疗效欠佳的放射增敏化疗方案。两项主要研究将基于放射治疗或化疗的策略与单独观察进行了比较。GITSG 方案 7175 将 227 例 Dukes B2 或 C 期直肠癌切除的患者随机分成 4 组：观察组、化疗组（5-FU 和洛莫司汀）、放疗组、放化疗组（5-FU 和洛莫司汀）。与单纯观察组相比，放化疗将复发风险从 55% 降低到 33%，并且在后一份报告中，提高了总生存率[74, 75]。

NSABP R-01 将 555 例接受切除的 Dukes B 和 C 期直肠癌的患者随机分配至观察组、放疗组、MOF 化疗组（5-FU+ 洛莫司汀 + 长春新碱）。一方面，与观察组相比，在 5 年时放疗降低了局部复发率，但无病生存率和总生存率无差异。另一方面，与单独观察组相比，MOF 辅助化疗组具有无病和总生存优势[76]。

NCCTG 794751 研究将 204 例经切除的 Dukes B2 或 C 期直肠癌患者随机分为辅组放疗组和放化疗组（5-FU）。放化疗组先行 1 周期的 5-FU 推注，然后再进行 2 周期的 5-FU+ 洛莫司汀治疗。在 7 年以上的中位随访中，局部复发的风险降低了 46%，远处转移的风险降低了 37%。此外，癌症特异性存活率和总存活率也有所改善，死亡率下降了 29%[77]。

这些初步研究将放化疗作为局部晚期直肠癌治疗的标准组成部分，尽管在不符合标准的化疗、放疗和手术的情况下，某些方法（但不是所有方法）的存活率存在差异。但随后的研究有助于优化治疗时机和最佳的化疗增敏剂。虽然这些并没有导致 DFS 或 OS 的持续改善，毫无疑问的是毒性分布和局部控制率得到了改善。

一项德国的直肠癌研究评估了 823 例 T3、T4 或淋巴结阳性直肠癌患者术前和术后放化疗的作用。输注 5-FU［1000 mg/（$m^2 \cdot d$），在第 1~5 天和第 29~33 天］同时给予 50.4 Gy 放疗（分 28 次进行），所有患者均行 TME 治疗。在无病存活率或总存活率方面没有发现差异。然而，通过术前放化疗，病理分期明显下降，病理完全缓解率为 8%，保肛手术的成功率较高（39% vs. 19%）。这转化为 5 年内局部复发风险的显著降低（6% vs. 13%）[78]。10 年后，收益减少（7.1% vs. 10%），但仍然显著[79]。此外，与术后治疗相比，术前治疗降低了急性和长期严重毒性的发生率。考虑到局部复发率的提高和较低的毒性，术前放化疗已经成为标准的治疗方法。

鉴于放化疗持续降低了局部复发率，但对生存率的影响不是很明显，一些研究已经开始试图消除这种模式。MRC CR07 和 NCIC-CTG C016 研究将 1350 例可切除的直肠癌患者随机分为术前短程放疗和对 CRM 阳性患者选择性术后放化疗两组，Ⅰ～Ⅲ期患者都包括在内。术前放疗导致局部复发率的绝对差异为 6.2%（10.6% vs. 4.4%）。此外，无病存活率相对提高了 24%，平均绝对差值为 6%（77.5% vs. 71.5%），但生存并没有差异。必须指出的是，这项研究有很大的局限性。少数选择性放疗人群（＜10%）由于 a+CRM 而接受了放疗[80]。虽然大多数手术都是为了实现真正的 TME，但有证据表明，在近 50% 的病例中手术技术不成熟[81]，这是局部复发的重要危险因素。在进一步研究中显示，在直肠系膜平面进行最佳手术切除的患者局部复发率最低，以及同时接受过术前治疗的患者的局部复发率仅为 1%。一方面，这项研究引起了人们对术后放化疗的选择性使用的关注。另一方面，这项研究显然是有缺陷的。它着重解释了这些多因素研究中至关重要的复杂因素，以及随着技术的革新，和随着时间推移比较研究结果的问题。随着最佳手术技术以及评估高危直肠系膜筋膜平面的最佳术前成像的标准化，结果截然不同。

三、新辅助放化疗

（一）氟尿嘧啶类化合物联合放射治疗

2 个大型试验巩固了术前放化疗的地位。FFCD 9203 和 EORTC 22921 将术前 5-FU 联合放疗与单纯放疗进行比较。FFCD 9203 将 733 例 T3 或 T4 期直肠癌患者随机分成 2 组，2 组都接受 1 个疗程的放疗（45 Gy/25 次），然后分别给予或不给予 5-氟尿嘧啶（5-FU）和亚叶酸（LV）（第 1~5 天和 29~33 天）。结果显示，5 年生存率没有差异，但局部复发率从 16.5% 降至 8.1%。病理完全缓解（pathologic complete response, pCR）率为 14.6%[82]。EORTC 22921 将 1011 名患者随机分为 2×2 组，接受相同剂量的化疗和放疗：术前单纯放疗组、术前放化疗组及加或不加辅助化疗组 [5-FU 350mg/（m² · d）×5 d +LV 20 mg/（m² · d）×5 d，每 28 d][83]。放化疗可提高 pCR 率（5.3% vs. 13.7%）[84]。与仅放疗组相比，在任何时候接受化疗的 3 个组中，局部复发率均得到改善[83]。在中位时间超过 10 年的长期随访中，2 组之间的 DFS 或 OS 没有差异[85]。

放化疗中最佳的化疗方案已经得到了广泛评估。表 7.5 列出了几个关键研究[79, 80, 82, 85–88]。2 个大型随机试验将推注 5-FU 联合放疗组与静脉滴注 5-FU 联合放疗组进行对比，根据临床前数据显示，延长 5-FU 暴露可改善放射增敏作用。NCCTG 对 Ⅱ 期或 Ⅲ 期直肠癌不同方式静脉滴注 5-FU [225 mg/（m² · d），持续联合放疗]、推注 5-FU [500 mg/（m² · d），第 1~3 天和 29~31 天]进行了比较。辅助化疗（5-FU 和司莫司汀）在 2 组化疗前后以"三明治"方式进行。虽然局部复发没有差异，但持续输注 5-FU 组的无病生存率（53% vs. 63%）和总生存率（60% vs. 70%）都得到了改善[86]。输注 5-FU 组 3 级或 4 级腹泻更常见：24% vs. 14%。另一项较大的组间研究（INT 0144）比较了在 Ⅱ 期和 Ⅲ 期直肠癌中以持续输注与推注 5-FU 方式结合放疗辅助疗法的优点。2 个试验组在放疗过程中持续输注 5-FU [225 mg/（m² · d）]，第三个试验组采用 5-FU 推注 [225 mg/（m² · d）第 1~4 天和第 29~32 天]加亚叶酸钙。与 NCCTG 的研究相反，在超过 5 年的中位随访期内，2 组患者的无病生存率和总生存率没有什么不同。然而持续输注组的 3/4 级血液学毒性显著较低：4% vs. 49%~55%[87]。

口服氟尿嘧啶、卡培他滨已被研究作为 5-FU 放射增敏的替代方法。尽管新陈代谢的变化和对依从性患者的依赖增加是潜在的问题，但不需要中心静脉导管是很吸引人的。随机选择了 401 名临床或病理为 Ⅱ 期和 Ⅲ 期的直肠癌患者，接受卡培他滨（每天 1650 mg/m²）或 5-FU（每天 1000 mg/m²，第 1~5 天，第 29~33 天）新辅助或辅助化疗。在中位随访 52 个月时，使用卡培他滨的 5 年总生存期并不逊色。此外，无病生存率或局部复发率无明显差异[89]。NSABP R-04 以 2×2 的方式随机选择 1608 名 Ⅱ 和 Ⅲ 期直肠癌患者进行新辅助化疗：5-FU 或卡培他滨联合或不联合奥沙利铂。5-FU 组和卡培他滨组的 3 年局部复发率、5 年 DFS 和 5 年 OS 没有变化。2 组之间的毒性相似。因为存在严重腹泻的安全问题，在入组 20% 之前进行了修正，将每周治疗 7 d 减少到 5 d（周一至周五）。因为这种改变，使用 5-FU 和卡培他滨的 3 级或更高级别的腹泻率从 15% 降至 6.9%[88]。

表 7.5　含氟尿嘧啶类的新辅助和辅助放化疗精选试验

研究	例数	放疗方案	辅助化疗	pCR 率	局部复发	5年无病生存率	5年总生存率	3级或4级不良事件率
FFCD-9203[82]	733	45 Gy/25 Fx+5-FU vs. 45 Gy/25 Fx	推注 5-FU	11.4% 3.6% (P<0.0001)	8.1% 16.5% (P=0.004)	59.4% 55.5% (ns)	67.4% 67.9% (P=0.684)	14.6% 2.7%
EORTC 22921[85]	1011	45 Gy/25 Fx+ 推注 5-FU vs. 45 Gy/25 Fx	2×2 随机分组：推注 5-FU 或观察组	13.7% 5.3% (P<0.001)	8.7% 17.1% (P=0.002)	NR	65.8% 64.8% (P=0.84)	13.9% 7.4%
CAO/ARO/AIO-94[79]	823	50 Gy/28 Fx 术前 vs. 术后	两组：推注 5-FU	8% N/A	6% 13% (P=0.006)	NR	76% 74% (P=0.8)	27% 40%
NCCTG[86] O'Connell 等（术后）	680	50Gy/25Fx+ 推注 5-FU vs. 50Gy/25Fx+CIVI 5-FU	两组随机：推注 5-FU ± 司莫司汀	N/A	NR	（4年） 53% 63% (P=0.01)	（4年） 60% 70% (P=0.005)	严重腹泻： 14% vs. 24% 严重白细胞减少症： 11% vs. 2%
INT 0144[87]（术后）	1917	50 Gy/28 Fx+CIVI5-FU vs. 50 Gy/28 Fx+CIVI5-FU vs. 50 Gy/28 Fx/ 推注 5-FU	推注 5-FU 输注 5-FU 推注 5-FU+LV	N/A	8% 4.6% 7% (P=0.67)	62% 62% 57% (P=0.25)	68% 71% 68% (P=0.5)	GI Heme 41% 55% 42% 4% 44% 49%
German Trial[80]（术前 OR 术后）	401	50 Gy/28 Fx+ 卡培他滨 vs. 50 Gy/28 Fx+ 推注 5-FU	卡培他滨 推注 5-FU	14%（73 例） 5%（74 例） (P=0.09)	6% 7% (P=0.67)	68% 54%	76% 67% (P=0.05)	3 级或 4 级腹泻： 17% vs. 4% 3 级或 4 级白细胞减少症： 3% vs. 16%
NSABP R-04[88]	1608	50 Gy/28 Fx+ 卡培他滨 vs. 50 Gy/28 Fx+CIVI5-FU	N/A	20.7% 17.8% (P=0.14)	11.8% 11.2% (P=0.98)	67.7% 66.4% (P=0.7)	80.8% 79.9% (P=0.38)	无差异

注：5-FU 氟尿嘧啶，Cape 卡培他滨，CapeOx 卡培他滨＋奥沙利铂，CIVI 持续静脉输注，FOLFOX 亚叶酸钙＋5-FU＋奥沙利铂，Fx 次，Gy 戈瑞，N/A 不适用，NR 未报到，NS 无意义

（二）放化疗中的其他药物

虽然奥沙利铂在转移性结直肠癌和结肠癌的辅助治疗中有明确的作用，但其作为放射增敏剂的作用尚不清楚。迄今为止，包括 STAR-01、ACCORD 12/0405 Prodige 2、Petacc-6、NSABP R-04、CAO+ARO+AIO-04 和 FOWARC 试验（表 7.6）在内的多项研究已经对此进行了检验[88, 90-93]。与单独使用氟尿嘧啶的放射治疗相比，奥沙利铂在所有研究中都增加了毒性。在 NSABP R-01 中，奥沙利铂的 3 级或 4 级毒性发生率明显更高，即腹泻、神经病变和疲劳[88]。其中 2 项研究显示，使用奥沙利铂 CAO+ARO+AIO-04（17% vs. 13%）和 FOWARC（31% vs. 13%）的 pCR 率增加，但其他 4 项研究没有显示出这样的差异[94]。到目前为止，有 4 项研究报告了长期结果，其中 3 个，NSABP-R04、ACCORD 12/0405 Prodige 2 和 Petacc-6，在局部控制、无病生存或总生存方面没有显示出差异[76, 88, 95]。另外，在 50 个月的中位随访中，似乎离群的研究 CAO+ARO+AIO-04 证明了 3 年无病生存率的提高（75.9% vs. 71.2%）和晚期毒副作用的发生率相似。严重急性毒性反应的发生率增加和缺乏一致的获益，降低了奥沙利铂的使用热情。在这一点上，奥沙利铂不应被视为放化疗的标准成分。

已经探索了与放射治疗相结合的其他药物，包括伊立替康（irinotecan）、贝伐单抗（bevacizumab）、西妥昔单抗（cetuximab）和帕尼妥单抗（panitumumab）。目前还没有确凿的证据表明这是有益的。尽管比较数据有限，有关长期结果的数据也不成熟，但贝伐单抗可能提高缓解率，包括完全缓解率[96-98]。围手术期治疗中增加贝伐单抗的想法被结肠癌阴性辅助研究结果否定，缺乏数据支持的提高客观缓解率，以及术后并发症发生率升高的潜在可能性[99]。在 Expert-C 研究中，研究了西妥昔单抗对 EGFR 的抑制作用，高危直肠癌患者术前和术后接受 CAPOX（卡培他滨 + 奥沙利铂）和基于卡培他滨的放化疗，加或不加西妥昔单抗。高风险定义为在 MRI 上含以下情况之一：肛提肌处及下方的 T3 肿瘤，T4 肿瘤，距 CRM 1 mm 以内的肿瘤，壁外延伸＞5 mm 或壁外静脉浸润。随着有关 Ras 和 EGFR 耐药性数据的出现，对该研究进行了修改，以分析 KRAS 和 BRAF WT 患者的主要终点 - 完全缓解率。在 Ras WT 人群中，中位随访时间超过 5 年，西妥昔单抗组的数据显示出较高的完全缓解率（15.8% vs. 7.5%）、5 年无进展生存率（75.5% vs. 67.5%）和 5 年总生存率（83.8% vs. 70%），但无统计学差异[100]。缺乏进一步的权威研究。这似乎值得进一步研究，但目前仍只是调查。

总之，当考虑使用放疗增敏剂进行新辅助治疗时有多种选择。关键研究表明，推注 5-FU 和静脉滴注 5-FU 方案的毒性特征略有不同，提示可能存在疗效差异。虽然这 2 种方案都是合理的，但总的来说，静脉滴注 5-FU 被认为是最佳的放射增敏剂。此外，随机数据完全支持卡培他滨作为放射治疗的可行替代方案。除非临床试验，其他的化疗药物或靶向药物在放疗增敏方面没有作用。

表 7.6 奥沙利铂新辅助放化疗的研究进展

研究	例数	放疗方案	辅助化疗	病理完全缓解率	局部复发	5年无病生存期	5年总生存期	3级或4级不良事件率
NSABP-R04 [88]	1608	50 Gy/28 Fx+Cape/5-FU vs. 50 Gy/28 Fx+ Cape/5-FU+奥沙利铂	N/A	17.8% 19.5% （P=0.42）	11.2% 12.1% （P=0.7）	64.2% 69.2% （P=0.34）	79% 81.3% （P=0.38）	腹泻： 6.9% vs. 16.5%
CAO+ARO+AIO-04 [90]	1265	50 Gy/28 Fx+输注 5-FU vs. 50 Gy/28 Fx+FOLFOX	5-FU vs. FOLFOX	13% need 17% （P=0.038）	6% 3%	（3年） 71.2% 75.9% （P=0.03）	（3年） 79% 81.3% （P=0.38）	20% 24%
STAR-01 [91]	747	50 Gy/28 Fx+输注 5-FU vs. 50 Gy/28 Fx+FOLFOX	5-FU 基础量	16% 16% （P=0.904）	NR	NR	NR	8% 24% （P<0.001）
ACCORD 12/0405-Prodige 2 [92]	598	45 Gy/25 Fx 或 50 Gy/25 Fx+卡培 他 vs. RT+CapeOx	任一方案	13.9% 19.2% （P=0.09）	6.1% 4.4% （ns）	（3年） 67.9% 72.7% （ns）	（3年） 87.6% 88.3% （ns）	10.9% 25.5% （P<0.001）
PETACC-6 [93]	1094	45 Gy/25 Fx+卡培他滨 vs. 45 Gy/25 Fx+CapeOx	卡培他滨 CapeOx	12% 14%	7.6% 4.6% （P=0.09）	（3年） 74.5% 73.9% （P=0.78）	（3年） 89.5% 87.4% （P=0.18）	15% （GI 8%） 38% （GI 22%）

注：FU 氟尿嘧啶，Cape 卡培他滨，CapeOx 卡培他滨 + 奥沙利铂，FOLFOX 亚叶酸钙 +5-FU+ 奥沙利铂，N/A 不适用，NR 没有报道，NS 不显著，RT 放疗

四、新辅助短程与长程放疗

虽然长程放化疗在美国和世界其他地区已经受到欢迎，但在一些国家，术前短程放疗（5 Gy×5 次）已经成为标准。MRC CR-07+NCIC-CTG C016 研究比较了术前短程放疗和选择性术后放化疗。这项研究证明了无病生存和局部复发的益处，但也存在与次优手术技术相关的局限性。另外 2 项主要研究考察了短程放疗与单纯手术的对比：瑞典直肠癌研究和荷兰结直肠癌小组（DCCG）TME 研究。在瑞典对 1168 名患者的研究中，平均随访 13 年的结果显示，与单纯手术相比，短程放疗在局部复发率（9% vs. 26%）、癌症特异性生存率（72% vs. 62%）和总生存（38% vs. 30%）方面都有所改善，但远处转移率没有差异[101]。荷兰的这项研究随机选择了 1861 名接受 TME 治疗的患者进行短程放疗或观察。在长期随访中，术前放疗的 10 年局部复发率是单纯手术的一半（5% vs. 11%）。总存活生存率在总人口中没有什么不同。在一项探索性亚组分析中，有人暗示了Ⅲ期人群的潜在获益[102]。

当然，至少有 2 项中等规模的研究将术前的长程放化疗和短程放疗进行了对比（表 7.7 [73, 80, 102, 103, 104]）。波兰的一项研究共招募了 316 名 T3 和 T4 直肠癌患者，在第 1~5 天和第 29~33 天使用 5-FU 和 LV。4 年后，短程放疗组和放化疗组的 DFS（58.4% vs. 55.6%）、OS（67.2% vs. 66.2%）或局部复发率（9% vs. 14.2%）均无差异[103]。Trans-Tasman 放射治疗肿瘤小组 01.04 研究将 326 例 T3 和 N+ 肿瘤患者随机分为 2 组：短程放疗组与长程放化疗组（5-FU 每天 225mg/m²，每周 7 d），两组均进行辅助化疗（5-FU 每天 425 mg/m² 和 LV 每天 20 mg/m²，第 1~5 天 /28 d），共 6 个月。尽管如此，短程放疗和长程放化疗的 5 年局部复发率（7.5% vs. 4.4%）、DFS（30% vs. 27%）和 OS（74% vs. 70%）没有明显差异。低位直肠肿瘤（距肛缘<5 cm）随机分配到短程放疗组的比例较高。放化疗治疗后的降期程度更大，ypT0-2 肿瘤的比例为 45%，而短程放疗组为 28%。在绝大多数情况下，两组的切缘阴性率相似。尽管如此，短程放疗或长程放化疗的 5 年局部复发率（7.5% vs. 4.4%）、DFS（30% vs. 27%）或 OS（74% vs. 70%）没有明显差异。尽管差异无统计学意义，但短程组在直肠远端肿瘤的局部复发率数值上较高为 13%（6/48），放化疗组为 3%（1/31）。重要的是，2 种方案的晚期毒性没有差异[104]。

表 7.7　短程放疗和长程放化疗研究

研究	例数	治疗方案	病理完全缓解率	局部复发率	无病生存期	总生存期	严重毒性事件
Swedish Rectal 癌症实验[73]	1168	25 Gy/5 Fx 术前 vs. 单纯手术	NR	9% 26% （P<0.001）	（13 年随访） 72% 62% （P = 0.04）	（13 年随访） 38% 30% （P = 0.008）	NR
DCCG TME 研究[102]	1861	25 Gy/5 Fx 术前 vs. 单纯手术	NR	5% 11% （P<0.0001）	NR	（10 年） 48% 49%	NR
MRC CR-07[80]	1350	25 Gy/5 Fx 术前 vs. 择期手术 CRT：45 Gy/25 Fx+5-FU	NR	4.7% 11.5% （P<0.0001）	（5 年） 73.6% 66.7% （P = 0.013）	（5 年） 70.3% 67.9% （P = 0.4）	NR

续表

研究	例数	治疗方案	病理完全缓解率	局部复发率	无病生存期	总生存期	严重毒性事件
Polish 研究[103]	316	25 Gy/5 Fx vs. 50 Gy/28 Fx+5-FU+LV	NR	9% 4.2% （$P = 0.17$）	（4 年） 31.40% 34.60% （$P = 0.54$）	（4 年） 67.2% 66.2% （$P = 0.96$）	10.1% 7%
TROG 01.04[104]	326	25 Gy/5 Fx vs. 50 Gy/28 Fx+CIVI 5-FU	1% 15% （$P<0.001$）	7.5% 4.4% （$P = 0.25$）	NR	（5 年） 74% 70% （$P = 0.62$）	5.8% 8.2% （$P = 0.53$）

注：5-FU 氟尿嘧啶，Cape 卡培他滨，CapeOx 卡培他滨＋奥沙利铂，CRT 放化疗，FOLFOX 亚叶酸 +5-FU+ 奥沙利铂，LV 亚叶酸钙，N/A 不适用，NR 没有报道，NS 不显著

简而言之，当考虑对局部晚期直肠癌进行术前治疗时，短程放疗是一个可行的选择。有证据表明肿瘤消退和降期程度较低，这经常被认为是选择长程放化疗的一个因素。在短程放射治疗的研究中，手术通常在治疗后 7 d 内立即进行。当考虑到肛门鳞状细胞癌时，放化疗后的反应可能会在几个月后演变；同样回顾性数据表明，当手术从标准的 6~8 周延迟到完成放化疗后的稍长时间间隔时，病理完全缓解率更高[105]。考虑到这一点，正在进行的研究的一个领域是评估在任一种放疗方法后延迟手术的作用，以期最大限度地提高病理缓解率。较长的手术间隔可能会增加短程放疗的降期程度。就目前而言，尚不清楚这种方法是否真的对长期结果有利。

五、辅助化疗

辅助化疗目前被认为是局部晚期直肠癌围手术期治疗的标准组成部分。对于大多数美国患者，NCCN 指南推荐使用氟嘧啶和奥沙利铂为基础的治疗药物，FOLFOX 或 CapeOx 是首选方案[106, 107]。对于结肠癌的辅助治疗，有明确的支持数据[108, 109]。但是，支持直肠癌辅助化疗的数据尚不充分。

（一）基于 5-FU 的辅助治疗

早期的 GITSG 和 NCCTG 研究显示，当放疗与同步或辅助化疗相联合时，患者的生存率有所提高[75, 80]。NSABP R-01 显示，在没有放射治疗的情况下，辅助化疗对生存有益[72]。2012 年，对 21 项随机对照试验的 Cochrane 分析表明，基于 5-FU 的直肠癌辅助治疗，直肠癌患者的复发风险相对降低了 25%[110]。但是，在 Ⅱ 期和 Ⅲ 期直肠癌中进行的多项个体随机研究未能证明在制定当前标准（新辅助治疗）方面具有明显的、一致的益处。

如前所述，EORTC 22921 将 1011 名患者随机分为术前放化疗和单纯放疗组，以及辅助 5-FU 推注组和观察组。5-FU 用药方案（每天 350 mg/m²）与 LV（每天 20 mg/m²）联合给药 5 d，每 3 周重复一次，共 4 个周期。术前放化疗的依从率为 82%，辅助化疗的依从率为 43%，分配至辅助治疗组的患者中有 27% 从未接受治疗[83]。在长期随访中，辅助化疗和观察组的 10 年 DFS（47% vs. 43.7%）和 OS（51.8 vs. 48.4）均无统计学差异[64]。可能的解释是术后治疗的低依从率和毒性更大的 5-FU 方案影响掩盖了

2 组之间的差异——如果真实差异不大。

其他现代随机研究同样未能证明基于 5-FU 的辅助治疗对局部晚期直肠癌有明显益处（表7.8）[65, 82, 90, 93, 111–113]。意大利的一项 I-CNR-RT 研究将 655 例接受新辅助放化疗和外科手术的临床 T3 或 T4 直肠癌患者，随机给予 5-FU（每天 350 mg/m²×5 d，每 28 d×6 周期）和 LV（每个周期每天 10 mg/m²×5 d）的辅助化疗。与 EORTC 研究相似，随机分配至辅助化疗组的患者有 28% 从未接受治疗，另外 13.5% 的患者仅接受了 2 个周期的治疗，因此略高于 58% 的患者完成了 3~6 个辅助化疗周期。2 组患者的无病生存率和总存活生存率没有差异[111]。

Dutch Proctor+SCRIPT 试验旨在观察接受术前治疗（短程放疗或放化疗）和外科手术的患者使用 5-FU 或卡培他滨进行辅助化疗的情况。使用 5-FU 推注方案或卡培他滨（1250 mg/m² 一天 2 次，第 1~14 天，每 21 d 一周期）中的一种，给药约 6 个月。这项研究旨在检测 10% 患者 5 年 OS（60%~70%）改善率，需要 840 名患者达到 90% 的改善率。由于进展缓慢，只有 470 名患者被统计，其中只有 437 名符合分析条件。在这些患者中，73.6% 的患者完成了所有的化疗周期。在中位 5 年的随访中，OS 没有显著差异（2组均接近 80%）。支持辅助化疗的 DFS 绝对差异为 7%（62.7% vs. 55.4%，$P = 0.11$），这一趋势没有达到统计学意义。但是，这项研究不足以检测出这种程度的差异[112]。

（二）奥沙利铂在辅助化疗中的作用

奥沙利铂已经在多项局部晚期直肠癌的研究中进行了研究，尽管许多数据在长期生存方面还不成熟。到目前为止，结果一直相互矛盾。CAO+ARO+AIO-04 和 PETAC-6 均为大型试验，患者随机接受卡培他滨 ± 奥沙利铂的术前放疗方案。术后患者接受相同的辅助化疗方案：卡培他滨 ± 奥沙利铂。超过 80% 的患者接受了所有计划周期的辅助治疗[90]。CAO+ARO+AIO-4 的最终结果最近已经公布。中位随访时间为 50 个月时，奥沙利铂可改善 3 年 DFS（75.9% vs. 71.2%）。但在生存率方面没有观察到差异[94]。Petacc-6 的长期结果尚未公布。然而，在欧洲医学肿瘤学会（ESMO）2016 年大会上提交的数据显示，2 组之间没有差异，中位随访时间为 52 个月。与其他直肠癌试验组一样，常规给予辅助化疗也是可以的[114]。在术前接受卡培他滨和奥沙利铂放疗后，在奥沙利铂组中，只有 75% 的患者接受了辅助化疗，其中 65% 的患者接受奥沙利铂治疗，只有 57% 的患者完成了所有计划周期[93]。

2 项规模较小的研究也研究了基于氟尿嘧啶的放化疗后辅助使用奥沙利铂的问题。CHRONICLE 研究将直肠癌患者随机分配至术后卡培他滨和奥沙利铂组或观察组。在 93% 开始化疗的患者中，只有 48% 的患者完成了计划的 6 个周期。最终该研究提前结束，计划的 800 名患者中只有 113 名被纳入研究。化疗组的 3 年 DFS 率为 78%，而单纯手术组为 71%，差异无统计学意义（$P = 0.53$），OS 完全相同[113]。另外，ADORE 是一项 II 期随机研究，比较了在新辅助治疗后病理学 II 期或 III 期直肠癌的韩国人群中 4 个月的 5-FU 和 FOLFOX 辅助治疗。这项研究分析了较高风险的人群（即 ypT3 或 ypN+），该人群具有较高的复发潜力，因此可能从辅助治疗中获益更大。超过 95% 的患者完成了所有计划的治疗周期。在中位数 38 个月的随访中，中位 3 年 DFS 改善率为 71.6%，而加入奥沙利铂后为 62.9%。正如预期的

表 7.8 直肠癌辅助治疗的关键研究

研究	病例	纳入标准	术前方案	辅助方案	无病生存期	总生存期
EORTC 22921[65]	1011	T3 或 T4，距肛缘 ≤15 cm	术前放化疗或 术前放疗	推注 5-FU vs. 观察组	（10 年） 47% 43.7% ($P=0.29$)	（10 年） 51.8% 48.4% ($P=0.32$)
Italian I-CNR-RT[111]	655	T3 或 T4 或 结节阳性，距肛缘 ≤15 cm	放化疗 + 推注 5-FU	推注 5-FU × 6 月 vs. 观察组	（5 年） 63.6% 60.8% ($P=0.416$)	（5 年） 66.9% 67.9% ($P=0.879$)
Dutch PROCTOR+ SCRIPT[112]	470 （早期关闭）	ypT3 或 T4 或 ypN+ 放化疗和 TME	RT25 Gy/5 Fx 或 放化疗 45~50 Gy/25~28 Fx+5-FU	推注 5-FU 或卡培他滨 vs. 观察组	（5 年） 62.7% 55.4% ($P=0.11$)	（5 年） 80.4% 79.2% ($P=0.73$)
CAO+ARO+ AIO-04[90]	1265	T3 或 T4 或 N+，距肛缘 ≤12 cm	放化疗 +5-FU+ 卡培他滨 vs. 放化疗 +FOLFOX+CapeOx	FOLFOX+CapeOx vs. 输注 5-FU+ 卡培他滨	（3 年） 75.9% 71.2% ($P=0.03$)	（3 年） 81.3% 79% ($P=0.38$)
PETACC-6 [93]	1094	T3 或 T4 或 N+，距肛缘 ≤12 cm	放化疗 + 卡培他滨 vs. 放化疗 +CapeOx	CapeOx vs. 卡培他滨	（3 年） 74.5% 73.9% ($P=0.78$)	（3 年） 89.5% 87.4% ($P=0.18$)
CHRONICLE [113]	113 （早期关闭）	直肠腺癌 距肛缘 ≤15 cm	基于氟尿嘧啶的放化疗	CapeOx vs. 观察组	（3 年） 78% 71% ($P=0.56$)	（3 年） 89% 88% ($P=0.75$)
ADORE[82]	321	ypT3~T4 或 ypN+ 放化疗和 TME 距肛缘 ≤12 cm	基于氟尿嘧啶的放化疗	FOLFOX vs. 5-FU	（3 年） 71.6% 62.9% ($P=0.047$)	（3 年） 95% 85.7% ($P=0.036$)

注：5-FU 氟尿嘧啶，Cape 卡培他滨，CapeOx 卡培他滨 + 奥沙利铂，CRT 放化疗，FOLFOX 亚叶酸 +5-FU+ 奥沙利铂，LV 亚叶酸钙，N/A 不适用，NR 没有报道，NS 不显著 TME 全直肠系膜切除术

那样，奥沙利铂组毒性更大，尽管严重不良事件的发生率没有什么不同[115]。

因此，关于奥沙利铂作为直肠癌辅助治疗的真正益处，目前尚无定论。此外，辅助治疗数据总体上仍然不一致，可能是由于混合人群的纳入，特别是相当一部分复发风险相对较低的患者妨碍了获益的检测。术前分期在评估淋巴结分期方面并不完善，MRI 的敏感性估计为 77%，特异性估计为 71%[116]。基本上，受累较小的直肠周围淋巴结在近四分之一的病例中可被认为良性，而较大的反应性淋巴结可在超过三分之一的病例中被认为恶性。根据 II 期 ADORE 研究的提示，风险较高的患者可能是奥沙利铂辅助治疗效果最好的患者。另外，那些病理学完全缓解的患者总体上有很好的长期预后[117]。目前，还没有明确的数据来指导决策，也没有明确的数据表明病理阶段是否应该优于临床阶段来指导治疗。根据指南建议对合适的患者进行辅助治疗，单独使用氟尿嘧啶和联合应用奥沙利铂都是合理的选择。

六、新辅助化疗

如前所述，在直肠癌中，在新辅助盆腔放化疗和手术切除后，许多困难可能会妨碍给予完全计划的辅助化疗。在 SEER 数据库分析中，超过三分之一的患者未接受术后化疗[118]。在这一点上，随着外科手术和放射疗法的发展，局部晚期直肠癌的主要风险是远处转移而非局部复发。在现代研究中，由于新辅助放射治疗对生存率的提高并不可靠，而化疗方案也有了显著的改善，因此人们对局部晚期直肠癌患者实施新辅助化疗的兴趣与日俱增。一项小型前导性研究检查了 32 名 II 期和 III 期直肠癌患者术前应用 FOLFOX（共 6 周期，前 4 周期联合安维汀）的治疗。在所有患者中均发现肿瘤退缩，PCR 率为 25%，且 4 年内无局部复发[119]。这些数据支持了协作研究 PROSPECT（N1048、NCT01515787）项目的启动。本研究将非转移的局部晚期直肠癌患者随机分成 2 组，分别接受新辅助放化疗或 6 个周期的新辅助 FOLFOX 治疗。化疗组中对治疗有缓解的患者将放弃放化疗，直接进行手术。主要终点是无病生存。

更进一步，其他研究者比较了新辅助方法的多种组合，希望通过早期足剂量的系统治疗，实现肿瘤的最大降期，并更有效地降低全身复发风险。CONTRE 研究对 39 例 II 期、III 期直肠癌患者进行 8 个周期的新辅助 FOLFOX 治疗，随后用卡培他滨进行放化疗和手术切除。33%（13/39）的患者达到病理学完全缓解[120]。最近报道的另一项多中心非随机 II 期研究通过新辅助化疗方案治疗 II 期或 III 期直肠癌患者，然后在 4 组患者中进行不同周期的术前 FOLFOX 治疗：0、2、4 或 6 个周期。对 259 名可评估的患者进行分析后，有明确的证据表明，术前化疗剂量越大，病理降期程度越大。病理学完全缓解率随着化疗周期的增加而增加，PCR 率分别为 18%、25%、30% 和 38%。没有证据表明手术并发症增加[121]。表 7.8 描述了新辅助疗法的关键试验[65, 82, 90, 93, 111-113]。

尽管局部晚期直肠癌的病理学完全缓解与较好的远期预后有关，但目前，在试验环境中，还不清楚 pCR 率是否可以作为总生存的合适替代指标。在任何一项研究中，所获得的 pCR 率都显示出与所讨论的肿瘤的初始阶段有明显的关系。这本身就会产生显著的组间变异性。无论如何，目前正在积极研究新辅助方法的多种组合，希望能改善预后并减轻患者的毒性。

七、可切除的转移性结直肠癌术后辅助治疗

转移灶少的结直肠癌患者可以延长 PFS，延长 OS，并有可能通过转移切除术治愈。事实上，肝转移切除患者的 5 年生存率超过 50%，与历史上接受全身化疗的患者 10% 的 5 年生存率相比是有利的[122-128]。在接受肺转移瘤切除术的患者中，也描述了类似的有利的 5 年生存率[129]。然而，肝和肺转移癌切除术患者面临的主要挑战之一是结直肠癌复发。据估计，大约 70% 的结直肠癌肝转移患者在手术后 3 年内会复发，而估计只有 20% 的肝转移切除患者可以获得治愈结果[122, 130]。考虑到肝和肺切除患者结直肠癌复发的高风险，已经努力在这些人群中开发辅助治疗策略。到目前为止，关于肝转移瘤切除患者的随机研究已经完成，而关于肺转移瘤切除患者的建议主要是基于肝切除数据和（或）更大的回顾性研究结果数据推断。

（一）结直肠癌肝转移切除术后辅助治疗中的系统治疗

FFCD 9002 Ⅲ期临床试验评估了肝转移切除术后 5-FU+LV 辅助治疗 6 个月的影响[131]。要求患者无局部复发或其他肝外转移的证据，并达到了肝转移的 R0 切除。此外，入组前 1 年内接受任何化学疗法均被视为排除标准。在调整了主要预后因素后，化疗组的患者 5 年内无病生存的可能性高于观察组（33.5% vs. 26.7%，$P = 0.028$）。化疗治疗与改善 5 年 OS 的趋势相关（51.1% vs. 41.1%），但没有统计学意义。加拿大和欧洲组间随机选择接受结直肠肺或肝转移切除术的患者进行观察或接受 6 个月的 5-FU+LV 治疗，患者的 DFS 或 OS 均无改善[132]。随后对这 2 项研究（278 例患者）的汇总分析表明，在无病生存期（HR 1.32，$P = 0.058$）和总生存期（HR 1.32，$P = 0.095$）方面，化疗组有明显的改善趋势[132]，缺乏统计意义的部分原因在于样本量不足。一项更近期的临床试验研究了结直肠癌肝转移切除术后的 180 例患者接受 6 个月 UFT+LV 与观察结果之间的对比关系。UFT+LV 组的 RFS 显著降低（3 年 RFS 分别为 38.6% 和 32.3%，$P = 0.003$），但这并未转化为总生存期的差异[133]。这些数据表明，至少在没有或仅有有限的系统治疗的患者中，氟尿嘧啶在结直肠癌肝转移切除的辅助治疗中具有潜在的临床益处。在辅助或新辅助治疗中，除了氟尿嘧啶单药治疗以外，进一步加强化学疗法已经得出了不同的结论。CPT-GMA-301 辅助试验研究了在肝转移切除的患者中 FOLFIRI 与 5-FU+LV 的对比[134]。除伊立替康外，允许事先进行化疗。尽管这项研究的样本量很大（$n = 306$），但 FOLFIRI 和 5-FU+LV 组之间的无病生存率没有差异。这些发现与Ⅲ期结直肠癌的其他辅助临床试验一致，与 5-FU+LV 相比，伊立替康不能改善结直肠癌的预后[25-27]。另外，在新辅助方案中加入奥沙利铂可有益地降低复发率（如下所述）[130]。

（二）系统疗法在可切除的结直肠癌肝转移患者的新辅助治疗中的应用

EORTC 40983 研究随机选择有 4 个或更少肝转移病灶的结直肠癌患者进行围手术期 FOLFOX 化疗或观察。患者随机接受 3 个月的 FOLFOX 化疗，然后接受肝切除术，再接受 3 个月的 FOLFOX 治疗，

与单纯肝切除术的比较。在符合条件的人群中，3 年无病生存率是 36.2% vs. 28.1%，支持围手术期化疗（HR 0.77，$P = 0.041$）。与观察组（5 年 OS 47.8%）相比，FOLFOX 组（5 年 OS 51.2%）的 OS 改善趋势在统计学上并不显著。虽然这项研究证实了围手术期 FOLFOX 化疗在可切除的肝转移癌中的临床优势，但它没有为 FOLFOX 与 5-FU 相比的额外益处提供任何指导，也没有证实新辅助策略与辅助策略相比的益处。

NEW EPOC 试验研究了西妥昔单抗作为可切除结直肠肝转移新辅助化疗方案组分的作用[135]。可切除或次最佳切除的 KRAS 野生型结直肠癌肝转移患者随机接受围手术期化疗（氟尿嘧啶加奥沙利铂或氟尿嘧啶加伊立替康）加或不加西妥昔单抗。西妥昔单抗组的无进展生存期显著缩短（14.1 个月 vs. 20.5 个月；HR 1.48，95%CI 1.04~2.12）。西妥昔单抗对 NEW EPOC 试验的不利影响也与其他数据一致，表明西妥昔单抗在 Ⅲ 期结直肠癌的辅助治疗中缺乏益处[33, 35]。目前不推荐在可切除的转移性结直肠癌的新辅助或辅助治疗中使用抗 EGFR 治疗，即使是在考虑 Ras 野生型肿瘤的患者时也是如此。虽然没有专门的随机 Ⅲ 期临床试验探索抗血管生成治疗在可切除肝转移癌新辅助治疗中的作用，但多项 Ⅲ 期研究未能显示贝伐单抗在 Ⅲ 期结直肠癌中的益处[28-31]。因此，在可切除的肝转移癌的辅助治疗和新辅助治疗中，抗血管生成治疗与化疗的结合目前还不适用。

（三）结直肠癌肝转移切除术后系统辅助治疗和局部治疗联合

考虑到肝切除术后肝脏复发的风险增加，一些研究已经探索了在转移癌切除术后的全身治疗的基础上增加局部治疗。Ⅲ 期临床试验对 156 例完全切除的结直肠癌肝转移的患者进行了 5-FU+LV 联合 FUDR 肝动脉灌注（HAI）（6×5 周周期）与单纯 5-FU+LV（6×4 周周期）治疗的对比研究[136]。接受 HAI 联合化疗的患者 2 年无肝病存活率（90% vs. 60%，$P < 0.0001$）和 2 年存活率（HR 2.34，$P = 0.027$）均有改善。一项为期 10 年的最新研究进一步证实了联合疗法在无进展生存率、无肝病存活率和 10 年生存率（38.7% vs. 16.3%）方面的优势[137]。另一项规模较小的随机研究评估了 1-3 例肝转移癌患者持续输注 5-FU 和 HAI 联合氟尿嘧啶（FUDR）和持续输注 5-FU 的疗效。接受联合治疗的患者有肝脏 DFS 的改善（67% vs. 43%，$P = 0.03$）和 4 年无复发存活率（recurrence-free survival, RFS）（46% vs. 25%，$P = 0.04$）。这些结果表明，局部治疗对肝脏病变复发有显著影响，特别是对结直肠癌复发风险较高的患者。虽然这 2 项研究都不足以显示生存优势，但人们注意到了提高存活率的趋势，特别是在高危患者中[137]。最近其他研究调查了 HAI 与更现代的系统方案（如 FOLFOX 或 FOLFIRI）的联合，并取得了令人振奋的结果[139, 140]。然而，这些组合都没有在权威的随机 Ⅲ 期临床试验中得到验证。

（四）结直肠癌肺转移切除术后的辅助治疗

关于系统化疗在肺转移癌切除术患者中的价值，目前还缺乏前瞻性数据。回顾性研究表明，肺转移癌切除术后的患者总生存率良好，中位生存期超过 5 年[129]。几项小型回顾性研究和一项大型荟萃分析并不支持结直肠癌肺转移切除术后辅助化疗的益处[129, 141-143]。其他回顾性系列报道了 DFS 的改善，但相关的总生存率没有改善[144]。这些研究和其他回顾性系列研究的解释受到患者异质性、治疗选择偏倚和充分的质量数据支持的限制。尽管现有数据有限，但一般建议肺转移患者接受某种形式的辅助全身化疗，特别是在患者之前接受的全身治疗有限的情况下。这些建议是基于肝切除数据的推断。在这样的环境下，最佳的化疗方案尚未确定。一般来说，6 个月的联合治疗被认为是最有效的。

简而言之，围手术期和辅助治疗策略已经被开发出来，以改善结直肠癌肝转移患者肝切除术后的高复发率。辅助 5-FU+LV、围手术期 FOLFOX 或全身 5-FU+HAI FUDR 均可提高可切除的结直肠癌肝转移患者的 DFS。对于切除的结直肠癌肺转移患者的辅助治疗数据较为有限，通常是从肝切除数据推断出来的，但在辅助治疗的情况下，应考虑 6 个月最有效的联合治疗。辅助治疗或围手术期策略的选择取决于预期的患者耐受性、HAI 治疗的机构经验以及多学科专家小组的建议。

第八章 转移性结直肠癌

Mohamed E. Salem, Benjamin A. Weinberg, Feras J. Abdul Khalek, Jasmin R. Desai, Eiran A. Warner, Marion L. Hartley 和 John L. Marshall

第一节 流行病学

在全球范围内，结直肠癌（colorectal cancer, CRC）是第三大常见癌症和第四大导致癌症相关死亡的疾病[1]。

估计 2018 年在美国将有 140250 人被诊断出患有结直肠癌，这其中 50630 人将会死于这种疾病，这使得结直肠癌成为美国今年第二大癌症相关死亡原因[2]。大约 26898 名患者（占确诊患者总数的 20%[3]）在诊断时已经出现远处转移，尽管这些患者的生存时间在过去几年里有所改善，但糟糕的是在这 26898 名患者中，只有 3497 人在确诊的 5 年后仍然存活[4]。

第二节 一线治疗

近几十年来，转移性结直肠癌（metastatic colorectal cancer, mCRC）的主要治疗手段是化疗。但其综合治疗还应包括生物和免疫治疗、手术、介入和放疗。mCRC 患者的最佳一线治疗选择基于患者的个体化和包括分子组成在内的肿瘤特征。目前不能手术的 mCRC 的标准一线治疗是联合化疗。目前用于 mCRC 治疗方案的典型化疗药物包括氟尿嘧啶（5-FU、亚叶酸钙或卡培他滨）联合奥沙利铂（FOLFOX：亚叶酸钙、5-FU 和奥沙利铂；XELOX：卡培他滨和奥沙利铂）或伊立替康（FOLFIRI：亚叶酸钙、5-FU 和伊立替康），或两者（FOLFOXIRI：亚叶酸钙、5-氟尿嘧啶、奥沙利铂和伊立替康）（图 8.1）[5-19]。

一、患者特征

一线治疗方案必须根据每个患者的临床状况仔细选择，而不是采用一刀切的方法。必须考虑患者的年龄、体力状态和合并症，以便正确评估患者耐受治疗的能力。此外，在对初次诊断转移性结直肠癌患者选择最佳的一线治疗方案时，全面了解患者既往的结直肠癌治疗方案、与治疗相关的毒性以及辅助化疗持续时间是至关重要的。例如，如果患者在辅助化疗期间或之后不久出现转移，这表明他们的肿瘤对该特定化疗耐药，需要更换治疗方案。然而，如果患者在完成初步治疗后出现转移性疾病，尤其是超过 6 个月以后，那么重复使用相同的药物是一种选择，被称为"重新使用"。

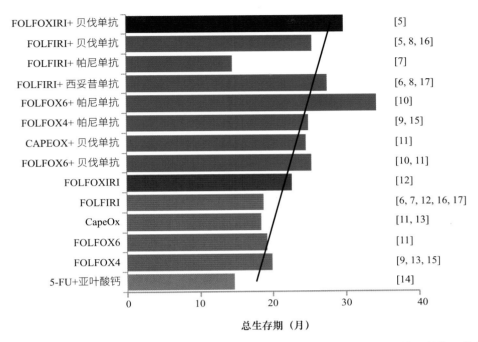

图 8.1　选择一线治疗的 mCRC 患者的总体生存率。化疗+抗EGFR 抗体（西妥昔单抗或帕尼单抗）的比较仅适用于 Ras 或 KRAS 野生型（WT）患者。这条趋势线表明，伴随着各研究结果指导下的治疗方案从氟尿嘧啶单药（5-FU+亚叶酸钙）到氟尿嘧啶联合奥沙利铂和（或）伊立替康治疗，再到进一步添加生物制剂，患者的总体存活率得到了改善。5-FU 5-氟尿嘧啶，FOLFIRI 5-FU+亚叶酸钙+伊立替康，FOLFOX 5-FU+亚叶酸钙+奥沙利铂，FOLFOXIRI 5-FU+亚叶酸钙+奥沙利铂+伊立替康[5-17]

二、肿瘤特征

（一）Ras 突变

肿瘤的特异性进一步决定了最可行的治疗方案的选择，肿瘤特征分析是必不可少的。最初发现，KRAS 基因突变（包括外显子 2 的第 12 和 13 密码子突变）会导致对表皮生长因子受体（epidermal growth factor receptor, EGFR）靶向药物，如西妥昔单抗（cetuximab）和帕尼单抗（panitumumab）的耐药，这是由于 KRAS 的结构性激活和增加的下游信号通路从而绕过 EGFR[20, 21]。最近发现，更大范围的 Ras 基因突变（外显子 2 的第 12 和 13 密码子之外）的存在进一步增强了 EGFR 抑制剂的耐药性，因此，应该对所有 mCRC 进行更广泛的 Ras 基因检测，包括 KRAS 和 NRAS 外显子 2（密码子 12 和 13）、外显子 3（密码子 59 和 61）和外显子 4（密码子 117 和 146）的患者进行扩展 Ras 突变研究[22, 23]。

（二）BRAF 突变

在开始 EGFR 靶向治疗之前，还应该考虑 BRAF 突变检测，因为有证据表明，由于 MEK-ERK 通路的激活，具有 BRAF V600E 和其他 BRAF 突变的患者（见于约 10% 的 mCRC 患者中）对西妥昔单抗或帕尼单抗没有有效反应[24]。使用 BRAF 抑制剂（如 vemurafenib）可能会绕过这种耐药性，该抑制剂目前已被美国食品药品监督管理局（Food and Drug Administration, FDA）批准用于治疗 BRAF

V600E 突变的转移性黑色素瘤，但该药物在 mCRC 中应用仍在研究[26]。

现在已经知道，mCRC 中存在 BRAF 突变导致总体预后更差，如果患者的转移性结直肠肿瘤存在这种突变，则建议采用 FOLFOXIRI 化疗方案，并有待进一步研究[5]。

（三）微卫星不稳定性

除了在局部结直肠癌患者中的生物学意义之外，微卫星稳定性状态在转移性结直肠癌中也变得非常重要。具有高度微卫星不稳定（MSI-high）的肿瘤具有损坏的 DNA 错配修复机制，并积累了成百上千个体细胞突变。由于这种巨大的突变负荷，这些 MSI-high 的结直肠肿瘤对靶向程序性死亡受体 1（抗 PD-1）的派姆单抗（pembrolizumab）和纳武利尤单抗（nivolumab）的免疫检查点抑制剂很敏感[27, 28]（有关免疫检查点抑制的更多信息，请参见"新颖疗法"部分）。目前正在开展一项国际多中心 Ⅲ 期临床试验（NCT02563002）评估 pembrolizumab 联合研究人员选择的 6 种可能的标准化疗方案（mFOLFOX6、FOLFIRI、mFOLFOX6+ 贝伐珠单抗、mFOLFOX6+ 西妥昔单抗、FOLFIRI+ 贝伐单抗或 FOLFIRI+ 西妥昔单抗）的有效性。

（四）基因突变检测

随着影响治疗效果的特定基因突变以及作为指导治疗选择的生物标志物被发现，结直肠癌的一线基因测序可能会变得司空见惯。除了 Ras 和 BRAF 突变外，最近的研究还发现 Ras 通路（MAP2K1）、PI3K 通路（PTEN 和 PIK3CA）和 TK 受体通路（ERBB2、MET、EGFR、FGFR1 和 PDFGRA）中的其他突变导致西妥昔单抗耐药[29]。另外，已发现 IRS2 突变和 EGFR 扩增可能增加西妥昔单抗的敏感性[29]。因此，随着对更为广泛的 Ras 和 BRAF 突变的检测推荐[30]，相信对患者结直肠肿瘤进行下一代全基因测序和 MSI 检测可能很快就会成为治疗的一部分。

除了基因突变检测，在选择初始治疗之前，确定患者的疾病负荷、症状和完全切除肿瘤的可能性也很重要。本质上，如果重要器官如肝脏或肺脏已经存在明显的转移负荷，则应考虑更积极的前期化疗方案来改善症状和保护器官功能。此外，在考虑所有潜在风险后如果有可能完全切除原发性肿瘤和任何转移瘤，使患者达到没有疾病证据（no evidence of disease, NED），则手术也应被考虑到。

最近，肿瘤的位置（原发肿瘤是来自结肠的左侧还是右侧）已经成为一个重要的预后和预测生物标志物。与右半结肠（从盲肠到肝曲，横结肠通常被排除在分析之外）相比，左半结肠（从脾曲到直肠）的患者总生存率和对抗 EGFR 的单克隆抗体（西妥昔单抗）的反应更好[31-34]。这种差异背后的原因尚不清楚。在结肠的左侧和右侧之间并不存在肿瘤突变图谱的分水岭；相反，在整个结肠中的分子改变是延续性的[35]。然而，原发性结直肠癌的位置对 mCRC 患者的治疗决策起着至关重要的作用，因为左侧肿瘤的患者从抗 EGFR 治疗中可能获得显著获益，而右侧肿瘤患者从抗血管内皮生长因子（vascular endothelial growth factor, VEGF）的治疗中可获得更好的效果[31-34]。

三、化疗方案

（一）FOLFOX

FOLFOX 在 mCRC 一线治疗中的研究表明，这种化疗方案为一些患者获得了抗肿瘤活性和无进展生存（progression-free survival, PFS）益处。1999 年，Andre 等人[36]对亚叶酸钙和 5-氟尿嘧啶单药耐药的 mCRC 患者给予大剂量亚叶酸钙、5-氟尿嘧啶和奥沙利铂的多中心 II 期研究。研究人员得出结论，在 5-FU+亚叶酸钙方案中加入奥沙利铂可导致"增强的抗肿瘤反应"。随后，由 Aimeryde Gramont[14] 领导的同一研究小组率先证明，在一线方案中，将奥沙利铂加入 5-FU 和亚叶酸钙中可以改善 mCRC 患者的 PFS。因此未经治疗的 mCRC 患者（$n = 422$）按 1：1 被随机分为 2 组：5-FU+亚叶酸钙组（亚叶酸钙，200 mg/m² 静脉推注 2 h 以上，第 1 天，随后 5-FU 400 mg/m² 静脉推注，5-FU 静脉滴注，第 1 天、第 2 天为 600 mg/m²，间隔 14 d）或 5-FU+亚叶酸钙联合奥沙利铂组（相同的 5-FU+亚叶酸钙方案加奥沙利铂，在第 1 天的 2 个小时内静脉滴注 85 mg/m²）。尽管中位总生存期（median overall survival, mOS）的改善在统计学上并不显著（16.2 个月 vs. 14.7 个月，$P = 0.12$），但 5-FU+亚叶酸和奥沙利铂组的患者的中位 PFS 在统计学上有显著改善（9.0 个月 vs. 6.2 个月，$P = 0.0003$）。这种联合用药耐受性良好，较高的 3~4 级中性粒细胞减少症（41.7% vs. 5.3%）、腹泻（11.9% vs. 5.3%）和神经毒性（18.2% vs. 0%）发生率似乎并未导致总体生活质量的下降（QoL）。

在随后的剂量递增和药代动力学研究中，对"de Gramont 方案"进行了进一步修改，从而形成目前众所周知的 FOLFOX 方案［亚叶酸钙，350 mg/m² 静脉推注 2 h；奥沙利铂，85 mg/m² 静脉输注 2 h（与亚叶酸钙同时）；5-FU 400 mg/m² 静脉推注；5-FU 静脉输注 2400 mg/m²，持续静滴 46 h 以上，每 14 d 一次］[37]。已显示该方案与 Gramont 最初的一线方案在药代动力学上等效，而且由于使用了 46 h 的 5-FU 非卧床输液，对患者来说不那么麻烦。

因此，FOLFOX 是一线 mCRC 的有效化疗方案，但奥沙利铂对 mOS 的改善并不显著，这意味着需要进一步的研究。21 世纪末，在 5-FU+奥沙利铂方案中加入生物制剂也开始取得优势效果。

（二）FOLFOX 与 VEGF 抑制剂联合使用

在 TREE（Eloxatin 评估的 3 种方案）试验中[11]，Hochster 等人研究奥沙利铂 + 氟尿嘧啶方案联合抗 VEGF 单克隆抗体贝伐单抗对 mCRC 患者的一线治疗。最初，该试验的 TREE-1 部分仅研究了 3 种不同化疗方案的有效性（不添加生物制剂）。本试验将 150 例 mCRC 或复发性结直肠癌患者以 1：1：1 的比例进行随机分组，接受一线治疗，采用 mFOLFOX6（表 8.1[9-11, 37-42]）、bFOL（奥沙利铂，第 1 天和第 15 天 85 mg/m² 静脉注射，第 1 天、第 8 天和第 15 天亚叶酸钙，20 mg/m²，静脉推注，持续 10~20 min，随后 5-FU，500 mg/m²，静脉推注，每 4 周）或 CapeOx（奥沙利铂，第 1 天 130 mg/m² 静脉注射，加卡培他滨，第 1~15 天 1000 mg/m² po bid，每 3 周）。在试验的 TREE-2 部分（另外招募 223 名患者），贝伐单抗加入这些方案中，剂量为每 2 周 5 mg/kg 静脉注射（FOLFOX 和 bFOL）

或每 3 周 7.5 mg/kg 静脉注射（CapeOx；capecitabine 也减少到 850 mg/m²，bid）。贝伐单抗的加入对 mFOLFOX6、bFOL 和 CapeOx 方案的毒性没有重大影响。在患者生存率方面，在 TREE-1 试验中，接受 mFOLFOX6、bFOL 和 CapeOx 方案的患者的 mOS 分别为 19.2 个月、17.9 个月和 17.2 个月，在加入贝伐单抗（TREE-2）后，mOS 分别为 26.1 个月、20.4 个月和 24.6 个月。

表 8.1　FOLFOX（亚叶酸、5-氟尿嘧啶和奥沙利铂）方案

FOLFOX4 [38] 每 14 d	奥沙利铂 85 mg/m²，IV，2 h 以上，第 1 天
	亚叶酸钙 200 mg/m²，IV，超过 2 h（第 1 天与奥沙利铂同时给药），第 1~2 天
	5-FU 400 mg/m²，IV，第 1~2 天
	5-FU 600 mg/m²，IV，22 h 以上，第 1~2 天
改良版 FOLFOX6（mFOLFOX6）[11, 37, 39] 每 14 d	奥沙利铂 85 mg/m²，IV，2 h 以上，第 1 天
	亚叶酸钙 200 mg/m²，IV，2 h 以上（与奥沙利铂同时给药），第 1 天
	5-FU 400 mg/m²，IV，第 1 天
	5-FU 2400 mg/m²，IV，持续 46 h，第 1 天
+ 贝伐单抗 [10, 11] 每 14 d	贝伐单抗 5 mg/kg，IV（超过 60 min），第 1 天（如果耐受性好，随后的输液可以超过 10 min）[40]
+ 西妥昔单抗 [38, 41] 每 14 d	西妥昔单抗 400 mg/m²，IV，第 1 天和第 8 天，超过 120 min（负荷剂量，后续剂量 250 mg/m² 在第 1 天和第 8 天超过 60 min）[41]
	或者
	西妥昔单抗 500 mg/m²，IV，第 1 天（负荷剂量超过 120 min，后续剂量超过 60 min）[42]
+ 帕尼单抗 [9, 10] 每 14 d	帕尼单抗 6 mg/kg，IV，第 1 天，超过 1 h

因此，在 FOLFOX 中加入贝伐单抗可使者存活 2 年以上，这种联合治疗的疗效与贝伐单抗加 CapeOx 相当。综上所述，所有 3 种化疗方案（TREE-1）治疗的患者的 mOS 为 18.2 个月（95%CI 14.5~21.6），加入贝伐单抗（TREE-2）后患者的 mOS 增加到 23.7 个月（95%CI 21.3~26.8）。

贝伐单抗在 2004 年被 FDA 批准用于 mCRC 患者的一线治疗，此前它与标准化疗相结合的疗效已被证实，并在本章 IFL（伊立替康、氟尿嘧啶和亚叶酸钙）一节中进行讨论。

（三）FOLFOX 联合 EGFR 抑制剂

其他研究评估了 FOLFOX 加抗 EGFR 单克隆抗体西妥昔单抗和帕尼单抗对 mCRC 患者的一线疗效。因此，在 2008 年的 II 期临床试验 OPUS（Oxaliplatin and Cetuximab in First-Line Treatment of Metastatic Colorectal Cancer）中，Bokemeyer 等人将 344 名表达 EGFR 的未治疗 mCRC 患者随机分为接受 FOLFOX4 治疗组（表 8.1）和 FOLFOX4 联合西妥昔单抗组（400 mg/m²，IV，第 1 天，此后每周静脉注射 250 mg/m²）[38]。在最初的全部人群数据分析中，在化疗的基础上加用西妥昔单抗后，mPFS 似乎无显著差异（2 组均为 7.2 个月，$P = 0.617$）。然而，仅对 KRAS 野生型（WT）患者进行分析（$n = 134$），与单独使用 FOLFOX4 相比，接受 FOLFOX4 联合西妥昔单抗治疗的患者的 mPFS 明显更长（7.7 个月

vs. 7.2 个月，$P = 0.016$）。此外，在患有 KRAS 突变的肿瘤患者（$n = 99$）中，联合西妥昔单抗组的 mPFS 实际上更差（5.5 个月 vs. 8.6 个月，$P = 0.019$）。因此，可以得出结论，西妥昔单抗联合 FOLFOX 仅是针对 KRAS WT 和全 Ras WT 肿瘤的一线治疗选择。

2010 年，由 Douillard 等人开展了关于一线治疗的 III 期临床研究 PRIME（Panitumumab Randomized trial In combination with che-motherapy for Metastatic colorectal cancer to determine Efficacy）中[9]，之前没有接受过任何化疗的 mCRC 患者被随机分成 1∶1 组，分别接受 FOLFOX4 联合帕尼单抗或仅 FOLFOX4 治疗。在 1183 名招募患者中，93% 的患者进行 KRAS 基因检测，在 KRAS WT 患者中，FOLFOX4 联合帕尼单抗与单独使用 FOLFOX4 相比（9.6 个月 vs. 8.0 个月，$P = 0.02$）显著改善了 PFS（主要终点）。接受帕尼单抗治疗的患者的 mOS 也有增加，尽管这并不明显（23.9 个月 vs. 19.7 个月，$P = 0.072$）。和 Bokemeyer 试验中的西妥昔单抗一样，对于 KRAS 突变患者，在 FOLFOX4 中加入帕尼单抗会使 mPFS 更差［7.3 个月（FOLFOX4+帕尼单抗）vs. 8.8 个月（FOLFOX4 单独使用），$P = 0.02$］，mOS 的情况也是如此［15.5 vs. 19.3 个月，$P = 0.068$（NS）］。这项研究的结果强调了 KRAS 检测在 mCRC 患者中的重要性，并再次证明了 EGFR 抑制剂仅在治疗 KRAS WT 患者中的有效性。

Douillard 等人[15]后来报道了 PRIME 研究受试者的前瞻性回顾性分析结果。93% 的肿瘤患者接受了 KRAS 外显子 2 基因检测（$n = 1096$），其中 656 例为 KRAS WT，440 例为 KRAS 突变型。研究人员进一步分析了 KRAS 外显子 3 和 4，NRAS 外显子 2、3 和 4 以及 BRAF 外显子 15 的突变。在 1060 名患者中，512 例（48%）被发现存在全 Ras WT 肿瘤（在外显子 2、3 和 4 上没有 KRAS 或 NRAS 突变），其余 548 例（52%）患有突变的 Ras 肿瘤（外显子 2、3 或 4 有 KRAS 或 NRAS 突变）。

在 512 例无 Ras 突变的患者中，FOLFOX4 联合帕尼妥单抗治疗后 mPFS 为 10.1 个月，而单用 FOLFOX4 仅为 7.9 个月（$P = 0.004$），mOS 分别为 26.0 个月和 20.2 个月（$P = 0.04$）。108 名（17%）最初被归类为 KRAS WT 的患者后证实存在 Ras 基因突变，这些突变的存在与 FOLFOX4 联合帕尼单抗治疗后较短的 PFS 和 OS 有关（与最初 PRIME 研究中发现的 KRAS 外显子 2 突变患者的结果一致[9]）。BRAF 基因突变也与阴性预后相关。

Schwartzberg 等人进行的 II 期临床试验 PEAK（Panitumumab Efficacy in Combination with mFOLFOX6 Against Bevacizumab Plus mFOLFOX6 in mCRC Subjects with Wild-Type KRAS Tumors）研究，前瞻性地将 285 名 KRAS 外显子 2 WT 的未接受治疗的 mCRC 患者随机分为 mFOLFOX6 联合帕尼单抗组或 mFOLFOX6 联合贝伐单抗组（表 8.1）[10]。接受帕尼单抗治疗的患者的 mOS（34.2 个月）明显长于接受贝伐单抗治疗的患者（24.3 个月，$P = 0.009$）。

从这些研究中可以得出结论，FOLFOX 联合西妥昔单抗和 FOLFOX 联合帕尼单抗是 Ras WT mCRC 患者的一线治疗选择，在 FOLFOX 中加入生物制剂比单独使用 FOLFOX 具有更好的生存率。但是，Ras 突变型 mCRC 患者应避免任何 EGFR 抑制剂与化疗联合使用。这些发现强调了全 Ras 测试的重要性。

2014 年年初，FDA 批准帕尼单抗联合 FOLFOX 用于 KRAS（密码子 12 或 13 的外显子 2）WT mCRC 患者的一线治疗。这一批准是基于 PRIME 和 ASPECCT（A Study of Panitumumab Efficacy and Safety Compared to Cetuximab in Patients with KRAS Wild-Type Metastatic Colorectal Cancer）试验的结果（在本章的"三线治疗"部分讨论）。

（四）XELOX

卡培他滨是一种口服前体药物，一旦摄入即可被酶转化为 5-FU[43]。它的使用避免了长时间的静脉输液，这对许多人来说是可取的。Hochster 等人[11] 和 Cassidy 等人[13] 的研究证实，卡培他滨联合奥沙利铂（XELOX，也称为 CapeOx）可获得与 FOLFOX 大致相同的患者生存结果，贝伐单抗的加入也同样可以提高了患者的生存率[11]。

（五）XELOX 与贝伐单抗联合

Cassidy 等人[13] 进行了一项 III 期临床试验，最初将 634 名未经治疗的 mCRC 患者以 1∶1 的比例进行随机分组，分别接受 XELOX（表 8.2[11, 13, 44]）或 FOLFOX4（表 8.1）。

表 8.2　XELOX（卡培他滨和奥沙利铂）方案

XELOX[11, 13, 44] 每 21 d	奥沙利铂 130 mg/m² IV 第 1 天超过 2 h
	卡培他滨 850~1000 mg/m² 口服 bid 1~14 d
＋贝伐单抗[11, 13] 每 21 d	贝伐单抗 7.5 mg/kg IV 第 1 天超过 30~90 min

研究人员随后修改了研究方案，允许使用 2×2 析因设计对另外 1400 名患者进行随机分组，分别接受 XELOX 或 FOLFOX4 联合贝伐单抗或安慰剂的治疗。尽管 mOS 的改善无统计学意义（21.3 个月 vs. 19.9 个月，$P = 0.0769$），但化疗加贝伐单抗组 mPFS 较化疗加安慰剂组更长（9.4 个月 vs. 8.0 个月，$P = 0.0023$）。所有 XELOX 组 mPFS 和 mOS 均不劣于 FOLFOX4 治疗组[13]。因此，XELOX 被证明与 FOLFOX4 等效，与安慰剂（单独使用 XELOX 或 FOLFOX4）相比，加入贝伐单抗进一步改善了 mPFS。

（六）IFL 化疗方案

Saltz 等人的研究结果表明，将伊立替康加入氟尿嘧啶和亚叶酸钙（adding irinotecan to bolus fluorouracil and leucovorin, IFL）可显著延长未经治疗的 mCRC 患者的 mPFS（7.0 个月 vs. 4.3 个月，$P = 0.004$）和 mOS（14.8 个月 vs. 12.6 个月，$P = 0.04$）[45]。Hurwitz 等人，随后证明 IFL+贝伐单抗（5 mg/kg 静脉注射，每 14 d）在 mPFS（10.6 个月 vs. 6.2 个月，$P < 0.001$）和 mOS（20.3 个月 vs. 15.6 个月，$P < 0.001$）方面均优于 IFL+ 安慰剂[46]。这一发现导致 FDA 批准贝伐单抗作为 mCRC 患者的一线治疗药物。

（七）FOLFIRI 与 VEGF 或 EGFR 抑制剂联合使用

Fuchs 等人[16] 研究了将伊立替康纳入 mCRC 患者治疗方案的最佳方法，并试图研究在一线方案中伊立替康联合生物制剂是否可以改善患者生存率。在 III 期 BICC-C（Bevacizumab Plus Irinotecan in

Colorectal Cancer）试验中，首次将430例未经治疗的mCRC患者按1∶1∶1随机接受FOLFIRI，mIFL（改良的伊立替康、5-FU和亚叶酸钙）或CapeIRI（卡培他滨和伊立替康）（表8.3[5-8, 16, 17, 39-42, 47, 48]）。结果显示，尽管mOS的改善无统计学意义［（FOLFIRI vs. mIFL 分别为23.1个月 vs. 17.6个月，$P = 0.09$）和（FOLFIRI vs. CapeIRI 分别为23.1 vs. 18.9个月，$P = 0.27$）］，但FOLFIRI治疗组，患者的mPFS显著长于mIFL（7.6个月 vs. 5.9个月，$P = 0.004$）或CapeIRI（7.6个月 vs. 5.8个月，$P = 0.015$）。然后，研究者将另外117例患者随机分为FOLFIRI联合贝伐珠单抗组（每14 d第1天静脉输注5 mg/kg）或mIFL联合贝伐抗组（每21 d第1天静脉输注7.5 mg/kg）。与mIFL联合贝伐单抗相比，FOLFIRI联合贝伐单抗可显著延长mOS（28.0个月 vs. 19.2个月，$P = 0.037$，延长的随访时间为34.4个月[49]）。然而，这种生存获益伴随着更高的恶心和呕吐发生率（10.7% vs. 5.1%）、中性粒细胞减少症（53.6% vs. 28.8%）、粒细胞减少性发热（5.4% vs. 1.7%）和高血压（12.5% vs. 1.7%）等发生率[16]。

表8.3 5-氟尿嘧啶（5-FU）和伊立替康方案

FOLFIRI[39] 每14 d	伊立替康 180 mg/m²，IV，第1天超过90 min（与亚叶酸同时给药）
	亚叶酸钙 400 mg/m²，IV，第1天超过2 h
	5-FU 400 mg/m²，IV，第1天推注
	5-FU 2400 mg/m²，IV，第1天超过46 h
+ 贝伐单抗[5, 8, 16] 每14 d	贝伐单抗 5 mg/kg，IV，第1天超过90 min（如果耐受性好，随后的输液可以超过10 min）[40]
+ 西妥昔单抗[6, 8, 17] 每14 d	西妥昔单抗 400 mg/m²，IV，第1天和第8天超过120 min（负荷剂量，后续剂量250 mg/m² 在第1天和第8天超过60 min）[41]
	或者
	西妥昔单抗 500 mg/m²，IV，第1天（负荷量超过120 min，后续剂量超过60 min）[42]
+ 帕尼单抗[7, 47] 每14 d	帕尼单抗 6 mg/kg，IV，第1天超过1 h
CapeIRI[16, 48] 每21 d	伊立替康 250 mg/m²，IV，第1天超过90 min
	卡培他滨 1000 mg/m² po bid，第1~14天
mIFL[16] 每21 d	伊立替康 125 mg/m²，IV，第1和第8天超过90 min
	亚叶酸 20 mg/m²，IV，第1天和第8天推注
	5-FU 500 mg/m²，IV，第1天和第8天推注

注：FOLFIRI 亚叶酸、5-FU和伊立替康，IV 静脉注射，CapeIRI 卡培他滨和伊立替康，mIFL 改良的伊立替康、5-FU和亚叶酸钙

Van Cutsem 等人的CRYSTAL（Cetuximab Combined with Irinotecan in First-Line Therapy for Metastatic Colorectal Cancer）Ⅲ期临床研究，将1198名表达EGFR的未经治疗的mCRC患者按1∶1随机分组，接受FOLFIRI或FOLFIRI联合西妥昔单抗（第1天120 min静脉输注400 mg/m²，随后每周250 mg/m² 静脉输注）。只有540名患者的肿瘤预先做了活检检测了KRAS突变，其中348名患者的肿瘤是KRAS WT，而192名患者的肿瘤是KRAS突变型。分治疗组评估时，FOLFIRI组66.9%的患

者和 FOLFIRI 联合西妥昔单抗组 62.1% 的患者患有 KRAS WT。因此，各组在分析方面是平等匹配的。仅对这些 KRAS WT 患者进行分析，西妥昔单抗组的 mPFS 得到改善（9.9 个月 vs. 8.7 个月；HR 0.68，95%CI 0.50~0.94），但 2 组 mOS 无明显统计学差异（24.9 个月 vs. 21.0 个月）。在接受 FOLFIRI 联合西妥昔单抗治疗的 KRAS 突变肿瘤患者中，mPFS 和 mOS 似乎低于单独使用 FOLFIRI 的患者（mPFS 7.6 个月 vs. 8.1 个月，mOS 17.5 个月 vs. 7.7 个月）。在 KRAS WT 的肿瘤患者中，使用和不使用西妥昔单抗的 FOLFIRI 的肿瘤缓解率（tumor response rates, RR）分别为 59.3%（使用西妥昔单抗）和 43.2%（不使用西妥昔单抗），而 KRAS 突变肿瘤患者的 RR 分别为 36.2%（FOLFIRI 加西妥昔单抗）和 40.2%（单独使用 FOLFIRI）。这项工作为 KRAS 突变状态对 EGFR 抑制剂疗效的影响提供了进一步的证据（但不是仅 FOLFIRI）。

一项对更大规模的 KRAS WT mCRC（$n = 666$）患者的最新分析显示，mPFS（9.9 个月 vs. 8.4 个月，$P = 0.001$）和 mOS（23.5 个月 vs. 20.0 个月，$P = 0.009$）都有统计上的显著改善，西妥昔单抗组更有优势[17]。西妥昔单抗组中中性粒细胞减少发生率略高（28.2% vs. 24.9%），皮肤反应（19.5% vs. 0.2%）和输液相关反应（2.3% vs. 0%）发生率也较高。但是，综合考虑，FOLFIRI 加西妥昔单抗是治疗 KRAS WT-mCRC 的有效一线治疗方案。

2012 年，根据 CRYSTAL 以及 OPUS 和 CA225025 试验（在"三线治疗"部分讨论）的结果，西妥昔单抗被 FDA 批准与 FOLFIRI 联合用于表达 EGFR 的 KRAS WT mCRC 患者的一线治疗。

Heinemann 等人在 FIRE-3（Multicenter Randomized Trial Evaluating FOLFIRI Plus Cetuximab Versus FOLFIRI Plus Bevacizumab in First-Line Treatment of Metastatic Colorectal Cancer）试验中[8]，研究在 KRAS WT 肿瘤患者的一线治疗中，西妥昔单抗或贝伐单抗是不是联合 FOLFIRI 方案的较好的生物制剂。该研究小组将 592 名未经治疗的 KRAS WT mCRC 患者随机分为 FOLFIRI+ 西妥昔单抗组或 FOL-FIRI+ 贝伐单抗组[8]。西妥昔单抗组和贝伐单抗组的 mPFS 相似（西妥昔单抗组为 10.0 个月，贝伐单抗组为 10.3 个月，$P = 0.017$），但西妥昔单抗组的 mOS 得到改善（28.7 个月 vs. 25.0 个月，$P = 0.017$）。为了确定反应是否随着全 Ras WT 与 KRAS（外显子 2）WT 状态的不同而不同，回顾性分析了全 Ras WT 肿瘤患者的反应。结果，mPFS 仍然相似（西妥昔单抗组为 10.4 个月，贝伐单抗组为 10.2 个月），但与贝伐单抗组的 25.6 个月相比，西妥昔单抗组的 mOS 进一步改善至 33.1 个月（$P = 0.011$）。这些发现支持 FDA 在这种情况下批准西妥昔单抗，并表明 FOLFIRI 加西妥昔单抗在所有 KRAS WT mCRC 患者，特别是在全 Ras WT 肿瘤患者中优于 FOLFIRI 加贝伐单抗。

Ⅲ期临床试验 CALBG/SWOG 80405（Cancer and Leukemia Group B/Southwest Oncology Group）[50] 招募了 2334 名未经治疗的 KRAS WT mCRC 患者，他们最初接受 FOLFIRI 或 mFOLFOX6 治疗（由医生和患者自行决定）。73% 的患者接受 mFOLFOX6 治疗，其余患者接受 FOLFIRI 治疗，然后随机 1:1 接受西妥昔单抗（400 mg/m² 静脉注射，120 min，每周；然后 250 mg/m² 静脉注射，60 min，每周）或贝伐单抗（5 mg/kg 静脉注射，90 min，每 2 周）联合化疗。化疗加贝伐单抗组和化疗加西妥昔

单抗治疗组之间的 mPFS 和 mOS 均无显著差异［mPFS，10.84 个月 vs. 10.45 个月；mOS，29.04 个月 vs. 29.93 个月（$P = 0.34$）］。这项研究与 FIRE-3 试验的不同之处在于 CALBG/SWOG 研究调查人员将 FOLFOX 纳入他们的统计分析。

尽管在二线 mCRC 治疗中使用帕尼单抗加 FOLFIRI 的 III 期试验表明，将帕尼单抗加到 FOLFIRI 中会导致 KRAS WT 肿瘤患者的 mOS 受益[7, 47]，但是在一线治疗中还没有进行过帕尼单抗加 FOLFIRI 的大型决定性试验。根据美国国家综合癌症网络（National Comprehensive Cancer Network, NCCN）指南，FOLFIRI 加帕尼单抗仍然是 KRAS 和 NRAS WT mCRC 患者的一线治疗选择[30]；但是，在致力于使用帕尼单抗之前，看到一些支持疗效的数据是令人鼓舞的。

（八）FOLFOXIRI

为了在 mCRC 患者的治疗中取得更好的疗效，Falcon 等人[12]对 5-FU、亚叶酸钙、奥沙利铂和伊立替康的联合用药（FOLFOXIRI，表 8.4[5, 12, 51]）进行了评估。与单独使用 FOLFIRI（伊立替康 180 mg/m² 静脉滴注，60 min 以上，第 1 天，加亚叶酸钙 100 mg/m² 静脉滴注 2 h，随后 5-FU 静脉推注 400 mg/m²，然后 5-FU 600 mg/m² 静脉滴注 22 h，第 1~2 天，每 14 d）进行比较。在这项 III 期试验中，244 名未经治疗的 mCRC 患者被以 1∶1 的比例随机分配接受 FOLFOXIRI 或 FOLFIRI 治疗。FOLFOXIRI 组的 mPFS（9.8 个月 vs. 6.9 个月，$P = 0.0006$）和 mOS（22.6 个月 vs. 16.7 个月，$P = 0.032$）明显更长。与 FOLFIRI 相比，接受 FOLFOXIRI 治疗的患者 2~3 级神经病变（19% vs. 0%，$P < 0.001$）和 3~4 级中性粒细胞减少症（50% vs. 28%，$P < 0.001$）的发生率较高，而发热性中性粒细胞减少症无显著差异（3% vs. 5%，$P = 0.75$）。

（九）FOLFOXIRI 联合贝伐单抗

这项规模更大的 III 期试验将 508 名未经治疗的 mCRC 患者，以 1∶1 的比例随机分配接受 FOLFOXIRI+ 贝伐单抗（表 8.4）或 FOLFIRI+ 贝伐单抗（如表 8.3 所述，但亚叶酸钙静脉注射 200 mg/m²，120 min）[5]。治疗包括 12 个周期，然后维持 5-FU、亚叶酸钙和贝伐单抗，直到不能耐受或疾病进展。在意向治疗人群中，FOLFOXIRI 加贝伐单抗的 mPFS（12.3 个月 vs. 9.7 个月，$P = 0.006$）和 mOS（29.8 个月 vs. 25.8 个月，$P = 0.03$）明显长于 FOLFIRI 联合贝伐单抗。

表 8.4　FOLFOXIRI

FOLFOXIRI[12] 每 14 d	伊立替康 165 mg/m²，IV，超过 60 min
	奥沙利铂 85 mg/m²，IV，第 1 天，超过 120 min
	亚叶酸 200 mg/m²，IV，第 1 天，超过 120 min（与奥沙利铂同时给药）
	5-FU 3200 mg/m²，IV，第 1 天，超过 48 h
+ 贝伐单抗[5, 51] 每 14 d	贝伐单抗 5 mg/kg，IV，第 1 天，超过 30 min

注：FOLFOXIRI 5-氟尿嘧啶、亚叶酸钙、奥沙利铂和伊立替康

作者更新了他们最初的研究，包括根据患者肿瘤 Ras 和 BRAF 分子亚型分析 mOS。经似然比检验，Ras 和 BRAF WT 亚组的 mOS 为 37.1 个月（29.7~42.7 个月），Ras 突变亚组（HR 1.49，95%CI 1.11~1.99）为 25.6 个月，BRAF 突变亚组（HR 2.79，95%CI 1.75~4.46）为 13.4 个月，$P < 0.0001$。然而，考虑到 Ras 和 BRAF 状态的预测效果，在所有分子亚群中对 mOS 的治疗效果没有显著差异（$P = 0.52$）。

然而，从所有可用的文献中可以得出结论，BRAF 突变状态通常会使患者对化疗的预后不良，在有替代方案出现之前，一些学者的观点是全力以赴，用完整的 FOLFOXIRI 方案治疗 BRAF 突变 mCRC 患者。

（十）VEGF 和 EGFR 抑制剂联合化疗

2 个大型随机Ⅲ期试验结果表明，在 mCRC 患者的一线治疗中，化疗同时联合抗 EGFR 和抗 VEGF 药物会导致不良结果，或者至少没有帮助 [18, 19]。帕尼单抗晚期结直肠癌评估（Panitumumab Advanced Colorectal Cancer Evaluation, PACCE）研究 [18] 报告了帕尼单抗、贝伐单抗和化疗（氟尿嘧啶、亚叶酸钙和奥沙利铂或伊立替康）联合使用带来的过度毒性和更高的死亡率，PFS 总体上更差（化疗加贝伐单抗与帕尼单抗治疗的患者为 10.0 个月，而接受化疗只联合贝伐单抗的患者为 11.4 个月）。"卡倍他滨、奥沙利铂和贝伐单抗联合或不联合西妥昔单抗治疗一线晚期结直肠癌的一项Ⅲ期随机研究，即荷兰结直肠癌组(Dutch Colorectal Cancer Group, DCCG)的 CAIRO2 研究" [19] 是在未经治疗的 mCRC 患者中进行的。该试验的主要终点是使用双抗后 PFS 的改善。同样，在这项研究中，加入西妥昔单抗会使整个人群的 PFS 更差。亚组分析显示，在 KRAS WT 肿瘤患者中没有影响，但在 KRAS 突变肿瘤患者中有显著的有害影响。正在进行的研究包括 SWOG 试验，正在重新检测 VEGF 和 EGFR 抑制剂在（全 Ras WT）适当富集的患者群体中的作用。

四、手术选择

（一）肝转移瘤切除术

鉴于 23%~51% 的同时性肝转移的 mCRC 患者存在可切除的原发肿瘤 [52]，是否在切除原发大肠癌的同时切除肝脏病变，还是进行分期切除，从而推迟肝转移切除术的决定一直存在争议。长期以来，仅对可切除的肝转移瘤患者行部分肝切除术一直被认为是治疗的标准 [53]。Reddy 等人对 135 名同时切除的患者和 475 名分期手术的患者进行了多机构回顾性分析 [54]。将同时切除合并小肝段切除（定义为切除少于 3 个肝段）的患者与分期切除加小肝段切除的患者进行比较。2 组的死亡率（1.0% vs. 0.5%，$P > 0.05$）和严重并发症发病率（14.1% vs. 12.5%，$P > 0.05$）相似。任何大的肝切除术后的结果都更差，特别是当与原发肿瘤同时切除时（死亡比率 3.4，$P = 0.008$）。因此，同时切除和小范围肝切除是安全的，也是可切除的 mCRC 患者的标准治疗方案。

目前的问题是关于新辅助化疗是否应该提供给只能切除肝转移的病人。一项Ⅲ期临床试验 EORTC（European Organisation for Research and Treatment of Cancer）40983 将 364 例最多 4 个肝转移灶的

mCRC 患者随机按 1∶1 分配到接受围手术期 FOLFOX4 和手术组、单纯手术组。尽管 2 个治疗组之间的 mOS 差异无统计学意义（化疗加手术为 61.3 个月，单独手术为 54.3 个月，$P = 0.34$），但接受化疗加手术的患者的 mPFS 明显更长（20.9 个月 vs. 12.5 个月，$P = 0.035$）[55]。这些结果提示围手术期化疗对可切除的单纯肝转移瘤患者的治疗可能起到积极的作用。

（二）肺转移瘤切除术

同样，肺转移在 mCRC 中很常见，肺转移切除术也被广泛应用。Suzuki 等人对 94 例患者的回顾性研究表明[56]，肺转移瘤切除术后的 5 年生存率为 45.5%。根据术前癌胚抗原（CEA）水平分为正常组和升高组（5 年 OS 为 57.0% vs. 30.9%，$P = 0.038$）以及原发性结肠癌患者和直肠癌患者（5 年 OS 为 62.4% vs. 33.8%，$P = 0.030$）。那些有孤立性肺转移的患者显示出 5 年生存率提高的趋势，但这没有统计学意义（52.1% vs. 35.1% 的多发性转移，$P = 0.058$）。不幸的是，患者经常在肝脏或肺部出现复发（94 名患者中有 65 名，69.1%）。在 22 例复发后接受进一步手术治疗的患者中，初始切除后的 5 年 OS 为 75.6%，相比之下，13 例接受非手术治疗的患者为 12.5%，仅接受姑息治疗的 4 例患者为 0%（各组间 $P < 0.001$）。虽然肺转移切除术是一种重要的治疗选择，特别是对于术前癌胚抗原水平正常的患者、原发结肠癌患者以及只有一个孤立病变的患者，但这些结果需要在随机试验中进一步验证。

（三）转化疗法（新辅助疗法）

诱导化疗可以使最初不能切除的肝转移瘤患者有资格接受根治性切除。然而，这种做法的有用性仍在争论中。M.E.Salem 等人在一项多中心 Ⅱ 期用西妥昔单抗新辅助治疗不可切除的结直肠癌肝转移（CELIM）试验中，Folprecht 等人用化疗（FOLFOX 或 FOLFIRI）加西妥昔单抗治疗了 111 例技术上无法切除和（或）≥5 纯肝转移的结直肠癌患者[57, 58]。每 2 个月对患者的转移病灶进行一次可切除性评估。36 例接受"二期"R0 切除术（$n = 36$），其 mMOS（53.9 个月，95%CI 35.9~71.9）明显好于未行 R0 切除术的患者（21.9 个月，95%CI 17.1~26.7，$P < 0.001$）。这项研究证实，对诱导或转化治疗有反应的不能切除的结直肠癌肝转移患者可以接受二次切除，这使得他们比那些没有接受对转化治疗没有反应的患者（因此不能接受肿瘤切除）活得更长[57]。这项研究于 2004 年到 2008 年进行，当时西妥昔单抗治疗前进行 Ras 检测的必要性尚不为人知。根据 KRAS 状态对疗效的回顾性分析显示，与 KRAS 突变肿瘤患者相比，KRAS WT 肿瘤的患者的缓解率和切除率显著提高[58]。

在 TRIBE 研究中（先前讨论过），在 FOLFIRI（加贝伐单抗）方案中加入奥沙利铂并没有显著增加 R0 切除率（FOLFIRI+贝伐单抗组为 12%，而 FOLFOXIRI+贝伐单抗组为 15%，$P = 0.33$）[51]。在 OLIVIA Ⅱ 期试验中，Gruenberger 等人[59] 将 80 例伴有不能切除的单纯肝转移的 CRC 患者 1∶1 随机接受 mFOLFOX6 加贝伐单抗或 FOLFOXIRI 加贝伐单抗。FOLFOXIRI+贝伐单抗的 R0 切除率高于 mFOLFOX6+贝伐单抗［49%（95%CI 33~65）vs. 23%（95%CI 11~39）］，mPFS 较长［18.6 个月（95%CI 12.9~22.3）vs. 11.5 个月（95%CI 9.6~13.6）］。FOLFOXIRI 加贝伐单抗在仅具有肝转移灶的患者转化为可切除疾病状态时似乎起作用。

最佳的诱导方案应该由正在进行的 CAIRO5 研究确定，该研究根据肿瘤的 Ras 突变状态对伴有不能切除的单纯肝转移瘤的 mCRC 患者进行不同的治疗。因此，Ras WT 患者将接受双联化疗（FOLFOX 或 FOLFIRI），并被随机接受贝伐单抗或帕尼单抗，而 Ras 突变患者将随机接受双联化疗（FOLFOX 或 FOLFIRI）加贝伐单抗或三联化疗（FOLFOXIRI）加贝伐单抗（NCT02162563）[60]。

（四）转移瘤切除术后的辅助治疗

Portier 等人的研究[61]结果显示，接受 R0 切除和 5-FU 联合亚叶酸钙辅助治疗的单纯肝转移的 CRC 患者的疗效优于单纯接受手术的患者（化疗加手术后的 5 年无病生存率为 33.5%，而单纯手术后的 5 年无病生存率为 26.7%，$P = 0.028$）。随后，Ychou 等人[62]将 306 例肝转移的 mCRC 患者以 1:1 的比例随机分组，接受输注 5-FU 联合亚叶酸钙组或 FOLFIRI 组治疗 12 个周期。2 组的 mPFS（21.6 个月 vs. 24.7 个月，$P = 0.44$）或 3 年 mOS（71.6% vs. 72.7%，$P = 0.69$）均无统计学差异。FOLFIRI 组的患者 3 级或 4 级中性粒细胞减少（23% vs. 7%）和腹泻（14% vs. 7%）的发生率更高。因此，尽管使用以 5-FU 为基础的辅助方案优于单纯手术，但在这种情况下的最佳用药方案尚无定论。

（五）肝脏介入治疗

1. 肝动脉灌注

对于在精通肝动脉灌注（hepatic arterial infusion, HAI）治疗技术的中心接受治疗的患者，仅肝转移瘤切除后 HAI 对生存有益处。Kemeny 等人将[63]156 例肝转移瘤切除患者随机分为 5-FU+亚叶酸钙联合 HAI 组和单纯 5-FU+亚叶酸钙组。肝转移瘤切除 4 周后，HAI 组患者接受亚叶酸钙（200 mg/m²，静脉滴注，30 min）+5-FU（325 mg/m²，静脉推注），第 1~5 天，2 周后，行 HAI（氟尿嘧啶每天 0.25 mg/kg，地塞米松 20 mg，肝素 50000 U/d）继续治疗 2 周。然后，患者在下一个治疗周期（总共 6 个周期）之前有 1 周的休息时间。单纯 5-FU+亚叶酸组（无 HAI 组）采用亚叶酸钙（200 mg/m²，静脉滴注）加 5-FU（370 mg/m²，静脉推注，第 1~5 天），每 4 周 1 次，共 6 个周期。HAI 组和非 HAI 组患者的 2 年 OS 率分别为 86% 和 72%（$P = 0.03$）。HAI 组 2 年无肝复发生存率为 90%，非 HAI 组为 60%（$P < 0.001$）。HAI 组增加的毒性包括更高的腹泻率（29% vs. 14%）和肝功能检测值升高。在有 HAI 经验的治疗中心，HAI 似乎是这一患者群体的一种可行的治疗选择。

2. 经动脉放射栓塞术

经动脉放射栓塞术（Transarterial radioembolization, TARE）涉及将放射性同位素（如钇-90）嵌入微球插入肝主动脉，导致肝肿瘤内的放射性水平达到正常肝脏内的 5~6 倍[64]。SIRFLOX 试验随机分配未经治疗的单纯肝脏或以肝脏为主要转移部位的 mCRC（伴有肺或淋巴结转移）的患者接受 mFOLFOX6 或 mFOLFOX6 加 SIR-Spheres®Y-90 树脂微球治疗，在 mFOLFOX6 第一周期的第 3~4 天加或减贝伐单抗。尽管 SIR 似乎延长了肝脏的 mPFS（20.5 个月 vs. 12.6 个月，$P = 0.002$），但在任一部位中，SIR 组的 mPFS 均为 10.7 个月，而单纯化疗组为 10.2 个月（$P = 0.43$，NS）。对 SIRFLOX 以及类似的 FOXFIRE 和 FOXFIRE-Global 试验的综合分析表明，增加 SIR 治疗后 mOS 并没有改善[66]。

因此，TARE 作为化疗后的巩固治疗可能在 mCRC 和肝转移为主的患者的后期治疗中发挥作用。需要进一步的研究来证明 SIR 疗法在 mCRC 治疗中的作用。

五、总结

以上是未经治疗的 mCRC 的多种治疗选择。因此，初始治疗的选择必须考虑到患者的独特特征，包括疾病负荷和体力状况，以及肿瘤的遗传特征（如肿瘤的 Ras 和 BRAF 突变状态）和原发肿瘤的位置。此外，与序贯化疗方案相比，更具侵略性和毒性的方案（如 FOLFOXIRI）的前期使用一直存在争议。治疗应优先考虑潜在的 R0 转移瘤切除术，或将肿瘤缩小至 R0 切除状态。目前，TARE 比 HAI 更常用于以肝脏为主的 mCRC，尽管尚未报道 TARE 对 OS 的益处。mCRC 的一线治疗需要内科肿瘤医生、外科医生、放射肿瘤医生和放射介入科医生的密切合作，以指导患者完成日益复杂的治疗方案。

第三节　维持疗法和二线疗法

维持治疗通常被定义为一线治疗成功后为防止癌症复发而实施的治疗，而二线治疗通常被定义为当一线治疗未能产生预期的癌症缓解效果时给予患者的治疗。

如前所述，不可手术的 mCRC 的推荐（标准）一线治疗方案是 5-FU 联合奥沙利铂和（或）伊立替康（FOLFOX、FOLFIRI 或 FOLFOXIRI）。VEGF 抑制剂贝伐单抗或 EGFR 抑制剂西妥昔单抗和帕尼单抗可与化疗同时使用。当然，EGFR 抑制剂的使用取决于任何特定患者的 mCRC 的 Ras 状态。虽然人们已经知道，与单纯的化疗相比，患者从使用的靶向药物中获得了更大的益处，但这些药物最佳的组合和排序方式尚不明确。

另外，在大多数患者中，化疗将是姑息性而非治愈性的。因此，治疗目标是延长 OS 并尽可能减少副作用，并维持生活质量。

对于不能切除的疾病，初治一线化疗的最佳持续时间尚不明确，因此迫切需要一个明确的、更好的最佳治疗顺序和持续时间。最近出现的一种策略是维持疗法的概念，它被分类为持续维持疗法或转换维持疗法。持续维持治疗包括在没有疾病进展的情况下继续一定周期的联合诱导（一线）治疗（通常包括化疗药物和靶向药物的组合），而转换维持治疗包括在预定的周期内使用联合化疗诱导（一线）方案，然后在没有疾病进展的情况下使用不同的药物进行治疗。

一、维持治疗

在 mCRC 维持治疗的主题上有许多好的系统回顾，例如 Grothee 等人的研究 [67, 68]，在一线使用奥沙利铂的联合化疗中通常会减轻肿瘤负荷，但也会导致累积毒性。如果 mCRC 患者对 FOLFOX 或 XELOX 的一线治疗反应良好，并且累积副作用不是问题，那么继续这种治疗直到肿瘤进展被认为是合理的。然而，已经出现了一些其他策略，试图改善 mCRC 患者一线治疗的临床益处，允许维持稳定的疾病，同时避免极端的毒性。例如，已尝试使用含有奥沙利铂的方案进行间歇治疗（使用"走走停停的策略"），直到获得最佳反应后获得一个化疗"假期"[69, 70]。通过这种方法，对以奥沙利铂为基础的初始方案有反应的患者在出现严重神经毒性之前（通常在治疗 3~4 个月后）停止治疗（有一个治疗假期）。然而，一个完整的治疗假期伴随着肿瘤进展和患者生存率下降的风险，许多人认为更好的方法是在奥沙利铂引起的神经病变发作之前改用"维持"化疗，包括 5-FU+亚叶酸钙或卡培他滨加或不加贝伐单抗。这意味着停用奥沙利铂，而不是完全的停止化疗。这个想法认为，可以在癌症进展时在氟尿嘧啶 ± 贝伐单抗方案中重新应用奥沙利铂。

开展的 OPTIMOX1 研究（2006 年；表 8.5[69-80]），以确定在停用奥沙利铂后仅给予维持性 5-FU 是否与连续 FOLFOX 一样有效，同时患者更易耐受，并允许他们按计划继续化疗[69]。研究人员将 620 例不能手术的晚期结肠癌患者按 1∶1 的比例随机分为 FOLFOX4（表 8.1）和 FOLFOX7（A 组），每 2 周给一次 FOLFOX4 直至进展（A 组）或 FOLFOX7 每 2 周给药一次（共 6 个周期），然后在没有奥沙利铂的情况下维持亚叶酸钙+5-氟尿嘧啶（5-FU）治疗 12 个周期，然后再用 FOLFOX7 治疗 6 个周期（B 组）。

表 8.5　mCRC 患者的维持性治疗试验

研究	方案	结论
OPTIMOX1 [69]	连续 FOLFOX4 方案或 FOLFOX7 方案 [奥沙利铂（130 mg/m²）第 1 天，随后亚叶酸和 46 h IV 5-FU（2400 mg/m²）]，每 2 周 1 次，共 6 个周期，随后 12×2 周周期亚叶酸+5-FU（3000 mg/m²），然后再用 FOLFOX7（6 周期）	在 FOLFOX 治疗中，中断奥沙利铂可导致与持续奥沙利铂相同的患者 PFS、OS 和 RR
OPTIMOX2 [70]	mFOLFOX7[奥沙利铂（100 mg/m²）第 1 天，随后是亚叶酸钙和 48 h 静脉注射 IV 5-FU（3000 mg/m²）]，共 6×2 周周期，然后用 5-FU+ 亚叶酸钙维持（第 1 组）或无化疗间歇（第 2 组），直到进展，然后重新引入 mFOLFOX7（6×2 周期）	接受 5-FU 维持治疗的患者与仅接受监测的患者相比，PFS 明显改善，OS 有增加的趋势
GISCAD [71]	伊立替康 180 mg/m² 第 1 天，5-FU 400 mg/m²（推注）和 600 mg/m²（静脉滴注），连续 2 周为一个周期。维持组接受上述 4 个 2 周周期，然后进行 2 个月的监测，然后重新启动该方案，再进行 4 个周期	当使用伊立替康和 5-氟尿嘧啶（FOLFIRI）时，无化疗间期不逊于持续治疗
MACRO-TTD [72]	XELOX（奥沙利铂，130 mg/m² 第 1 天，卡培他滨（1000 mg/m²，每日 2 次，第 1~14 天，每 3 周一次）；贝伐单抗（7.5 mg/kg，第 1 天，每 3 周）	贝伐单抗维持治疗与贝伐单抗 +XELOX 维持治疗相当，但毒性较小
SAKK 41/06 [73]	贝伐单抗（7.5 mg/kg 第 1 天，每 3 周）	研究人员不能确认无维持治疗与贝伐单抗维持治疗之间的优劣势
CAIRO-3 [74]	CAPOX-Bev（奥沙利铂 1000 mg/m² 每日 2 次，第 1~14 天；奥沙利铂 130 mg/m² 第 1 天；贝伐单抗 7.5 mg/kg 第 1 天）；维持性卡培他滨（625 mg/m² 每天连续 2 次）；维持性贝伐单抗（7.5 mg/kg 每 3 周一次）	贝伐单抗联合卡培他滨维持治疗有效且不影响生活质量

续表

研究	方案	结论
AIO-0207 [75]	LV5-FU2（400 mg/m² 推注，2400 mg/m² 46 h 静脉滴注）；卡培他滨；维持性贝伐单抗（7.5 mg/kg，每 3 周一次）	尽管贝伐单抗单药并不逊色，但用氟嘧啶加贝伐单抗维持治疗可能是更好的选择
GERCOR DREAM; OPTIMOX3 [76]	mFOLFOX7（每 2 周一次）；mXELOX [奥沙利铂（第 1 天）+卡培他滨（第 1~8 天）每 2 周口服]; FOLFIRI（每 2 周一次）；LV5-FU2（400 mg/m² 推注和 2400 mg/m² 每 2 周 46 h 静脉滴注）；贝伐单抗（5 mg/kg 每 2 周）；卡培他滨（1250 mg/m² 每天连续 2 次）；厄洛替尼（150 mg 每天连续）	不推荐在多发性结直肠癌患者的贝伐单抗维持治疗中加用厄洛替尼，联合应用显示了适度的生存益处和增加的毒性
MACRO-2 [77]	西妥昔单抗（250 mg/m² 每周）；mFOLFOX6（每 2 周一次）	西妥昔单抗维持疗法不逊于西妥昔单抗 +FOLFOX 维持疗法
NORDIC-7 [78]	Nordic FLOX（奥沙利铂 85 mg/m² 第 1 天，推注 5-FU 500 mg/m²，推注 FA 60 mg/m² 第 1 天和第 2 天，每 2 周一次）；西妥昔单抗（初始剂量 400 mg/m² 此后 250 mg/m²，每周）	西妥昔单抗维持疗法对北欧 FLOX 诱导方案没有显著益处
NORDIC-7.5 [79]	Nordic FLOX（奥沙利铂 85 mg/m² 第 1 天，推注 5-FU 500 mg/m²，随后推注 FA 60 mg/m² 第 1 天和第 2 天，每 2 周一次）；西妥昔单抗（初始剂量 400 mg/m² 此后 250 mg/m²，每周）	在预选的 KRAS WT 患者中，西妥昔单抗可以安全地整合到间歇化疗策略中，RR、PFS 和 OS 率都很好
COIN-B [80]	FOLFOX（l- 亚叶酸 175 mg，奥沙利铂 85 mg/m²，400 mg/m² 推注和 2400 mg/m² 每 2 周 46 h 静脉滴注）；西妥昔单抗（初始剂量 400 mg/m² 此后 250 mg/m²，每周）	在预选的 KRAS WT 患者中，持续（维持）西妥昔单抗和间歇西妥昔单抗在间歇给予 FOLFOX 时的生存结果没有差异

注：FOLFOX 亚叶酸、5-氟尿嘧啶和奥沙利铂，5-FU 5-氟尿嘧啶，PFS 无进展生存期，OS 总体生存期，RR 反应率，FOLFIRI 亚叶酸钙、5-FU 和伊立替康，XELOX 卡培他滨和奥沙利铂

　　结果显示，间断使用奥沙利铂组（FOLFOX7）与持续使用奥沙利铂组（FOLFOX4）的 PFS、OS 和 RR 相同。正如预期的那样，在 12 个非奥沙利铂周期中，3~4 级毒性被降低。这项研究的结论是，6 个周期的 FOLFOX7 给出了足够的奥沙利铂以获得其临床益处，尽管重新使用奥沙利铂的依从性很差，经常违反方案：大约 75% 的患者推迟了奥沙利铂的重新使用[69]。

　　OPTIMOX2 试验（2009 年；表 8.5）旨在评估 5-FU 维持治疗的必要性，而不是仅仅在 FOLFOX 诱导治疗后进行监测[70]。200 名患者被随机分为 6 个周期（3 个月）的 mFOLFOX7 诱导治疗，然后是维持亚叶酸钙 +5-氟尿嘧啶（组 1）治疗或"无化疗间期（chemotherapy-free interval, CFI）"治疗（组 2），直到病情进展。在 2 组肿瘤进展时重新给予 mFOLFOX7。

　　研究结果表明，5-FU 维持治疗优于 CFI。因此，接受 5-FU 维持治疗的患者有较好的 PFS（8.6 个月 vs. 6.6 个月，HR 0.61 个月，$P=0.0017$）和 OS（23.8 个月 vs. 19.5 个月，HR 0.88，$P=0.42$）。

　　OPTIMOX1 和 OPTIMOX2 的研究结果都表明，这种持续至少 6 个月的奥沙利铂休息期对于晚期结肠癌患者来说是合适的策略，因为它不仅改善了患者的生活质量，而且在重新应用奥沙利铂后也提

高了肿瘤对奥沙利铂的敏感性。完整的 CFI 是不可取的，但在无奥沙利铂期间给予维持性亚叶酸钙 /5-氟尿嘧啶（5-FU）是有效的。作者得出结论，癌症对奥沙利铂的初始敏感性是决定这种走走停停的方法时的一个重要考虑因素 [81]。

在一项大规模的多中心试验中，也使用伊立替康进行了间歇性化疗的研究。2001 年（2010 年发表）GISCAD（Italian Group for the Study of Digestive Tract Cancers）试验旨在确定间歇性伊立替康的疗效（表 8.5）[71]。337 例晚期转移性结肠癌患者被随机分为 2 组。"标准"组（组 1）接受连续的 2 周为 1 周期的 FOLFIRI，而"间歇"组（组 2）接受 4 个周期（2 个月）的 2 周为 1 个周期的 FOLFIRI 治疗。此后，在第 2 组中，停止治疗 2 个月（化疗假期）。在 2 个月的休息期后 2 周为 1 个周期的 FOLFIRI 治疗方案又进行了 4 个周期（2 个月）。如果在化疗间歇期间出现进展，则给予二线治疗。在这 6 个月结束时，对疾病进展进行客观评估。研究结果表明，2 组患者的 PFS（6 个月，HR 1.03，95%CI 0.81~1.29）、客观缓解率（组 1 为 42%，组 2 为 34%，$P = 0.192$）或肿瘤生长控制率（组 1 为 76%，组 2 为 67%，$P = 0.104$）无明显差异。2 年 OS 率组 1 为 30%，组 2 为 34%（HR 0.88，95%CI 0.69~1.14）。此外，2 组之间的毒性没有差异。这项研究得出的结论是，当使用伊立替康和 5-FU 时，间歇性化疗并不逊色于连续治疗。这项研究与之前的欧洲研究结果一致：对于这种治疗方案，化疗假期是非常可行的 [71]。

（一）贝伐单抗及其联合用药

如前所述，在奥沙利铂方案（FOLFOX 或 XELOX）或伊立替康方案（FOLFIRI）的基础上加用贝伐单抗已被证明能显著增加肿瘤反应的可能性并提高患者生存率。

2 项 Ⅲ 期试验以测试单独使用贝伐单抗作为维持疗法：

- MACRO-TTD 试验的研究人员研究了接受一线 XELOX 联合贝伐珠单抗诱导化疗后继之以持续 XELOX 联合贝伐珠单抗或单纯贝伐单抗维持治疗的患者（表 8.5）。这项研究表明，使用 XELOX 联合贝伐单抗与单纯贝伐单抗进行维持治疗之间的中位 PFS 或 OS 差异无统计学意义（PFS 10.4 个月 vs. 9.7 个月，OS 23.2 个月与 20 个月），RR 也没有差异。最初设定的统计极限值无法确认 2 个研究组之间的非劣效性 [72]。

- 在瑞士 26 个地点进行的 SAKK 41/06 试验中，研究人员将刚刚完成一线化疗的患者随机分为单独使用贝伐单抗的维持治疗组和未维持治疗组（表 8.5）。接受贝伐单抗维持治疗的患者平均接受 6 个周期的治疗。贝伐单抗维持治疗组与未维持治疗组的 mOS 或进展时间（time to progression, TTP）差异无统计学意义（OS 25.4 个月 vs. 23.8 个月，TTP 4.1 个月 vs. 2.9 个月）。最初设定的统计限值不允许确认 2 个研究组之间的非劣效性 [73]。

尽管缺乏统计学上显著的结果，但许多人认为，在标准一线化疗联合贝伐珠单抗治疗 4~6 个月后，单药贝伐珠单抗维持治疗可能是一种适当的选择，尽管目前尚不能确定。

对于在一线治疗中维持治疗的作用，人们普遍缺乏共识。因此，荷兰结直肠癌研究组（Dutch Colorectal Cancer Group, DCCG）在其具有里程碑意义的前瞻性临床试验 CAIRO-3 中着手比较维持治疗与单纯观察的疗效，该研究结果于 2015 年 4 月发表[74]。这是一项开放随机的Ⅲ期临床试验，涉及荷兰 64 个医院中研究人员的合作。经过 6 个周期的 CapeOx-Bev 诱导治疗后，病情稳定或好转的患者被随机分配接受卡培他滨联合贝伐单抗的维持治疗组或观察组（无治疗）。维持化疗阶段在最后一个诱导周期完成后的 2 周内开始。

在维持治疗组中，平均给予了 9 个周期的卡培他滨和 10 个周期的贝伐单抗。随访 48 个月时，观察组的 mPFS（主要终点）为 8.5 个月，维持治疗组的 mPFS 为 11.7 个月，这表明维持治疗具有统计学上的显著优势。观察组的 mOS 为 18.1 个月，维持治疗组为 21.6 个月。总体而言，维持治疗的耐受性良好，尽管与单纯观察组相比，手足综合征的发生率有所增加。维持治疗期间总体生活质量并未恶化，治疗组和观察组之间在临床上也没有差异。因此，这项研究表明，在 mCRC 患者中，经过 6 个周期的 CapeOx-Bev 治疗后，用卡培他滨联合贝伐单抗维持治疗是有效的，并且不会影响生活质量[74]。

2015 年 9 月发表的 3 组 AIO-0207 试验是另一项旨在评估维持治疗有效性的重要研究（表 8.5）。氟尿嘧啶加贝伐单抗方案被发现是 mCRC 患者可行的维持治疗方案。在用 FOLFOX 联合贝伐单抗或 CapeOx 联合贝伐单抗诱导治疗 24 周后，研究人员评估了没有疾病进展迹象的患者是否可从停止治疗、继续单用贝伐单抗或继续选择氟尿嘧啶联合贝伐单抗的方案中进一步受益。研究的主要终点是维持治疗的失败时间（time to failure, TTF），定义为从随机化到第二次进展、死亡或开始进一步治疗（包括新药）的时间。在分析时，从随机化开始的中位随访时间为 17 个月。中位 TTF：氟嘧啶联合贝伐单抗组为 6.9 个月，单用贝伐单抗组为 6.1 个月，未治疗组为 6.4 个月。贝伐单抗维持治疗的效果不劣于标准氟尿嘧啶联合贝伐单抗维持治疗（HR 1.08，$P = 0.53$），而停药有劣效趋势（HR 1.26，$P = 0.056$）。CAROLO-3[74] 和 AIO-0207[75] 试验均表明氟尿嘧啶联合贝伐单抗维持治疗对于 mCRC 患者可能是合理的选择。

在过去的十年中，由于新疗法的发展，mCRC 患者的治疗得到了改善[82]。将靶向 VEGF 和 EGFR 的药物与化疗相结合，可使患者的 mOS 超过 30 个月[8, 51]。厄洛替尼（erlotinib）是一种 EGFR 酪氨酸激酶抑制剂（TKI），在治疗 mCRC 方面的研究较少[83]；然而，来自临床前模型的证据表明，TKI 与贝伐单抗联合使用可能具有协同活性[84]。GERCOR DREAM（OPTIMOX3）试验评估了不能切除的 mCRC 患者使用厄洛替尼和贝伐单抗联合的维持治疗是否比单独使用贝伐单抗获益更多。这项多中心、双臂、开放性、随机Ⅲ期试验在 49 个中心中进行，结果于 2015 年 10 月发表[76]。最初，患者入选并随机接受 mFOLFOX7 加贝伐单抗或 mXELOX 加贝伐单抗诱导治疗 3 个月，然后被分配到维持治疗（表 8.5）。在 2007 年 1 月 1 日开始进行 OPTIMOX3 试验后，完成 OPTIMOX1 和 OPTIMOX2 试验数据分析，一旦结果表明 3 个月的诱导治疗不足以证明可以完全停止化疗，则对 OPTIMOX3 方案进行修改（2008 年 9 月 19 日），将额外的 3 个月的诱导疗法纳入其中，共 6 个月。评估单独使用贝伐单抗或贝伐单抗加厄洛替尼的维持治疗，直到患者出现疾病进展或不可接受的毒性。在最终的 OPTIMOX3 分析中，贝伐单抗联合厄洛替尼组的 mPFS 为 5.4 个月，而贝伐单抗组为 4.9 个月（HR 0.81，$P = 0.059$）。接受贝伐单抗联合厄洛替尼维持治疗的患者的 mOS 为 24.9 个月，显著高于单独接受贝伐单抗的患者（22.1 个月，$P = 0.036$）。尽管 OS 结果呈阳性，但贝伐单抗联合厄洛替尼组毒性发生率较高，220 名患者中有 47 名（21%）出现 3~4 级皮疹，而单独使用贝伐单抗组 224 名患者中没有一名患者出现 3~4 级皮疹，腹泻发生率为 21 名（10%）vs. 2 名（<1%），乏力发生率为 12 名（5%）vs. 2 名（<1%）。结论是，在 mCRC 患者的贝伐单抗维持治疗中加入厄洛替尼是有希望的，但以增加毒性反应为代价。目前不推荐将该方案作为 mCRC 患者的标准维持治疗方案。

（二）EGFR 抑制剂

有数据支持将 EGFR 抑制剂纳入维持治疗。多中心 MACRO-2，Ⅱ期非劣效性研究招募了先前未接受过治疗的 KRAS WT 外显子 2 mCRC 患者，接受了 8 个周期的 mFOLFOX 加西妥昔单抗治疗，然后随机分组继续进行 mFOLFOX+西妥昔单抗治疗或改用西妥昔单抗维持治疗（表 8.5）。2 组之间在 PFS、客观反映率（objective response rate, ORR）或 OS 上均未见统计学上的显著差异。安全性分析表明，2 种治疗方案均得到合理耐受。根据这些发现，用 mFOLFOX 加西妥昔单抗诱导治疗，然后单独使用西妥昔单抗维持治疗，并不逊于 mFOLFOX 加西妥昔单抗的维持治疗[77]。

具有里程碑意义的Ⅲ期多中心 NORDIC-7 试验研究了西妥昔单抗联合 5-FU+亚叶酸钙和奥沙利铂（Nordic FLOX）在 mCRC 患者中的一线治疗的疗效，然后按比例将患者 1∶1∶1 随机分组接受单独使用 FLOX（组 A）、西妥昔单抗加 FLOX（组 B）或西妥昔单抗加间断 FLOX（组 C）的维持治疗（表 8.5）。该试验还研究了患者肿瘤 KRAS 突变（外显子 2 的 12 位和 13 位密码子）和 BRAF V600E 突变对治疗结果的影响。在意向性治疗（intent-to-treat, ITT）人群中，mPFS 分别为 7.9 个月（A 组）、8.3 个月（B 组）和 7.3 个月（C 组）（无统计学差异），并且 3 组之间的 OS 几乎相同（分别为 20.4 个月、19.7 个月、20.3 个月）。39% 的肿瘤存在 KRAS 突变，而 12% 的肿瘤存在 BRAF 突变。发现 BRAF 突变的存在是一个很强的不良预后因素。在患有 KRAS WT 肿瘤的患者中，与单独使用 FLOX 相比，西妥昔单抗未提供任何益处。总之，根据这项研究，西妥昔单抗在 mCRC 的一线和维持治疗中并没有为 Nordic FLOX 方案带来显著益处[78]。

以 NORDIC-7 试验的 C 组为基础，NORDIC-7.5 Ⅱ期试验旨在进一步评估连续性西妥昔单抗联合间歇性 FLOX 作为一线治疗用于 152 例前瞻性选择的 KRAS WT mCRC 患者（表 8.5）。患者接受了 8 个疗程的北欧 FLOX 治疗，RR 率为 62%，mPFS 为 8 个月，mOS 为 23.2 个月。14% 的患者随后接受了转移瘤的 R0 切除术。其中 55% 的患者术后重新引入 FLOX 联合西妥昔单抗治疗。3 级或 4 级不良事件发生率低，包括腹泻（9%）、皮疹（9%）、无中性粒细胞减少症的感染（7%）和疲劳（7%）。结论是，在预先选择的 KRAS WT 患者中，2 周一次的西妥昔单抗可以安全地整合到间歇化疗策略中，从而延长无化疗间期并改善 OS[79]。

COIN-B 是另一项多中心、随机、Ⅱ期试验，该试验在英国的 30 家医院中进行（表 8.5）[80]。将患有 KRAS WT 的 mCRC 患者随机（1∶1）分为间歇性 FOLFOX 加间歇性西妥昔单抗或间歇性 FOLF-OX 联合连续性西妥昔单抗。患者接受了各自的治疗 12 周，之后他们要么接受计划中的中断治疗（间歇性服用西妥昔单抗），要么接受计划中的维持治疗，包括每周持续一次的西妥昔单抗（连续服用西妥昔单抗）。间歇性使用西妥昔单抗的 64 名患者和连续使用西妥昔单抗的 66 名患者被纳入初步结果分析，即 10 个月无失败生存率。间歇性西妥昔单抗组 32 名患者（50%）和持续西妥昔单抗组 34 名患者（52%）达到了这一结果。中位无失败生存期分别为 12.2 个月和 14.3 个月。这项试验表明，在分子选择（KRAS WT）人群中，西妥昔单抗联合细胞毒性较小的化疗方案治疗后，西妥昔单抗单药治疗在前 6 个月内的维持显示出良好的前景。

二、总结

许多临床医生选择输注 5-FU 联合贝伐单抗[75]或卡培他滨联合贝伐单抗[72, 74]。具体而言，CAIRO-3 研究方法是最受欢迎的方法，即在 6 个周期的 CapeOx 加贝伐单抗的诱导治疗后，用卡培他滨加贝伐单抗进行维持治疗[74]。如果使用这一策略一切都在控制之中，许多医生选择给患者一个完整的休息，只需监测他们，并在短时间后重新开始相同的治疗方案。对于这种情况下的患者，我们建议采用个体化的方法来优化对癌症的控制，同时保持他们的生活质量。

第四节　二线治疗

通常，一旦肿瘤开始进展或患者在一线治疗中出现不可接受的毒性，通常会为他们提供二线治疗。

一、化疗

在患者接受一线治疗出现进展后，下一种治疗方法称为二线治疗（表 8.6[85-89]）。FOLFOX6 和 FOLFIRI 都被证明可以改善 mCRC 患者的生存率。2004 年，Tournigand 等人发表了一项研究，以确定这些治疗方案在 mCRC 管理中的一线和二线治疗顺序（GERCOR[39]）。在这项研究中，220 例未接受过治疗的 mCRC 患者被随机分为 2 组。在 A 组，109 名患者首先接受 FOLFIRI 治疗，直到疾病进展或毒性发生，然后更改治疗方案为 FOLFOX6。在 B 组，111 名患者首先接受 FOLFOX6 治疗，直到病情进展或出现毒性时才改用 FOLFIRI。A 组 mOS 为 21.5 个月，B 组为 20.6 个月（$P = 0.99$，无统计学意义）。这项研究的主要终点是"第二次 PFS"，被定义为在开始二线治疗后，从随机化到疾病进展之间的时间。2 个不同治疗顺序组之间的第二次 PFS 也无显著差异：A 组为 14.2 个月，B 组为 10.9 个月（$P = 0.64$）。虽然在 OS、第一次 PFS、第二次 PFS 和应答率方面没有差异，但 2 种药物的毒性特征有所不同。FOLFIRI 给药导致更多的 3 级和 4 级黏膜炎、恶心、呕吐和 2 级脱发，而

FOLFOX6 与更多的 3 级和 4 级中性粒细胞减少相关[39]。

表 8.6　mCRC 患者的二线试验

研究	方案	结论
ML18147[85]	贝伐单抗（5 mg/kg 每 2 周或 7.5 mg/kg 每 3 周）	在疾病进展后继续贝伐单抗治疗，与标准的二线化疗相结合，可产生显著更好的临床疗效
VELOUR[86]	FOLFIRI、ziv-aflibercept（4 mg/kg）	在以前接受奥沙利铂治疗的患者中，与安慰剂+FOLFIRI 相比，ziv-aflibercept 与 FOLFIRI 联合使用获得了显著更好的 OS 益处
RAISE[87]	FOLFIRI、雷莫芦单抗（8 mg/kg 每 2 周）	与安慰剂联合 FOLFIRI 相比，雷莫芦单抗联合 FOLFIRI 的二线 mCRC 治疗显著改善了患者的 OS
BOND-1[88]	西妥昔单抗 400 mg/mg² （负荷量），然后每周 250 mg/m²，加或不加伊立替康	西妥昔单抗单独给药或与伊立替康联合用药有效
BOND-2[89]	西妥昔单抗与 BOND-1 相同，贝伐单抗 5 mg/kg 每 2 周 1 次，加或不加伊立替康	在缺乏支持研究的情况下，在西妥昔单抗或西妥昔单抗+伊立替康中加入贝伐单抗比不加贝伐单抗可获得更好的 OS，在化疗中加入 VEGF 和 EGFR 抑制剂的组合应谨慎

注：FOLFIRI 亚叶酸、5-氟尿嘧啶和伊立替康，OS 总生存率，VEGF 血管内皮生长因子，EGFR 表皮生长因子受体

二、EGFR 抑制剂

（一）西妥昔单抗（cetuximab）

已经进行了大量的研究来确定治疗 mCRC 患者的最有效的二线疗法。2004 年，在 BOND-1 试验中研究了西妥昔单抗和伊立替康的联合应用[88]。

329 名在伊立替康方案中或在 3 个月内出现疾病进展的患者（Ras 不是富集的）被随机分成西妥昔单抗联合伊立替康治疗组或西妥昔单抗单药治疗组。接受西妥昔单抗单药治疗的受试者的缓解率明显较高（22.9% vs. 10.8%，$P = 0.007$）。然而，西妥昔单抗+伊立替康治疗组的中位进展时间（4.1 个月）比西妥昔单抗单药治疗组（1.5 个月）要长（$P<0.001$）。OS 没有显著差异：联合治疗组为 8.6 个月，西妥昔单抗单药治疗组为 6.9 个月，$P = 0.48$。正如预期，联合治疗组患者发生的不良事件多于单药治疗组患者。这项研究得出结论，西妥昔单抗无论是作为单药还是与伊立替康联合使用，在治疗伊立替康难治性癌症患者时都具有良好的临床活性。应当记住，这项研究是在 Ras 突变的重要性曝光之前进行的。

在 Jonker 等人于 2007 年发表的另一项二线治疗研究中，572 名表达 EGFR 的 mCRC 患者被随机分成 2 组。研究中的每个患者之前都曾接受过 FOLFIRI 或 FOLFOX 的治疗。一组每周给予西妥昔单抗联合最佳支持治疗（best supportive care, BSC），而另一组仅接受 BSC（没有任何癌症特异性治疗）。接受西妥昔单抗治疗的患者 PFS、OS 和 QoL（生存质量）均有改善。西妥昔单抗治疗后的 OS 为 6.1 个月，而仅接受 BSC 为 4.6 个月。患者 KRAS 突变状态未知。西妥昔单抗组（78.5%）的不良事件发生率比单用 BSC 组（59.1%）高。然而，西妥昔单抗组的关于身体机能和整体健康状况得分的 QoL 测

量结果更好[90]。

2008 年 5 月，发表了一项名为"欧洲癌症与营养的前瞻性调查"（European Prospective Investigation into Cancer and Nutrition, EPIC）的Ⅲ期临床试验，该试验表明，在一线氟尿嘧啶联合奥沙利铂治疗进展后，二线使用西妥昔单抗联合伊立替康优于单用伊立替康。如果氟尿嘧啶加奥沙利铂方案的肿瘤进展患者也有 EGFR 表达的证据，则将其纳入本研究。患者可能以前接受过贝伐单抗治疗，但没有接受伊立替康或任何抗 EGFR 治疗。在二线试验中，1298 名患者被随机分为伊立替康联合西妥昔单抗（组 1）和伊立替康单药组（组 2），2 组均给予伊立替康 350 mg/m²，每 3 周一次。在第 1 组，西妥昔单抗在第 1 天的负荷量为 400 mg/m²，之后每周 250 mg/m²。西妥昔单抗/伊立替康组的 PFS（4.0 个月）明显优于伊立替康单药组（2.6 个月，$P < 0.0001$）。2 组的 mOS 无显著差异（10.7 个月 vs. 10.0 个月，$P = 0.71$）。联合用药组总有效率（16.4%）明显高于西妥昔单抗单药组（4.2%，$P < 0.0001$）。西妥昔单抗＋伊立替康治疗后最常见的毒性是腹泻、恶心、乏力和痤疮样皮疹。除痤疮样皮疹外，伊立替康单药治疗产生了相同的毒性模式[91]。

（二）帕尼单抗（panitumumab）

Peeters 等人进行的Ⅲ期试验，阐述了在二线 FOLFIRI 中加入帕尼单抗是否改善了 mCRC 患者的 PFS 和 OS[7]。该研究入组了 1186 例既往接受基于氟尿嘧啶的化疗方案后发生疾病进展的患者。这些患者被随机分为 FOLFIRI 联合帕尼单抗（6 mg/kg）组和 FOLFIRI 单药组，治疗周期为 2 周[7]。研究人员还根据肿瘤的 KRAS 状态对患者组进行分层：突变型或 WT 型。他们发现，在 KRAS WT 患者中，接受帕尼单抗治疗的患者的 PFS 有显著改善：5.9 个月 vs. 3.9 个月（$P = 0.004$）。OS 也有所增加，但并不显著（14.5 个月 vs. 12.5 个月）。然而，使用帕尼单抗的 KRAS 突变肿瘤患者在 PFS、OS 或 RR 方面没有表现出任何变化。

因此，Peeters 等人的研究支持在 KRAS WT 的 mCRC 患者的二线治疗中使用帕尼单抗联合 FOLFIRI[7, 47]。

另一项试验评估了帕尼单抗与伊立替康联合的二线治疗。因此，PICCOLO Ⅲ期试验将患者随机分为 3 个治疗组：伊立替康单药组、伊立替康联合帕尼单抗组和伊立替康联合环孢素组[92]。研究进行了一年半后，对试验进行了修改，只允许将 KRAS WT 肿瘤患者随机分配到帕尼单抗组；因此，纳入了未接受任何抗 EGFR 治疗并且在基于氟尿嘧啶的化疗期间发生进展的 KRAS WT mCRC 患者。

在这里，我们只讨论伊立替康单药和伊立替康联合帕尼单抗治疗 KRAS WT 患者的试验结果。因此，460 例 KRAS WT 肿瘤患者被随机分为伊立替康（350 mg/m²）单药或联合帕尼单抗（9 mg/kg）治疗，每 3 周一次[93]。在安全性方面，在伊立替康中加入帕尼单抗增加了以下 3 级和更高的不良反应：腹泻（29% vs. 18%）、皮肤毒性（19% vs. 0%）、嗜睡（21% vs. 11%）、感染（19% vs. 10%）和血液毒性（22% vs. 12%）。在疗效方面，在伊立替康的基础上加用帕尼单抗可显著改善 mPFS（HR 0.78，$P = 0.015$）和 ORR（OR 4.12，$P < 0.0001$）。同样，2 组之间的 OS 没有显著差异。然而，在开始使用

帕尼单抗联合伊立替康治疗的 12 周后，有 33% 的患者观察到部分缓解（partial response, PR），而 1% 的患者具有完全缓解（complete response, CR）。这些 RR 远远高于伊立替康单药治疗的患者：12% 的患者在 12 周时出现 PR，而没有 CR。

总而言之，2 项 KRAS WT 患者帕尼单抗的二线治疗研究 [7, 47, 92, 93] 均显示，尽管疾病反应和 PFS 有所改善，但在伊立替康或 FOLFIRI 中加入帕尼单抗无 OS 获益。

三、VEGF 抑制剂

（一）贝伐单抗（bevacizumab）

贝伐单抗联合以氟尿嘧啶为基础的化疗和贝伐单抗单药分别是 mCRC 的一线和二线的标准治疗方法。ML18147 试验评估了在标准一线贝伐单抗治疗的最后一剂期间或 3 个月内有进展的患者继续使用贝伐单抗和标准二线化疗的疗效。患者被随机分配接受有或没有贝伐单抗的二线化疗。选择以奥沙利铂为主的二线化疗还是以伊立替康为主的二线化疗取决于一线治疗方案（化疗切换）。在这项试验中，接受贝伐单抗加化疗的患者的 mOS 为 11.2 个月，而仅接受化疗的患者的 mOS 为 9.8 个月（HR 0.81，$P = 0.0062$）。两组 3 级或 4 级毒副反应相似，不同之处在于贝伐单抗组静脉血栓栓塞更为常见（5% vs. 3%）。从这项研究中，我们可以推断，持续的 VEGF 抑制剂贝伐单抗联合标准二线化疗对 mCRC 患者有临床获益 [85]。

（二）阿柏西普（aflibercept）

开展 VELOUR 试验的研究人员研究了在先前接受奥沙利铂治疗的 mCRC 患者（包括先前接受贝伐单抗治疗的患者）的 FOLFIRI 中加入更新型的抗血管生成剂阿柏西普的效果。患者被随机分配每 2 周接受阿柏西普或安慰剂联合 FOLFIRI 治疗。结果显示，与安慰剂联合 FOLFIRI 相比，在 FOLFIRI 中加入阿柏西普显著改善了 mOS（13.5 个月 vs. 12 个月；HR 0.817，$P = 0.0032$）。阿柏西普还显著改善了 PFS（6.9 个月 vs. 4.6 个月；HR 0.758，$P = 0.0001$）。在预先指定的亚组分析中，包括贝伐单抗预处理的患者，OS 和 PFS 的趋势是一致的。在这种情况下，阿柏西普加 FOLFIRI 的有效率为 19.8%，而安慰剂加 FOLFIRI 的有效率为 11.1%（$P = 0.0001$）。报道的阿柏西普联合 FOLFIRI 治疗后的不良事件包括特有的抗血管内皮生长因子效应（动脉和静脉血栓栓塞事件、高血压和蛋白尿），以及一些化疗相关毒性的发生率增加。从这项研究得出的结论是，在既往接受过奥沙利铂治疗的 mCRC 患者中，阿柏西普联合 FOLFIRI 与 FOLFIRI 联合安慰剂相比，在统计学上有显著的生存益处 [86]。

四、EGFR 和 VEGF 抑制剂的联合

2007 年，进行 Bond-2 研究的研究人员将 83 名已经接受伊立替康治疗的患者分为 2 组：A 组接受西妥昔单抗［400 mg/m²（负荷量），然后每周 250 mg/m² 西妥昔单抗］联合贝伐单抗（每隔一周 5 mg/kg）加伊立替康（研究前剂量）；B 组接受与 A 组相同的西妥昔单抗和贝伐单抗治疗，但没有使

用伊立替康。A 组的 mOS 为 14.5 个月，B 组为 11.4 个月，进展时间分别为 7.3 个月和 4.9 个月。毒性与预期相同，因为它们与每种药物单独产生的毒性相似。这项试验表明，在西妥昔单抗或西妥昔单抗加伊立替康中加入贝伐单抗可产生更好的 OS[89]。

尽管其他有关 EGFR 和 VEGF 抑制剂联合的研究是在一线而不是二线研究中进行的，但这些其他研究确实表明，将抗 VEGF 和抗 EGFR 抗体联合使用对接受癌症治疗的患者有害，或者至少没有帮助。因此，PACCE 研究[18] 和 CAIRO2 试验[19] 在本章的"一线治疗"部分中进行了讨论。

五、雷莫芦单抗（ramucirumab）

针对 VEGF 2 胞外区的人免疫球蛋白 G1（immunoglobulin G1, IgG1）单克隆抗体，雷莫芦单抗在Ⅲ期 RAISE 试验中进行了评估，该试验评估了雷莫芦单抗或安慰剂联合二线 FOLFIRI 治疗 mCRC 患者的疗效和安全性，这些患者在最后一次一线贝伐单抗、奥沙利铂和氟尿嘧啶治疗的 6 个月内或之后出现了疾病进展。主要研究终点 mOS 在雷莫芦单抗组为 13.3 个月，而安慰剂组为 11.7 个月（HR 0.844，$P = 0.0219$）。在接受雷莫芦单抗加 FOLFIRI 治疗的患者亚组中，生存获益一致。雷莫芦单抗诱导的 3 级或 4 级毒性显著增加，包括中性粒细胞减少症（雷莫芦单抗组为 38%，安慰剂组为 23%）和高血压（11% vs. 3%）。研究调查人员得出结论，与安慰剂加 FOLFIRI 相比，雷莫芦单抗加 FOLFIRI 的二线 mCRC 治疗显著改善了患者的 OS。观察到的不良事件符合预期且可控[87]。

第五节　三线治疗

三线治疗的选择包括化疗、靶向药物、临床试验以及姑息治疗。将首先讨论姑息治疗，因为新型治疗方式后的患者结局通常与该方法进行比较。

一、姑息治疗

姑息治疗也称为 BSC[94]，其目的不是治愈，而是减轻癌症相关症状和（或）治疗相关副作用。患者或护理团队可以在患者病程的任何时候选择姑息治疗，大多数人认为姑息治疗应该从诊断开始，并在整个治疗期间继续进行；然而，这种类型的治疗最广为人知的是在患者生命末期所有可能的治愈性治疗均失败时使用。

二、EGFR 抑制剂与化疗

除了 BSC 之外，还尝试了相对非侵略性的系统治疗，以观察在生命结束时生存期或 QoL 是否有所改善。在 Jonker 等人的Ⅲ期 CA225025 试验中，572 名既往接受过治疗的表达 EGFR 的晚期 CRC 患者被以 1∶1 的比例随机分组，接受 BSC 或 BSC 加西妥昔单抗（400 mg/m² 的静脉内负荷剂量，在

120 min 内给药，随后 250 mg/m²，每周 60 min）[90]。从而评估西妥昔单抗改善所有其他治疗（包括氟尿嘧啶、伊立替康和奥沙利铂）均无效或对这些药物有禁忌的晚期 CRC 患者 OS 的能力。实际上，与单纯 BSC 相比，西妥昔单抗可改善 OS（死亡的 HR 0.77，95%CI 0.64~0.92，$P = 0.005$）。

接受西妥昔单抗治疗的患者的 mOS 为 6.1 个月，而仅接受 BSC 的患者为 4.6 个月。尽管患者完成了 QoL 问卷，但历史上很难对这些问卷进行解释[95]。在这项特殊的研究中，在 BSC 组中观察到疾病发展更快，导致 QoL 调查问卷符合率较低[90]。正如预期的那样，尽管接受西妥昔单抗治疗的患者有更高的皮疹（88.6% vs. 16.1%，$P<0.001$）、低镁血症（53.3% vs. 15.1%，$P<0.001$）和输液反应（20.5% vs. 0%，$P<0.001$）发生率[90]，但西妥昔单抗治疗组的疾病反应有助于相对改善西妥昔单抗治疗组的 QoL[90]。因此，单独用肿瘤反应代替生活质量是不合理的。

在 Van Cutsem 等人的Ⅲ期试验中，463 名表达 EGFR 的 mCRC 患者（之前 2 个或 2 个以上化疗方案均失败）被以 1∶1 的比例随机分配至接受 BSC 或 BSC 加帕尼单抗（6 mg/kg 静脉输注，每 2 周 60 min），直到疾病进展或治疗不耐受[96]。尽管 mOS 差异无统计学意义（HR 1.00，95%CI 0.82~1.22，$P = 0.81$），但帕尼单抗组的 mPFS 明显长于单用 BSC 组（8.0 个月 vs. 7.3 个月；HR 0.54，95%CI 0.44~0.66，$P<0.0001$）。在不良事件方面，帕尼单抗组 90% 的患者有皮肤毒性，而 BSC 组只有 9%。

当然，自从这些 EGFR 抑制剂研究开展以来，人们一直强调，只有患有 Ras 和 BRAF WT 肿瘤的患者才能对这种类型的治疗有反应。

ASPECCT 试验着手比较西妥昔单抗和帕尼单抗在治疗难治性 KRAS WT mCRC 患者（$n = 1010$）中的作用。患者按照 1∶1 的比例随机接受帕尼单抗或西妥昔单抗单药治疗，研究结束时发现帕尼单抗不劣于西妥昔单抗：帕尼单抗和西妥昔单抗的 mOS 分别为 10.4 个月和 10.0 个月（无显著性差异）。尽管帕尼单抗导致较高的记忆力减退率，但这 2 种抗体都会导致 3 级和 4 级皮肤毒性和输液反应。结论是，这 2 种药物在治疗 mCRC 的二线治疗中都是有效的，两者之间的选择应该根据毒性特征和剂量安排[97]。

通常，Ras（BRAF）WT 患者应始终考虑使用抗 EGFR 治疗的三线治疗。无论肿瘤突变状态如何，都可以考虑的化疗方案包括伊立替康或基于 5-FU 的方案（输注 5-FU 加亚叶酸钙或卡培他滨），加或不加贝伐单抗。个体化的治疗决定取决于先前接受的治疗。如果患者尚未接受任何特殊的标准化学治疗或对任何特定的标准化学治疗剂反应良好，则应考虑在三线治疗中使用[98, 99]。还应考虑使用更新颖的疗法，例如瑞戈非尼（regorafenib）和 TAS-102，这些将在后面进行讨论。由于化疗的潜在不良事件，医生必须与患者全面讨论化疗与 BSC 相比的风险和获益。最终，治疗决策应由患者和医生共同做出治疗决定。如果选择化疗，则应仔细监测患者的健康状况。

三、瑞戈非尼（regorafenib）

已经针对难治性 mCRC 患者出现了几种有希望的新疗法。难治性患者包括既往接受过基于氟尿嘧啶、奥沙利铂和伊立替康的化学疗法以及抗 VEGF 和抗 EGFR（仅 Ras WT）生物疗法的患者。

2012 年，FDA 批准口服多激酶抑制剂瑞戈非尼用于治疗多线治疗失败的 mCRC 患者，包括氟尿嘧啶、奥沙利铂、伊立替康，以及抗 VEGF 和（或）抗 EGFR 治疗（用于 KRAS WT 患者）。瑞戈非尼阻断参与肿瘤血管生成、肿瘤发生和肿瘤微环境信号通路的受体酪氨酸激酶的活性。这包括 VEGFR1~3、血小板衍生生长因子受体-b（platelet-derived growth factor receptor-b, PGFR）、成纤维细胞生长因子受体（fibroblast growth factor receptor, FGFR）、TIE2、c-KIT、RET、BRAF 和 RAF1 [100]。

一项Ⅲ期双盲 CORRECT 试验在北美、欧洲、亚洲和澳大利亚的 16 个国家或地区的 114 个研究中心开展。患有 mCRC 的患者以 2∶1 的比例随机分配，每天口服 160 mg 瑞戈非尼或安慰剂 [101]。如果患者已经接受了所有当地可用的标准疗法，并且由于疾病进展或严重的副作用或两者兼有而在最近的治疗方案中失败，或者在中止最后一线治疗后的 3 个月内患有疾病进展，则符合该研究的条件。标准治疗分类因国家而异，但以前的标准治疗必须包括以下药物，只要它们获得治疗 CRC 的许可：氟尿嘧啶、奥沙利铂、伊立替康、贝伐单抗和西妥昔单抗或帕尼单抗（用于 KRAS WT 肿瘤患者）。总共有 760 名患者参加了这项研究，主要和次要终点分别是生存率和对治疗的疾病反应（通过每 8 周的放射学监测进行评估）。接受瑞戈非尼治疗的 505 例患者的 mOS 为 6.4 个月，而服用安慰剂的 255 例患者的 mOS 为 5 个月（HR 0.77，95%CI 0.64~0.94，$P = 0.0052$）。亚组分析显示，瑞戈非尼治疗结肠癌（mOS，雷戈非尼与安慰剂比较，HR 0.70，95%CI 0.56~0.89）优于直肠癌（HR 0.95，95%CI 0.63~1.43）。

所有患者均未达到 CR，但是，瑞戈非尼组的 5 例患者和安慰剂组的 1 例患者达到了 PR（$P = 0.19$）。服用瑞戈非尼的患者中有 41% 观察到了疾病控制（随机分配后至少 6 周评估了部分缓解和稳定的疾病），而服用安慰剂的患者中有 15% 的患者观察到了疾病控制（$P<0.0001$）。

瑞格拉非尼组 54% 的患者发生了 3 级或 4 级不良事件，而安慰剂组的这一比例为 14%。最常见的瑞戈非尼相关副作用是疲劳和手足综合征。转氨酶升高和胆红素升高在瑞戈非尼治疗中也更常见，据报道有一例致命的肝功能衰竭。CONCUR 试验是另一项在亚洲的 25 个中心进行的Ⅲ期试验 [102]。在这项双盲研究中，204 名 mCRC 患者被随机分配接受瑞戈非尼或安慰剂治疗，比例为 2∶1。要求患者既往接受过至少 2 组先前的标准治疗，尽管与 CORRECT 试验中的患者相比，接受过 VEGF 靶向或 EGFR 靶向生物制剂治疗的可能性较小 [60%（CONCUR）vs. 100%（CORRECT）]。瑞戈非尼组的 mOS 为 8.8 个月，而安慰剂组为 6.3 个月（单侧 $P = 0.0002$）。在服用瑞戈非尼的患者中，51% 的患者实现了疾病控制，而服用安慰剂的患者中，这一比例为 7%（单侧 $P<0.0001$）。没有进行结肠癌和直肠癌患者的亚组分析。药物相关毒性与 CORRECT 试验中看到的相似。在服用瑞戈非尼的患者中，54% 的患者至少有一次 3 级或更高级别的药物相关不良事件，最常见的是手足皮肤反应（16%）和高血压（11%）。转氨酶和胆红素升高也有记录。

瑞戈非尼的批准并非没有争议。在 CONCUR 试验出版物的一篇社论中，由于该药成本高，副作用大，且获益相对较少，因此对该药的批准提出了质疑。2015 年对该药的成本效益分析进一步证实了这一论点，表明瑞戈非尼仅提供 0.04 质量调整生命年，费用为 4 万美元[103]。

四、TAS-102

三氟胸苷/盐酸硫脲嘧啶（TAS-102；商标是 Lonsurf）是最近获得 FDA 批准用于治疗难治性结直肠癌的第二种药物。它是三氟胸苷（一种基于胸苷的核酸类似物）和盐酸硫脲嘧啶［一种胸苷磷酸化酶抑制剂（thymidine phosphorylase inhibitor, TPI）］的口服组合。三氟胸苷最早是由 Heidelberger 等人于 1962 年合成的[104]。20 世纪 60 年代进行的初步研究由于三氟胸苷的副作用和药代动力学较差而停止[105]。三氟胸苷被胸苷激酶-1 磷酸化为其活性单磷酸衍生物，从而可逆地抑制胸苷合成酶（thymidine synthetase, TS）[106]。TS 通过将脱氧尿嘧啶 5-单磷酸（deoxyuridine 5-monophosphate, dUMP）转化为脱氧胸苷 5'-单磷酸（deoxythymidine-5'-monophosphate, dTMP）在 DNA 合成中起不可或缺的作用[107]。与 5-FU（TS 和 5, 10-亚甲基四氢叶酸形成稳定的三元复合物）不同，而三氟胸苷对 TS 有可逆的、短暂的作用，允许酶在药物清除后迅速恢复[105]。然而，三氟胸苷的单磷酸形式被进一步磷酸化为三磷酸形式，这种三磷酸形式通过在 DNA 合成过程中插入 DNA 而具有第二种作用机制，导致 DNA 链断裂和肿瘤细胞死亡[108]，这可能是该药物的主要作用机制[108]，也可能是三氟胸苷在 5-FU 耐药疾病中具有活性的原因[105]。静脉给药时，三氟胸苷的半衰期极短（18 min），由于肠道和肝脏中胸苷磷酸化酶的首次代谢，其在口服形式下迅速降解[106]。这是盐酸硫脲嘧啶出现的原因。TAS-102 的第二个主要成分通过有效抑制胸苷磷酸化酶来阻止三氟胸苷的快速降解[109]。盐酸硫脲嘧啶也可能具有抗肿瘤作用[106]。因此，TAS-102 是一种可行的癌症治疗方法。

几项 I 期试验确定了 TAS-102 的最佳剂量和给药方案，即 35 mg/m²，每天 2 次，连续 5 d，每周休息 2 d，连续 2 周，然后是 2 周无药休息期（28 d 周期）[110]。在 2009 年 8 月 25 日至 2010 年 4 月 12 日之间，日本进行了一项多中心、双盲、随机、II 期临床试验，在该试验中，将 169 例患者以 2∶1 的比例随机分配给 TAS-102 组与安慰剂组[111]。所有患者均有经病理证实不能切除的转移性结直肠腺癌，2 种或 2 种以上标准化疗方案失败，对氟尿嘧啶、伊立替康和奥沙利铂耐药或不耐受。TAS-102 组的 mOS 为 9.0 个月（95%CI 7.30~11.3），安慰剂组为 6.6 个月（95%CI 4.9~8.0）（HR 0.56，95%CI 0.39~0.81，$P = 0.0011$）。

这些 II 期结果导致了 RECOURSE 试验的开展，该试验是一项双盲 III 期研究，在该研究中，美国、欧洲、日本和澳大利亚的患者被随机分为 TAS-102 组和安慰剂组，比例为 2∶1[112]。如果患者经活检证实为结肠或直肠转移性腺癌，并且既往接受过至少 2 次标准疗法治疗（包括辅助治疗，如果疾病在用药后 6 个月内发生进展的话），则有资格参加研究。标准治疗包括氟尿嘧啶、奥沙利铂、伊立替康、贝伐单抗和西妥昔单抗或帕尼单抗（适用于 KRAS WT 肿瘤患者）。每 8 周进行一次放射学评估。主要终点是 OS。在被招募到这项试验的 800 名患者中，534 名随机接受 TAS-102 治疗，266 名被分配到安慰剂组。TAS-102 组的 mOS 为 7.1 个月（95%CI 6.5~7.8），而安慰剂组为 5.3 个月（95%CI 4.6~6.0）。

死亡 HR（TAS-102 vs. 安慰剂）为 0.68（95%CI 0.58~0.81，$P<0.001$）。TAS-102 组中有 8 名患者达到 PR，但没有记录到 CR。在 TAS-102 组，44% 的患者实现了疾病控制，而在安慰剂组中只有 16%（$P<0.001$）。在 TAS-102 组中，有 69% 的患者记录到 3 级或更高的不良事件，而在安慰剂组中则为 52%。经 TAS-102 治疗的患者的主要不良事件（3 级或更高）为中性粒细胞减少症（38%）、贫血（18%）、血小板减少症（5%）和脱发（7%）。3 级或 4 级口腔炎、手足综合征和冠状动脉痉挛均为氟尿嘧啶治疗患者的风险，在 TAS-102 治疗患者中的发生率低于 1%[112]。

基于这些结果，2015 年 9 月，FDA 批准了 TAS-102 专门用于对氟尿嘧啶、奥沙利铂、伊立替康、抗 VEGF 治疗和抗 EGFR 治疗（在 Ras WT 患者中）难治的 mCRC 患者。

第六节 新疗法

一、免疫疗法

近年来，关于免疫治疗作为实体瘤的肿瘤学治疗取得了令人兴奋的进展。免疫检查点抑制剂正在彻底改变许多转移性肿瘤的治疗方法，包括黑色素瘤、肺癌和肾癌。

有人推测，免疫治疗可能对 3%~6% 患有错配修复缺陷（mismatch repair-deficient, dMMR）病的 mCRC 患者有效[113]。dMMR 肿瘤的体细胞突变比错配修复功能完好的肿瘤多 10~100 倍，并且经常有淋巴细胞浸润，提示被免疫系统识别。一些研究表明，dMMR 肿瘤中程序性死亡配体 1（programmed death ligand one, PD-L1）的表达较高，这可能意味着对免疫检查点抑制剂的敏感性增加[113]。

为了验证错配修复假说，进行了一项 II 期试验以检测帕博丽珠单抗（pembrolizumab）［一种程序性死亡受体（programmed death receptor, PD-1）拮抗剂对］散发性或遗传性 dMMR mCRC（$n=11$）、错配修复功能完好的 mCRC（$n=21$）或其他 dMMR 转移性癌症（$n=9$）的影响[114]。每 14 d 给予一次剂量为 10 mg/kg 静脉注射的帕博丽珠单抗。在第一个 12 周之后进行放射检查，之后每 8 周进行一次。研究的主要终点是 20 周时免疫相关的 ORR 和免疫相关的 PFS。

在 dMMR 结直肠癌组，20 周时免疫相关 ORR［使用实体瘤反应评估标准（Response Evaluation Criteria in Solid Tumors, RECIST）标准］为 40%（10 例患者中有 4 例，95%CI 12~74），20 周时免疫相关 PFS 率为 78%（9 例患者中有 7 例，95%CI 40%~97%）。在非结直肠 dMMR 肿瘤患者队列中，20 周时免疫相关 ORR 和免疫相关 PFS 分别为 71%（7 例患者中 5 例，95%CI 29%~96%）和 67%（6 例患者中 4 例，95%CI 22%~96%）。在错配修复功能完好的肿瘤患者中，ORR 为 0%（95%CI 0%~20%），20 周时免疫相关的 PFS 发生率为 11%（18 例患者中有 2 例；95%CI 1~35）[114]。

在这项研究中，还使用肿瘤标志物追踪对治疗的反应。在试验开始时，32 名患者中有 29 名的 CEA 水平升高。具有疾病进展的患者在开始治疗后的 30 d 内显示生物标志物进一步升高。另外，降低的 CEA 水平似乎可以预测对治疗的反应，通常比放射学反应要早几个月。dMMR CRC 患者中有 70% 的 CEA 水平呈下降趋势，而错配修复功能完好的 CRC 的可评估患者均未显示出 CEA 水平的降低。

在发表之时，尚未达到 dMMR 组患者的 mPFS 和 mOS。对 dMMR 和错配修复功能完好的 CRC 的事后比较显示疾病进展的风险比（HR 0.10，95%CI 0.03~0.37，$P<0.001$）和死亡的风险比（HR 0.22，95%CI 0.05~1.00，$P=0.05$），有利于 dMMR 结直肠癌患者。

纳武单抗（nivolumab）在患有 dMMR 病的 mCRC 患者中也显示出免疫治疗的益处。CheckMate-142 试验是一项针对 dMMR/MSI-H 结肠癌患者的开放式 Ⅱ 期研究，在 8 个不同国家的 31 个地点进行 [28]。符合条件的患者在至少一种先前的治疗方案（包括氟尿嘧啶加奥沙利铂或伊立替康）中或之后出现进展或不耐受。每 2 周给予一次纳武单抗，剂量为 3 mg/kg，直到疾病进展、死亡、不可接受的毒性或退出研究为止。发表时的中位随访时间为 12 个月，在 74 名患者中有 23 名（31.1%，95%CI 20.8~42.9）达到了研究者评估的客观缓解，而 51 名（69%，95%CI 57~79）患者经历了 12 周或更长时间的疾病控制。8 名患者的缓解持续了 12 个月或更长时间，中位缓解持续时间尚未达成。

无论 PD-L1 表达水平或 BRAF 和 KRAS 突变状态如何，均可观察到肿瘤缓解。抗 PD-1 疗法似乎是治疗 dMMR 肿瘤的一种非常有前景的疗法，目前 FDA 主要根据上述数据批准了纳武单抗和帕博利珠单抗。联合免疫治疗试验和早期治疗试验目前正在进行中。

二、BRAF 拮抗剂

另一个令人兴奋的研究领域涉及针对 BRAF 突变的 CRC 的靶向治疗。BRAF 是一种丝氨酸 / 苏氨酸蛋白激酶，是 MAPK/ERK 信号通路的关键组成部分，在细胞生长、增殖和存活中发挥重要作用 [115]。最常见的 BRAF 突变是密码子 600（V600E）上的谷氨酸取代缬氨酸。第二个最常见的突变是 BRAF V600K 突变，在该突变中，缬氨酸被赖氨酸取代。BRAF 突变存在于 5%~15% 的结肠癌中 [116]。这些肿瘤起源于结肠癌的另一种无柄锯齿状腺瘤途径 [117]。这不同于传统的途径，在传统的途径中，癌是由腺瘤性息肉病基因（adenomatous polyposis coli, APC）突变继发的腺瘤引起的。BRAF 突变的肿瘤通常分化较差，淋巴结阳性和腹膜转移的发生率很高 [118]。这些肿瘤还具有特征性的分子模式，包括 MSI、甲基化过高和最小染色体不稳定性 [116]。肿瘤突变的患者在转移情况下预后较差，mOS 为 12 个月 [118]。此外，最近的一项荟萃分析研究了 EGFR 抑制剂西妥昔单抗和帕尼单抗对 BRAF 突变的肿瘤患者的作用，显示无 PFS 或 OS 获益 [119]。

在 Ⅲ 期临床试验中，与达卡巴嗪（dacarbazine）化疗相比，BRAF 抑制剂达拉非尼（dabrafenib）和维莫非尼（vemurafenib）显示出显著的优势，已被 FDA 批准用于转移性黑色素瘤的治疗 [115]。最近的 2 项 Ⅱ 期临床试验研究了 BRAF 抑制剂在具有 V600 突变疾病的转移性结肠癌患者中的治疗。

因此，Kopetz 等人对 21 例接受了至少一种转移性疾病护理治疗并确认了 V600E BRAF 的 mCRC 患者进行了研究 [116]。以最大耐受剂量 960 mg，每天 2 次，连续 28 d 服用维莫非尼。根据治疗医师的判断，每 2 个周期或更频繁地通过影像学评估肿瘤反应。没有患者达到 CR，1 名患者有 21 周内的 PR，其余 7 名患者疾病稳定（8~50 周）。mPFS 为 2.1 个月（范围为 0.4~11.6 个月），mOS 为 7.7 个月（范围为 1.4~13.1 个月）。与西妥昔单抗单药治疗相比，西妥昔单抗在二线治疗中产生的 mOS 时间为 6.1 个月（而 BSC 之后为 4.6 个月）。

在由 Corcoran 等人进行的另一项研究中，对 43 例 V600E 或 V600K mCRC 患者进行了 daBRAFenib 加 MEK 抑制剂曲美替尼（trametinib）的治疗[120]。试验参与者以前接受的系统治疗从没有治疗到超过 3 种治疗不等。与单用 daBRAFenib 相比，这种联合疗法在治疗黑色素瘤方面显示出了令人振奋的结果，PFS（11.0 个月 vs. 8.8 个月，$P = 0.0004$）和 OS（25.1 个月 vs. 18.7 个月，$P = 0.012$）都有显著改善。在这项研究的 43 名 CRC 患者中，一名没有接受过先前治疗的患者在至少 36 个月内获得了 CR。另有 4 名患者（9%）获得 PR，24 名患者（56%）病情稳定。mPFS 为 3.5 个月。

Corcoran 等人或 Kopetz 等人在 CRC 患者中进行的研究都没有取得像黑色素瘤一样的结果。Corcoran 等人认为，这种差异是由于与黑色素瘤相比，MAPK/ERK 抑制作用降低。在 Corcoran 的研究中，43 名大肠癌患者中有 9 名可以进行配对预处理和第 15 天的治疗活检，所有 9 例肿瘤的 P-ERK 平均比基线下降了 47%，这明显小于单用 daBRAFenib 治疗的黑色素瘤患者的 75% 的下降（$P<0.001$）。

研究 BRAF 抑制剂与已知有效疗法联合治疗 mCRC 的试验也在进行中。在 Kop 等人领导的 SWOG 1406 试验中[121]，BRAF 抑制剂维莫非尼（Zelboraf）联合西妥昔单抗和伊立替康治疗用于 BRAF V600 突变和扩展的 Ras WT mCRC 患者。至少一个疗程失败的患者被随机分成 2 组，分别接受伊立替康（180 mg/m²，每 14 d 静脉注射）和西妥昔单抗（500 mg/m²，每 14 d 静脉注射）加或不加维莫拉非尼（960 mg，po，每日 2 次）。该试验排除了以前使用抗 EGFR 抑制剂的患者。有 106 名患者入组，其中 54 名为试验组。服用维莫拉非尼可改善主要终点 PFS（HR 0.42，95%CI 0.26~0.66，$P<0.001$）：mPFS 为 4.4 个月（95%CI 3.6~5.7） vs. 2.0 个月（95%CI 1.8~2.1）。有效率分别为 16% 和 4%（$P = 0.09$），疾病控制率分别为 67% 和 22%（$P<0.001$）。

三、人类表皮生长因子受体 2（Human Epidermal Growth Factor Receptor 2, HER2）拮抗剂

相当大比例的患者对 EGFR 抑制剂西妥昔单抗和帕尼单抗治疗无反应，大多数最初有反应的患者通常在不到 1 年的时间内复发[6, 9]。大约 70% 的 EGFR 抑制剂耐药患者携带 4 种激酶基因（KRAS、NRAS、BRAF 和 PI3K）中的一种突变[122]。在存在耐药机制患者中有 30% 携带野生型激酶基因。

最近的证据表明，HER2 的过度表达可能与 EGFR 抑制剂的耐药性有关[122]。HER2 在 15%~30% 的乳腺癌和 10%~30% 的胃癌中过表达[123]，使用抗 HER2 胞外区的单克隆抗体曲妥珠单抗（trastuzumab）可以显著提高这些 HER2 过表达的乳腺癌和胃癌患者的存活率[124, 125]。由于 HER2 在大约 6% 的 CRC 患者中过表达[126]，因此在这些患者中使用抗 HER2 和抗 EGFR 联合治疗方案有一定的兴趣。

Bertoti 等人最近进行了一项来自 mCRC 患者的异种移植队列试验[29]。从这些队列中，研究人员选

择了 HER2 过度表达的移植物，看看阻断 HER2 是否会提高对 EGFR 拮抗剂的敏感性。最有希望的治疗药物是西妥昔单抗加拉帕替尼（lapatinib）（一种针对 HER2 和 EGFR 的拮抗剂）和拉帕替尼加帕妥珠单抗（pertuzumab）（一种破坏 HER2 异二聚化的抗体）。

基于这些结果，研究人员在意大利的 4 个学术癌症中心进行了一项开放标签的 II 期试验（HERACLES）[127]。符合条件的患者被要求患有具有 KRAS 外显子 2（密码子 12 和 13）WT 的 mCRC 和在标准治疗期间或在标准治疗 6 个月内进展的 HER2 阳性疾病。所有患者都被要求既往接受过氟尿嘧啶、奥沙利铂、伊立替康和西妥昔单抗或帕尼妥单抗治疗。在研究登记之前，患者平均接受了 5 次治疗。在 2012 年 8 月至 2015 年 5 月期间，27 名患者入选接受拉帕替尼和曲妥珠单抗的联合治疗。中位随访时间为 96 周，有 8 名患者实现了总体客观缓解。mPFS 为 21 周（95%CI 16~32），事后计算的 mOS 为 46 周（95%CI 33~68），其中 45% 的患者存活 1 年。1 名患者达到了 CR，7 名患者达到了 PR，另外 12 名患者病情稳定。常见的副作用包括腹泻（78%）、皮疹（48%）、疲劳（48%）、甲沟炎（33%）和结膜炎（19%）。HERACLES 组（HERACLES B）的一项后续试验正在检查帕妥珠单抗与曲妥珠单抗 emtansine 联合治疗 HER2 阳性结直肠癌，以进一步提高这组患者的疗效[128]。

第七节　总　结

在过去的 20 年中，我们已经将 mCRC 从本质上绝望的疾病转变为具有多主体、多模式治疗途径的疾病，病人的 OS 几乎翻了 3 倍。每个医师团队都必须了解 mCRC 的病理、组织学和分子细节，以及不同疾病阶段和类型的可用治疗选择，包括手术、放射疗法、全身药物和生物制剂疗法以及姑息治疗。当需要缓解时，医师应该知道如何使用积极的疗法来优化治疗；当可接受的疾病稳定时，何时应该使用毒性较低的维持疗法。像跑马拉松一样，对 mCRC 的治疗需要耐心、耐力、智慧和观察不断变化的状况的能力。我们希望这份对研究团体所做的具体研究和进展的回顾，能为您下一场马拉松比赛的管理提供有益的指导。

第九章 直肠癌的治疗

Mehmet Artaç, Bassel F. El-Rayes, Suayib Yalcin 和 Philip A. Philip

第一节 背 景

结直肠癌（colorectal cancer, CRC）的发病率呈上升趋势，尤其是在 50 岁以下的人群中更为显著，目前尚不清楚其增长的具体原因。直肠癌（rectal cancer, RC）约占所有 CRC 的 30%[1]。在过去的 20 年中，新的多模式治疗策略降低了 CRC 患者的局部复发（local recurrence, LR）率，并延长了总生存期（overall survival, OS）[2]。目前，CRC 治疗的主要手段仍然是外科手术[3]。然而，通过新辅助治疗来缩小肿瘤病灶和针对全身性疾病的辅助治疗已经取得了显著的额外益处。随着全直肠系膜切除术（total mesorectal excision, TME）、放射治疗（radiation treatment, RT）的实施，最佳时机和治疗顺序的规范化，以及在放射治疗时同步氟尿嘧啶的治疗方案，显著降低了局部晚期直肠癌患者（locally advanced rectal cancer, LARC）的 LR 率[4]。

对于非转移性疾病患者，必须在手术前使用磁共振成像（magnetic resonance imaging, MRI）和（或）内窥镜超声（endoscopic ultrasound, EUS）进行风险评估，从而准确地规划多模式疗法[5]。直肠癌的分子分析有望在个体化治疗计划中发挥越来越重要的作用[6]。

之前，超过 30% 的患者在 RC 治疗后出现 LR，这与较差的预后相关[7]。随着外科手术技术的改进和术前常规治疗的联合，LR 率可下降至 5% 以下。此外，最近的一些研究也证明了 RC 患者的存活率优于结肠癌患者，这可能是归功于多模式疗法的完善[8]。然而，RT 或放化疗（chemoradiation, CRT）对提高生存率或减少远处转移的作用尚未得到证实[9, 10]。并且在 CRT 方案中引入新药会增加治疗毒性，而疾病控制却鲜有改善[11-13]。

在接受过根治性手术的患者中，辅助治疗方案必须根据其初诊分期来决定[14]。对于 II 期 RC，不建议与 II 期结肠癌类似，常规推荐辅助化疗。但是，对于部分特定的 II 期 RC 患者，包括淋巴结取样不足、T4、穿孔或组织学分化差等患者，应当考虑接受辅助治疗[15]。

短程放疗（short-course radiotherapy, SCRT）后即刻手术或长程放疗（long-course radiotherapy, LCRT）加化疗后延迟手术是 RC 中最常用的 RT 方案。如果不需要在术前减小肿瘤体积，那么对于 II 期或 III 期 RC 患者，术前 SCRT 是合理的选择，尽管如此，仍有一些学者提出对于单次大剂量照射导致 RT 副反应的担忧[16]。

第二节 直肠癌分期

在 RC 中，肿瘤浸润的壁外深度对预后具有重要意义，并决定着术前和术后的治疗决策。一项纳入了 90 项研究的荟萃分析表明，MRI 和 EUS 在评估肿瘤穿透固有肌层的深度时具有相似的敏感性（94%）。EUS 在评估局部肿瘤浸润方面更具特异性（86% vs. 69%）[17]。Suzuki 等人证明了 MRI 对于评估 LARC 的邻近器官状态时的重要性 [18]。目前 MRI 已是许多欧洲国家或地区的标准检查方法，专家们一致认为，EUS 和高分辨率 MRI 是确定术前局部肿瘤（T）分期的标准方法。在 MERCURY 试验中，测量了肿瘤浸润的最大壁外深度（extramural depth, EMD），并将其定义为从纵向固有肌层外缘到肿瘤外缘的距离。MR 和组织病理学结果被认为具有相同的准确性（差异的 95%CI[1] 在 ±0.5 mm 之内）。此研究还表明通过薄层 MR 测量肿瘤浸润的壁外深度来确定预后是可行的。因此，在基于 MRI 的分期基础上，根据肿瘤与周围切除切缘（circumferential resection margin, CRM）的预测关系、壁外浸润程度、淋巴结状态和是否侵犯壁外静脉，可以将 RC 分为 3 个预后亚组。根据 MRI 测得的肿瘤远端与肛肠交界处的距离，将肿瘤分为低位（0~5 cm）、中位（5.1~10 cm）和高位（10.1~15 cm）共 3 种类型 [19]。

第三节 最佳手术方法

对于绝大多数患者，特别是没有转移性疾病的患者，RC 的最佳治疗仍然是 TME [20, 21]。在 TME 广泛应用之前，单纯手术的复发率超过 50%[22, 23]。与传统手术技术相比，采用 TME 后的 LR 率显著下降。美国癌症联合委员会（American Joint Committee on Cancer, AJCC）建议评估 12 个淋巴结，以准确识别早期结直肠癌 [24]。TME 为低位前切除术的患者的 CRM 阳性率小于 5%，而采用腹会阴联合切除术的 CRM 阳性率为 10% 和 25%。正如预期的那样，腹会阴联合切除术的 LR 率更高。有证据表明如果 CRM 小于 1 mm 可能会影响生存率，因为 LR 和远处转移的可能性会增加 [25]。即使不使用任何辅助治疗，TME 后 LR 率也很低 [26]，但如果通过仅由受过专门培训和认证的外科医生进行手术，LR 的风险可以进一步降低 [27]。

腹腔镜下低位前切除术的 TME 是结直肠手术中的一种新的微创技术。有多项随机对照试验，比较了 RC 患者接受开腹手术和腹腔镜手术的肿瘤学结果 [20]。这些试验表明了微创手术的一些优势，而长期的肿瘤学结果又非劣于开放手术 [28-30]。这些优势包括术后疼痛的减轻、住院和恢复时间的减少。COLOR Ⅱ 试验表明，接受腹腔镜手术的 RC 患者的 LR 率和无病生存率及 OS 率均与开腹手术相似 [31]。最新的 ACOSOG Z6051 和 ALaCaRT 试验的主要终点定义集中在 CRM、远端切除切缘（distal resection margin, DRM）和 TME 的完整性 [32, 33]。这 2 项试验都未能显示腹腔镜低位前切除术与开腹手术相比的非劣效性。

机器人平台是另一种新的直肠癌微创治疗方法。ROLARR 试验未能证明机器人切除与腹腔镜切除术的中转开腹率有显著差异[34]。两者的 TME 质量、CRM 阳性率和 30 d 发病率也没有差异。

经肛门微型腹腔镜辅助自然孔腔内镜手术（natural orifice transluminal endoscopic surgery, NOTES）的方法有望成为常规低位直肠切除术的一种安全且并发症少的替代方法[35]。NOTES 通过保持腹壁的完整性减少了传统手术造成的创伤。经肛门 TME 可能是 RC 治疗方法的创新，特别是直肠中段和远段的癌症。与腹腔镜手术相比，经肛门 TME 改善了切除质量，因为其能达到更长的 DRM 和最佳 CRM，并且能够进行充分的淋巴结清扫术。这一点对于骨盆狭窄，直肠系膜肥大或内脏肥胖的男性患者而言尤为重要[20]。但是，经肛门 TME 是一种新技术，目前数据仅来自观察性研究。在对该技术进行推广之前，手术步骤的标准化是很重要的。正在进行的 COLOR Ⅲ 试验将对经肛门 TME 与腹腔镜 TME 2 种方法进行比较，其结果对于 RC 手术方法的标准化将具有重要意义[36]。

第四节 术前放疗

多项研究探讨了单纯手术、新辅助[37-42]或辅助[43-46]RT 治疗 RC 的疗效。术前应用 RT 被认为比在术后应用对于降低 LR 率方面更有效[47, 48]。在第一项评估术前 SCRT（Siegel 等人的 SCRT 技术[49]）的 Stockholm 试验中，接受 RT 的可手术 RC 患者在 5 年后 LR 率的相对降低大于 50%[50]。但老年患者术后 30 d 内的死亡率随 RT 时间的延长而增加。在 Stockholm Ⅱ 试验中，患者被随机分配为接受单纯手术或先接受术前 SCRT，然后在 1 周内进行手术共 2 组[51]。中位随访时间为 8.8 年，SCRT 组与非 SCRT 组中，接受根治性手术的患者盆腔复发率分别为 12% 和 25%（$P<0.001$）。接受根治性手术的 RT 患者的 OS 率也得到了改善，与未接受 RT 的患者相比分别为 46% 和 39%（$P<0.03$）。Kapiteijn 等人评估了术前 SCRT 联合标准 TME 在可手术切除的 RC 患者中的疗效[52]。术前接受 RT 组的 2 年 LR 率为 2.4%，单纯手术组为 8.2%（$P<0.001$）。被分配至 RT 后联合手术组 2 年的总 LR 率为 16.1%，单纯手术组为 20.9%（$P=0.09$）。术前 SCRT 不仅降低了接受标准 TME 的 RC 患者的 LR 风险，也改善了疾病的局部控制。

一项荷兰研究将 RC 患者随机分为单纯 TME 组与术前 SCRT 联合 TME 组[53]。RT+TME 组的 5 年 LR 率为 4.6%，单纯 TME 组的 5 年 LR 率为 11.0%。TME 降低了盆腔复发的风险，并有利于术后生存。这项研究还评估了复发区域以显示预后，发现骶骨前 LR 是最常见的 LR 类型，一般而言预后较差，而吻合口和前部 LR 的预后相对较好。20% 的患者可见侧方 LR，结果与文献相似[54]。

在瑞典的 RC 试验中，术前 SCRT（25 Gy/5 次）不仅降低了 LR 率，而且还提高了 OS 率。SCRT 组的 5 年 LR 率为 11%（对照组为 27%，$P<0.001$）。与仅接受手术的患者相比，接受 SCRT 的患者的 OS 率更高，为 58%（48%，$P<0.004$）。在该试验中，LR 率的下降比例在所有分期中都是相似的[55]，Stockholm 试验也有报道[50]。然而，对于肿瘤解剖学位置非常低的患者，尤其是在考虑进行腹会阴联合手术切除的男性患者中，无论肿瘤的分期如何，都应考虑术前放疗，因为即使手术是最佳治疗，这

类患者也存在局部失败的高风险。

术前接受 RT 的可切除 RC 患者的选择必须个体化。一些外科医生认为，只要手术技术最佳，就可以在无需术前放疗的前提下，实现极低的 LR 率和良好的 OS 率[56]。但是几乎所有的研究都表明，术前 RT 可改善 RC 的局部控制[51-53, 55]（表 9.1）。在 Kapiteijn[52] 和 Dutch 等人[53] 的 2 项研究中，与瑞典和 Stockholm 的试验相比，OS 没有优势。

表 9.1　有或没有放疗的手术

研究 / 出版日期 / 参考	患者数	LR 率（%）	DFS 率（%）	OS 率（%）	中位随访时间（月）
荷兰 TME 试验 /2010 [53]					
单纯手术	704	11	—	无差异	
手术 + 术前 SCRT	713	4.6			
Stocholm II/1996 [51]					
单纯手术	285	25	—	39	106
手术 + 术前 SCRT	272	12		46	
		$P<0.001$		$P<0.03$	
Kapiteijn 等 /2001 [52]					
单纯手术	875	8.2	79.1	81.8	24.9
手术 + 术前 SCRT	873	2.4	83.9	82	
		$P<0.001$	$P=0.09$	$P=0.84$	
Swedish Rectal Cancer Trial/2009 [55]					
单纯手术	557	27	62	48	75
手术 + 术前 SCRT	553	11	72	58	
		$P<0.001$	$P<0.001$	$P=0.004$	

注：SCRT 短程放疗，LCRT 长程放疗，LR 局部复发，DFS 无病生存期，OS 总体生存期，RT 放疗

第五节　术前与术后同步放化疗

对于特定的患者，选择术后或术前多模式治疗策略是一个重要的考虑因素。术后同步应用 RT 和 5-氟尿嘧啶（5-FU）可以减少 LR，并提高 LARC 患者的生存率[57, 58]。比较术前与术后 CRT 的最权威的研究是德国的 CAO/ ARO/ AIO-94 试验[59]。在这项研究中，所有患者均接受了 TME 手术，并在术后接受了 4 个周期的化疗。这项研究将临床分期为 T3 或 T4 或淋巴结阳性的患者随机分配至接受术前或术后 CRT 组。与术后 CRT 相比，术前 CRT 在治疗依从性、缩小肿瘤大小、急性和慢性毒副作用以及 5 年局部控制率方面具有优势[60]。最初评估时，被认为需要进行腹会阴联合切除术的患者中，括约肌保留率有所提高（术前 CRT 为 39%，术后 CRT 为 19%）。术前和术后 CRT 组的 10 年 OS 率分别为 59.6% 和 59.9%（$P=0.85$），10 年累积 LR 率分别为 7.1% 和 10.1%（$P=0.048$）。术前接受 CRT 治疗降低了晚期吻合口狭窄和急性毒副反应的发生，两者均具有统计学意义。这项研究为术前 CRT 的优势提供了有力的证据，并且明确了术前 CRT 的使用提高了保留括约肌的可能性。但是术前 CRT 相

比术后 CRT 并未明显提高生存率。

在 NSABPR-03（National Surgical Adjuvant Breast and Bowel Project）试验中[61]，手术在 RT 完成后的 8 周内进行。在术后组中，CT 在术后 4 周内开始。与术后 CRT 相比，术前 CRT 显著改善了无病生存期（disease-free survival, DFS）；术前和术后 CRT 患者的 5 年无病生存率分别为 64.7% 和 53.4%（$P = 0.011$）。与德国的 CAO/ ARO/ AIO-94 试验相似[59]，2 组 OS 没有显著差异，术前和术后患者的 5 年 OS 率分别为 74.5% 和 65.6%（$P = 0.065$）。但是德国的试验表明术前 CRT 可以显著降低 5 年累积 LR 率，而在 NSABP R-03 试验中，术前或术后 CRT 组在 LR 方面没有差异。2 项研究之间 LR 的结局差异可能是因为受到手术类型和质量的影响。值得注意的是，德国 CAO/ ARO/ AIO-94 试验中所有患者均接受了 TME，而 NSABP R-03 组中并非每个患者都接受过 TME。在荷兰的试验中，术前 RT 组的 LR 率也较低[53]，与 NSABPR-03[61] 不同，NSABPR-03 各组的 5 年复发率均为 10.7%。加用术前 RT 后，2 年 LR 率从 8.2% 降至 2.4%。荷兰和 NSABP R-03 试验之间的 LR 率差异是由于随访时间（分别为 2 年与 5 年）、RT 剂量（分别为 25 Gy 和 50.4 Gy）、RT 开始的时机（分别为 5 d 和 5 周）、手术类型（荷兰试验中的强制性 TME）和患者类型（荷兰研究中包括 I 期患者）导致的。在 NSABP R-03 试验中，术前和术后治疗之间的 LR 等效率很难解释，因为在该试验中仅观察到 28 个局部复发事件，而检测 LR 率降低 33% 的统计能力仅为 18%（表 9.2）[43, 59, 61-66]。

表 9.2 直肠癌患者的新辅助治疗和辅助治疗方法：CT、RT、CRT 和手术

	研究 / 出版日期 / 参考	患者数	LR 率 (%)	DFS 率 (%)	OS 率 (%)	中位随访时间（月）
术前放疗中添加化疗	波兰直肠试验 /2006[62]					
	手术 + 术前 SCRT		9	58.4	67.2	48
	手术 + 术前 LCRT+CT		14.2	55.6	66.2	
			$P = 0.170$	$P = 0.820$	$P = 0.960$	
	TROG trial/2012[63]					
	手术 + 术前 SCRT	163	7.5	27	74	71
	手术 + 术前 LCRT+CT	163	4.4	30	70	
			$P = 0.24$	$P = 0.92$	$P = 0.62$	
术后试验	GITSG/1988[64]					
	单纯手术	58	43.1	44	—	
	手术 + 术后 RT	50	40	50		
	手术 + 术后 CRT	46	21.7	65		
			$P = 0.005$	$P = 0.01$		
	NSABP-RO-1/1988[43]					
	单纯手术	179	25	30	43	64.1
	手术 + 术后 RT	182	16	a	a	
	手术 + 术后 CT	183	a	42	53	
			$P = 0.06$	$P = 0.006$	$P = 0.05$	
	NSABP-RO-2/2000[65]					
	手术 + 术后 CT	348	13	无显著性	无显著性	平均 93
	手术 + 术后 CRT	346	8	$P = 0.9$	$P = 0.89$	
			$P = 0.02$			

续表

	研究/出版日期/参考	患者数	LR 率 (%)	DFS 率 (%)	OS 率 (%)	中位随访时间（月）
术前和术后试验	德国 CAO/ARO/AIO-94 试验/2012 [59]					
	手术 + 术前 CRT	404	7.1	29.8	59.6	134
	手术 + 术后 CRT	395	10.1	29.6	59.9	
			$P = 0.048$	$P = 0.9$	$P = 0.85$	
	NSABP-RO-3/2009 [61]					
	手术 + 术前 CRT	123	10.7	64.7	74.5	101
	手术 + 术后 CRT	131	10.7	53.4	65.6	
			$P = 0.693$	$P = 0.011$	$P = 0.065$	
	MRC 和 NCIC C016/2009 [66]					
	手术 + 术前 SCRT	674	4.7	73.6	70.3	48
	手术 + 术后 CRT	676	11.5	66.7	67.9	
			$P < 0.0001$	$P = 0.013$	$P = 0.40$	

注：SCRT 短程放疗，LCRT 长程放疗，LR 局部复发，DFS 无病生存期，OS 总体生存期，CT 化疗，RT 放射治疗

a 这些比率没有任何差别

另一组研究探讨了最佳的术后治疗方式（表 9.2）[43, 59, 61-66]。NSABP R-02 将 Dukes 的 B 或 C 级 RC 癌患者随机分配至术后单独 CT 组或 CT 联合术后 RT 组。后者 DFS（$P = 0.90$）或 OS（$P = 0.89$）没有明显改善，但是在 5 年 LR 的累积发生率从 13% 降低到 8%（$P = 0.02$）。其结果类似于先前报道的 NSABP R-01 的发现[43]。与单纯手术组相比，CT 组 DFS（$P = 0.006$）和 OS（$P = 0.05$）总体增加，术后 RT 使 LR 率从 25% 降低到 16%（$P = 0.06$）。但 RT 不会对总体 DFS（$P = 0.4$）或生存期（$P = 0.7$）产生显著益处。这些研究的结论是，辅助性 CT 对 RC 的治疗是有益的。无论是术后单独使用还是与 CT 联合使用，RT 均无法成功改变远处疾病发生率。这与 GITSG 7175 试验的结论相反[64]。在该试验中，术后接受 CT 明显降低了 LR 率，并证明了独立于 RT 的 DFS 率的增加，与 NSABP R-02 研究结果不同[65]。在 GITSG7175 试验中，没有单纯术后 CT 组。DFS 的显著延长可能是由于 CT。NSABP R-01 结果进一步证实了这一观点，该研究得出的结论是 CT 实现了 DFS 和 OS 的增加，而不是在同步联合 RT 的情况下。尽管在直肠低位病变患者术前使用 RT 来控制 LR 应用逐渐广泛，但仅在少数试验中发现其生存优势具有统计学意义，比如 Stockholm Ⅱ 和瑞典研究[51, 53]。

COPERNICUS 试验证明了在可手术的 RC 患者中，接受 SCRT 之前先进行新辅助化疗，然后在短时间间隔内进行手术是可行的，具有良好的依从性和疗效[67]。FOWARC 研究报告了同步 FOLFOX6 ［亚叶酸钙（亚叶酸）、氟尿嘧啶和奥沙利铂］与 RT 或单纯 FOLFOX6 用于新辅助治疗的初步疗效。与术前 RT 联合 5-FU 化疗相比，FOLFOX6 与 RT 同步使用导致较高的病理学完全缓解（pathological complete response, pCR）率，单纯新辅助 FOLFOX6 达到了类似的降期率，且毒副反应和术后并发症更少[68]。

第六节 放疗的最佳实施方案

在某些欧洲国家，术前 SCRT 不联合同步化疗是其治疗的首选方式。但是，美国的肿瘤学家没有采用这种 SCRT 方法，因为总放疗剂量的超分割可能会导致晚期放疗并发症和肛门直肠功能障碍。在美国，Ⅱ期或更高级别的 RC 更常见的治疗方法是术前 CRT，即 45~50.4 Gy 的 RT（疗程 5~6 周以上），同步联合 5-FU 静脉输注或卡培他滨口服，然后在 CRT 完成后的 6~10 周内进行手术。

英国医学研究理事会（Medical Research Council, MRC）和加拿大国家癌症研究所（National Cancer Institute of Canada, NCIC）将患者随机分为 2 组，一组接受术前 SCRT（25 Gy 分 5 次；$n =$ 674），另一组接受选择性术后 CRT（45 Gy 分 25 次，并同步联合 5-FU 静脉输注）[66]。术后 CRT 组和术前 SCRT 组的 LR 率分别为 10.6% 和 4.4%（$P<0.0001$）。但是，2 个组之间 OS 没有显著差异[66]。在瑞典的直肠癌试验中，SCRT 组在 5 年时的 LR 率为 11%（单独手术治疗组的 LR 率为 27%，$P<0.001$）。有趣的是，接受 SCRT 的患者的 OS 率高于单纯手术的患者。（58% vs. 48%，$P<0.004$）[55]。正如之前所提到的几项研究[51, 52, 69]，他们的研究结果在 LR 率方面支持了 MRC CR07/ NCIC-CTG C016 试验。在该试验中，OS 与 NSABP-RO-3[61]、德国 CAO/ ARO/ AIO-94[59] 等研究相似，没有明显差异。在荷兰试验[53] 中，SCRT 组和单纯手术组的 5 年 LR 率分别为 4.6% 和 11%（$P<0.001$），OS 没有明显差异。SCRT 对 LR 的影响即使在 12 年后依然存在。

所有试验结果均证实新辅助 RT 可改善 LR 率。相对于 LR 和 OS，最佳的 RT 实施时机仍然是未解决的问题。在 Stockholm Ⅲ 试验中[70]，在 SCRT 开始后 11~17 d 内接受手术的 37 名患者中有 24 名（65%）出现了并发症，发生率明显高于在 SCRT 开始后不到 11 d 接受手术的患者组，其内 75 名患者中仅 29 名（39%）（$P = 0.04$）。除了这些研究之外，其他设计为 SCRT 组和 LCRT 同步 CT 组的试验均未发现 LR 率、DFS 和 OS 的差异[62, 63]。治疗方法应个体化。因此选择 LCRT 或 SCRT 时，应当考虑的重要因素是治疗毒性和患者的喜好。

CRT 已在大多数临床试验中证明了其有效性。SCRT 试验纳入了临床可切除的患者（cT1-3Nx），而 CRT 试验仅包括 Ⅱ 期（T3~4）或 Ⅲ 期（淋巴结［N］阳性）疾病患者。在波兰的直肠试验中[62]，单纯 SCRT 组和 LCRT+CT 组的 4 年 OS 率分别为 67.2% 和 66.2%（$P = 0.960$），DFS 率分别为 58.4 和 55.6%（$P = 0.820$）。短程放疗组和长程放疗组的 LR 率分别为 9% 和 14%（$P = 0.170$）。CRT 组的急性放射毒性更高（18.2 vs. 3.2%，$P<0.001$），但是晚期毒性没有差异。新辅助 CRT 对生存或局部控制均无明显有益作用。Ngan 等人报告了 TROG（Trans-Tasmanian Radiation Oncology Group）试验的结果[63]。经过 3 年随访，2 组之间 LR 率无显著差异（短期和长期分别为 7.5% 和 4.4%，$P = 0.24$）。此外，在 5 年远处复发、无复发生存率或 OS 方面也未观察到差异。保留括约肌的手术率也没有差异。据报道，3 年后的 3 级或 4 级晚期毒性与波兰试验类似，2 组之间无差异。

根据我们对所有这些研究结果的解释，迄今为止的试验表明，SCRT 或 LCRT 都是 Ⅱ 期和 Ⅲ 期 RC 患者可接受的治疗选择。如果术前 RT 是用于括约肌的保留，那么标准的长程放疗应该是更好的选择。

第七节　系统疗法的选择

一、氟尿嘧啶

5-氟尿嘧啶（5-Fluorouracil, 5-FU）在 CRC 的治疗中已经使用了很多年。长时间连续静脉输注联合术后 RT 已成为首选方案[71]。在这项研究中，与推注 5-FU 相比，持续输注 5-FU 在局部控制、DFS 和 OS 方面具有优势。NSABP R-04 试验证实，与术前放疗同时使用时，卡培他滨不逊于输注 5-FU[72]。其他研究尚不支持添加其他药物例如奥沙利铂[73]、伊立替康[74]、贝伐珠单抗[75]、西妥昔单抗[12] 或帕尼单抗[76]。因此，氟尿嘧啶类药物联合卡培他滨或连续输注 5-FU 成为放射治疗期间的标准全身治疗方案。

二、奥沙利铂和伊立替康

对于临床 Ⅱ 期和 Ⅲ 期 RC 患者，新辅助治疗方法主要是同步 RT 联合基于氟尿嘧啶的化疗。一项关于 5-FU 静脉输注与推注的研究表明，与 RT 同时使用输注而非推注 5-FU 可以增加 LARC 患者 pCR 的可能性[77]。可以提高 pCR 率的术前化疗药物的研究正在进行中。新的细胞毒性药物和靶向药物的出现提示了新的潜在的治疗策略，将在临床试验中测试卡培他滨、奥沙利铂和伊立替康的作用。

Ⅲ 期试验 ACCORD 12/ 0405-Prodige 2 比较了新辅助放疗加卡培他滨与剂量增强放疗加卡培他滨和奥沙利铂的疗效[13]。含奥沙利铂组的 pCR 率较高（19.2% vs. 13.9%），但 2 组相比没有显著的统计学意义（$P = 0.09$）。奥沙利铂组 3 级或 4 级毒性率明显较高（25% vs. 11%，$P<0.001$），但是能保留括约肌功能的手术率没有差异（75% vs. 78%）。NSABP-04 试验将 RC 患者随机分为输注 5-FU 组和口服卡培他滨组，联合或不联合奥沙利铂[71]。无论是否添加奥沙利铂，在卡培他滨和 5-FU 方案之间均未观察到 pCR 率、括约肌保留或手术范围缩小方面的差异。接受奥沙利铂治疗的患者的 3 级和 4 级急性毒性发生率明显更高（分别为 15.4% 和 6.6%，$P<0.001$）。STAR-01 试验还研究了奥沙利铂 +5-FU 联合治疗对 LARC 患者的疗效[36-48]（表 11.3）。2 组的 pCR 率均为 16%（$P = 0.904$）。添加奥沙利铂可增加 3~4 级与治疗相关的急性毒副反应率（24% vs. 8%，$P<0.001$）[11]。在德国 CAO/ ARO/ AIO-04 试验中，在 5-FU 联合奥沙利铂组中接受手术的患者中有 17% 达到了 pCR，在氟尿嘧啶组中接受手术的患者中有 13% 实现了 pCR（$P = 0.038$）[78]。与先前提到的研究不同，2 组之间的 3~4 级毒性没有显著差异，而 5-FU 和奥沙利铂组的 pCR 较高。尚需要更长时间的随访来显示其对 DFS 的影响。在 PETACC-6 试验中，单纯卡培他滨组和奥沙利铂组的 pCR 率分别为 11.3% 和 13.3%（$P = 0.31$）[57]。卡

培他滨组中有 15.1% 的患者发生 3~4 级毒性反应，奥沙利铂组 36.7% 的患者发生 3~4 级毒性反应。为了更进一步评估，我们应该等待未来报告的研究终点。

伊立替康是一种公认的晚期 RC 化疗药物，也已在新辅助治疗中进行了研究。在 RTOG 0012 试验中，加入伊立替康不会增加 pCR 率。每组的急性和晚期毒性相似[79]。在 RTOG 0247 试验中，伊立替康组和奥沙利铂组的 pCR 率分别为 10% 和 18%。像奥沙利铂一样，伊立替康在 RC 新辅助治疗中未起到明显疗效，且会增加毒性反应[80]。

上述临床试验证明，当前广泛使用的方法是同时使用氟尿嘧啶和 RT 的新辅助 CRT。但是，随着治疗转移性疾病的药物方案的改进，目前更多考虑全身治疗应先于手术治疗。与氟尿嘧啶 -RT 方案相比，将氟尿嘧啶与奥沙利铂或伊立替康联合应用的这种疗法将提供更好的全身性疾病控制以及可能更好的局部疾病控制。Schrag 等人认为"新辅助 CRT 延误了 II 至 III 期 RC 最佳 CT 的实施"[81]。在一项创新的试点研究中，通过选择性使用 CRT 评估了新辅助 FOLFOX（氟尿嘧啶、亚叶酸和奥沙利铂）/ 贝伐珠单抗的疗效，研究者得出结论，对于部分临床分期为 II 至 III 期 RC 的患者，新辅助 CT 和选择性放疗似乎并不影响预后[81]。目前，该策略正在一项 III 期试验 PROSPECT（Preoperative Radiation or Selective Preoperative Radiation and Evaluation Before Chemotherapy and TME, NCT01515787）中继续进行（图 9.1）[82]。设计 RC 试验的难点是盆腔辐射，这可能与短期和长期的主要并发症有关[82]。新辅助 CRT 也可能使一些仅接受 TME 后 LR 风险较低的患者接受了过度治疗[83]。对于符合条件的患者，仅就局部控制而言，单独化疗也可能会带来显著益处[84]。

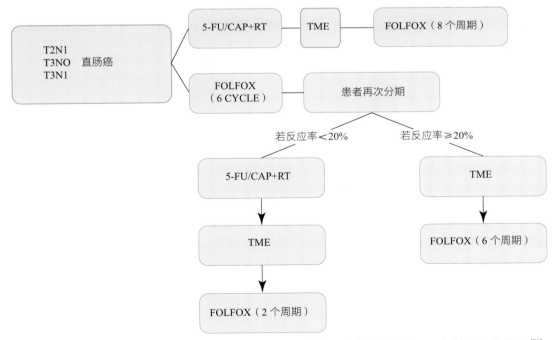

图 9.1　PROSPECT 是术前放疗或选择性术前放疗以及化疗和全直肠系膜切除术（TME）前评估的缩写[81]。该试验（NCT01515787）正在进行中，应有助于进一步阐明不进行放疗的新辅助全身化疗的作用

三、靶向药物

表皮生长因子受体（epidermal growth factor receptor, EGFR）抑制剂已被用于直肠腺癌的新辅助治疗中，因为它们对具有野生型 Ras 的转移性 CRC 有效。西妥昔单抗是一种抗 EGFR 单克隆抗体，在转移性 CRC 中具有显著获益[85, 86]。在一项 II 期临床试验中，有 31 名 LARC 患者在手术前同时接受了西妥昔单抗和卡培他滨的治疗，并接受了 45 Gy 的 RT。在卡培他滨 -RT 中加入西妥昔单抗，虽然耐受性良好，但并未提高 pCR 率[87]。

II 期研究 S0713 研究了在标准的 Neo-CRT 中加入西妥昔单抗能否改善 83 例 Kras 为野生型的 LARC 患者的 pCR。在奥沙利铂和卡培他滨的诱导 CT 中先加入西妥昔单抗，然后再进行 Neo-CRT，pCR 率可以提高到约 20%[88]。吉非替尼是一种有效的 EGFR 酪氨酸激酶抑制剂，在临床前研究中与 CT 和 RT 结合使用时，也获得了令人鼓舞的结果[89]。一项意大利研究对 41 位 uT3/T4 或 uN+ 患者进行了长期静脉输注 5-FU 联合吉非替尼和盆腔 RT 的研究，其 pCR 率为 30%[90]。然而，该研究观察到了明显的 3 级毒性，其中胃肠道毒性反应占 21%，肝脏毒性反应占 26%，约 61% 的患者需要减少剂量。在另一项 I 期或 II 期试验中，对 20 名 LARC 患者进行了吉非替尼联合术前放疗，其中 5 名患者达到 pCR（20%）[91]。目前，针对 EGFR 的口服酪氨酸激酶抑制剂在新辅助治疗中的研究正在进行。帕尼单抗在 Ras 野生型转移性 CRC 患者中的疗效已在多项 III 期研究中得到证实[92, 93]。II 期试验 SAKK 41/07 研究了将帕尼单抗（P）添加到新辅助卡培他滨和外照射放疗中[76]。用 P+CRT 治疗的有 21 例患者（53%）达到了病理接近完全或完全的肿瘤缓解，而仅使用 CRT 治疗的只有 9 例（32%）。这项研究表明，在 KRAS 野生型 LARC 患者中，将帕尼单抗添加到新辅助 CRT 中可以提高病理接近完全或完全缓解率，尚需更大规模的随机临床对照试验。

抗血管内皮生长因子（vascular endothelial growth factor, VEGF）单克隆抗体贝伐珠单抗被广泛用于治疗转移性 CRC 患者[94, 95]。贝伐珠单抗已在 RC 的 CRT 研究中进行了研究。AVACROSS 试验研究了在 LARC 中将贝伐珠单抗联合 XELOX（卡培他滨加奥沙利铂）诱导治疗和随后的卡培他滨 -RT 治疗方案中[96]。共 47 位患者参加了本研究，其中 34% 的患者达到 pCR。在 GEMCAD-GCR3 研究中，pCR 率较低[97]，在 XELOX 诱导治疗和伴随的 XELOX-RT 后进行手术，发现 pCR 率仅为 14%。贝伐珠单抗的添加可能导致了更高的 pCR 率。也有人担心贝伐珠单抗和 RT 联合使用可能会增加手术相关并发症。在 2015 年美国临床肿瘤学会（American Society of Clinical Oncology, ASCO）会议上，介绍了一项关于 5-FU、阿柏西普（结合 VEGF-A、VEGF-B 和胎盘生长因子）和 RT 用于 II 期或 III 期 RC 术前和辅助治疗的 II 期研究。该治疗耐受性良好，但与历史数据相比未显示出不同的 pCR 率[98]。

四、如何优化辅助和新辅助治疗？

如前所述，LR 风险是 II ~ III 期直肠癌患者的关注点。部分原因是因为直肠的解剖位置靠近盆腔器官。肿瘤及相关淋巴结的体积缩小可增加中低位肿瘤患者的阴性切缘、括约肌保留手术的机会，并减少 RT 的急性和长期并发症（与术后 CRT 相比）[59]。因此，由 CT 和 RT 组成的新辅助治疗是 LARC 患者（T3N0 或 TanyN+）的首选治疗方法，尤其是术前分期评估提示存在直肠系膜浸润的患者[99]。

在一项 III 期试验中，研究人员对 392 例 II ~ III 期 RC 患者进行了卡培他滨或 CVI 5-FU 同步 RT（50.4 Gy）的治疗，这些患者随机分配接受新辅助或辅助治疗。研究组之间的 LR 率或 OS 没有差异。但是，与接受 CVI 5-FU 的患者相比，接受卡培他滨治疗的患者的肿瘤降期率（55% vs. 39%）和病理性淋巴结阴性率（71% vs. 56%）有所增加。接受卡培他滨的患者所有级别的手足皮肤反应也明显增加（31% vs. 2%），但中性粒细胞减少症发生较少（35% vs. 25%）[100]。Geva 等人发现无论是在 DFS 还是 OS 方面，辅助 CT 均没有明显优势。通常认为，除了 CT 之外，术后 RT 也能提高病理分期为 II 期或 III 期的 RC 患者的生存率[101]。通过一系列前瞻性随机临床试验确定了术后 RT 和基于 5-FU 的 CT 对患者的疗效[102-105]。

MRI 和 EUS 是临床确定直肠癌临床分期的工具。问题是我们是否必须在手术前使用临床分期来决定辅助治疗。必须牢记在使用 MRI 或 EUS 进行肿瘤分期时是有可能出现错误的，其中包括分期过高或过低。例如，有时在手术前阶段的临床 I 期可能是病理 II 期，甚至 III 期。NCCN 的共识如下：临床分期为 II 期或 III 期的 RC 患者必须接受术前 CRT；当 I 期 RC 患者的术后病理分期为 II 期或 III 期时，建议术后行 CRT[106]。此外，对于临床上分期的 II 期或 III 期 RC，在新辅助 CRT 和手术切除之后，NCCN 指南推荐了独立于手术病理分期结果的辅助 CT。

原发肿瘤位于直肠高位且经临床分期为 T3N0 的患者属于低危人群[107]。CRT 后，这些低风险患者接受额外的术后化疗可能没有明显获益。但如果这些患者在未接受新辅助放化疗的情况下行根治性切除术，则可以考虑对其进行辅助化疗。

第八节　手术在新辅助治疗后临床 T0N0 期患者中的作用

发病率、死亡率和造口构造问题可能会使直肠癌的手术复杂化。保留器官的治疗可以提供与直肠癌标准治疗方式相同的肿瘤学结果。新辅助治疗后不做手术的主要优势是避免了永久性结肠造口术，尤其是在低位直肠肿瘤中。一些研究人员研究了在 CRT 后临床分期为 0 的患者中手术的益处。这种替代方法即非手术监视，被称为"观察和等待"。该策略基于临床完全缓解（clinical complete response, cCR）的诊断，即在新辅助 CRT 后的临床和放射学重新评估中没有可检测到的肿瘤证据[108]。Habr-Gama 等人认为对于临床 0 期的 RC 患者手术是必要的[109]。他们比较了完全缓解患者接受手术或不接受手术的结果。CRT 后，有 71 例（26.8%）到达 cCR 的患者未接受手术。切除组和观察组的 5 年总生存率分别为 88% 和 83%，DFS 率分别为 100% 和 92%。Smith 等人认为通过影像学确定的临床完全缓解可能提供与病理性完全缓解相似的预后价值[110]。对于远端 RC 患者接受 CRT 之后 0 期疾病的有效且公认的识别对于确定可以仅通过密切观察而无需手术切除和永久结肠造口术治疗的患者群体至关重要。临床分期为 cT2N0 直肠癌的患者更有可能在新辅助 CRT 后到达完全缓解[111]。放疗剂量的增加和巩固化疗已与缓解率增加相关，并可能提高这些患者的器官保留机会。接受长期 CRT 的 cT2N0 患者更有可能在 5 年后接受器官保留，并避免最终的手术切除（67% vs. 30%，$P = 0.001$）[111]。斯隆·凯特琳纪念癌症中心（MSKCC）目前正在进行一项 II 期研究，其中患者被随机分为诱导化疗后 nCRT 组和 nCRT 后巩固化疗组。对治疗有显著临床反应的患者正在接受非手术策略的治疗。PROSPECT 试验[82]（NCT01515787）仍在进行中，应有助于进一步阐明单纯新辅助全身化疗的作用。如果希望能够器官保留，则放射治疗应包括在目前治疗策略中。

在没有更强有力的证据表明确切时间点的情况下，考虑观察和等待患者的临床医生应在治疗完成后的 6~12 周内进行反应评估调查。对于已经表现出一定程度缓解的患者实际上可能会受益于其长时间的等待，其中一些患者可能会接受巩固化疗[112]。新的 ESMO 指南没有常规推荐在 RC 中进行辅助治疗[113]。发现正电子发射断层扫描（positron emission tomography, PET）和计算机断层扫描不足以区分完全缓解者和部分缓解者[114]。磁共振成像可用于预测 CRT 后的肿瘤消退等级[115]。值得注意的是，残留的肿瘤位于直肠的浸润性前部或黏膜下层，这表明内窥镜活检是无用的。全层或切除活检可以更准确地检测残余恶性肿瘤[116]。内窥镜检查和全层活检都不能保证淋巴结的完全缓解。监测方案包括以下内容的组合：临床检查、CEA 水平监测、可弯的乙状结肠镜检查和（或）完整的结肠镜检查和影像学检查。对于最佳检测方案，目前尚无明确的建议，但有数个系列报道了绝大多数的肿瘤再生发生在治疗完成后的前 2 年。在最初的 2 年里，大多数研究人员选择每 1~3 个月进行一次临床访问和检查。

Dossa 等人对获得 cCR 的患者的观察和等待方法的安全性和结果进行了系统的回顾和荟萃分析[117]。他们将局部再生定义为临床、内镜或放射学检测到的腔内肿瘤的证据。淋巴结病变被认为是非再生性复发，其中还包括任何非管腔内盆腔疾病或远处转移性疾病。总的局部再生率为 15.7%（95%CI 11.8~20.1），再生后，总的挽救治疗率为 95.4%（95%CI 89.6~99.3）。对于那些接受挽救手术的患者，括约肌保留率为 49.8%（95%CI 33.0~66.6）。与接受手术治疗的患者相比，在观察和等待方案中接受随访的患者在非再生性复发、癌症特异性死亡率和总生存率方面没有任何显著差异。

Kong 等人发现，肿瘤再生率为 28.4%，挽救手术率为 83.8%。无肿瘤再生的远处复发率为 1.9%[118]。观察和等待组的患者与立即手术的患者之间的远处复发率相似。不同研究之间的 DFS 和 OS 有所不同，但 OS 从 2 年的 97% 到 5 年的 91%，DFS 从 2 年的 88% 到 5 年的 68% 不等，与立即手术后获得 pCR 的患者相比没有显著差异。国际观察和等待数据库报道，中位随访时间为 2.6 年，局部再生率为 25%，其中 84% 的再生发生在治疗后的头 2 年[119]。96% 的再生是管腔内的，4% 是局部区域淋巴结复发。7% 的患者发展为远处转移性疾病。3 年 OS 为 91%。尽管取得了令人印象深刻的结果，但 NCCN 专家组在局部直肠癌的常规治疗中仍不支持这种方法。此外，观察和等待的主要问题之一是缺乏长期数据，特别是关于经历了再生的患者的数据，尚未确认这种方法的安全性。一项随机对照研究（例如

TRIGGER 试验）应提供更可靠的答案[120]。

此时，需要进一步考虑观察和等待方法的器官保留策略。这种方法必须用于非常有选择的远端肿瘤患者，这些患者的肛门括约肌功能预期不佳，并且应该能接受严格的随访。另外，患有重大疾病和不好的体力状态的患者也可以作为候选对象。

在许多试验中，术后辅助治疗的依从性差[121]。辅助化疗依从性差的最常见原因是治疗相关或术后毒副反应。另外，新辅助化疗（neoadjuvant chemotherapy, NAC）可以提高治疗依从性并降低毒性。尽早通过进行全剂量的系统性治疗消除微转移病灶有可能改善疾病相关预后[122]。

全程新辅助治疗（total neoadjuvant therap, TNT）联合 NAC 也可以帮助选择可能受益于器官保留或观察和等待方法的患者。文献中出现了 2 种新辅助治疗方案：① CRT 之后 NAC；② NAC 之后 CRT。多项前瞻性研究报告称，NAC 可提高依从性、降低毒性并降低远处复发率。放化疗后再行巩固化疗可增加临床完全缓解率[122]。一项研究显示，放疗后化疗的临床完全缓解率有显著改善，病理完全缓解率增加了 1 倍[123]。

TNT 方法可能会增加符合器官保留资格的直肠癌患者的比例。需要通过未来的研究来验证和优化 TNT 方法。

第九节　结　论

多学科团队方法对于局部 RC 的治疗至关重要。研究人员已经广泛研究了三联疗法和各种疗法的最佳顺序在 RC 患者治疗中的作用。此时，术前 CRT 已成为淋巴结阳性或临床分期 T3 或 T4 患者的标准治疗。术前 CRT 与括约肌保留机会的增加、显著的肿瘤和淋巴结降期、急性和晚期耐受性的改善以及局部控制的改善有关，但生存率相似。5-FU 及其前药卡培他滨联合 RT 仍是术前治疗 LARC 的参考标准。晚期 CRC 有效的联合治疗方案的发展鼓励了这些方案在新辅助治疗中的应用。器官保留已经成为一个越来越受关注的研究领域。在新辅助治疗后达到 T0N0 的部分患者可以免于根治性手术切除。

第十章　肛管鳞状细胞癌

Shahab Ahmed, Cathy Eng 和 Craig A. Messick

第一节　流行病学

肛管鳞状细胞癌（squamous cell carcinoma of the anal canal, SCCA）是肛门癌的主要类型，与其他胃肠道（gastrointestinal, GI）癌症相比非常少见，SCCA 仅占美国所有新发癌症病例的 0.4%。监测、流行病学和最终结果（sureillance epidemiology, and end results program, SEER）数据库显示，美国 2015 年估计共有 SSCA 新发病例 7270 例，死亡病例 1010 例 [1]。SCCA 确诊和死亡的中位年龄分别为 61 岁和 64 岁。数据还显示，由于 SCCA 与人乳头瘤病毒（human papilloma virus, HPV）相关，近 40 年来（1975—2012），SCCA 的总发病率和死亡率一直在上升 [1]。

第二节　风险因素

总的来说，SCCA 在老年人（55~64 岁）中更常见，除了非洲裔美国男性发病率（2.1/10 万）高于非洲裔美国女性（每 10 万人中有 1.6 人）外 [1]，女性（2.0/10 万）比男性（1.5/10 万）更常见。本文讨论了其相关风险因素。

一、人乳头瘤病毒

人乳头瘤病毒（HPV）是近 95% 的肛门癌的病因。在不同类型之间（超过 150 株），HPV-16 和 HPV-18 是导致 SCCA 的 2 种最高风险菌株。尽管 HPV 感染主要通过性传播（sexually transmitted disease, STD）（肛交、阴道性交或口交），但其他黏膜直接接触的方式也促进了病毒的传播，包括分娩期间从母亲到新生儿的传播 [2]，这表明可能还有其他传播方式。

二、人类免疫缺陷病毒

肛门癌是一种与非获得性免疫缺陷综合征（non-acquired immunodeficiency syndrome, AIDS）密切相关的癌症（non-acquired immunodeficiency syndrome defining cancer, NADC），而人类免疫缺陷病毒（human immunodeficiency virus, HIV）引起的免疫抑制在 NADC 发生中的作用尚有争议。但是，研究发现，在 HIV 阳性人群中，SCCA 的发生率较高（40~80 倍）[3]。尽管 HIV 不是 SCCA 的直接病因，

但很明显，在 HIV 呈阳性的患者中，HPV 和其他性病的合并感染率要高得多。与 HPV 相关的癌前高级别肛门上皮内癌变（high-grade anal intraepithelial neoplasia, HGAIN），以前称为肛门上皮内癌变（anal intraepithelial neoplasia, AIN）2 或 3，在 HIV 阳性个体中也发生得更频繁[4]。

三、性取向

性取向和性活动的增加影响 SCCA 的发展。尽管男性与男性发生性行为的风险更高，但是无论男性还是女性，导致风险更高的 2 个因素都是多个性伴侣和肛交[5-7]。

四、抽烟

数据显示，与不吸烟者相比，吸烟者患 SCCA 的风险更高[8, 9]，风险高低与烟草接触年数呈线性相关。

五、盆腔放射史

因不同癌症（直肠癌、前列腺癌、膀胱癌或宫颈癌）而接受过盆腔放射治疗的人患 SCCA 病的风险更高[10]。

第三节　癌症类型

解剖学上，外科肛管分为 3 个区域：上结肠直肠区，由腺上皮组成；中间移行区；下鳞状区。

根据细胞类型，肛门区癌可分为以下几种类型：①表皮样（80%）。肛管鳞状细胞癌（Squamous cell carcinoma of the anus, SCCA）（图 10.1），主要发生在肛门下部区域，但也可能发生在肛门移行区。②非表皮样（20%）。腺癌（多发于上肛门区）、未分化癌、基底细胞癌（多发于肛门边缘）、黑色素瘤（类似于基底细胞癌，主要发生在肛门边缘），胃肠道间质瘤（gastrointestinal stromal tumors, GIST）在肛管中非常罕见。

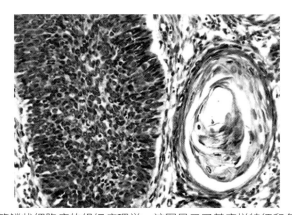

图 10.1　肛管鳞状细胞癌的组织病理学。该图显示了基底样特征和角质化的结合

第四节 病理生理学

尽管在解剖和功能上有所不同，但肛管、子宫颈、阴道和外阴的鳞状细胞癌均有着相同的发展和病理特征，因为 HPV 感染是其常见的病因。此外，SCCA 前期病变的命名类似于宫颈、阴道和外阴的不典型增生。为防止医师们产生混淆，上皮内病变的多个名称已经简化。高度不典型增生、Bowen 病、AIN2 和 AIN3 以及原位癌均代表相同的组织病理学发现。因此，为了避免进一步的混淆，如果它们来自细胞学标本，则将它们统称为高级别鳞状上皮内病变（high-grade squamous cell intraepithelial lesions, HSIL），如果它们来自病理学标本，则统称为高级别肛门上皮内癌变（HGAIN）。低度不典型增生和 AIN1 被称为低级别鳞状上皮内病变（low-grade squamous cell intraepithelial lesions, LSIL）（细胞学）和低级别肛门上皮内癌变（low-grade anal intraepithelial neoplasia, LGAIN）（病理标本）[11]。

如果不进行治疗，肛门不典型增生可能会发展为 SCCA。根据不典型增生的严重程度，可将上皮内病变分为 LGAIN/LSIL 或 HGAIN/HSIL。从组织学上讲，LSIL 和 HSIL 的特征分别是低核 / 质比（凹空细胞）和高核 / 质比。基于 LSIL 和 HSIL 的肛门不典型增生的分类如图 10.2 所示。

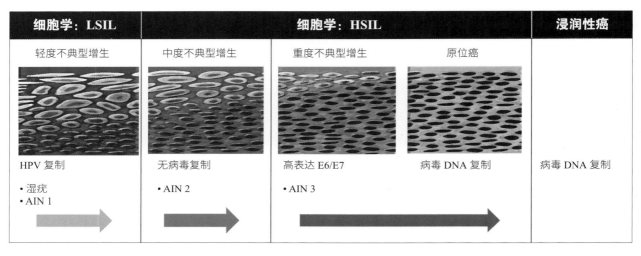

细胞学：LSIL		细胞学：HSIL		浸润性癌
轻度不典型增生	中度不典型增生	重度不典型增生	原位癌	
HPV 复制	无病毒复制	高表达 E6/E7	病毒 DNA 复制	病毒 DNA 复制
• 湿疣 • AIN 1	• AIN 2	• AIN 3		

图 10.2 肛门不典型增生和浸润性癌

先前的数据表明，未经治疗的 HSIL 患者，发展为 SCCA 的概率为 11%，在免疫功能低下的患者中高达 50%[12]，并且在存在诸如 HIV 和（或）肛门 HPV 感染等危险因素的情况下，LSIL 可能发展为 HSIL[4, 13, 14]。然而，目前的实践表明，低级别不会发展为高级别，但可能发生的情况是，高级别随后可能会在与低级别所在区域不同的区域发展。本章的"治疗"部分讨论了 AIN 的整体管理。

第五节　筛　查

由于 SCCA 非常罕见，因此不建议对普通人群进行筛查。有 2 组罹患 HSIL 和随后发展为 SCCA 的高危患者：HIV+/AIDS 男男性行为者（men who have sex with men, MSM）和接受长期免疫抑制治疗（泼尼松、环孢菌素、他克莫司、霉酚酸酯等）的移植受者（肾脏、肝脏、心脏、肺和胰腺等）。尽管 SCCA 在上述群体外的患者中更常见，但迄今为止，识别那些"高危"个体仍未成功，因此不建议对普通人群进行筛查。但是，对高危人群的筛查，例如有 MSM 的男性、具有宫颈癌或外阴癌史的女性、HIV 阳性患者以及具有器官移植史的个体，已被证明是有益的。

从肛门巴氏涂片获得的肛门细胞学检查是证明 HPV 感染的重要筛查工具。据报道，9% 的 HSIL（图 10.3）和 35% 的 LSIL 存在细胞学异常[15]；在 AIN2（HSIL 的一个亚组）患者中，肛门细胞学的敏感性为 84%，而其特异性仅为 39%；HIV+MSM 需要高分辨率肛门镜（high-resolution anoscopy, HRA）来检测 HSIL。目前，建议 HIV+MSM 个体每 3 个月进行一次 HRA，每年进行一次肛门细胞学检查。除这类人群之外，尚未证明肛门细胞学是一种有效的筛查工具，并建议肛门细胞学检查应由主治医师酌情使用。

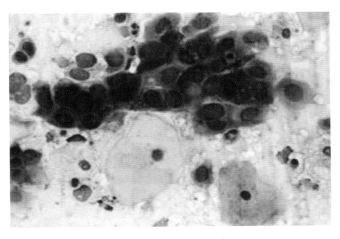

图 10.3　高级别鳞状上皮内病变（HSIL）

第六节　诊　断

肛门癌的主要诊断步骤如下：①胃肠道症状或体征，如肛门直肠出血、肛门疼痛或压痛、肛门压迫感、肛门异常分泌物、肛门或腹股沟区肿块、排便习惯的改变、粪便口径变化；②是否存在相关的体征或症状，如贫血、体重下降、免疫抑制或与 HIV+ 相关的症状、HPV 相关的癌前病变；③体检，如直肠指检（digital rectal exam, DRE）、触诊肛门和（或）腹股沟区有无异常肿大淋巴结；④辅助检查，如肛门镜检查、硬性直肠镜检查或软性乙状结肠镜检查、肛门内或直肠内超声 / 内镜超声（endoscopic ultrasound, EUS）、计算机断层（computed tomography, CT）扫描、正电子发射断层（positron emission tomography, PET）扫描 /CT 扫描、磁共振成像（magnetic resonance imaging, MRI）；⑤活检，应在直接可视化过程中获得。

第七节　分　期

根据美国癌症联合委员会(American Joint Committee on Cancer, AJCC)的《癌症分期手册(第 8 版)》，肛门癌的肿瘤淋巴结转移（tumor-node-metastasis, TNM）分期系统[16]。临床和病理分期见表 10.1[1]。

表 10.1　肛门癌的分组（临床和病理分期）

分组	TNM 分期	5 年生存率
0	TisN0M0	非转移性疾病为 58.6%~80.1%[1]
I	T1N0M0	
II	T2N0M0　T3N0M0	
III A	T1N1M0　T2N1M0　T3N1M0　T4N0M0	
III B	T4N1M0 任何 T 和 N2 M0 任何 T 和 N3 M0	
IV	任何 T, 任何 N, M1	30.7%[1]

第八节　治　疗

本节中描述的肛门癌的治疗方法主要是治疗 SCCA 的可用选择，肛管腺癌的治疗类似于直肠癌，不是本章的重点。

一、局部

0 期：这些非常早期的病灶可以通过外科手术完全切除。

I 期和 II 期：小于 1 cm 且不累及肛门括约肌的小病灶可采用切缘阴性的手术治疗。大于 1 cm 或累及肛门括约肌的肿瘤采用同步放化疗（chemoradiation therapy, CMT）的非手术方式进行治疗，详见下一节。

二、局部晚期

在 20 世纪 80 年代中期之前，腹会阴联合切除术（abdominoperineal resection, APR）是治疗局部晚期 SCCA 的标准方式。由于括约肌系统被切除，该手术必须进行永久性结肠造口。肛门手术的一个主要问题是肛周和会阴区域的伤口愈合延迟且愈合不良。此外，数据表明 APR 后的 5 年生存率仅为 40%~70%[17]，这表明肿瘤生物学差的患者，由于根治性放化疗后肿瘤复发或持续存在，需要进行 APR 作为挽救治疗。

SCCA 的治疗需要一个多学科的方法，应该包括内科、放射和外科肿瘤学。自从放化疗成为标准治疗以来，仅进行了几项随机临床试验（表 10.2）[18-24]。目前推荐的局部晚期 SCCA 的治疗方法是 5-氟尿嘧啶（5-fluorouracil, 5-FU）联合同步放疗，以及丝裂霉素 C（mitomycin C, MMC）或顺铂。

表 10.2　联合用药疗法（CMT）治疗肛管鳞状细胞癌（SCCA）的随机临床试验

研究	方法	发现
RTOG87-04/ECOG[18]	目的：比较 5-FU+RT 与 5-FU/MMC+RT	4 年结肠造口率：丝裂霉素组低 13.0%，$P = 0.002$ 丝裂霉素组 4 年无结肠造口存活率高 12.0%，$P = 0.014$ 丝裂霉素组 4 年 PFS 率高 22.0%，$P = 0.0003$
ACT I[19]	目的：比较放疗（RT）与放化疗（5-FU/MMC+RT）	12 年局部复发：放化疗组减少 25.3%（95%CI 17.5~32.5） 12 年死亡率：放化疗组低 12.5%（95%CI 4.3~19.7）
EORTC[20]	目的：比较放疗（RT）与放化疗（5-FU/MMC+RT）	5 年局部控制率： 50.0%（RT）vs. 68.0%（放化疗），$P = 0.02$ 5 年结肠造口率： 40.0%（RT）vs. 72.0%（放化疗），$P = 0.002$ 5 年 PFS： 放化疗导致改善，$P = 0.05$ 5 年 OS：$P = 0.17$
RTOG 98-11[21, 22]	目的：比较同步 5-FU/MMC+RT 和诱导 5-FU/顺铂化疗后同步 5-FU/顺铂+RT	五年期 PFS：MMC 组高 10.0%，$P = 0.006$ 5 年期 OS：MMC 组高 7.6% 无结肠造口生存：MMC 组有显著性差异，$P = 0.05$
ACCORD 03[23]	目的：比较 ICT（诱导化疗：5FU/顺铂）+ 标准剂量 RCT、高剂量 ICT+RCT、标准剂量 RCT 和高剂量 RCT	治疗组在 5 年 CFS（无结肠造口生存）、LC（局部复发）或 TFS（无肿瘤生存）方面无统计学差异，$P > 0.05$
ACT II[24]	目的：直接比较 5-FU/MMC+RT 与 5-FU/顺铂+RT	26 周完全缓解：MMC 与顺铂组无统计学差异，$P = 0.64$ 3 年结肠造口率：MMC 与顺铂组无统计学差异，$P = 0.26$ 3 年维持与不维持的 PFS：无统计学差异，$P = 0.70$

注：5-FU 5-氟尿嘧啶，MMC 丝裂霉素 C，RT 放射疗法，PFS 无进展生存期

尽管在 RTOG 98-11 中，与顺铂相比，使用 MMC 作为细胞毒性药物的患者组具有更好的预后，体现在其 5 年无进展生存期（progression-free survival, PFS）、总生存期（overall survival, OS）和无结肠造口术的生存期（colostomy-free survival, CFS）（$P < 0.05$），但由于以下 2 个原因，该结果并不能反映实际的比较结果：①研究小组不仅评估了诱导化疗的作用，而且还评估了顺铂的作用；②在顺铂组中，放化疗的初始应用存在延迟[22]。

不幸的是，在表 10.2 中列出的唯一一项将 MMC 与顺铂进行直接比较的研究是针对局部晚期 SCCA 患者的 ACTII 研究[24]，最后一次数据更新显示，MMC 组和顺铂组之间的完全缓解（complete response, CR）无统计学显著差异（90.5% vs. 89.5%，相差仅 1.0% 左右；95%CI −4.9~3.1，$P = 0.64$），

此外，研究结果显示研究组间的毒性相似。但是，该研究尚未达到其主要终点，即证明 5-FU/MMC 优于 5-FU/ 顺铂。因此，同步 5-FU/MMC 的标准治疗方案保持不变。

Eng 等人分析了基于顺铂的放化疗研究结果[25]。在这项回顾性研究中，201 例局部晚期 SCCA 患者接受每周（20 mg/m²）或每天（4 mg/m²）剂量的顺铂加入基于 5-FU 的治疗方案，平均照射剂量为 55 Gy。该研究显示，在中位随访 8.6 年后，复发率为 11.0%，且 5 年生存率良好（DFS 81.0%，OS 86.0%，CFS 88.0%）。因此，作者得出结论，在局部晚期 SCCA 的放化疗联合治疗中，顺铂可以替代 MMC。

照射方式包括外照射和内照射。外照射技术包括由三维适形放射治疗（three-dimensional conformal radiation therapy, 3D-CRT）和调强放射治疗（intensity modulated radiation therapy, IMRT）组成的体外放射治疗（external beam radiation therapy, EBRT）。内照射包括近距离放射疗法。腹股沟淋巴结应包括在治疗范围内，即使其在临床或病理上未被证实为阳性。通常外照射与化疗同时进行，每周 5 d，共持续 5~6 周。作为美国的一种实践标准，各大医院和癌症中心正在提供针对癌组织的高强度的 IMRT，同时尽量减少相邻正常组织的照射强度。研究发现，IMRT 的毒副作用低，并且局部控制率、PFS 和 OS 均令人满意[26, 27]。

像 IMRT 一样，近距离放射疗法也可以向主要的肿瘤组织提供高剂量照射，同时保护周围的正常组织。铱 192（iridium-192, Ir-192）同位素通常用于近距离放射治疗。尽管它在提高局部照射剂量中起重要作用，但依然具有局限性，建议植入的周长不超过 50%，最大纵向长度不应超过 5cm[27]。

目前尚无充分的证据支持在局部晚期 SCCA 的治疗中添加生物制剂。根据分子分析，SCCA 可以像身体其他部位的鳞状细胞癌一样，具有表皮生长因子受体（epidermal growth factor receptor, EGFR）的表达[28]。多项研究（ACCORD16 和 Olivatto 等人）[29, 30]表明了西妥昔单抗良好的治疗前景，但最终发现了严重的不良反应。这些研究包括顺铂联合放化疗。Ⅱ期临床试验已经评估了在标准同步放化疗期间，抗 EGFR 治疗的耐受性（西妥昔单抗：ECOG 3205，NCT01621217；帕尼单抗：NCT01285778，NCT01843452，NCT01581840；尼妥珠单抗：NCT01382745）[31]。

最近，肿瘤免疫治疗也在不断发展。在局部晚期 SCCA 患者中，一项评估 ADXS11–001 联合放疗（5-FU/MMC 和 IMRT）的 Ⅱ期临床试验正在招募参与者（NCT01671488）。

三、转移性

在所有 SCCA 患者中，有 20%~30% 的患者会出现转移性疾病，肝脏是其转移的主要部位。晚期转移性 SCCA 的治疗方案取决于先前的治疗方法、DFS 时间和患者身体状态。由于转移性疾病极少发生，因此缺乏标准的护理与治疗共识。目前，在美国，姑息化疗已被广泛应用于转移性 SCCA，无论其是否联合放射治疗。NCCN 和欧洲指南均建议将顺铂和 5-FU 作为一线治疗药物，其总缓解率约为 60.0%，中位生存期约为 12 个月[32-37]。

总体而言，Ⅳ期 SCCA 缺乏可信的同行评审数据，大多数报告为典型个案和病例队列报告[38-40]。其中，最有利的结果是在 Hainsworth 等人的 I 期研究中观察到的[39]。他们评估了紫杉醇、卡铂和持续输注 5-FU 在其他实体瘤合并转移性 SCCA 患者中的作用，发现肛门亚组（$n=5$）的中位缓解持续时间为 26 个月。

我们发表了一项最大规模的回顾性研究，评估了接受 5-FU/ 顺铂或卡铂 / 紫杉醇治疗的转移性 SCCA 患者的全身化疗的疗效[41]。该研究的结论是，采用多学科方法治疗可有效提高特定转移性 SCCA 患者的生存率。

首次针对转移性 SCCA 的前瞻性随机 II 期临床试验是 InterAACT（晚期肛门癌国际多中心研究），该研究目前正在招募参与者。该研究旨在比较 5-FU/ 顺铂和卡铂 / 紫杉醇联合治疗转移性 SCCA 患者的疗效。

很少有研究证明靶向药物在转移性 SCCA 患者中的作用，但尚未将其纳入推荐治疗当中[42, 43]。

转移性 SCCA 的肿瘤免疫治疗药物目前正在试验中。MD Andern 的一项 II 期研究（NCT02426892）已经完成，以评估 PD-1 抗体纳武利尤单抗（nivolumab）在难治性转移性 SCCA 中的作用。该研究已停止招募受试者，最终结果预计将于 2018 年年底公布。

四、局部复发

挽救性腹会阴联合切除术（abdominoperineal resection, APR）是局部持续性、进展性或复发性 SCCA 的治疗方法。挽救手术需要进行广泛的会阴切除，通常需要复杂的会阴重建，用肌皮瓣覆盖伤口。但是患者仍可能发生严重的并发症[44-47]。根据欧洲医学肿瘤学会（European Society for Medical Oncology, ESMO）的数据，挽救性手术显示了良好的局部控制（约 60.0%）和 5 年生存率（30%~60%）。

五、HIV 阳性患者

20 世纪 90 年代初，美国 HIV+ 患者中 SCCA 发病率开始上升。1992 年至 2003 年间，这一比率从每年 19.0/10 万人上升到 78.2/10 万人[48]。有研究报道，HIV+ 患者发展为 SCCA 的原因是由于 HPV 合并感染率高（比普通人群高 2~6 倍）[8]。

值得注意的是，在一些报告中接受高效抗反转录病毒疗法（highly active anti-retroviral therapy, HAART）的 SCCA 患者中 HIV+ 者比 HIV- 者疗效更差[49-52]。并且接受 HAART 治疗的 HIV+ 患者需要更长的治疗时间，发生毒副反应和局部复发的概率更大，同时治疗反应更差。

尽管毒性增加和耐受性差是 SCCA 患者中 HIV+ 者的 2 个主要问题，但他们也应接受标准联合疗法的 HAART，以提高血清 CD4 水平。血清 CD4 计数在治疗决策中起着重要作用，因为已经证明血清 CD4 计数大于 200 的患者具有更好的治疗耐受性[53, 54]。

在开始治疗之前，应评估 HIV+ 的 SCCA 患者的血清 CD4 基线计数，并与传染病专家合作，以帮助肿瘤学家制定治疗策略。其目标应该是提高 HAART 的依从性，并在治疗过程中定期评估其治疗毒性。

最后，靶向程序性细胞死亡（PD-1;nivolumab）和细胞毒性 T 淋巴细胞抗原 4（CLTA-4:ipilimumab）的免疫治疗药物在 HIV+ 患者中的应用，也在试验中（NCT02408861）。

第九节　并发症

血液学并发症（中性粒细胞减少、贫血和血小板减少症）是 CMT 期间的主要问题，尤其是使用含 MMC 的方案时。因此，每周应进行一次血细胞计数检测。除恶心和呕吐外，其他报告的急性不良反应还包括感染、口腔炎、腹泻和放射性皮炎。

放疗引起的短期并发症主要是暂时的肛门刺激、疼痛、皮肤改变以及常见的胃肠道症状，例如恶心和腹泻。

无论是男性还是女性，长期接受放疗都可能导致肛门组织的永久性破坏，导致疤痕形成；骨骼和血管的弱化可以导致骨折和直肠出血；慢性直肠炎、肛门狭窄导致肛门括约肌失禁、会阴溃疡不愈合以及不孕不育。

在女性中，另一个由于放疗引起的延迟出现的解剖并发症是阴道狭窄，从而导致性交困难。如果盆腔放疗计划包括卵巢，应该向绝经前妇女告知未来不孕的可能性。

第十节　监　测

SCCA 通常对放疗敏感，但在 CMT 完成后肿瘤病灶可能会缓慢退缩，持续时间长达 26 周[55]。尽管没有全国统一标准，但包括 DRE 和腹股沟淋巴结检查的体格检查应在放化疗后的 6~12 周开始实施。

除体格检查外，临床医师可酌情建议在疾病监测期间进行骨盆 MRI、腹部和骨盆 CT 扫描或 PET-CT 扫描。经直肠超声（transrectal ultrasound, TRUS）是有争议的，因为其很难区分水肿或疤痕组织和治疗后的肿瘤。

如果患者取得了完全缓解：① DRE、肛门镜检查和腹股沟淋巴结触诊应每 3~6 个月进行一次，持续 5 年；②如果患者在 CMT 完成后的最初 3 个月内出现持续性但临床上消退的疾病，则建议再进行 3 个月的观察；③在考虑进行挽救手术或其他治疗方案之前，应从组织学上确认复发或进展。

第十一节　生物标志物和预后因素

一般来说，癌症治疗中的生物标志物可能有助于个体化治疗的实施，并且近年来对此类标志物的分析也取得了显著进展。遗憾的是很少有关于 SCCA 生物标志物分析的研究。多平台肿瘤分析可以识别与特定治疗方案相关的重要靶标：① KRAS 和 EGFR 的状态可能指导在联合治疗中加入西妥昔单抗[29, 30, 56]；② EGFR 和 HER2 的状态可能会指导在特定患者中加入曲妥珠单抗[57]。③ PIK3CA 的突变可能指导生物制剂靶向下游的 PIK3CA/Akt/mTOR 通路[57-59]。

研究表明，肿瘤患者抑癌基因 p21 和 p53 的过表达，与较低的总生存率和较高的局部失败率相关[60, 61]。包括肿瘤大小（≥5cm）、淋巴结转移和男性性别在内的临床预后指标与不良预后相关[62]。

第十二节　预　防

通过安全的性行为来避免可预防的危险因素，对预防 HPV 相关的肛门癌前病变和其随后的 SCCA 是绝对必要的。尽管安全的性行为很重要，但它们并没有得到重视，HPV 相关疾病最终还是可能会流行。美国食品药品监督管理局（Food and Drug Administration, FDA）批准了一种更有效的预防 HPV 相关疾病的方法，即可以预防某些类型 HPV 病毒感染的 HPV 疫苗。

批准用于 SCCA 预防的疫苗包括：① Gardasil（重组 HPV 四价疫苗），批准用于 9~26 岁的女性和男性，可预防与 HPV（6、11、16 和 18）相关的肛门癌和肛门癌前病变；② Gardasil9（重组 HPV 九价疫苗），已批准在 9~26 岁之间的女性和男性中用于预防 HPV 相关的 SCCA（6、11、16、18、31、33、45、52、58）和肛门癌前病变。

尽管大多数 HPV 疫苗的有效性数据来自 HIV- 患者，但只有少数关于 HIV+ 患者的报告。3 项已完成的研究表明，在 HIV+ 患者中，HPV 疫苗具有免疫原性和良好的耐受性[63~65]。在撰写本章时，评估 HPV 疫苗对 HIV+ 患者作用的研究（NCT01209325，NCT01031069，NCT00941889 和 NCT01461096）正在进行中。

第十三节　结　论

CMT 是 SCCA 的主要治疗方法，手术仅作为 CMT 未治愈的复发性或持续性疾病的补救措施。其他非 SCCA 的治疗与直肠癌类似。应向女性患者提供有关盆腔照射可能引起的性功能障碍和不育症（如果适用）的咨询。HIV+ 患者应在标准 CMT 期间继续进行 HAART 治疗，并进行基线血清 CD4 计数的评估。预防 HPV 是降低 SCCA 发病率的关键，因此建议适当年龄的男性和女性都接种 HPV 疫苗。最后，每个 SCCA 患者都应进行仔细评估，采用个体化治疗，情况复杂的个体则应采用多学科治疗策略。

第十一章　胆管癌

Daniel H. Ahn 和 Tanios Bekaii-Saab

第一节　背　景

胆道癌（biliary tract cancers, BTC）是一种起源于胆管细胞或胆道上皮细胞的罕见的异质性肿瘤。其可分为 3 个亚型，包括肝内胆管癌（intrahepatic cholangiocarcinoma, IHCC）、肝外胆管癌（extrahepatic cholangiocarcinoma, EHCC）和胆囊癌（图 11.1）。尽管上述 3 种亚型均同属 BTC，但由于三者的异质性导致其在复发模式和预后方面存在较大差异，因此研究者更倾向于将上述 3 种亚型作为 3 种不同的实体瘤相区别。此外，免疫组织化学研究显示胆管细胞和前体细胞的表型特征与其解剖来源相一致[1]。在肝内胆管癌、肝外胆管癌和胆囊癌中分别发现了来自赫令管和胆管周围腺体中的前体细胞[1-4]。虽然 BTC 的治疗模式大体相同，但随着分子靶向治疗和癌症基因组学的发展，应该对其建立基于分子和基因层面差异的个体化的治疗方案。

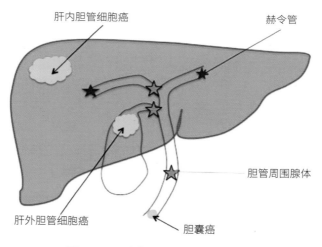

图 11.1　原发性胆管癌的起源部位图

第二节　流行病学

BTC 的发病率较低，仅占所有胃肠道肿瘤的 3%，因此，BTC 通常被认为是一种少见病，但其死亡率却占全球癌症相关死亡的近 13%，且在过去的几十年里，BTC 的发病率和与癌症相关死亡率呈上升趋势[6]。

除了目前已知的危险因素，如寄生虫感染[7-13]和原发性硬化性胆管炎[14]等，绝大多数的 BTC 为特发性，无明确可识别的危险因素。然而，BTC 发病率的上升可能是由丙型肝炎感染以及其他慢性炎症性肝病（如胆囊炎、脂肪肝和肥胖）的患病率增加所致[7-13]。

第三节　诊断和治疗

BTC 的主要临床症状和体征包括肝功能异常、腹部不适、体重减轻和黄疸等。其诊断需通过多种辅助检查，包括实验室检查、影像学检查和内窥镜检查。

一、辅助治疗在早期疾病中的作用

有 30%~40% 的胆管癌患者在早期阶段被确诊，而手术切除是唯一可能的根治性方法[15, 16]。尽管手术技术在不断改进，但术后复发率仍然较高且复发模式多样，因而导致根治成功率较低[17]。大约有 85% 的胆囊癌患者复发时合并远处转移，而 60% 的胆管癌患者在疾病复发时主要表现为局部区域复发[17]。这些发现证实了 BTC 是一组具有不同复发模式的异质性肿瘤，因此针对不同类型和情况可能需要采取不同的辅助治疗方法。

辅助治疗在其他胃肠道（gastrointestinal, GI）恶性肿瘤，特别是在结肠癌和胰腺癌中的作用得到了证实[18, 19]。而对于胆管癌而言，由于目前尚缺乏随机对照临床试验的证据支撑，其临床获益尚不明确。目前相关临床证据等级较低，现有的研究大多为单中心回顾性研究或纳入的研究对象存在较大异质性，因此导致了在 BTC 术后辅助治疗是否获益以及辅助治疗的类型选择的问题上尚未达成共识。虽然目前由于缺乏临床数据支撑从而未达成对术后辅助治疗的共识，但已有研究表明存在某些与生存期相关的预后危险因素，其主要包括淋巴结（lymph node, LN）受累、肿瘤数量以及血管受侵[20]。

一项纳入了 20 个研究的荟萃分析评估了与单纯手术治疗相比，术后联合辅助治疗（包括化疗、放疗和放化疗）在原发性 BTC（包括 IHCC、EHCC 和胆囊癌）患者中的作用。结果显示 LN+（OR 0.49，$P = 0.004$）或 R1 切除（手术切缘 0.1cm 内存在显微镜下可见的病变）（OR 0.36，$P = 0.002$）的患者是术后辅助治疗的最大获益人群[21]。此外，接受辅助化疗或同步放化疗的患者相比单纯放疗具有更大的临床获益。虽然利用回顾性研究进行分析具有一定的局限性，但 LN+ 或 R1 切除术后的患者仍可以考虑术后予以辅助治疗。最近一项多中心单臂 II 期研究 SWOG S0809 评估了辅助治疗针对存在预后不良特征（pT2-T4、LN+ 或切缘阳性）的 EHCC 和胆囊癌患者的作用[22]。患者先予以化疗（4 周期吉西他滨或卡培他滨），后予以同步放化疗。该治疗方案患者耐受性良好，副作用最小，患者中位生存期达 35 个月[22]。虽然上述研究未包括原发性肝内胆管癌，但研究结果表明术后辅助治疗较安全，患者耐受性良好，并可能为胆道肿瘤患者提供临床益处。

目前正在进行的 III 期临床试验将进一步明确辅助治疗对这种疾病的临床获益情况（表 11.1）。

表 11.1　正在开展的胆管癌术后辅助治疗的 Ⅲ 期临床试验

国家	治疗方案	疾病	临床试验类型
英国	卡培他滨 vs. 观察	GB、IHCC、EHCC	Ⅲ
法国	吉西他滨 + 奥沙利铂 vs. 观察	GB、IHCC、EHCC	Ⅲ
德国 / 英国	吉西他滨 + 顺铂 vs. 观察	GB、IHCC、EHCC	Ⅲ
日本	S-1 vs. 观察	GB、IHCC、EHCC	Ⅲ

注：GB 胆囊癌，IHCC 肝内胆管细胞癌，EHCC 肝外胆管细胞癌

二、肝移植在局部晚期不能切除的胆道癌中的作用

对于不可切除的 BTC 而言，原位肝移植（orthotopic liver transplantation, OLT）通常会导致患者长期预后差，并且复发率高。然而随着外科技术的改进，患者的术后 5 年生存率得到了提高，同时移植术后肿瘤的复发率也得到了降低[23]。基于这些改进，梅奥诊所针对入选患者制定了更加严格的标准：仅对位于胆囊管上方且无肝内或肝外转移的不可切除胆管癌的患者可以予以 OLT 治疗[24]。患者接受新辅助同步放化疗后应继续接受以"铱"为放射源的近距离放疗和化疗（5-氟尿嘧啶）直至移植手术。在最初报告的随访病例中，19 例患者中有 11 例成功接受了 OLT，中位随访 44 个月后所有患者均存活。基于上述研究发现，OLT 已被多家机构肯定为针对该类适应人群的具有潜在价值的治疗选择。最近一项纳入了来自美国和欧洲 14 个医学中心研究数据的荟萃分析显示，接受 OLT 的 5 年生存率为 39%，而在此基础上联合术后放化疗的 5 年生存率可达 57%[25]。与此同时，OLT 也会带来一些问题，对于存在如下预后不良特征的患者，如肿瘤抗原 19-9（CA19-9）水平升高，肿瘤直径 3 cm 以及终末期肝病模型（Model for End-Stage Liver Disease, MELD）评分＞20 的患者顺应性较差[26]。此外，最近一项来自梅奥诊所的研究显示接受 OLT 的患者中大约 50% 在其术后肝脏标本中没有发现恶性肿瘤的证据[27]。这些发现可能有助于证实 OLT 术后具有较低的复发率以及可以提高患者的长期生存。基于此，虽然 OLT 可能对特定类型的患者有益，但肝移植术在 BTC 中的整体作用尚不清楚，仍需要包括大型前瞻性随机对照临床试验来进一步验证其在 BTC 治疗中的作用。

三、细胞毒性药物在晚期不可切除胆管癌治疗中的作用

大多数 BTC 患者在初次确诊时已为晚期或存在远处转移，其治疗目的主要为姑息性。根据 Valle 等人进行的一项大型随机对照Ⅲ期临床试验的研究结果显示，吉西他滨联合顺铂化疗已成为晚期 BTC 的标准治疗方案。与单药吉西他滨相比，联合用药具有更好的临床疗效[28]。接受联合治疗的患者比吉西他滨单药治疗组总生存期提高 3.6 个月，2 组不良事件发生率相似。虽然 80% 的患者病情得到了控制，但绝大多数患者在治疗几个月后易出现耐药性，其中位无进展生存期（progression free survival, PFS）仍不足 1 年[28]。因吉西他滨耐药进而选择以铂类为基础的二线治疗的患者结局不佳，因此更加突出了

需要新的有效治疗方法来改善此类患者的预后和结局的重要性[29-35]（表 11.2）。

表 11.2　吉西他滨联合顺铂治疗晚期难治性胆管癌患者的临床试验

作者	治疗方案	临床试验类型	病例数	PFS（月）	OS（月）	ORR（%）
He[29]	FOLFOX-4	Ⅱ	37	3.1	NR	21.6
Paule[30]	吉西他滨/奥沙利铂+西妥西单抗	Ⅱ	9	4	7	22
Sasaki[35]	伊立替康	Ⅱ	13	1.8	6.7	7.7
Suzuki[31]	S-1	Ⅱ	40	2.5	6.8	7.5
Croitoru[33]	吉西他滨/5-FU	Ⅱ	17	3.2	13.2	17.6

注：PFS 无进展生存期，OS 总生存期，ORR 客观缓解率

四、参与胆管癌的关键信号通路

近年来随着对肿瘤形成过程中的信号通路和相关靶点的深入研究，对癌症治疗的认识也发生了改变。许多研究表明参与调控肿瘤细胞增殖、生长和药物耐药的信号通路的下游靶基因存在高频率突变，因而针对 BTC 相关信号通路下游靶点的靶向药物研发成了研究热点。

虽然研究新型分子靶向治疗药物的初步试验在一些患者中显示具有一定的抗肿瘤活性，但总体疗效仍不理想，其结果与难治环境下的化疗药物相似[36-48]（表 11.3）。

表 11.3　分子靶向治疗药物的临床试验结果

作者	治疗药物	靶点	难治性病例（%）	PFS[a]	OS[a]	ORR（%）
Bekaii-Saab[36]	司美替尼	MEK	39	3.7	9.8	12
Finn[38]	比美替尼	MEK	43	2.14	4.78	7
Ahn[39]	MK-2206	Akt	100	0.5~6.6	2.2~20.2	0
Ramanathan[40]	拉帕替尼	HER2	65	1.8	5.2	0
Peck[37]	拉帕替尼	HER2	100	2.6	5.1	0
Philip[41]	厄洛替尼	EGFR	57	2.6[a]	7.6	8
Lubner[42]	厄洛替尼+贝伐单抗	EGFR+VEGFR	0	4.4[a]	9.9	11
El-Khoueiry[44]	索拉非尼	VEGFR、PDGFR、RAF	0	3	9	0
Bengala[45]	索拉非尼	VEGFR、PDGFR、RAF	56	2.3	4.4	2
El-Khoueiry[43]	厄洛替尼+索拉非尼	EGFR、VEGFR、PDGFR、RAF	0	2	6	6
Yi[46]	舒尼替尼	VEGFR、PDGFR、RET	100	1.7[a]	4.8	8.9
Buzzoni[47]	依维莫司	mTOR	100	3.2	7.7	5.1
Santoro[48]	凡德他尼	VEGF、EGFR、RET	0	105[b]	228[b]	2

注：PFS 无进展生存期，OS 总生存期，ORR 客观缓解率，EGFR 表皮生长因子受体，VEGFR 血管内皮细胞生长因子受体，mTOR 西罗莫司靶蛋白；[a] 月；[b] 天

这可能由于入组患者时未考虑其基因突变状态因而未进行适应人群的筛选。此外，为了能有足够数量的患者及时入组临床试验，未对胆管癌患者的类型进行限制。基于目前对胆管癌不同亚型的认识，上述做法可能会导致不同结果。

随着生物学技术的发展，新近的研究使我们能够更好地了解相关基因组图谱特征及其在胆管癌中对预后的指导作用，同时识别具有潜在治疗作用的分子靶点。虽然现有研究已经明确了所有亚型（胆囊癌、肝内胆管癌和肝外胆管癌）的共同基因突变谱，但某些主要富集于 IHCC 的基因突变结果表明，胆管癌是一组异质性较大的肿瘤，其发病机制和强化作用有所不同。在此，我们将对在 BTC 中有希望成为潜在治疗靶点的基因组突变情况进行概述。

五、血管内皮生长因子（VEGF）通路在胆管癌中的作用

血管内皮生长因子（vascular endothelial growth factor, VEGF）可促进包括 BTC 在内的多种恶性肿瘤的增殖。除了促进血管生成和影响血管通透性，VEGF 还可促进肿瘤细胞的信号转导[49]。它在高达 75% 的 BTC 中高度表达，并且其高表达状态常表明具有更强的侵袭性以及预示患者预后不佳[50]。

（一）贝伐珠单抗

贝伐珠单抗（bevacizumab）是一种人源化单克隆抗体，可与所有人 VEGF-A 靶向结合。其在 20 世纪 90 年代首次被引入临床试验。Ⅰ期研究结果表明，贝伐珠单抗单药使用是安全且相对无毒的，其与细胞毒性化疗药物的联合使用并不会加重化疗相关的毒副作用[51, 52]。其疗效目前已在包括结直肠癌在内的晚期恶性实体肿瘤中得以证实。此外在几项Ⅱ期临床研究中，贝伐珠单抗联合化疗和厄洛替尼相比目前标准治疗方案未能显示明显临床获益[42, 53]。

（二）西地尼布

除 VEGF 外，其受体 VEGFR1 和 VEGFR2 在胆管邻近内皮细胞中异常过表达，这提示其可能是 BTC 的相关治疗靶点[54]。西地尼布（cediranib）是 VEGFR（VEGFR1~3）、血小板源性生长因子受体（platelet-derived growth factor receptors, PDGFR）和 c-Kit 的多靶点小分子抑制剂[55]。鉴于 BTC 患者血管生成与预后之间的关系，Valle 等人进行了一项随机对照Ⅱ期临床研究，以无进展生存期（PFS）为主要研究终点，评估了在吉西他滨和顺铂联合化疗的基础上加用西地尼布治疗的疗效。结果显示虽然西地尼布联合治疗组具有了更高的肿瘤控制率（78% vs. 65%），但与单纯化疗组相比，PFS 无显著差异（西地尼布组 8 个月 vs. 安慰剂组 7.4 个月，$P = 0.72$）。

（三）索拉非尼

索拉非尼（sorafenib）是一种多靶点小分子抑制剂，具有抗 VEGFR、PDGFR-β 和 RAF 激酶活性。在肝细胞癌和肾细胞癌中，索拉非尼的疗效已被证实并成为其标准治疗方案。但索拉非尼并未显示在 BTC 患者中有受益。当应用索拉非尼单药治疗 BTC 时表现出较小的抗肿瘤活性，缓解率为 0~2% 以及中位 PFS 仅为 2.3~3 个月[44, 45]。同时有其他临床试验评估了索拉非尼联合细胞毒性药物化疗的联合疗效，

结果显示不论是联合吉西他滨单药或吉西他滨联合顺铂双药方案均未显示有临床获益[56, 57]。

（四）舒尼替尼

舒尼替尼是一种多靶点小分子抑制剂，可以靶向 VEGF、PDGFR、c-Kit 和 RET，目前已被证明对胃肠道间质瘤和胰腺神经内分泌癌等胃肠道恶性肿瘤有效[58, 59]。但其在 BTC 尚未见临床获益。Yi 等人的一项单臂Ⅱ期临床研究评估了舒尼替尼作为二线药物治疗难治性 BTC 的作用[46]。该研究结果显示，中位 PFS 为 1.7 个月，客观缓解率为 8.9%，疾病控制率为 50%，不良反应耐受性尚可[46]。舒尼替尼在晚期 BTC 患者中是安全且可耐受的，但该药物的抗肿瘤活性仍不理想。

（五）凡德他尼

凡德他尼（vandetanib）是一种多靶点小分子抑制剂，靶向 VEGF、EGFR 和 RET。一项 3 臂Ⅱ期的临床试验评估了在初治的 BTC 中的疗效，该研究纳入对象随机分为凡德他尼单药组、凡德他尼联合吉西他滨组以及吉西他滨联合安慰剂 3 组。研究结果显示与吉西他滨联合安慰剂组相比，凡德他尼单药组或联合化疗组患者临床结局无显著差异[48]。

因此，针对 VEGF 的治疗包括针对 VEGF 的单克隆抗体（贝伐珠单抗）或针对 VEGF 有活性的多靶点小分子抑制剂，目前在 BTC 的随机临床试验中未能显示明显临床获益[42, 48, 53, 56, 60]。有效预测生物标志物的缺乏可能是导致 VEGF 靶向药物临床研究未获益的原因，从而阻碍了其在 BTC 治疗领域的前进脚步。换而言之，如果存在能有效预测该靶向治疗疗效的生物标志物，可能会进一步扩大可以从 VEGF 靶向药物中获益的患者群体，从而加快在 BTC 治疗中的研究进展。

六、表皮生长因子受体（EGFR）信号通路在胆管癌中的作用

EGFR 通常在 BTC 包含的 3 个亚型中异常高表达[61-63]。该信号通路在胆管上皮细胞生长和增殖中具有重要作用，其中 EGFR 过表达与预后不良、病情进展和侵袭风险增加相关[64, 65]。其临床前效应与在其他肿瘤中探索的临床初步疗效为靶向 BTC 中的 EGFR 通路提供了一定的理论基础[66]。

（一）厄洛替尼

厄洛替尼（erlotinib）是一种可逆的 EGFR 小分子抑制剂。基于在其他恶性实体瘤（特别是肺癌、头颈部肿瘤）中的疗效，已经在 BTC 中完成了多项Ⅱ期研究。Philip 等人对晚期难治性 BTC 患者进行了一项单臂Ⅱ期临床试验，所有患者均接受厄洛替尼 150 mg 口服，每日 2 次[41]。研究结果显示参与试验的患者中位 PFS 为 2.6 个月，中位 OS 为 7.5 个月。尽管 81% 的患者肿瘤样本中存在 EGFR 突变，但只有 3 例患者出现临床获益[41]。鉴于 EGFR 过表达和血管生成与晚期 BTC 患者预后的相关性，一项单臂Ⅱ期研究开展以探讨厄洛替尼和贝伐珠单抗联合治疗晚期 BTC 的疗效[42]。其中 6 例（12%）患者部分缓解，25 例（51%）患者病情稳定，随访结果显示中位 PFS 为 4.4 个月，中位 OS 为 9.9 个月，与历史对照数据相比结果相似[42]。

为了评估厄洛替尼联合化疗（吉西他滨和奥沙利铂）一线治疗晚期 BTC 的临床疗效，开展了一项

Ⅲ期研究[67]。患者按 1∶1 的比例随机接受有或没有厄洛替尼联合化疗。2 组在 PFS 或 OS 方面无显著差异。在 BTC 中厄洛替尼作为单药使用，或与靶向药物或化疗联合使用，相比标准治疗均未能显示临床获益。

（二）西妥昔单抗和帕尼单抗

西妥昔单抗（cetuximab）是一种针对 EGFR 的单克隆抗体，在多种恶性实体肿瘤显示均有疗效，其中包括结直肠癌、肺癌和头颈部肿瘤等。BTC 的早期研究显示了较好的临床获益，客观缓解率为 63%，其中包括 3 例获得完全缓解的患者[68]。基于上述研究发现，一项随机对照Ⅱ期试验（BINGO）评估了在吉西他滨和奥沙利铂基础上联合西妥昔单抗的疗效[69]。但研究结果令人失望，2 组的治疗反应率和总体结局相似，未能证明西妥昔单抗在 BTC 早期研究中的潜在价值，且 KRAS、BRAF 或 EGFR 过表达的突变状态与患者预后无关[69]。

帕尼单抗（panitumumab）是一种靶向 EGFR 的人源化单克隆抗体，目前针对其在 BTC 中的疗效正在进行评估。在结直肠癌的研究中已经证明了抗 EGFR 治疗 KRAS 野生型肿瘤的有效性。基于上述结果，Hezel 等人评估了帕尼单抗联合吉西他滨和奥沙利铂治疗 KRAS 野生型转移性 BTC 患者的疗效。该研究的客观缓解率为 45%，中位 PFS 为 10.6 个月，中位 OS 为 20.3 个月。其他研究各类化疗方案联合帕尼单抗的试验也显示了类似的结果，基于此进一步开展了一项更大规模的随机对照Ⅱ期研究，该研究旨在探索在吉西他滨和奥沙利铂化疗基础上是否联合帕尼单抗对疗效的影响。与 BINGO 试验类似，尽管选择了 KRAS 野生型肿瘤患者，但化疗基础上增加帕尼单抗并未显示明显的临床获益。

增加 EGFR 单克隆抗体而未显示临床获益可能与额外未识别的 Ras 突变有关，这些突变可能限制了在 BTC 中该类药物的抗肿瘤活性。最近的研究发现，在结直肠癌中有 10% 的其他 Ras 突变，肿瘤中存在非外显子 2 KRAS 突变和 NRAS 突变的患者没有从抗 EGFR 治疗联合多种不同化疗方案中获益[70-72]。目前正在进行的针对 BTC 全基因组的研究可能会筛选出能预测利用抗 EGFR 抗体治疗有效的生物标志物，其将进一步明确利用抗 EGFR 治疗能受益的患者人群。然而当下这类药物在 BTC 的治疗中仍面临较大阻碍。

七、针对胆管癌中的下游信号通路

（一）丝裂原活化途径

临床前研究已经证明了丝裂原活化蛋白激酶（mitogen-activated protein kinase, MAPK）通路的异常活化与胆管癌的发生相关，胆管癌细胞的生长依赖于 p38 MAPK 活性[73]。MAPK 通路被包括生长因子受体和细胞因子的细胞外信号激活，进一步导致 Ras、RAF、MEK 和 ERK 的磷酸化和下游激活。在 BTC 中，磷酸化 ERK（phosphorylated ERK, pERK）转移至细胞核从而影响细胞进程，其中包括肿瘤细胞生长、增殖以及药物耐药性的产生。临床前研究中 BRAF 和 KRAS 突变的高发生率表明，抑制 MAPK 通路是对该类肿瘤的一个潜在的治疗靶点[74]。

基于上述机制，一些单药 MEK 抑制剂已经在 BTC 中进行了研究。Bekaii-Saab 等人使用 selumetinib（一种 MEK 1/2 的非竞争性抑制剂）进行了一项多中心Ⅱ期研究，主要终点为客观缓解率[36]。在该项研究中，3 例患者存在临床缓解，其中 1 例获得完全缓解，68% 的患者病情稳定[36]。其中位 PFS 为 3.7 个月，中位 OS 为 9.8 个月。BRAF V600E 和 KRAS 突变与临床反应无关[36]。Binimetinib（MEK162）为第二代非竞争性 MEK 1/2 抑制剂，在晚期 BTC 患者群体中进行了Ⅰ期试验研究。其研究结果与 selumetinib 相类似，26 例患者中有 2 例出现了临床缓解，46% 的患者病情稳定[75]。对 PIK3CA、PTEN、MET 和 KRAS 进行的扩展的肿瘤突变分析未能确定肿瘤体细胞变异与临床反应之间的任何关联[75]。因此，虽然 MEK 抑制剂在一小部分 BTC 患者中显示出潜在的抗肿瘤活性，但仍需要更大样本的随机试验来证实这些结果。

（二）磷脂酰肌醇 3 激酶（PI3K/AKT）通路

PI3k/Akt 通路是影响细胞增殖和凋亡的重要信号通路。在 BTC 中已经发现了该途径存在失调，并与 BTC 的发生、肿瘤细胞侵袭和药物耐药相关。在 BTC 中已经进行了一些针对 PI3K 通路下游效应物的药物研究。一项Ⅱ期临床研究评估了 mTOR 抑制剂依维莫司（everolimus）对晚期难治性 BTC 患者的疗效。接受依维莫司治疗的患者中位 PFS 为 3.2 个月，OS 为 7.7 个月，总缓解率为 5.1%[47]。一项多中心Ⅱ期临床研究使用 Akt 变构抑制剂 MK-2206 治疗 BTC 患者。虽然该临床试验提前终止，但在 8 名入组的患者中并未观察到临床缓解[39]。MEK 和 PI3K 通路过度激活可能是多种下游信号通路失调的原因，这在恶性肿瘤中很常见。对单个信号通路的靶向抑制导致了其他信号通路的激活和上调。临床前研究发现，在 BTC 中 PI3K/AKT 和 MAPK 通路通常可组成共激活状态[76-81]。因此在 BTC 中，通过利用针对多个相关信号通路的靶向药物可能会进一步提高对下游信号通路抑制的效果，从而提高临床疗效。

第四节　胆管系统癌全基因组特征及对肿瘤体细胞变异新靶点的识别

随着生物技术的发展与应用，我们能够对包括 BTC 在内的众多实体瘤进行全面的基因组图谱分析以便于更好地获得这些肿瘤的基因组特征。目前在众多学者的努力下已经探索出一批具有潜力的分子靶点并希望通过靶向治疗改善病人结局与预后。在此，我们将概述这些有望进一步推进精准治疗与个体化治疗的最新研究发现。

一、人生长因子受体 2（HER2/neu）

HER2（HER2/neu 或 ERBB2）是一种由 ERBB2 基因编码的癌基因，而 ERBB2 基因是人类表皮生长因子受体家族的成员。其扩增或过表达已被确定为若干恶性实体肿瘤的致癌驱动因素，针对 HER2

的治疗已成为乳腺癌和胃癌治疗的标准方案[82-84]。有研究通过评估 BTC 中 HER2 的表达情况发现 10% 的胆囊癌中以及高达 25% 的肝外胆管癌中均存在其过表达情况，并进一步发现其过表达状态与肿瘤更高的侵袭性相关[85, 86]。最初的小样本量研究显示在 BTC 中利用抗 HER2 治疗具有一定的抗肿瘤活性，但在后续的临床验证中并未带来患者生存的改善[37, 40, 87, 88]。分析上述原因可能是未根据 HER2 状态而进行优势人群的筛选。因此根据 HER2 表达状态选择适应人群进行联合抗 HER2 治疗可能会提高临床疗效并进一步推动该领域的发展进程。

二、BRAF V600E

如前所述，MAPK 通路通常在 BTC 中被激活从而在肿瘤细胞增殖和耐药相关机制形成中发挥重要作用。BRAF 基因突变可导致 MAPK 通路的激活，并已被证实为多种恶性肿瘤的致癌驱动因素，其中包括结直肠癌、黑色素瘤和非小细胞肺癌等[89-92]。最常见的 BRAF 突变为 V600E，该突变类型是谷氨酸取代缬氨酸而导致的。在 BTC 中，大约 3% 的 IHCC 中可出现 BRAF V600E，并与不良预后相关[93, 94]。针对 BRAF 的小分子抑制剂已在多种恶性肿瘤中显示出抗肿瘤活性，并已成为 BRAF V600E 突变转移性黑色素瘤的标准治疗方案[95-98]。基于上述发现，目前正在开展多项评估 BRAF 抑制剂对包括 BTC 在内的多种实体瘤疗效的临床试验（表 11.4）。

表 11.4　正在进行的选择性分子靶向药物临床试验

靶点	药物	临床试验类型	临床试验注册号	混杂因素
IDH1	AG-120	I	02073994	存在 IDH1 突变，既往标准治疗失败
IDH2	AG-221	I / II	02273739	存在 IDH2 突变，包括胶质瘤和血管免疫母细胞性 T 细胞淋巴瘤
FGFR2	BGJ398	II	02150967	FGFR2 融合或其他 FGFR 突变，限于 BTC
	普纳替尼	II	0226341	FGFR2 融合，不限于 BTC
EGFR 或 VEGR	帕尼单抗或贝伐珠单抗联合化疗	II	01206049	KRAS 野生型
ALK/ROS1	LDK378	II	02374489	ROS1 或 ALK 过表达
BRAF+MEK	达拉非尼 + 曲美替尼	II	02034110	BRAF V600E 突变，但不限于 BTC

注：EGFR 表皮生长因子受体，FGFR 成纤维细胞生长因子受体，IDH 异柠檬酸脱氢酶，BTC 胆管癌

三、异柠檬酸脱氢酶 IDH1 和 IDH2

IDH1 和 IDH2 通过将异柠檬酸转化为 α-酮戊二酸编码代谢酶类。IDH1 和 IDH2 的突变导致 α-酮戊二酸减少并转变为 2-羟基戊二酸，其为一种抑制 α-酮戊二酸酶活性的致癌代谢产物，具有调节细胞分裂、分化和增殖等过程。有研究表明，IDH 突变对胆管癌发生过程具有重要作用，其基因突

变可抑制肝细胞分化，从而导致胆管癌前病变的形成[99]。目前正在开展针对 IDH1 和 IDH2 靶点的药物临床试验（表 11.4）。

四、成纤维细胞生长因子受体

成纤维细胞生长因子受体（fibroblast growth factor receptors, FGFR）是包括 4 种类型（FGFR1~4）的酪氨酸激酶受体，在细胞外区域与成纤维细胞生长因子（fibroblast growth factors, FGF）结合[100]。几种 FGFR2 染色体融合（FGFR2-PPHLN1、FGFR2-BICC1、FGFR2-TACC3、FGFR2-AHCYL1）已在 IHCC 中被特异性识别，基因组评估显示在 IHCC 中发病率高达 50%[101-106]。在其融合后，FGFR2 受体的激活导致自磷酸化和其下游信号通路的激活，包括 MAPK、PI3K/AKT 和 STAT 通路，上述通路均对肿瘤细胞发生发展具有重要调控作用[107]。

初期研究报道表明在 IHCC 中通过靶向 FGFR 抑制 FGFR2 融合的治疗药物具有潜在抗肿瘤活性，由此表明 FGFR 是对 IHCC 的潜在治疗靶点。目前正在进行针对 FGFR2 突变型肿瘤的 Ⅱ 期临床研究，其结果将有助于确定 FGFR 抑制剂在 BTC 治疗中的作用（表 11.4）。

五、ROS1 融合

10% 以上的 IHCC 中存在 ROS1 融合[108]。在针对 BTC 的临床前研究中发现 ROS1 基因失活可导致肿瘤消退，这表明该基因在肿瘤发生中发挥重要作用[109]。在肺腺癌中已经证实抑制 ROS1 是重要的靶向治疗方式，基于此我们推测靶向 ROS1 治疗可能是具有 ROS1 突变的 IHCC 患者的潜在治疗方法[110]。目前需要开展前瞻性随机对照临床研究进一步验证其在 BTC 患者中的有效性。

六、Notch 通路

Notch 信号通路在肝脏的胚胎发育和结构发展中是具有不可或缺的作用，其失调已被证实对 BTC 的发生发展具有重要影响。临床前研究表明，NOTCH1 表达增加可导致 IHCC 的发展，由此表明其在肿瘤发展和细胞增殖中具有重要作用[111]。在对原发性肝胆恶性肿瘤（包括原发性肝癌、BTC 所有亚型以及其中占比达 80% 的 IHCC）的早期研究中发现 NOTCH 受体表达水平上调[112, 113]。令人感兴趣的是，一个 Ras 驱动的小鼠模型研究表明，抑制特定的 NOTCH 受体不仅可导致原发性胆管癌样肿瘤的发展，还可导致原发性肝癌样肿瘤的形成[114]。通过上述研究表明对 NOTCH 通路抑制可能是针对 BTC 的一种潜在的有效治疗方法。然而，目前尚需要通过前瞻性临床试验进一步验证其疗效和安全性。

第五节 免疫治疗在胆管癌中的作用

免疫治疗在其他实体恶性肿瘤方面取得了长足进展，特别是黑色素瘤、肾细胞癌、前列腺癌和肺癌方面，但免疫治疗在 BTC 中的作用尚不清楚。肿瘤通过表达与抑制性受体结合的配体诱导肿瘤特异性 T 细胞的耐受性来抑制免疫反应，或者通过肿瘤特异性 T 细胞上的免疫"检查点"来抑制它们对肿瘤的反应。在早期研究中，针对活化 T 细胞免疫检查点抑制的抗体，包括细胞毒性 T 淋巴细胞抗原 4（CTLA-4）或程序性死亡受体 1（PD-1）及其在肿瘤细胞上的结合配体，程序性死亡配体 1（PD-L1），在针对包括 BTC 在内的一些胃肠道恶性肿瘤的早期研究中已被证明具有一定的临床作用。

在一项 II 期研究中，17 名伴有结直肠错配修复（mismatch repair, MMR）缺陷的胃肠道恶性肿瘤患者接受了 PD-1 抑制剂帕博利珠单抗治疗，其客观缓解率为 47%[115]。在具有临床缓解的患者中，有 4 名患者获得完全缓解，其中仅包括 1 名 BTC 患者。而在不伴有 MMR 缺陷的肿瘤患者中，未观察到客观缓解情况[115]。针对伴有 MMR 缺陷的肿瘤患者，有研究发现其存在许多肿瘤基因组改变，可能通过产生新抗原从而被 T 细胞识别，由此表明应用针对 PD-1/PD-L1 的免疫检查点抑制剂可能是其治疗的有效策略。对于不伴有 MMR 缺陷的肿瘤患者，增加肿瘤新抗原的策略主要包括细胞毒性治疗（如化疗和放疗）联合免疫检查点抑制剂，在此情况下通过 DNA 损伤可能会增加新抗原的暴露从而被免疫系统识别，进而提高免疫治疗的疗效。

尽管免疫检查点抑制剂是极具潜力的免疫治疗药物，但针对肿瘤微环境的调控也是另一种潜在的免疫治疗途径。炎症细胞因子具有调节免疫抑制细胞的功能，其可通过限制 T 细胞或 NK 细胞识别肿瘤细胞从而在 BTC 的肿瘤微环境中高度浓聚。联合治疗策略目前在不断被强调，其中包括影响肿瘤微环境的药物、小分子靶向药物以及肿瘤疫苗等，这将是未来的研究热点。

第十二章　胆囊癌：当前和新兴的治疗方法

Maria Diab 和 Philip A. Philip

第一节　背　景

胆囊癌（gallbladder carcinoma, GBC）虽然发病率较低，但却是死亡率最高的恶性肿瘤之一，其5年生存率不足10%[1]。其预后不良的原因一方面是由于早期症状较为隐匿从而导致诊断较晚，另一方面是由于目前尚缺乏有效的生物标志物来指导对高危患者的筛查以及早期诊断[2]。晚期患者可能出现无痛性黄疸、无明显诱因的体重减轻以及盗汗等症状[3]。大多数GBC患者是在胆囊结石手术中偶然发现的[2]。GBC是胆道系统最常见的恶性肿瘤[4]，女性相比男性发病的风险更高[5]。GBC在西方国家相对罕见，但在亚洲国家却存在集群现象[6]，不过目前其在美国的发病率正在逐渐上升[5]。据2017年统计，美国新发11740例GBC和肝外胆管癌病例（其中约4000例为GBC）。在这些病人中预计将有3830人死亡[5]。目前唯一可能治愈的方法就是手术切除，但却只有10%~30%的患者能够接受手术切除[4]。即使在手术完全切除后，其局部和远处复发率也仍然较高[7]。有研究显示对于切缘阳性的患者，往往以局部复发为主；而对于切缘阴性的患者，通常以远处复发转移为主[7]。

若干危险因素与GBC的发展有关[8]。总的来说，胆结石（gallstones, GS）是其最重要的危险因素，几乎96%的GBC患者存在胆结石[9]。胆结石持续时间较长（20年及以上）和结石较大（直径3 cm及以上）是其高风险因素[10, 11]。虽然合并GS为高危因素，但只有1%~2%的GS患者会发展为GBC，因此并不建议行预防性胆囊切除术[12]。瓷化胆囊是慢性胆囊炎的一种表现，其不仅与GS发生相关，并且发展为GBC的风险更高（2%~3%会发展为GBC）[13]。胆囊息肉也与GS和GBC发生的高风险相关[14]。有研究显示息肉大于1cm应推荐行胆囊切除术[15]。胆道囊肿以及胰胆管连接异常是在亚洲人群中常见的2种先天性疾病，两者即使在不合并GS的情况下，仍与GBC的高风险发生相关[16, 17]。胆道囊肿发展为GBC的风险主要取决于年龄，年轻患者的风险系数较低，有研究显示<10岁的患者发展为GBC的概率为0.7%，而老年患者中有高达50%的比例可发展为GBC[16]。目前，肥胖、慢性炎症和慢性感染是公认的GBC的高危因素[18, 19]。在原发性硬化性胆管炎患者中，经检查发现存在胆囊肿块的患者中有56%确诊为GBC[20]。有研究显示与健康对照人群相比，慢性伤寒沙门菌携带者其GBC发生的风险可增加6倍左右[19]。目前GBC发生风险与幽门螺杆菌感染的关系仍有争议[21]。其他环境风险因素还包括吸烟[22]、饮酒[23]、肥胖和胰岛素抵抗[24]。

第二节　发病机制

胆囊腺癌是 GBC 中最常见的组织学类型，占所有病例的 85%~90%[25]，本章将对此进行重点介绍。此外，GBC 的罕见类型还包括鳞状细胞癌、腺鳞癌和神经内分泌癌[25]。胆囊癌从癌前病变到浸润性癌的发展进程与结直肠癌的发生发展过程相似[26, 27]。大多数 GBC 的发生是基于慢性炎症刺激引起的上皮间质转化过程[28]。炎症因子的增加可导致环氧化酶 2（cyclooxygenase-2, COX2）的过度表达以及对肿瘤抑制基因的表观遗传学抑制[29]。在 GBC 发生的早期阶段，TP53 和线粒体 DNA 突变是最为常见的基因突变类型，可驱动正常上皮细胞发生细胞化生[30]。而 COX2 的过表达也能促进肿瘤新生血管的生成[31]。上皮细胞化生后随之而来的就是上皮内癌变阶段，其与基因座 3p 和 8p 的杂合性缺失[32] 以及人表皮生长因子受体 2（human epidermal growth factor receptor, HER2）的过表达相关[33]。再往下发展即为原位癌阶段，在此阶段中，脆性组氨酸三联体（fragile histidine triad, FHT）和周期蛋白依赖性激酶抑制剂 2A（cyclin-dependent kinase inhibitor 2A, CDKN2A）易发生突变，同时伴随 9q、18q、22q、5q 和 17p 杂合性缺失[26, 34, 35]。最终阶段即为浸润性癌的发生，有研究显示该阶段是由 KRAS 突变以及 9p、13q 和 18q 杂合性缺失所导致[26, 34]。值得注意的是，上述的肿瘤发生发展机制对应与胆囊结石诱发相关的 GBC，而以腺瘤性息肉或胰胆管汇合异常（在日本更常见）为诱因的 GBC 发生机制是不同的[36]。对于后 2 种情况下诱发的 GBC，有研究观察到存在 KRAS 和 TP53 突变的不同类型[36]。

第三节　诊断生物标记物

目前，还没有用于筛查高危人群或确诊疑似 GBC 患者的标准检测方法。

一些生物标志物已经被研究用于 GBC 的诊断和预后[37-41]。在一项研究中，GBC 患者血清 CA242、CA125、CA19-9 水平明显高于良性胆囊疾病患者和健康对照组（$P<0.01$）[40]。单个肿瘤标志物敏感性和特异性最高的分别是 CA19-9（敏感性 71.7%）和 CA125（特异性 98.7%）[40]。联合应用 CA19-9、CA242、CA125 可提高 69.2% 的诊断准确率。同时有研究比较了在术后无复发患者组和术后复发患者组中上述 3 种血清标志物的表达水平变化，结果显示未复发患者组的表达水平更低（$P<0.01$）[40]。

MicroRNAs（miRNAs）是一种由 19~25 个核苷酸组成的小分子非编码核糖核酸，其通过与目标信使 mRNA 的 3' 非编码区不完全互补配对，促进目标信使 mRNA 降解或抑制蛋白翻译，从而达到促进或抑制肿瘤发生发展的作用[42]。此外，miRNAs 在细胞分化、增殖和凋亡中也发挥重要作用[42]。有研究表明在包括 GBC 在内的多种恶性肿瘤中存在特定 miRNAs 的表达失调，即与健康或良性疾病的对照组相比，肿瘤患者组其 miRNAs 表达水平存在明显差异[1]。在 GBC 中对肿瘤发生具有抑制作用的 miRNAs 通常为下调状态，其中包括 miR-34a[43]、miR-218-5p[44] 和 miRNA335[45]。而在 GBC 中上调的致癌性 miRNAs 包括 miR-21[46]、miR-20a[47]、miR-155[48] 和 miR-182[49]。目前针对致癌 miRNAs 的治疗方法正在广泛研究中，未来相关研究成果值得期待。

第四节　治　疗

目前对于 GBC 的高质量前瞻性临床试验较少。许多研究既包括 GBC 患者，同时还包括其他胆管癌类型患者。与此同时，对上述包含多种类型患者的临床试验数据也无法进行亚组分析进而无法对基于解剖分型的各类患者的临床疗效特征进行分析评估。此外，随着靶向治疗如火如荼的发展以及在其他实体瘤中的应用获益，未来将更多地开展基于靶向治疗的单药或联合常规化疗的多种不同方案在胆囊癌中的疗效评价试验。

一、可切除胆囊癌

如前所述，对于 GBC 而言唯一具有根治性意义的方法即为手术切除[50]，因此鼓励可切除的 GBC 患者积极参加手术联合系统辅助治疗的临床试验。对于不能参与临床试验的患者，具有如下特征的患者可能从辅助治疗中获益：完全切除、pT2 期、淋巴结阳性或切缘阳性[51, 52]。对于最佳的辅助治疗方案，应该选择单纯化疗还是放化疗方案，目前尚未达成共识。单纯化疗方案包括吉西他滨、氟尿嘧啶（5-FU 或卡培他滨）以及吉西他滨联合氟尿嘧啶[53]。辅助治疗通常于手术切除后 6 个月后开始进行。

另一种辅助治疗方案为先予 4 周期诱导化疗后行同步放化疗。一项荟萃分析评估了 GBC 术后单纯化疗、联合放化疗以及单纯放疗在 OS 方面的优势（OR 分别为 0.39、0.61 和 0.98，$P = 0.02$），其中生存获益最为明显的患者群体为淋巴结阳性患者（OR 0.49，$P = 0.004$）和 R1 切除患者（OR 0.36，$P = 0.002$）[54]。目前对于术后辅助放疗是单独应用还是联合化疗仍存在争议。一项 II 期临床试验（SWOG S0809）评估了对肝外胆管癌以及 25 例 GBC 患者（19 例 R0 切除，6 例 R1 切除）先予以卡培他滨为基础的同步放化疗，后序贯卡培他滨联合吉西他滨辅助化疗方案的疗效[55]。研究结果显示所有患者的 2 年生存率为 65%（95%CI 53%~74%），R0 和 R1 切除率分别为 67% 和 60%，中位 OS 为 35 个月（R0 切除组：34 个月；R1 切除组：35 个月）。局部复发、远处复发和联合复发分别为 14 例、24 例和 9 例。3 级和 4 级不良反应发生率分别为 52% 和 11%，主要表现为中性粒细胞减少（44%）、手足综合征（11%）、腹泻（8%）、淋巴细胞减少（8%）和白细胞减少（6%）。

对于切缘阴性、区域淋巴结阴性或原位癌的可切除 GBC 患者，目前美国国家综合癌症网络（National Comprehensive Cancer Network, NCCN）指南建议术后予以随访观察、以氟尿嘧啶为基础的放化疗、氟尿嘧啶单药化疗或吉西他滨单药化疗[56]。而对于 R1 和 R2 切除以及区域淋巴结阳性 GBC 患者，NCCN 指南建议可以先予以氟尿嘧啶或吉西他滨诱导化疗后再行以氟尿嘧啶为基础的同步放化疗，或者术后仅予以氟尿嘧啶或吉西他滨为基础的单纯辅助化疗[56]。目前仍需大型前瞻性临床试验来进一步评估上述两种术后辅助治疗方案对切除的 GBC 的疗效情况 [57]。

二、不能切除的局部晚期和转移性胆囊癌

与可切除 GBC 的研究现状相似，对晚期 GBC 患者也尚缺乏基于随机对照临床试验结果的治疗指南 [56]。Knox 等人评估了吉西他滨联合卡培他滨一线治疗局部晚期和转移性包含 GBC 患者在内的多种胆道恶性肿瘤的疗效 [58]。研究结果显示总客观缓解率为 31%，中位 PFS 和 OS 分别为 7 个月和 14 个月，同时治疗过程中患者耐受性良好。

Riechelmann 等人也报道了利用吉西他滨联合卡培他滨一线治疗局部晚期 GBC 类似的研究结果 [59]。一项 2007 年发表的荟萃分析结果表明，与基于氟尿嘧啶的化疗方案相比，吉西他滨和铂类联合治疗晚期 GBC 的临床有效率更高，并且有望进一步提高患者生存率 [60]。随后针对晚期胆管癌的 III 期临床试验（ABC-02）证实了吉西他滨联合顺铂治疗不可切除的复发和转移性胆管癌的优越性 [61]，中位 PFS 分别为 8.0 个月和 5.0 个月，中位 OS 分别为 11.7 个月和 8.1 个月 [61]。相比吉西他滨单药组，吉西他滨联合顺铂组中 3~4 级中性粒细胞减少病例未显著增加；两组的感染率相似；与联合组相比，吉西他滨单药组患者的肝功能明显更差，上述研究结果反映联合组可能具有更好的疾病控制率 [61]。

然而，与支持治疗相比，干预治疗对生存的影响仍然是目前最关心的问题。目前唯一一项比较最佳支持治疗（best supportive care, BSC）与基于氟尿嘧啶 / 亚叶酸钙（FUFA）或基于改良型吉西他滨 / 奥沙利铂（mGEMOX）化疗方案的患者生存情况的研究结果显示 GEMOX 方案疗效更佳 [62]。其中 BSC 组、FUFA 组和 mGEMOX 组的中位总生存期分别为 4.5、4.6 和 9.5 个月。中位 PFS 分别为 2.8 个月、3.5 个月和 8.5 个月。对于局部晚期、不能切除的 GBC 患者而言除了姑息性化疗以外，也可以选择基于氟尿嘧啶为基础的放化疗方案 [56]，但在该方案中，肿瘤周围的正常组织可能会限制放疗的剂量。

第五节　靶向治疗

多条信号通路在 GBC 中异常表达（表 12.1），其在肿瘤发生中发挥重要作用，如促进肿瘤细胞增殖、侵袭、血管生成以及抗凋亡等 [28, 63-67]。鉴于通过阻断上述失调信号通路上相关靶点的治疗已在其他实体瘤中取得一定临床获益，因此利用该靶向治疗亦可能作为极具潜力的新的治疗方式。GBC 的分子特征不同于其他胆道肿瘤。例如，KRAS 突变在胆管癌中比 GBC 更常见 [28]。另一方面，成纤维细胞生长因子受体 2（fibroblast growth factor receptor 2, FGFR2）和异柠檬酸脱氢酶 1（isocitrate dehydrogenase 1, IDH1）和异柠檬酸脱氢酶 2（isocitrate dehydrogenase 2, IDH2）的突变在 GBC 中通常不可见，而在肝内胆管癌中却很常见 [63]。

表 12.1　在胆囊癌、肝内胆管癌和肝外胆管癌中相关特异性信号通路的突变频率 [28, 63-67]

信号通路	GBC	IHCC	EHCC
生长因子类受体			
EGFR	6%~12%	3%~27%	5%~20%
HER2	16%	0%~1%	0%~8%
MET	5%~74%	21%~58%	0%
VEGF	55%~63%	53%	59%
FGFR2	0%	13%~20%	0%~5%
IDH1、IDH2	0%	23%~28%	0%~7%
Ras-RAF-MEK 信号通路			
KRAS	0%~13%	5%~54%	0%~40%
BRAF	0%~33%	0%~21%	0%~2%
MEK	未知	未知	未知
PI3K-AKT-mTOR 信号通路			
PI3K/PIK3CA	4%~12%	0%~9%	0%
AKT	0%	0%~3%	0%
mTOR	47%~64%	25%~70%	40%~65%

注：GBC 胆囊癌，IHCC 肝内胆管癌，EHCC 肝外胆管癌

一些试验评估了靶向治疗在 GBC 中的作用。但是目前大多数现有临床试验的证据级别不高，同时未对优势患者人群进行目标筛选。因此未来需要进行更大规模的临床试验从而进一步利用生物标志物筛选出获益患者。

一、生长因子及其受体抑制剂

（一）表皮生长因子受体（EGFR）抑制剂

表皮生长因子受体（epidermal growth factor receptor, EGFR）是 ErbB 受体家族的一员，由细胞外配体结合结构域和细胞内具有酪氨酸激酶活性的结构域组成。EGFR 通常可以在恶性细胞中被激活 [68]，从而促进肿瘤细胞增殖、血管生成和抗凋亡作用 [68]。并且 EGFR 还可能是胆道恶性肿瘤死亡率增加的预测因素之一 [69]。厄洛替尼是一种酪氨酸激酶抑制剂，通过可逆的三磷酸腺苷结合位点阻断来抑制 EGFR 的激活，导致其无法激活下游通路，如 Ras-RAF-MEK 和 PI3K-AKT-mTOR[70]。在一项小样本量的 Ⅱ 期临床试验中利用厄洛替尼单药治疗晚期胆道恶性肿瘤获得了一定的临床受益 [70]。然而，在吉西他滨和奥沙利铂（GEMOX）化疗方案中联合厄洛替尼对 PFS 有轻微改善，却未能有效提高 OS[71]。

西妥昔单抗（cetuximab, CTX）和帕尼单抗（panitumumab, PTB）是 2 种靶向 EGFR 的单克隆抗体，其也在 GBC 中进行了评估 [72, 73]。它们可选择性地阻断受体的细胞外配体结合域，从而阻止其激活 [73]。Gruenberger 等人在一项针对晚期患者的单臂 Ⅱ 期临床试验中评估了 CTX 加到 GEMOX 的效果 [73]。尽

管 63% 的患者获得了客观缓解（3 例完全缓解，16 例部分缓解），但依然未观察到生存获益[73]。在 30 例患者中观察到 13 例 3 级不良事件，包括皮疹、周围神经病变和血小板减少[73]。BINGO 试验是另一项联合 CTX 和 GEMOX 的 Ⅱ 期临床试验，将包含 GBC 在内的晚期胆道恶性肿瘤患者随机分为接受或不接受 CTX 组[74]。与 Gruenberger 等人的结果相似，在化疗中加入 CTX 并不能改善患者生存期（CTX-GEMOX 组的 PFS 为 6.1 个月，而 GEMOX 组为 5.5 个月；CTX-GEMOX 组和 GEMOX 组的 OS 分别为 11.0 个月和 12.4 个月）[74]。

Hezel 等人报道了一些在 GEMOX 中添加 PTB 的令人鼓舞的结果[75]。这是一项单臂 Ⅱ 期临床试验，共纳入了 31 例初始不可切除或转移的 KRAS 野生型胆管癌（包括 GBC），研究结果显示客观缓解率为 45%，中位 PFS 和 OS 分别为 10.6 个月和 20.3 个月[75]。最常见的 3~4 级不良事件为贫血（26%）、白细胞减少（23%）、乏力（23%）、神经病变（16%）和皮疹（10%）[75]。另一项 Ⅱ 期临床试验 Vecti-BIL 研究，针对 28 例 KRAS 野生型晚期胆道恶性肿瘤的初治患者随机分为在 GEMOX 化疗基础上加或不加 PTB[76]。研究结果显示 GEMOX 联合 PTB 组未观察到生存获益，GEMOX 联合 PTB 组和单纯 GEMOX 化疗组的中位 PFS 分别为 5.3 个月和 4.4 个月，中位 OS 分别为 9.9 个月和 10.2 个月[76]。

（二）人表皮生长因子受体 2（HER2）抑制剂

人表皮生长因子受体 2（human epidermal growth factor receptor 2, HER2）是另一个 ErbB 家族成员，其可促进细胞生长、增殖和迁移，相比上述信号通路受体途径，HER2 可能是更有效的激活因子[77]。与胃肠道肿瘤以及胆管癌的其他亚型相比，HER2 过表达在 GBC 中更为常见[78, 79]。有意思的是 HER2 过表达与良好的预后相关，HER2 过表达的患者发生远处转移的可能性较小[80]。然而，目前在乳腺癌和胃癌中进行抗 HER2 治疗已经取得明确疗效，但在 GBC 中尚不明确。拉帕替尼（lapatinib）是一种口服的 EGFR 和 HER2 的双靶点抑制剂，有研究评估了其在包括 GBC 在内的晚期胆道恶性肿瘤患者中的疗效[81]。研究结果显示拉帕替尼单药治疗的中位 PFS 和 OS 分别为 1.8 个月和 5.2 个月[81]。其他研究也报道了类似的结果[82, 83]。

（三）血管内皮生长因子（VEGF）抑制剂

血管内皮生长因子（vascular endothelial growth factor, VEGF）是一种有效的血管生成促进因子[84]，其在 55%~63% 的 GBC 中呈过表达状态[28]。其表达水平与手术切缘阳性、转移以及不良预后相关[28, 85]。贝伐珠单抗是一种单克隆抗体，可结合 VEGF 并阻止其激活受体 VEGFR[86]。Zhu 等人在一项针对晚期胆管癌患者的 Ⅱ 期临床试验中评估了贝伐珠单抗联合 GEMOX 的临床疗效[86]。研究结果显示客观缓解率为 40%，中位 PFS 和 OS 分别为 7 个月和 12.7 个月[86]。然而，该研究并没有达到预期的 6 个月无进展生存率从 50% 提高到 70% 的研究终点[86]。另一项纳入了 50 例晚期胆道恶性肿瘤患者（包括 11 例 GBC 患者）的 Ⅱ 期临床研究评估了以吉西他滨或卡培他滨为基础的化疗上是否联合贝伐珠单抗的疗效差别[87]。结果显示 12 例患者获得部分缓解，24 例患者病情稳定[87]。中位 PFS 和 OS 分别为 8.1 个月和 10.2 个月；亚组分析显示检测到循环肿瘤细胞的患者与未检测到循环肿瘤细胞的患者相比，其中位 OS 更低（9.4 个月 vs. 13.7 个月，$P = 0.29$）[87]。

Lubner 等人开展了一项针对包含 GBC 在内的晚期胆管癌患者的Ⅱ期临床试验，该试验中评估了贝伐珠单抗和厄洛替尼双重阻断 VEGF 和 EGFR 的作用，研究结果显示与前期化疗相比，联合使用组并不能提高患者生存[88]。其客观缓解率为 63%，中位 PFS 和 OS 分别为 4.4 个月和 9.9 个月[88]。索拉非尼是一种针对 VEGFR、血小板源性生长因子以及 BRAF 在内的多靶点抑制剂，有研究显示，在 GBC 中，利用索拉非尼单药治疗[89]、索拉非尼联合吉西他滨和顺铂化疗[90] 以及索拉非尼联合卡培他滨和奥沙利铂方案化疗[91]3 种策略均未提高患者生存。

（四）MET 抑制剂

MET 也被称为分散受体，可被肝细胞生长因子（hepatocyte growth factor, HGF）激活，并刺激 VEGF 和白介素 -8 的合成，最终促进血管生成[92]。它还通过降解细胞间连接来促进肿瘤细胞的侵袭[92]。其过度表达与预后不良相关[93]。迄今为止，还没有试验对 MET 抑制剂在 GBC 中的作用进行评估。

（五）成纤维细胞生长因子受体 2（FGFR2）抑制剂

成纤维细胞生长因子通过激活其受体（FGFR2）调节肿瘤细胞增殖、迁移和血管生成[94]。肝内胆管癌中可见 FGFR2 基因融合[95]，有研究正在评估 FGFR2 抑制剂对晚期胆管癌的疗效[96]。然而，在 GBC 中尚未观察到 FGFR2 突变[63]。目前，尚未发现 FGFR2 与 GBC 有关。

二、Ras-RAF-MEK-MAPK 通路抑制剂

Ras-RAF-MEK-MAPK 通路位于表面生长因子受体下游，通过与 p53、p16、p21 等细胞周期调控蛋白相互作用，在促进细胞增殖、逃避细胞凋亡方面发挥重要作用[97]。此外，该通路的第一个成分 KRAS，除了其 Ras-RAF-MEK-MAPK 轴的主要下游信号外，还可交叉刺激 PI3K-AKT 通路[97]。尽管 KRAS 和 BRAF 突变状态与其他恶性肿瘤有关，但它们并不被认为是胆道恶性肿瘤的预后标志物[69]。司美替尼是一种 MEK 的小分子抑制剂，可以选择性地结合到 MEK 上的变构调节位点，并阻止该蛋白利用三磷酸腺苷[98]。一项Ⅱ期试验评估了司美替尼单药治疗疗效，该试验包括 28 例晚期胆道恶性肿瘤患者，其中 7 例为晚期 GBC 患者[98]。结果显示 3 例患者存在有客观缓解，中位 PFS 和 OS 分别为 3.7 个月和 9.8 个月[98]。毒性主要为 1 级和 2 级，最常见的是皮疹和口干症；4% 的患者有 4 级疲劳[98]。值得注意的是，肿瘤组织中未发现 BRAFV600E 突变[98]。Ⅰb 期试验 ABC-04 评估了司美替尼联合吉西他滨和卡培他滨治疗 13 例晚期胆道恶性肿瘤（包括 3 例 GBC 患者）的疗效[99]。结果显示 3 例患者获部分缓解，5 例病情稳定。中位 PFS 为 6.4 个月。与司美替尼相关的毒性大多为 1 级和 2 级，并与水肿和皮疹有关。

三、PI3K-AKT-mTOR 通路抑制剂

与 Ras-RAF-MEK 通路类似，PI3K-AKT-mTOR 通路受到多种生长因子的刺激，可能通过刺激

BCL2 和阻断 caspase-9 活性，在逃避凋亡中发挥重要作用[100]。它还能促进细胞周期的进展，促进血管生成[101]，并调节基质金属蛋白酶的产生从而引起局部入侵[102]。下游成分之一的哺乳动物西罗莫司靶蛋白（mammalian target of rapamycin, mTOR），通过产生缺氧诱导因子促进细胞增殖和血管生成[103]。mTOR 的过度激活与总生存期缩短相关[104]。

依维莫司是一种 mTOR 激酶抑制剂，已被美国食品药品监督管理局（Food and Drug Administration, FDA）测试并批准用于多种肿瘤的治疗，包括胰腺神经内分泌肿瘤和肾细胞癌[105]。有 I 期临床试验评估了依维莫司与吉西他滨和顺铂联合用于不可切除实体瘤（包括 GBC）患者的疗效[105]。结果显示 GBC 患者均无客观缓解。依维莫司相关的毒性包括高脂血症。mTOR 抑制剂联合 5-FU[106] 和 MAPK 抑制剂[107] 的临床前研究的结果展现了不错的预期疗效。表 12.2 总结了正在进行的与 GBC 相关的临床试验。

表 12.2 正在进行的晚期胆囊癌患者的临床试验

治疗方案	临床试验注册号
一线治疗	
GEMOX vs. XELOX	NCT01470443
吉西他滨 + 顺铂 + 白蛋白结合型紫杉醇	NCT02392637
吉西他滨 + 顺铂 + 白蛋白结合型紫杉醇	NCT02632305
伊立替康 + 顺铂 vs. 吉西他滨 + 顺铂	NCT01859728
雷莫芦单抗或梅沙替尼或安慰剂联合顺铂 + 吉西他滨	NCT02711553
Acelarin+ 顺铂	NCT02351765
德瓦鲁单抗 + 替西立姆单抗 + 吉西他滨 + 顺铂	NCT03046862
Varlitinib+ 吉西他滨 + 顺铂	NCT02992340
ADH-1+ 吉西他滨 + 顺铂	NCT01825603
二线治疗	
MEK162+ 卡培他滨	NCT02773459
FOLFOX	NCT01926236
雷莫芦单抗	NCT02520141
索凡替尼	NCT02966821

注：XELOX 卡培他滨 + 奥沙利铂，FOLFOX 5-氟尿嘧啶 + 叶酸 + 奥沙利铂

第六节 结 论

胆囊癌是一种罕见的恶性肿瘤，由于发现诊断较晚且缺乏有效的全身治疗，因此该类患者预后较差。其最常见的组织学类型是腺癌。唯一可能根治 GBC 的方法即手术切除，但是由于大多数患者就诊

时已为晚期，因此只有一小部分患者是可切除类型。在此情况下我们始终鼓励患者积极参加临床试验。完全切除、pT2 期或以上肿瘤、淋巴结阳性或切缘阳性的患者可能从辅助治疗中获益，辅助治疗的方案包括单独化疗、单纯放疗以及放化联合治疗。对于不可切除、局部晚期或转移性的胆囊癌患者，治疗选择包括姑息性化疗（基于吉西他滨或氟尿嘧啶）或以氟尿嘧啶为基础的放化疗或单纯放疗。一些靶向治疗已经在晚期患者中得到了评估，但目前未经 FDA 批准应用，因此未来需要更多高质量的临床试验进一步指导临床实践。

第十三章　肝细胞癌

Sahin Lacin, Asif Rashid, Yun Shin Chun, Bruno Calazans Odisio, Eugene J. Koay, Reham Abdel-Wahab 和 Ahmed O. Kaseb

第一节　前　言

在世界范围内，肝细胞癌（HCC）是第六大常见癌症和第二大常见癌症死亡原因。此外，它是男性第五大最常见的癌症（55.4 万例 / 年，占所有病例的 7.5%）和女性第九大最常见的癌症（22.8 万例 / 年，占所有病例的 3.4%）。据估计，全球每年有 78.2 万人患肝癌，每年有 74.5 万人死于肝癌[1]。很多因素都会增加患肝癌的风险。这些风险因素分为 2 类：可预防的和不可预防的。可预防的风险因素包括乙肝病毒（HBV）和丙肝病毒（HCV）感染、肥胖、糖尿病、非酒精性脂肪肝、毒物暴露（比如黄曲霉毒素、氯乙烯）、酒精、烟草和药物[2-4]。不可预防的风险因素包括种族、年龄、性别、家族史、遗传性血色素沉着、α1- 抗胰蛋白酶缺乏症、自身免疫性肝炎和卟啉病[4-7]。全世界范围内，肝细胞癌最常见的病因是慢性乙肝病毒感染。而在发达国家，比如南欧和北美洲，肝细胞癌最常见的病因是慢性丙肝病毒感染。大多数肝细胞癌患者都有肝硬化，尽管一些慢性乙肝病毒感染的肝细胞癌患者没有肝硬化的证据[8,9]。比起肝脏正常而在定期复查中筛查到肝细胞癌的患者，那些有肝硬化的患者会更早地检测到肝细胞癌。然而，正常肝脏的肝细胞癌患者会在很长的时间内是无症状的，当诊断出肝细胞癌时，往往肿瘤直径已经很大了[10,11]。

第二节　肝细胞癌的组织病理学

一、大致调查结果

肝细胞癌通常表现为假性包膜的结节状肿块（多见于硬化性肝脏）或包膜的结节状肿块（多见于非硬化性肝脏）[12,13]。肿瘤的质地通常是柔软的，有或无坏死区域，颜色为黄色、棕黄色、灰白色或绿色（由于胆汁分泌）。肝细胞癌侵入到门静脉、肝静脉和腔静脉是常见的，但很少会侵入胆管。肝细胞癌可以是伴有或不伴有邻近卫星病灶的单个病灶，也可以是多中心（多克隆）肿瘤或原发部位的肝内转移所致的多灶性肝癌。它也可以表现为伴有或不伴有卫星病灶的巨大肿瘤，从肝脏突出的伴有或不伴有蒂的肿瘤，或是伴有大量小病灶侵犯肝实质的弥漫性肿瘤。肺、淋巴结、骨和肾上腺是肝细胞癌肝外转移最常见的位置。

二、光学显微镜下所见

肝细胞癌的诊断需要证明肝癌细胞的分化和恶性肿瘤特征[12, 13]。这些可以由光学显微学、特殊染色、免疫组化或超微结构研究所证明。肝细胞癌的组织学研究发现，其变化范围可从类似正常肝实质到伴有少量肝细胞分化的间变性肿瘤。大多数肝细胞癌有明确的肝细胞分化，在肝窦状血腔内呈小梁状，但通常会有缺少门脉这一肝腺瘤常有的特征（图 13.1）。肿瘤细胞大小适中，呈多角形；胞浆嗜酸性，颗粒细小，细胞膜清晰；在肝板内生长，至少有 3 个细胞厚；有小胆管穿过肝板，单层内皮细胞排列在肝板两侧。肝实质的正常网状蛋白网络被减少和破坏，可采用网状蛋白染色来区分肝细胞癌、非肿瘤性肝实质和肝腺瘤。另一种常见的组织学变异是由异常或扩张的胆小管形成的假腺体或假腺泡型（图 13.2）。胆管扩张的胆小管或假腺中的胆汁栓塞有助于诊断肝细胞癌。实性或紧凑型的肝细胞癌具有片状的肿瘤细胞、受压迫的小梁和血窦的特征（图 13.3）。透明细胞变型的肝细胞癌，其细胞质中可有脂肪空泡或糖原，且胞质清晰（图 13.4）。该肝细胞癌变体必须与转移性肾透明细胞癌区分开来。

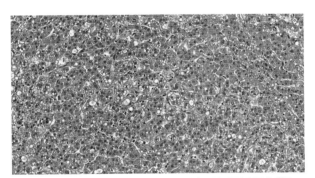

图 13.1　中等分化的肝细胞癌，呈小梁型，肝板厚度增加，呈窦状分隔（×400，H&E 染色）

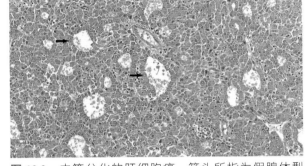

图 13.2　中等分化的肝细胞癌，箭头所指为假腺体型（×400，H&E 染色）

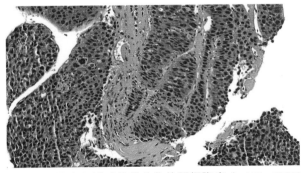

图 13.3　呈实心模式的低分化的肝细胞癌（×400，H&E 染色）

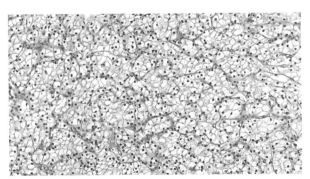

图 13.4　一般分化的肝细胞癌，胞质清晰的透明细胞型（×400，H&E 染色）

肝细胞癌中可存在多种胞质内包涵体[12, 13]。Mallory-Denk 体与 Mallory 体相似，是不规则的嗜酸性，过碘酸希夫反应阴性的聚集中间丝，例如泛素和角蛋白。透明体类似于患有 α-1 抗胰蛋白酶缺乏症患者中积聚的球状体（球状，圆形，强嗜酸性，过碘酸希夫反应阳性，并且由于抗胰蛋白酶积聚而具有耐酶性）（图 13.5）。苍白体呈卵圆形，无定形，由于纤维蛋白原在内质网中积聚而呈轻度嗜酸性。在 HBsAg 阳性的肝细胞癌患者的肿瘤细胞中，很少有类似 HBsAg 阳性肝细胞中的磨玻璃包涵体。除了乙肝病毒感染患者中可能存在磨玻璃包涵体，其他的包涵体对潜在的肝病没有特异性。肝细胞癌的其他罕见变体包括沿窦状间隙明显纤维化的硬癌，通过免疫组化证实的具有肝细胞分化但无法进一步分类的未分化癌，具有大量瘤内淋巴细胞的类淋巴上皮瘤样癌和具有恶性梭形细胞的肉瘤样癌恶性梭形细胞。

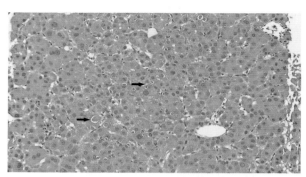

图 13.5 肝细胞癌，箭头所指为透明球状物（×400，H&E 染色）

三、纤维板层肝细胞癌

纤维板层肝细胞癌是肝细胞癌中少见的独特类型，多见于儿童和年轻人[12, 13]。大体上，肿瘤为黄色至浅棕褐色且质地坚实，并可有中央疤痕。组织学上，肿瘤由大的多角形细胞组成，具有丰富的嗜酸性细胞质，大的囊状核，瘤巢周围有特征性的板层纤维化（图 13.6）。这些肿瘤可有腺体分化，并产生黏蛋白。纤维板层肝细胞癌中可有苍白体、透明体和钙化。

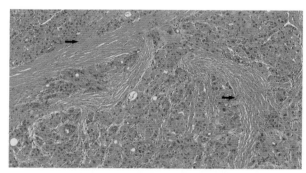

图 13.6 纤维板层肝细胞癌，细胞大，嗜酸性，箭头所指为板层纤维化（×200，H&E 染色）

四、免疫组化的发现

免疫组化可用于确认肝细胞分化，并鉴别肝细胞癌与良性肝脏病变以及其他原发性和转移性肝肿瘤[12, 13]。HepPar-1 和精氨酸酶是肝细胞分化的敏感标志物，尽管前者偶尔出现在胃癌和胆管癌中。Glypican-3 可用于鉴别肝细胞癌与肝腺瘤和肝脏良性病变[14]。肝细胞癌中的胆小管可以通过免疫组化检测多克隆癌胚抗原和 CD10 来证实。与正常的窦状隙不同，肝细胞癌中的窦状隙表现为"毛细血管化"的变化并可对 CD34 染色。与肝细胞癌相反，癌胚抗原在腺癌中具有细胞质染色。肝细胞癌可用 CAM 5.2 对细胞角蛋白 8 和 18 进行染色，但无法用 AE1/AE3 对高分子量的细胞角蛋白染色，也无法染色胆管型的角蛋白 7 和 19。大多数肝细胞癌对细胞角蛋白 7 或 20 的抗体不染色，但偶尔可能对它们呈阳性，尤其是细胞角蛋白 7。肝细胞癌无法进行上皮膜抗原或 MOC31 的染色。大多数肝细胞癌患者的血清 α-甲胎蛋白水平很高，但很少有肝细胞癌可被 α-甲胎蛋白染色。在疑难肝癌病例中，白蛋白的原位杂交在证明肝细胞分化方面具有重要价值[15]。

五、鉴别诊断

肝细胞癌必须与原发性肝脏病变和各种转移性肿瘤相鉴别[12, 13]。肝脏病理学最困难的问题之一是将高分化的肝细胞癌与肝腺瘤区分开来。即使是切除的肿瘤，这也可能是一个问题。在没有使用口服避孕药或雄激素的情况下，网蛋白染色显示小梁厚度增加和网蛋白结构缺失，在一些情况下可帮助区分肝细胞癌与肝腺瘤。有研究对肝腺瘤进行染色体分析和 β- 联蛋白免疫组化的核染色，有助于鉴别困难和有问题的病例[16]。肝硬化患者的巨大再生的结节可能有一些细胞学上的异型性或异常的小梁生长模式。通过网织蛋白染色保留正常的肝脏结构，以及缺乏对磷脂酰肌醇蛋白聚糖 -3 免疫组化染色的方法，对于鉴别肝细胞癌和巨大再生结节可能具有重要的意义。在影像学研究中，局灶性结节增生很类似纤维板层肝细胞癌，大体上带有中央疤痕，但其具有明显的组织学特征。

肝细胞癌具有大的嗜酸性细胞，可以模仿其他具有相似组织学特征的肿瘤，包括神经内分泌肿瘤和癌、肾上腺皮质癌、间质瘤、黑色素瘤、胃肠道间质瘤和血管平滑肌脂肪瘤。中等级别的胰腺胃肠神经内分泌肿瘤和癌在组织学上可以模拟肝细胞癌。这是肝脏肿瘤病理中最常见的误诊之一。血清神经肽水平的升高、影像学研究以及嗜铬粒蛋白和突触小泡蛋白的免疫组化可以帮助鉴别诊断。同样，肾上腺皮质癌可以通过对抑制素、钙网膜蛋白和黑色素 A 的免疫组化可以很容易地与肝细胞癌鉴别。虽然大多数肝细胞癌的透明细胞变异可以有嗜酸性细胞常规的小梁模式，但对于转移性透明细胞肾细胞癌应通过上皮膜抗原、CD10 和 PAX88 的免疫组化阳性且 pan- 细胞角蛋白阴性来排除。

原发性胆管癌或转移性腺癌可能很难与分化不良的肝细胞癌相鉴别[17]。免疫组化检测肝脏标志物，包括 HepPar-1、精氨酸酶、多克隆癌胚抗原、细胞角蛋白 7 和 20、MOC31，以及各种位点特异性标志物，例如 napsin A、TTF-1、CDX-2、PAX8、WT-1、钙网膜蛋白、雌激素受体和孕激素受体，可能有助于肝细胞癌的鉴别诊断。

六、肝细胞癌的分级

肝细胞癌的等级分为高分化的、中等分化的、低分化的和未分化的[12, 13]。高分化的癌具有轻度的细胞学异型性，细胞核与细胞质比率增加，由 3 个或更少细胞厚度组成的细小梁，以及假腺体形态。中度分化的肝细胞癌具有 3 个以上细胞厚度的小梁生长，其细胞具有丰富的嗜酸性细胞质，胞核为圆形，核仁明显，组织学形态为假腺体。低分化的癌具有实体瘤生长模式，没有明显的窦状血隙，且核质比增加，并且中等至明显的多形性。未分化的癌的生长模式为实性生长，肿瘤细胞呈圆形或纺锤形，几乎不含细胞质。

七、肝细胞癌的分期

肝细胞癌使用美国癌症联合委员会的肿瘤结节转移（TNM）分类系统进行分期[18]。该分类使用肿瘤结节的数量和大小。是否存在血管侵犯，包括门静脉和肝静脉主要分支的侵犯、累及邻近器官、内脏腹膜受累和淋巴结转移或远处转移。

八、非酒精性脂肪肝炎相关的肝细胞癌

非酒精性脂肪性肝病是导致肝功能障碍的最常见的原因，其在普通人群中的患病率为 20%~30%，在肥胖人群中这一患病率高达 57%~74%[19]。非酒精性脂肪肝疾病增加了肝脏对氧化应激和炎性细胞因子（如白介素 6 和肿瘤坏死因子）的敏感性，随后发展为非酒精性脂肪性肝炎和纤维化。最近，一项大型回顾性研究表明，所有肝细胞癌患者中非病毒相关性肝细胞癌的比例从 1991 年的 10.0% 增加到 2001 年的 24.1%，其中大多数病例与非酒精性脂肪肝和糖尿病有关[20]。

九、性激素相关的肝细胞癌

据我们所知，不论发病率在世界范围内如何变化，肝细胞癌都是男性为主的疾病。特别是在撒哈拉以南的非洲，男性肝细胞癌的发病率比女性高 10 倍[21]。肝脏表达雌激素和雄激素受体，它们可以作为转录因子并调节几种调节基因的表达。这些基因参与了与细胞增殖和免疫应答相关的几种通路[22, 23]。雌激素和雄激素都是类固醇激素，它们通过与核受体结合并充当转录因子来调节多个基因的表达，从而发挥自身作用，如前所述。研究人员表明，从增生发展到肝细胞癌与雌激素受体表达降低和雄激素受体表达升高有关[24-27]。

第三节 手术在治疗肝细胞癌中的作用

对于不符合肝移植或局部消融标准的部分患者，肝切除术是肝细胞癌的主要治疗方法。肝细胞癌患者在肝切除术后的 5 年总生存率（OS）在 25%~80% 之间，具体取决于患者的选择和病理因素[28-30]。但是，由于诊断时处于疾病晚期，以及潜在的慢性肝病或肝功能不全，只有少数肝细胞癌患者可以进行肝切除。此外，肝切除与高肝内肿瘤复发率相关，在 3 年时为 50%，在 5 年时为 70%。在进行肝细胞癌部分肝切除术之前，重点考虑因素包括评估肝储备、预期切除范围和预后因素。

一、肝储备的评估

肝纤维化程度和肝功能障碍是选择肝细胞癌患者进行肝切除术的关键因素。评估肝硬化程度最广泛使用的分类方案是 Child-Pugh 评分。Child-Pugh 分类的组成部分是脑病和腹水 2 个临床因素以及凝血酶原时间、白蛋白水平和胆红素水平 3 个实验室指标。通常，Child-Pugh A 肝硬化患者和高选择性的 Child-Pugh B 患者都是肝切除的候选人。选择肝硬化患者的另一种术前工具是终末期肝病模型（MELD）评分，该评分基于血清胆红素和肌酐水平以及国际标准化比值（INR）。梅奥诊所的一项研究表明，在

肝硬化患者中，MELD 评分低于 9 分与围手术期无死亡相关，而 MELD 评分为 9 分或更高的患者中有 29% 的患者围手术期死亡（$P<0.01$）[31]。Cucchetti 及其同事的一份报告证实了这项研究的结果，其中 MELD 得分低于 9 分的患者术后肝衰竭率为 0%，而 MELD 得分高于 10 的患者为 38%（$P=0.001$）[32]。

肝细胞癌患者术前的重要考虑因素是存门静脉高压，表现为血小板减少，肝静脉梯度大于 10 mmHg 和食管静脉曲张，腹水和（或）脾肿大。对于门静脉高压症患者，在大的肝切除术后的发病率和死亡率都很高，但部分患者可以安全地切除 1 或 2 个部分。Ishizawa 及其同事比较了有（$n=136$）和没有（$n=250$）门静脉高压（定义为食管静脉曲张或血小板计数少于 10 万 /mm，并伴脾肿大）的患者肝切除术后的结果[33]。98% 的门静脉高压症患者的肝切除范围限制在 1 个扇形以内。门静脉高压症患者的术后并发症发生率为 10%，与没有门静脉高压症的患者（12%）无显著差异。门静脉高压症患者的 5 年总生存率显著缩短，门静脉高压症患者为 56%，而无门静脉高压患者为 71%（$P=0.008$）。在多变量分析中，血管侵犯和 Child-Pugh B 评分是总生存期的独立预测因子，非门静脉高压不是。

大肝切除和小肝切除的绝对禁忌证均是胆红素水平大于 2 mg/dL，存在腹水和肝剩余体积不足。

二、肝体积测定和门静脉栓塞

切除后剩余肝脏的预期体积不足或未来剩余肝体积（FLR）不足是肝切除的禁忌证。对于没有慢性肝病的患者，推荐的 FLR 体积为 20%。但是，对于肝储备受损，再生能力下降的肝硬化患者，推荐的 FLR 量为 40%[34]。对于 FLR 体积不足的患者，门静脉栓塞（PVE）是实现安全肝切除术的一种策略。PVE 由介入放射科医师进行，涉及门静脉树的栓塞术，其为要切除的肝脏（通常为右肝）供血。PVE 引起同侧栓塞性肝萎缩，健侧肝脏代偿性肥大。PVE 的禁忌证包括门静脉血栓形成和严重的门静脉高压症。

由于肝细胞癌主要由肝动脉血流供应，肝动脉血流量在 PVE 后增加，因此研究人员对 PVE 后肝细胞癌加速生长表示担忧。另外，肝硬化患者有动脉门静脉分流，可能会限制 PVE 的疗效。为了解决这些问题，有人建议对肝癌患者进行序贯经动脉化学栓塞（TACE）治疗，然后进行 PVE 治疗。Yoo 及其同事评估了 71 例接受了连续 TACE 和 PVE 的患者，与 64 例接受了肝癌右肝切除术之前单独接受 PVE 的患者进行了比较[35]。TACE-PVE 组的 FLR 体积明显增加，术后肝衰竭的发生率较低，并且总生存期更好。作者推测，更好的生存期部分归因于 TACE 通过阻塞肿瘤的动脉血流而产生的抗肿瘤作用。此外，在对 36 位进行序贯 TACE 和 PVE 或单独 PVE 后进行肝切除术的患者的研究中，Ogata 及其同事发现，在 TACE-PVE 组中有 83% 的患者切除的标本中具有完整的肿瘤坏死，而 PVE 组只有 6%（$P<0.001$）[36]。基于这些数据，行大面积肝切除术的肝细胞癌患者和慢性肝病患者应考虑进行序贯 TACE 和 PVE 治疗（图 13.7）。

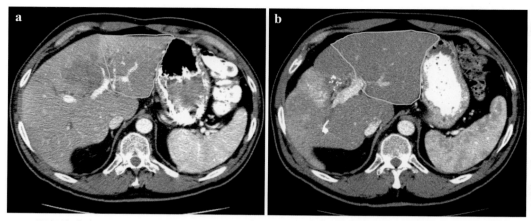

图 13.7　肝细胞癌序贯 TACE 和 PVE 之前（a）和之后（b）的肿瘤坏死和左肝肥大。黄线表示剩余肝体积

三、术中注意事项

肝细胞癌手术切除的目的是最大程度地减少肝内复发的风险，并最大限度地保留非肿瘤性肝实质。2 个重要的考虑因素是解剖与非解剖切除的作用以及所需手术切缘的宽度。

肝细胞癌的肝内复发与肝内转移的存在有关，肝内转移是通过血管侵犯发生的，导致切除后 2 年内的早期复发，以及多中心癌变，从而导致延迟复发。为了解决由于肝内转移引起的肝癌早期复发的风险，研究者在 20 世纪 80 年代提出了解剖性切除术 [37]。解剖性切除的目的是切除供应肝细胞癌的门静脉分支灌注的一个或多个节段，从而根除潜在的微转移。Imamura 及其同事在 1999 年将 56 例行肿瘤切除术的患者与 82 例行直径小于 5 cm 的非癌性肝细胞癌患者进行了比较，发现解剖性肝切除与无复发生存期成正相关 [38]。这些结果在东京大学的一项最新研究中得到了证实。在 Child-Pugh 分级为 A 的接受 5 cm 或更小切除术的肝细胞癌患者中，与 156 例接受解剖切除术的患者相比，53 例接受非解剖切除的患者局部复发率更高和生存时间期更短 [39]。

与此相反，其他作者显示小于 5 cm 的肝细胞癌解剖性切除与非解剖性切除的生存率无差异 [40, 41]。Cucchetti 等观察到，解剖性切除术的有益作用仅限于减少高级别肝细胞癌伴微血管侵犯患者的早期复发（<2 年）[42]。这些数据表明，解剖性切除术的获益与肝内微转移和血管侵犯的风险有关，这与较大的肿瘤大小直接相关。

除了解剖性切除术外，肝细胞癌患者术中的重要考虑因素是手术切缘的必要宽度。但是，关于最佳切除切缘的文献存在矛盾。Poon 和同事分析了 288 例肝细胞癌患者，他们接受了窄（<1 cm）与宽（≥1 cm）边距的切除术。他们观察到的大多数肝内复发是在切除后不同的节段或多个节段中 [43]。如果切除边缘的宽度是阴性，则不会影响术后复发率。同样，Nara 等人的研究对 570 例行单发肝细胞癌切除术患者的研究表明，有 165 例切缘阴性或小于 1 mm 的患者的无复发生存率与 374 例切缘大于 1 mm 的患者相似，但形态学为非单纯结节型的非肝硬化患者除外 [44]。

在一项针对孤立性肝细胞癌患者的随机试验中，Shi 及其同事观察到，切缘为 2 cm 的患者的 5 年总生存率为 75%，而切缘为 1 cm 的患者的 5 年总生存率为 49%（$P = 0.008$）[45]。同样，在切缘为 1 cm 组中有 30% 的患者发生了边缘复发，而在 2 cm 组中则没有发生（$P = 0.001$）。肝细胞癌手术切除的 2 cm 切缘的目标应与保留功能性肝实质的需求相平衡。

四、肝细胞癌肝切除术后的预后因素

在美国癌症联合委员会的 HCC 分期系统中，肝细胞癌的 T1~T3 类别的决定因素是肿瘤的数量和大小以及血管侵袭。这些重要的预后因素得到了大量肝细胞癌手术的支持（表 13.1）[46-50]。

表 13.1　肝细胞癌的手术切除结果和预后因素

参考文献	患者数量	肝硬化（%）	大部切除（%）	多发肿瘤（%）	肿瘤>5cm（%）	血管侵犯（%）	发病率和死亡率（%）	生存（%）	预后因子
Capussotti 等（2005）[46]	216	100	21	22	31	43	发病率：38.4 死亡率：8.3	5 年 OS 率：34.1 5 年 DFS 率：25.2	Child-Pugh 评分，肿瘤大小，血管侵犯，边缘阳性
Katz 等（2009）[47]	192	32	60	11	79	60	发病率：51	5 年 OS 率：41 5 年 DFS 率：76	Child-Pugh 评分，血管侵犯，边缘阳性，肝大部切除，手术失血
Wang 等（2010）[48]	438	N/A	11	15	62	19（宏观）	发病率：21.7 死亡率：7.5	5 年 OS 率：43.3 5 年 DFS 率：56.2	Child-Pugh 评分，大小，血管侵犯，切除边缘，包膜侵犯
Fan 等（2011）[49]	808	60	58	28	中位 5.3 cm	49（微观）	发病率：24.8 死亡率：3.1	5 年 OS 率：54.8 5 年 DFS 率：34.8	血管侵犯，边缘阳性，多发性肿瘤，术前症状，术后并发症
Kluger 等（2014）[50]	313	47	56	20	65	24（宏观）50（微观）	主要发病率：5 死亡率：8	5 年 OS 率：67 5 年 DFS 率：32	血管侵犯，术中输血，肝硬化，分化不良，卫星病灶，AFP>200 ng/mL

注：OS 总生存，DFS 无病生存期，N/A 无，AFP α- 甲胎蛋白

多中心肝细胞癌与部分肝切除术后的高复发率有关，复发率为 80%~100%。因此，对于在米兰标准范围内的多发瘤的肝硬化患者，肝移植是最佳的治疗选择。对于米兰标准之外的多中心肝细胞癌患者，可以对部分患者行部分肝切除术，并取得满意的结果。Ishizawa 等证明 Child-Pugh 评分是多结节肝细胞癌患者切除术后生存期的重要决定因素，Child-Pugh A 和 B 患病患者的 5 年总生存率分别为 58% 和不足 20%[33]。在该研究中，75% 的患者有肝内复发，近四分之一的患者再次接受了肝切除术。

大于 5 cm 的肝细胞癌患者通常不适合进行移植或消融。因此，在这种情况下，手术切除是首选的治疗方案。但是，较大的肿瘤可能比较小的肿瘤在技术上更具挑战性，并且可能需要大的肝切除术。此外，较大的肿瘤大小与血管侵犯的风险增加有关，血管侵犯是切除后存活率较差的独立预测因子。另外，在保留肝功能的单发肝细胞癌患者中大于 5 cm 的切除且无血管侵犯与良好的预后相关。国际肝癌合作研究小组对 380 例大切除（>5 cm）或多结节性肝细胞癌患者的数据显示，5 年总生存率为 39%，术后发病率和死亡率分别为 23.0% 和 2.7%[51]。

血管侵犯的定义可以是宏观的，可在放射学或大体检查中发现，也可以是微观的。微观和宏观血

管侵犯都是肝细胞癌切除术后复发和生存不良的独立预测因子。然而，Shindoh等人的一项研究结果表明，直径小于或等于2 cm的小型肝细胞癌的微观血管侵犯不影响预后，有微血管侵犯或没有微血管侵犯的5年生存率分别为71.3%和75.0%（$P = 0.8$）[52]。然而，对于HCC大于2 cm的患者，微血管侵犯是一个重要的预后因素，因为有和没有微血管侵犯的患者的5年OS率分别为47.3%和61.4%（$P < 0.001$）。

有主要血管侵犯的肝细胞癌患者的预后特别差，并且肝切除有门静脉或肝静脉侵犯患者的作用尚存争议。国际肝癌合作研究小组对102例行肝切除术且有严重血管侵犯的肝细胞癌患者的数据显示，5年生存率仅为10%[53]。Ikai及其同事的一份报告表明，在门静脉第二级分支中行肿瘤侵袭或血栓切除的肝癌切除术后的生存率要比在肿瘤侵袭第一级分支或门静脉干中行肿瘤侵袭或血栓切除者切除的生存率更高[54]。同样，接受肝静脉或分支肿瘤血栓切除的肝细胞癌患者的生存率要好于下腔静脉血栓伴肝细胞癌患者，其2年生存率为0%。因此，切除术可以为有累及远端门静脉和肝静脉分支的大血管侵犯的肝细胞癌患者带来生存益处，但很少适用于门静脉主干或下腔静脉侵犯的患者。

五、总结

对于不适合肝移植或消融的肝细胞癌患者，如果肝储备充足，则手术切除是初次治疗方法。门静脉高压症是大的肝切除术的禁忌证，但如果所选患者的腹水或胆红素水平不超过2 mg/dL，则可以进行较小的切除术。建议将PVE用于FLR体积小于40%的肝硬化患者，并可与TACE联合使用以增加肝脏肥大并诱发肿瘤坏死。大量外科手术显示肝切除术后肝细胞癌患者的5年总生存率为34%~67%，术后死亡率低于10%。但是，肝内复发率很高，在切除后5年时高达76%。多结节性肝细胞癌和血管侵犯患者的复发率高于无血管侵犯的孤立性肝细胞癌患者。

第四节　介入放射学在肝细胞癌中的作用

影像引导下的局部区域治疗（LRT）在肝细胞癌的治疗中起着关键作用。在明确治疗（手术切除或原位肝移植）之前，这些疗法可用于姑息性和治疗性的目的，作为通向原位肝移植的桥梁，或者在某些不能接受手术选择的患者中用作唯一疗法或联合疗法[28, 55, 56]。介入放射学领域的最新进展与肝细胞癌的LRT治疗疗效的提高有关，因此增加了对该治疗方法的关注。

第五节　经动脉导管治疗肝细胞癌

一、化学栓塞

20世纪70年代，医生首次进行肝经动脉栓塞治疗肝细胞癌，以改善局部疾病控制。这种方法背后的基本原理是，由于肝癌在其发展过程中会发生强烈的血管生成，因此肝细胞癌的动脉密度要高于非肿瘤性肝实质。Yamada 于 1977 年首次介绍了 TACE 疗法[57]，由于栓塞剂和化疗药物具有破坏肿瘤组织的协同作用，因此将一种或多种化学治疗药物添加到栓塞剂中。TACE 中使用了几种化疗药物，其中最常见的 2 种是阿霉素和顺铂，它们可以与一种或几种不同的栓塞剂混合。最近，可以装载化疗药物的校准的微粒，即药物洗脱珠（DEB-TACE）已在临床实践中得到认可。与其他 TACE 平台（传统 TACE）相比，这些药物洗脱微球可以更加可靠地阻塞远端小血管，并将高剂量的化疗药物输送到肿瘤上，且保持较低的系统循环。一项将常规 TACE 与 DEB-TACE 进行比较的随机 II 期临床研究（PRECISION V）表明，DEB-TACE 肝毒性和严重的药物不良事件显著降低，而后者的抗肿瘤作用没有明显不同[58, 59]。

二、钇-90 的放射栓塞术

术语"经动脉放射栓塞术"是经动脉运输载有钇-90（90Y）（一种纯的 β 发射体，其物理半衰期为 64.2 h）的微球。与其他经动脉疗法一样，经动脉放射栓塞依赖于肝肿瘤优先的动脉供应和增强的微血管密度[60, 61]。作为载体，该生物相容性微球可以通过肿瘤相关动脉的微栓塞将放射物预先递送至肝动脉后的肿瘤，产生与微球分布密度成正比的强烈局部放疗效果。因此，与基于非选择性体外 X 线的放射疗法不同，经动脉放射栓塞术可以使颗粒主要沉积在肿瘤血管内，从而在导致肿瘤损伤的同时保留周围的肝实质。这项关键特征使其传递的放射剂量远远高于常规外照射所能安全传递的剂量。

在美国，目前临床上正在使用 2 种由美国 FDA 批准的钇-90 微球产品：① TheraSphere（MDS Nordion Inc., 卡纳塔，渥太华，加拿大），其包含玻璃微球；②基于树脂的 SIR-Spheres（Sirtex Medical Ltd., 悉尼，新南威尔士州，澳大利亚）。FDA 根据人道主义器械豁免原则批准将钇-90 玻璃微球用于肝细胞癌患者的放射治疗，作为外科手术或肝移植的新辅助治疗。树脂钇-90 微球已获得上市前许可，可通过辅助肝动脉输注氟尿嘧啶治疗原发性结直肠癌的肝转移瘤。但在全球范围内，这 2 种产品的监管审批更为普遍，它们通常用于肝细胞癌治疗。将树脂微球用于 FDA 特定标签中未包含的适应证被认为是用于标签外的用途。在开具任何一种微球体进行标签外用途的处方之前，临床医生应咨询并遵守其机构和监管机构。

三、经皮消融

（一）经皮乙醇注射（PEI）

使用导针在肿瘤内部和周围注入无水乙醇，导致细胞脱水和小血管化学性阻塞从而诱导凝固性坏死，是经皮消融的开创性技术。经皮乙醇注射（PEI）是一种治疗结节型肝癌的成熟技术，其诱导的坏死率与治疗的肿瘤大小有内在联系。研究人员使用 PEI 已经在肝细胞癌患者的小于 2 cm，2~3 cm 以及 3~5 cm 的区域里实现了 90%、70% 和 50% 的完全坏死[62-64]。较大的肿瘤对 PEI 的欠佳反应可能是由于存在肿瘤内隔膜和（或）阻止乙醇扩散的被膜。最近，使用多管注射针头（Quadra-Fuse，Rex Medical，费城）进行单次 PEI，对于小于 4 cm 的肝细胞癌，其完全缓解率（RR）达到了 80%~90%[65]。

（二）射频消融治疗（radiofrequency ablation, RFA）

射频消融（RFA）已成为经皮消融的一线选择，因为它具有比 PEI 更少的疗程诱导完全坏死的能力，从而可以更好地控制局部疾病[66-70]。通过直接放置在病灶内的电极针，交流电产生摩擦热和电子运动，从而在电极附近产生热量，然后传导该热量到周围环境，导致有限组织体积的凝固性坏死。当温度达到 55~60℃时，电极针尖周围的组织会在几秒钟内被破坏。消融区域的大小和形状取决于能量的大小、电极的类型和数量、消融的持续时间以及固有的组织特征[71]。

由于 RFA 的疗效和安全性，其在临床上的应用已大大扩展，其 5 年生存率与肝切除术相当[70]。该技术的局限性包括热沉效应，即邻近肿瘤的血管产生灌注介导的热能沉积衰减，从而可能导致不完全消融，大的（>5 cm）病灶，并且肿瘤靠近热敏感结构，例如胃肠道壁、胆囊、胸膜和神经。

（三）微波凝固

微波（MW）消融是一种新兴的高温消融疗法，已成为肝细胞癌有价值的经皮消融疗法。MW 消融中，应用电磁波搅动周围组织中的水分子摩擦以产生热量，并通过凝固性坏死诱导细胞破坏[72]。与其他现有的消融技术相比，MW 消融术可产生更大的肿瘤消融体积，更高的肿瘤内温度，更短的消融时间，并具有更好的对流特性[73]，从而降低了靠近消融区血管的热沉效应[74]。MW 工程方面的最新进展已产生了更好的 MW 系统，有可能产生更有效的消融区。

（四）冷冻消融

将肿瘤置于冰冻温度下，还可以通过促进局部缺血和破坏细胞膜来引起肿瘤破坏。在冷冻消融中，肿瘤细胞和邻近的间质内会形成冰晶，导致细胞脱水和周围血管血栓形成。随后，当组织解冻时，血管阻塞导致进一步的缺血性损伤[75]。当组织在冷冻消融诱导的冰球边缘内约 3 mm 的区域内暴露于至少 –20℃的温度下时，肿瘤细胞就会持续死亡，这在计算机断层扫描（CT）和磁共振成像（MRI）中是可见的。与 RFA 一样，冷冻消融的主要局限性包括肝细胞癌靠近血管、胃肠器官、神经和皮肤。冷冻消融大体积的肝细胞癌可导致罕见但严重的全身并发症的发生，例如冷冻休克、细胞因子介导的炎症反应相关的凝血病和多器官功能衰竭、肌红蛋白尿和严重的血小板减少症[76-78]。

四、联合疗法

在过去的 10 年中，肝细胞癌的联合治疗，无论是不同的 LRT 联合或 LRT 联合系统性疗法，都受到了特别关注。联合不同形式的 LRT，例如 RFA 和化学栓塞，可以提高治疗成功率，特别是对于大型肝癌[79]。这种方法的基本原理在于通过栓塞或化疗栓塞使大的肝细胞癌发生血供阻断，从而减少了 RFA 治疗的血管过多的肿瘤产生有害的热沉效应的可能性，从而提高了治疗效果。多项研究通过在消融治疗前使用单纯栓塞或化疗栓塞能够有更大的消融区，从而验证了这种方法的有效性[80-82]。而且，在化疗栓塞之前进行 RFA 可以增加化疗消融剂在消融肿瘤周围（最常见的复发区域）的沉积[83]。

此外，研究人员还认为，在肝细胞癌 TACE 治疗后，肿瘤及其附近的低氧环境会触发新血管生成因子如血管内皮生长因子的表达，可能导致肿瘤的生长和进展。因此，为了避免新血管生成级联反应的发展以及随之而来的肿瘤进展，研究人员提出以化疗或抗血管生成药物形式的系统性疗法，旨在作用于新血管生成的不同方面。

五、根据巴塞罗那临床肝癌分期系统进行的肝细胞癌的局部治疗

（一）极早期阶段

对于许多小于 2cm、非被膜下、血管周或与毗邻胆囊的肝细胞癌，经皮肝消融术已成为许多机构的标准治疗方案[55, 62, 84]。在最近的一项研究中，RFA 被认为与肝切除术治疗 0 期肝细胞癌一样有效[85]。另一项研究表明，使用 RFA 治疗的 218 例极早期肝细胞癌患者的完全缓解率为 97.2%，5 年生存率为 68%[70]。因此，一些作者认为 RFA 是极早期肝细胞癌的最佳一线治疗方法，当个别患者变量导致 RFA 不可行或不安全时，应行外科手术切除术[86]。在某些极早期的肝细胞癌病例中，由于胆红素水平升高，门静脉高压或危险的肿瘤位置（如胆囊周围病变和淋巴结门附近病变）而无法进行手术或 RFA 时，PEI 仍可作为一种选择。

（二）早期

单发肝细胞癌或最多达 3 个病灶（小于 3 cm）且无任何相关疾病的肝细胞癌患者是有效肝移植的理想人选。对于存在相关疾病或需要在肝移植前进行桥接治疗的患者，经皮 RFA 是一种选择。与 PEI 相比，RFA 的治疗效果更明显，并且可以更好地控制局部疾病。与 PEI 相比，它还提供了更大的生存获益，这是在 3 个独立的荟萃分析中证实的，这些分析显示，符合巴塞罗那临床肝癌分期系统（BCLC）手术切除标准的患者的 5 年生存率为 51%~64%[85, 87, 88]。它包括肝细胞癌的五个阶段：0（极早期）、A（早期）、B（中期）、C（晚级）和 D（终末期）。

MW 消融由于其更大的肿瘤消融体积而正在成为早期肝细胞癌患者 RFA 的可行替代方案，因为该技术的固有特性比 RFA 受肿瘤附近血管产生的热沉效应影响小。迄今为止，唯一一项比较 RFA 和 MW 消融治疗肝细胞癌的随机对照试验并未显示出这 2 种技术的疗效有任何差异[89]。然而，与 RFA 相比，MW 工程的最新进展以及该技术的学习曲线的改善可能会导致更有效的消融区和更好的局部疾病控制。

虽然在 BCLC 指南中没有明确规定，但对于目标病灶最长轴线为 3~5 cm 的肝细胞癌患者，考虑到较大病灶对单纯消融治疗的反应不理想，可以考虑消融联合经动脉治疗[80, 81, 90, 91]。最近的一项随机对照试验评估了 RFA 联合随后的传统 TACE 治疗在 3.1~5.0 cm 的肝细胞癌患者中的疗效，表明联合治疗组的肿瘤进展率明显低于消融治疗组（39% vs. 6%；$P = 0.012$）[91]。在另一项研究中，RFA 治疗肝

细胞癌后给予 DEB-TACE 可能导致治疗性坏死的增加[83]。仍需要进一步研究以确定这些技术的理想顺序以及这种方法的实际影响。

当经皮消融治疗不可行或不安全时，可以使用 TACE 作为替代方案。对于那些联合不同的 LRT 治疗几乎没有帮助的大病灶（>5 cm）患者，TACE 可能是一个有价值的方案。

（三）中期（B 期）

TACE 是 BCLC-B 肝细胞癌的标准治疗方法，根据对 6 项比较 TACE 与最佳支持性治疗或次优治疗方法的随机临床试验的荟萃分析显示，TACE 具有更高的生存率[92]。然而，考虑到中期肝细胞癌患者在肿瘤负荷和肝功能状态方面存在很大的差异，因此，正如最近的一项随机对照试验的荟萃分析所示，并非所有患者都能得到相同的 TACE 获益[93]。在 Burrel 等人的最新研究中，在对肝移植，索拉非尼和经动脉放射栓塞的患者进行随访检查后，BCLC-B 级肝细胞癌患者使用 DEB-TACE 治疗的中位生存期为 42.8 个月[94]。在未来的研究中，应鼓励对该患者人群使用 TACE 与其他 LRT 和系统性治疗进行比较。另外，一个小组在一项 II 期临床研究中研究了钇-90 放射栓塞在中晚期肝细胞癌患者中的应用[95]。在该研究中，有 17 例无门静脉血栓形成的中期肝细胞癌患者接受了 120 Gy 的叶状照射。根据欧洲肝病研究协会的标准，有 9 名（53%）患者为完全缓解或部分缓解。15 名患者（88%）实现了疾病控制（完全缓解、部分缓解或疾病稳定）。中位至疾病进展时间（TTP）为 13 个月，中位总生存期为 18 个月（范围 12~38 个月）[95]。在最近进行的一项多中心试验中，评估在肝癌患者中使用钇-90 放射栓塞治疗，87 例 BCLC-B 级肝细胞癌患者接受钇-90 治疗后，中位生存期为 16.9 个月（95% 置信区间为 12.8~22.8 个月）[96]。值得注意的是，这项研究表明，在被认为是 TACE 不良候选者的中期肝细胞癌患者（中位总生存期范围 15.4~16.6 个月）中以及先前接受过 TACE 治疗或单纯栓塞治疗无效的患者（中位总生存期范围 15.4 个月）中，钇-90 放射栓塞似乎特别有希望。这项研究的结果强调了在肝细胞癌治疗方案中使用放射栓塞作为 TACE 的补充的可能性。

（四）晚期（C 期）

根据 BCLC 指南，使用系统性多激酶抑制剂索拉非尼是治疗晚期肝细胞癌的基石[55]，这在 2 项随机对照试验[97, 98]中得到了证实，其中该新疗法与安慰剂进行了比较。尽管不建议将 LRT 用于 BCLC-C 级患者，但实际上，很多接受 TACE 或放射栓塞形式 LRT 的患者实际上被归为晚期肝细胞癌。这类患者的特征是存在分支静脉的肿瘤侵犯，伴或不伴有局限性肝外疾变，肝功能状态为 1~2 级。在不可切除性肝细胞癌患者中，使用 TACE 联合索拉非尼治疗在技术上是可行的，且普遍耐受性良好[99-101]。在最近的一项同步使用传统 TACE 和索拉非尼的 II 期临床研究中，Park 等人证明了 BCLC-B 级和 BCLC-C 级肝细胞癌患者的中位进展时间分别为 7.3 个月和 5.0 个月[100]。与单独接受常规 TACE 的患者相比，这 2 组患者的疾病进展时间都更长（分别为 4.5 个月和 2.8 个月）。

DEB-TACE 和索拉非尼同步治疗肝细胞癌也已成为研究的主题[101]。与传统的 TACE 相比，DEB-TACE 增加血清氨基转移酶水平的程度更低，这是延迟索拉非尼治疗的最常见原因。值得注意的是，索拉非尼应在 TACE 后尽快给药，以防止 VEGF 和其他血管生成因子的早期表达激增。Pawlik 等评估了 DEB-TACE 联合索拉非尼联合晚期肝细胞癌的安全性和缓解率[101]。他们的结果表明，该联合用药方案具有良好的耐受性和安全性，并且与索拉非尼有关的大多数毒性作用可通过调整剂量来控制。

第六节　放射治疗在肝细胞癌中的现代作用

肝细胞癌被认为是放射敏感性疾病，放疗可用于该病的所有阶段。在过去的 10 年中，放射治疗的进展迅速，改善了其在姑息治疗和确定性治疗中的使用。最值得注意的是，由于立体定向放射疗法（SBRT）可以成功地治疗肺癌，因此它已成为许多类型癌症的常见疗法。该技术在肝细胞癌中的应用是安全有效的，但由于尚无随机对照试验将其与其他疗法或支持性措施进行比较，因此放疗在肝细胞癌中的作用尚不清楚。因此，医生通常根据肝细胞癌的临床表现以及他们对其他肝脏导向疗法的疗效和局限性的了解来设计治疗方案。我们回顾了当前放疗在肝癌中的作用，并指出了今后的发展方向。

一、肝癌放疗简史

现代放疗依赖于 CT 和 MRI 等三维（3D）成像方式。这些技术用于勾画肿瘤的轮廓，计划如何定向来自直线加速器的辐射束，以及对肿瘤和正常组织的辐射剂量进行建模。

在为放射治疗计划实施 3D 成像之前，放射科医生使用一般 X 射线来设计放射场，这仅提供了非常有限的有关内部解剖结构剂量的信息。这就是为什么在 20 世纪 80 年代放射治疗被认为对肝脏不安全的部分原因。关于子宫内膜癌的全腹照射和胰腺癌的全肝照射的重要研究表明，以每份 2~3 Gy 照射超过 30 Gy 的剂量可能导致肝衰竭[102]。然而，开创性的研究表明，如果对肝脏的部分体积进行高剂量照射，是可以耐受的[103]。这一系列研究还以评估对正常肝脏体积的放射剂量的客观参数[104]。

20 世纪 90 年代，一项前瞻性评估表明，25 例肝癌或结直肠肝转移患者中放疗缓解率为 68%。研究人员证明，辐射剂量与无进展生存期和总生存期有关。他们将高达 90 Gy 的剂量分为 60 份，并每天照射 2 次[105]。在最初的研究中，给予 70 Gy 或更高照射剂量的患者并没有达到中位生存期，这有助于激励更好的技术的发展，以提供高剂量的辐射治疗肝癌。

二、肝癌放疗的现代技术

要为肝细胞癌和其他肝癌提供高剂量的辐射，必须克服一些挑战。这些挑战包括患者因呼吸而运动，并确保每天将高剂量的照射送到正确的位置。影像引导下的放射治疗已经取得了长足的进步，为应对肝细胞癌和其他肝肿瘤大剂量放射治疗的挑战，已经有了多种选择方案。

三、器官运动解决方案

（一）追踪

可以使用植入的基准来实时跟踪肝肿瘤靶标。其中一个例子是 ExacTrac® 系统（Brainlab AG，慕尼黑，德国），该系统使用多个非共面 X 射线跟踪植入在肿瘤内或附近的不透射线的基准。自动化的计算机算法可为辐射束提供对准位移。据报道，对于肝肿瘤的低分割治疗，这种方法可以以 1 mm 以内的精度跟踪移动的目标[106]。研究人员还开发了其他实时跟踪系统[107-109]。大多数直线加速器都包括在线成像功能，可使用正交胶片或锥形束 CT 进行基于基准的对准。

（二）屏气

减少目标位置不确定性并减少健康肝脏辐射体积的方法之一是让患者在治疗期间屏住呼吸，每次几秒钟。为此开发的系统实例是 Varian Real-time Position Management™ 系统（Varian Medical Systems, Inc., 帕洛阿托，加利福尼亚州）和 Active Breathing Coordinator™ 系统（Elekta Instrument AB，斯德哥尔摩，瑞典）。屏气姿势的分数变化可能超过 4 mm[110, 111]，这使得影像引导下的疗法成为屏气技术的重要补充。有关放疗的影像引导的详细信息见下文。

（三）门控

呼吸门控是解决放疗过程中肝肿瘤运动的另一种方法[112]。这涉及在呼吸周期的指定点期间打开辐射束。成功使用门控技术需要有规律的呼吸模式，通常最好在呼气末期进行门控，因为在呼吸周期中该点的运动少于呼吸周期的其他部分。研究人员已经开发出多种方法来实现门控，这与内部或外部方法相关联以监视器官或呼吸模式。

（四）腹部压迫

使用压迫装置限制腹部的运动也可以最大程度地减少与呼吸有关的运动。用 SBRT 治疗肝肿瘤时通常使用此方法。最常见的技术是使用腹部压迫板，将其置于肋缘下方 3~4 cm。该压迫板连接到称重传感器，可以测量腹部受力的程度。通常在肿瘤上下移动超过 1 cm 时使用此设备，但对于距胃肠道 1 cm 以内的肿瘤也可能需要此设备[113]。由于压迫板会引起肝脏的各种变形，因此对于肝脏肿瘤还可以使用气动压迫带作为替代方案。作者报告说，这种新方案可以将呼吸运动减少到 5 mm 以下[114]。值得注意的是，尽管压迫不需要有规律的呼吸模式，但它只会使器官运动减至最小，而不会消除器官运动，并且可使肠道靠近大的或肝外癌。

四、影像导航

在放疗期间尽量减少或消除呼吸运动，必须结合某种形式的影像导航以确保目标体积在适当的位置。这方面的选择包括从至少 2 个角度的二维（2D）X 射线扫描、锥形束 CT、轨道 CT 和 MRI。各有各的优点和缺点。例如，二维 X 射线不提供软组织轮廓，但通常在对准和治疗时间方面很有效。三维图像采集可以在不同分辨率下提高一定程度的软组织信息（通常是锥形束CT＜轨道CT＜MRI），但比2D方法更耗时且更昂贵，并且需要更先进的对准技术以将目标位置的变化与原始辐射计划相匹配。

五、肝癌放疗的现代研究

上文中介绍的影像导航技术的出现，使得能够使用高度精确的精密技术（特别是SBRT）对肝肿瘤使用大剂量放射治疗。SBRT已经成为治疗肝细胞癌和其他肿瘤的有效疗法。SBRT治疗肝癌的经验与SBRT治疗肺癌的许多结果相吻合，其中分3次输送54 Gy可使无法手术的早期癌症的2年局部控制率达到95%[115]。同样，SBRT用于小肝转移瘤，2年局部控制率为92%。由于对肝细胞癌和潜在肝硬化患者的放射性肝病存在担忧，因此研究人员采用了个体化的方法来设计最初的1期临床试验。例如，一组的放射剂量是基于正常组织并发症概率模型计算得出的[116]。在一项1期临床试验中，将SBRT扩展至肝细胞癌和肝内胆管癌，进行6次照射，中位总生存期为11.7个月，且无剂量限制性毒性[117]。

然而，安全地将SBRT输送至大型肝肿瘤（＞7 cm）一直具有挑战性。例如，在一份针对102例不符合其他LRT治疗条件的患者（中位肿瘤大小为7 cm）进行的SBRT的肝细胞癌的序贯Ⅰ期和Ⅱ期临床试验的报告中，87%的患者1年的局部控制率为良好，但是至少3级毒性反应的发生率很高（30%），并且有7名患者的死亡可能与治疗有关[118]。

与传统的光子疗法相比，质子疗法已允许以更大的单次剂量治疗更大的靶标体积。剂量学和临床研究表明，质子辐照的肝脏体积明显小于光子辐照[119,120]。这对于患有晚期肝硬化的患者可能是有利的。采用低分割方案（16~25分割）消融剂量的大肝脏肿瘤的结果与手术切除的结果相似，在部分患者中，5年局部肿瘤控制率高达90%，总生存率高达50%[121-123]。

在得克萨斯大学MD安德森癌症中心，我们采用了将SBRT联合历史悠久的分割原理（15~25次治疗）相结合的方法，以达到消融大肝肿瘤的放射剂量。

我们已经报道了肝内胆管癌的治疗结果[124]，并将同样的原理用于肝细胞癌的质子治疗或调强放射治疗[125]。

六、晚期肝细胞癌的放射治疗

（一）转移瘤和肿瘤血栓的姑息治疗

对于肝细胞癌引起的骨转移，采用放疗可以实现较高的疼痛控制率（73%~83%）。同样，医生已经成功缓解了肝癌的肺、脑和淋巴结转移[126-129]。对于门静脉癌栓的患者，生存期通常短于3个月。在这种情况下，作者报告说，单纯放疗就有较高的缓解率，中位生存期为9.6个月[130]。外束放疗联合TACE治疗癌栓也是可行的，Child-Pugh A级肝硬化患者的1年生存率高达73%[131]。

（二）局部肝细胞癌和晚期肝硬化

肝功能受损例如晚期肝硬化（Child-Pugh A6或更严重）或功能肝容量受限的肝功能不佳的患者，

由于先前的治疗（化疗或手术），具有较高的发生放射性肝病的风险。对于晚期肝硬化，肝细胞癌或其他肝肿瘤的患者，降低放射性肝病风险是非常重要的。成功实现这一目标将为这些原本选择有限的这些患者提供潜在的治疗方法。

为这些患者提供放射治疗的解决方案包括使用锝 99m 硫胶体的肝脏单光子发射 CT，可以确定晚期肝硬化患者的功能性肝实质[132-134]。这使放射肿瘤学家能够引导束的放置以进行适形放疗，并有可能降低肝毒性（图 13.8）[132]。作者在回顾性的单机构系列中报道了这种影像引导下的技术的联合应用[135]。在 MD 安德森癌症中心，我们正在进行一项 I 期临床试验，评估在肝功能储备有限和肝癌的患者中进行大剂量放疗的安全性，这是对这些技术的首次前瞻性评估（Clinicaltrials.gov identifier NCT02626312）。

带有锝 99m 硫胶体的 SBRT　　　　　**采用 SBRT 技术的放射治疗计划**

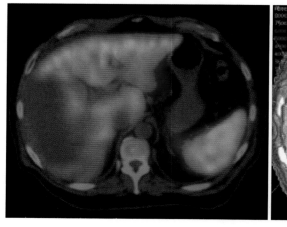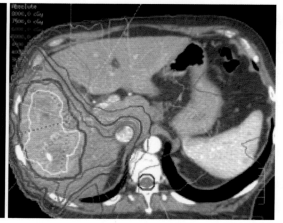

图 13.8　带有锝 99m 硫胶体的功能性单光子发射 CT 能够识别健康的肝脏并放置辐射束，避免过度照射，特别是对于局部晚期肝癌和晚期肝硬化的患者。接受此扫描的患者患有 Child-Pugh B7 肝硬化和巨大的右侧肝细胞癌，伴有相关的肿瘤血栓，并延伸至下腔静脉。同步加量调强放疗可为患者提供 25 分割最大剂量为 75 Gy 和 25 分割微剂量为 45 Gy 的放疗方案

七、未来发展方向

放疗在肝细胞癌中的作用正在扩大，对于那些不适合直接肝治疗（例如手术和 TACE）的患者，应考虑使用放疗。正在进行的试验是解决关于 SBRT 的未决问题，包括 SBRT 对肝移植的患者的作用，与 TACE 和索拉非尼相比是否更有效，以及是否可以与其他疗法联合使用以改善肝细胞癌的预后。质子治疗在肝细胞癌中的作用也是一个悬而未决的问题，未来的随机研究将确定适形质子治疗与光子治疗相比如何。

第七节　肝细胞癌的系统性治疗

基本上，肝细胞癌的治疗选择分为 2 类：手术和非手术。非手术疗法包括消融、经动脉化学栓塞

（TACE）、放射线照射、钇-90 放射栓塞和系统性疗法。根据疾病阶段确定治疗方法，有许多可用的分期系统。

已经开发了一些分期和预后系统来指导肝细胞癌的治疗。它们包括 TNM 分期、Okuda 分期、意大利肝癌计划分期和巴塞罗那临床分期（BCLC）等分期系统。BCLC 分期系统是使用最多的系统。

外科手术是治疗肝癌的有效方法。然而，只有大约 15% 的患者在确诊时能够手术切除。因此，大多数肝癌患者都处于疾病的非手术阶段。在 FDA 批准索拉非尼治疗肝细胞癌之前，缺乏一种全球公认的不可切除性或转移性肝细胞癌的标准系统性治疗方法。不幸的是，晚期或终末期肝细胞癌的预后很差，其治疗选择也有限。一般情况下，会进行全身化疗或最好的支持性治疗。

一、系统性化疗

尽管有许多不同的系统性化疗药物及其联用方案，但仍缺乏用于肝细胞癌的标准系统性化疗（无论是单药还是联合疗法），系统性化疗是否有效尚不清楚。

没有作者报告说，任何系统性化疗对肝细胞癌的疗效优于单药阿霉素，与支持性治疗相比，阿霉素并不能最终提高生存率。通常，化疗方案是单药（如阿霉素、米托蒽醌、氟尿嘧啶、吉西他滨、伊立替康、沙利度胺），或联合用药（基于顺铂、吉西他滨或奥沙利铂，或顺铂、干扰素 α-2b、阿霉素和氟尿嘧啶）。遗憾的是，随机对照试验还没有证明任何化疗方案比最佳支持性治疗更能有效地提高肝细胞癌患者的总生存率[136-138]。

二、单药化疗

如前所述，阿霉素是晚期肝细胞癌的研究最多的化疗药物。自 20 世纪 70 年代以来，就已经知道它对肝细胞癌的影响。但是，很少有试验证明阿霉素的客观缓解率大于 20%[139]。

三、氟嘧啶类药物（5-氟尿嘧啶和卡培他滨）

5-氟尿嘧啶（5-FU）具有可接受的低毒性和广泛的抗肿瘤活性。该药是嘧啶类似物，据报道是第一个用于治疗肝细胞癌的化疗药物。单药 5-FU 治疗肝细胞癌的缓解率较低，客观缓解率的范围从 10% 到 28%[140-143]。总缓解率低（约 10%）和中位生存期短（3~5 个月），不鼓励将 5-FU 进一步用作治疗肝细胞癌的单一药物[144, 145]。

卡培他滨是 5-FU 的口服前药，通过三步酶反应被代谢为 5-FU。最后一个酶是胸苷磷酸化酶，可将前药转化为具有肿瘤活性的药物[146]。卡培他滨用于肝癌的常规化疗和节律化疗。单独给药时，卡培他滨耐受性好，可以延缓和降低肿瘤复发的风险[147]。

在几项 Ⅱ 期临床试验中已评估了吉西他滨作为晚期肝细胞癌的单药化疗方案。不幸的是，结果并不乐观[148-150]。

研究人员还研究了伊立替康和沙利度胺在晚期肝细胞癌的治疗中的作用。在晚期肝细胞癌患者中，单药伊立替康和沙利度胺并未产生明显效果[151, 152]。

尽管一些临床前试验表明紫杉烷类药物可用于肝细胞癌的治疗，但仍缺乏令人满意的数据支持[153, 154]。

顺铂对晚期肝细胞癌的疗效一般（缓解率为15%）。不建议将单药用于晚期肝细胞癌的治疗，但目前将其用于动脉局部治疗[155]。

四、联合化疗方案

如前所述，研究人员研究了晚期肝细胞癌患者的多种化疗药物组合，获得的结果并不比单一药物更有希望[156-164]。但是，与最佳支持性治疗相比，这些联合方案尚待研究。

（一）表柔比星、顺铂和5-氟尿嘧啶输注

研究人员在无法接受手术、动脉内或经皮治疗的肝细胞癌患者中研究了这种联合用药方案。效果不佳，存活率低[161]。

（二）卡培他滨和顺铂

与单药阿霉素相比，使用这种组合不会增加肝细胞癌的总生存期[165, 166]。

（三）吉西他滨和阿霉素

在肝细胞癌患者中，该方案的缓解率不高于其他组合[159]。多年来，阿霉素和吉西他滨对肝细胞癌有比较好的疗效。研究人员已经研究了聚乙二醇化的脂质体阿霉素和吉西他滨在晚期肝细胞癌患者中的作用，研究结果令人鼓舞[167]。

（四）吉西他滨和奥沙利铂

晚期肝细胞癌患者，尤其是基础非酒精性肝病患者，这2种药物似乎具有良好的耐受性和疗效[168]。

（五）奥沙利铂、5-氟尿嘧啶和亚叶酸

在肝细胞癌患者中，将该联合用药方案与单药阿霉素相比较，总生存率、无进展生存期和缓解率的结果均令人鼓舞[169]。

（六）顺铂、干扰素α-2b、阿霉素和5-氟尿嘧啶

在一些使用该方案的试验中，研究人员强调了选择肝细胞癌患者的重要性。具体而言，对于肝硬化患者的结果要比肝脏正常的患者差。在最近的一项选择了没有肝硬化的可切除病例的研究中，该方案作为新辅助治疗策略，显示出积极的作用。但是，这种方法需要独立验证[170, 171]。

五、分子靶向治疗

如前所述，晚期肝细胞癌的系统性化疗前景不佳，只有少数药物的缓解率大于20%，并且在Ⅲ期研究中均未显示令人信服的生存获益。大多数肝细胞癌患者有肝硬化，会导致肝储备下降和并发症，

可能会影响系统性化疗的有效性。

肝细胞癌的预后非常差，并且对化疗具有抗药性。研究人员认为，导致肝细胞癌治疗耐药的一些因素包括多药耐药基因、谷胱甘肽 S- 转移酶和热休克蛋白的表达、p53 突变，以及 P 糖蛋白的高表达[172]。

临床前和临床研究表明，人肝癌的进展与血管生成有关，而肝癌中微血管密度高与预后不良有关[173]。据报道，血管生成以及通过 RAF、丝裂原活化蛋白激酶（MAPK）、细胞外信号调节激酶（ERK）和 MAPK 级联产生的信号通路在肝细胞癌的发展中起重要作用[174]。由于肝细胞癌的系统性化疗的不足，研究人员研究了一些分子靶向药物，这些药物靶向这些通路，并发现它们可用于治疗肝细胞癌（表 13.2）[97, 98, 138, 139, 141, 150, 169-171, 175-190]。

表 13.2　肝细胞癌最重要的临床试验及其结果

药物	药理类别	作用机制	临床试验	研究年份	结局	参考文献
阿霉素	蒽环类	抑制拓扑异构酶 II	II	Olweny 等（1975）	mOS 8 m	[139]
5-FU	抗代谢物（嘧啶类似物）	抑制胸苷酸合成酶	II	Tetef 等（1995）	TTP 2.7 m；mOS 3.8 m	[141]
吉西他滨	抗代谢物（嘧啶类似物）	抑制 DNA 聚合酶	II	Yang 等（2000）	TTP 3.0 m；mOS 4.6 m	[150]
阿霉素 + 顺铂	蒽环和烷基化剂	抑制拓扑异构酶 II，与 DNA 碱基共价结合，破坏 DNA 功能	II	Lee 等（2004）	TTP 6.6 m；mOS 7.3 m	[175]
吉西他滨 + 顺铂	抗代谢物（嘧啶类似物）和烷基化剂	抑制 DNA 聚合酶，共价结合到 DNA 碱基，破坏 DNA 功能	II	Parikh 等（2005）	TTP 4.5 m；mOS 5.3 m	[176]
吉西他滨 + 奥沙利铂	抗代谢物（嘧啶类似物）和烷基化剂	抑制 DNA 聚合酶，共价结合到 DNA 碱基，破坏 DNA 功能	回顾性多中心研究	Zaanan 等（2013）	TTP 8 m；mOS 11 m	[177]
奥沙利铂 + 短期注射 5-FU 和亚叶酸 vs. 单药阿霉素	抗代谢物（嘧啶类似物），烷基化剂，蒽环类	抑制胸苷酸合成酶，共价结合 DNA 碱基，破坏 DNA 功能，抑制拓扑异构酶 II	III	Qin 等（2014）	mOS 6.40 m，TTP 2.93 m vs. mOS 4.97 m，TTP 1.77 m	[169]
PIAF（顺铂、α-干扰素、阿霉素和输注 5-FU）	烷基化剂、免疫调节剂、蒽环类、抗代谢物（嘧啶类似物）	共价结合 DNA 碱基，破坏 DNA 功能，与细胞上的特定受体结合以启动活性，抑制拓扑异构酶 II，抑制胸苷酸合成酶	II	Leung 等（1999） Kaseb 等（2013）	mOS 8.9 m，RR 26% RR 36% vs. 15% mOS 21.3 m vs. 13.6 m	[171]，[178]
顺铂、干扰素、阿霉素并注射 5-FU vs. 阿霉素	烷基化剂、免疫调节剂、蒽环类、抗代谢物（嘧啶类似物）	共价结合 DNA 碱基，破坏 DNA 功能，与细胞上的特定受体结合以启动活性，抑制拓扑异构酶 II，抑制胸苷酸合成酶	III	Yeo 等（2005）	mOS 8.67 m，RR 20.9% vs. mOS 6.83，RR 10.5%	[170]
索拉非尼 vs. 安慰剂（SHARP）	VEGF 抑制剂	抑制多种激酶（VEGFR-1、VEGFR-2、VEGFR-3、PDGFR-β、cKIT、FLT3、RET、CRAF、BRAFf）	III	Llovet 等（2008）	TTP 5.5 m，mOS 10.7 m vs. TTP 2.8 m，mOS 7.9 m	[97]
索拉非尼 vs. 安慰剂（亚太）	VEGF 抑制剂	抑制多种激酶（VEGFR-1、VEGFR-2、VEGFR-3、PDGFR-β、cKIT、FLT3、RET、CRAF、BRAFf）	III	Cheng 等（2009）	TTP 2.8 m，mOS 6.5 m vs. TTP 1.4 m，mOS 4.2 m	[98]
阿霉素 + 索拉非尼 vs. 阿霉素 + 安慰剂	蒽环类和 VEGF 抑制剂	抑制拓扑异构酶 II 和多种激酶（特别是 VEGF）	II	Abou-Alfa 等（2010）	TTP 6.4 m，mOS 13.7 m vs. TTP 2.8 m，mOS 6.5 m	[179]

续表

药物	药理类别	作用机制	临床试验	研究年份	结局	参考文献
贝伐单抗	单克隆单抗	抑制 VEGF	II	Siegel 等（2008）	mOS 12.4 m	[180]
苏尼替尼 vs. 索拉非尼	VEGF 抑制剂	抑制多种激酶（VEGFR-1、VEGFR-2、VEGFR-3、PDGFR-β、cKIT、FLT3、RET、CRAF、BRAF）	III	Cheng 等（2013）	TTP 3.8 m, mOS 7.9 m vs. TTP 4.1 m, mOS 10.2 m	[181]
阿西替尼	VEGF 抑制剂	选择性抑制 VEGFR-1、VEGFR-2、VEGFR-3	II	McNamara 等（2015）	mOS 7.1 m	[182]
厄洛替尼 + 索拉非尼 vs. 安慰剂 + 索拉非尼（SEARCH）	表皮生长因子受体抑制剂和 VEGF 抑制剂	通过酪氨酸激酶活性和多种激酶（特别是 VEGFR）抑制 HER 1 和表皮生长因子受体	III	Zhu 等（2015）	TTP 3.2 m, mOS 9.5 m vs. TTP 4.0 m, mOS 8.5 m	[183]
贝伐单抗 + 厄洛替尼	单克隆抗体和表皮生长因子抑制剂	酪氨酸激酶活性抑制 VEGF 和 HER 1、表皮生长因子受体	II	Thomas 等（2009）	mPFS 9.0 m mOS 15.6 m	[138, 184-186]
				Kaseb 等（2012）	mPFS 7.2 m mOS 13.7 m	
				Kaseb 等（2016）	mPFS 3.9 m mOS 9.9 m	
				Johnson 等（2013）	mPFS 3 m mOS 9.5 m	
布立尼布 vs. 安慰剂	VEGF 抑制剂	抑制 VEGFR-1、VEGFR-2、VEGFR-3 和成纤维细胞生长因子受体 -1	III	Llovet 等（2013）	TTP 4.2 m, mOS 9.4 m vs. TTP 2.7 m, mOS 8.2 m	[187]
依维莫司 vs. 安慰剂	mTOR 激酶抑制剂	抑制 mTOR	III	Zhu 等（2014）	TTP 3.0 m, mOS 7.6 m vs. TTP 2.6 m, mOS 7.3 m	[188]
Tivantinib vs. 安慰剂	c-MET 抑制剂	选择性抑制 c-MET	II	Santoro 等（2013）	TTP 1.6 m, mOS 6.6 m vs. TTP 1.4 m, mOS 6.2 m	[189]
纳武单抗 vs. 安慰剂	Anti-PD-1 单克隆抗体	与 PD-1 受体结合从而阻断 PD-L1 和 PD-L2 的结合	I / II	El-Khoueiry 等（2015）	RR 42% mOS 72% 6 个月	[190]

注：PFS 无进展生存，OS 总生存，mOS 中位总生存期，RR 缓解率，TTP 至疾病进展时间，VEGF 血管内皮生长因子，VEGFR 血管内皮生长因子受体

六、索拉非尼

索拉非尼是一种新型的分子靶向药物，可抑制丝氨酸 / 苏氨酸 Raf 激酶和细胞表面激酶受体家族的 VEGF 受体（VEGFR-1、VEGFR-2 和 VEGFR-3）的成员，细胞表面激酶受体血小板源性生长因子受体（PDGFR）和致瘤受体酪氨酸激酶（RET、FLT3 和 c-Kit）[98]。索拉非尼是唯一在西方和亚太地区人群中进行的 2 项大型随机安慰剂对照的 III 期临床试验中，显示出其对肝细胞癌的总生存期获益具有统计学差异，尽管获益很小。这些类似的试验关注索拉非尼对肝细胞癌的影响，并且同时在不同人群中进行。西方试验表明，安慰剂和索拉非尼组的至疾病进展时间（TTP）从 2.8 个月延长到 5.5 个月，平均总生存期持续时间从 7.9 个月提高到 10.7 个月。自该研究以来，索拉非尼已获得 FDA 的批准，成为晚期肝细胞癌的一线治疗选择[97, 98, 191]。

七、瑞戈非尼

瑞戈非尼是一种多激酶抑制剂，可抑制 VEGF 受体 1~3、KIT、PDGFRα、PDGFR-β、RET、FGF 受体 1~2、TIE2、DDR2、TrkA、Eph2A、RAF-1、BRAF、SAPK2、PTK5[192]。自从 2007 年索拉非尼被批准为不可切除的肝癌的唯一一标准系统性治疗以来，评估新系统性药物的多项Ⅲ期临床试验未能改善索拉非尼治疗失败后的二线治疗对最佳支持性治疗的疗效[187, 188, 193, 194]。因此，根据 RESORCE 研究，瑞戈非尼疗法取得总生存期终点的阳性结果是二线系统性疗法的重大进展，该研究是在因影像学上有疾病进展而停用索拉非尼的患者中进行的研究。值得注意的是，该研究排除了由于副作用而不能耐受索拉非尼或停用索拉非尼的患者。瑞戈非尼将中位总生存期提高至 10.6 个月，安慰剂组为 7.8 个月，风险比为 0.63（95%CI 0.50~0.79；单侧 $P < 0.0001$）。

此外，瑞戈非尼组的中位无进展生存期（PFS）为 3.1 个月，而安慰剂 / 最佳支持性治疗组为 1.5 个月；并且疾病控制率（DCR）的组间差异显著，瑞戈非尼组为 65.2%，安慰剂组为 36.1%[195]。随后，瑞戈非尼于 2017 年 5 月被 FDA 批准在美国使用。

八、舒尼替尼

舒尼替尼能够抑制多种受体酪氨酸激酶、PDGFRα、PDGFR-β、VEGFR-1、VEGFR-2、VEGFR-3、干细胞因子受体 KIT 和 FLT3。因此，它表现出抗肿瘤和抗血管生成的活性[196]。初步研究显示舒尼替尼在晚期肝细胞癌患者中的安全性和有效性的临床试验中表现出不可接受的毒性[197]。因此，研究者使用改良剂量的舒尼替尼（37.5 mg/d），并观察到晚期肝细胞癌患者的适度的抗肿瘤活性，且不良反应可控[198]。另一项比较舒尼替尼和索拉非尼的改良剂量的研究表明，舒尼替尼并不优于索拉非尼，明显逊于索拉非尼[181]。

九、贝伐单抗

贝伐单抗是一种重组人源化单克隆抗体，可通过抑制 VEGF-A 的活性来阻断血管生成[184]。它是晚期肝细胞癌患者的有效治疗选择，即使单药治疗也能很好的耐受[180]。研究人员研究了贝伐单抗联合细胞毒性和靶向治疗药物（吉西他滨＋奥沙利铂、卡培他滨＋奥沙利铂以及厄洛替尼）[138, 186, 199-201]。贝伐单抗与吉西他滨＋奥沙利铂以卡培他滨＋奥沙利铂的联合方案似乎具有活性和安全性的信号。最后，在一线和二线治疗中对贝伐单抗联合厄洛替尼用药方案进行了测试，结果根据患者人群而异，但也显示出活性和安全性信号[185, 202]。然而，贝伐单抗在肝细胞癌研究中的这些结果，需要通过进一步研究这些联合用药方案在肝细胞癌患者中的效果，并可能联用其他靶向药物和免疫治疗策略[203-205]。

十、阿西替尼

阿西替尼是一种有效的口服多靶点酪氨酸激酶受体抑制剂和小分子吲唑衍生物[206, 207]。研究人员研究了阿西替尼在肝细胞癌患者中的疗效，发现其具有令人鼓舞的可耐受的临床活性[182]。

十一、布立尼布

布立尼布是人 VEGFR-1、VEGFR-2 和 VEGFR-3 的 ATP 竞争性抑制剂[208, 209]。在一项临床前试验中证明了对肝细胞癌的有效性后，研究人员将布立尼布用于晚期肝细胞癌的一线和二线单药和联合治疗。它的抗肿瘤活性很有前途，并且对于晚期疾病患者具有可控的安全性[210]。在布立尼布和索拉非尼的比较中，疾病进展时间、客观缓解率和疾病控制率相似[186]。

十二、以哺乳类西罗莫司靶蛋白为基础的治疗

哺乳类西罗莫司靶蛋白（mTOR）是一种调节细胞生长和增殖的丝氨酸 / 苏氨酸蛋白激酶。它属于磷脂酰肌醇 3- 激酶相关的蛋白家族。依维莫司是一种 mTOR 抑制剂，已在一项 Ⅲ 期临床试验中对肝细胞癌患者进行了评估。在该研究中，与安慰剂相比，它未能改善总生存期和无进展生存期[188, 211]。

十三、免疫疗法（免疫检查点抑制剂）

在人癌细胞表达与癌症相关的抗原这一有价值的发现之后，研究人员将精力集中在开发免疫疗法以介导肿瘤消退上。研究人员最近发现，阻断免疫检查点是激活抗肿瘤免疫的最有希望的方法之一。细胞毒性 T 淋巴细胞相关分子 4、程序性死亡蛋白 -1（PD-1）和 PD 配体（PD-L）作为免疫检查点，已成为治疗各种肿瘤的靶点。细胞毒性 T 淋巴细胞相关分子 4 是一种几乎只在 CD4+ 和 CD8+T 细胞上表达的细胞表面分子。该分子在调节 T 细胞免疫应答中起着至关重要的作用，尤其是在维持 T 细胞稳态方面[144, 212–214]。

通过利用 PD-1 的免疫检查点通路，肿瘤表达 PD-L1 可逃避正常的免疫攻击。PD-L1 和 PD-L2 都能与活化的 T 细胞上的 PD-1 受体结合，从而抑制 T 细胞和 T 细胞攻击[2]。最近的一份报告表明，瘤内高表达 PD-L1 患者的预后明显低于低表达的患者[215]。

曲美利木单抗（抗细胞毒性 T 淋巴细胞相关分子 4 的单克隆抗体）、纳武单抗（抗 PD-1 抗体）和 OX40（肿瘤坏死因子受体超家族成员）的试验在晚期肝细胞癌患者中显示了非常有希望的结果[2, 190, 216–224]。

最有希望的数据来自接受纳武单抗治疗的研究（CheckMate-040）。根据研究的中期结果，在 214 例患者中，客观缓解率为 16%，其中 2 例（1%）为完全缓解，33 例（15%）为部分缓解。此外，111 位患者达到疾病稳定，总缓解率达到 69%，这是非常惊人的比例。所有患者在 6 个月和 9 个月的总生

存期率分别为82.5%和70.8%。该研究表明，在所有病因队列中（包括HBV和HCV感染以及肝细胞癌），纳武单抗都有持久的客观缓解率和可控的安全性。数据表明，在所有病因亚型均具有活性，并支持正在进行的纳武单抗在肝细胞癌中的研究[225]。

十四、MET 抑制剂

研究人员已经提出，MET信号通路在肝细胞癌的治疗中具有重要作用。因此，已经有一些对MET信号通路抑制的研究。一些临床试验在用卡博替尼、克唑替尼、奥滨尤妥珠单抗、替维替尼和利洛妥单抗治疗方面取得了令人鼓舞的结果[189, 226, 227]。

十五、MEK 抑制剂

如前所述，Ras/Raf/MEK/ERK信号通路是细胞增殖和癌变的主要级联反应通路[228]。该通路在50%~60%的肝细胞癌中被激活，是治疗的潜在靶点[229, 230]。瑞法替尼和司美替尼是口服的MEK抑制剂，用于治疗晚期肝细胞癌[174, 231]。

第十四章　可切除的与临界可切除的胰腺癌

Megan A. Stevenson, Sameer H. Patel 和 Syed A. Ahmad

第一节　前　言

胰腺导管腺癌（PDAC）仍然是一种毁灭性的疾病，几乎夺走了所有被确诊的人的生命。它是美国癌症相关死亡的第四大原因，5 年总生存率为 8.2%[1]。手术切除仍是唯一的治愈机会，但高达 80%~85% 的患者有局部晚期或转移性疾病，并不适合进行手术。更重要的是，在 15%~20% 的符合手术条件的可切除的胰腺癌患者中，大多数人将发展为局部、区域和（或）系统性复发，因此他们的 5 年生存率低于 20%[2, 3]。

手术切除患者的总生存率令人失望，促使人们寻找辅助治疗 PDAC 的方法。人们为了开发有效的辅助和新辅助疗法，以及敏感度、特异度更高的影像学和筛查方式以帮助早期诊断和疾病分期，已经做出了相当大的努力。由于手术切除仍然是根除疾病的核心，完全切除或 R0 切除对整体生存获益的重要性已经确立。因此，确定可切除性是最重要的。诊断方法的改进和外科技术的进步导致了临界可切除肿瘤的出现，这是一种介于明显可切除和局部晚期不可切除的 PDAC 之间的疾病谱。对这一患者群体进行统一的定义是非常必要的，既可以为更多的患者提供最佳的治疗，也可以开展针对特定分期的新型临床试验。在大型医疗中心开展的多模式病人护理方法确保了最专业的医生将按常规治疗这些复杂的患者。胰腺癌患者的诊断和治疗的进一步发展需要各中心专家的合作。

第二节　定义：可切除和临界可切除的胰腺癌

国家综合癌症网络（NCCN）和 Callery 等 [4, 5] 将可切除的 PDAC 定义为：①无远处转移（即无胰腺外疾病）；②无肠系膜上静脉（SMV）和门静脉（PV）毗邻、扭曲、形成肿瘤血栓或静脉包绕的放射学证据；③腹腔动脉、肝动脉和肠系膜上动脉（SMA）周围脂肪平面清晰。如果病史和体格检查后认为这些病人适合手术，就会给他们提供根治性手术。在谱系的另一端是不可切除的肿瘤。它们可以是局部晚期不可切除的、动脉包绕（腹腔动脉、SMA 或两者兼有）和（或）静脉阻塞（SMV、PV 或 SMV-PV 汇合），也可以是转移到远处部位。定位良好、不侵犯血管的肿瘤很容易被归为可切除的肿瘤，就像远处转移的肿瘤很容易被归为不可切除的肿瘤一样。当肿瘤开始"贴近"或"包裹"肠系膜血管时，就会出现灰色区域，因为血管包裹的百分比已被证明有助于预测可切除性[6]，同时会导致技术要求更高的手术，通常也需要有丰富的血管切除和重建经验的外科医生。此外，正如前面所讨论的，血管受累的确切程度有赖于外科医生和放射科医生的主观判定，这导致各中心在准确定义可切除的患者群体方面存在差异。

临界可切除的胰腺癌已成为对可能符合切除条件但有高风险会出现病理切缘阳性并对患者生存产生不利影响的一个定义。这类患者的肿瘤有不同程度的肠系膜血管侵犯，由于对不可切除性和血管受累带来的技术要求的担忧，许多患者通常没有给予手术治疗。然而，属于这一灰色区域的患者是值得关注的，因为在合适的情况下，患者往往存在 R0 切除的可能性。在拥有熟练掌握血管切除和重建技术经验的胰腺外科医生中心，一些研究小组已经表明，只要达到 R0 切除，这些手术不仅是可行的、安全的，而且还能获得与直接可切除疾病患者相当的生存率[7, 8]。此外，这些患者的总生存率也优于接受非手术治疗的局部晚期患者[9, 10]。这些研究结果令人鼓舞，并强调了准确定义"临界"人群的重要性，以便对他们进行适当的分期。

多年来，许多小组试图客观地定义肿瘤血管间的界面。1992 年 Ishikawa 等回顾了 50 例患者 SMA 血管造影的门脉期，首次详细介绍了 SMV-PV 汇合处的肿瘤累及情况[11]。然后，他们将自己的发现分为 5 种类型：①正常汇合；②平滑移位且不狭窄；③单侧狭窄；④双侧狭窄；⑤双侧狭窄并存在侧支静脉。他们指出，广泛静脉受累（Ⅳ型和Ⅴ型）的切除患者比不可切除的患者预后较差，再次说明血管受累增加是病理学切缘阳性的预测因素。文献中仍常提到石川静脉畸形。

1995 年，MD 安德森癌症中心（MDACC）的研究人员将 56 例 PDAC 患者术前计算机断层扫描（CT）的肿瘤血管累及程度分为 6 种类型：A~F[12]。然后，他们将这些术前发现与手术室中发现的实际肿瘤与血管的关系相关联。在 A 型和 B 型受累中，分别有脂肪平面和正常胰腺实质，将肿瘤与邻近血管隔开，22 例中有 21 例（95%）患者是可切除的。E 型和 F 型则在谱系的另一端，分别是完全包围或阻塞血管的肿瘤。这些患者都不能进行 R0 切除术。中间是 C 型和 D 型，C 型肿瘤在影像学上与血管密不可分，但接触点与血管形成凸状，D 型肿瘤部分包围血管。毫不奇怪，可切除率随着血管受累的增加而降低。此后不久，Lu 等[13] 提出了另一种分级系统，即根据肿瘤与血管的周缘毗连性分为 0~4 级。0级为无毗连血管壁的肿瘤。1 级是肿瘤与小于四分之一的血管壁周相邻，2 级是从超过四分之一到二分之一的血管周，3 级是二分之一到四分之三，4 级是大于四分之三相邻或血管收缩。虽然研究规模较小，也没有区分动脉和静脉受累，而且外科医生也不对术前放射线检查结果单盲；但是作者发现肿瘤受累超过一半的周围血管对不可切除性有很高的预测性。2014 年，Tran Cao 等[14] 收集了 8 年内所有在 MD 安德森癌症中心接受胰十二指肠切除术的患者，并重新回顾其术前影像学检查，评估肿瘤静脉环周界面（TVI）的程度。TVI 被定义为无界面，≤180°血管周长，>180°血管周长，或血管闭塞，然后将发现与随后的静脉切除需求、组织学静脉侵犯和总生存期相关联。共纳入 254 例患者进行分析，其中 98例（38.5%）需要进行 SMV-PV 切除。作者得出结论，TVI > 180°能准确预测静脉切除的需要（$P<0.001$），因为 89.5% 的该界面的（$n = 28$ 名患者中的 25 名）或阻塞（$n = 10$ 名患者中的 9 名）患者需要进行血

管切除。在 82.4% 的 TVI > 180° 或阻塞的患者中，可见静脉的组织学侵犯。此外，TVI≤180°患者的总生存期得到改善。

这些研究为界定 TVI、可切除性和生存率之间的关系提供了一个框架。NCCN 于 2004 年首次公布了临界切除性肿瘤的定义 [15]。他们的定义将临界肿瘤描述为那些毗邻 SMA 且有严重的单侧 SMV 或 PV 凸出，胃十二指肠动脉（GDA）包绕至肝动脉，或结肠、中结肠侵犯的肿瘤。2006 年，MD 安德森癌症中心胰腺中心组更精确地定义了临界可切除肿瘤为有肿瘤毗邻≤180° 的 SMA 或腹腔动脉周长。肝总动脉（CHA）的短段桥基或包绕（最常见于 GDA 起源处），或适合进行静脉重建的节段性静脉阻塞（需要在阻塞处下方有足够的 SMV，上方有 PV）[16]。他们进一步澄清，桥基或受累表现为≤180°血管周长，而包绕表现为≥180°血管周长。2008 年，Katz 等人扩大了 MDACC 对临界可切除性的定义，将患者细分为 A 型、B 型或 C 型 [17]。A 型患者符合其 2006 年的定义，而 B 型患者有可疑的胰外转移性疾病，C 型为临界状态。这后两类人被认为是重要的，因为他们在考虑手术时依赖于多学科团队的临床判断。对可疑隐匿性转移性疾病进行轴位成像，需要具有丰富胰腺成像经验的放射科医师。剖腹探查术和胰切除术即使不进行血管重建，也是一项腹部大手术，术前必须确认患者对该手术的耐受能力。在 MD 安德森癌症中心这个具有广泛转诊基础的大型中心，越来越多的这些 B 型和 C 型患者正在接受治疗评估，该中心强调对这些患者进行准确分期的重要性，以便更好地进行阶段性治疗，缩小治疗的不确定性，避免转移性疾病患者进行无指征的手术 [17]。

2009 年，Callery 等人撰写了美国肝胰胆协会、外科肿瘤学会和消化道外科学会（AHPBA、SSO、SSAT）关于临界可切除胰腺癌的共识声明，随后得到了 NCCN 的认可 [4]。这些肿瘤：①无远处转移。② SMV/PV 的静脉受累，证明肿瘤毗邻，伴有或不伴有压迫和管腔狭窄，SMV/PV 包绕，但无附近动脉的包绕，或因肿瘤血栓或包埋而导致短节段性静脉阻塞，但在受累区域近端和远端有合适的血管，允许安全切除和重建。③ GDA 包绕至肝动脉，并有短节段包绕或直接与肝动脉相交，不延伸至腹腔动脉。④有肿瘤毗邻 SMA 不超过 >180°的血管壁周长。

以上来自 MD 安德森癌症中心的定义和 AHPBA、SSO、SSAT 对动脉受累的描述是相似的，但对静脉受累的临界可切除疾病的描述却不同。AHPBA、SSO、SSAT 共识将任何程度的静脉受累都归类为临界可切除，MDACC 的作者提出了这样的定义有些宽泛的担忧 [18]，因为它有可能将事实上前期可切除的患者纳入其中。事实上，正如 Kelly 等人所指出的，多个提出的临界可切除疾病的定义主要因其静脉受累的标准而不同，并不存在单一的定义 [19]。

最近，为了统一各机构对临界可切除 PDAC 的定义，组间试验于 2013 年发表了一个合作性的、客观的临界可切除 PDAC 定义，其中包括具有以下一种或多种情况的癌症：①原发性肿瘤与 SMV/PV 之间的界面在静脉壁周长的 180°或更大；② SMV/PV 的短节段阻塞，且正常静脉位于可切除和静脉重建的阻塞部位以上和以下的阻塞水平；③肿瘤与肝动脉之间的短节段界面（任何程度），且正常动脉位于该界面的近端和远端，适于切除和动脉重建；④肿瘤与 SMA 或腹腔干之间的界面测量小于动脉壁周长的 180°[20]。这一定义随后得到了 NCCN 的认可，也是目前针对临界可切除 PDAC 患者的多机构多模式治疗临床试验设计的基础。NCCN 对可切除的、临界的、不可切除的定义汇总见表 14.1[15]，图 14.1a~c 为实例。

表 14.1　可切除、临界的和不可切除的胰腺癌的定义[15]

可切除的	临界的	不可切除的
无远处肿瘤转移	无远处肿瘤转移	肿瘤远处转移（包括非局部淋巴结转移）
肿瘤未累及 CA、SMA, 或 CHA	胰头 / 钩突： 实体瘤侵犯 CHA，未延伸至 CA 或肝动脉分叉，可安全、完整地切除和重建 实体瘤侵犯 SMA≤180° 实体瘤侵犯变异动脉解剖 胰体 / 胰尾： 实体肿瘤侵犯 CA≤180° 实体瘤侵犯 CA>180°而不累及主动脉，且未累及 GDA	胰头 / 钩突： 实体瘤侵犯 SMA>180° 实体瘤侵犯 CA>180° 实体瘤侵犯第一空肠 SMA 分支 胰体 / 胰尾： 实体瘤侵犯 SMA 或 CA>180° 实体瘤侵犯 CA 且主动脉受累
肿瘤未累及 SMV 或 PV 或≤180°，无静脉轮廓不规则	实体瘤侵犯 SMV 或 PV>180°，与静脉轮廓不规则性接触≤180°，但与受累部位近端和远端有合适的血管 实体瘤累及 IVC	胰头 / 钩突： 由于肿瘤累及或阻塞 SMV 或 PV 导致无法重建 侵犯大部分近端引流空肠分支进入 SMV 胰体 / 胰尾： 由于肿瘤累及或阻塞 SMV 或 PV 导致无法重建

注：CA 腹腔干，SMA 肠系膜上动脉，CHA 肝总动脉，SMV 肠系膜上静脉，PV 门静脉，GDA 胃十二指肠动脉，IVC 下腔静脉

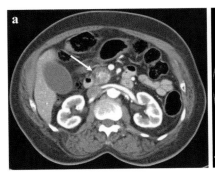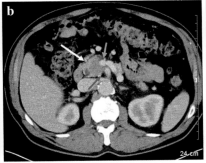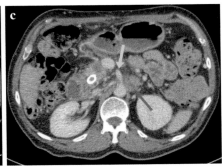

图 14.1　计算机断层扫描中胰腺癌的实例：（a）可切除的、（b）临界的、（c）不可切除的。白色箭头指向原发肿瘤。（a）大量受累（白色箭头）<肠系膜上静脉的 180°，并且不触及肠系膜上动脉。（b）大量受累（白色箭头）>肠系膜上静脉的 180°（蓝色箭头）和<肠系膜上动脉（红色箭头）的 180°。（c）肠系膜上动脉起源（黄色箭头）和主动脉左侧的软组织的狭窄（红色箭头）

第三节　疾病分期

PDAC 的分期评估以对比增强 CT 扫描为中心，用于评估转移性疾病，并划分肿瘤与周围结构的关系，包括肠系膜血管。CT 扫描因其广泛的可用性、易解释性以及对不可切除性的良好阴性预测值，长期以来被认为是评价胰腺癌的"金标准"[21]。三相造影剂给药后会有 3~5 mm 的切口。给予静脉内

（IV）造影剂，并获得动脉和门静脉期的图像，给予中性或低密度口服造影剂（通常为水），以扩张胃和十二指肠，但不干扰对血管的评价，如果给予高密度口服造影剂，很可能会有影响[22]。门静脉期特别重要，因为在这个阶段，胰腺实质增强得最好，与PDAC典型的低密度外观形成对比。

CT扫描用于分期主要有2个局限性。首先是只有在分辨率提高的成像中才能发现的微转移性疾病。肝脏是转移最常见的位置，对比增强CT扫描一般对肝病的检测效果很好，但对较小的病灶则表现不佳，且检测灵敏度随病灶尺寸的减小而降低[23]。微小的腹膜植入物在CT扫描中也不能很好地观察到。最初据轴位影像学认为可切除的患者中有15%~40%在剖腹手术中被发现患有转移性疾病[24-27]。CT的另一个主要缺点是扫描时肿瘤与肠系膜血管的关系与进入手术室后的实际关系不一致[28]，这会影响到实现R0切除的能力。在R1切除术中，切缘阳性最常见的是在肠系膜或腹膜后切缘[29]，进一步强调了准确的治疗前横断面成像的重要性。

CT解读也依赖于操作者，最好由擅长胰腺癌成像的放射科医生来完成。研究表明，专业的放射科医生可在自己的专业领域内对扫描进行更准确的解读[30]，这些放射科医生更有可能在大型中心工作。在对单一中心PDAC患者的回顾中，Walters等人得出结论，在规模大的医院进行胰腺协议成像可以改善术前分期，并可以改变疾病的治疗管理[27]。有趣的是，他们发现，超过50%的患者在向其中心拿出之前的影像学检查时，重新进行了影像学检查，并因此改变了管理策略。

为了更彻底地对新诊断的胰腺癌患者进行分期，已经提出了多种辅助CT扫描的方法。这些辅助手段包括使用超声内镜（EUS）、磁共振成像（MRI）和正电子发射断层扫描（PET）/CT。对于出现胰腺癌典型症状（梗阻性黄疸、不明原因的体重减轻、腹痛、新发胰腺炎）但CT结果不明确的患者，EUS具有良好的效果，因为它在诊断小于2 cm的病灶时比CT扫描敏感得多（90% vs. 40%）[31]。通过EUS准确评估肿瘤与周围血管和区域淋巴结的关系，有利于进行适当的分期。这也成了对将要进行新辅助治疗的临界可切除肿瘤患者获得组织诊断的首选方式，以及在新辅助治疗完成后对临界可切除和局部晚期肿瘤进行重新分期，以评估肿瘤周边与血管相邻处的细胞坏死情况。最近的一项长达14年的荟萃分析数据发现，EUS细针抽吸（FNA）诊断胰腺实性肿块的总体敏感度和特异度分别为86.8%和95.8%[32]。这种成像方式的局限性在于它非常依赖操作者的经验，并且有1%~2%的并发症风险，包括术后胰腺炎、出血或十二指肠穿孔[33]。另一种获得更广泛接受的影像学方式是MRI。与CT相比，它具有更好的软组织对比度[34]，因此对于小的或等密度的肿瘤来说是非常好的选择[35]，而磁共振胰胆管造影（MRCP）可以精确定义大的胰管和胆管树，这对于小的、非轮廓变形的胰腺肿块来说特别有用[36]。

在获得高质量的胰腺协议CT后，PET/CT可作为辅助手段，特别是认为患有胰外疾病（临界可切除疾病、CA19-9明显升高、原发肿瘤大或区域淋巴结大）的高危患者[15]。它不应该被认为是高质量横断面成像的替代选择。

诊断性分期腹腔镜可用于寻找横断面成像上不明显的转移灶。同样，对于被认为具有高转移风险的患者，可以在放化疗或手术之前进行时机选择。

虽然绝大多数患者仍可以通过 CT 扫描进行诊断和分期，但是所有影像学模式的不断进步，由此带来的更高的分辨率无疑将使 PDAC 患者得到更早的诊断和治疗。诊断研究的选择应根据每个具体的临床情况而定。

第四节　可切除的胰腺癌

一、辅助治疗

根治性手术仍然是前期可切除胰腺癌的标准治疗。遗憾的是，即使进行了 R0 切除，绝大多数患者也会继续发展为局部、区域或系统性复发，并最终死于疾病[37]，这说明单纯手术不足以保证长期生存。这一观察结果是人们对开发多模式治疗策略以帮助局部和系统性控制 PDAC 的浓厚兴趣的基础。切除时的切缘状态是总生存期的重要预测指标，由此可见，强调局部控制的辅助治疗可以带来生存获益。新辅助和辅助放化疗已被证明可以改善其他手术切除的胃肠道（GI）恶性肿瘤，包括胃 / 胃食管（GE）连接处癌和直肠癌的总生存率[38, 39]。在胰腺癌方面，较早的研究主要集中在不可切除的胰腺癌的姑息性治疗中对放疗的获益，通常与 5-氟尿嘧啶（5-FU）[40, 41] 联合使用，这是胃肠道肿瘤研究组（GITSG）试验的基础，它是评估 PDAC 手术切除后辅助放化疗的首个前瞻性、随机Ⅲ期临床试验。

GITSG 试验是 3 个"分疗程"辅助放化疗试验中的第一个试验[42]，它的设计是在 6 周内分期进行 40 Gy 外束放疗（EBRT），包括在给予前 20 Gy 的放射治疗后休息 2 周，同时在放射治疗期间给予 5-FU，随后每周维持输注 2 年或直到记录到疾病进展。该研究入选了 43 名接受过 R0 手术切除导管、泡状或未分化胰腺癌的患者，并排除了壶腹周围、胰岛和囊腺癌患者。21 名患者随机接受 5-FU 辅助放化疗，其他 22 名患者进行观察。该试验显示，与对照组相比，治疗组的中位生存期显著翻倍（20 个月 vs. 11 个月），5 年生存率略有改善（19% vs. 5%）。参与者对辅助治疗的耐受性良好。这项研究的局限性在于其规模较小，导致统计效力不足，而且几乎 40% 的治疗组患者（8/21）没有完成维持治疗。由于受试者入组速度慢，且各组间生存差异不断变化，因此试验提前终止。为了提高统计学效力，研究者后来又在同样的治疗方案中加入了另一个由 30 名患者组成的非随机队列，并发现了类似的结果[43]。GITSG 研究的令人鼓舞的成果是美国辅助放化疗作为手术切除 PDAC 的标准治疗的基础。

GITSG 试验之后是欧洲癌症研究与治疗组织（EORTC）小组的试验，该试验于 1999 年在《外科年鉴》上首次发表[44]。在这项研究中，207 例手术切除的患者再次随机接受观察或辅助放化疗，采用类似"分疗程"的方式，并使用 5-FU。虽然这种辅助方案再次被证明耐受性良好，但各组之间没有统计学意义上的生存率差异，研究者认为不能推荐辅助放化疗。值得一提的是 EORTC 和 GITSG 之间的重要区别，最值得注意的是，EORTC 研究中纳入了病理学切缘阳性的患者，还包括了非胰腺壶腹周围腺癌

（一组总预后较好的肿瘤）。针对这些担忧，作者纳入了 114 例仅有胰头癌患者的亚组分析，但仍无法证明辅助放化疗有任何益处，事实证明，5-FU 的辅助放化疗虽然耐受性好，但并不适用。欧洲中心在实践政策中建议禁止辅助放化疗时，引用了该研究以及随后的欧洲胰腺癌研究组（ESPAC）的研究。

在欧洲中心发现辅助放化疗的结果令人失望后，为了划定辅助化疗在已切除的 PDAC 中的作用，进行了 ESPAC-1 试验。这是一项多中心试验，采用 2×2 析因方式，将 289 例切除的胰腺导管腺癌患者（不考虑切缘状态）随机分配到观察（69 例）、单独进行辅助放化疗（73 例）、单独进行化疗（75例）、放化疗后化疗（72 例）。同样是"分疗程"设计，使用 5-FU 作为化疗方案。中位随访时间为 47 个月，结果于 2004 年发表在《新英格兰医学杂志》上 [45]。该研究因其复杂的设计使其难以解释而受到批评，但作者得出了 2 个主要结论：①辅助化疗有显著的生存获益（5 年生存率为 21%，而接受观察者为 8%，$P = 0.009$）；②辅助治疗没有显示出获益，实际上对生存率有不良影响（放化疗组与不放化疗组的 5 年生存率分别为 10% 与 20%，$P = 0.05$）。作者推测，放化疗可能是有害的，一是因为它延迟了系统化疗的开始，二是因为"分疗程"算法使治疗中断，可能导致疾病进展。这项研究的批评者强调，所采用的放射治疗方案缺乏标准化和质量保证（对 GITSG 和 EORTC 试验也提出了这一批评，因为自 GITSG 于 1985 年首次发表以来，放射治疗标准已明显改善）。许多患者接受了不同剂量的放疗，而且没有对技术和方案进行集中审查。此外，该研究实际上并没有足够的统计学效力以得出 2×2 随机化设计的四个臂之间的比较。尽管 ESPAC-1 在已切除的 PDAC 中辅助放疗的作用引发了很多争议，但它已经帮助巩固了 5-FU 化疗在辅助治疗中的作用。

1997 年，Burris 等人发表了一项治疗晚期胰腺癌的里程碑式研究。他们证明，单药吉西他滨不仅能改善不可切除的胰腺癌患者的生活质量（更好的疼痛控制、体能状况评分增加），而且与 5-FU 的治疗相比，具有适度的生存优势。后者采用静脉团注的方式给药。这是 30 年来首次证明一种新的化疗药物与 5-FU 相比具有改善生存获益的作用。吉西他滨也具有良好的毒性特征 [46]。这为 Charite-Onkologie 或 CONKO-001 研究铺平了道路，该研究是一项欧洲多中心 Ⅲ 期随机对照试验，即比较 PDAC 根治性切除术后辅助吉西他滨组与观察组 [37]。在这项试验中，368 名接受过 R0 或 R1 胰腺癌切除术且未接受过任何新辅助治疗的患者，根据切除状态（R0 与 R1）、肿瘤（T）状态（T1-2 vs. T3-4）和淋巴结（N）状态（阴性与阳性）进行分层。然后，他们随机接受 6 个周期的吉西他滨辅助治疗（$n = 179$）或观察（$n = 175$）。主要终点是中位无病生存期，吉西他滨治疗有统计学意义的生存获益（13.4 个月 vs. 6.9 个月，$P<0.001$），几乎是观察组的 2 倍。无论切缘、肿瘤或淋巴结状态如何，都能看到这种生存获益。最初发表时，给予吉西他滨治疗并没有总生存获益（吉西他滨中位生存期为 22.1 个月，而对照组为 20.2 个月），但在 2008 年美国临床肿瘤学会（ASCO）年会上更新数据时，看到了一个适度但有统计学意义的总生存获益（22.8 个月 vs. 20.2 个月，$P = 0.05$，估计 5 年生存期分别为 21% 和 9%）[47]。该研究确立了单药吉西他滨作为已切除的胰腺癌辅助治疗的骨干。

大约在 CONKO-001 在欧洲进行的同时，北美中心开始招募患者参加放射治疗肿瘤学组（RTOG）

97-04 试验 [48]。这是一项多中心、随机对照的Ⅲ期临床试验，也是为了评估吉西他滨在辅助治疗中的作用。然后，将大面积切除胰腺腺瘤的患者随机接受 5-FU 或吉西他滨化疗，2 组患者治疗后再进行以 5-FU 为基础的放化疗。根据最初的 GITSG 试验，这符合北美公认的利用辅助放化疗的标准治疗。根据肿瘤直径（＜3 cm 或 ＞3 cm）、淋巴结状态（阳性或阴性）和手术切缘（阳性、阴性或未知）对患者进行分层。在对 451 名患者的分析中，研究者发现 2 个治疗组之间的总生存期或无病生存期没有差异。然而，他们进一步分析了一部分胰头瘤（$n = 388$），发现吉西他滨组的中位生存期和 3 年生存率有增加的趋势，吉西他滨的中位生存期为 20.5 个月，3 年生存率为 31%，而氟尿嘧啶分别为 16.9 个月和 22%，$P = 0.09$。当对上述分层变量进行调整后，这种趋势在统计学上就具有显著意义（$P = 0.05$）。作者得出的结论是，以吉西他滨为基础的辅助化疗与基于 5-FU 的放化疗相比，要优于基于 5-FU 的化疗。这项研究并未评估辅助放化疗的作用，因为这 2 种药物都给予了辅助放化疗，但它进一步支持了吉西他滨用于辅助治疗。

由于 CONKO-001 的新信息要求单药吉西他滨作为辅助治疗的骨干，而 ESPAC-1 的结果显示了基于 5-FU 的化疗有生存获益，所以下一个合乎逻辑的步骤是直接比较吉西他滨与 5-FU。因此，欧洲研究人员设计了 ESPAC-3 试验，该试验于 2010 年在《美国医学会杂志》上发表 [49]。该研究将 1088 名接受过 R0 或 R1 切除 PDAC 的患者随机抽取，然后接受 6 个月的 5-FU 或吉西他滨治疗。主要终点是总生存期，组间总生存期相同（分别为 23.0 个月与 23.6 个月）。作者认为 2 种药物基本相当。两者都是合理的选择，但吉西他滨以其良好的副作用和用药方便（吉西他滨每周服用一次，5-FU 每天服用一次），成为已切除的 PDAC 辅助治疗的基石。最近，ESPAC-4 试验将吉西他滨与吉西他滨联合卡培他滨进行了比较。在此Ⅲ期临床试验中，有 730 名患者被随机分配，发现中位总生存期获得了改善，分别是 25.3 个月和 28 个月，$P = 0.032$ [50]。

吉西他滨也被认为是一种良好的放射增敏剂 [51]，其他研究小组也试图利用这一特性。Van Laethem 等进行了一项随机Ⅱ期试验，比较了吉西他滨加基于吉西他滨的放化疗与单用吉西他滨辅助治疗的情况 [52]，发现前者是安全且耐受性好的。2 组的总中位生存期为 24 个月，但有趣的是，加入放化疗后，局部控制具有统计学意义上显著的改善。作者主张进行Ⅲ期试验，以进一步研究吉西他滨的综合治疗。

表 14.2 总结了可切除的胰腺癌辅助治疗的关键的随机对照试验 [37, 42, 44, 44, 45, 48-50, 53]。

表 14.2　胰腺癌切除术的随机对照试验的总结

临床试验	对比	药物	人数	中位生存期	P
GITSG[42] 1985	放化疗 vs. 观察	40 Gy+5-Fu	21 vs. 22	20 个月 vs. 11 个月	0.035
EORTC[44] 1999	放化疗 vs. 观察	40 Gy+5-Fu	60 vs. 54	17 个月 vs. 13 个月	0.099
ESPAC-1[45] 2004	放化疗 vs. 无放化疗 化疗 vs. 无化疗	20 Gy+5-Fu	145 vs. 144 147 vs. 142	16 个月 vs. 18 个月 20 个月 vs. 16 个月	0.05 0.009
CONKO-001[37] 2007	化疗 vs. 观察	吉西他滨	179 vs. 175	13 个月 vs. 7 个月	＜0.001

续表

临床试验	对比	药物	人数	中位生存期	P
RTOG 97-04[48] 2008	化疗 + 放化疗 vs. 化疗 + 放化疗	5-FU+50.4 Gy/5-FU 吉西他滨 +50.4 Gy/5-FU	201 vs. 187	17 个月 vs. 20.5 个月	0.09
ESPAC-3[49] 2010	化疗 vs. 化疗	吉西他滨 vs. 5-FU	537 vs. 551	24 个月 vs. 23 个月	0.39
JASPAC 01[53] 2016	化疗 vs. 化疗	S-1 vs 吉西他滨	192 vs. 193	46.5 个月 vs. 25.5 个月	<0.0001
ESPAC-4[50] 2017	化疗 vs. 化疗	吉西他滨 vs 吉西他滨 / 卡培他滨	366 vs. 364	25.5 个月 vs. 28 个月	0.032

注：5-FU 5-氟尿嘧啶

　　辅助治疗的下一步进展涉及细胞毒性疗法的组合，以及在常规化疗和（或）放化疗方案中加入靶向治疗的可能性。许多新的联合辅助治疗试验在局部晚期或转移性胰腺癌治疗中取得一些成功。Moore 等 [54] 在一项随机的 Ⅲ 期试验中发现，在吉西他滨的基础上加入厄洛替尼（一种表皮生长因子受体酪氨酸激酶抑制剂），在无法进行手术的患者群体中，这一治疗有统计学意义的生存获益。其他小组也研究了替比法尼、贝伐单抗、西妥昔单抗等药物与吉西他滨的各种组合，也研究了不可切除的患者，但至今未发现比单用吉西他滨有更多的获益 [55]。到目前为止，还没有任何靶向药物被证明在辅助治疗中具有价值，但新的临床试验仍在继续进行，这是为了改善手术切除后患者的较差的 5 年生存率。表 14.3 总结了正在进行中的可切除胰腺癌的辅助性 Ⅲ 期临床试验。目前，推荐所有能够接受辅助系统性化疗的患者都使用辅助系统性化疗。对于接受新辅助治疗的患者，仍建议进行辅助化疗，剂量和方案根据新辅助治疗的反应程度而定。

表 14.3　正在进行的胰腺癌辅助性 Ⅲ 期临床试验

临床试验	NCT 编号	对比	药物	人数	当前状态	主要终点
RTOG 0848	01013649	化疗 vs. 化疗 + 放化疗	吉西他滨 ± 厄洛替尼 vs. 吉西他滨 ± 尔洛替尼联合 5-FU 或尔洛替尼放疗	950	正在招募	总生存期
APACT	01964430	化疗 vs. 化疗	吉西他滨 vs. 吉西他滨 + 白蛋白结合紫杉醇	866	停止招募	无病生存期
辅助吉西他滨 vs. 新辅助和辅助 FOLFIRINOX	02172976	化疗 vs. 化疗	吉西他滨 vs. FOLFIRINOX	126	正在招募	总生存期
意大利多中心研究	02355119	化疗 vs. 化疗	吉西他滨 vs. FOLFOXIRI	310	正在招募	无病生存期

二、新辅助治疗

　　胰腺癌在确诊时就是一种系统性疾病，这一点已经越来越明显，因为在接受 R0 切除并完成辅助治疗的患者中总生存率仍然很低。这不仅加强了综合治疗对局部和系统性疾病控制的重要性，而且也使人们对新辅助治疗策略产生了兴趣。可切除 PDAC 新辅助治疗的支持者列举了几个潜在的好处。首先是早期的系统性治疗，通常耐受性良好且可完成。多项研究表明，高达 25% 的接受手术切除的患者由于恢复时间过长、术后并发症或患者拒绝等原因，从未完成辅助治疗 [44, 56, 57]。新辅助治疗方法将确保几乎所有接受手术的病人都能在系统性治疗中获益。此外，它还可以让新辅助治疗期间疾病进展的侵袭性肿瘤生物学患者，或功能状态不能耐受治疗的患者，自我选择为不能从手术中获益的患者，从而避免大胰腺切除术的潜在发病率。另一个好处是，将放化疗传递到不受干扰、供氧良好的组织中，可以看到细胞毒作用增强。也许最重要的是术前化疗和（或）放射治疗具有缩小疾病的潜力。新辅助治疗还可以治疗局部淋巴结，上述所有方案都会反过来提高 R0 切除率，并减少局部复发。最后，有几个小组证明，在接受新辅助放化疗的患者中，胰空肠吻合口瘘率降低 [58, 59]。

新辅助治疗的潜在弊端值得一提。在开始化疗给药前需要进行组织诊断。肿瘤取样通常通过超声内镜（EUS）与细针抽吸（FNA）来完成，但这种技术是高度依赖操作者技术的，并且经常需要小的偏远医院的患者去到其他地方进行评估和治疗。此外，出现黄疸和胆道阻塞的患者在开始化疗前需要进行胆管树减压术。1998 年，美国东部肿瘤协作组（ECOG）成员进行的一项 Ⅱ 期多机构新辅助试验 [60]，其中 50% 的入组患者需要进行治疗前的胆道减压，该试验指出支架相关的发病率和死亡率较高。作者对治疗前胆道支架的安全性提出了担忧，这可能使新辅助治疗在该患者人群中不安全。MD 安德森癌症中心的一项更大规模的研究解决了这些问题，该研究表明新辅助放化疗患者的肝毒性和胆道支架相关并发症发生率很低 [61]。较大直径的支架、密切的患者随访，以及一名经验丰富的内镜医生管理支架的单一机构研究设计，都被认为有助于降低并发症的发生率。新辅助疗法的最后一个潜在的缺点是，它会推迟确定性手术的治疗管理。但有趣的是，在新辅助治疗期间疾病进展的患者最常见的是远处转移，而不是局部进展 [62-65]，因此前期手术不能为这组患者提供足够的疾病控制。

20 世纪 90 年代初，可切除的胰腺癌的新辅助治疗首次进行了试验，并被证明是安全和可行的。Evans 等纳入了 28 例组织学证实为局部胰头腺癌的患者，在 5 周半内接受 5-FU 和 50.4 Gy 的治疗方案 [64]。所有的患者都完成了新辅助治疗，表明了该方法安全且耐受性良好。复诊时，有 5 名患者出现了转移性疾病，他们幸免了后续的手术。17 名患者接受了切除术，所有肿瘤标本都有放化疗导致的肿瘤细胞损伤的证据。这项研究是 MD 安德森癌症中心的 Pisters 等人在 1998 年发表的另一项试验的基础 [65]。Evans 等人试验 [64] 的放化疗方案最令人衰弱的副作用是胃肠道毒性，导致 32% 的患者需要住院治疗。为了改善这一问题，研究者在这项"快速分割"试验中，将治疗时间从 5 周半降至 2 周，接受更高的单次分割剂量的照射。入选的 35 名患者均为可切除的胰头癌，35 人全部完成了放化疗。手术切除结合外束术中放疗（EB-IORT），74% 的患者完成了腹腔镜切除术，该研究表明，所选择的化疗方案不仅毒性小，而且对局部区域疾病控制良好。

其他小组研究了在输注 5-FU 和外束放疗的方案中加入丝裂霉素 C（MMC）。Fox Chase 癌症中心的一项 Ⅱ 期试验 [66] 用该方案治疗了 31 例经活检证实的胰腺癌或十二指肠癌患者。除 2 名患者外，其他患者均完成了新辅助治疗，38% 的胰腺癌患者能够被切除，这些患者的病理切缘均为阴性。作者认为，这种联合治疗是安全的，并能改善局部区域疾病的控制。1998 年发表的一项 ECOG Ⅱ期试验评估了 53 例 PDAC 患者，并采用相同的方案进行治疗。尽管超过一半的患者因为治疗毒性而需要住院治疗，最常见的是胆道并发症，但该研究确定了在合作环境下的新辅助治疗的安全性和可行性[60]。需要提到的是，Yeung 和 Hoffman 的上述研究包括了可切除的和局部晚期癌症的患者，可能会混淆结果。

随着新辅助策略的安全性和可行性的建立，下一个合乎逻辑的步骤就是确定它是否比辅助治疗有更好的生存优势。Spitz 等[57] 首先解决了这一问题，他们在 5 年的时间里分析了 MD 安德森癌症中心的 142 例可能可切除的胰头或壶腹周围腺癌患者。91 名患者接受了以 5-FU 为基础的新辅助放化疗，其他 51 名患者则先进行了手术。为了被纳入到新辅助治疗组中，要求患者在胰头部有低密度肿块，以及活检证实的腺癌。在 91 名新辅助治疗患者中，有 24 名（26%）在手术前出现了疾病进展，因此免除了手术的潜在发病率。其余 67 例患者中有 41 例（61%）按计划方案治疗，其中位生存期为 19.2 个月。在辅助组中，51 例（82%）中 42 例（82%）进行了胰腺十二指肠切除术，其中 25 例患者被发现是胰腺来源的腺癌。在这批患者中，76%（19/25）完成了辅助治疗，而 24%（6 名患者）未完成。这 19 例辅助组患者的中位生存期为 22 个月，因此 2 组之间的生存期差异是无统计学意义的。这项研究的一个缺点是它的选择偏倚，为了接受新辅助治疗，患者必须同时有癌症的组织诊断和 CT 扫描上的肿块（可能这些肿瘤更大并且局部进展更快）。虽然没有看到生存获益，但作者确实再次证明了新辅助治疗的安全性和可行性，并得出结论，与标准分割化疗方案相比，快速分割化疗的耐受性更好，且治疗时间明显缩短。

吉西他滨作为辅助治疗有效药物的确立，已经导致了将其各种组合用药方案用于手术前的研究。Talamonti 等在 2006 年发表的一项多机构Ⅱ期临床研究中，首次试验了 3 个周期的全剂量新辅助吉西他滨，并与放疗联合使用[67]。在本研究中，20 例患者中有 19 例（95%）在不中断的情况下完成了新辅助治疗，副作用极小；而最初的 20 例患者中有 17 例（85%）能够进行切除，94% 的患者切缘阴性，65% 的患者淋巴结未受累，说明吉西他滨治疗效果显著。中位总生存期为 26 个月。随后，MD 安德森癌症中心的一项更大的Ⅱ期临床试验纳入了 86 例可切除的胰腺腺癌患者，并对他们进行每周 7 次的吉西他滨灌注治疗，并联合 30 Gy 快速分割放疗[68]。考虑到疾病的预后，86 名患者中有 64 名（74%）成功进行了胰十二指肠切除术。切除组的中位总生存期为 34 个月，而其余的患者（新辅助治疗后病情进展的患者，以及经探查发现有转移的患者）的总生存期只有 7 个月。在其发表之时，新辅助组中观察到的 34 个月中位生存期比其他研究有显著改善，并加强了吉西他滨的有效性，以及有助于支持将新辅助疗法用于多模式治疗的论点。

新辅助治疗吉西他滨的可喜结果促使其与其他化疗药物联合使用，其基本原理是，当大多数切除患者复发时，他们的疾病是系统性的，额外的细胞毒性药物可以提供更好的系统性控制。一项针对 42 例局部晚期、不可切除或转移性 PDAC 患者的小型Ⅱ期临床研究显示，联合吉西他滨＋顺铂的总耐受性良好，且具有更好的活性，高于单药吉西他滨[69]，基于这一令人鼓舞的结果，Varadhachary 等人随后在新辅助治疗环境中与顺铂联合治疗[70]。90 名患者参加了这项研究，79 名（88%）完成了新辅助吉西他滨、顺铂和快速分割吉西他滨放化疗。经过重新分期，对 79 例患者中的 62 例（78%）进行研究，其中 52 例（66%）进行了胰十二指肠切除术。这 52 例患者的中位生存期为 31 个月，这与 Evans 等人在其新辅助吉西他滨组中看到的 34 个月中位生存期相似[68]。作者认为，与单用吉西他滨相比，吉西他滨联合顺铂并不能提高生存率。密歇根大学的一项研究中，也曾试验过全剂量的吉西他滨与奥沙利铂和放射治疗联合使用[71]。这项研究纳入了 68 例可切除的和临界可切除肿瘤的患者。90% 的患者（68 例中的 61 例）完成了新辅助治疗，结果有 63% 的患者接受了切除术（68 例中的 43 例），其中 84%（43 例中的 36 例）能够进行 R0 切除。所有患者的中位总生存期为 18.2 个月，所有切除患者的中位总生存期为 27.1 个月，接受 R0 切除的患者为 34.6 个月。该方案具有很好的耐受性，结果令人鼓舞，特别是因为其中包括了高比例的临界可切除的患者（68 例中的 39 例，占 57%）。

在没有同步放疗的情况下，对可切除 PDAC 的新辅助化疗也进行了评估。Palmer 等[72] 在欧洲的一项 II 期临床随机试验中，纳入了 50 例潜在可切除的患者，并随机分配接受吉西他滨（24 例）或吉西他滨加顺铂（26 例），主要结果是切除率。各组对治疗方案的耐受性相似，在 27 例接受切除术的患者中，有 9 例（38%）仅接受单药吉西他滨，18 例（70%）来自联合用药组。作者认为，吉西他滨加顺铂可能是一种更有效的策略，值得进一步研究。Heinrich 等[73, 74] 随后公布了另一项新辅助吉西他滨加顺铂的欧洲试验结果。这项 II 期临床试验包括 28 例经组织学确认的胰腺癌患者，所有患者都有可能被切除。患者接受吉西他滨和顺铂 4 个双周周期后再重新分期，主要终点为可切除率。重新分期后，28 例患者中有 26 例（93%）能够进行手术，其中 25 例（89%）进行胰十二指肠切除术，R0 切除率为 80%。该试验的独特之处在于其对组织学肿瘤反应的评估，结果显示与其他放化疗方案相似。同样，新辅助化疗也显示出良好的耐受性。最后，一项来自纪念斯隆凯特琳医院的 II 期试验[75] 试图评估 38 例可切除的胰腺癌患者的新辅助吉西他滨联合奥沙利铂，无放化疗，然后再进行辅助吉西他滨。92% 的患者完成了新辅助治疗，并且可切除率是 71%（38 例中的 27 例），显示出，该治疗方案具有良好的耐受性，并且切除率与其他试验相似。表 14.4 是一些新辅助治疗临床试验的总结[60, 64–68, 70, 71, 74–80]。

表 14.4　可切除和临界可切除胰腺癌的部分新辅助试验的总结

临床试验	治疗方案	药物	人数	术前分期	切除率（%）	R0 切除率（%）	切除术后中位生存期
Evans 等（1992）[64]	放化疗	50.4 Gy+5-FU	28	可切除	61	82	无数据
Yeung 等（1993）[66]	放化疗	50.4 Gy+5-FU+ 丝裂霉素 C	26	可切除，局部晚期	38	100	无数据
Pisters 等（1998）[65]	放化疗 + 术中放疗	30 Gy+5-FU+ 术中放疗	35	可切除	57	90	25 个月
Hoffman 等（1998）[60]	放化疗	50.4 Gy+5-FU+ 丝裂霉素 C	53	可切除，局部晚期	45	67	16 个月
Talamonti 等（2006）[67]	化疗 + 放化疗	吉西他滨、36 Gy+ 吉西他滨	20	可切除	85	94	26 个月

续表

临床试验	治疗方案	药物	人数	术前分期	切除率 %	R0 切除率 %	切除术后中位生存期
Evans 等（2008）[68]	放化疗	30 Gy+吉西他滨	86	可切除	74	89	34 个月
Varadhachary 等（2008）[70]	化疗 + 放化疗	吉西他滨、顺铂，30 Gy+ 吉西他滨	90	可切除	58	96	31 个月
Kim 等（2013）[71]	放化疗	30 Gy+吉西他滨 + 奥沙利铂	68	可切除，临界可切除	63	84	27 个月
Heinrich 等（2008）[74]	化疗	吉西他滨 + 顺铂	28	可切除	89	80	19 个月
O'Reilly 等（2014）[75]	化疗	吉西他滨 + 奥沙利铂	38	可切除	71	74	22 个月（无复发发生存期）
Mehta 等（2001）[76]	放化疗	50.4~56 Gy+5-FU	15	临界可切除	60	100	30 个月
Small 等（2008）[77]	放化疗	36 Gy+ 吉西他滨	39	可切除，临界可切除，局部晚期	44	无数据	无数据
Brown 等（2008）[78]	放化疗 + 化疗	50.4 Gy+5-FU/ 吉西他滨 / 卡培他滨 / 贝伐单抗；吉西他滨，吉西他滨 / 奥沙利铂，吉西他滨 / 厄洛替尼，吉西他滨 / 贝伐单抗，5-FU/ 厄洛替尼	13	临界可切除	100	85	无数据
Stokes 等（2011）[79]	放化疗	50 Gy+ 卡培他滨	40	可切除，临界可切除	40	75	12 个月
Chuong 等（2013）[80]	放化疗 + 化疗	立体定向放疗 + 吉西他滨，吉西他滨 / 多西他赛 / 卡培他滨	57	临界可切除	56	97	19 个月

关于可切除胰腺癌的新辅助策略的大量证据已经确立了 2 个主要结论。首先，大多数方案是安全可行的，副作用也是可以接受的。其次，当分析这些小规模且多为非随机临床试验时，新辅助治疗的结果与辅助治疗的生存率相当。因此，新辅助治疗方法的支持者除了列举这些事实外，还引用了上述新辅助治疗的理论优势（肿瘤分期降低、治疗微转移性疾病、增强细胞毒性药物对健康组织的递送、不健康的患者或具有侵袭性肿瘤生物性的患者的自我选择，这些患者不会从手术中获益，完成多模式治疗），以及知道 25% 的应该接受辅助治疗的患者无法接受这样的治疗。然而，必须明白，对许多新辅助治疗临床试验的生存数据的解释，并不是在意向治疗分析的基础上进行的。不管怎样，新辅助治疗肯定是无害的，也不会导致生存率降低。

与辅助化疗不同，新辅助治疗不是可切除胰腺癌的标准治疗。但是，它确实有一定的作用，特别是在高风险的可切除疾病（原发肿瘤大，CA19-9 明显升高，区域淋巴结大，极度消瘦，极度疼痛）的患者或有临床试验时。

第五节　临界可切除的胰腺癌

临界可切除的胰腺癌作为一个肿瘤谱，虽然有可能可切除，但切缘阳性的可能性很大，使得新辅助治疗变得非常有吸引力和合理。由于总生存率的主要驱动力是能够实现 R0 切除，新辅助治疗具有理论上的优势。但是，由于以下几个原因，很难确认这种优势。首先，现有的已发表的试验大多是小规模、单一机构的回顾性研究。这些研究中，很多都使用了不同的化疗药物，这也使得不同研究之间难以比较。最后，也是最重要的是，缺乏对临界可切除疾病的标准化定义和分期（表14.1）。这导致临界可切除的患者被纳入可切除和局部晚期不可切除疾病的试验中，混淆了结果。尽管存在这些不足和前瞻性数据的匮乏，但新辅助治疗是目前临界可切除PDAC患者的首选初始治疗方法[81]。当务之急是明确这些临界PDAC的标准化定义和分期，以便据此对这部分患者进行相应的区分和研究。

2001年，斯坦福大学的Mehta等人发表了第一个新辅助治疗临界可切除PDAC的前瞻性病例系列研究[76]。在这项研究中，15名"临界可切除"的胰腺癌患者（定义为SMA、SMV或PV的血管周脂肪平面缺失超过180°，且病灶的持续长度大于1cm）接受了50.4~56 Gy和输注5-FU的新辅助治疗。所有患者都完成了放化疗，重新分期后，60%的患者（15例患者中的9例）进行了胰十二指肠切除术，所有切除患者的切缘均为阴性。中位总生存期为12个月，切除组为30个月。该研究表明，新辅助治疗在临界可切除的肿瘤中是安全且耐受性良好的，具有使肿瘤降级的潜力。

Landry等[82]发表了首个多机构、前瞻性随机Ⅱ期临床试验，对临界可切除PDAC进行新辅助治疗。他们对临界疾病的定义与Mehta等人稍有不同，并将21名患者随机接受以吉西他滨为基础的化学放疗（10例）或以吉西他滨、顺铂和5-FU为诱导的化学治疗，然后再接受放疗和输注5-FU（11例）。10家ECOG机构参与了研究，由于入组情况不佳，研究提前终止。共有5例患者接受了切除术（吉西他滨组3例，诱导化疗组2例），手术标本的切缘阳性程度不一。在这项研究中，新辅助策略具有可接受的毒性特征，并具有与其他先前发表的治疗方案相当的可切除性和总生存率。

2008年，MD安德森癌症中心的研究者发表了第一篇大型回顾性综述，讨论了对临界可切除的PDAC进行新辅助治疗[17]。他们对疾病进行了客观的定义，并将患者进一步细分为A、B、C 3组，均如上所述。在7年的时间里，共确定并纳入160例组织学证实的临界可切除PDAC患者进行分析。新辅助治疗包括化疗、放化疗或两者兼而有之。化疗方案包括5-FU、紫杉醇、吉西他滨或卡培他滨的组合，EBRT包括50.4 Gy（28个分割）或30 Gy（10个分割）。共有125例患者在完成诱导治疗后进行了再分期，其中79例患者（63%）被确定为潜在可切除，并进行了探查。值得注意的是，再分期后不符合手术条件的患者（125例患者中的43例）不仅是基于疾病进展，而且是基于不良的体能状况。体能状况差的患者因此免于了糟糕的手术，并且该研究的研究者报告说，术后主要并发症发生率为20%，这并不低。最后，在125例再分期患者中，有66例（53%）接受了大体上完全切除。4例患者镜下切缘阳性，其余患者均为R0切除。所有160例患者的中位总生存期为18个月，66例切除患者的中位总生存期为40个月。在66例患者中的63例患者的诱导治疗的病理学反应进行了评估，56%的患者出现了部分或完全缓解（剩余存活肿瘤小于50%）。作者认为，由于完全的组织学缓解很少见，所以诱导的组织学反应只限于某些肿瘤，结合R0切除率高的特点，意味着这种病理上的部分缓解是很重要的，使肿瘤周边降低活性很可能有利于R0切除，因此证明了新辅助方法的合理性。此外，与不可切除的疾病相比，能够接受确定性手术治疗的最初临界可切除肿瘤患者具有真正的生存优势，这凸显了这些通常没有获得手术机会的患者群体。

其他小组进行了较小规模的研究，以评估不同的新辅助方案用于临界可切除的 PDAC。Small 等 [77] 利用全剂量吉西他滨放化疗 6 个不同中心的 39 例患者，其中 9 例为 NCCN 临床实践指南定义的临界可切除患者。该方案的耐受性良好，9 例患者中有 3 例患者能够被切除。2008 年，Fox Chase 癌症中心的一项类似规模的研究 [78] 评估了 13 例 NCCN 定义的临界可切除 PDAC 患者在手术切除前同时进行新辅助放化疗和独立化疗的治疗。基本原理是，对于那些在再分期时没有明确可切除的患者，加入独立化疗后，有可能会使肿瘤的级别降低。使用 4 种不同的放射增敏剂（吉西他滨、5-FU 和卡培他滨＋贝伐单抗），50.4 Gy 的 EBRT。随后的化疗方案也各不相同，以包括吉西他滨、奥沙利铂、厄洛替尼、贝伐单抗和 5-FU 的组合。13 例患者中有 11 例（85%）达到切缘阴性。在单因素生存分析中，肿瘤坏死评分大于 60% 与统计学显著的生存优势相关。尽管样本量很小且方案不同，但新辅助疗法耐受性良好，并能很好地控制切缘。Katz 等 [83] 进一步研究了肿瘤细胞对新辅助治疗的组织病理学反应。他们根据 AHPBA、SSO、SSAT 确定了 122 例符合临界标准的患者。这些患者在术前接受了以吉西他滨为基础的化疗后再进行吉西他滨放化疗，或单独进行放化疗。然后对他们进行再分期，并利用实体瘤疗效评价标准（RECIST）[84] 来评估肿瘤大小或分期的下降。只有 12% 的患者（122 例中的 15 例）有部分肿瘤缓解，但在随后接受切除的 85 例患者中，有 81 例（95%）患者进行了 R0 切除。已切除患者的中位总生存期为 33 个月，与 RECIST 缓解无关。因此，作者认为，缺乏 RECIST 缓解不应该阻止临界患者进行手术。

另一项回顾性研究由 Stokes 等 [79] 进行，纳入 170 例组织证实的 PDAC 患者，其中 40 例为临界可切除，符合 MD 安德森癌症中心分类标准 [17]。这些作者利用卡培他滨为基础的新辅助放化疗。在 40 例临界患者中，有 34 例完成了这一治疗，再分期后，22 例被采取了探查，16 例可切除。16 例患者中有 12 例（75%）达到 R0 切除。能够接受新辅助治疗并进行胰腺切除的临界可切除患者与前期进行手术的可切除患者人群生存率相似。采用 2 种不同的放射分割治疗方案，作者发现接受加速分割的临界可切除组的生存获益有统计学意义。得出的结论：卡培他滨放化疗策略是可行、安全、有效的。立体定向放射治疗（SBRT）也已通过诱导吉西他滨，吉西他滨、多西他赛和卡培他滨化疗的不同组合进行了试验，随后进行了切除。在一项来自 H.Lee Moffitt 癌症中心的研究中 [80]，NCCN 指南被用来定义临界可切除疾病。在 57 例临界患者中，有 32 例患者在完成新辅助治疗和再分期后进行了手术切除，96.9%（32 例患者中的 31 例）达到了 R0 切除。唯一一位 R1 切除的患者没有完成诱导化疗。SBRT 可提供良好的局部控制，治疗时间短，良好的毒性特征，已在局部晚期疾病中被广泛研究，对于有可能接受治愈性手术的临界患者来说，SBRT 是标准疗程 EBRT 的一个有吸引力的替代方案。

如上所述，迄今为止发表的关于临界可切除 PDAC 的试验并不都采用相同的疾病定义。2010 年，为了更客观地定义构成可切除的静脉受累程度，Fox Chase 癌症中心的研究者设计了一项回顾综述，利用石川分类标准的 PV-SMV 受累[11,85]。在 20 年的时间里，该中心有 109 例 PV-SMV 汇合受累的患者接受了胰腺癌切除术。74 例患者接受了新辅助放化疗，其余 35 例患者进行了前期切除。与仅采用手术方法相比，术前治疗与 R0 切除、淋巴结控制和中位总生存期的增加具有统计学差异。然后根据石川分类标准对患者进行分层，研究者发现 Ⅱ 型和 Ⅲ 型静脉受累的患者（67 例）的总生存率有所改善。他们继续提出，Ⅳ 型和 Ⅴ 型受累（双侧狭窄，在本研究中为 42 例患者）可以更好地被归类为局部晚期疾病，但是，这将需要在前瞻性试验的基础上进行评估。

　　上述研究均表明，无论哪种治疗方案，新辅助放化疗是安全的，耐受性良好的，可以在适合该治疗策略的患者群体中提高 R0 切除率并改善总生存率。细胞毒性药物和放射方案的变化，以及缺乏对临界可切除 PDAC 的统一定义，使得难以提高对这些患者的治疗。一个被广泛接受的标准化定义，将可以进行最佳的分期、临床决策和未来的临床试验。最近，肿瘤临床试验联盟（Alliance for Clinical Trials in Oncology，简称 Alliance）开展了一项针对临界可切除 PDAC 患者的多中心试验[86]，以评估在有经验的多个中心对该患者群体进行综合治疗的可行性。选择的主要终点是患者入组情况、术前方案的安全性和耐受性、胰腺切除率。本研究由西南肿瘤学组（SWOG）、放射治疗肿瘤学组（RTOG）和东部肿瘤协作组（ECOG）合作设计，利用之前发表的对临界可切除 PDAC 的组间定义[20]，特别排除了可切除和局部晚期肿瘤，由一名放射科医生进行影像学评价。此外，我们还采取了多学科的方法，由肿瘤内科医生、放射肿瘤科医生和外科医生对每位患者进行总体评估。所有参与的中心都必须符合每年常规进行至少 20 例胰腺切除术，并拥有在血管切除和重建方面经验丰富的外科医生的要求。22 例患者接受了至少一个剂量的改良 FOLFIRINOX（mFOLFIRINOX-大剂量奥沙利铂、伊立替康和亮丙瑞林，联合输注 5-FU，然后再注射培非格司亭），这是基于 FOLFIRINOX 相对于吉西他滨在转移性胰腺癌患者中的生存优势而选择的术前化疗[87]。为了部分规避 FOLFIRINOX 方案的毒性增加，对方案进行了改良，改用滴注 5-FU。然后对患者进行重新分期，如果没有发现疾病进展，则继续进行卡培他滨为基础的放化疗，然后进行切除。共有 15 例患者完成了所有的术前治疗并进行了切除；12 例（80%）需要某种形式的血管切除和重建，93%（15 例患者中的 14 例）进行了 R0 切除。10 例患者接受了吉西他滨辅助治疗，其中 9 例患者完成了辅助治疗。该试验达到了每个主要终点，是第一个证明临界可切除 PDAC 可以在多机构环境下成功研究的试验。未来的研究应该建立在 Alliance A021101 结果的基础上，尤其是诊断和治疗算法的标准化以及合作完成，以促进对这一新兴患者群体的治疗。目前 ESPAC-5 试验正在进行中，这是一项 Ⅱ 期试验，比较新辅助化疗（吉西他滨/卡培他滨或 FOLFIRINOX）与放化疗作为临界可切除性胰腺癌的作用。

　　虽然尚无 Ⅲ 期研究直接将新辅助治疗与先行手术的方法进行比较，但对于临界可切除的疾病，新辅助治疗被普遍推荐，并得到 NCCN 成员机构的认可。

第六节　手术注意事项

手术切除仍然是胰腺导管腺癌的确定性治疗方法。因此，符合适应证的手术的许多方面进行了评估，以确定它们对手术发病率和死亡率以及肿瘤学结局有何影响（如果有的话）。手术的选择主要取决于肿瘤的位置，绝大多数胰腺癌发生在胰头，因此需要进行胰十二指肠切除术（PD）。手术技术的差异以及淋巴结切除术的范围，需要血管切除和重建的肿瘤的处理，以及标本的病理评估，都是胰腺外科医生积极讨论的领域。

一、胰十二指肠切除术：历史考虑和手术技术

1935 年 Allen Oldfather Whipple 首次在《外科年鉴》杂志上发表了他手术治疗壶腹癌的经验[88]。他敏锐地注意到 PD 的发病率，并主张采用两阶段手术，其中第一阶段包括结扎胆总管、前胆囊造瘘术和后胃空肠吻合术。4~6 周后，经过胆道减压和营养优化，患者回到手术室，行胰十二指肠标本切除、胰管结扎、腹膜后引流术。随着时间的推移，他将手术修改为 1 个阶段，包括胆道空肠端端吻合术、胰腺空肠端侧吻合术和胃空肠端端吻合术[89]。在他的职业生涯中，Whipple 共完成了 37 次以他的名字命名的手术。

各个机构之间存在细微的差异，但标准的胰十二指肠切除术仍然与 Whipple 描述的类似。在辛辛那提大学，我们采用基本的 6 个步骤来完成胰十二指肠切除术[90]。根据身体习惯选择双侧肋下或垂直中线切开术，检查肝脏和腹膜表面有无转移性疾病后，第一步是暴露胰腺下肠系膜上静脉（SMV）。这是通过在大网膜和横结肠系膜之间的胚胎融合面中进入小囊来实现的。取下肝曲并将其撤出野外。识别出中结肠静脉，然后向下直至其与 SMV 的连接处，切开脏腹膜并暴露胰下 SMV。其次，行科克尔手法至左肾静脉水平，这将有助于促进胰头最终与肠系膜上动脉（SMA）分离。第三步是门脉切开术，首先切开肝旁内侧，暴露肝总动脉。胃右动脉结扎，胃十二指肠动脉也结扎，这样可以暴露下面的门静脉。胆囊切除，胆总管环形分离，肝总管与胆囊管连接处上方分流。然后将胆管从门静脉前段分离至胰颈水平。第四步是胃的离断，起于小弯侧三四交叉静脉连接处，向着大弯侧胃上皮性血管交汇处离断。第五步是将 Treitz 韧带取下，空肠横切至 Treitz 韧带的远端。第六步是将标本的远端在 SMA 和 SMV 下翻转，在门静脉水平处横切胰腺。通过结扎小血管支流至钩突和胰头，将标本与 SMA 和 SMV 分离，取出标本。我们要小心地沿 SMA 进行外膜周围解剖。从肿瘤学的角度来看，最后一步是最关键的。冷冻切片从胆管和胰腺切缘送出。腹膜后切缘由病理学家进行鉴定及用于永久分析。重建术开始于结肠后胰腺空肠端侧吻合术，然后是结肠后肝空肠端侧吻合术，最后是结肠前胃空肠吻合术。我们在胰空肠吻合术中放置了一个引流管，我们没有常规地放置饲空肠造口术或胃造口术管。

微创手术（MIS）一直被有机器人或腹腔镜技术经验的规模大的医院所倡导。研究 MIS 与开放性

胰十二指肠切除术的荟萃分析显示，MIS 的结果无显著性或改善 [91, 92]。然而，这些研究需要谨慎解释，因为许多 MIS 组的患者与开放组相比有偏差（较小的肿瘤，较小的局部区域腺病）。微创胰十二指肠切除术应仅限于在有经验的大型医疗中心进行，这些中心可以进行安全且肿瘤学上合理的手术。

二、传统治疗与保留幽门的胰十二指肠切除术的比较

外科医生持续争论的一个领域是，是否要执行标准的胰十二指肠切除术，或保留包括幽门和十二指肠第一部分在内的整个胃。这种保留幽门的胰十二指肠切除术（PPPD）由 Traverso 和 Longmire[93, 94] 提出，理论上的好处是降低了倾倒综合征的发生率，降低了标准 PD 中胃空肠造口处的切缘溃疡率。Traverso 和 Longmire 最初的报告包括了许多慢性胰腺炎患者的分析，此后人们开始关注 PPPD 从肿瘤学的角度是否足以清除幽门周围的淋巴结。其他调查者对 PPPD 后胃排空延迟（DGE）发生率增加表示担忧。随后进行了多项研究，以确定 PPPD 和标准 PD 之间有什么（如果有的话）真正的差异。

2004 年，Tran 等 [95] 对 170 例胰腺和壶腹周围肿瘤患者进行了多机构、前瞻性随机对照试验，其中 83 例患者接受标准 PD，87 例患者接受 PPPD。他们发现 2 组之间的术后发病率（包括 DGE、死亡率、R0 切除率、总生存率）没有差异，认为 2 种手术效果相同。此年，Seiler 等人又做了一项评价标准 PD 与 PPPD 的前瞻性随机对照试验[96]。通过对 110 例已证实的腺癌患者进行亚组分析，其中 57 例接受了标准 PD，53 例接受了 PPPD，作者认为每组的围手术期死亡率、累计总发病率（包括 DGE）、R0 切除率和淋巴结阳性率均相同。对所有关于标准 PD 与 PPPD 的回顾性和前瞻性试验的全面回顾，与上述结果相呼应 [97]。因此，在 2 种手术相同的情况下，由外科医生的偏好和经验决定进行哪一种手术。

三、淋巴结切除术的范围

胰腺癌通常首先转移到肿瘤周围的淋巴结。胰十二指肠切除术中所做的标准淋巴管切除术包括切除胰十二指肠前后、幽门、胆管、胰头上下、胰体结节。PDAC 患者的总生存率较差，因此研究者推测，扩大淋巴结切除术可能会带来更好的局部控制，提高总生存率。局部胰切除术，最早由 Fortner 于 1973 年描述 [98, 99]，并在日本流行 [100, 101]，包括整块切除具有足够的软组织切缘的胰腺肿瘤，包括局部淋巴引流，以及门静脉的胰腺段。后来研究的扩大，淋巴结切除术包括清扫肝门处的所有淋巴结，沿主动脉从膈裂孔下行至肠系膜下动脉（IMA），侧向至两肾门，以及腹腔动脉和 SMA 的环形清除。Pedrazzoli 等进行了第一项前瞻性、随机对照试验，评价在胰十二指肠切除术中对癌症进行扩大淋巴结切除术 [102]。在这项多中心试验中，81 例具有潜在可切除的 PDAC 患者被随机分组，接受标准（$n = 40$）或扩大（$n = 41$）淋巴结切除术。2 组均未进行辅助治疗。作者发现，扩大淋巴结切除术并没有增加术后发病率，但也没有增加总生存期，组间生存期是相等的。然而，基于有无淋巴结转移进行的生存率亚组分析显示，淋巴结阳性的患者在接受扩大淋巴结切除术后有统计学差异的生存获益（$P < 0.05$）。值得注意的是，这个事后分析在研究设计中原本没有计划。

约翰·霍普金斯大学的研究者在 2002 年发表了他们在一系列 299 例壶腹周围癌患者的 PD 期间进行扩大淋巴结切除术的经验[103, 104]。这项单机构前瞻性试验随机分配了 146 例患者进行标准治疗，148 例患者进行扩大淋巴结切除术。作者发现扩大淋巴结切除术组的总体并发症发生率有统计学意义的增加（43% vs. 29%，$P = 0.01$；特别是胃排空延迟和胰瘘的发生率更高）。扩大的中位生存期为 20 个月，而标准淋巴结切除术组为 21 个月，作者认为扩大手术切除与长期生存期的增加无关。同一研究组于 2005 年发表了同一患者队列中的 5 年生存率的更新报告，再次发现扩大淋巴结切除术并没有生存获益[105]。梅奥诊所在对 132 例胰头腺癌患者进行的前瞻性随机对照试验中也表达了这一观点，这些患者随机接受标准 PD（40 例）或扩大淋巴结切除术（39 例）[106]。在本研究中，各组间围手术期发病率、死亡率和总生存率相似。

到目前为止，还没有公开的有说服力的数据支持 PDAC 的扩大淋巴结切除术。为此，为了更明确地解决这 2 种淋巴结控制方案的争论，Pawlik 等[107]设计并发表了一项回顾性队列研究，研究对象为 158 例 PDAC 患者，这些患者接受了胰十二指肠切除术，并切除了二级淋巴结（沿近端肝动脉或大血管的淋巴结）。他们的目标是确定实际需要多少患者才能明确评估扩大淋巴结切除术的潜在的收益。他们设计了一个基于以下假设的生物统计模型：首先，为了使扩大淋巴结切除术能够带来生存获益，需要对原发肿瘤进行 R0 切除。其次，只有那些二级淋巴结阳性（切除阴性淋巴结没有治疗效果）的患者才能从根治性淋巴结切除术中获益。最后，如果患者确实有受累的二级淋巴结，那么他们必须有 M0 疾病，因为进一步的淋巴结切除术对内脏转移的患者没有好处。通过这个模型，作者证明了每 1000 名患者中只有 3 名患者可能从扩大淋巴结切除术中获得生存获益，而且进一步的临床试验需要将 202000 名患者纳入每个研究臂，这是一个令人望而却步的数量。因此，现有的数据并不支持胰十二指肠切除术中扩大淋巴结切除的做法。

四、血管切除术和重建术

胰腺十二指肠切除术时的血管切除和重建长期以来一直存在争议，原因由 Evans 等[108]详述。它给本已具有挑战性的手术增加了复杂性，并有可能增加围手术期的发病率和死亡率。许多外科医生在血管手术的技术方面经验有限，多年来，人们担心需要血管切除术的患者的肿瘤更具生物学侵略性，他们的生存率即使通过这种高风险的手术也只能获得极少的改善。最后，由于各中心对外科标本缺乏标准化的病理评估，导致 R0 切除率方面的数据质量不高。为了使血管切除和重建具有生存获益，切缘必须是无癌的。否则，患者会遭受大手术的潜在发病，与姑息治疗相比，没有生存获益。

已切除的 PDAC 患者总生存率不高，部分原因是为了寻找更多可能可切除的患者。1994 年，Allema 等[7]发表了一系列 20 例 SMV/PV 切除术，作者发现这些患者的生存率与接受标准胰十二指肠切除术的患者相似。他们是最早证明血管切除术不仅可行、安全，而且有可能导致 R0 切除的人之一。此后不久，MD 安德森癌症中心的研究者[8]报道了他们在 3 年内对 59 例接受传统胰十二指肠切除术（$n = 36$）或胰十二指肠切除术与 SMV/PV 汇合处整块切除术（$n = 23$）的患者行血管切除术的初步经验。血管切除术患者的手术时间、手术失血量和输血需求均更多，但各组之间在淋巴结或切缘阳性率、围手术期发病率或死亡率方面无差异。作者还建议使用间置移植物进行重建，并推荐使用颈内静脉。尽一切努力保留脾静脉，以防止窦性高血压，在这种情况下，静脉切除后的一期吻合术更加困难，并且经常需要间置移植物。

2004 年又发表了一项同样出自 MD 安德森癌症中心的更大规模的研究[10]，该研究纳入了 13 年内所有 141 例接受胰十二指肠切除术需要血管重建的患者，是发表时迄今为止最大的血管切除术的单机构经验。患者要么进行有静脉补片的切向切除（$n = 36$），或节段切除和一期吻合（$n = 35$），或进行节段切除与自体间置移植（$n = 55$）。在他们的文字中说明了 5 种类型的静脉切除和重建手术的描述，列为 V1~V5。V1 涉及 SMV/PV 汇合处大隐静脉补片的切向切除。需要脾静脉结扎的汇合处的肿瘤位置，主要是重建（V2）或用间置移植术（V3）。如果肿瘤仅限于 SMV 或 PV，且脾静脉能够保留，则同样利用原发性再吻合术（V4）或间置移植术（V5）。然后将这些血管切除的患者与所有接受标准胰十二指肠切除术的患者在同一时间段内进行比较，经分析，血管切除对生存期没有影响（标准组的中位生存期为 26.5 个月，血管切除组的中位生存期为 23.4 个月）。静脉切除术后的 2 年中位生存期远远超过传统定义的局部晚期、不可切除疾病患者的非手术治疗。

虽然其他回顾性研究和现有数据的荟萃分析也报道了血管切除术的类似结果[109-112]，但对美国外科医生学会国家外科质量改善计划（NSQIP）数据库的一项大型回顾性队列分析，回顾了 3582 例接受胰十二指肠切除术的患者，无论是有（$n = 281$）还是没有（$n = 3301$）血管切除术，得到的数据都是相互矛盾的[113]。这项研究发现，血管切除术后 30 d 的发病率（39.9% vs. 33.3%）和死亡率（5.7% vs. 2.9%）的增加具有统计学差异。Tseng[114] 详细介绍了该研究中报告的并发症发生率更高的一个可能的解释，因为用于数据分析的当代操作术语集（CPT）代码中包括了需要修复的无意性血管损伤的手术。当外科医生在胰十二指肠切除术中遇到意想不到的血管受累时，手术通常会导致血管损伤，大量失血，并且在尝试 R0 切除后再进行血管修复，或严重的大体切除（R2）切缘阳性以避免潜在的手术灾难。这进一步说明了全面的术前计划和手术技术专家对安全完成这些手术的必要性。在大型的医院，适当的病人选择和护理是至关重要的。

第七节 总 结

胰腺癌仍然是一种生存率低下的疾病。美国癌症协会估计，2015 年将夺走约 4 万名患者的生命。PDAC 在诊断时很可能是一种系统性疾病，这种不断发展的认识不仅促使人们寻找更好的多模式治疗，而且也促使人们寻找更好的诊断方法，从理论上讲，这将导致更早的诊断和更好的预后。随着我们对胰腺癌生物学认识的加深，总体生存率的持续进步将需要化疗和放疗策略的进步，以及不断发展的靶向药物。现在必不可少的是对 PDAC 患者进行准确的分期。高分辨率影像学以及手术技术的进步，使人们开始关注临界可切除的患者群体。不断增加的数据表明，这些患者如果在多学科环境下进行诊断、分期和多学科参与的治疗，并采用综合方法，可以获得显著的无病和长期生存期。越来越多的证据表明，胰腺癌的综合治疗最好是在大型的医院进行，在那里，肿瘤内科医生、放射科医生和熟练掌握复杂胰腺手术的外科医生每天都在合作。各中心诊断和治疗算法的标准化将有助于大规模临床试验，并获得更多的数据，有助于提高胰腺癌患者的长期生存率。

第十五章　晚期胰腺癌的治疗

Anteneh Tesfaye 和 Philip A. Philip

第一节　背　景

超过 85% 的胰腺癌是胰腺导管腺癌，其余的则由罕见的组织学形态组成，例如神经内分泌肿瘤以及其他较不常见的组织学变体。据估计，到 2020 年，胰腺癌可能成为美国癌症相关死亡的第二大主要原因 [1]。在 2016 年，美国预计共有 53070 人被确诊为胰腺癌，估计有 41780 人死于该病，这使之成为目前第四大最致命的恶性肿瘤 [2]。超过 75% 的患者在诊断后一年内死亡。除了本身具有的侵袭性生物学特点外，缺乏有效的治疗方法也是胰腺癌的发病率排在第 12 位而具有如此之高癌症相关死亡的主要原因。

尽管尚不清楚胰腺癌确切的发病原因，但最常被提及的危险因素包括吸烟、慢性胰腺炎、糖尿病和肥胖 [3-6]。超过 90% 的胰腺癌是散发性的，只有少数患者具有明确的家族遗传倾向，比如 BRCA1、BRCA2 和 PALB2 突变、遗传性胰腺炎、Lynch 综合征和 Peutz-Jeghers 综合征 [7-11]。

外科手术切除依然是唯一可能治愈胰腺癌的治疗方式。然而，只有不到 20% 的胰腺癌患者具备手术可行性。初次就诊时，近一半的患者具有癌症转移的临床或影像学证据。因此，许多胰腺癌患者是无法治愈的。胰腺癌患者的 5 年生存率据估计是低于 5% 的 [1]。

与其他对化疗敏感的转移性癌症不同，转移性胰腺癌是非常难治的，侵袭性的临床过程是其标志之一。不同于其他获得治疗突破且结局显著改善的恶性肿瘤，现代癌症化疗对于胰腺癌患者的预后仅有轻微的改善，这些结果大大低于患者和医师的期望。与历史上的 5~6 个月的基准相比，采用新方案治疗的转移性胰腺癌患者的中位总生存期已提高到 8.5~11 个月 [12, 13]。随着二线治疗的纳入，越来越多的患者生存超过 1 年 [14]。

尽管这些患者的生存结局在统计学上有了显著改善，但相对于其他恶性肿瘤而言，总体生存获益很小。因此，迫切需要治疗胰腺癌的创新方法。必须基于对该病生物学的更好的理解才有助于设计出更好的治疗方案。

治疗胰腺癌的另一个主要挑战是缺乏可靠的生物标志物来指导患者选择特定的治疗策略。许多采用了较新治疗策略的临床试验仅显示出很小的益处，或已被否定。在本章中，我们讨论了转移性胰腺癌可用的治疗方法，并探讨了正在研究中的新型治疗方法。

第二节　当前针对晚期胰腺癌的化疗方案

一、前沿

迄今为止，化疗仍是转移性胰腺癌治疗的基石。然而，化疗对于改善晚期胰腺癌患者的总生存期和生活质量方面的作用非常有限。美国食品与药物监督管理局（Food and Drug Administration, FDA）批准了 4 个用于转移性胰腺癌患者的一线治疗方案（表 15.1）[12, 13, 15-17]。

表 15.1　美国 FDA 批准的一线和二线治疗方案 [12, 13, 15-17]

参考文献	样本量	治疗方案	有效率	无进展生存期（月）	总生存期（月）
一线治疗					
Conroy 等 [12]	342	FOLFIRINOX	32.0	6.4	11.1
		吉西他滨	9.4	3.3	6.8
von Hoff 等 [13]	861	白蛋白结合紫杉醇联用吉西他滨	23.0	5.5	8.5
		吉西他滨	7.0	3.7	6.7
Moore 等 [16]	569	吉西他滨联用厄洛替尼	8.6	3.75	6.24
		吉西他滨	8.0	3.55	5.91
Burris 等 [15]	126	吉西他滨	5.4	3.7	5.65
		5-FU	0	1.6	4.41
二线治疗					
Wang-Gillam 等 [17]	417	纳米脂质体伊立替康	6	2.7	4.9
		纳米脂质体伊立替康联合5-FU	16	3.1	6.1
		5-FU	1	1.6	4.2

（一）吉西他滨

在一项比较吉西他滨和静脉注射 5-氟尿嘧啶（5-FU）的Ⅲ期临床试验中，观察到吉西他滨组的无进展生存期（progression-free survival, PFS）和总生存期（overall survival, OS）相比 5-FU 组有非常轻微的改善[15]。与对照组 5-FU 相比，吉西他滨组的中位总生存期是 5.7 个月，5-FU 组是 4.4 个月（$P = 0.0025$）。美国 FDA 批准吉西他滨的主要原因是，在这项研究中与单用 5-FU 相比，吉西他滨达到了改善生活质量评分这个主要终点。

（二）吉西他滨和厄洛替尼

厄洛替尼是一种口服的表皮生长因子受体（epidermal growth factor receptor, EGFR）相关的酪氨酸激酶抑制剂。Moore 等人证明了对于转移性或局部晚期不可切除性胰腺癌患者而言，联用吉西他滨和厄洛替尼的临床收益是微不足道的和可疑的。该研究涉及的受试者并没有经过分子选择。该研究显示，联合用药相比单用吉西他滨，中位无进展生存期（3.75 个月 vs. 3.55 个月，$P = 0.004$）和中位总生存期（6.24 个月 vs. 5.91 个月，$P = 0.038$）都有改善[16]。虽然具有统计学差异，但生存结局被认为不具有临床意义，特别是以增加药物毒性和经济开支为代价。因此，现今很少使用这种联合用药方案。

（三）FOLFIRINOX（5-FU、亚叶酸、奥沙利铂和伊立替康）

由 Conroy 等人实施的一项法国研究，对 342 名转移胰腺癌患者进行随机化分组，一组患者接受每 2 周一次的 FOLFIRINOX（5-FU、亚叶酸、奥沙利铂和伊立替康）治疗方案，另一组接受单药标准剂量的吉西他滨 治疗方案[12]。接受 FOLFIRINOX 治疗方案的患者的中位总生存期得到显著的改善（11.1 vs. 6.6 个月，$P < 0.001$）。中位无进展生存期也获得了显著的改善（6.4 个月 vs. 3.3 个月，$P < 0.001$）。然而，在联合用药组，患者更多的发生化疗相关的毒性反应（比如中性粒细胞减少症、发热性中性粒细胞减少症、血小板减少症、丙氨酸氨基转移酶升高、腹泻和神经病）。针对该研究的批评是，该研究纳入的患者全都是法国人，并且相对更年轻（中位年龄是 61 岁，最大年龄是 75 岁），并且有非常好的美国东部肿瘤协作组（ECOG）的表现状态评分（performance status, PS），38% 的患者 PS 得分为 0，62% 的患者 PS 得分为 1。尽管联合用药组患者的副作用发病率更高，但他们在客观评估中具有更好的 6 个月生活质量。由于该治疗方案由 3 种化学治疗药物组成，且对患者的毒性显著增加，因此很难将其用作进一步临床试验设计的基础。在通常的实践中，使用了该治疗方案的改良版，最常见的改变是删去 5-FU 的静脉推注。多数肿瘤学家会使用造血集落生长因子以减轻中性粒细胞减少性发热和治疗延迟。

（四）吉西他滨和白蛋白结合紫杉醇

Von Hoff 等人的研究显示，在转移性胰腺癌患者中，吉西他滨联用白蛋白结合紫杉醇相比单药吉西他滨，具有更好的中位无进展生存期（5.5 个月 vs. 3.7 个月，$P < 0.001$）和更好的中位总生存期（8.5 vs. 7.6 个月，$P < 0.001$）[13]。与 FOLFIRINOX 研究不同，这是一项纳入 861 名患者的国际试验，其中包含 ECOG 表现状态评分为 2 分的患者。联用吉西他滨和白蛋白结合紫杉醇的治疗方案具有良好的耐受性，主要的不良事件是发热性中性粒细胞减少症和周围神经病。因为该治疗方案使用较少的化疗药物且耐受性良好，被用于许多正在进行的转移性胰腺癌的新药临床试验。

二、晚期胰腺癌的二线系统性疗法

由于许多患者无法接受二线治疗或无法参加此类临床试验，因此在二线治疗中对转移性胰腺癌的治疗尚未明确定义（表 15.1）[17]。许多临床医生对转移性胰腺癌超出一线治疗方案的优点表示警惕。尽管许多研究表明二线治疗具有一定的临床益处，但与一线治疗方案相比，化疗的有效率和获益程度通常要低得多。

Chiorean 等人在 MPACT 临床试验中分析了使用白蛋白结合紫杉醇联合吉西他滨治疗后或吉西他滨治疗进展后，转移性胰腺癌患者二线治疗的结局。大多数患者接受了含氟嘧啶的二线治疗（347 人中的 267 人，占 77%）。他们发现，在白蛋白结合紫杉醇联合吉西他滨对比单药吉西他滨后接受含氟嘧啶二线治疗的患者的中位总生存期分别为 13.5 个月和 9.5 个月（$P = 0.012$）。研究表明，在这些患者中，接受二线治疗是与一线治疗后生存时间更长相关的独立因素之一[14]。

（一）纳米脂质体伊立替康和 5-FU

纳米脂质体包裹的伊立替康（MM-398）是伊立替康的新型化疗剂型，已被批准用于转移性胰腺癌二线治疗。NAPOLI Ⅲ期临床试验显示，在接受过吉西他滨治疗的转移性胰腺癌患者中，联用 MM-398 和 5-FU 与单药相比，中位总生存期（6.1 个月）有所改善，5-FU/ 亚叶酸组为 4.2 个月（$P = 0.012$），而单药 MM-398 与单药 5-FU/ 亚叶酸之间没有差异。疲劳、中性粒细胞减少、腹泻和呕吐是在联合治疗组中出现频率较高的主要的 3 级不良事件[17]。尚不清楚在这些患者中使用 MM-398 是否比使用标准伊立替康具有更多的收益，因为该研究没有包括与联合标准伊立替康和 5-FU（FOLFIRI）组的比较。

（二）OFF 治疗方案（奥沙利铂、亚叶酸和 5-氟尿嘧啶）

德国 CONKO-003 试验在一项先前接受了以吉西他滨为基础的化疗治疗的胰腺癌患者的 Ⅲ期临床试验中，研究了 OFF 用药方案（奥沙利铂、亚叶酸和 5-氟尿嘧啶）相对于单药亚叶酸和 5-氟尿嘧啶（FF）的作用。尽管该治疗方案包含了 FOLFOX 方案中的所有药物，但用法和时间表不同。中位随访时间为 54.1 个月，有 160 例患者符合初步分析的要求。与 FF 组相比，OFF 组的中位总生存期有轻微改善（3.3 个月 vs. 5.9 个月，$P < 0.01$）。OFF 臂的进展时间也得到了改善。除了 OFF 组的 1~2 级神经毒性发生率较高外，2 个组之间的不良事件发生率是接近的[18]。

（三）FOLFOX 治疗方案（5-氟尿嘧啶、亚叶酸和奥沙利铂）

FOLFOX 方案通常用于晚期结直肠和胃食管癌的患者的一线治疗。作为转移性胰腺癌患者的二线治疗，缓解率为 0%~23%，总生存期为 3.5~6 个月[19-24]。基于吉西他滨的一线治疗失败后，转移性胰腺癌患者中 FOLFOX 4 的单臂 Ⅱ期临床研究显示中位进展时间为 9.9 周，中位总生存期为 31.1 周[25]。Gill 等进行了一项随机 Ⅲ期临床研究（PANCREOX），已经在使用吉西他滨为基础化疗的晚期胰腺癌患者，再联合合用或不合用奥沙利铂的氟尿嘧啶/亚叶酸的二线治疗方案。该研究显示，与单药输注 5-FU 相比，联合用药组没有更多获益。实际上，与 mFOLFOX 组的患者不同，单药组的总体生存率更高，因为更多的患者在疾病进展后能够接受三线治疗[26]。

（四）吉西他滨和白蛋白结合紫杉醇

Portal 等人在一项前瞻性观察研究中，回顾了转移性胰腺癌患者使用 FOLFIRINOX 治疗方案后发生疾病进展的情况，在二线治疗中接受吉西他滨联合白蛋白结合紫杉醇治疗的预后情况。根据 MPACT 试验，联用吉西他滨和白蛋白结合紫杉醇进行治疗。尽管这是一项样本量较小的观察性研究（人数为 57），但疾病控制率为 58%，客观缓解率为 17.5%。中位总生存期为 8.8 个月（95%CI 6.2~9.7），中位无进展生存期为 5.1 个月（95%CI 3.2~6.2）[27]。目前，正在进行的前瞻性研究评估了该治疗方案在该患者人群二线治疗中的作用。

（五）FOLFIRI 治疗方案（5-氟尿嘧啶联用伊立替康）

FOLFIRI 治疗方案是联用 5-氟尿嘧啶和伊立替康或在此基础上的改版，都已经在不同的研究中表明在二线治疗中具有疗效。在二线治疗中观察到的中位总生存期为 4~6 个月 [20, 28, 29]。

第三节　靶向治疗

靶向突变的基因是一种合乎逻辑的思路，并且该领域的许多人都已积极开发出多种靶向治疗方法，从诸如慢性髓细胞性白血病等癌症的治疗经验中学习，酪氨酸激酶抑制剂彻底改变了曾经致命的疾病的治疗。然而，在胰腺癌的治疗中，靶向单一基因改变或通路的治疗几乎没有成功。关于为什么靶向治疗在胰腺癌和其他实体瘤中无效的原因有很多解释。目前，绝大多数胰腺癌的 KRAS 基因突变是无法靶向的。抑癌基因中也存在非常频繁的突变，例如 p53、p16 和 SMAD4，这些突变不适合靶向治疗。此外，肿瘤的分子组成是异质的，当出于诊断目的用细针对肿瘤进行采样时，可能会被误导。人们也认识到，随着肿瘤的进展，它们的基因组成也会改变[30]。癌细胞有冗余的细胞内信号通路，药物所靶向的分子对于细胞存活可能不是必需的。当试图阻断信号通路时，多余的通路以及通路之间的串扰可能是细胞能够逃逸或耐药的原因。

我们将讨论在靶向治疗中探索过的一些通路。

一、生长因子和生长因子受体

（一）Ras

致癌性 KRAS 突变是胰腺癌的癌发生和进展中的重要遗传事件（图 15.1）[31, 32]。该活化突变被认为是在癌变的早期发生的 [33, 34]。致癌性 KRAS 在肿瘤样刺激葡萄糖摄取及其细胞内转运、氨基酸代谢、自噬增加和随后的细胞器再循环中起着关键的代谢作用，导致胰腺癌细胞的失控增殖。大约 95% 的胰腺导管腺癌可见该基因的突变 [34, 35]。由于其高发病率和在肿瘤发生中的关键作用，KRAS 突变已成为药物开发中高度关注的靶点。然而，在过去的几十年中，寻找一种靶向该突变的治疗性干预措施一直是遥不可及的 [34]。到目前为止，还没有靶向激活的 KRAS 突变的治疗干预措施。研究人员尝试阻断 Ras 下游的通路，以试图控制 Ras 介导的信号传导。Chung 等进行了一项随机前瞻性试验，在吉西他滨为基础的化疗失败的转移性胰腺癌患者中，比较了使用 mFOLFOX 治疗方案与使用能够双重靶向 KRAS 下游的 MEK 和 PI3K/AKT 通路的司美替尼联合 MK-2206 治疗方案的疗效。MEK 和 PI3K/AKT 通路的双重抑制并不能改善这些患者的总生存期[36]。

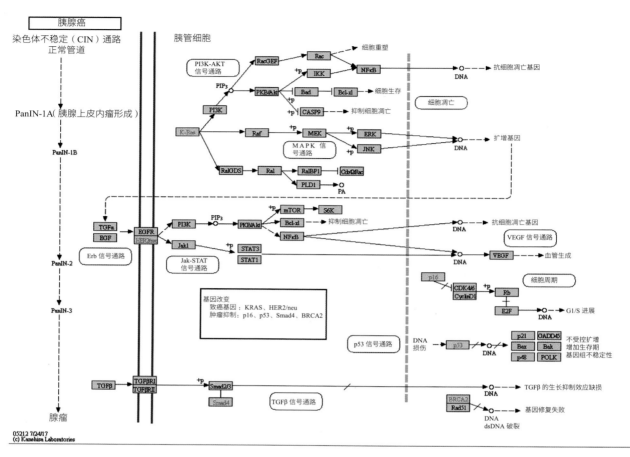

图 15.1　胰腺导管腺癌发生的分子变化。HER2 或 neu 的过表达和 KRAS 基因中活化的点突变在早期发生，p16 基因在病情的中间阶段失活，而 p53、SMAD4 和 BRCA2 的失活则发生在相对较晚的阶段 [31, 32]

（二）EGFR、IGF1R、HER2 和下游分子

如先前所讨论的，在使用吉西他滨的基础上加上表皮生长因子受体（EGFR）的酪氨酸激酶抑制剂厄洛替尼对晚期胰腺癌的患者的临床收益是微不足道的 [16]。然而，西南肿瘤学组（SWOG）的一项名为 S-0205 的Ⅲ期临床试验比较了吉西他滨联合西妥昔单抗（靶向 EGFR 的单克隆抗体）与单药吉西他滨治疗晚期胰腺癌的效果，但未显示西妥昔单抗加用吉西他滨具有额外的获益。大多数患者（90%）都有癌性的 EGFR 基因表达，但这一部分患者并没有从治疗中获益 [37]。在 SWOG 0727 试验中研究了阻断胰岛素样生长因子受体-1（IGF1R）以及表皮生长因子受体（EGFR）和吉西他滨的作用。在未经治疗的转移性胰腺癌患者的Ⅰb~Ⅱ期临床研究中，比较了联合西妥木单抗（IGF1R 阻断剂）、厄洛替尼（抗 EGFR）和吉西他滨 3 药治疗方案与单药吉西他滨或厄洛替尼的疗效。不幸的是，三药联用并没有获得比单用吉西他滨或厄洛替尼更多的益处 [38]。

在小型临床试验中，研究了具有抗 HER2 功能的曲妥珠单抗在转移性胰腺癌患者化疗中的作用。与单纯化疗相比，即使在 HER2 扩增的患者中，在化疗的基础上加抗 HER2 治疗也没有带来任何有意义的获益 [39, 40]。与单独使用吉西他滨相比，在吉西他滨中添加酪氨酸激酶 HER2 抑制剂拉帕替尼也没有增加任何益处，该试验因无效而提前终止[41]。

在一项Ⅰb期剂量递增临床研究中，联用 MEK 抑制剂曲美替尼和 Pan 类 PI3K 抑制剂布帕利司在转移性胰腺癌中未表现出明显的疗效[42]。在Ⅰb期临床研究中，在包括转移性胰腺癌在内的实体瘤中测试了联用 MEK 抑制剂曲美替尼和依维莫司（mTOR 抑制剂）治疗方案的疗效。研究表明，联合用药的毒性太大，无法确定最大耐受剂量。该联合用药方案在胰腺患者中未显示明显疗效[43]。

（三）VEGF 或 VEGFR

研究了转移性胰腺癌患者靶向血管内皮生长因子（VEGF）及其受体（VEGFR）。索拉非尼是多靶点的酪氨酸激酶抑制剂，能够抑制包括 VEGFR1、VEGFR2、VEGFR3、PDGFR、cKIT、FLT-3、RAF、MEK 和 ERK 通路。在一项在晚期胰腺癌的一线治疗的Ⅱ期临床试验中，使用索拉非尼相比吉西他滨和厄洛替尼没有显示出有意义的预后改善[44]。癌症和白血病 B 组（CALGB 80303）实施的一项Ⅲ期临床研究表明，对于使用吉西他滨的晚期胰腺癌患者，加用贝伐单抗（10 mg/kg 第 1、15 天）相比加用安慰剂，生存期并没有获得改善。一项随机Ⅲ期临床研究调查了初治服用吉西他滨的晚期胰腺癌患者加用阿非西普的治疗情况，但该试验因中期分期的结果很差，试验组的病情恶化而提前终止，尽管疗效并无统计学差异[46]。

二、缺氧激活剂

肿瘤缺氧被认为是胰腺癌耐药和疾病进展的重要机制。TH-302（依磷酰胺）是一种新型药物，是一种缺氧激活的前药，在缺氧环境中会释放出 DNA 烷基化剂溴异环磷酰胺。即使未经治疗的晚期胰腺癌的开放标签Ⅱ期研究随机以 1∶1∶1 的比例随机接受单药吉西他滨（1000 mg/m² 超过 30 min）、吉西他滨联合 TH-302（240 mg/m²），或吉西他滨联合 TH-302（340 mg/m²），在实验臂组中表现出总生存期的改善[47]。在 MAESTRO 的Ⅲ期随机临床研究中，比较吉西他滨联用安慰剂组和吉西他滨联用 TH-302 组，发现实验组和对照组的生存结局没有差异[48]。

三、靶向微环境

胰腺癌的肿瘤微环境的特征是具有致密的基质，其中包含过度活化的成纤维细胞和免疫抑制细胞。针对肿瘤微环境的不同方面已经进行了多种尝试。

（一）hedgehog 信号通路

Hedgehog 信号通路被认为是胚胎发育和成人干细胞中必不可少的信号通路[49]。从肿瘤细胞到间质肌成纤维细胞的旁分泌的 hedgehog 信号可促进间质增生[50, 51]。尽管它被认为在胰腺肿瘤发生中起作用，并且在基质中将其删除能够提高小鼠模型的化学治疗效果[52]，但临床试验表明 hedgehog 抑制剂（维莫德吉和 saridegib）对肿瘤消退和患者存活期没有影响[53, 54]。有人认为，间质肌成纤维细胞甚至可能在局部免疫系统中起到保护作用，而抑制它们可能会导致癌症的不良后果[53]。

（二）透明质酸

透明质酸是一种未硫酸化的糖胺聚糖，在人和鼠胰腺癌的细胞外基质中含量丰富。胰腺癌的肿瘤微环境的特征是血管舒张和细胞外基质成分过度沉积。透明质酸是细胞外基质的主要成分，似乎是小分子疗法扩散的障碍 [55]。在临床前模型中，使用 PEGPH20 对透明质酸进行酶降解后显示可诱导血管再扩张和改善化疗药物向胰腺癌基质中的传递 [55, 56]。一项最近完成的 II 期临床研究调查了在未经治疗的服用标准吉西他滨和白蛋白结合紫杉醇的转移性胰腺癌患者中加用 PEGPH20 是否能改善预后。尽管尚未公布最终的研究结果，但对 146 例患者的中期分析显示，用 PEGPH20 治疗的高透明质酸肿瘤患者的中位无进展生存期有所改善（9.2 个月 vs. 4.3 个月，$P = 0.05$） [57]。目前，一项通过免疫组化证实的高表达透明质酸的转移性胰腺癌患者的双盲、随机 III 期临床试验正在进行中 [58]。

（三）JAK 或 STAT

Janus 激酶（JAK）和信号转导及转录激活蛋白（STAT）通路将细胞外信号传递至细胞核，从而导致涉及增殖、凋亡、癌发生和免疫调节的基因表达 [59]。在一项吉西他滨一线治疗失败的转移性胰腺癌患者的 II 期临床研究中，比较了卡培他滨联用安慰剂与卡培他滨联用鲁索替尼（JAK 抑制剂）的疗效的差异。高 C 反应蛋白患者亚组中观察到实验组的总生存期有轻微的改善 [60]。然而，一项 III 期 Janus 1 临床试验评估卡培他滨联合鲁索替尼治疗方案与卡培他滨联合安慰剂治疗方案作为晚期胰腺癌伴系统性炎症反应患者二线治疗的效果，最终的结果为阴性 [61]。

四、靶向 DNA 修复

据估计，少于 5% 的胰腺导管腺癌的特征是 BRCA2 缺陷，而另外一小部分的特征是相关的 PALB2（范科尼贫血基因的一部分）缺陷。这些基因在受损 DNA 的修复中起着至关重要的作用 [62, 63]。DNA 修复通路基因（BRCA2 和 PALB2）的突变被认为会对铂基化疗药物和多腺苷二磷酸核糖聚合酶（PARP）抑制剂的疗效敏感性产生影响 [64]。在多个胰腺导管腺癌基因组上进行的二代测序研究估计，很大一部分患者的 DNA 修复通路存在缺陷，这些缺陷可能能预测对铂基化疗药物或 PARP 抑制作用的敏感性 [65]。PARP 抑制剂已在 DNA 修复通路缺陷的小亚组患者（包括 BRCA1 和 BRCA2 基因突变）中显示出临床受益 [66, 67]。正在进行的多项研究进一步评估了 PARP 抑制剂在转移性胰腺癌患者（伴有或不伴有 DNA 修复通路缺陷）中的作用。

五、靶向巨噬细胞

胰腺癌的一个特征是巨噬细胞浸润到肿瘤微环境中并与疾病进展和免疫抑制有关。肿瘤坏死因子受体超家族成员 CD40 能调节 T 细胞活化并调节癌症相关的炎症和纤维化。临床前研究已显示 CD40 活化可诱导抗肿瘤 T 细胞反应 [68, 69]。CD40 激动剂能激活抗原提呈细胞，促进抗肿瘤免疫应答。单核细胞浸润肿瘤并降解基质微环境，并导致肿瘤消退 [70]。一项 I 期临床研究对 22 例未经治疗的晚期胰腺癌患者进行了全剂量的吉西他滨联用 CD40 激动剂单克隆抗体 CP-870893 的疗效评估，其客观缓解率为 19%，病情稳定率为 50%[71]。CCL2-CCR2 趋化因子轴参与了肿瘤相关巨噬细胞的招募，以构建免疫抑制性肿瘤微环境[72]。在一项治疗局部晚期胰腺癌的 I 期开放标签临床试验中，对口服 CCR2 抑制剂 PF-04136309 合用 FOLFIRINOX 治疗方案（$n=39$）与 FOLFIRINOX 治疗方案（$n=8$）的治疗效果进行了比较。与仅接受 FOLFIRINOX 治疗方案的患者（缺乏客观缓解率，但疾病稳定率为 80%）不同，该联合用药方案显示出良好的耐受性，且客观缓解率为 49%，局部肿瘤控制率为 97%。此外，接受 CCR2 抑制剂的患者的单核细胞从骨髓向外周血的转移减少。并且发现浸润胰腺肿瘤的巨噬细胞和调节性 T 细胞减少，而肿瘤浸润的 CD4 和 CD8 淋巴细胞增加[73]。

评估新型 CD40 激动剂与检查点抑制剂联合治疗方案的研究正在进行中。

六、靶向干细胞

干细胞因子抑制剂 BBI608 能阻断 STAT3，这对于维持癌症干细胞至关重要，而在胰腺癌小鼠异种移植物模型中对造血干细胞不产生影响[74]。一项 necuparanib（奈库拉尼）联合吉西他滨和白蛋白结合紫杉醇治疗的 I 期临床试验显示，总生存期为 14.2 个月，疾病控制率为 88%[75]。还有一项 BBI608 联合吉西他滨和白蛋白结合紫杉醇用于未经治疗的转移性胰腺癌（允许辅助治疗）患者中的 Ib 期临床试验正在进行中（NCT02231723）。一项那帕卡辛联合白蛋白结合紫杉醇和吉西他滨用于治疗成年转移性胰腺癌（CanStem111P）患者的 III 期开放标签研究也正在招募受试者（NCT 02993731）。此外，新药 necuparanib（奈库拉尼）靶向对肿瘤微环境至关重要的途径，包括 P-选择素、CXCR4/ 基质细胞衍生因子 1、血管内皮生长因子 / 成纤维细胞生长因子 2 和乙酰肝素酶[75]。

在多种人类癌肿中，Notch 通路在胚胎发育以及干细胞和祖细胞的调节中起着核心作用。表达 Notch 3 的胰腺癌患者的生存预后较差[76]。Tarextumab（他瑞妥单抗）是一种全人源 IgG2，可同时抑制 Notch 2 和 Notch3 受体。在一项 II 期临床研究中，服用白蛋白结合紫杉醇和吉西他滨的未治疗的转移性胰腺癌患者加用 tarextumab（他瑞妥单抗）并不能改善总生存期，因此该研究被提前终止了[75]。

第四节　免疫疗法

一、免疫疗法的挑战

免疫疗法通常对炎性表型的癌症有效，例如黑色素瘤[77]。另外，胰腺癌是非炎症性表型的、并且包含免疫抑制性微环境，其大致包含免疫和炎性细胞，以及大量的抑制性调节性 T 细胞（Treg），髓源性抑制细胞（MDSC）和巨噬细胞，并缺乏效应细胞毒性 T 细胞[78, 79]。在胰腺癌中测试了不同形式的免疫疗法的许多试验未能成功显示出临床益处。这对开发新的治疗模式提出了重大挑战，因为我们现在看到，胰腺癌除了对化疗耐受外，使用免疫疗法也无效。

二、疫苗

癌症疫苗是通过刺激树突状细胞向特定的肿瘤抗原提呈来激活针对癌症的适应性免疫应答。这些疫苗是基于胰腺导管腺癌细胞中过表达的抗原。已经在胰腺癌中测试了几种类型的癌症疫苗，例如全细胞疫苗、多肽、李斯特菌、树突状细胞等[80]。迄今为止，尽管疫苗的设计看似是有合理的科学依据，但尚无疫苗被证明具有临床疗效。

（一）全细胞疫苗

GVAX 胰腺疫苗是一种同种异体全细胞疫苗，转染了粒细胞 - 巨噬细胞集落刺激因子，是能够作用于抗原提呈细胞和树突状细胞的成熟因子[80]。在一项 Ⅱ 期临床研究中，对 GVAX 疫苗进行了胰腺癌切除后的辅助放化疗研究，结果显示，该病的中位无病生存期和总生存期分别为 17.3 个月和 24.8 个月[81]。对于转移性胰腺癌患者，一项随机 Ⅱ 期临床研究中测试了 GVAX 疫苗与改良的减毒活单核细胞性李斯特菌疫苗的联合使用，相对于单用 GVAX，该疫苗可传递胰腺肿瘤抗原间皮素（CRS-207）。在服用低剂量环磷酰胺后给予 GVAX 疫苗能够抑制调节性 T 细胞。在 90 位患者中，有 51% 以前接受过二线化疗，GVAX 联用 CRS-207 疫苗疗法与单用 GVAX 相比，中位总生存期分别是 6.1 个月和 3.9 个月，并且毒性可控[82]。在难治性转移性胰腺癌患者中进行的一项更大规模的 Ⅱ b 期临床试验，比较了 GVAX 联合 CRS-207 治疗方案、单纯 CRS-207 治疗方案和单纯化疗的随机多中心三臂试验（ECLIPSE，NCT02004262），但没有一个疫苗组显示出比化疗组更好的疗效[83]。在手术切除之前使用 GVAX 胰腺疫苗显示了肿瘤浸润的证据。这是否会对患者的预后产生影响尚待观察[84]。在一项先前治疗过的局部晚期或转移性胰腺癌患者的随机试验中，比较了 GVAX 胰腺疫苗联合抗 CTLA-4 的伊匹单抗治疗方案与单药伊匹单抗的疗效。联合用药组的中位总生存期为 5.7 个月，而单用伊匹单抗的中位总生存期为 3.6 个月[85]。目前正在对胰腺癌患者使用 GVAX 疫苗联合免疫检查点抑制剂和化疗的治疗方案进行评估。

Algenpantucel-L 是经辐射处理的基因工程改造的人同种异体胰腺癌细胞系，能够表达鼠 α-1、3-半乳糖基转移酶（α-GT）。由于人类不表达 α 半乳糖的表位，但具有大量抗 α 半乳糖抗体，因此用 algenpantucel-L 接种疫苗可能会通过补体介导的裂解作用和抗体依赖细胞介导的细胞毒作用（ADCC）以杀灭癌细胞。从疫苗细胞上释放的癌细胞抗原可能导致免疫系统的激活，就像移植排斥中观察到那样[86]。尽管该疫苗的早期研究显示了令人鼓舞的结果，但不幸的是，algenpantucel-L 和放化疗治疗胰腺癌切除术患者的 Ⅲ 期临床辅助研究（NCT01072981）的结果还是阴性的[87]。

（二）多肽疫苗

基于肿瘤特异性肽段的多肽疫苗能够结合人白细胞抗原类分子并激活 CD4/CD8 免疫应答。迄今为止，使用多肽疫苗试验均为阴性。有研究评估了手术切除胰腺癌后的患者联用靶向突变 KRAS 多肽疫苗和粒细胞巨噬细胞集落刺激因子（GMCSF）的疗效。尽管疫苗的耐受性良好，但没有可检测到的免疫原性且有效性也没有得到证实[88]。端粒酶是维持端粒并使癌细胞永生的核糖核苷酸酶。在一项Ⅲ期随机 TeloVac 临床试验中，与单纯化疗相比，GV1001 序贯或同步联用吉西他滨 / 卡培他滨并不能改善生存期[89]。

（三）载体疫苗

经工程改造的病毒载体能携带编码靶抗原的基因。因此，转染的基因将具有免疫原性。表达 CEA、MUC-1 和 TRICOM® 疫苗（TRIad of COstimulatory Molecules；包含 3 种共刺激分子：B7.1、ICAM-1 和 LFA-3）的病毒载体被命名为 PANVAC。尽管 PANVAC 疫苗具有良好的耐受性，并且在早期阶段的研究中有一些令人鼓舞的发现，但与单独使用安慰剂相比，单药 PANVAC 的Ⅲ期临床试验的结果是阴性的，与安慰剂相比并不能改善生存期[90]。

三、免疫检查点抑制剂

免疫检查点是固有的可防止免疫系统永久活化作用的抑制机制。癌细胞过表达这些免疫检查点的配体可有效抑制针对恶性细胞的免疫应答[91]。胰腺癌中的肿瘤细胞表达 PD-L1 与生存期降低和预后不良有关[92-94]。

FDA 目前已批准了用于黑色素瘤和非小细胞肺癌治疗的免疫检查点抑制剂，例如可阻断抗细胞毒性 T 淋巴细胞相关蛋白 4（抗 CTLA-4）和抗程序性死亡蛋白 -1（抗 PD-1）的药物。在过去的几年中，这些药物和其他免疫检查点抑制剂一直是许多癌症研究的重点，并开启了癌症治疗的新领域。

肿瘤细胞表面的程序性死亡配体 1（PD-L1）通过抑制局部 T 细胞反应和减少炎症过程中细胞因子的生成，从而调节免疫系统[91]。在包括胰腺癌在内的癌症中普遍表达上调的 PD-L1[92-94]，与生存期降低和预后不良有关。

尽管有一名患者表现出持久的治疗反应，但一项评估使用伊匹单抗（抗 CTLA-4 抗体）作为胰腺癌单药治疗的Ⅱ期临床研究的结果令人失望。在 30 例患有晚期胰腺癌的 Ib 期临床试验中，将全细胞疫苗 GVAX 联合伊匹单抗的治疗方案与单药伊匹单抗相比，无统计学差异[85]。在一项Ⅱb 期随机、多中心临床研究（ECLIPSE）中，先前接受过治疗的转移性胰腺癌的成人患者中，GVAX 联合 CRS-207 的治疗方案与单药化疗相比，结果是阴性的[96]。

目前一项更大规模的在转移性胰腺癌患者中使用 GVAX 联合环磷酰胺和 CRS-207 治疗方案同时伴有或不伴有纳武单抗作为二线治疗的Ⅱ期临床试验正在进行中，结果还未公布[97]。在胰腺癌患者中未观察到抗 PD-L1 治疗的疗效[98]。

第五节　生物标记物

治疗胰腺癌的挑战之一是缺乏可靠的能够预测治疗疗效和耐药性的生物标记物。当前正在研究的较新的治疗方法是使用生物标记物对患者进行分组。传统上，血液 CA19-9 水平被用于监测胰腺癌的活动度，但缺乏特异性，因为在其他上消化道肿瘤和良性胰腺胆道疾病中 CA19-9 也会升高[99]。另外，不是所有的胰腺癌患者都有高水平的 CA19-9。CA19-9 水平不能预测对治疗的反应或耐药性[100]。这促使科学家去寻找更好、更具预测性的生物标记物。

一、人平衡型核苷转运蛋白 -1（hENT1）

人平衡型核苷转运蛋白 -1（hENT1）为吉西他滨进入细胞提供了主要途径，它是吉西他滨的被最广泛研究的生物标记物之一[101]。hENT1 在肿瘤中的过表达与吉西他滨的治疗反应有关[102]。但是，吉西他滨的治疗收益通常是有限的，使得该标记物并不那么具有吸引力。

二、富含半胱氨酸的酸性分泌蛋白（SPARC）

富含半胱氨酸的酸性分泌蛋白（SPARC）是一种基质细胞糖蛋白，与胰腺癌的肿瘤基质相互作用有关。与正常胰腺组织相比，它在胰腺癌中是高表达的[103]。尽管其在胰腺癌发病机制中的确切作用尚未确定，但其过表达与不良预后有关。而且，由于 SPARC 对白蛋白具有高亲和力，当它高表达时，纳米白蛋白结合的紫杉醇就在肿瘤的附近。由于肿瘤中 SPARC 的缺乏并不影响肿瘤内紫杉醇的浓度，因此尚不清楚其对白蛋白结合紫杉醇的确切影响。SPARC 已被证明具有致癌和抑癌特性。血清、胰液或腹水中 SPARC 水平与患者预后或治疗反应之间没有明确的关联[104]。

三、透明质酸

透明质酸是一种未硫酸化的糖胺聚糖，在人和鼠胰腺癌的细胞外基质中含量丰富，有助于屏蔽小分子化疗药的灌注[55]。与透明质酸水平低的患者相比，透明质酸水平高的肿瘤患者对 PEGPH20 联合化疗的治疗反应特别好[57]。如果双盲、随机的 III 期临床研究的结果是阳性的[58]，则该生物标志物对于选择要使用该方案治疗的患者是有用的。

四、BRCA1 和 BRCA2

鉴于胰腺癌患者中 BRCA 基因突变的罕见性，该基因突变作为生物标记物的临床应用受到了限制。这些基因在受损 DNA 的修复中起着至关重要的作用[62, 63]。该基因突变的存在可能使破坏 DNA 的化疗药物（例如铂类药物）或多腺苷二磷酸核糖聚合酶（PARP）抑制剂具有更好的疗效，这已在胰腺癌和其他癌症中得到了确认[64, 65]。PARP 抑制剂在包括 BRCA1 和 BRCA2 基因突变的 DNA 修复通路缺陷的亚组患者中显示出临床益处[66, 67]。BRCA 基因突变的存在可以视为 PARP 抑制剂这类治疗的疗效预测标记物。

五、UGT1A1

尿苷二磷酸葡萄糖转移酶（UGT）1A1 基因的多态性与含伊立替康的化疗的血液毒性增加有关 [105, 106]。在使用基于伊立替康的方案，例如 FOLFIRINOX 或 FOLFIRI 时，需考虑 UGT1A1 基因多态性的存在，因其可能会使患者发生严重的中性粒细胞减少症。基因多态性没有其他作用，例如间接反映肿瘤负荷。

第六节　系统疗法的挑战

治疗胰腺癌的主要挑战是该病对化疗和其他现代治疗方法具有耐药性。除了对治疗有抵抗外，该病还有着侵袭性病程，会导致全身症状，例如厌食、恶病质、静脉血栓栓塞、功能迅速下降以及与癌转移有关的症状，例如腹水或肝衰竭。患者在使用一线治疗方案时发生身体迅速虚弱以至于他们无法忍受进一步治疗的情况并不少见。大多数患者会在确诊胰腺癌的第一年内死亡。其中一些可能仅仅是由于缺乏有效且耐受良好的治疗选择。尽管听起来很直观，但大多数胰腺癌的全身症状是可以通过化疗缓解的，积极治疗能让患者在短时间内感觉好些。由于大多数新治疗方法都无法在胰腺癌中起作用，因此我们不太可能找到治疗这种侵袭性癌症的灵丹妙药。能够控制该疾病的治疗手段可能是联合不同的新颖治疗方法。

另一个问题是许多被确诊的患者年龄都超过了 65 岁。由于许多试验实际上都包括老年患者，因此我们看不到年龄在选择治疗方法中起到的决定性作用。对于大多数患者，胰腺癌从一开始就是全身性疾病，因此必须采取多学科的方法来管理患者的症状。这些患者通常需要营养支持，治疗胰腺功能不全和由此导致的吸收不良，针对胆道系统的姑息性减压操作以及积极的疼痛处理。

第七节　总　结

在过去的几十年中，通过使用更复杂和强化的化疗治疗方案，胰腺癌患者的治疗反应有所改善。许多靶向细胞内通路、免疫系统和肿瘤基质的新颖治疗方法都失败了。我们对一些正在进行的研究仍持乐观态度（表 15.2）。然而，胰腺癌从新疗法中获得的治疗收益只增加了一点点。可能需要采用多管齐下的方法才能看到更好的疗效。从所有的阴性结果的研究中，能够得到一个很明显的结论就是单一治疗方法是行不通的。我们建议科学家之间加强协作，加快发现新的治疗方法。

表 15.2　正在进行中的胰腺癌试验

临床试验	研究标题	疾病分期	试验阶段
细胞毒化疗			
NCT02352337	转移性胰腺癌的 Ⅱ 期随机研究评估了 FOLFIRINOX ± LV5FU2 维持治疗与一线 FIRGEM 治疗的疗效	Ⅳ	Ⅱ
NCT02620800	转移性胰腺癌患者使用联合 5-氟尿嘧啶（5-FU）、白蛋白结合紫杉醇、贝伐单抗、亚叶酸和奥沙利铂治疗方案（FABLOx）的研究	Ⅳ	Ⅱ
NCT02551991	先前未经治疗的转移性胰腺癌患者使用含纳米脂质体伊立替康（Nal-IRI）治疗方案与白蛋白结合的紫杉醇联用吉西他滨治疗方案的比较的随机、开放标签的 Ⅱ 期临床研究	Ⅳ	Ⅱ
NCT02890355	二线 FOLFIRI 与改良的 FOLFIRI 联合 PARP 抑制剂 ABT-888（Veliparib）（NSC-737664）在转移性胰腺癌中的随机 Ⅱ 期临床研究	Ⅳ	Ⅱ
BRCA			
NCT02184195	奥拉帕尼单药维持治疗在一线铂类化疗未见进展的 gBRCA 突变转移性胰腺癌患者中的三期、随机、双盲、安慰剂对照、多中心研究	Ⅳ	Ⅲ
CXCL12/CXCR4 axis			
NCT02826486	一项评估 BL-8040 和 pembrolizumab 联合治疗转移性胰腺癌患者的安全性和有效性的 Ⅱ 期、多中心、开放标签的单臂研究（COMBAT）	Ⅳ	Ⅱ
CSF1/CSF1R axis			
NCT02777710	剂量递增的 Ⅰ 期临床研究及延伸部分，评估抗 PD-L1 抗体（DURVALUMAB）联合小分子 CSF-1R 酪氨酸激酶抑制剂（PEXIDARTINIB）在转移性 / 晚期胰腺癌或结直肠癌患者中的安全性和活性	Ⅲ / Ⅳ	Ⅰ
CCL2/CCR2 axis			
NCT02732938	PF-04136309 联合吉西他滨和白蛋白结合紫杉醇治疗一线转移性胰腺患者的 Ph1b/2 研究（CCR2i）	Ⅳ	Ⅰb/ Ⅱ
Stroma—PEGPH20			
NCT01959139	在表现状态良好的转移性胰腺癌患者中，改良 FOLFIRINOX+PEGPH20 重组人透明质酸酶（PEGPH20）与单纯改良 FOLFIRINOX 的 Ib/ Ⅱ 期随机研究	Ⅳ	Ⅰb/ Ⅱ
NCT02715804	在既往未接受治疗高透明质酸的Ⅳ期胰岛管腺癌患者中，与白蛋白结合紫杉醇加吉西他滨相比，PEGPH20 联合白蛋白结合紫杉醇加吉西他滨的Ⅲ期、随机、双盲、安慰剂对照、多中心研究	Ⅳ	Ⅲ

第十六章　胃肠胰腺神经内分泌肿瘤

George A. Fisher

第一节　胃肠胰腺神经内分泌肿瘤的定义

神经内分泌肿瘤（neuroendocrine tumor, NET）缺乏特定的细胞系和动物模型，以及临床分类不明确，诸多因素使其研究发展受到了阻碍。在某些肿瘤的登记分类中，关于"类癌"的归类也不明确。目前普遍认为，只有在病理报告中提及该肿瘤为"恶性"时，才将其视作恶性肿瘤，否则均视作良性。最初，将神经内分泌肿瘤按照胚胎学分类分为 3 种，即前肠瘤、中肠瘤和后肠瘤。这种分类方式体现了不同来源的肿瘤的独特的临床和生物学特性。但是如今逐渐舍弃了这一分类。

神经内分泌肿瘤来源于内分泌细胞，它们广泛分布在整个胃肠道（gastrointestinal, GI）和胰胆道中，然而它们的数量仅占所有肠道或胰腺细胞总数的 1%。在胃肠道中，这些细胞多分布在肠道隐窝；而在胰腺中，它们则构成了界限分明的巢，称为朗格汉斯岛（胰岛）。因此，过去将来自胰腺的神经内分泌肿瘤称作"胰岛细胞瘤"。2010 年，世界卫生组织（WHO）将除了胰腺神经内分泌微腺瘤外的所有来自胃肠道和胰胆道的神经内分泌肿瘤归为恶性肿瘤，确保神经内分泌肿瘤收录在癌症登记系统中。

这些内分泌细胞和由此产生的肿瘤具有含肽类激素的分泌颗粒，其中有些与特定的综合征有关，有些则可以作为血液标本中的肿瘤标志物。这些肽类激素可以帮助鉴定神经内分泌肿瘤的原发组织。例如，5-羟色胺主要由中肠肿瘤（主要为回肠）分泌产生，胰腺肿瘤分泌较少，而直肠神经内分泌肿瘤则几乎不分泌。同样，胰多肽、胰高血糖素和胰岛素则仅由胰腺神经内分泌肿瘤产生。

目前的分类系统强调起源器官、分化程度和分化级别、分期以及是否与功能综合征相关。请注意，病理报告描述为"具有神经内分泌特征的低分化癌""杯状细胞类癌""混合性腺神经内分泌癌"等胃肠道恶性肿瘤，因其临床管理模式与腺癌相似，故不在本章节的介绍范围内。

第二节　流行病学

尽管神经内分泌肿瘤较为罕见（2/10 万 ~5/10 万）[1, 2]，但其患病率超过了胃癌、食管癌和胰腺癌的总和 [3, 4]。此外，神经内分泌肿瘤的发病率从 1.09/10 万上升到了 5.25/10 万 [4]。这种变化可能很大程度上归因于影像技术的发展 [5, 6] 和内镜检查率的提高。荷兰肿瘤中心报告显示，在过去的 20 年中，高级别胃肠胰腺（gastroenteropancreatic, GEP）神经内分泌癌的发病率从 0.3/100 增加到了 0.54/100[7]。

在一项为期 12 年的瑞典特定人群的尸检研究中，胃肠胰腺神经内分泌肿瘤的发病率为 1.22%。而临床报告的发病率仅为 0.018%[8]。临床和尸检发病率的差异清楚地表明，神经内分泌肿瘤中有相当一部分为"偶发瘤"，即在终生无临床意义的肿瘤。

SEER 数据库报告显示，1973 年至 2004 年间，在 35618 例神经内分泌肿瘤患者中，年龄矫正后的非胰腺原发发生率为 4.7/10 万[4]。患者的中位年龄为 63 岁，男性的发病率略高于女性（4.97/10 万 vs. 4.49/10 万）。瑞典登记中心的一项数据库研究评估了 1958 年至 1998 年间发生的 5184 种类癌，发现男性与女性的发病率均较低，分别为 2.0/10 万和 2.4/10 万[9]。

由于各个国际癌症登记中心并未收集有关肿瘤分级的信息，因此难以确定高级别胃肠胰腺神经内分泌肿瘤的发生率。然而，现有数据表明，高级别胃肠胰腺神经内分泌肿瘤非常罕见。例如，来自 SEER 的数据表明结直肠神经内分泌癌的发病率为 0.2/10 万，而荷兰癌症登记中心 2000 年至 2010 年的年均发病率为 0.54/10 万[7, 10]。

最近的研究表明，在美国及其他地区，神经内分泌肿瘤的发病率在持续上升[3, 11]。前文提到的 SEER 分析中，所有神经内分泌肿瘤的发病率均从 1.09/10 万上升到了 5.25/10 万[4]。在欧洲和亚洲，发病率似乎较低，为 1.1/10 万 ~3.24/10 万[12, 13]。同样，高级别神经内分泌肿瘤的发病率也在上升。

造成不同国家之间的数据差异的原因可能是数据较为陈旧和登记方式的差异，也可能是术语和分类有所不同。但这也可能反映了环境因素和肿瘤发生的变异性。目前许多文章认为，由于计算机断层扫描（CT）和胃肠道内窥镜检查等诊断性影像学技术的发展，无症状的早期病变能够被发现，使得神经内分泌肿瘤检测率得以提高，这也是导致其发病率上升的原因[6, 14]。在 SEER 数据库中，所有在 1973 年至 1997 年间接受治疗的类癌病例中，有 55% 是胃肠道疾病，其中小肠类癌占 45%，最常见于回肠，其余依次是直肠（20%）、阑尾（16%）、结肠（11%）和胃（7%）[15]。然而，在 1992 年至 2008 年类癌患者的 SEER 研究发现，自从进行结肠镜检查以来（大约在 2000 年），直肠类癌的诊断量多于小肠类癌[16]。

第三节　生物学与分类

类癌（karzinoide, carcinoma-like）这一概念最初由 Siegfried Oberndorfer 博士于 1907 年提出，用于描述形态学上不同的良性小肠病变的类型。然而在 1929 年，他修改了类癌的分类，并提出这些小肠肿瘤可能为恶性，并可能发生转移[17]。

近来，"类癌"一词常用于描述原发于各解剖部位的高分化神经内分泌肿瘤，包括消化道、肺或其他罕见原发部位，如肾脏、卵巢等。"类癌"这一术语意味着组织学上的高度分化。而"神经内分泌肿瘤"一词则适用于描述高分化或低分化的肿瘤。在消化系统中，胃肠道高分化神经内分泌肿瘤称为类癌瘤或神经内分泌瘤，而胰腺中出现的则称为胰腺神经内分泌瘤。

　　神经内分泌肿瘤产生于肠嗜铬细胞（神经内分泌细胞），由于其含 5-羟色胺，故这些细胞能够被铬酸钾染色。神经内分泌肿瘤生长速度大多较慢，但也有些具有侵袭性。

　　过去，神经内分泌肿瘤的分类和命名一直由胚胎学决定。特定部位的分类在术语、组织学分级和分期方面都不同，这导致形态相似的神经内分泌肿瘤的命名有所不同。但是，在所有分类中，扩散率和局部扩散程度等特征是相似的。通常，原发于中肠（远端小肠和近端结肠）的类癌瘤会产生 5-羟色胺和其他血管活性物质，从而引起典型的类癌综合征。然而，原发于胚胎后肠（远端结直肠）和前肠（胃十二指肠和支气管）的肿瘤则很少与激素综合征相关。

　　前肠肿瘤包括胃和肺神经内分泌肿瘤。胃神经内分泌肿瘤分为 3 种类型，具有不同的生物学行为和预后。Ⅰ型肿瘤约占所有胃神经内分泌肿瘤的 70%~80%，在女性中更为常见，并与慢性萎缩性胃炎和恶性贫血有关[18]。肿瘤产生于肠嗜铬细胞，通常小于 1 cm，通常为多发性息肉样，伴中央型小溃疡。这类肿瘤极少为功能性，通常为惰性，可按照早期肿瘤进行管理。小于 2 cm 的肿瘤转移率低于 10%，而较大的肿瘤中约有 20% 发生转移。Ⅱ型肿瘤占病例总数的 5%，并与胃泌素瘤（Zollinger-Ellison 综合征）有关，通常是Ⅰ型多发性内分泌肿瘤（MEN1）的一部分。与Ⅱ型相似，它们也被认为是惰性的。另外，Ⅲ型肿瘤约占所有胃神经内分泌肿瘤的 20%。与Ⅰ型或Ⅱ型不同，Ⅲ型肿瘤常见于空腹血清胃泌素水平正常、无萎缩性胃炎或 Zollinger-Ellison 综合征的患者中。这类肿瘤具有侵袭性，有 65% 的患者发生转移。肺神经内分泌肿瘤或支气管类癌则按照其他肺神经内分泌肿瘤进行分类，如小细胞和大细胞神经内分泌肺癌等。

　　中肠神经内分泌肿瘤包括小肠和阑尾。目前普遍认为小肠神经内分泌肿瘤来源于上皮内分泌细胞，而阑尾神经内分泌肿瘤来源于上皮下内分泌细胞[19]。小肠神经内分泌肿瘤最常见于回肠，约 25% 的病例在诊断时发现有多处病灶。患者可能为无症状，或因其他症状就诊时发现病灶。腹痛是小肠神经内分泌肿瘤患者最常见的症状，约占 40%。引起疼痛的根本原因可能是小肠梗阻、肠套叠、机械作用或肠系膜缺血等[20]。患者常发生淋巴结或肝转移，且多数小肠神经内分泌肿瘤及发生肝转移的患者伴有类癌综合征。

　　阑尾神经内分泌肿瘤通常无症状，常见于 40~50 岁的患者。此类肿瘤从阑尾三分之一处的上皮下内分泌细胞发育而来，该部位通常不会引起梗阻。阑尾神经内分泌肿瘤是否发生转移很大程度上取决于肿瘤的大小。直径小于 2 cm 的肿瘤转移的可能性很小，而 30% 的较大肿瘤通常在诊断时已经发生转移[21]。

　　后肠肿瘤包括结肠和直肠神经内分泌肿瘤。结肠神经内分泌肿瘤很少为功能性肿瘤，多数无症状，通常在评估腹痛、腹泻或体重减轻时发现。伴有症状的患者通常已存在明显较大的肿瘤。大多数肿瘤位于右结肠，主要位于盲肠[22]。30% 的病例中发现了局部淋巴转移或远处转移。同样，大多数直肠神经内分泌肿瘤也是无症状的，并由于其他原因偶然发现。大多数病例在诊断时就已定位，但与其他神经内分泌肿瘤一样，转移性疾病与肿瘤大小有关。小于 1 cm 的肿瘤很少转移，而超过 2 cm 的肿瘤则有 25% 发生肝转移 [23]。其他不良预后特征包括深度浸润、淋巴血管浸润和高有丝分裂率等。

低分化的神经内分泌肿瘤具有侵袭性，易在早期发生广泛转移。因此，大多数患者在就诊时已多发生转移。这些肿瘤在形态学和生物学行为上与小细胞肺癌和大细胞神经内分泌肺癌具有一定的相似性 [24]。大多数低分化神经内分泌肿瘤为非分泌性，其表现各不相同，取决于原发肿瘤的部位以及是否存在转移性疾病。其症状可能是非特异性的，例如疲劳、厌食和体重减轻，其他特异性的症状包括疼痛、恶心、呕吐、吞咽困难、黄疸、黑便、便血或肠梗阻等 [25]。

神经内分泌肿瘤的组织学等级和分化与临床行为密切相关。等级是指通常通过有丝分裂率（每 10 个高倍视野下有丝分裂图的数量）或 Ki-67 指数来衡量的增殖活性。相反，分化是指肿瘤细胞与其原始细胞相似的程度 [26]。

世界卫生组织（World Health Organization, WHO）和欧洲神经内分泌肿瘤学会（European Neuroendocrine Tumor Society, ENET）将消化道神经内分泌肿瘤分为 2 大类：高分化神经内分泌肿瘤和低分化神经内分泌肿瘤。高分化神经内分泌肿瘤可根据增殖率进一步分为低级别和中级别（表 16.1 和表 16.2 [27]）。但是，仅在肺部中生长的中级别类癌称为非典型类癌。通常，这些肿瘤的病程较为缓慢。低分化的神经内分泌肿瘤类似于肺癌中的小细胞或大细胞神经内分泌肿瘤，通常与侵袭性疾病有关 [28]。小细胞和大细胞肿瘤均以片状生长，形成具有坏死中心的巢状结构 [29]。

如前所述，2010 年 WHO 对神经内分泌肿瘤的分类在很大程度上取决于特定肿瘤的增殖率。通过有丝分裂计数或 Ki-67 指数评估该比率，从而区分低、中、高级别肿瘤（表 16.1）。各项关于神经内分泌肿瘤的研究表明将 2/10 HPF 用于低级别肿瘤临界值，而将 20/10 HPF 用于低分化胃肠胰腺神经内分泌肿瘤的临界值较为合适 [30, 31]。与 Ki-67 相似，ENET、美国癌症联合委员会（American Joint Committee on Cancer, AJCC）和 2010 版 WHO 分类标准分别将低于 3%、3%~20% 和大于 20% 定义为低、中、高级别神经内分泌肿瘤 [26]。此外，低分化神经内分泌癌的形态特征通常可作为提示诊断 [32]。

在一些低分化神经内分泌肿瘤的病例中，肿瘤内可出现非神经内分泌成分，包括腺癌、印戒细胞癌，以及更为罕见的鳞状细胞癌等。2010 版 WHO 分类将同时具有神经内分泌成分与非神经内分泌成分（二者均占病变的 30% 以上）的肿瘤定义为混合性腺神经内分泌肿瘤。另外，神经内分泌成分少于 30% 的肿瘤被归类为腺癌伴神经内分泌分化。

神经内分泌肿瘤的分期基于 TNM 系统，该系统已得到 WHO 的认可，并由 AJCC 和 ENET 进行了改进。该系统包括原发于阑尾、结直肠、胰腺、小肠、肝胰壶腹和胃的不同 TNM 分期。然而，AJCC 和 ENET 的 TNM 系统之间仍然存在一定差异，包括对 T 期定义的差异：ENET 建议以高分化和低分化的神经内分泌肿瘤以相同方式进行分期，而 AJCC 将低分化的神经内分泌肿瘤归为腺癌。尽管如此，多个研究都支持了这一新系统中利用 TNM 分期和增生率评估胃肠道和胰腺神经内分泌肿瘤预后的有效性 [33-36]。

最后，神经内分泌肿瘤还可依据功能和肿瘤的激素过度分泌导致的临床症状进行分类。该分类基于产生的主要激素和与之相关的临床症状。例如，如果发现肿瘤产生胃泌素，但没有 Zollinger-Ellison

综合征的相关症状，则应适当使用术语"分泌胃泌素的神经内分泌肿瘤"，而不是胃泌素瘤。胰腺神经内分泌肿瘤的其他分类包括胰岛素瘤（胰岛素）、胃泌素瘤（胃泌素）、胰高血糖素瘤（胰高血糖素）、血管活性肠多肽瘤（血管活性肠多肽）或生长抑素瘤（生长抑素）（表 16.3）。同样，类癌也可以根据是否产生类癌综合征的症状进行类似的分类。

表 16.1　神经内分泌肿瘤的 ENET 和 WHO 的命名法和分类

分化	级别	有丝分裂计数 [a]	Ki-67 指数 [b]	传统	ENET 和 WHO 命名
高分化	低级别（G1）	<2 每 10 HPF	≤2%	类癌、胰岛细胞、胰腺神经内分泌肿瘤	神经内分泌肿瘤，G 1
	中级别（G2）	2~20 每 10 HPF	3%~20%	类癌、非典型类癌、胰岛细胞、胰腺神经内分泌肿瘤	神经内分泌肿瘤，G 2
低分化	高级别（G3）	>20 每 10 HPF	>20%	小细胞癌	神经内分泌癌，G3，小细胞
				大细胞神经内分泌癌	神经内分泌癌，G3，大细胞

注：ENET 欧洲神经内分泌肿瘤学会，WHO 世界卫生组织

[a] 在 10 个高倍视野中计数（HPF）。10 HPF = 2 mm²，在有丝分裂密度最高的区域中至少要评估 50 个视野（400 倍放大）。根据美国癌症分期联合委员会手册第 8 版的临界值

[b] 通过 MIB1 抗体染色评估的 Ki-67 指数：核标记最高的区域中 2000 个细胞计数后的阳性百分比。根据美国癌症分期联合委员会手册第 8 版的临界值

[c] "非典型类癌"一词仅适用于中级肺神经内分泌肿瘤

表 16.2　神经内分泌肿瘤的命名和分类

分化程度	高分化		低分化
级别	低级别（G1）	中级别（G2）	高级别（G3）
有丝分裂计数 [a]	<2 每 10HPF	2~20 每 10 HPF	>20 每 10 HPF
Ki-67 指数 [b]	≤2%	3%~20%	>20%
ENET，WHO	神经内分泌肿瘤，G1	神经内分泌肿瘤，G2	神经内分泌癌，G3
临床病程	进展缓慢	进展中等	进展迅速
突变 [c]	DAXX/ATRX		TP53、RB1

注：ENET 欧洲神经内分泌肿瘤学会，WHO 世界卫生组织

[a] 在 10 个高倍视野中计数（HPF）。10 HPF = 2 mm²，在有丝分裂密度最高的区域中至少要评估 50 个视野（400 倍放大）。根据《美国癌症分期联合委员会手册（第 8 版）》的临界值。

[b] 通过 MIB1 抗体染色评估的 Ki-67 指数：核标记最高的区域中 2000 个细胞计数后的阳性百分比。根据美国癌症分期联合委员会手册第 8 版的临界值。

[c] 详见文献 [27]

表 16.3　胰胆神经内分泌肿瘤相关遗传性疾病

结节性硬化	9q31.13、16p13.3	TSC1/Hamartin, TSC2/Tuberin	产生胰岛素和生长抑素的胰腺神经内分泌肿瘤	错构瘤性息肉

第四节　综合征

"类癌综合征"这一术语适用于由某些类癌产生的各种血管活性因子介导的症状群。典型的类癌综合征主要发生在转移性类癌患者中，其症状主要包括潮红、腹泻等。通常，此类肿瘤原发于中肠，而原发于后肠和前肠的肿瘤很少产生类癌综合征。

神经内分泌肿瘤能够合成、存储和释放各种多肽、前列腺素和生物胺。这些物质中的一些与类癌综合征相关，但尚不清楚任何特定成分的相对作用和特异性。此外，肝脏能够使某些分泌入门脉循环的生物活性产物失活。这就可以解释为什么伴有肝转移的胃肠道类癌所产生的血管活性产物通常直接进入体循环，发展为类癌综合征[37]。目前，已经鉴定出多种分泌性多肽和胺，其中最值得关注的是5-羟色胺、组胺、速激肽、激肽释放酶和前列腺素。

5-羟色胺由胃肠道嗜铬细胞中的色氨酸衍生而来，用于调节肠道的运动和吸收。同时，5-羟色胺存在于中枢神经系统（central nervous system, CNS）中，起到调节情绪、食欲和睡眠的作用，而血小板中的5-羟色胺则起到调节血管收缩的作用。5-羟色胺通过芳香族氨基酸脱羧酶代谢为5-羟基吲哚乙酸（5-hydroxyindoleacetic acid, HIAA）。类癌综合征患者的色氨酸代谢显著增加，使得5-羟色胺的产生增加，从而引起腹泻。此外，5-羟色胺刺激成纤维细胞生长和纤维生成，可能导致心脏瓣膜纤维化。色氨酸代谢向初级5-羟色胺生成的转移还可导致烟酸缺乏、蛋白质合成减少和低白蛋白血症[38]。

胃和支气管等前肠类癌缺乏将5-羟色氨酸转化为5-羟色胺的芳香族氨基酸脱羧酶。这些肿瘤产生5-羟色氨酸和组胺在体内累积将导致非典型的潮红和瘙痒症。其他多肽，包括激肽释放酶，是强效的血管舒张剂，与潮红和刺激肠蠕动有关[39]。速激肽（包括P物质、神经激肽A和神经肽K）也可能导致潮红和腹泻[40]。

类癌综合征患者可出现多种症状，大部分表现为潮红，主要累及面部、颈部和上胸部。在某些情况下，重度潮红可能与血压降低和脉搏增加有关。大多数发作是自发发生的，但也可由进食、饮酒和排便等活动引起，还可因情绪变化或药物（如麻醉药品）而加重。发作持续0.5~30 min，但是随着疾病的进展，发作可能持续更长的时间，潮红可能会变得更加弥散[41]。

患者中约有80%发生腹泻，发作次数可为偶发，也可为一天内的多发作。便性状通常为水样和非血性的，但可能是爆发性的，通常伴有腹部绞痛，与潮红发作无关[42]。

类癌综合征的其他表现包括心脏瓣膜病变，其特征为纤维组织的病理性斑块样沉积，通常累及心脏右侧。左心则由于各种生物活性物质被肺部灭活，而得到了保护。大约20%的患者发生支气管痉挛，通常在潮红发作期间表现。类癌性喘息必须与支气管哮喘严格区分，因为使用β受体激动剂进行治疗可能引起强烈的、长期的血管舒张。类癌综合征的表现还包括由于缺乏烟酸而引起的糙皮病，由于蛋白质合成不良可能造成的肌萎缩，以及腹膜后广泛纤维化导致的佩罗尼氏病[43, 44]。

类癌危象指的是类癌综合征的严重并发症。其发生是由于对肿瘤进行活检、手术或麻醉时，神经内分泌肿瘤释放大量生物活性物质所致[45]。化疗、肝动脉栓塞或放射性核素治疗则较少出现类癌危象，主要发生在肿瘤体积较大的患者中[46,47]。

第五节　诊　断

神经内分泌肿瘤患者的体征和症状包括类癌综合征引起的慢性潮红和（或）腹泻，肠梗阻引起的慢性和（或）复发性腹痛，肝转移引起的右上腹疼痛、肝肿大和早饱，或者在内窥镜检查或其他手术过程中偶然发现。

一、生化检测

有神经内分泌肿瘤表现可通过生化检测进行初步筛查，包括评估 5-羟色胺代谢的最终代谢产物 5-羟吲哚乙酸（5-HIAA）。其他生化检测的灵敏度和特异性相对较低，故不适用于初步筛查。

5-羟色胺主要代谢为 5-HIAA，并通过肾脏排泄。5-HIAA 的正常排泄速率为 2~8 mg/d。若排泄速率高至 30 mg/d，则可能是由于吸收不良综合征（如乳糜泻和 Whipple 病）或摄入了大量富含色氨酸或 5-羟色胺的食物所致。神经内分泌肿瘤患者的尿 5-HIAA 水平可能低至 30 mg/d，也可能高于 100 mg/d[48]。

尿液 5-HIAA 检测对类癌综合征有 90% 的敏感性和特异性[48]。然而，尿液 5-HIAA 对没有类癌综合征的患者敏感性较低。此外，许多药物以及富含色氨酸或 5-羟色胺的食物均可能引起假阳性结果。患者应避免在尿液采集前 24 h 和采集期间摄入富含色氨酸和 5-羟色胺的食物以及可能导致尿 5-HIAA 假阳性的药物。

原发性中肠神经内分泌肿瘤能够产生最高水平的 5-羟色胺，所以尿液的 5-HIAA 评估可能是最具特异性。由于前肠和后肠类癌缺乏芳香族氨基酸脱羧酶，因此不能将 5-羟基色氨酸（5-HT）转化为 5-羟色胺。所以这些患者体内 5-HIAA 水平较低，但 5-羟色胺和组胺水平相对较高。

嗜铬粒蛋白是一类调节性神经内分泌蛋白，存在于致密核心分泌小泡，由肾上腺髓质和副神经结的嗜铬细胞，以及胰岛 β 细胞产生。与其他颗粒蛋白相比，嗜铬粒蛋白 A（CgA）水平升高与高分化神经内分泌肿瘤的相关性更高。另外，血液中 CgA 浓度的增加与更大的肿瘤负荷有关[49,50]。

血液中 CgA 的浓度每天变化，并受食物和药物的影响[51,52]。该方法的特异性相对较低，故不应用作神经内分泌肿瘤的筛查方法。一项研究对比了高分化神经内分泌肿瘤患者、慢性萎缩性胃炎患者和健康个体血液中的 CgA 浓度[50]，发现当使用 84~87 U/L 的截断值时，灵敏度仅为 55%，但在 31~32 U/L 的截断值范围内时，灵敏度和特异性分别为 75% 和 84%。因此，对于确诊的患者，使用 CgA 检测作为肿瘤标志物评估疾病进展、治疗反应或手术切除后复发的方法更为合适。

此外，也有相关文献报道了通过检测 5-羟色胺来筛查神经内分泌肿瘤，但其敏感性和特异性尚未得到证实。需要注意的是，摄取富含色氨酸或 5-羟色胺的食物能够激活血小板释放 5-羟色胺，所以这一方法可能导致假阳性结果。

在一些神经内分泌肿瘤患者中，还发现了其他标志物，包括甲胎蛋白和人绒毛膜促性腺激素等，但这些标志物的应用价值尚未得到证实[53]。

二、影像检查

生化检测适用于活性分泌型神经内分泌肿瘤，而此类肿瘤不一定导致类癌综合征。通过小肠神经内分泌肿瘤产生的生物活性产物在门静脉循环中灭活，导致尿液和血液无法检测到。目前，多种成像技术在神经内分泌肿瘤的诊断中得到了应用，包括计算机断层扫描（CT）、磁共振成像（MRI）和生长抑素受体闪烁显像（somatostatin receptor scintigraphy, SRS 或 octreoscan）等。

CT 扫描是一种常用的非侵入性成像手段，可作为识别类癌的主要成像方法。对于神经内分泌肿瘤患者，建议使用螺旋式多期对比增强 CT，可以最大程度地发现是否有肝转移。由于大多数神经内分泌肿瘤血管丰富，因此可使用碘造影剂在早期动脉相进行增强，在门静脉相洗脱[54]。

CT 扫描的典型结果是肠系膜促纤维增生性纤维化，表现为团块状软组织（"菜花状"），并向小肠延伸至肠系膜脂肪，导致肠回缩。团块状软组织可发生或不发生钙化，通常与小肠神经内分泌肿瘤有关。这可能是由于原发肿瘤直接延伸至肠系膜或肠系膜淋巴结转移所致。

然而，CT 扫描对神经内分泌肿瘤的检测能力有限。6%~20% 的神经内分泌肿瘤血管较少，不易被发现。此外，CT 扫描不足以识别小尺寸肿瘤，例如来自空肠和回肠的肿瘤，也无法区分结肠神经内分泌肿瘤和更为常见的腺癌[54]。

MRI 在肝转移瘤的检测方面最为敏感。与螺旋多相增强 CT 扫描不同，利用 T1 和 T2 加权序列，无需使用造影剂即可显示病变，从而降低了 CT 扫描的变异性。一项研究评估了 64 例转移性胃肠道神经内分泌肿瘤患者，发现多相 MRI 能够比 CT 扫描更容易检测到肝转移[55]。然而，MRI 也受到肿瘤大小的限制。

生长抑素受体闪烁显像（SRS 或 octreoscan）利用神经内分泌肿瘤上高表达的生长抑素受体来检测全身转移性疾病。该技术使用放射性标记的生长抑素类似物奥曲肽（11-铟戊曲肽）来突出肿瘤细胞。较早的研究报道 SRS 优于其他的影像学检查[56]。但在过去的几十年中，伴随着 CT 和 MRI 等技术的发展，SRS 在神经内分泌肿瘤分期中的重要性已有所下降。单光子发射计算机断层扫描（SPECT）的应用提高了 SRS 区分生理和病理摄取区域的准确性。此外，基线 SRS 可用于预测生长抑素类似物对治疗的临床反应。

然而，一项纳入胃肠胰腺神经内分泌肿瘤患者的研究证实，SRS-SPECT 的准确性仍然低于 CT 和 MRI[57]。该研究的 121 名患者中，只有 79% 的患者的 SRS 图像中发现了 CT 和 MRI 中已确认的病变。并且 SRS-SPECT 未能发现横断面成像未显示的软组织异常。最后，SRS 的使用也受到生长抑素受体表达水平的限制。SRS 成像几乎无法检测低表达的生长抑素受体肿瘤，例如低分化神经内分泌肿瘤。

SRS 的使用指南存在差异。北美神经内分泌肿瘤学会建议将其用作基线评估，并根据临床指征重复进行闪烁成像；美国国家综合癌症网络（NCCN）建议在"适当时"使用；欧洲神经内分泌肿瘤学会提出将其用于评估疾病的继发部位[58-60]。

功能性正电子发射断层扫描成像是一种利用示踪剂进行功能成像的技术，包括 18-F-二羟基-苯丙氨酸（18F-DOPA）、11-C-5-羟基色氨酸（11-C-5-HTP）和 68-Ga-DOTA-D-Phe^1-Tyr^3-奥曲肽（68-Ga-DOTATOC）。该技术结合了高分辨 PET 与 CT。这些模式提供了更高的空间分辨率，并提高了对小病变的灵敏度。最近的研究将集成化 PET/CT 与单独的 SRS、SRS-SPECT 或 CT 扫描进行了对比，发现 PET/CT 表现出了更高的灵敏度[61, 62]。

第六节　治疗管理

总体而言，对神经内分泌肿瘤患者的评估和治疗管理包括影像学分期和肿瘤定位；肿瘤分化和分级的病理学评估；即使存在肝转移，也应手术切除肿瘤；控制类癌症状；不可切除的转移性疾病的抗肿瘤治疗；监测。

如前文所述，影像学分期和肿瘤定位可利用多种成像手段进行评估。而对原发灶不明的转移性类癌患者，其评估应包括上下内镜检查，并注意回肠末端。此时，肠 CT 造影可以作为一种替代方式。然而，由于存在胶囊滞留和肠梗阻的风险，不建议使用视频胶囊式内窥镜进行检查。直肠类癌患者可通过直肠内镜超声（transrectal endoscopic ultrasound, TEUS）评估肿瘤大小、浸润深度和淋巴结受累情况。

不伴有转移的神经内分泌肿瘤患者的主要治疗方法是手术。切除范围取决于原发灶的部位和大小。对于伴有转移的患者，手术可控制症状和肿瘤生长。因此在肝转移灶切除术可行的情况下，通常首选手术切除。

有切除禁忌证的患者，或切除后仍有症状的患者，都应考虑进行系统治疗。中级别肿瘤（G2）的预后比低级别肿瘤（G1）稍差，但是二者的治疗方式相同[26]。低分化神经内分泌肿瘤是一种高级别癌（G3），临床病程进展快且预后差，通常采用与小细胞肺癌相似的含铂化疗方案进行治疗。患者若有因分泌生物活性物质所致的疾病，则应根据原发综合征进行特异性治疗。例如，类癌综合征患者首选生长抑素类似物治疗，而胰岛素瘤患者用碳水化合物和二氮嗪治疗。胃泌素瘤患者则首选口服高剂量的质子泵抑制剂。

第七节　胃肠胰腺神经内分泌肿瘤的手术注意事项

手术切除原发肿瘤和转移灶是神经内分泌肿瘤的基本治疗手段。但是，在某些特殊情况下，应首先监测，而非立即手术。例如小体积、无症状、高分化的胰腺神经内分泌肿瘤的最佳治疗模式仍存在争议。目前普遍认为，手术切除肿瘤能够带来最佳生存结局[63]。然而，一些研究者最近对前期手术切除的必要性提出了质疑，并提出将影像学监测作为一种合适的替代策略。最近，一项单中心回顾性病例对照研究纳入了 181 例散发性小体积（<3 cm）Ⅰ~Ⅱ期胰腺神经内分泌肿瘤患者，对比了 104 例接受监测的患者和 77 例进行了手术切除的患者。在 44 个月的随访中，监测组的肿瘤大小未发生改变，且无患者出现转移；在切除组中，有 6% 的患者出现复发，中位复发时间为 5.1 年，但 2 组均无患者死于肿瘤。然而，对来自国家癌症数据库的 380 例小体积（≤2 cm）胰神经内分泌肿瘤患者的分析[65]显示，81% 接受切除术的患者具有显著的生存优势，而观察组的患者这一比例仅为 19%（5 年，82% vs. 34%，$P<0.0001$）。在控制了年龄、肿瘤大小、分级、边缘状态和淋巴结转移的多变量分析中，这种差异仍然存在。需要注意的是，该研究纳入了 3 种级别的肿瘤患者。另一个可能影响该临床情况下决策的考虑因素是，胰腺神经内分泌肿瘤的转移率与原发肿瘤大小成正比：<1 cm 的肿瘤转移率通常为 0%，1~2 cm 的肿瘤转移率高达 20%，2~3 cm 的肿瘤转移率则为 30%~40%[66]。综上所述，这些数据表明，对小体积、无症状的胰腺神经内分泌肿瘤，应根据所需的手术范围（胰十二指肠切除术与远端胰腺切除术通常可在腹腔镜下进行）、肿瘤的大小、患者的年龄和合并症等因素进行个体化评估，慎重决定手术。当然，越来越多的文献支持对小的非功能性胰头肿瘤采取监测策略，尤其是对于老年患者。

另一种可能延期手术的情况是患有 MEN-1 综合征的小体积非功能性的胰腺神经内分泌肿瘤患者。MEN-1 患者倾向于患有累及整个腺体的多灶性胰腺神经内分泌肿瘤。由于部分胰腺切除术后有较大可能性在胰腺残端留下残余小肿瘤，因此采取保留实质的手术方法更为合适。另外，胰腺神经内分泌肿瘤如果留在原位，则可能转移至肝脏并导致患者死亡。NIH 的一项前瞻性研究[67]建议对胰腺神经内分泌肿瘤体积大于 2.5 cm 的 MEN-1 患者进行手术切除，因为该大小阈值可作为发生肝转移的预测指标。

同样，对于Ⅰ型和Ⅱ型胃类癌，也可以采用更保守的方法。不同于Ⅲ型胃类癌具有散发性、孤立性、体积大且转移潜力大，通常需要手术切除，Ⅰ型和Ⅱ型胃类癌常伴有高胃泌素血症，通常较小且具有多灶性，累及整个胃部。需要注意的是Ⅰ型患者[68]的恶性贫血和萎缩性胃炎，以及Ⅱ型患者[69]的卓-艾综合征（Zollinger-Ellison）[69]。Ⅰ型肿瘤常表现为高胃泌素水平、抗壁细胞抗体阳性和胃酸缺乏。Ⅱ型肿瘤则表现为高胃泌素水平和胃 pH 降低。Ⅲ型肿瘤则具有正常胃泌素水平。Ⅰ型和Ⅱ型患者应每年进行一次内镜检查，并在出现小肿瘤时及时进行切除。Ⅰ型胃类癌伴发腺癌的风险很小，因此更适合通过传统手术方式切除。在Ⅰ型患者中，由于每年进行一次内镜下息肉切除术已能够较好地阻断高胃泌素血症恶性循环，故采用胃窦切除术的方法仍存在争议。然而，Ⅱ型胃类癌更建议进行切除。

对于小肠神经内分泌肿瘤，无论大小或有无转移，均建议常规行切除术以防止发生原发肿瘤并发症，如肠系膜促纤维增生反应引起的肠梗阻或静脉性肠缺血。在这些肿瘤的治疗管理方面，有 5 个问题需要重点关注。首先，应进行预防性胆囊切除术，理由是术后奥曲肽治疗可能导致胆石症和胆囊炎[70]。其次，有高达 30% 的肿瘤呈多灶性，常分布于回肠，因此术中对整个小肠进行仔细的检查与触诊，以确保切除所有肿瘤病灶[71]。第三，淋巴结转移灶可沿回肠蒂直到其十二指肠起点，因此切除时应包括整个淋巴结承载区。在这种情况下，转移性淋巴结很容易触及，因为它们会导致明显的瘢痕化和肠系膜缩短。然而，这种肠系膜纤维化可能增加分离难度，因此需要特别注意保留足够长度的肠道[72]。第四，外科医生和麻醉师应预估发生类癌危象的可能性。类癌危象可由应激情况（如麻醉诱导）引发，表现为潮红、支气管痉挛和心血管异常，如心动过速、心律不齐和低血压等，并可能对常规复苏方法没有反应。类癌危象通常出现在既往有类癌综合征的患者中，也可出现在无类癌综合征但伴有转移（如肝转移、腹膜后大淋巴结转移、卵巢转移）的患者中。尽管发生类癌危象时可使用血管加压药，但最理想的预防方法是在麻醉前通过术前预防性给予大剂量奥曲肽（通常为 200 μg IV）。如果在上述区域存在广泛的转移性疾病，有时会在术中连续输注奥曲肽[73]。最后，对于长期出现类癌综合征的患者，术前超声心动图检查通常可发现右心瓣膜心内膜增厚[74]。

肿瘤替代治疗引起的肝衰竭是神经内分泌肿瘤患者最常见的死亡原因。因此，传统上建议采用积极的手术方法完全切除（或有时减少细胞减灭）神经内分泌肿瘤的肝转移灶。在 339 例此类患者的国际登记研究中，该手术策略的 5 年生存率为 74%，10 年生存率为 51%。然而，几乎所有患者在术后 5 年内发生了肝内复发，这支持了该手术方法是为这些患者"重置倒计时"的观点[75]。对于不适合手术的患者可以使用肝动脉栓塞（球囊栓塞、化疗栓塞或放射栓塞）治疗。在这种情况下，动脉内治疗可以改善激素症状控制和（或）长期生存。在纳入了 414 名此类患者的多中心数据库中，肝动脉治疗后 5 年生存率为 30%[76]。对于某些双侧无法切除的已有症状的肝转移患者，建议进行肝移植[77]。尽管到目前为止，该病情下的肝移植仅被认为是研究性的，但米兰国家癌症研究所最近的一份报告显示，在 42 例符合特定标准的患者中（年龄<60 岁，低级别 G1 或 G2，既往切除通过门静脉转移的原发性肿瘤，既往排除所有肝外疾病、转移累及<50% 的肝脏，在考虑移植前疾病稳定或至少 6 个月对治疗敏感），肝移植有良好的应用前景。

第八节 系统性治疗

一、高分化胃肠道及胰腺神经内分泌肿瘤

胃肠神经内分泌肿瘤和胰腺神经内分泌肿瘤具有相似的组织学特征，但它们的发病机理和生物学特性却不同（表 16.3）[79]。胰腺神经内分泌肿瘤比类癌肿瘤的预后更差[80]，且对抗癌药的反应不同，胰腺神经内分泌肿瘤患者对大多数药物的反应率高于类癌患者。

二、生长抑素类似物（SSA）

生长抑素，又称生长激素抑制激素（growth hormone-inhibiting hormone, GHIH），由整个胃肠道旁分泌细胞产生，并抑制胃肠道内分泌。生长抑素受体是一种典型的 G 蛋白偶联受体，具有 5 种已知的亚型，在胃肠道神经内分泌肿瘤中高表达[81]。生长抑素受体的表达可通过 SRS 进行评估。该方法使用的是放射性标记的生长抑素类似物奥曲肽：铟 111（111-In）五肽。

目前认为靶向生长抑素受体（SSTR）-2 和 SSTR-5 的生长抑素类似物是无法切除的症状性胃肠道神经内分泌肿瘤患者的初始治疗选择。无症状患者的肿瘤负荷通常较小。但是，对于肿瘤负荷高的患者或观察期后有肿瘤进展的患者，应使用生长激素类似物治疗。同时，也可以考虑在 SRS 阴性的患者中进行生长抑素类似物试验，因为 SRS 的结果与疾病缓解或控制持续时间不一定相关，如类癌综合征和粟粒性疾病扩散[82]。然而，对于适合手术的患者，手术切除仍然优于药物治疗。

许多针对胃肠胰腺神经内分泌肿瘤和功能性胰腺神经内分泌肿瘤的研究均证明了生长抑素类似物在控制类癌综合征相关症状方面的有效性。据报道，50%~90% 的患者的潮红和（或）腹泻得到了控制，5-HIAA 水平降低了 60%~70%[83-87]。

此外，生长抑素类似物可有效控制功能性胰腺神经内分泌肿瘤相关的症状，例如腹泻和胰高血糖素瘤（皮疹）。然而，其在控制胰岛素瘤和胃泌素瘤的激素相关症状方面效果较差。由于抑制了胰高血糖素的分泌，生长抑素类似物可能加剧了胰岛素瘤患者的低血糖症状。

除控制症状外，生长抑素类似物还可控制肿瘤生长。许多研究表明，生长抑素类似物的使用明显延长了神经内分泌肿瘤患者的稳定期和无进展生存期（progression-free survival, PFS）。还有 10% 的患者出现了肿瘤体积的缩小[88-90]。不论肿瘤的功能活跃与否，均有相同的生存益处。PROMID 试验将 85 例无法切除的转移性小肠神经内分泌肿瘤患者随机分配至每月 30 mg 的善宁（Sandostatin LAR）组或安慰剂组。治疗组的疾病进展时间为 14.3 个月，显著长于安慰剂组的 6 个月[88]。CLARINET 试验是一项随机、安慰剂对照的Ⅲ期临床试验，纳入了 204 例晚期高分化或中分化、无功能的胃肠胰腺神经内分泌肿瘤患者，用于评价兰瑞肽的抗增殖作用。主要终点为 PFS，由实体瘤反应评估标准（RECIST）确定。研究表明，治疗组在第 2 年未达到 PFS，而在安慰剂组中，PFS 的中位数为 18 个月（进展或死亡的 HR 0.47，95%CI 0.30~0.73）。治疗组 2 年的 PFS 为 65.1%（95%CI 54.0~74.1），安慰剂组为 33.0%（95%CI 23.0~43.3）。生活质量或总体生存率无差异[91]（表 16.4[88, 91]）。

表 16.4　生长抑素类似物比较试验

研究	类型	肿瘤	治疗方案	样本量	缓解率（%）	PFS（月）	OS（月）
Rinke 等[88]（PROMID）	随机	类癌	奥曲肽 安慰剂	85	2	14.3 6	
Caplin 等[91]（CLARINET）	随机	胰腺神经内分泌肿瘤 类癌	兰瑞肽 安慰剂	101 103	未报道 未报道	未达到 18	

注：PFS 无进展生存，OS 总体生存

目前，有奥曲肽和兰瑞肽 2 种获批的生长抑素类似物，有短效和长效制剂可供选择。有症状的患者可首先从短效奥曲肽开始，然后过渡到长效制剂，并通过剂量滴定达到最佳症状控制。奥曲肽 LAR 是一种缓释制剂（长效制剂），每月注射 1 次，是目前的标准治疗方式[60, 92]。通常，奥曲肽 LAR 初始剂量是每月肌内注射 20 mg，其剂量可以逐步提高至每月 60 mg，以达到症状的最佳控制。然而，每月注射剂量大于 30 mg 的疗效尚未确定[93]，且每月 60 mg 以上剂量的边际获益极小[94]。

兰瑞肽是另一种长效生长抑素类似物，已被批准用于神经内分泌肿瘤的治疗，其临床疗效与奥曲肽相似[95]。兰瑞肽缓释制剂每月 1 次深层皮下注射，剂量为每 4 周 60~120 mg。

若患者在治疗周期的第 4 周出现症状加重，可以考虑加用短效奥曲肽治疗来控制症状，或将缓释制剂的给药周期从 4 周 1 次缩短至 3 周。值得注意的是，奥曲肽的体内浓度需要在注射后 10~14 d 方可达到治疗水平。

生长抑素类似物通常具有良好的耐受性。大约三分之一的患者在治疗的前几周内出现恶心、腹部不适、腹胀、大便稀疏和脂肪吸收不良。由于胰岛素分泌的一过性抑制，患者可能出现轻微的葡萄糖不耐受。由于餐后胆囊收缩力降低和排空延迟，约 25% 的患者可能发生无症状胆结石或胆汁淤积[58, 60]。

三、α 干扰素

进展期神经内分泌肿瘤患者使用干扰素 α（INFα）治疗已有数十年的历史，但其使用受到副作用严重程度的限制，这些副作用包括疲劳、骨髓抑制、抑郁、流感样症状、体重减轻和甲状腺功能改变等。欧洲神经内分泌肿瘤学会（ENET）和北美神经内分泌肿瘤学会（NANET）指南明确规定，将 INFα 作为功能性胃肠道神经内分泌肿瘤患者生长抑素类似物治疗无效后的二线治疗。而 NCCN 指南则指出，对于进展期伴有转移的患者，在无其他治疗选择时，可选用 INFα。INFα 的使用集中于活动性分泌性神经内分泌肿瘤患者的症状控制。在一项回顾性研究中，40%~70% 胃肠道神经内分泌肿瘤患者接受低剂量 INFα 治疗后激素分泌过多的症状有所减轻，20%~40% 的患者的肿瘤生长受到了控制[96-98]。

由于与治疗有关的显著副作用，INFα 剂量范围为每周 3~7 次，每次 300 万 ~ 900 万 U，常用剂量为 300 万 ~ 500 万 U/ 每周 3 次。每周皮下注射聚乙二醇化干扰素 80~150 μg 具有更好的耐受性，但目前使用数据有限，因此尚未获批用于该适应证[99]。多项研究对 INFα 与生长抑素类似物联合治疗进行了评价，但其结果并不一致。

第九节　分子靶标

近年来，对神经内分泌肿瘤的分子发病机制认识不断提高，目前多种治疗都通过特异性靶向肿瘤血管生成实现，这使得治疗方法发生了转变。神经内分泌肿瘤是一种高度血管化的肿瘤，表达多种细胞生长因子及其受体，包括血管内皮生长因子（VEGF）和 VEGF 受体（VEGFR）。其中许多细胞生长因子受体发挥酪氨酸激酶（TK）的作用，可作为 mTOR 信号通路或其下游的靶点发挥作用[100, 101]。

到目前为止，已有几项研究论证了 TK 抑制剂、抗 VEGF 单克隆抗体以及 mTOR 抑制剂的抗肿瘤活性。这些研究中的一些药物已在美国获批用于治疗晚期胰腺神经内分泌肿瘤。然而，其对胃肠道神经内分泌肿瘤靶向治疗的获益尚不明确。

一、mTOR 抑制剂

依维莫司作为一种 mTOR 抑制剂，一项国际多中心 Ⅱ 期试验论证了其抗肿瘤作用。患者给予奥曲肽＋依维莫司治疗，转移性胰腺神经内分泌肿瘤（RADIANT-1）患者化疗无效后使用依维莫司或依维莫司＋长效奥曲肽[102]。研究结果显示，联合用药组的 PFS 为 17 个月，而依维莫司单药的 PFS 仅为 9.7 个月，证实了 mTOR 抑制剂在化疗无效后的抗肿瘤活性。但考虑到该研究是非随机对照的，因此尚不清楚奥曲肽对较高 PFS 的具体作用。

与转移性胰腺神经内分泌肿瘤的缓解不同，在纳入了 30 例患者的 Ⅱ 期研究中，转移性胃肠道神经内分泌肿瘤未出现显著缓解。在 17% 的患者中观察到部分缓解，但至肿瘤进展的时间仍少于 8 个月[103]。这一结果推动了 RADIANT 2 试验的进行。这项实验纳入了 429 例患者，用于比较长效奥曲肽联合或不联合依维莫司的生存益处[104]。该研究显示联合依维莫司可能延长 PFS，但其显著性为统计学临界值（16.4 个月 vs. 11.3 个月；肿瘤进展的 HR 0.77，95%CI 0.59~1.0）。此外，二者间的总生存期无显著差异。但是，在矫正了研究中的随机化失衡之后，联合依维莫司组的患者 PFS 有了显著延长（HR 0.62，95%CI 0.51~0.87，$P = 0.003$）[105]。

RADIANT-3 试验对晚期胰腺神经内分泌肿瘤进行了后续研究。这是一项在 410 例患者中比较依维莫司单药治疗与最佳支持治疗的安慰剂对照试验，证明了晚期进展性胰腺神经内分泌肿瘤患者的中位 PFS 显著延长（11.0 个月 vs. 4.6 个月，进展 HR 0.35，95%CI 0.27~0.45）[106]。基于这些数据，依维莫司在美国获批用于治疗无法切除的局部、晚期或转移性胰腺神经内分泌肿瘤。

依维莫司在治疗进展期胰腺神经内分泌肿瘤中作用较为显著，但其在晚期胃肠道神经内分泌肿瘤中的作用尚不明确。有一项正在进行中的 Ⅲ 期临床试验 RADIANT-4，对比了依维莫司与安慰剂治疗在晚期非功能性肺或胃肠道神经内分泌肿瘤中的作用。该研究已完成招募，其研究结果将为依维莫司在非胰腺神经内分泌肿瘤的治疗提供更多循证医学证据。

依维莫司具有明显的副作用，包括皮疹、疲劳、腹泻、口腔炎、肺炎、高血糖症、血小板减少症、贫血和感染等。

坦罗莫司是另一种 mTOR 抑制剂。在一项 Ⅱ 期临床研究中纳入了 37 位患者，评估了坦罗莫司对胰腺神经内分泌肿瘤的疗效。结果未显示出显著缓解，但 67% 的患者的肿瘤进展得到了控制[107]（表 16.5[102, 104, 106-110]）。

表 16.5　mTOR 抑制剂治疗神经内分泌肿瘤的研究

研究	类型	肿瘤	治疗方案	样本量	缓解率（%）	PFS（月）	OS（月）
Duran 等[107]	非随机	胰腺神经内分泌肿瘤 类癌	坦罗莫司	15 21	7 5	10.6 6	未报道
Yao 等[102] （RADIANT-1）	非随机	胰腺神经内分泌肿瘤	依维莫司 依维莫司＋奥曲肽	115 45	9 4	9.7 16.7	未报道

续表

研究	类型	肿瘤	治疗方案	样本量	缓解率(%)	PFS(月)	OS(月)
Yao 等[106] （RADIANT-3）	随机	胰腺神经内分泌肿瘤	依维莫司 安慰剂	207 203	5 2	11[a] 4.6	44 37.7
Pavel 等[104] （RADIANT-2）	随机	类癌	依维莫司+奥曲肽 奥曲肽	216 213	2 2	16.4[a] 11.3	未报道
Yao 等[108] （RADIANT-4）	随机	类癌	依维莫司 安慰剂	304	2 1	11[a] 3.9	
Kulke 等[109] （CALGB80701）	随机	胰腺神经内分泌肿瘤	依维莫司+贝伐珠单抗 依维莫司	75 75	31[a] 12	17.7 14	36.7 35
NCT02246127 （SEQTOR）[110]	随机	胰腺神经内分泌肿瘤	链脲霉素+5-氟尿嘧啶 ＞依维莫司 依维莫司＞链脲霉素 +5-氟尿嘧啶	180			

注：PFS 无进展生存期，OS 总生存期

[a] 统计学显著性差异

二、血管内皮生长因子

贝伐珠单抗是一种重组人源化单克隆抗体，通过抑制 VEGF-A 阻断血管生成。一项纳入了 44 例患者的 Ⅱ 期临床试验证明了其对转移性胃肠道神经内分泌肿瘤的作用。患者随机分为贝伐珠单抗组和聚乙二醇化 INFα-2b 组，对于以下 2 种患者，将最终同时接受 2 种治疗，包括出现疾病进展的患者和治疗达到 18 周的患者[99]。结果显示，接受贝伐珠单抗治疗的患者中有 77% 的病情稳定，而在 18 周后，接受联合治疗的患者中 95% 保持无进展状态。基于以上结果，研究者们又进行了一项 Ⅲ 期试验，在不可切除或转移性胃肠道或肺神经内分泌肿瘤患者中对比了奥曲肽+贝伐珠单抗与奥曲肽+干扰素。在 2015 年美国临床肿瘤学会（ASCO）年度会议上发表的初步结果显示，接受贝伐珠单抗治疗的患者在影像上的缓解更为常见，但 2 组间的中位 PFS 无显著差异[111]。

一项 Ⅱ 期试验正在评估贝伐珠单抗与依维莫司联合用药在转移性胰腺神经内分泌肿瘤中的治疗效果[109]。在 2015 年 ASCO 会议上发表的初步结果表明，与单独使用依维莫司相比，联合用药组的应答率和 PFS 显著提高，但未报告总体生存获益（表 16.6）[99, 109, 111-113]。

表 16.6　贝伐珠单抗治疗神经内分泌肿瘤的研究

研究	类型	肿瘤	治疗方案	样本量	缓解率(%)	PFS(月)	OS(月)
Yao 等[99]	随机	类癌	贝伐珠单抗+奥曲肽 聚乙二醇干扰素 α-2b+奥曲肽	44	18 0	16.5 14	未报道
Hobday 等[112]	非随机	胰腺神经内分泌肿瘤	贝伐珠单抗	22	9	13.6	未报道

续表

研究	类型	肿瘤	治疗方案	样本量	缓解率(%)	PFS(月)	OS(月)
Yao 等[111]（SWOG S0518）	随机	类癌	贝伐珠单抗 + 奥曲肽 聚乙二醇干扰素 α-2b+ 奥曲肽	423	12 4	16.6 14.5	未报道
Hobday 等[112]	非随机	胰腺神经内分泌肿瘤	贝伐珠单抗 + 坦罗莫司	58	41	13.2	34
Kulke 等[109]（9CALGB 80701）	随机	胰腺神经内分泌肿瘤	依维莫司 + 贝伐珠单抗 依维莫司	75 75	31^a 12	17.7 14	36.7 35
NCT01525082[113]	非随机	胰腺神经内分泌肿瘤	贝伐珠单抗 + 卡培他滨 + 坦罗莫司	180			

注：PFS 无进展生存期，OS 总生存期

^{a} 统计学显著性差异

三、酪氨酸激酶抑制剂

与 mTOR 抑制剂相似，TK 抑制剂的活性已在胰腺神经内分泌肿瘤患者中得到了证实。舒尼替尼是研究最多的一种多靶点 TK 抑制剂。一项纳入了 109 例患者的 II 期临床试验证明了其在胰腺神经内分泌肿瘤中的作用，其中 18% 的患者部分缓解，68% 的患者疾病稳定[114]。一项纳入了 171 例胰腺神经内分泌肿瘤患者的 III 期临床试验在首次预先计划的中期疗效分析之前提前终止[115]。舒尼替尼组的中位 PFS 为 11.4 个月，而对照组仅为 5.5 个月。基于上述数据，舒尼替尼在美国获得上市批准。

其他 TK 抑制剂包括索拉非尼（一种 VEGFR-2 和 PDGFR-β 抑制剂）和帕唑帕尼（用于抑制 EGFR-1、VEGFR-2、VEGFR-3、PDGFR-α 和 PDGFR-β）以及 KIT。一项纳入了 51 例晚期神经内分泌肿瘤患者的 II 期临床单药研究评估了帕唑帕尼加长效奥曲肽的疗效。结果显示，胰腺神经内分泌肿瘤患者的缓解率为 22%，但胃肠道肿瘤则未达到这一疗效[116]。目前肿瘤临床试验联盟（ACOG）正在进行一项随机 II 期试验，评估帕唑帕尼与安慰剂相比对晚期类癌患者的疗效（NCT01841736）。索拉非尼的抗肿瘤作用在 43 例胰腺神经内分泌肿瘤患者中进行了评估，初步分析显示有 9% 的缓解率[117]（表 16.7[114–116, 118–120]）。

表 16.7 酪氨酸激酶抑制剂治疗神经内分泌肿瘤的研究

研究	类型	肿瘤	治疗方案	样本量	缓解率(%)	PFS(月)	OS(月)
Hobday 等[118]	非随机	胰腺神经内分泌肿瘤 类癌	索拉非尼	43 50	10 10	未报道	未报道
Kulke 等[114]	非随机	胰腺神经内分泌肿瘤 类癌	舒尼替尼	66 41	17 2	7.7 10.2	未报道
Raymond 等[115]	随机	胰腺神经内分泌肿瘤	舒尼替尼 安慰剂	171	9 0	11.4^a 5.5	未报道
Phan 等[116]	非随机	胰腺神经内分泌肿瘤 类癌	帕唑帕尼 + 奥曲肽	32 20	22 0	14.4 12.2	25 18.5

续表

研究	类型	肿瘤	治疗方案	样本量	缓解率(%)	PFS（月）	OS（月）
NCT01465659[119]	非随机	胰腺神经内分泌肿瘤	帕唑帕尼＋坦罗莫司	39			
NCT01841736[120]	随机	类癌	帕唑帕尼 安慰剂	165			

注：PFS 无进展生存期，OS 总生存期

第十节　细胞毒性化疗

细胞毒性化疗在胰腺神经内分泌肿瘤中的获益已得到充分证实，并将其推荐用于肿瘤体积增大或进展迅速的有症状的患者。然而，在胃肠道神经内分泌肿瘤中，其获益尚不明确。临床试验中极少观察到客观的影像学上的缓解，且缺乏实质性的无进展生存期或总生存期获益证据。因此，NANET、ENET 和 NCCN 指南表明，对于没有其他治疗选择的进行性疾病患者，可以考虑化疗。

基于链脲霉素的联合疗法一直以来都作为进展期胰腺神经内分泌肿瘤患者的标准治疗方法，也是胃肠道神经内分泌肿瘤中研究最多的治疗方法。多个评价链脲霉素联合氟尿嘧啶、贝伐珠单抗或环磷酰胺治疗胃肠道神经内分泌肿瘤的试验均未显示显著的影像学缓解率，也无显著的生存获益（表16.8）[121-129]。然而，在胰腺神经内分泌肿瘤中，链脲霉素的抗肿瘤作用已在多个临床试验中得到验证[125, 130, 131]。但是，链脲霉素烦琐的给药方案和显著的毒性限制了其使用。

表 16.8　神经内分泌肿瘤的化疗研究

研究	类型	肿瘤	治疗方案	样本量	缓解率(%)	PFS（月）	OS（月）
Moertel 和 Hanley[121]	随机	类癌	5-氟尿嘧啶＋链脲霉素 环磷酰胺＋链脲霉素	118	33 26	未报道 未报道	未报道 未报道
Moertel 等[124]	随机	胰腺神经内分泌肿瘤	5-氟尿嘧啶＋链脲霉素 链脲霉素	84	63 36	未报道 未报道	26 16.5
Moertel 等[125]	随机	胰腺神经内分泌肿瘤	多柔比星＋链脲霉素 5-氟尿嘧啶＋链脲霉素	105	69[a] 45	20[a] 6.9	26.4[a] 16.8
Sun 等[123]	随机	类癌	5-氟尿嘧啶＋链脲霉素 5-氟尿嘧啶＋多柔比星	176	16 15.9	5.3 4.5	24.3[a] 15.7
Kulke 等[126]	回顾性	胰腺神经内分泌肿瘤	替莫唑胺联合用药	53	34	13.6	35.3
Strosberg 等[127]	非随机	胰腺神经内分泌肿瘤	替莫唑胺＋卡培他滨	30	70	18	未报道
Meyer 等[128]	随机	胰腺神经内分泌肿瘤／其他	链脲霉素＋卡培他滨＋顺铂 链脲霉素＋卡培他滨	86	16 12	9.7 10.2	27.5 26.7
NCT01824875（ECOG 2211）[129]	随机	胰腺神经内分泌肿瘤	替莫唑胺＋卡培他滨 替莫唑胺	145			

注：PFS 无进展生存期，OS 总生存期

[a] 统计学显著性差异

达卡巴嗪是一种烷化剂，与链脲霉素相似，具有抗胰腺神经内分泌肿瘤活性，但也具有相关毒性。在一项纳入了 42 例进展期胰腺神经内分泌肿瘤患者的 ECOG Ⅱ 期临床试验中，达卡巴嗪的客观缓解率为 33%[132]。西南肿瘤协作组（SWOG）的一项针对胃肠道神经内分泌肿瘤的 Ⅱ 期临床试验中，患者接受达卡巴嗪治疗后，总体肿瘤缓解率为 16%[133]，88% 的患者出现了恶心和（或）呕吐的症状。

替莫唑胺是达卡巴嗪的口服类似物，具有更好的耐受性。在神经内分泌肿瘤患者的回顾性队列中，替莫唑胺的单药活性在胰腺神经内分泌肿瘤中得到了证实，其肿瘤缓解率为 34%。然而，只有 2% 的胃肠道神经内分泌肿瘤患者达到肿瘤缓解[126]。同样，替莫唑胺联合沙利度胺、贝伐珠单抗或依维莫司治疗胰腺神经内分泌肿瘤也可改善总缓解率[134-136]。此外，替莫唑胺联合卡培他滨在 30 例转移性胰腺神经内分泌肿瘤患者的回顾性研究中显示出良好的前景，缓解率为 70%[127]。ECOG 正在进行的一项 Ⅱ 期临床试验目前正在招募患者，以比较替莫唑胺联合卡培他滨与替莫唑胺单药治疗的疗效差异（NCT01824875）。

目前含奥沙利铂的化疗方案治疗晚期胃肠道和胰腺神经内分泌肿瘤的数据有限。一项 Ⅱ 期临床试验研究了卡培他滨联合奥沙利铂和贝伐珠单抗的抗肿瘤作用。初步报告显示出了部分缓解和疾病稳定[137]。此外，在 49 例转移性胃肠道神经内分泌肿瘤患者的 Ⅱ 期试验中，卡培他滨联合贝伐单抗使得 18% 的患者部分缓解，70% 的患者疾病稳定，但 84% 的患者发生了 3 级或 4 级治疗相关毒性引起的并发症[138]。

第十一节　低分化神经内分泌癌

细胞毒性化疗是胃肠道胰腺神经内分泌肿瘤的主要治疗选择。不幸的是，由于缺乏前瞻性试验的数据，治疗方法主要基于回顾性分析和小细胞肺癌的治疗指南。由于疾病进展迅速，转移倾向高，低分化神经内分泌癌患者的预后普遍较差，即使是临床诊断的局部肿瘤。由于仅靠手术很少能治愈，因此化疗是主要的治疗手段。

NANET 和 ENET 指南以少量研究和小细胞肺癌的推断数据为依据，建议采用铂类化疗，通常以 4~6 个周期的顺铂或卡铂 + 依托泊苷为初始的系统新治疗[25, 139, 140]。或者，可以使用伊立替康 + 顺铂联合治疗[141]。若可进行手术切除，铂类联合依托泊苷方案将作为新辅助治疗方案，否则视作确定性方案。然而，远处复发的频率远高于局部复发，几乎所有患者均复发并死亡。

一项针对 45 例转移性神经内分泌肿瘤患者（其中 18 例为神经内分泌癌）的研究最先观察到了铂（顺铂）联合依托泊苷的生存获益。患者在第 1~3 天每天接受 130 mg/m² 依托泊苷的治疗，同时在第 2 天和第 3 天每天接受 45 mg/m² 顺铂的治疗。在 18 例神经内分泌癌患者中，12 例（67%）出现客观缓解，3 例完全缓解。缓解的中位持续时间为 8 个月[139]。在另一项回顾性分析中，41 例胃肠胰腺神经内分泌癌患者接受每天 100 mg/m² 依托泊苷（第 1~3 天）和每天 100 mg/m² 顺铂（第 1 天）治疗，每 21 d 为

1 个周期，42% 的患者达到客观缓解，4 例达到完全缓解。中位缓解持续时间为 9.2 个月，中位生存期为 15 个月 [140]。

在一项纳入 252 例胃肠胰神经内分泌癌患者的大型北欧联盟回顾性研究中，评估了顺铂与卡铂 + 依托泊苷的疗效。无论患者接受顺铂还是卡铂治疗，数据均未显示出显著差异。患者的缓解率为 31%，无进展生存期为 4 个月，中位生存期为 11 个月。研究发现，若 Ki-67 大于 55% 可预测对化疗的反应，因为 Ki-67 小于 55% 的肿瘤对铂类化学疗法的反应较差，反应率仅为 15%，而 Ki-67 较高的肿瘤的反应率为 42%。此外，在高 Ki-67 肿瘤中，中位总生存期（14 个月）显著长于低 Ki-67 肿瘤（10 个月）[142]。

伊立替康替代依托泊苷已被证实是小细胞肺癌的备选一线治疗方案，在胃肠道胰腺神经内分泌癌中的初步治疗中展现出了良好的前景 [141, 143]。目前日本正在进行一项 III 期临床研究比较伊利替康和依托泊苷这 2 种方案。除此之外目前尚无其他已完成的类似试验。

一项单臂 II 期临床试验评估了 78 例转移性低分化神经内分泌癌患者中紫杉醇 + 铂 + 依托泊苷的疗效。结果显示总体缓解率为 53%，中位生存期为 14.5 个月，但 3 级和 4 级毒性反应较为常见 [144]。然而，鉴于三药联用的方案未与含铂的双药方案进行直接比较，因此尚不清楚这些结果是否代表治疗结果的改善。

二线治疗的数据非常有限，且尚未确立标准治疗方案。一线治疗结束后进展超过 3 个月的患者仍可能对北欧神经内分泌癌研究中所述的铂类药物治疗方案疗法有反应。再次接受铂类双联治疗的患者的缓解率为 15%，27% 的患者疾病稳定 [142]。

其他系统性治疗包括奥沙利铂、伊立替康、托泊替康、替莫唑胺化疗。一项研究评估了 17 名铂类治疗方案进展后接受奥沙利铂 + 氟尿嘧啶 + 亚叶酸钙（FOLFOX）治疗的患者，其中 29% 的患者有部分缓解，33% 的患者达到疾病稳定 [145]。一项 19 例对铂类耐药的神经内分泌癌患者的研究评估了伊立替康 + 氟尿嘧啶 + 亚叶酸钙（FOLFIRI）的疗效，缓解率为 31%，中位 PFS 为 4 个月 [146]。最近，一项评价奥沙利铂、伊立替康、氟尿嘧啶 + 亚叶酸钙（改良 FOLFIRINOX）有效性的 2 个病例研究报告了良好的结果 [147]。

拓扑替康在小细胞肺癌中的活性已得到充分证实，但在 22 例胃肠胰腺神经内分泌癌患者的小型回顾性分析中，77% 的患者疾病进展迅速，23% 的患者疾病稳定，中位生存期仅为 3.2 个月 [148]。

此外，用于二线治疗的替莫唑胺尚缺乏有效的证据支持。一项研究评估了 25 例接受替莫唑胺联合或不联合卡培他滨和贝伐单抗的胃肠道胰腺神经内分泌癌患者，缓解率为 33%，疾病稳定率为 38%，中位生存期为 22 个月 [149]。然而，在一项针对 28 例接受替莫唑胺单药治疗患者的研究中，患者无明显缓解，中位生存期仅为 3.5 个月 [150]。Ki-67 低于 50% 的患者的平均生存期更长，为 10.9 个月，而 Ki-67 较高（> 50%）的患者的中位生存期仅为 2.7 个月。

如前所述，一些研究对低分化组织学和高肿瘤分级等价的假设提出了质疑 [5, 151]。部分高或中分化的神经内分泌肿瘤患者的 Ki-67 增殖指数高于 20%，并且通常在 20%~55% 范围内 [152]。多项研究显示，该部分病例中铂类药物 + 依托泊苷方案的有效率较低，目前尚无合适的系统性治疗方法 [142, 152]。可能的治疗方法包括分子靶向的生长激素抑制素类似物（例如 mTOR 和 VEGF 抑制剂）、替莫唑胺或化疗，尚需要更多的研究加以证实。

第十七章 胃肠道间质瘤

Neeta Somaiah, Ridhi Gupta 和 Shreyaskumar R. Patel

第一节 前　言

胃肠道间质瘤（GIST）是胃肠道（GI）最常见的间叶性肿瘤，但在所有胃肠道肿瘤中仅占不到 1%。它们被认为是从胃肠道的结缔组织前体（Cajal 间质细胞或多能干细胞前体）发育而来的。在胃肠道肿瘤的不同组织学亚型中，其患病率远少于腺癌和淋巴瘤，位居第三位 [1-3]。因为未能明确分子特征，GIST 的发病率被认为是低估了的，但是最新的流行病学研究表明，美国每年新增 GIST 发病例数至少为 4000~6000 例（7~20 例每年每百万人）[4-7]。

GIST 是转化疗法在肿瘤学领域成功运用的经典案例，对 GIST 细胞的分子表征促成了小分子抑制剂伊马替尼的使用，彻底改变了 GIST 患者的治疗方法和结局 [8, 9]。

第二节　表现和诊断

GIST 是胃肠道黏膜下肿瘤，多与管腔结构平行生长，但也可作为外生性肿块生长。原发性 GIST 可发生于胃肠道的任何部位，最常见的是胃（50%~70%），其次是小肠（35%），然后是结直肠、肛门（5%~15%），偶尔也会出现在食管和其他部位（少于 5%）[10-13]。这些肿瘤很少起源于消化道以外的器官，例如大网膜、胆囊、膀胱、胰腺、前列腺和肾上腺等 [14-18]。它们的大小可以从几毫米到最大 40 cm 不等。临床表现主要取决于起源部位、肿瘤大小和肿瘤生长方式。GIST 最常见的转移部位是肝脏和腹膜，但在肺、骨骼、脑和皮下组织中也可出现转移灶。自伊马替尼问世以来，这些罕见部位的转移已经显著下降（少于 5%）[19, 20]。

一、临床表现

大约 70% 的患者有临床症状，20% 是无症状的，10% 的患者是在尸检中发现的 [21]。大多数有症状的患者的肿瘤大小 > 5 cm，通常会出现以下症状中的一种或几种 [22-24]：①腹部不适、乏力、食欲不振、早饱的非特异性症状；②明显的胃肠道出血和肿瘤出血；③可触及的腹部包块，根据肿瘤的不同部位可引起吞咽困难、便秘、肠梗阻、梗阻性黄疸等症状，更严重的若出现肠穿孔则预后较差；④腹痛是较少出现的症状；⑤偶尔出现副肿瘤综合征，转移性癌中可能出现高钙血症 [25-27]；⑥偶尔出现甲状腺功能减退症和低血糖症 [28, 29]。

GIST 的发病高峰期是在 50~60 岁，但在儿童中也有发生。患儿 GIST 的肿瘤分子构成往往与成人 GIST 不同，有时与明确的综合征相关，如年轻女性中出现的 Carney 三联症和 Carney-Stratakis 综合征 [21, 30, 31]。根据 1992—2000 年的流行病学监测结果，GIST 患者的男女性别比例为 54%：46% [32]，没有明确的种族易感性。根据 Cheung 等人对 1992—2005 年 SEER 数据库中 3795 例间质肿瘤患者的数据，超过 88% 的患者为 GIST，种族分布包括 72.2% 的高加索人、15.6% 的非洲裔美国人和 9.1% 的西班牙裔 [33]。

二、诊断

通过内镜检查（EGD）或超声内镜（EUS）发现的上皮下的肿物，或因腹痛、肠梗阻或其他症状而进行的计算机断层扫描（CT）或超声检查中偶然发现的肿块，可怀疑为 GIST。增强 CT（CECT）有助于明确腹部肿物的大小、性质、起源器官和有无转移，是首选的影像学检查。磁共振成像（MRI）也可用于诊断，其收益率与 CECT 相当，但费用更高，耗时更长。对特定部位的肿物（如直肠和肝脏）或对 CT 造影剂过敏等情况下，可建议对 GIST 进行 MRI 检查。

超声内镜有助于进一步明确内镜检查发现的胃肿物的特征，正常组织平面被破坏（溃疡）、出现囊性间隙、有周围淋巴病变提示恶性肿瘤 [34-36]。内镜引导下的细针抽吸（FNAC）或组织芯活检是进行活检的首选方法，因为经皮活检理论上存在因活检导致肿瘤被膜破裂继而导致腹膜播种的风险。然而，在伊马替尼问世后，经皮活检似乎不会对患者的预后产生负面影响 [37, 38]。如果根据临床表现和放射学特征高度怀疑 GIST，且肿瘤容易切除，则不一定需要术前活检。如果使用新辅助伊马替尼缩小肿瘤，那么进行高质量的治疗前组织芯活检对疾病确诊、检查突变、提供有丝分裂率等信息很重要，这对风险评估很重要。如果是转移性肿瘤，应对最易获取的转移灶进行活检。

使用氟 - 脱氧葡萄糖（FDG）进行的正电子发射断层扫描（PET），对诊断 GIST 的灵敏度为 86%~100%，但特异度较低。这种高敏感度使其成为早期发现转移病灶和伊马替尼治疗后监测治疗效果的理想方式。可在伊马替尼治疗开始后 24 h 内观察到肿瘤的活动性明显下降 [39]。Stroobants 等人在 2003 年对 21 例软组织肉瘤患者（17 例患有 GIST）观察了他们在治疗前和使用伊马替尼治疗 8 d 后 PET 扫描的结果。13 例 GIST 患者在治疗 8 d 后就出现缓解；8 周后，13 例患者中的 10 例患者 CT 分期下降。PET 对 GIST 的治疗管理很有帮助，特别是在标准影像学缓解评估不能明确的情况下（图 17.1a~e）[40, 41]。

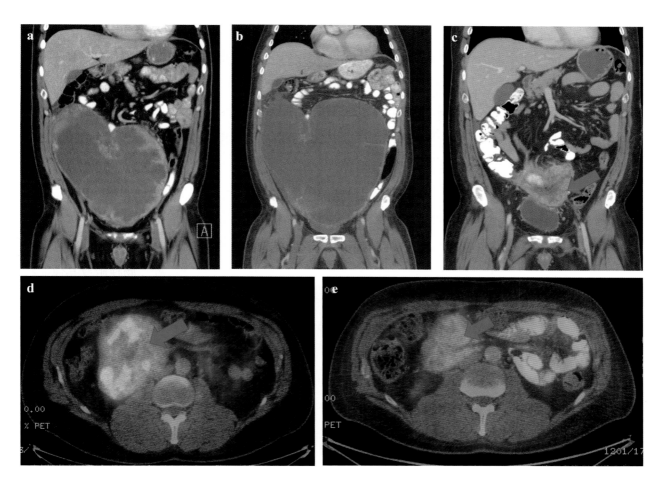

图 17.1 （a）小肠间质瘤（GIST）的 CT 图像（冠状位）。（b）伊马替尼短期治疗导致的假性的肿瘤进展，实际是以囊性肿块为主的肿块增大。（c）伊马替尼持续治疗一年以上，最终导致肿块内陷。继发于肿瘤瘘管的肠壁纤维化和炎症。（d、e）在（a）治疗前和（b）治疗后，用酪氨酸激酶抑制剂治疗的小肠 GIST 治疗后的正电子发射断层扫描（PET）CT 扫描图像。PET CT 有助于观察治疗效果，尽管存在治疗后的残余肿块（蓝色箭头）

第三节　病理和发病机制

　　起初根据其组织学特点，GIST 被认为是由间质成分组成的。它们可将其分为 3 种组织学类型：富梭形细胞型（70%）、富上皮细胞型（20%）及混合型（10%）[13]。后来我们对这些肿瘤的认识最关键的突破是发现了其 CD117（KIT）的高表达，并发现了 KIT 原癌基因突变在 GIST 肿瘤的发病机制中起着关键作用[42]。

一、组织病理学

　　大约 95% 的 GIST 患者中可以通过免疫组化染色检测到 KIT（CD117）的表达，这有助于将其与其他胃肠道肉瘤区分开来[5]。但 4%~5% 的 GIST 免疫组化 KIT 染色不明显，这对 GIST 的诊断提出了一定的挑战。如果肿瘤具有典型的 GIST 形态，应进行 KIT 和 PDGFRA 的突变检测。此外，对 GIST

肿瘤的 DOG1 免疫组化染色可能是有用的，因为它是 GIST 的高敏感性标志物，并且有一部分 KIT 阴性的 GIST 患者会表达 DOG1[43]。此外，虽然 KIT 染色被认为可以用来诊断 GIST，但有一些非 GIST 的肿瘤也可以对 KIT 呈阳性反应，如转移性黑色素瘤、血管肉瘤（50%）、尤因肉瘤家族肿瘤（50%）、儿童神经母细胞瘤（30%）、髓外骨髓瘤、精原细胞瘤和小细胞肺癌。因此，要在组织学评价的基础上做出诊断，需要免疫组化和分子分析。根据目前学界的理论，由于染色模式的相似性，卡哈尔间质细胞或其干细胞前体很可能是 GIST 的起源细胞 [1, 2]。

二、分子生物学

约 85% 的 GIST 患者，发病机制与 KIT 原癌基因的突变有关，导致其相应受体的激活。大多数原发性 KIT 基因突变影响外显子 11（约 75%），其编码膜旁结构域导致配体非依赖性的受体激活，其次是外显子 9 的突变（最常见于肠道 GIST），外显子 13 或 17 的突变很少见 [44-46]。

约有 5% 的 GIST，或 35% 缺乏 KIT 突变的 GIST，其血小板源性生长因子 α（PDGFRA）有激活性突变，该因子编码相关的受体酪氨酸激酶 [47, 48]。这些突变多见于胃 GIST，大部分突变见于编码酪氨酸激酶结构域 2 的 18 号外显子，少数突变发生在 12 号外显子（近膜结构域），极少数突变发生在 14 号外显子（酪氨酸激酶结构域 1）[44]。

有 10%~15% 的 GIST 未发现 KIT 或 PDGFRA 的突变，通常被称为野生型 GIST。这些肿瘤有替代的激活途径。约有 7.5% 的胃 GIST 患者存在导致琥珀酸脱氢酶（SDH）亚基的功能丧失或 SDHB 蛋白表达丧失的基因突变，称为 SDH 缺失型 GIST，且多数在 40 岁前发病 [49-53]。这些肿瘤的一个关键致癌机制是能量代谢的缺陷。最常见突变的 SDH 亚基是 SDHA，估计频率占所有 SDH 缺陷 GIST 的 28%。这种突变的表现既可出现在儿童身上，也可出现在成人身上，其临床行为谱系可从惰性到侵袭性 [54]。SDH 缺陷型 GIST 的典型表现是胰岛素样生长因子 1 受体（IGF1R）基因的过表达，可能是通过基因扩增的方式引起的 [55]。因此，IGF1R 信号通路被激活，这已被确立为潜在的治疗靶点。少于 1% 的 GIST 患者存在 BRAF 外显子 15 的突变（V600E），主要存在于 PDGFR/KIT 突变阴性的高风险肠 GIST 亚组中 [56, 57]。GIST 的这些不同的突变往往是互斥的。

三、病因学

大多数 GIST 病例为散发性，仅有不到 5% 的病例呈家族性或与相关综合征有关。Nishida 等人在 1998 年的研究最早鉴定出特定的种系突变是 GIST 遗传易感性的原因 [58]。目前有 24 个关于 GIST 的种系的报道，大多数有种系 KIT 突变，少数与 PDGFRA 有关，家族性 GIST 与常染色体显性遗传模式相关联，诊断时的中位年龄往往比散发性 GIST 的诊断年龄至少年轻 10 岁 [59]。

1 型神经纤维瘤病（NF1，von Recklinghausen 病）是一种复杂的疾病，其特征是皮肤（咖啡牛奶样色斑、腋窝和腹股沟雀斑、皮肤神经纤维瘤）和眼部（虹膜中的错构瘤、Lisch 结节）的表现，并易患各种神经系统肿瘤。GIST 是 NF1 最常见的胃肠道表现，往往在 50~60 岁时被诊断出来，女性略多于男性[60, 61]。然而，大约有一半的病例是在没有 NF1 家族史的情况下散发的，推测是新生突变的结果。与家族性 GIST 不同，在散发性 GIST 中，卡哈尔增生间质细胞被认为是 KIT 突变基因激活的直接后果，而在 NF1 中，它可能是 NF-1 单倍体功能不足导致的[62]。GIST 的出现很可能继发于 NF-1 的杂合性丢失和其他的染色体改变的积累。

Carney-Stratakis 综合征是一种常染色体显性疾病，由于琥珀酸脱氢酶（SDHB、SDHC 或 SDHD）亚单位的种系突变而导致的，存在一定的不完全外显率和不同的临床表现。突变的个体易患副神经节瘤、GIST，或两者均有[63-66]。Carney-Stratakis 综合征与 Carney 三联症不同，Carney 三联症是一种罕见的非遗传性综合征，与年轻女性的胃 GIST、副神经节瘤和肺软骨瘤相关[67]，迄今约有 150 例报告[68]。与 Carney 三联症相关的 GIST 通过免疫组化染色也显示 SDHB 的表达缺失，但尚未发现相关 SDH 基因的突变[69, 70]。

据报道，即使是散发性 GIST（非家族性或非遗传性）的患者，其发生恶性肿瘤的风险也略有增加，包括乳腺癌、前列腺癌、肾细胞癌、肺癌、黑色素瘤和白血病等[71-77]。期待更多的研究阐明引起这种第二处原发癌症发病率增加的遗传机制。

第四节　预后因素和风险分层

GIST 可有不同的临床表现形式，但目前大型长期随访研究表明，所有 GIST 均有发展为恶性的潜能[60]。特定的肿瘤特征可以帮助预测原发性可切除 GIST 患者的复发和转移风险。

肿瘤大小和有丝分裂率是风险分层的关键因素，美国国立卫生研究院（NIH）于 2002 年对此形成共识[78]。Fletcher 等人的研究，根据肿瘤大小和有丝分裂率将 GIST 肿瘤分为极低风险（<2 cm，且<5/50 HPF）、低风险（2~5 cm，且<5/50 HPF）、中风险（<5 cm，且 6~10/50 HPF；或 5~10 cm，且<5/50 HPF）和高风险（>5 cm，且>5/50 HPF；或>10 cm 和任何有丝分裂率）。该风险分层标准在随后的原发性 GIST 复发人群研究中得到了验证[21, 79, 80]。根据一项对 1600 多例 GIST 患者的长期随访研究，Miettinen 和 Lasota 在 2006 年提出了基于有丝分裂指数、肿瘤大小和肿瘤解剖位置对原发性 GIST 进行风险分层的分层标准[81]。这证实了之前较小规模研究的结果，同时也表明了肿瘤的部位在 GIST 患者预后中的重要性[13]。非胃 GIST 的复发风险高于相同大小和有丝分裂计数的胃 GIST。更多的研究证实了这种风险分层模型。显示肿瘤位置是一个独立的预后因素，并指出在"高风险"类别中（肿瘤>5 cm，有丝分裂计数>5/50 HPF），可以将肿瘤>10 cm，有丝分裂计数>5/50 HPF，或肿瘤大小>5 cm，有丝分裂计数>10/50 HPF 区分为"极高风险"类别[22, 82, 83]。在所有变量中，有丝分裂率>5/50 HPF 仍然是预测高复发率的关键因素[84, 85]。

NCCN（美国国立综合癌症网络）GIST 工作组在其报告中基本采纳了 Miettinen 和 Lasota 的标准，

这目前仍然是预测原发性 GIST 切除后复发风险的最广泛使用的方法（表 17.1）[13, 22]。

表 17.1　基于肿瘤位置、大小和有丝分裂率的 GIST 复发或转移风险分层

肿瘤位置	有丝分裂率（每 50HPF）	尺寸（cm）	进展风险
胃	≤5	≤2	无（0%）
		>2，≤5	极低（1.9%）
		>5，≤10	低（3.6%）
		>10	中等（10%）
	>5	≤2	无（0%）ᵃ
		>2，≤5	中等（16%）
		>5，≤10	高（55%）
		>10	高（86%）
十二指肠	<5	≤2	无（0%）
		>2，≤5	低（8.3%）
		>5，≤10	数据不足
		>10	高（34%）
	>5	≤2	数据不足
		>2，≤5	高（50%）
		>5，≤10	数据不足
		>10	高（86%）
空肠或回肠	<5	>2，≤5	低（4.3%）
		>5，≤10	中等（24%）
		>10	高（52%）
	>5	≤2	高（50%）a
		>2，≤5	高（73%）
		>5，≤10	高（85%）
		>10	高（90%）
直肠	<5	≤2	无（0%）
		>2，≤5	低（8.4%）
		>5，≤10	数据不足
		>10	高（57%）
	>5	≤2	高（54%）
		>2，≤5	高（52%）
		>5，≤10	数据不足
		>10	高（71%）

注：改编自 Miettinen、Lasota（2006 年）和 NCCN GIST 工作组报告（2010 年）[13, 22]

　　HPF 高倍视野

　　ᵃ 数据不足，此类别中的案例太少

DeMatteo 及其同事还根据一个机构治疗的 127 例患者的肿瘤大小、有丝分裂指数和部位，开发了一个预测 2 年和 5 年无复发生存率的列线图 [86]。然后在西班牙肉瘤研究小组（GEIS，212 例患者）和梅奥诊所（148 例患者）的研究中得到了测试和验证。该列线图具有很强的一致性，并且对预测进行了很好的校准。该列线图可准确预测局部原发性 GIST 切除后的无复发生存期（RFS），是衡量患者术后是否选用伊马替尼治疗的又一有用工具 [87]。

肿瘤破裂（手术时破裂或自发破裂）、肿瘤不完全切除、高 Ki-67（细胞增殖）指数和 SLITRK3 表达也被报道可降低无病生存期，与较差的预后相关 [81, 88-90]。

此外还评估了 GIST 突变的类型对预后的影响 [91, 92]。一些研究表明，KIT 外显子 11 的缺失与较差的预后有关。然而，KIT 外显子 11 突变也可以在临床过程较为良性的 GIST 中检测到（偶发的、<1 cm 的、有丝分裂不活跃的肿瘤）[93-95]。KIT 外显子 11 突变的类型也影响 GIST 的预后 [96, 97]。在 Dematteo 等人的研究中，发现 KIT 外显子 11 部分位点的突变或插入片段导致的突变预后较好；但涉及密码子 557-558 的缺失和 KIT 外显子 9 的突变预后较差，这在多变量分析中并无统计学差异 [86]。在一些研究中，PDGFR 突变与预后无关，但在另一些研究中，PDGFRA 突变与 KIT 突变者相比，具有较低的复发率 [98, 99]。鉴于存在相互矛盾的数据，该突变类型不能用于预后的评估，但在预测对酪氨酸激酶抑制剂（TKI）治疗的反应方面仍有价值，如本章后文所述。

第五节　治　疗

虽然手术仍是治愈 GIST 的主要手段，但在局部或转移性 GIST 患者中，加入伊马替尼可显著改善无复发生存期（PFS）和总生存期（OS）。GIST 对常规化疗和放疗有抵抗性，因此在伊马替尼问世之前，除了手术，GIST 没有有效的治疗方法。图 17.2 简述了一种最新的 GIST 的诊断和治疗流程。

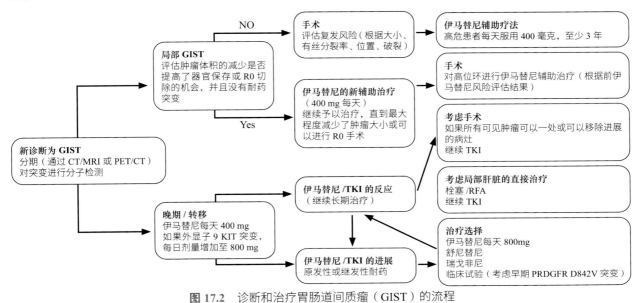

图 17.2　诊断和治疗胃肠道间质瘤（GIST）的流程

第六节 局部原发性胃肠道间质瘤的治疗

一、局部胃肠道间质瘤的手术治疗原则

手术的目标是进行完全切除，同时要求实现肿瘤假被膜的完整切除，镜下切缘阴性（R0），将并发症和内脏损伤降到最低。目前没有数据支持GIST需要像腺癌一样切缘距离肿瘤一段距离进行切除[100]。一般来说，原发性GIST不会侵犯周围的其他器官，可通过楔形或节段切除受累的胃或肠的方法将其切除[100]。由于淋巴结很少受累，一般不建议做淋巴结清扫，除非是SDH缺失的胃GIST。如果手术时发现有病理性的淋巴结肿大，应考虑进行淋巴结清扫术。手术时肿瘤破裂和切缘阳性与肿瘤复发风险增加有关。然而，在伊马替尼问世后，那些已经完全切除了肉眼可见的肿瘤但镜下判断切缘阳性（R1切除）的患者可能不需要再切除，应该由外科肿瘤学家、病理学专家和内科肿瘤学专家组成的多学科团队仔细讨论，以评估是否需要再切除。

胃部≥2 cm的肿瘤以及结肠和直肠内任何大小的肿瘤最好都要切除，但如果是偶发的胃 GIST <2 cm，可以观察，因为它们的来源和发展进程都是未知的，它们可能会呈良性的病程[38]。在大于 50 岁的德国人的尸检中，有22.5% 报告了1 cm 以下的胃 GIST，在日本胃癌切除术的患者中，有 35% 的人报告了 1 cm 以下的胃 GIST，因此显然其中一些小的胃 GIST 肿块并没有临床意义[101, 102]。肿瘤内科和外科医生应对患者进行个体化的评估，仔细讨论手术与长期观察的风险和获益。如果腹腔镜手术可行，对于所有有症状（例如黏膜糜烂继发性出血）或随访尺寸增大（无论尺寸大小）的肿瘤，则应首选腔镜或开腹手术治疗。虽然有报道称可以对小胃 GIST 进行内镜下切除，但由于这些肿瘤经常累及固有肌层，这增加了外周切缘阳性的风险[103]。

微创手术（MIS，腹腔镜）和开放切除术（剖腹术）是胃 GIST 肿瘤的 2 种不同手术方式。由经验丰富的外科医生进行腹腔镜切除是有效且安全的，因为腔镜下实现 R0 切除是可行的[104, 105]。目前缺乏比较这 2 种手术方案的明确的前瞻性数据，但有回顾性分析、荟萃分析和小型单机构及多机构病例分析比较这 2 种手术方法。一项对 397 例胃 GIST 患者行腹腔镜（167 例）或开腹手术（230 例）的大型多机构回顾性分析显示，腹腔镜下胃肿瘤切除术住院时间较短（腹腔镜，3 d；开腹，8 d）且≥3 级的并发症发生率较低（腹腔镜，3%；开腹，14%），但无复发生存率或总生存率没有统计学差异（均为 $P>0.05$）[106]。同样，在最近 Pelletier 等报道的一项荟萃分析中，腹腔镜手术治疗胃 GIST 患者的住院时间有统计学意义的缩短（3.82 d，2.14~5.49 d），但同样也没有发现肿瘤复发率或总生存率的统计学差异[107]。

对于小肠 GIST，有必要进行剖腹探查术，应彻底探查腹部，以确定并清除任何以前未发现的腹膜转移结节。解剖学位置及肿瘤大小通常决定了手术的类型[108]。例如，大的近端胃肿瘤可能需要全胃

切除术，壶腹周围肿瘤可能需要胰十二指肠切除术，而位于肛提肌水平的肛门直肠肿瘤可能需要行经腹会阴联合直肠切除术。但是，在伊马替尼问世后，很少需要整块多器官切除来实现微观切缘阴性。在一项比较十二指肠 GIST 患者接受局限性肿瘤切除术（LR，167 例）与胰十二指肠切除术（PD，98 例）的结果的荟萃分析显示，与 PD 相比，LR 与较低的远处转移率、较好的无病生存期和较低的术后并发症发生率相关。在一项回顾性分析中也看到了类似的结果，评估了 114 例十二指肠 GIST 患者，采用 LR（82 例）或 PD（23 例）手术治疗，中位肿瘤大小为 5 cm，中位随访期为 36 个月。2 组的总生存期和无事件生存期相似，但 LR 与 PD 相比并发症发生率较低[109]。因此，人们应该考虑对局部晚期十二指肠 GIST 患者进行新辅助伊马替尼治疗，以了解这是否会使其肿瘤适合行 LR 而非 PD[110]。

二、伊马替尼的辅助治疗

单纯手术切除原发性 GIST，对于大的（＞5 cm）高风险肿瘤，复发率高达 85%~90%，中位复发时间为 2 年[111-113]。已发现的影响 GIST 患者生存的独立危险因素包括肿瘤大小、有丝分裂指数、无肿瘤破裂的完全切除和原发肿瘤的位置，这些因素构成了前面所述的风险分层的基础。

伊马替尼是针对 KIT、PDGFRA 等酪氨酸激酶的口服的选择性的小分子抑制剂，于 2002 年被美国食品药品监督管理局（FDA）批准用于转移性或不可切除的 CD117 阳性的 GIST。在观察到伊马替尼在晚期 GIST 治疗中的成功后，人们开始研究它用于辅助治疗的效果。众多临床试验的开展对伊马替尼在辅助治疗中的获批起到了关键作用，详见表 17.2，讨论如下[114-118]。

表 17.2 伊马替尼用于 GIST 辅助治疗的临床试验[114-118]

	临床试验阶段	患者数量和特征	伊马替尼的剂量和疗程	中位随访时间	结局
ACOSOG Z9000	Ⅱ	107 例 完全切除原发性 GIST＞10 cm，破裂，出血，多灶性（＜5 部位）	400mg/d，1 年	7.7 年	1 年 RFS 为 96% 2 年 RFS 为 60% 3 年 RFS 为 40% 1 年 OS 为 99% 2 年 OS 为 97% 3 年 OS 为 83%
ACOSOG Z9001	Ⅲ	713 例 完全切除，尺寸≥3cm，KIT+	随机给予伊马替尼 400mg/d 或安慰剂，1 年	19.7 个月	1 年 RFS 分别为 98% 和 83% （HR 0.35，95%CI 0.22~0.53，P＜0.0001） 无生存获益 a
EORTC 62024	Ⅲ	908 例 中高危术后 GIST 患者 b，肿瘤破裂，肿瘤内溢出	随机给予伊马替尼 400mg/d 或安慰剂，2 年	4.7 年	3 年 RFS 分别为 84% 和 66% 5 年 OS 分别为 100% 和 99%
SSG XⅧ	Ⅲ	400 例 高危 GIST 术后患者具有以下其中一点： 尺寸＞10cm 有丝分裂率＞10/50HPF 尺寸＞5cm 且＞5/50HPF 肿瘤破裂	随机给予伊马替尼 400mg/d，1 年 或 3 年	54 个月	2.5 年 RFS 48%（1 年）vs. 66%（3 年）（HR 0.46，95%CI 0.32~0.65，P＜0.0001） 5 年 OS 82%（1 年）vs. 92%（3 年）（HR 0.45，95%CI 0.22~0.89，P＜0.019）

续表

	临床试验阶段	患者数量和特征	伊马替尼的剂量和疗程	中位随访时间	结局
PERSIST-5（不间断）	Ⅱ / Ⅲ	91 例 高复发风险患者： 尺寸>2 cm 且>5/50 HPF 尺寸>5 cm 不在胃部	400 mg/d，5 年	34.2 个月	85 份可评估的中期数据 3 年 RFS 为 95%

注：a 无生存获益的原因：因为安慰剂组患者复发后被迅速纳入到治疗组

　　b 基于 NIH 2002 的分类标准（给予肿瘤尺寸和有丝分裂率）

由美国外科肿瘤学会（ACOSOG）进行的第一项Ⅱ期临床研究 Z9000 中纳入了 107 例手术治疗的 GIST 患者，这些患者被认为具有高复发风险：肿瘤≥10 cm，手术切除时有破裂或出血证据，或有多达 5 个腹膜转移灶[119]。该研究表明，使用伊马替尼 1 年，每日口服剂量 400 mg，患者耐受性良好，该研究中位随访时间为 7.7 年，1 年和 5 年总生存率分别为 99% 和 83%，无复发生存率分别为 96% 和 40%。

随后的一项Ⅲ期双盲的临床试验（ACOSOG Z9001）进行了每日服用伊马替尼 400 mg 与安慰剂的交叉试验，纳入了切除 KIT 阳性且肿瘤大于 3 cm 的 GIST 患者[115]。在 713 名患者随机化后，根据中期分析显示，伊马替尼辅助治疗组 1 年无复发生存率 98%，显著高于安慰剂组的 83%（HR 0.35，95%CI 0.22~0.53，单侧 $P<0.0001$），招募提前停止。因此两者之间的总生存率没有观察到统计学差异。

斯堪的纳维亚肉瘤学会的 SSGXVIII 研究评估了 GIST 患者伊马替尼辅助治疗不同时间（1 年与 3 年）的生存分析。其纳入的患者至少有一个高风险特征：肿瘤最长直径>10 cm，或有丝分裂计数>10/50 HPF，或肿瘤直径>5 cm 且有丝分裂计数>5/50 HPF，或手术前或手术时肿瘤破裂。随访 54 个月后，3 年组与 1 年组的 5 年期无复发生存率显著升高（65.6% vs. 47.9%，HR 0.46，95%CI 0.32~0.65，$P<0.0001$），5 年期总生存率也有提升（92.0% vs. 81.7%，HR 0.45，95%CI 0.22~0.89，$P=0.019$）[116]。这项研究还指出，伊马替尼在停药后 1 年内可以提供额外的保护，但停药 1 年后的复发率与历史对照相似。

回顾性分析不同突变对伊马替尼辅助治疗的收益，显示 KIT 外显子 11 突变的患者似乎获益最大，其他组别（即外显子 9 突变）从伊马替尼辅助治疗中获益有限，但这些组的患者数量很少[116, 120]。

在 SCGX Ⅷ研究的基础上，2012 年，美国 FDA 更新了 2008 年最初的伊马替尼辅助治疗的批文，与目前 NCCN 指南推荐的中高风险 GIST 患者需至少使用 36 个月的伊马替尼辅助治疗一致[38, 116]。目前，辅助治疗的最佳持续时间尚未确定，PERSIST-5 目前正在探索高风险患者在辅助治疗中使用伊马替尼 5 年的方案。他们进行的 3 年中期分析报告提出伊马替尼治疗 5 年是有利的，证实了 5 年组的高无复发生存率[114]。鉴于伊马替尼良好的药物特征，专家认为，考虑到个人的预期寿命和对治疗的耐受性，高风险患者应终身服用伊马替尼。另外，人们可以考虑遵循一个严密的监测路径，在首次出现复发迹象时就使用伊马替尼，以帮助识别那些需要终身使用伊马替尼的人。

对于完全切除的肿瘤，建议 5 年内每 3~6 个月随访一次，并进行病史和体格检查、实验室和放射影像学检查，5 年后每年随访一次，直到 10 年。还应考虑到复发和使用辅助治疗的风险，建议在停止使用伊马替尼辅助治疗后进行更密切的随访。

三、使用伊马替尼进行新辅助治疗

使用伊马替尼进行新辅助治疗的主要目标是减小肿瘤体积以实现完全手术切除或通过辅助治疗达到术中保留受侵犯的器官或组织的目的。使用伊马替尼行新辅助治疗的其他考虑因素详见表 17.3[88, 121, 122]。

表 17.3 考虑伊马替尼新辅助治疗的情况[a]

1. 临界可切除或不可切除的局部晚期 GIST
2. 可切除的 GIST，需要广泛的器官破坏
3. 食管、胃食管交界处、十二指肠和直肠 GIST，有可能行保留括约肌切除术和保留食管切除术 [88, 121, 122]b
4. 局部复发性 GIST 或局限性可切除的转移性 GIST

注： [a] 尚未就开始治疗的时间和持续时间达成明确共识
　　[b] 根据个案报告

有一些回顾性研究报道了伊马替尼新辅助治疗的获益，但 RTOG 0132/ACRIN 6665 试验是第一个评估伊马替尼在新辅助治疗中应用的前瞻性研究[123, 124]。该 II 期试验评估了使用伊马替尼 600mg/d 在计划手术切除前 8~12 周的可切除的原发性（≥5cm）或复发性 GIST（≥2cm）患者中的疗效，若术前新辅助实现部分缓解（PR）或疾病稳定（SD）的患者可术后继续接受相同剂量的伊马替尼辅助治疗 2 年。在原发性 GIST 患者中，90% 的患者在手术前表现出客观缓解，92% 的患者随后进行了 R0/R1 切除术。预期的 2 年无复发生存率为 83%，这与 ACOSOG Z9000 试验中伊马替尼辅助治疗 1 年组的 2 年期无复发生存率 73% 相比，有很大的优势。长期随访表明，约有三分之一（36%）原发性 GIST（肿瘤尺寸 ≥5 cm）患者出现复发，其中大部分复发发生在停用伊马替尼后[124]。

近日，欧洲癌症研究与治疗组织（EORTC）公布了其对 161 例局部晚期、非转移性 GIST 患者接受伊马替尼新辅助治疗的集合分析，中位观察时间为 40 周。该研究表明，无论患者的手术切缘如何，在副作用可接受的情况下，均应在术后使用伊马替尼，持续时间至少 2 年。他们显示出更好的 5 年总生存率和无复发生存率分别为 95% 和 65%[125]。

伊马替尼的新辅助治疗理想用药持续时间没有得到很好的研究，但晚期 GIST 的试验数据表明，伊马替尼达到最大影像学缓解一般需要 6~9 个月的治疗，而进展的迹象通常发生在停止治疗后的 10~12 个月[126]。因此，在许多机构，新辅助治疗的持续时间取决于保留器官手术的需要，是因人而异的，只要观察到持续的影像学缓解，就可以使用伊马替尼[88, 121, 122]。然而，术前使用伊马替尼可能会干扰对复发风险的准确评估，在这种情况下，伊马替尼术后治疗的最佳时间仍未确定。

第七节　晚期 GIST 的治疗

在伊马替尼问世之前，转移性 GIST 的预后是很差的，中位生存期为 5~12 个月，也没有较好的治疗方案 [112, 113]。在 TKI 问世后，晚期 GIST 患者的中位生存期已增加到近 60 个月 [127]。在本节中，我们将讨论出现转移性 GIST 的患者的治疗注意事项。表 17.4 列出了确定伊马替尼用于晚期治疗的剂量和持续时间的主要试验 [127-133]。

表 17.4　评估伊马替尼在转移性 GIST 中获益的前瞻性临床试验

研究	临床试验阶段	患者数量	伊马替尼剂量	结局 (%)	评论
van Oosterom 等 [128]	Ⅰ	35 例	400 mg/d 300 mg bid 400 mg bid 500 mg bid	PR：54 SD：37	最大耐受剂量为 400 mg 剂量限制毒性反应为严重恶心、呕吐、水肿和皮疹
US B2222[127, 129]	Ⅱ	147 例	400 mg/d（73 例） vs. 600 mg/d（74 例）	CR：0 vs. 3 PR：69 vs. 65 SD：14 vs. 18	2 个剂量组的缓解、PFS、OS、毒性反应没有统计学差异 中位生存期为 57 个月
EORTC [130]	Ⅱ	27 例	400 mg bid	CR：4 PR：67 SD：18	
EORTC 62005 [131]	Ⅲ	946 例	400 mg/d（473 例） vs. 400 mg bid（473 例）	CR：5 vs. 6 PR：45 vs. 48 SD：32 vs. 32	400 mg/d bid 组具有更好的 PFS（$P = 0.026$），但是 OS 无差异 允许在疾病出现紧张时交叉到更高剂量
Intergroup SO033 [132]	Ⅲ	746 例（694 例可用）	400 mg/d（345 例） vs. 400 mg bid（349 例）	CR：5 vs. 3 PR：40 vs. 42 SD：25 vs. 22	2 组的 PFS（18 个月 vs. 20 个月）和 OS（55 个月 vs. 51 个月）没有统计学差异 允许在疾病出现紧张时交叉到更高剂量
BFR14 [133]	Ⅲ	58 例	400 mg/d 中断（32 例） 400 mg/d 继续（26 例）	PD：81 vs. 31 PFS：6 个月 vs. 18 个月	纳入了 182 例晚期 GIST 患者，在 1 年时 58 例 PR 或 SD 患者随机分配到中断治疗或继续伊马替尼治疗 2 组的 OS 或伊马替尼耐药没有统计学差异

注：bid 每日 2 次，CR 完全缓解，PR 部分缓解，SD 疾病稳定，PD 进展性疾病，PFS 无进展生存，OS 总生存

一、伊马替尼的剂量和疗程

伊马替尼是一种多靶点 TKI，在许多Ⅰ期、Ⅱ期和Ⅲ期临床试验中，伊马替尼在转移性 GIST 患者中表现出显著的获益（表 17.4）。B-2222 研究是一项初步的研究，研究结果显示，接受伊马替尼治疗的晚期 GIST 患者的中位生存期从 20 个月提高到 60 个月，伊马替尼 400 mg/d 与 600 mg/d 治疗患者的总缓解率（ORR）和至疾病进展时间（TTP）相似 [127]。该Ⅱ期研究对入组患者的长期随访（中位随访时间 9.9 年）显示，所有患者的 9 年总生存率为 35%，完全缓解（CR）或部分缓解率达

38%，伴有 SD 患者为 49%，进展性疾病（PD）为 0%。基线时低肿瘤体积小预示着更长的 TTP 和改善的总生存率[134]。

2 项大型Ⅲ期随机临床试验 EORTC 62005（946 例，中位随访期 760 d）和 CALGB 150105（746 例，中位随访期 4.5 年）分别测试了伊马替尼 400mg/d 和 800mg/d 对于转移性或不可切除的 GIST 患者的疗效[131, 132, 135]。2 种剂量在 OS、ORR 和 PFS 方面没有发现差异，但注意到高剂量组的药物毒性明显更高。2 项研究中，当患者每日服用药达到 400mg 无法控制疾病时，允许交叉转入高剂量组。对这两项试验的荟萃分析认为，KIT 外显子 9 突变的存在是高剂量在 PFS（HR 0.58，95%CI 0.38~0.91）、ORR（47% vs. 21%，P＜0.0037）获益的唯一因素，但总生存率没有差异[136]。总之，伊马替尼的建议起始剂量为每天 400 mg，但对于 KIT 外显子 9 突变或在病情恶化后，建议将剂量逐步提高至 800 mg。

在另一项随机对照试验 BFR14 研究中，服用伊马替尼 1 年后 SD 或更好的晚期 GIST 患者被随机安排继续服用伊马替尼直至疾病进展，或停用伊马替尼直至病情进展时重新引入伊马替尼。58 例患者中，32 例随机分为间断（INT）组，26 例分为连续（CONT）组。CONT 组的进展率（31% vs. 81%）较低，PFS（18 个月 vs. 6 个月，P＜0.0001）显著更好，但大多数患者对重新服用伊马替尼治疗有反应[133]。本研究后续报道了 71 例在 1 年（32 例）、3 年（25 例）和 5 年（14 例）表现为 SD 或更好的患者被随机化到 CONT 组和 INT 组。71 名患者中有 54 名患者停止了治疗，伴有已知病灶和新病灶均有进展。伊马替尼在 51 例患者中重新引入，但仅在一部分对治疗有初始反应的患者中导致疾病控制（重新开始服用伊马替尼后，19 人中的 8 人出现再次完全缓解，23 人中的 12 人出现再次部分缓解）。中断后迅速进展的患者预后较差，且更快的发生继发耐药性[137]。因此，目前建议持续使用伊马替尼，直至病情进展或出现不可接受的不良反应。

伊马替尼是由肝脏中的 CYP450 3A4 代谢，因此必须慎用抑制或诱导这种酶通路的药物和食物。在服用伊马替尼时常见的副作用是液体潴留，通常表现为外周水肿或眶周水肿、恶心、腹泻、腹痛、肌痛、肌肉痉挛、贫血、疲劳和皮疹。这些不良反应大多是轻度的（美国国家癌症研究所常见毒性不良事件标准 1 级或 2 级），并随着治疗时间的延长而改善[38]。有时，可能会出现液体潴留，导致胸腔积液、心包积液或腹水，可能会出现症状，需要暂时或永久停止治疗。偶有严重不良事件（少于 5%），表现为肝功能异常、肺毒性、骨髓抑制引起中性粒细胞减少症和骨髓增生异常综合征，需要停药或减量。此外还出现过严重的胃肠道出血或瘤内出血，特别是在治疗最初的几个月中，如需要营养支持性治疗，可能需要暂时停用伊马替尼。长期使用伊马替尼偶有发现心脏毒性，表现为心律失常、急性冠脉综合征和心力衰竭[138, 139]。

二、突变位点能预测 GIST 患者对伊马替尼的反应

通过对这些试验中 GIST 样本突变状况的分析，总结了 GIST 患者对伊马替尼的反应与突变位点之间的关系，以及对伊马替尼的原发性和继发性耐药的原因提供了一些有价值的信息。

在美国与芬兰的多中心合作研究（B2222 Ⅱ 期临床研究）中，与 KIT 外显子 9 突变或野生型 GIST 患者相比，KIT 外显子 11 突变患者的部分缓解率（83.5% vs. 48%）、无事件生存期和总生存期均较高 [38, 132, 140]。

前述的 EORTC 62005 研究和 CALGB 150105 研究证实，与每天 400 mg 相比，每天 800 mg 治疗的 KIT 外显子 9 突变患者的肿瘤反应有所改善 [132, 136]。然而，需要注意的是，当剂量从 400 mg 开始，经过 4~8 周的时间，再加至高剂量，患者对 800 mg 剂量的耐受性更好，副作用更少 [135]。

携带 PDGFRA 外显子 18 D842V 突变或同一外显子 18 位点的其他突变的 GIST 对伊马替尼和其他现有 TKI 不敏感，这一观察在动物模型和临床前瞻性和回顾性研究中都已经得到证实 [141, 142]。PDGFRA D842V 突变患者的中位无进展生存时间为 2.8 个月，而其他 PDGFRA 突变患者的 PFS 为 28.5 个月。

三、治疗效果的评估

晚期不可切除 GIST 肿瘤的患者应在开始治疗前进行基线评估，包括腹腔和盆腔的 CT 扫描或 MRI 检查（只有在最初的分期扫描显示有转移的情况下才进行胸部 CT 检查）或 PET/CT 检查，治疗后在 3 个月或更早进行评估，以确定治疗后的反应 [38]。肿瘤密度降低或 PET 上 FDG 亲和力降低是治疗效果的早期指标，可作为早期检测伊马替尼治疗的原发性耐药的工具。一项小规模的前瞻性研究观察了 19 例患者在伊马替尼新辅助治疗 600 mg/d，短期 3 d、5 d 或 7 d 后的动态 CT 或 PET/CT 的反应。PET/CT 扫描的缓解率为 69%，动态 CT 扫描的缓解率为 71%，但治疗 3 d 和 7 d 的细胞减少率无显著差异 [143]。在晚期患者中发现肿瘤尺寸减小，而早期患者无明显改变。实际上，在某些情况下，继发于肿瘤内出血和（或）退化，肿瘤尺寸甚至可能变大（假性进展）[144, 145]。这些是少数临床情况，如果 CT 上缓解因假性进展和无法评估密度的变化而不确定时，PET 扫描可能是有用的 [39, 41, 146]。

鉴于这种反应模式，使用标准的 RECIST（实体瘤疗效评价标准）将低估缓解率。有人提出了评估 GIST 患者对伊马替尼反应的 Choi 标准，该标准除考虑肿瘤大小外，还考虑肿瘤密度，且与 TTP 和疾病特异性生存期的相关性更好 [147]。

对于初步缓解后出现继发性耐药的患者，可出现 2 种形式的进展。一种是更加弥漫性的进展，在影像学上比较容易鉴别，但另一种进展的形式是 "肿块内结节" 模式，即在先前出现治疗效果的低密度肿瘤内发展出实性周围结节。这种局灶性进展代表了耐药的肿瘤细胞克隆性扩增，往往是更多弥漫性肿瘤进展的早期表现，如果早期发现，可能适合进行局部治疗 [148]。

第八节　晚期或转移性胃肠道间质瘤的手术治疗和其他局部治疗

对于单发转移或局限性转移性 GIST 应考虑进行外科手术切除转移性肿瘤，研究表明，与非手术单纯系统性治疗相比，转移瘤切除术有利于长期疾病控制和总生存期的延长 [126, 149-156]。即使在伊马替尼问世之前，手术治疗也是有获益的，当时以肝脏为唯一复发或转移部位的患者（约 67% 的患者）进行了肝脏切除，5 年生存率为 27%~34%[113, 157]。

理论上，切除残余病灶可能会减少肿瘤负荷，并可能延迟或防止耐药性肿瘤细胞克隆性扩增的出现和发展，延长疾病进展时间。最近发表的一项回顾性研究分析了西班牙 14 个中心对伊马替尼治疗敏感的转移性、局部晚期或复发性 GIST 患者进行手术对生存的益处[156]。共评估了 171 例患者，并将其分为 2 个组。A 组在部分缓解或疾病稳定后持续伊马替尼治疗，而 B 组在达到部分缓解或疾病稳定后进行转移瘤切除术，并使用伊马替尼持续治疗。中位随访时间为 56.6 个月。A 组的中位生存期为 59.9 个月，B 组的中位生存期为 87.6 个月，差异有统计学意义[156]。

其他研究也表明，从减瘤术中获益最大的群体是手术时对 TKI 治疗仍有反应的患者，对这些患者的选择应根据具体情况而定[150]。然而，在缺乏随机临床试验的情况下，尚不清楚受益于伊马替尼的患者生存期延长是否与选择偏倚有关。但很明显，全身性进展的患者似乎不能从手术中获益，最好的治疗方法是换用 TKI 治疗。

如果是不可切除的肝脏转移（由于数量和位置）或存在肝外的转移灶，且肝内有局灶性进展，可以利用介入技术来提高 TKI 的获益。大多数表现为进展性肝转移的伊马替尼耐药患者，使用肝动脉单纯栓塞、化疗栓塞和射频消融可以达到放射学缓解或疾病稳定[158-161]。

第九节　针对伊马替尼耐药患者的二线治疗

对伊马替尼的原发性耐药定义为伊马替尼治疗开始后的前 6 个月或第一次扫描（通常在最初的 3~4 个月）期间的临床进展证据。在每天接受 400 mg 伊马替尼治疗的 PGDFRA 外显子 18 D842V 突变的 GIST 和一些 KIT 外显子 9 突变的病例中，以及在大多数 SDH 缺失的 GIST 患者中，通常会出现这种情况[38, 140, 162, 163]。

继发性耐药是指患者被观察到使用伊马替尼有持续的客观缓解或疾病控制后又出现疾病进展。这通常继发于原发性伊马替尼耐药克隆的过度生长，或继发性激活 KIT（通常在外显子 13 或 17）和 PDGFRA 突变的克隆和进展，或由于获得性药代动力学的变异[148, 164-166]。

在每天 400 mg 伊马替尼治疗中出现原发性或继发性耐药并有病情发展后，应考虑将剂量逐步提高至每天 800 mg，特别是对于 KIT 外显子 9 突变的患者。下一个治疗将涉及改用舒尼替尼治疗。

一、舒尼替尼

舒尼替尼是一种靶向 PDGFR、血管内皮生长因子受体（VEGFR）、KIT、RET、CSF-1R 和 FLT3 的小分子抑制剂。目前，这是伊马替尼治疗失效的 GIST 患者的二线标准治疗药物[38]。2006 年，在一项随机 III 期安慰剂对照研究中证明了其疗效、安全性和临床获益后，FDA 批准了其上市[167]。不耐受或在伊马替尼治疗期间进展的 GIST 患者以 2∶1 方式随机接受舒尼替尼（207 例）或安慰剂（105 例），剂量为 50 mg/d，治疗总时长为期 6 周（连续 4 周，间断 2 周）。中期分析显示，中位疾病进展时间的主要终点在统计学上有显著差异。舒尼替尼为 27.3 周，而安慰剂为 6.4 周（$P<0.0001$，HR 0.33）。接受舒尼替尼的患者无复发生存时间和总生存时间也得到显著改善，但随着随访时间的延长，总生存时间获益失去统计学显著性。舒尼替尼组的部分缓解率为 7%，疾病稳定率为 58%，而安慰剂组分别为 0% 和 48%。

在 Ⅱ 期研究中还对每日剂量方案进行了测试，该试验纳入伊马替尼治疗失败后的患者，在伊马替尼治疗失败后的 GIST 患者中测试每天连续给药 37.5 mg 舒尼替尼，持续 28 d 和间歇性给药 50mg/d 相对比。这项研究证实了整个循环中有效的药物浓度，没有其他药物的蓄积。副作用情况与间歇性用药计划相似。在 6 个月时，缓解率与间歇给药方案相当，总缓解率为 53%（部分缓解为 13%，疾病稳定为 40%）。中位无复发生存时间和总生存时间分别为 34 周和 107 周。本研究结果表明，每日连续给药与间歇给药计划一样是有效的给药策略 [38, 168]。因此，在二线治疗方案中，舒尼替尼可以以 50mg/d 的间歇给药方案或 37.5mg/d 的连续给药方案使用。

舒尼替尼的疗效也受到突变位点的影响。观察到舒尼替尼对 KIT 外显子 9、KIT 外显子 11 和野生型 KIT/PDGFRA 突变的患者有临床获益。在伊马替尼治疗后，与 KIT 外显子 11 相比，由于获得性继发突变，KIT 外显子 9 和野生型 GIST 组的临床获益率、无进展生存时间和总生存时间更长。舒尼替尼对继发性 KIT 外显子 13 或 14 突变的 GIST 有效果，但对继发 KIT 外显子 17 或 18 突变的 GIST 没有效果 [163]。与伊马替尼相似，PDGFRA D842V 突变对舒尼替尼也具有耐药性。

与伊马替尼相比，舒尼替尼的不良事件更为普遍，主要是由于其靶向 TK 的范围更广。在大于 10% 的患者中出现的常见不良反应（大多是 NCI CTCAE 1 级和 2 级）包括疲劳、腹泻、黏膜炎、皮肤变色、肢端红斑、恶心、呕吐和味觉改变。这些最好的处理方法是支持性治疗、暂时停药或减少剂量。此外经常出现手足综合征，因此每次就诊时都需要对手足部位进行密切监测。由于其具有抗 VEGFR 的活性，其额外的副作用包括高血压、伤口愈合不良、出血或血栓形成，罕见的不良反应包括下颌骨坏死、蛋白尿、肾毒性。也有报告称，长期使用会出现心脏毒性，左心室射血分数下降。甲状腺功能减退（约 4% 的病例，需要定期检查 TSH）和可逆性红细胞增多症等实验室异常也可与舒尼替尼的使用有关 [38, 169]。

二、瑞戈非尼

使用伊马替尼和舒尼替尼治疗出现进展的患者即使使用其他的 TKI（包括索拉非尼、尼洛替尼和达沙替尼），其预后的获益也甚微 [170-179]。瑞戈非尼于 2013 年 2 月被批准用于伊马替尼和舒尼替尼治疗出现进展或不耐受后的晚期 GIST 患者。瑞戈非尼也是一种多激酶抑制剂，具有抗 VEGFR、KIT、TIE-2、PDGFR-β、FGFR-1、RET、RAF-1、BRAF 和 p38 MAP 激酶的活性。瑞戈非尼治疗 GIST 难治性患者的疗效首先在一项 34 例患者的 II 期临床试验中确立，后来在一项 III 期随机安慰剂对照试验中得到证实[180, 181]。转移性、不可切除的 GIST、使用伊马替尼和舒尼替尼不耐受或进展的患者被随机分配到瑞戈非尼加最佳支持性治疗组（133 例）或安慰剂组（66 例），并允许组间交叉。瑞戈非尼给药时间及剂量为 160 mg，第 1~21 天，每天 1 次，28 d 为 1 个周期，实验结果表明瑞戈非尼组具有更长的无进展生存期（4.8 vs.0.9 个月，$P < 0.0001$）和疾病控制率（部分缓解及疾病稳定 > 6 个月）（相比于安慰剂，分别为 53% 和 9%）。瑞戈非尼在无进展生存期中的获益在各种基线因素的预定患者亚组中都能观察到，包括接受三线或三线以上治疗的患者和原发突变类别（KIT/PDGFR/ 野生型）的患者。该实验允许交叉治疗，所以 85% 的安慰剂的患者因疾病进展而继续转入瑞戈非尼组接受瑞戈非尼治疗。各组之间的总生存期差异没有统计学意义（HR 0.77，95%CI 0.42~1.41，$P = 0.199$）。

任何级别最常见的不良事件是手足综合征（56%）。61% 的患者发生了 3 级或更高级别的药物相关不良事件，包括高血压（23%）、手足综合征（20%）和腹泻（5%）。72% 的患者需要调整剂量。

三、重新引入以前的 TKI 治疗

在伊马替尼、舒尼替尼和瑞戈非尼治疗进展后，大多数患者会循环使用其他可用的 TKI（尼洛替尼、索拉非尼、达沙替尼、普纳替尼、马赛替尼和帕唑帕尼），但在对已批准的 TKI 耐药的情况下，使用这些药物的获益微乎其微[170-179]。众所周知，在疾病进展时终止 TKI 治疗可以使 GIST 患者的病情进展更快。因此，在没有合理的临床试验方案的情况下，有数据支持在进展期继续使用 TKI，或在姑息性环境下重新使用以前使用过的 TKI，可以延长受益时间[182, 183]。在一项随机试验中，先前受益于一线伊马替尼（初始疾病控制 ≥ 6 个月）但现在有转移性或不可切除的 GIST 且已对至少伊马替尼和舒尼替尼无反应的患者，被随机分配为只接受伊马替尼组（41 例）或安慰剂组（40 例）。中位随访时间为 5.2 个月，与安慰剂组相比，重新使用伊马替尼组的患者无复发生存时间增加了 1 倍（1.8 个月 vs. 0.9 个月，HR 0.46，$P < 0.005$）。即使与安慰剂相比，缓解持续时间明显延长，但由于 TKI 耐药克隆的过度生长，延长的生存时间依然很短暂[184]。

第十节　总　结

其他多种 TKI（尼洛替尼、索拉非尼、达沙替尼、帕唑帕尼、马赛替尼、crenolanib、vatalanib 和普纳替尼）已经在 GIST 患者中进行了临床试验，均具有一定的治疗效果，但一旦 GIST 患者对多线治疗产生耐药性，这些药物的临床获益将会受限[170-179]。尼洛替尼是第二代 TKI，使用剂量为 400 mg 每日 2 次口服，已被作为单药在一线、二线和三线环境下进行研究，与伊马替尼联用，对伊马替尼耐药的 GIST 没有显著获益[185-188]。索拉非尼是一种 RAF 激酶抑制剂，同时还能抑制 KIT、PDGFR、VEGFR-2 和 VEGFR-3，在三线和四线环境下，口服剂量为 400 mg，每天 2 次，已经证明了单药活性

（部分缓解为 13%，疾病稳定为 55%）[170, 189]。达沙替尼是一种靶向抗 BCR-ABL、SRC 家族（SRC、LCK、YES、FYN）、KIT、EPHA2 和 PDGFRB 的激酶抑制剂。在口服剂量为 70 mg，每天 2 次的情况下进行了临床试验，虽然对伊马替尼和舒尼替尼耐药的 GIST 有活性，但获益时间有限[175]。马赛替尼以 KIT、PDGFR 和成纤维细胞生长因子受体 3（FGFR3）为靶点，在伊马替尼耐药 GIST 患者中具有一定的效果。在一项随机试验中，与舒尼替尼（每天 50 mg，连续 4 周，间断 2 周）相比，马赛替尼每天 12 mg/kg 的剂量显示出二线环境下的更好的疗效和较低的毒性[177, 190]。Vatalanib 以 KIT、PDGFR、VEGFR-1 和 VEGFR-2 为靶点，在一项 II 期试验中，在二线和三线设置的 GIST 患者中显示出微不足道的获益（PR 4%，SD 36%）[191]。普纳替尼是另一种抗 BCR-ABL、FLT3、RET、KIT、FGFR、PDGFR 和 VEGFR 的多靶点 TKI，已显示出对主要临床相关 KIT 突变体和难治性 GIST 与 17 号外显子激活的继发性突变的临床前效果，但由于在白血病患者中出现的动脉血栓事件和肝毒性风险而停止了进一步临床试验[192]。Crenolanib 对伊马替尼 GIST 相关的耐药 PDGFRA 激酶具有强效抑制作用，包括几个细胞系中的 PDGFRA D842V 突变。基于 II 期临床试验中观察到了其活性，该药治疗 PDGFRA D842V 突变的 GIST 的 III 期临床试验正在进行中[193]。近 2 年来，TKI 取得了进展，可以有效地靶向更广泛的 KIT/PDGFRA 突变[194]。阿伐普利尼（BLU-285）是一种强效的和高选择性的突变 KIT 和 PDGFRA 抑制剂，目前在 I 期临床试验中，对包括 PDGFRA D842V 驱动的 GIST 和四线 GIST 患者，尚无有效的治疗方法，在 GIST 患者中显示出实质性的临床活性。在 56 例 PDGFRA 驱动的 GIST 患者中，ORR 为 84%（95%CI 71.7%~92.47%），9% 的患者达到 CR，75% 的患者达到 PR。12 个月的 PFS 率为 81.2%。在 109 例接受阿伐普利尼剂量为 300 mg 或 400 mg 的四线或以后的患者中，ORR 为 20%（95%CI 13.1%~29.0%），1% 的患者有 CR，19% 的患者达到 PR，40% 的患者达到 SD。这项旨在测试阿伐普利尼与瑞戈非尼的安全性和临床活性的随机 III 期试验目前正在招募在使用伊马替尼和最多 2 种其他 TKI 发生进展的晚期 GIST 患者（NCT03465722）。阿伐普利尼总体上耐受性良好，3 级或 4 级治疗相关的不良事件（TRAE）发生率≥2%，主要是贫血、眶周水肿、疲劳、低磷血症、胆红素增加、白细胞计数或中性粒细胞减少和腹泻。值得注意的是，据报道，26% 的患者出现了可逆性 1 级或 2 级认知障碍，尤其是短期记忆丧失。瑞普替尼（DCC-2618）是一种 pan-KIT/PDGFRA 开关调控抑制剂，在一项 I 期或 II 期临床试验中，在因重度前期治疗而出现广泛的 TKI 突变的 GIST 患者中表现出令人鼓舞的疗效。本试验报道的初步结果显示，每日≥100 mg 的剂量，二线治疗的中位无进展生存时间为 42 周，三线治疗为 40 周，四线治疗为 24 周，大多数显示早期代谢缓解。3 级或 4 级不良事件罕见，包括高血压、贫血、腹泻、电解质变化、腹痛和背痛以及无症状的脂肪酶增加。鳞状细胞皮肤癌的发病率也有可能增加。作为该 I 期或 II 期临床试验的一部分，通过二代测序对组织和体液进行了活检。血浆 cfDNA 的 NGS 显示 KIT 外显子 9、11、13、14、17 和 18 的突变等位基因频率（MAF）减少。DCC-2618 在四线及以上的 III 期安慰剂对照试验，在病情进展的情况下快速交叉到药物组的试验刚刚结束，第二项比较 DCC-2618 与舒尼替尼在伊马替尼肿瘤进展患者中的疗效和毒性的二线 III 期随机试验正在进行中（NCT03353753、NCT03673501）。

最近，有报道称，在 GIST 患者中出现了 NTRK 融合的情况，使用 TRK 抑制剂的 I 期临床试验中看到了显著的获益[195]。在 GIST 的临床试验中，已经探索出的其他一些新靶点包括热休克蛋白-90（KIT 和 PDGFRA 癌蛋白稳定所需的分子伴侣）抑制剂、HDAC 抑制剂、mTOR 抑制剂，特别是在野生型 GIST 中的胰岛素样生长因子 1 受体（IGF1R）抑制剂[196-199]。其他有希望克服耐药性的策略包括循环使用各种 TKI 以延缓耐药克隆的出现，并将伊马替尼与其他 TKI 结合起来，以实现更广泛的激酶抑制或抑制信号转导级联反应中的下游靶标。Chi 等人发现转录因子 ETV1 是 GIST 生长和存活的必要条件，由于 ETV1 是通过 MAPK 通路激活 KIT 的下游，这导致了正在进行的 MEK 抑制剂与伊马替尼联合临床试验[200]。KIT 下游致癌信号传导所必需的 PI3K/AKT/PTEN 通路，临床前数据表明，GDC-0941 是一种口服生物可利用的 PI3K 抑制剂，与伊马替尼联用具有优于标准治疗的抗肿瘤疗效，即使在治疗停药后也能产生持续效果[201]。

目前，免疫治疗在 GIST 中的作用尚不清楚。一项小型临床试验联合聚乙二醇干扰素 α-2b 与伊马替尼治疗局部晚期或转移性 GIST 患者，理由是聚乙二醇干扰素 α-2b 可以促进抗肿瘤免疫，结果显示出良好的效果[202]。一项伊匹单抗和达沙替尼在 GIST 患者中的 I 期临床试验没有发现协同作用，未来还需要进行试验来确定检查点抑制剂（抗 CTLA4 或抗 PD-1、PDL-1）是否会在 GIST 患者中发挥作用[203]。

第十八章 儿童胃肠道肿瘤

M. Tezer Kutluk 和 Erman Ata

第一节 前 言

自 20 世纪 70 年代以来，儿童癌症的发病率一直呈上升趋势[1]。白血病、中枢神经系统（CNS）肿瘤和淋巴瘤是儿童最常见的恶性肿瘤类型[1, 2]。然而，胃肠道（GI）肿瘤在儿童时期非常罕见（表 18.1）[3-12]。胃肠道肿瘤占儿童肿瘤的比例不到 5%[13]，由于这些肿瘤的罕见性和不同的转诊模式，其真实的发病率尚不清楚。最近一项研究报道，儿童消化道恶性肿瘤的发生率为 1.2%[14]。原发性胃肠道淋巴瘤是最常见的消化道恶性肿瘤[14, 15]。儿童恶性肿瘤中肝脏肿瘤发生率为 0.6%~1.5%[1, 2]。其他恶性肿瘤，如胃、胰腺、结直肠、类癌、胃肠道间质瘤的发病率较低。本章旨在概述儿童肝脏和胃肠道恶性肿瘤。

表 18.1 儿童胃肠道肿瘤

起源		
淋巴	发病率 / 每百万例	参考文献
原发性胃肠道淋巴瘤	1.9	[6]
胚胎		
肝母细胞瘤	0.8~1.6	[3]
间充质		
胃肠道间质瘤（GIST）	0.02~0.08	[11, 12]
上皮		
结直肠癌	0.2~1	[8, 9]
肝细胞肝癌	0.29~0.45	[4, 5]
食管癌	基于病例	
胃癌	基于病例	
胰腺癌	0.46	[7]
神经内分泌		
类癌	1	[10]

第二节　肝脏恶性肿瘤

肝脏肿瘤可分为良性和恶性 2 种。其中 2/3 为恶性。表 18.2 概括了肝脏的良性和恶性肿瘤。儿童肝脏肿瘤非常罕见，患病率仅为 0.6%~1.5%[1, 2, 16]。例如，在土耳其，肝脏恶性肿瘤占所有儿童恶性肿瘤的 1.4%[2]。65%~90% 的原发性肝脏肿瘤是肝母细胞瘤和肝细胞肝癌[2, 17-19]。

表 18.2　肝脏良性和恶性肿瘤

良性肿瘤	恶性肿瘤
肝血管瘤	较常见
间充质错构瘤	肝母细胞瘤
局灶性结节增生	肝细胞肝癌
肝腺瘤	肝转移瘤（神经母细胞瘤、肾母细胞瘤、淋巴瘤）
	较少见
	未分化胚胎肉瘤
	婴儿肝绒毛膜癌
	上皮样血管内皮瘤
	胚胎性胆道横纹肌肉瘤

一、胚胎起源

肝母细胞瘤

1．流行病学

肝母细胞瘤占小儿恶性肿瘤的 1%。在发达国家，15 岁以下儿童发病率为每百万人 0.5~1.5 例[20]。它是最常见的肝脏原发恶性肿瘤（43%~75%）。平均发病年龄为 3.2 ± 0.8 岁（90% 的原发性肝肿瘤的患者在 3 岁以下）[4, 21]。男女发病率之比为 1.7：1。极低出生体重早产儿存活率增加与该病的发病率存在一定的相关性[22]。大多数肝母细胞瘤为散发病例，但 11p15.5 的杂合性丢失，20、2、18 三体性，贝 - 维综合征，加德纳综合征，家族性腺瘤性息肉病，肾上腺发育不全和偏侧肥大是与该病发病的相关因素[2, 17-19]。

2．病理学

肝母细胞瘤组织病理亚群分为上皮型（胎儿型、胚胎型、小细胞未分化型和间变性型）和上皮 / 间充质混合型[23]。双相型（胎儿型和胚胎上皮细胞型）是肝母细胞瘤的病理特征。这对鉴别肝母细胞瘤和肝细胞肝癌很有帮助。

3．临床表现

肝母细胞瘤主要临床症状为无痛性腹部肿块、腹部增大、腹痛、厌食、体重减轻、恶心、呕吐、黄疸。

右叶受累者近 60%，双叶受累者占三分之一[23-25]。

4．诊断

除了病史和体格检查外，在活检之前，放射学检查和 α- 甲胎蛋白（AFP）水平对于诊断至关重要。90% 的病例都有 AFP 水平升高[26]，并与肿瘤大小和转移相关。AFP 水平对监测复发也有帮助。影像学检查包括超声检查、腹部计算机断层扫描（CT）和磁共振（MR 检查）[27]，可显示肝脏肿瘤位置以及是否发生肝内和腹腔转移。胸部 CT 是检查肺部转移的必要手段，约 20% 的患者在确诊时有肺转移[28]。肝母细胞瘤需要在影像引导下进行活检才能做出最终确诊。

5．预后因素

极低的出生体重、极度早产和正常 AFP 水平、小细胞未分化组织学、11p15.5 杂合性丢失、高水平的人端粒酶逆转录酶是不良预后因素[26, 29-31]。

儿童肝母细胞瘤有 2 种分期系统。儿童肿瘤学组（COG）采用术后分期系统（表 18.3）[32]。术后风险分组见表 18.4[33]。国际儿科肿瘤学会组的国际儿童肝脏肿瘤策略组开发了 SIOPEL PRETEXT（治疗前疾病程度）分期系统（表 18.5[34, 35]、图 18.1[36]）[32, 35]。最后，依据 COG 的风险组结合了 PRETEXT 分期系统（表 18.6）[35]。根据 SIOPEL 标准的标准风险组、高风险组和极高风险组见表 18.7[34, 35, 37-41]。

表 18.3　术后分期系统[32]

Ⅰ 期	肿瘤完全切除，无转移
Ⅱ 期	镜下残余肿瘤（切缘阳性、肿瘤破裂、手术时肿瘤污染术野），无转移
Ⅲ 期	不可切除或肉眼可见的残余肿瘤或淋巴结受累，无远处转移
Ⅳ 期	肿瘤远处转移（肺）

表 18.4　肝母细胞瘤手术后的风险分组[33]

风险组	定义	治疗方法
极低风险	Ⅰ 期 PFH	单纯手术治疗
低风险	Ⅰ 期伴有非 PFH、非 SCU，或 Ⅱ 期伴有非 SCU	两个疗程的顺铂、5-氟尿嘧啶和长春新碱辅助治疗
中风险	Ⅰ 期伴有 SCU，Ⅱ 期伴有 SCU，或 Ⅲ 期	顺铂、5-氟尿嘧啶、和长春新碱加多柔比星
高风险	Ⅳ 期，或初始 AFP<100 ng/mL 的任意分期	伊立替康未确定

注：AFPα- 甲胎蛋白，PFH 单纯胎儿型，SCU 小细胞未分化型

表 18.5　SIOPEL PRETEXT 分期系统[34, 35]

PRETEXT Ⅰ 期	肿瘤局限于 1 个分区，3 个相邻分区无受累
PRETEXT Ⅱ 期	肿瘤局限于 2 个分区，2 个相邻分区无受累
PRETEXT Ⅲ 期	肿瘤位于 3 个分区，无相邻分区受累
PRETEXT Ⅳ 期	肿瘤浸润所有 4 个分区

注：SIOPEL 国际儿童肿瘤协会肝上皮肿瘤组，PRETEXT 术前疾病范围评估

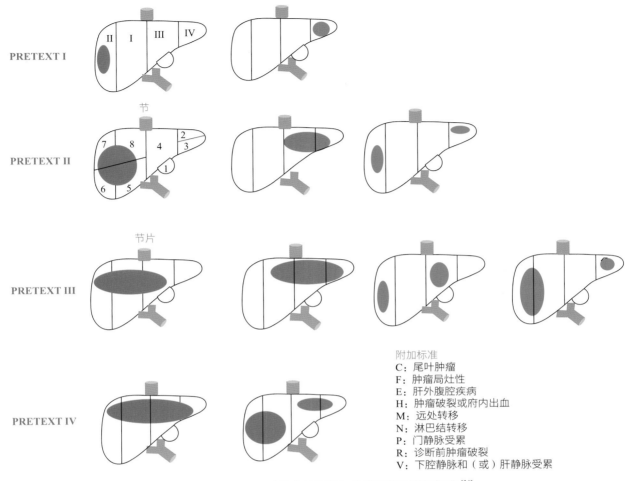

节

节片

附加标准
C：尾叶肿瘤
F：肿瘤局灶性
E：肝外腹腔疾病
H：肿瘤破裂或府内出血
M：远处转移
N：淋巴结转移
P：门静脉受累
R：诊断前肿瘤破裂
V：下腔静脉和（或）肝静脉受累

图 18.1　PRETEXT（手术前情况）分类系统及附加标准[36]

表 18.6　儿童肿瘤组（COG）风险组与 PRETEXT 结合的风险评估[35]

风险组	定义
极低风险	PRETEXT Ⅰ期或Ⅱ期 PFH，并且在诊断时可一期切除
低风险	PRETEXT Ⅰ期或Ⅱ期，并且在诊断时可一期切除
中风险	PRETEXT Ⅱ期、Ⅲ期和Ⅳ期，并且在诊断时不可切除，且有 V、P、E、SCU
高风险	有转移的任意 PRETEXT 分期，AFP 水平低于 100 ng/mL

注：AFPα- 甲胎蛋白，E 肝外毗邻部位浸润，M 远处转移，P 主门静脉或门静脉分支静脉受累，PFH 单纯胎儿型，PRETEXT 手术前情况，SCU 小细胞未分化型，V 下腔静脉或所有 3 支肝静脉受累

表 18.7　SIOPEL 的风险分层[37, 38]

极高风险	肿瘤转移（通常是肺），或 AFP 水平低于 100ng/mL
高风险	未满足标准风险或极高风险标准的任意肿瘤
标准风险	局限性肿瘤（PRETEXT Ⅰ期、Ⅱ期或Ⅲ期），无其他不良表现，如 AFP 水平低，血管受累（V3 或 P2），肝外扩散，肿瘤破裂，转移性疾病，SCU 组织学，肿瘤局限于肝脏，不超过 3 个肝脏分区受累，PRETEXT Ⅰ期、Ⅱ期或Ⅲ期，AFP 水平高于 100 ng/mL

注：AFPα- 甲胎蛋白，E 肝外毗邻部位浸润，M 远处转移，P 主门静脉或门静脉分支静脉受累，PFH 单纯胎儿型，PRETEXT 手术前情况，SCU 小细胞未分化型，V 下腔静脉或所有 3 支肝静脉受累，SIOPEL 国际儿童肿瘤协会肝上皮肿瘤组

6. 治疗

根治性手术切除是治愈疾病的关键。不到50%的病例可以完全手术切除，但是仅50%完全切除肿瘤的患者能够有机会接受术后化疗。1 cm的安全切缘是根治性切除的标准。然而，当肿瘤压迫血管结构时，1 cm的安全切缘却很难实现。对于新辅助化疗和手术后有微小残留的患者，术后化疗可防止局部复发，因此无需二次切除和放疗[3, 42]。

术前采用顺铂和多柔比星（PLADO）化疗，可有效缩小肿瘤，减小体积，并提高手术切除率，从而保证切缘阴性率和降低死亡率[42]。标准风险组采用顺铂单药治疗，血液毒性低于PLADO，也可以达到类似的切除率和生存率[41, 43]。

根据目前COG AHEP-0731的试验，PRETEXT Ⅰ期和Ⅱ期且至少具有1cm安全切缘的患者可以进行一期切除，其他各期均应接受新辅助化疗（表18.8）[36, 41]。GPOH HB 99试验采用异环磷酰胺、顺铂、阿霉素治疗标准风险的患者（SR），联合卡铂和依托泊苷治疗高风险患者（HR）[44]。对于化疗后不可切除的肿瘤患者，考虑进行肝移植和动脉化疗栓塞[39]。早期肝移植标准见表18.9[19]。

表18.8　根据PRETEXT和POSTTEXT的治疗方式[36]

	PRETEXT	切除	新辅助化疗	POSTTEXT	再次切除	器官移植	辅助化疗
COG	+V、+P、+E、+M		+		+		+
				3、+V、+P、−M 4、−M		+	+
	−V、−P、−E、−M	1~2	+				+ᵃ
		3~4	+	2~3	+		+
				3、+V+P−M 4、−M		+	+
SIOPEL、GPOH		1~4	+	1~3	+		+
				3、+V+P−M 4、-M		+	+

注：COG 儿童肿瘤学组，E 肝外毗邻部位浸润，GPOH 德国儿童血液肿瘤协作组，M 远处转移，P 主门静脉或门静脉分支静脉受累，POSTTEXT 术后疾病范围评估，PRETEXT 术前疾病范围评估，V 下腔静脉或所有33支肝静脉受累，SIOPEL 国际儿童肿瘤协会肝上皮肿瘤组
ᵃ 极低风险的患者（1期，单纯胎儿型）可以单纯手术治疗

表18.9　早期肝移植的推荐标准[19]

多发 PRETEXT Ⅳ期
单发 PRETEXT Ⅳ期，有些在新辅助化疗后可能降级为 PRETEXT Ⅱ期
单个中心局灶的 PRETEXT Ⅱ期肿瘤和 PRETEXT Ⅲ期累及主门静脉（+P）或 3 支肝静脉（+V）

注：PRETEXT 术前疾病范围评估

7. 预后

儿童肝母细胞瘤的 5 年生存率为 70%~80%[19]。PRETEXT Ⅰ 期和 Ⅱ 期肿瘤患者的生存率均超过 90%，PRETEXT Ⅲ 期和 Ⅳ 期患者的生存率分别为 60% 和 20%[39]。

二、上皮起源

肝细胞肝癌

1. 流行病学

肝细胞肝癌（HCC）是第二常见的小儿原发性肝脏恶性肿瘤（20%~23%）[2, 17-19]，发病率为（0.29~0.45）例 / 百万儿童 [4, 5]，平均年龄为 13.1 ± 1.1 岁 [21]。其在亚洲东部和撒哈拉以南非洲地区的发病率最高，因为该区域乙型肝炎病毒（HBV）和丙型肝炎病毒（HCV）的患病率高 [45, 46]。肝硬化继发于乙型或丙型肝炎感染、胆道闭锁、全肠外营养相关肝病、新生儿肝炎、酪氨酸血症、糖原贮积症 Ⅰ 型、先天性肝内胆管发育不良征、α1- 抗胰蛋白酶缺乏症。尼曼 - 皮克病、范科尼贫血、家族性结肠息肉病、加德纳综合征、局灶性结节增生、血色素沉积症等是增加肝细胞癌发病风险的高危因素。然而，只有 20%~35% 的肝细胞肝癌患儿有潜在的肝病 [47, 48]。

2. 病理学

组织病理学亚型分类 [49]：肝细胞肝癌成人型和变异型、纤维板层肝细胞肝癌、过渡型肝细胞肝癌。

3. 临床表现

右上腹腹痛、因肿块引起的腹胀、体重减轻、厌食、发热、疲劳等是常见的体征和症状。肝细胞肝癌诊断时往往已是晚期，并合并局部淋巴结、肺和骨骼转移。

4. 诊断

50%~70% 的患者在发病时有 AFP 水平增高 [50]。放射学检查显示肝脏肿块和转移瘤。肝细胞癌典型的放射学特征是动脉期的高血管化，然后是门静脉期洗脱 [51]。活检是可选的。在小儿肿瘤学中，需要对肝脏肿块进行活检以做出诊断。

5. 预后

儿童和青少年肝细胞肝癌患者的 5 年总生存率为 10%~42%[52, 53]，并取决于疾病的分期。

6. 预后因素

可完全手术切除、可切除的 PRETEXT 组或局部肿瘤的患者通常有较好的预后。但是，肝细胞肝癌预后比肝母细胞瘤差。

7. 治疗

单纯化疗无法治愈肝细胞肝癌。完全手术切除对于治愈或长期生存是至关重要的，但完全切除的肝细胞肝癌患儿也可能从顺铂和多柔比星等辅助化疗中获益 [54]。遗憾的是，晚期患者的生存期仍然很短（一项研究显示 5 年总生存率为 28%）[48, 55]。对于不可切除的非转移性肝细胞肝癌患者，可在手术前采用新辅助化疗或经动脉化疗栓塞和放射栓塞治疗（钇-90）[54, 56]。如果肿瘤可切除，则必须进行完全手术切除。如果肿瘤是不可切除的，可进行原位肝移植或经动脉化疗栓塞以缩小肿瘤。肝移植采用米兰标准。其中包括单个小于 5 cm 的病灶或最多 3 个小于 3 cm 的病灶，无肝外表现，无血管侵犯[57]。巴塞罗那标准将标准扩展为 1 个肿瘤<7 cm，3 个肿瘤<5 cm，5 个肿瘤<3 cm，或通过移植前辅助治疗降级到传统的米兰标准[58]。如果原发肿瘤经新辅助化疗后仍不可切除，又不能进行肝移植，则预后不良。在诊断时有转移的肝细胞肝癌以及复发性疾病，大多对治疗无反应。

第三节　胃肠道恶性肿瘤

一、淋巴起源

原发性胃肠道淋巴瘤

1. 流行病学

非霍奇金淋巴瘤（NHL）占小儿恶性肿瘤的 6%~8%[59, 60]。淋巴瘤是土耳其第二常见的儿童肿瘤（17.2%）[2]。胃肠道淋巴瘤的发病率为 0.19/10 万[6]，是最常见的胃肠道恶性肿瘤，多发生在小肠（回肠末端）、阑尾和盲肠[61]。结肠淋巴瘤发病率较低。胃肠道非霍奇金淋巴瘤的年龄范围为 5~15 岁，白人和男性占多数（3∶1）[6, 62]。原发性和继发性免疫缺陷状态、EB 病毒（EBV）感染和乳糜泻与胃肠道淋巴瘤有关[63-65]。

2. 临床表现

无痛性腹部肿块(81.4%)、腹胀和（或）肿块、呕吐、便秘、腹泻、肠梗阻和穿孔是常见临床表现[66]。肠套叠患者可出现急性腹痛。伯基特淋巴瘤通常表现为酷似急性阑尾炎或肠套叠的腹痛[67]。中枢神经系统受累的发生率在伯基特淋巴瘤或伯基特白血病中为 8.8%，在前 B 淋巴母细胞淋巴瘤中为 5.4%，在间变性大细胞淋巴瘤中为 3.3%，在 T 淋巴母细胞性淋巴瘤中为 3.2%，在弥漫性大 B 细胞淋巴瘤中为 2.6%，原发性纵隔大 B 细胞非霍奇金淋巴瘤患者则不会受累[68]。

3. 实验室检查

全血细胞计数（CBC）可能正常。广泛的骨髓浸润引起的不明原因的贫血、血小板减少或白细胞减少，脾脏受累引起的脾功能亢进，或胃肠道受累引起的失血，以及由于高肿瘤负荷引起的尿酸、钾、磷酸盐和乳酸脱氢酶（LDH）升高，均可出现。

4. 肿瘤组织学

淋巴瘤可通过肿块、网膜或肠壁 Tru-cut 活检、骨髓穿刺或胸腔或腹腔积液的细胞学检查诊断。在某些情况下，肠套叠、疝气或阑尾切除术等手术标本提示淋巴瘤。80% 的原发性肠道非霍奇金淋巴瘤是 B 淋巴细胞起源的[69]。伯基特淋巴瘤是胃肠道淋巴瘤主要的病理学类型[70]。弥漫性大细胞、边缘区 B 细胞、小 B 淋巴细胞、小细胞混合型、大细胞混合型、滤泡性、间变性、成熟 T 细胞型、前体淋巴母细胞型等是原发性胃肠道淋巴瘤的其他类型 [6]。

5. 分期

颈部、胸部、腹部和骨盆的强化 CT，正电子发射断层扫描（PET），骨髓穿刺和活检以及脑脊液检查均可用于常规疾病分期。儿童非霍奇金淋巴瘤按照 Murphy 分期系统进行分期 [71]。对于腹部肿瘤，伴或不伴肠系膜淋巴结侵犯的原发性胃肠道肿瘤（完全切除）为 Ⅱ 期。但播散性原发性腹腔肿瘤，累及骨髓、中枢神经系统或两者均受累，则分别评估为 Ⅲ 期和 Ⅳ 期。

6. 治疗

淋巴瘤对化疗高度敏感，所以对于晚期病例不建议手术治疗。治疗方法包括早期手术治疗，再进行化疗，晚期疾病先行有限切除或不切除，再进行多元化疗 [72]。化疗的持续时间和类型取决于疾病的程度。局部淋巴瘤的全切除术手术，例如结肠及系膜淋巴结的切除术，可使 Ⅲ 期（B 组：COP、COPADM1、COPADM2、CYM1、CYM2、COPADM3）降级至 Ⅱ 期（A 组：COPAD、COPAD）。因此，与在 Ⅲ 期（B 组）中使用的 6 个周期化疗相比，Ⅱ 期（A 组）中使用的 2 个周期化疗产生的毒性较小。LMB-96 组和 BFM-90 组在治疗 B 型淋巴瘤方面均取得令人满意的结果 [73-75]。

二、上皮起源

（一）食管癌

食管癌是儿童非常罕见的肿瘤，男性的发病率远远高于女性 [76]。例如，在土耳其的癌症登记数据中，这种癌症类型在 12310 例小儿癌症中只占 2 例 [2]。慢性刺激如腐蚀性物质摄入或反流是重要诱发因素 [77]。食管腺癌（EAC）和鳞状细胞癌（ESCC）是主要的组织学类型 [78]。儿童食管腺癌也与 Barrett 食管有关。建议对 Barrett 食管的一些诱发因素进行临床随访，如早产儿、脑瘫、智力发育迟缓和裂孔疝等。遗传性骨髓衰竭综合征，例如范科尼贫血、先天性角化不良和人乳头瘤病毒（HPV）感染是鳞状细胞癌进展的诱发条件。吞咽困难和体重进行性减轻是最常见的临床表现。钡剂造影、内窥镜检查、活检等均有助于诊断。食管腺癌的远处转移率（46%）高于食管鳞状细胞癌（10%）[76]。美国癌症联合委员会（AJCC）将肿瘤淋巴结转移（TNM）分期系统用于分期 [79, 80]。早期诊断和手术可以提高长期的生存率和改善预后。Ⅰ 期患者五年生存率为 50%~80%，Ⅳ 期患者五年生存率不足 5% [81]。术前化疗和放疗可提供更好的生存 [76]。

（二）胃癌

原发性胃肿瘤十分罕见。原发性胃腺癌（GAC）占所有儿童期癌症的 0.05% [82]。虽然生活方式因素或感染性因素，例如幽门螺杆菌、高盐摄入、烟熏食物、硝酸盐和碳水化合物、饮酒、吸烟、A 型血、癌症家族史等与成人胃腺癌有关 [83]，但这些因素在儿童中的关系尚不清楚。然而，慢性幽门螺杆菌胃炎与小儿胃腺癌是有关的 [82]。另外，诸如 TP53 中非同义编码单核苷酸变异（SNV）的基因突变可能

会影响利 - 弗劳梅尼综合征的癌症遗传风险 [84]。

临床表现包括上腹隐痛、厌食、吞咽困难、呕血、贫血、体重减轻、恶心、呕吐、乏力等。放射学检查、内窥镜检查和活检可用于诊断。还可以进行胸部和腹部 CT 扫描，以及全血细胞计数和血液化验等实验室检查。采用 AJCC TNM 系统进行分期 [80]。没有相关的肿瘤标志物。CA19-9 和 CEA 及 CA72-4 可能升高，并且与预后不良有关 [85]。预后取决于诊断时疾病的分期。疾病罕见性及非特异性表现可导致诊断延迟从而影响预后。

治疗必须包括针对局部疾病进行根治性手术切除。手术通常会采用次全胃切除（远端肿瘤）或全胃切除（近端肿瘤）及淋巴结清扫。术后 2 年复发率较高，必须考虑采用多模式的方法来提高生存率 [86]。胃癌的治疗方法有美国的（全胃和次全胃切除、化疗、放化疗、化疗）、欧洲的（围手术期化疗、手术、3 个周期化疗）和亚洲的（手术和 1 年化疗）方案。术前或术后辅助放化疗已被证明可以提高生存率 [87]。对于不可切除或不完全切除及转移性肿瘤患者，放射治疗可与化疗药物如 5-氟尿嘧啶（5-FU）与顺铂和（或）伊立替康同时使用。多西他赛、卡培他滨、表柔比星、丝裂霉素、奥沙利铂、紫杉醇和新型氟嘧啶证明有效 [87-90]。

（三）胰腺肿瘤

胰腺恶性肿瘤在儿童和青少年中很少见，发病率仅为 0.46 例 / 百万人 [7]。儿童最常见的胰腺肿瘤有以下几种 [91]：

胰腺实性假乳头状瘤。最常见的，一般为良性的儿童胰腺肿瘤。特点是女性占多数以及 CD99 染色阳性。不建议做活检，建议根治性手术。单纯手术后预后良好。5 年生存率为 95%~98%。吉西他滨用于不可切除或转移性疾病。

胰腺母细胞瘤。它是幼儿最常见的胰腺肿瘤。胰腺母细胞瘤与贝 - 维综合征和家族性腺瘤性息肉病（FAP）有关。其术后复发率较高 [92]。放疗的有效性尚不清楚。顺铂和多柔比星可在肿瘤切除之前用于胰腺母细胞瘤 [93, 94]。手术切除是首选的治疗方法 [93, 94]。

导管内乳头状黏液性肿瘤。胰腺癌前病变。有复发性胰腺炎病史。手术是主要治疗手段。

胰腺原始神经外胚叶肿瘤（PNET）。侵袭性高，预后差。可以采用手术、化疗、放疗。

胰腺癌（腺泡型或导管型）。在儿童中非常罕见。易感综合征如家族性非典型黑素细胞痣黑色素瘤（FAMMM）有 25%~40% 的 CDKN2A 突变，以及发生黑色素瘤和胰腺癌的风险率分别为 60%~90% 和 17% [95]。可以采用手术、化疗、放疗等治疗。

分期、组织学和年龄是胰腺肿瘤预后的重要预测指标 [7]。肿瘤早期、早期诊断、完全手术切除、胰腺母细胞瘤、年龄小是一些较好的预后因素 [7, 94]。

（四）结直肠癌

1. 流行病学

结直肠癌在儿童中非常罕见。所有结直肠癌中只有 1%~4% 见于 30 岁以下的人群 [96]。例如，在土耳其，14 岁以下儿童中，结直肠肿瘤占所有儿童肿瘤的 0.9%[2]。在 20 岁以下的人群中，发病率为每 20 万 ~100 万人中有 1 例 [8, 9]。

2．遗传学

儿童结肠癌大多是散发性的。没有证据表明家族史会增加儿童患结肠癌的风险。环境因素（生活在发达国家、吸烟）和饮食（高脂肪、低纤维）在儿童结直肠癌的发展中非重要因素。然而，遗传因素可能在儿童结直肠癌的发病机制中起作用。Lynch 综合征 Ⅰ 型、Ⅱ 型患者具有常染色体显性特征，在部分家族中会分别发生结肠癌外癌症 [97, 98]。炎性肠病和遗传性息肉病综合征占儿童结肠癌的 10%[99]。与结直肠癌相关的息肉病综合征包括家族性腺瘤性息肉病（FAP）和变异性 FAP 综合征，如加德纳综合征、特科特综合征、减弱性 FAP、遗传性扁平腺瘤综合征、Muir-Torre 综合征、错构性息肉病综合征、Peutz-Jeghers 综合征、青少年息肉病和多发性错构瘤综合征。腺瘤性息肉病大肠杆菌（APC）基因的种系和体细胞突变失活，c-MYC 和 ras 癌基因的激活，以及结直肠癌和 p53 缺失等肿瘤抑制基因的失活都可能是结肠癌发病的原因 [100]。

3．临床表现

最常见的症状是隐性腹痛 [101]。其他还有排便习惯改变、直肠出血、食欲下降、体重减轻、恶心呕吐等，由于症状模糊不清，在确诊之前，症状的中位持续时间为 3 个月 [8, 102, 103]。

体格检查时可发现腹部肿块和腹胀、体重减轻、贫血等。

4．诊断

- 既往史和家族史。
- 腹部不适的评估。
- 细致的体格检查。
- 临床检查：
  - 便血。
  - 全血细胞计数。
  - 肝肾功能。
  - 癌胚抗原（成人大于 5 ng/mL 提示疾病晚期，预后差，但少数小儿病例可能因低分化的肿瘤而产生）。
- 影像学研究：
  - 胸部平片。
  - 钡餐灌肠。
  - 腹部 CT 或磁共振成像（MRI）。
  - 胸部 CT 和骨扫描。
  - PET-CT。

    – 结肠镜检查。

- 通过结肠镜、腹腔镜或剖腹术进行活检。

- 手术切除肿块和区域淋巴结及组织学。

- 微卫星不稳定性（MSI）是由于 DNA 错配修复活性的丧失而造成的一种超突变表型。其特征是年龄小，多发于近端结肠，淋巴细胞浸润，低分化，呈黏液性或印戒表现。其预后优于无 MSI 的患者[104]。

5．发病部位

成人左半结肠肿瘤患病率较高；然而，在小儿群体中，高达 60% 的肿瘤出现在右半结肠[8, 105]。在另一项研究中，发现直肠乙状结肠区域是原发肿瘤的常见部位[106]。因此，这些肿瘤可能发生在大肠的任何部位。可扩散至腹膜、大网膜、中肠淋巴结、肝脏及卵巢，也可经血流扩散至肺、脑、骨骼[103]。

6．分期

扩大的淋巴清扫、卵巢、大网膜和肝脏病灶切除对于分期至关重要。改良的 Dukes 分类标准（A：肿瘤局限于肠壁；B：肿瘤延伸至浆膜脂肪，但无淋巴结受累；C：淋巴结受累；D：远处转移）和 AJCC TNM 分类标准用于分期[80]。儿童来就诊时，病情比成人更晚，为 Duke C~D 期或 TNM Ⅲ ~ Ⅳ 期疾病[106]。

7．组织学

小儿和青少年年龄段的黏液腺癌的发病率较高（40%~50%），很多是印戒细胞型[8, 103, 107]。这种组织学变异的年轻患者的肿瘤对化疗反应不佳。结直肠癌患儿段预后较差，5 年生存率低至 2%~5%[108]，多数是由于诊断时已是疾病晚期导致[109]。在年轻的非遗传性散发性肿瘤患者中，经常缺乏老年患者所见的 KRAS 突变和其他细胞遗传学异常[110]。在土耳其结肠癌患儿中发现 KRAS 的突变率为 11.1%，所有 KRAS 突变患者的年龄均大于 12 岁[101]。

8．治疗

（1）手术

疾病晚期和是否能够完整切除是手术治疗的重要考虑因素[101]。完整切除和区域淋巴结清扫是手术治疗的关键。结扎肠系膜静脉是避免肿瘤经静脉引流播散的重要操作。已知有息肉病综合征的儿童，结肠镜检查时进行息肉切除，往往是可以治愈的。完整切除包括切除至少 5 cm 肠道的安全切缘，以减少吻合口区域的复发。手术方式包括盲肠或右侧结肠肿瘤的右半结肠切除术、脾曲和乙状结肠肿瘤的左半结肠切除术、直肠肿瘤的低位前切除术、肝转移瘤切除术或肝叶切除术等。经肛门内镜显微手术是另一种新的治疗技术[111]。但患儿入院时多为晚期，仅 30% 可以进行根治性切除[106]。减瘤手术对转移性疾病患者几乎没有好处。对体积较大的肿瘤或转移瘤可进行切除，以达到姑息的目的。

（2）辅助治疗

    – 化疗。

　　－　放射治疗（直肠癌和肛门癌）。

　　－　生物靶向治疗。

　　早期肿瘤（TNM 分期 Tis、T1-2、N0、M0）的患儿由于 5 年生存率高（90% 以上），不推荐术后进行辅助治疗[112]。然而，对 T3、T4 和 N0 的 Ⅱ 期患者的治疗是有争议的。患有 pT4 肿瘤、组织学分级高、MSI 低、穿孔或阻塞、存在淋巴管或神经周侵犯、淋巴结少于 12 个、手术切缘未确定或妥协或紧贴切缘的 Ⅱ 期患者具有较高的风险[113, 114]。错配修复（MMR）缺陷型结直肠癌预后较好，但对氟尿嘧啶耐药[115]。

　　（3）直肠和肛门的不可切除肿瘤

　　放疗联合基于 5-FU 的化疗可用于直肠癌和肛门癌。直肠放疗后可出现放疗引起的肠炎[116, 117]。

　　（4）Ⅱ 期（高风险）和 Ⅲ 期（T1-4、N1-2 和 M0）的治疗方法

　　－　FOLFOX 4（氟尿嘧啶、亚叶酸钙和奥沙利铂）。

　　－　mFOLFOX 6（氟尿嘧啶、亚叶酸钙和奥沙利铂加舒尼替尼或贝伐单抗）。

　　－　XELOX（卡培他滨和奥沙利铂）。

　　（5）Ⅳ 期的治疗

　　大多数转移性结直肠癌患者无法治愈。这些患者的治疗目的包括治愈、延长生命或减轻痛苦。卡培他滨、奥沙利铂、伊立替康、西妥昔单抗、贝伐单抗等新药在晚期疾病中具有活性，目前已联合应用于治疗。

三、神经内分泌起源

（一）胃肠系统的神经内分泌肿瘤

　　胃肠系统的神经内分泌肿瘤非常罕见。肿瘤本身可以产生一些血管活性胺（组胺、5-羟色胺）、多肽（激肽释放酶、缓激肽、速激肽）和前列腺素等，这些物质与类癌综合征有关[118]。

流行病学

　　儿童神经内分泌肿瘤是罕见的肿瘤，发生率为 0.08%~0.19%[119, 120]。发病率很低且存在波动，发生率为每 100 万例中的 1 例[121, 122]。人口学特征是白人和女性居多，平均年龄为 12.7 岁[120]。该病可能是散发性的或与遗传性疾病有关，如 MEN1、11q13 和 p53 的杂合性丢失，或腺瘤性息肉病大肠杆菌抑癌基因突变[10]。

（二）发病部位

　　神经内分泌肿瘤可发生于胃肠道的不同部位[123, 124]。回肠是最常见受累的部位，发生率为 45%。其他部位是直肠（20%）、阑尾（17%）、结肠（10.6%）和胃（7.2%）[123]。

（三）分类标准

　　神经内分泌肿瘤起源于肠嗜铬细胞。根据胚胎肠道起源分为前肠（支气管、胃）、中肠（小肠、盲肠）、

后肠（远端结肠、直肠、泌尿生殖系统）等[125]。

（四）临床表现

正常情况下，膳食中色氨酸的5-羟色胺的转化率为1%，但在具有色氨酸羟化酶和芳香族L-氨基酸脱羧酶的神经内分泌肿瘤中，转化率可提高到70%以上。5-羟色胺则在单胺氧化酶和醛脱氢酶的作用下代谢为5-羟基吲哚乙酸（HIAA）[126]。空肠、回肠、盲肠、卵巢等中肠神经内分泌肿瘤发生类癌综合征的风险高于胰腺、结肠和肛门，因为中肠肿瘤向肝脏转移的风险高，且在肝脏失活首过效应之前，肿瘤产物就会分泌到全身循环中[127]。临床表现与肿瘤的肝脏转移有关，因为GIS分泌的5-羟色胺能够被正常肝脏组织快速消除，但不被肝脏肿瘤消除。此外，由于缺乏芳香族氨基酸脱羧酶而不是5-羟色胺，前肠神经内分泌肿瘤会产生5-羟色氨酸和组胺。5-羟色胺等生物活性激素很少由后肠分泌[128]。潮红、心动过速、腹泻、低血压、静脉毛细血管扩张、支气管痉挛引起的喘息等是类癌综合征的症状。该病可在阑尾切除和直肠检查后偶然发现，伴有或不伴有右下腹疼痛，发生率为2.5/1000[129]。小肠神经内分泌肿瘤表现为腹痛和（或）间歇性梗阻，结直肠和肛门神经内分泌肿瘤则表现排便习惯的改变、梗阻或出血的其他临床表现。

（五）病理学

应仔细评估肿瘤的组织学，以便临床决策。从组织学上可分为两大类，高分化和低分化（表18.10）[130-134]。

表18.10　胃肠道神经内分泌肿瘤的分类 [130]

分化程度	分级	有丝分裂计数	Ki-67	传统分类	ENET、WHO分类
高分化	低级别（G1）	每10个HPF小于2个	小于3%	类癌、胰岛细胞、胰腺（神经）内分泌肿瘤	神经内分泌肿瘤，1级
	中级别（G2）	每10个HPF中2~20个	3%~20%	类癌、非典型类癌、胰岛细胞、胰腺（神经）内分泌肿瘤	神经内分泌肿瘤，2级
低分化	高级别（G3）	每10个HPF大于20个	大于20%	小细胞癌	神经内分泌肿瘤，3级，小细胞
				大细胞神经内分泌癌	神经内分泌肿瘤，3级，大细胞

注：ENET 欧洲神经内分泌肿瘤学会，WHO 世界卫生组织，HPF 高倍视野

（六）实验室检查

在进行手术或活检之前，某些实验室标记物的基线水平可能有用：

- 嗜铬粒蛋白A。

- 胰抑释素。

- 24h尿液5-羟基吲哚乙酸。

- 5-羟色胺、胃泌素、神经元特异性烯醇化酶、神经激肽A。

（七）放射学检查

- 内窥镜检查。

- 原发肿瘤部位的 CT 或 MRI 检查。

- 生长抑素受体（1~5 亚型）闪烁显像。

- 111 In-DTPA-奥曲肽与 CT（单光子发射 CT）联合。

- 68Ga-十二烷四乙酸（DOTA）-酪氨酸 3-奥曲肽（DOTATOC）与 PET 联合用于检测 2 型和 5 型。

- 68Ga-DOTA-1-Nal3-奥曲肽（DOTANOC）与 PET 联合用于检测亚型 2 型、3 型、5 型。

- 68Ga-DOTA-酪氨酸-3-辛酸酯（DOTATATE）与 PET 联合用于检测 2 型。

（八）治疗原则

- 发病部位和分期。

- 组织学分级和分化。

- 如果可行，则手术切除肿瘤，还有类癌危象。

- 控制类癌综合征的症状。

- 不可切除的转移性疾病的抗肿瘤治疗。

（九）根据疾病的程度进行手术

- 局部肿瘤：强烈建议根据肿瘤的部位和大小进行切除。

- 转移性肿瘤：对于原发性肿瘤引起的梗阻、出血和疼痛，建议进行切除。

（十）根据肿瘤部位进行治疗 [135]

1. 阑尾

对于小的（＜1.5 cm）、局部肿瘤，无不典型和浸润性组织学，且手术切缘无阳性者，简单阑尾切除术即可。

较大的（≥2 cm）肿瘤，组织学不典型或切缘阳性：

- 淋巴结清扫。

- 盲肠切除术。

- 右半结肠切除术：完全切除阑尾神经内分泌肿瘤中只推荐用于大于 1.5 cm 的肿瘤 [122]。这种做法仍有争议，因为目前还没有儿童和青少年未行右半结肠切除术而复发的报道。

任何没有远处转移的肿瘤都应该进行完全切除。

2. 小肠

尽管回肠部位有转移性疾病，但由于未切除部位的回肠会出现纤维化，因此必须切除受累段和小肠系膜。吸收不良是术后主要问题 [136]。

3. 肝胰壶腹

无论肿瘤大小都采用胰十二指肠切除术。

4. 直肠

肿瘤＜1 cm 的肿瘤患者中有 2% 的肿瘤患者可见转移灶，肿瘤大小为 1.0~1.9 cm 的患者中有

10%~15% 肿瘤患者可见转移灶，肿瘤＞2 cm 的患者中有 60%~80% 可见转移灶 [137]：

- 小于 1 cm，且局限于黏膜或黏膜下层；如果没有其他危险因素，有丝分裂率 ＞每 10 高倍视野（HPF）中 2 个或淋巴血管侵犯，可进行内镜下局部切除。
- 1~1.9 cm 局限于黏膜或黏膜下层；对无危险因素的患者行经肛门切除或晚期内镜下切除，而对有危险因素的肿瘤可能更适合行根治性切除。
- 对于超过 2 cm，且侵犯到或超过固有肌层的肿瘤，必须进行根治性手术切除 [138]。

5. 其他治疗方式

- 生长抑素类似物（111 铟 - 奥曲肽、钇-90 DOTATOC、177-Lu- 辛酸酯）。
  - 由于类癌综合征导致的残余疾病和显著症状。
  - 每日至每月皮下注射。
- 干扰素 α。
  - 适用于惰性疾病患者，但副作用是临床实践中的主要问题。
- 化疗。
  - 它们通常对这些肿瘤是无效的。
  - 与 Ki-67 水平较低的患者相比，Ki-67 水平较高的患者对化疗反应良好。
  - 在成人系列中，使用 5-FU、顺铂、多柔比星、达卡巴嗪以及这些药物的联合使用。

6. 肝移植

肝栓塞（化疗栓塞）。

7. 胰腺神经内分泌肿瘤

- 功能性肿瘤。最常见的类型是胰岛素瘤（多为良性），其次是胃泌素瘤（多为恶性）。促肾上腺皮质激素释放激素瘤和血管活性多肽瘤很少 [139]。
- 无功能性肿瘤。它们与 MEN1 有关 [140]。
- 胰岛素瘤。胰岛素瘤是儿童胰腺的第二大常见肿瘤。它具有良性肿瘤特性。恶性肿瘤的发生率为 6%。MRI 是首选的成像方法；但在其未能检测到的情况下，PET-CT 可以成功地用于鉴定。首选保留胰腺手术 [91]。对于不可切除或转移的恶性肿瘤，可采用化疗和哺乳动物西罗莫司靶蛋白（mTOR）抑制剂 [11, 139]。

8. 随访

局部、小范围、完全手术切除的患者，应密切随访一些标志物基线水平的复发情况。建议所有患者进行病史、体格检查、肿瘤标志物的监测和适当的局部影像学研究（CT、MRI）。直肠癌患者建议做直肠镜检查。对于≥2 cm 的肿瘤患者，每 6~12 个月随访。对于≤2 cm 的阑尾肿瘤患者，一般不需要随访。其他部位的肿瘤要定期随访。此外，对神经内分泌肿瘤性心脏病应进行心脏评估和监测。神经内分泌肿瘤也可能产生异位 ACTH 并引起库欣病 [141]。

四、间充质起源

胃肠道间质瘤

1. 流行病学

源于间充质（结缔组织）的胃肠道间质瘤（GIST）是成人常见的胃肠道肿瘤，其发病率占所有胃肠道肿瘤的 0.2%，占胃肠道肉瘤的 80%[12]。但是，这些都是儿童罕见的肿瘤。14 岁以下儿童的年发病率为每百万人 0.02~0.08 人[142, 143]。21 岁以下 GIST 患者的比例为 0.5%~2.7%[144-146]。它们约占儿童非横纹肌肉瘤性软组织肉瘤的 2.5%[147]。多见于胃部，多发于青春期少女[148, 149]。

2. 发病机制

GIST 有 CD117 抗原的表达，该抗原是 KIT 跨膜受体酪氨酸激酶的一部分，是 KIT 原癌基因的产物。细胞中 KIT 蛋白的异常活化和肿瘤信号是由这个突变引发的[150]。一些没有 KIT 突变的 GIST，其另一个相关的酪氨酸激酶，即血小板源性生长因子受体 α（PDGFRA）发生了活性突变[151]。在 KIT 中，外显子 11 上的突变率为 67.9%，外显子 9 上的突变率为 18.1%，外显子 13 上的突变率为 1.6%，外显子 17 上的突变率为 1.6%，PDGFRA 中外显子 18 上的突变率为 3.9%，外显子 12 上的突变率为 0.8%[152]。在成年患者中有 85% 的病例发现有 KIT 和 PDGFRA 基因的突变；但在儿童病例中，这一比例为 15%[148]。此外，儿童中还描述了体细胞和种系琥珀酸脱氢酶（SDH）基因 B、C、D 突变[153]。但 SDH 基因 A 的功能丧失突变可能与肿瘤抑制基因的特征有关[154, 155]。由于胰岛素样生长因子 1 受体（IGF1R）的高表达和扩增，IGF1R 抑制剂可能对这些患者有潜在的治疗作用[156]。

3. 危险因素

小儿 GIST 与一些肿瘤易感综合征有关：

- 卡尼三联症[157]。
  - GIST，肺软骨瘤和副神经节瘤。
  - 其他疾病，如肾上腺腺瘤、食管平滑肌瘤和嗜铬细胞瘤。
  - 无 KIT、PDGFRA 和 SDH 突变。
- Carney-Stratakis 综合征[153]。
  - 副神经节瘤和 GIST。
  - 12% 的小儿 GIST。
  - 琥珀酸脱氢酶（SDH）基因 B、C 和 D 的体细胞和种系细胞突变。
  - 无 KIT 或 PDGFRA 突变。
- 家族性 GIST[158]。
  - KIT 基因的可遗传点突变。
  - 多发性胃肠道 GIST。

    – 弥漫性间质卡哈尔细胞（ICC）增生在散发性和家族性 GIST 中均为前驱病变[159]。

- 神经纤维瘤病 1 相关的 GIST [160, 161]。
  – 原发灶最常见的部位是小肠（75%）。
  – 经常多发。
  – 高风险或中风险，预后不良。
  – ICC 增生。
  – 除少数病例外，大多无 KIT 和 PDGFRA 突变。
  – SDH 亚基 B 表达为阳性[162]。

4. 组织病理学

GIST 有 2 种主要的组织学类型：梭形细胞和上皮样。小儿 GIST 以上皮样为主[163]。

5. 临床表现

GIST 主要部位是胃（60%）和空肠 - 回肠（30%）。也可发生在消化道的任何部位，如十二指肠、结肠、直肠、阑尾、大网膜，以及胃肠外部位，例如腹膜后和肠系膜[164]。

胃肠道出血是最常见的表现，可以是急性或慢性的。可检测到急性出血相关的黑便、呕血，慢性出血性贫血、乏力、晕厥。贫血是慢性出血的最主要表现[165, 166]。此外，也可表现为因破裂、肠梗阻、腹痛、肿胀而引起的急腹症。有时是无临床症状而偶然发现的。

临床表现往往出现在 20 岁之后，女性居多，多灶性、结节性转移倾向性高，局部复发率高，但也可呈现惰性病程[148, 166]。

GIST 经常转移到肝脏，并经腹腔播散到腹膜，但肺部和骨转移不常见[163, 167]。

6. 预后因素

有丝分裂指数和大小用于原发 GIST 从极低风险到高风险分级[168]。肿瘤破裂对无病生存期有负面影响，是一个独立的危险因素，在高风险类别中增加了改良的风险分层[169]。

7. 诊断和分期

- 食管胃十二指肠钡餐造影。
- 超声检查。
  – 通过这些诊断工具可以检测到可疑的病变。
- 对比增强计算机断层扫描（CT）。
  – 首选用于筛查和分期。
- 磁共振成像（MRI）。
  – 首选用于特定部位。
  – 更好的手术定义。
  – 造影剂的禁忌证。

- 上内窥镜检查。
  - 可评估 GIST 黏膜下肿块的特征。
- 超声内镜检查和细针抽吸。
  - 细胞学分析、免疫组化、KIT 突变的聚合酶链反应（PCR）。
  - 敏感度为 82%，特异度为 100%[170]。
- PET-CT。
  - 灵敏度高，但无特异度。
  - 监测对治疗的反应。

没有针对小儿 GIST 的分期系统。可以使用 TNM 和其他风险分层系统对 GIST 进行分期。

对于所有野生型 GIST 的儿童患者，要询问遗传因素。

8. 预后

由于这种肿瘤的罕见性，估计儿童的生存率是很困难的。儿童 GIST 具有惰性病程。在一项研究中，尽管转移率为 65%，但 17 例患者中仅有 1 例死亡[166]。另一系列研究中，有 6 例患者死亡，44 例中位生存期为 16 年[165]。

9. 治疗

治疗时必须由多学科的团队，包括小儿肿瘤科医生、小儿外科医生、病理科医生、放射科医生进行治疗方案制定。必须分析所有样本的 KIT、PDGFR 和 BRAF（V600E）的突变。化疗和放疗对 GIST 无效[171]。

- 具有 KIT 或 PDGFR 突变的 GIST。
  - 完全切除的肿瘤。
    - 每 3~6 个月一次，然后每年一次进行病史和体格检查。
    - 每 3~6 个月进行一次 CT 扫描，持续 3~5 年，然后每年进行一次。
  - 局部晚期或转移性疾病需要增加随访频率。
    - 伊马替尼。
    - 每 3~6 个月进行病史和体格检查以及腹部盆腔 CT 扫描。
- 野生型 GIST（无突变）[163]。
  - 非转移性肿瘤。
    - 完全大体手术切除，假性包膜完整，切缘阴性。
    - 如果可行的话，行楔形切除，因为全胃切除术可能无法防止复发。
    - 淋巴结取样，因为淋巴结受累发生率高。
    - 不推荐使用伊马替尼辅助治疗。
  - 无症状的、不可切除的或转移性疾病。

- 体格检查和影像学检查。
- 基线图像，如胸部 X 光片、腹部和骨盆的 CT 或 MRI，以及 PET-CT，并在 6 周内重复进行。
- 对于临床稳定的患者，应每隔 3 个月进行胸部 X 光片、CT 或 MRI 检查腹部和骨盆，持续 24 个月，随后每隔 6 个月检查一次，持续 24 个月，以后每年检查一次。

- 不可切除或转移性疾病，并有进展或临床症状。
  - 如果可行的话，理想情况是手术切缘阴性或无阴性切缘。
  - 获益风险应根据具体情况进行评估。
  - 酪氨酸激酶抑制剂治疗应在没有完全切除的患者中启用。

- 无症状的多发性复发肿瘤。
  - 应考虑酪氨酸激酶治疗。
  - 酪氨酸激酶抑制剂：伊马替尼的剂量在 260~340 mg/m² 之间，可提供类似于成人日剂量 400 mg 和 600 mg 治疗的临床获益[172]。

伊马替尼的获益仅限于 KIT 外显子 11 和 PDGFRA 突变的患者，不推荐用于野生型突变的患者。在野生型突变的儿童患者中，使用伊马替尼和舒尼替尼可以实现部分缓解和疾病稳定。

第十九章　胃肠道淋巴瘤

Alma Aslan, Serkan Akın, Taner Babacan 和 Evren Özdemir

第一节　胃肠道淋巴瘤

胃肠道（GI）是继发于广泛性淋巴结病的主要结外淋巴瘤受累部位[1]，5%~20% 的结外淋巴瘤发生在胃肠道[2]。胃肠道的原发性非霍奇金淋巴瘤（NHL）很少见（占所有胃肠道恶性肿瘤的 1%~4%），90% 为 B 细胞起源[3,4]，而继发性胃肠道受累则相对常见。

原发性胃肠道淋巴瘤可能累及从口咽到直肠的胃肠道的任何部分[5,6]。最常见的受累部位如下：胃（60%~75%）、小肠（9%）、回盲部（7%）、结直肠区（少于 1%）。

Dawson 等提出了原发性胃肠道淋巴瘤的标准（表 19.1）。淋巴瘤的不同组织学亚型可能倾向于累及某些胃肠道的特定部位（表 19.2）。原发性胃肠道淋巴瘤有一些已知的发病危险因素（表 19.3）。治疗前的检查和组织活检是明确诊断和分期的必要条件（表 19.4）。

表 19.1　原发性胃肠道淋巴瘤的 Dawson 诊断标准

发病时无周围淋巴结病变

无纵隔淋巴结

白细胞总数和白细胞分类计数正常

剖腹手术时肠道病变占优势，仅附近的淋巴结有明显受累

无肝脏和脾脏受累

表 19.2　组织学亚型的好发部位

组织学亚型	好发部位
胃 MALT 淋巴瘤（MALTOMA）	胃，通常是多灶性的
弥漫性大 B 细胞淋巴瘤	胃
套细胞淋巴瘤（MCL）	回肠末端、空肠、结肠
肠病相关 T 细胞淋巴瘤（EATL）	空肠
滤泡性淋巴瘤	十二指肠、空肠、回肠，通常为多灶性的
伯基特淋巴瘤	回肠末端
非 IPSID 非胃 MALT 淋巴瘤（西方型）	十二指肠、空肠
免疫增生性小肠病（IPSID）	十二指肠、空肠

表 19.3 原发性胃肠道淋巴瘤发病的危险因素

细菌感染	幽门螺杆菌、空肠弯曲菌
病毒感染	HIV、HBV、HCV、EBV、HTLV-1
炎症性肠病	乳糜泻、克罗恩病
免疫抑制	移植后、免疫抑制剂

注：HIV 人类免疫缺陷病毒，HBV 乙肝病毒，HCV 丙肝病毒，EBV 爱泼斯坦 - 巴尔病毒，HTLV-1 人类嗜 T 淋巴细胞病毒 -1

表 19.4 原发性胃肠道淋巴瘤的治疗前评价

病史和体格检查
全血细胞分类计数
肝肾功能检查，包括电解质、乳酸脱氢酶
人类免疫缺陷病毒、乙肝和丙肝、EB 病毒的血清学检查
胸部、腹部和盆腔的 CT 扫描
侵袭性淋巴瘤的 FDG-PET 扫描
上胃肠道淋巴瘤的超声内镜检查
内镜活检
剖腹手术取决于临床表现和可行性
胃淋巴瘤的幽门螺杆菌检测，肠淋巴瘤的空肠弯曲杆菌检测
分子标记：胃 MALT 淋巴瘤的 t（11;18）、套细胞淋巴瘤的 t（11;14）、滤泡性淋巴瘤的 t（14;18）、伯基特淋巴瘤的 MYC
骨髓穿刺和骨髓活检

注：CBC 全血细胞计数，LDH 乳酸脱氢酶，FDG-PET 氟脱氧葡萄糖正电子发射断层扫描，MALT 黏膜相关淋巴组织

关于原发性胃肠道淋巴瘤的最佳分期系统的共识还未能统一，目前使用的分期系统有 3 种：Musshoff 修改的 Ann Arbor 分期、Lugano 分期系统（结合远处受累淋巴结的测量）和 Paris 分期系统（改良的 TNM 分期系统）。

根据患者的临床情况、组织学亚型和疾病分期，治疗方案选择可从观察到干细胞移植。

本章将重点介绍最常见的胃、小肠和结肠的原发性胃肠道淋巴瘤，以及结外累及胃肠道的系统性淋巴瘤。下文将更详细地讨论胃肠道淋巴瘤的流行病学、病因学和危险因素、诊断程序、分期、治疗和随访。

第二节 原发性胃淋巴瘤

一、流行病学

胃是淋巴瘤最常见的结外部位，占胃肠道淋巴瘤的 68%~75%[7, 8]。原发性胃淋巴瘤占胃肿瘤的 3%~5%，是原发性胃肠道淋巴瘤最常见的部位 [2, 4]。原发性胃淋巴瘤主要有 2 种不同的来源：黏膜

相关淋巴组织（MALT）型结外边缘 B 细胞淋巴瘤和弥漫大 B 细胞淋巴瘤。原发性胃淋巴瘤大多为 MALT 型（40%~50%），其中 70%~80% 局限于胃（IE 期）。有研究报道，在过去的几十年中，原发性胃淋巴瘤的发病率一直在增加[9, 10]。胃淋巴瘤在 50~60 岁之间达到发病高峰，大多数是男性[11]。原发性胃肠道淋巴瘤的分布在不同的地理区域有所不同，B 细胞淋巴瘤在西方国家报道较多，而东方国家 T 细胞淋巴瘤的发病率较高。这种差异也可能是宿主因素造成的。

二、病因学和危险因素

胃淋巴瘤的病因尚不清楚，但相关的诱因包括幽门螺杆菌感染、免疫缺陷（如 HIV 感染）、乙肝感染、自身免疫性疾病、长期免疫抑制治疗（如移植后）、乳糜泻（CD）和炎症性肠病（IBD）[12-24]。

幽门螺杆菌感染与大多数胃部 MALT 淋巴瘤的发生有关（90%）。胃肠道其他部位受其影响的程度较小。虽然胃部不含有明显的淋巴组织，但淋巴瘤也可能源于黏膜部位。MALT 淋巴瘤的发生与伴幽门螺杆菌慢性胃炎时的 B 细胞克隆扩增有关。幽门螺杆菌引起的胃炎首先导致 CD4+ 淋巴细胞和成熟 B 细胞在胃固有层中积聚。幽门螺杆菌衍生的抗原驱动 T 细胞的活化、B 细胞增殖和淋巴滤泡的形成，如果幽门螺杆菌持续存在，可演变成单克隆淋巴瘤。幽门螺杆菌参与了大多数 MALT 淋巴瘤的发生发展，并可能在弥漫性大 B 细胞淋巴瘤（DLBCL）的发生发展中发挥了类似的作用。少数研究表明，单纯幽门螺杆菌根除疗法后可实现完全缓解[12-24]。

免疫缺陷是指免疫系统功能受损的状态，可以是先天性的，也可以是获得性的，还可以是医源性的。淋巴瘤的发生主要由 2 种情况决定：人类免疫缺陷病毒（HIV）感染并与相关的获得性免疫缺陷综合征（AIDS）和移植后免疫抑制。在这 2 种情况下，胃肠道是最常被累及的部位。实体器官移植后晚期可发生移植后淋巴增生性疾病，与长期高强度免疫抑制治疗以防止移植排斥有关[15, 16]。AIDS 相关淋巴瘤可累及胃肠道的任何部位，且多与晚期疾病和低 CD4 计数有关。AIDS 相关淋巴瘤的胃肠道受累率约为 14%[17, 18]。

IBD 与淋巴瘤之间存在关联已被证明，但接受免疫抑制剂（如硫唑嘌呤、6- 巯基嘌呤）或肿瘤坏死因子 -α（TNF-α）抑制剂（如依那西普、英夫利西单抗）治疗的患者发生淋巴瘤的风险是否增加仍有争议[21, 22]。高累积疾病活动性与淋巴瘤发生之间的密切关联也使抗 TNF 药物相关的淋巴瘤风险被混淆了[23]。

乳糜泻与淋巴瘤之间的相关性早已确立了。与乳糜泻相关的最常见的恶性肿瘤是小肠上部的高级别 T 细胞 NHL。另外，乳糜泻可能与肠道或其他原发部位的 B 细胞和 T 细胞类型的其他 NHL 类型有关[20, 24]。

三、诊断

胃淋巴瘤患者通常表现为非特异性症状，这些症状常见于更常见的胃病，如消化性溃疡病、非溃疡性消化不良和胃腺癌。最常见的表现症状包括上腹部疼痛或不适（93%）、厌食、体重减轻、恶心和（或）呕吐、隐匿性胃肠道出血和早期饱腹感。系统性 B 型症状（发热、盗汗）则很少见 [24, 25]。症状的持续时间不一，从几天到几年不等。

内镜和影像学检查结果可提示胃淋巴瘤的诊断，但必须通过组织病理学评估证实。胃淋巴瘤的诊断通常通过上消化道内镜检查与活检来确定。剖腹和腹腔镜检查通常仅用于穿孔或梗阻等并发症的患者。

由于胃淋巴瘤有时表现为多灶性疾病，因此外观可疑的病灶和外观正常的黏膜都必须进行活检 [13]。应从胃、十二指肠、胃食管交界处进行多处活检。超声内镜（EUS）应确定侵犯深度和有无胃周淋巴结 [26, 27]。

内镜医师应以获取最大的活检标本为目标。超声内镜引导下细针穿刺活检（FNAB）[28] 或内镜下黏膜下切除术可提供更大的诊断能力。

上消化道内镜检查的结果可包括黏膜红斑、伴有或不伴有溃疡的肿块或息肉样病变、良性样的胃溃疡、结节，或胃皱襞增厚或脑回样改变 [29, 30]。伴 MALT 淋巴瘤的患者在 EUS 上可见浅表性扩散或弥漫性浸润性病变，而弥漫性大 B 细胞淋巴瘤（DLBCL）则有典型的肿块形成性病变 [31]。

通过组织病理学和免疫组化检查，辅以细胞遗传学和分子生物学检查，可明确诊断。完整的诊断需要组织病理学分类和正确的分期，这两者都对治疗决策有影响。

绝大多数（大于 90%）的胃淋巴瘤均分为 2 种组织学亚型：MALT 淋巴瘤和 DLBCL [7, 8]。

MALT 淋巴瘤可根据是否有幽门螺杆菌的存在可分为幽门螺杆菌阳性 MALT 淋巴瘤或幽门螺杆菌阴性 MALT 淋巴瘤。大多数胃 MALT 淋巴瘤患者（大于 90%）为幽门螺杆菌阳性。与幽门螺杆菌阳性的 MALT 淋巴瘤相比，幽门螺杆菌阴性的 MALT 淋巴瘤往往更容易发生 t（11;18）（q21;q21）易位 [32, 33]。

结外边缘区 B 细胞淋巴瘤（MZL）又称黏膜相关淋巴组织低级别 B 细胞淋巴瘤，是一种起源于胃、唾液腺、肺、小肠、甲状腺及其他部位的上皮组织的结外淋巴瘤。因其倾向于长期局限于原发组织，故最初被称为"假性淋巴瘤"，但目前已认识到它是一种克隆性 B 细胞肿瘤，经常在局部复发，并有可能向全身扩散和转化为高级别 B 细胞淋巴瘤。MALT 淋巴瘤占所有累及胃的原发性淋巴瘤的 50% [12, 24]。组织学上，最重要的发现是存在数量不等的淋巴上皮病变，这种淋巴上皮病变定义为肿瘤细胞对黏膜腺体的侵袭和部分破坏。据推测，结外 MZL 起源于生发中心的记忆 B 细胞，其具有分化为边缘区和浆细胞的能力。肿瘤 B 细胞可表达表面免疫球蛋白（Ig）和泛 B 抗原（CD19、CD20、CD79a）、边缘区相关抗原（CD35 和 CD21，且无 CD5、CD10、CD23）和周期蛋白 D1。在正常的 B 细胞和 T 细胞中，抗原与细胞表面的抗原受体相互作用产生的信号导致蛋白 B 细胞白血病 / 淋巴瘤 10（BCL10）与 MALT 淋巴瘤相关易位（MALT1）蛋白结合。这会触发其他事件，导致核因子 κB（NF-κB）的激活。NF-κB 是一种转录因子，开启一组促进 B 细胞存活的基因 [34]。最常见的易位是 t（11;18）（q21;q21）、t（14;18）（q32;q21）、t（1;14）（p22;q32）和 t（3;14）（p13;q32）。具体来说，t（11;18）

易位是 11 号染色体上的细胞凋亡抑制 -2 基因（别称为 API2 或 IAP2）与 18 号染色体上的 MALT1 基因融合[35]。从而导致 BCL10 的过表达，引起细胞转化，为肿瘤 B 细胞提供生存优势。免疫组化测定的胃 MALT 中 BCL10 或 NF-κB 的核表达与胃 MZL 对抗生素治疗的耐药性有关，即使在那些缺乏 t（11;18）的肿瘤中也是如此[36]。

结外边缘区淋巴瘤的诊断是基于从受累部位采集的组织的形态学、免疫表型和基因分析。如前文详细介绍的，形态学显示了具有反应性滤泡的小细胞多形性浸润。虽然通常存在大细胞，但它们的数量极少。在免疫表型分析中，细胞的 B 细胞标志物 CD19、CD20 和 CD22 呈阳性，而 CD5、CD10 和 CD23 呈阴性。分子诊断分析包括基于聚合酶链反应（PCR）的 IgH 基因重排分析，有助于区分结外 MZL 和反应性增生。几乎在所有病理中都可发现染色体异常，通常为 t（11;18），对诊断有帮助。

DLBCL 是一组异质性肿瘤，在临床、组织学、免疫表型和细胞遗传学上都具有可变性。根据基因表达模式可分为 4 个亚组，每个亚组的预后不同。① T 细胞 / 组织细胞丰富的大 B 细胞淋巴瘤；② 血管内大 B 细胞淋巴瘤；③ 淋巴瘤样肉芽肿；④ 原发纵隔 DLBCL。胃肠道 DLBCL 包括以前称为高级别 MALT 淋巴瘤的病变。可发生在胃肠道的任何部位，是原发性胃淋巴瘤最常见的组织学类型，约占 50%。与低级别 MALT 淋巴瘤患者相比，这些患者往往有更多的全身症状，诊断时分期更晚，预后更差。在内镜下，大多数 DLBCL 表现为浸润性病变，伴有奇异的溃疡或明显的皱襞扩大。在某些患者中，受侵节段有特殊的息肉样结节。可单发或多发。最常见的易位分别为：伴 BCL2 重排的 t（14;18）（q32;q21）易位、伴 BCL6 重排的 t（3;14）（p27;q32）易位，以及伴 MYC 重排的 t（8;14）（q24;q32）易位。已观察到 CD45、CD5、CD10 表达的差异，尤其是 CD10 表达被认为是预后指标[37]。MYC 是一种致癌转录因子，是公认的人类恶性肿瘤中最常发生改变的基因之一。MYC 也在淋巴瘤发展过程中扮演重要角色[38]。BCL2 是一种抗凋亡基因，与非霍奇金淋巴瘤的化疗耐药有关，并已作为 DLBCL 的预后生物标志物进行了广泛的研究[39]。MYC 易位，无论有无 BCL2 易位，都与 DLBCL 的不良预后相关。存在 MYC 和 BCL2 蛋白共表达的 DLBCL 患者表现出较差的总生存期和无进展生存期[40]。

其余的胃淋巴瘤病例可表现为任何组织学类型，但最常见的是套细胞淋巴瘤、滤泡性淋巴瘤和外周 T 细胞淋巴瘤[7,8]。

在确诊为胃肠道淋巴瘤后，治疗前的评估可以确定疾病的程度。实验室检查包括全血细胞分类计数、HIV 血清学、肝肾功生化、电解质、乳酸脱氢酶（LDH），以及乙型肝炎和丙型肝炎的血清学检测。

应行胸部、腹部和盆腔的对比增强计算机断层扫描（CT），以评估远处疾病。正电子发射断层扫描（PET）在 DLBCL 病例外的应用是有争议的[41]。患者应行幽门螺杆菌检测，可通过组织学标本、活检尿素酶试验、尿素呼气试验、粪便抗原试验或血清学检测。此外，应进行 t（11;18）的荧光原位杂交（FISH）或聚合酶链反应（PCR）检测。所有患者都应行骨髓活检和抽吸。有生育能力的男性和女性应接受有关治疗对其生育的潜在影响和保留生育功能选择的咨询，如果计划进行化疗，育龄妇女应进行妊娠试验。

四、分期

胃肠道淋巴瘤的正确分期包括[42]：

体格检查：评估浅表淋巴结，腹部触诊可发现肝大、脾肿大及腹部肿块。

超声内镜检查，是确定局部胃肠道受累的金标准。

颈部、胸部和腹部的计算机断层扫描，以检测膈肌上下淋巴结的受累情况，以及其他与胃肠道无关的结外受累情况。

正电子发射断层成像一般不用于分期，特别是 MALT 淋巴瘤，但它在确定治疗前的淋巴受累和治疗反应方面仍有一定作用。

骨髓活检：尽管低级别的惰性疾病往往局限于胃肠道局部，但仍应进行骨髓活检，以排除可能影响治疗和随访管理的骨髓受累。然而，关于其效用的证据水平不高[43]。

在过去的几十年里，为了改善原发性胃肠道淋巴瘤的预后分层，主要考虑到不同的临床参数，已经开发了几种分期系统。最流行的分期系统是 Ann Arbor 系统。结外淋巴瘤的扩散模式与原发性淋巴结淋巴瘤不同。因此，Ann Arbor 分期是不适用的，尤其对于原发性胃淋巴瘤。Musshoff 对胃肠道淋巴瘤做了一些调整和修改（表 19.5）[44]。Lugano 分期系统是在原 Ann Arbor 分期系统的基础上改进的，用于原发性胃肠道淋巴瘤的分期。它的开发旨在将侵袭深度和远处淋巴结受累的情况相结合（表 19.6）[45]。早期（Ⅰ ~ Ⅱ期）疾病包括单一的原发病灶或局限于胃肠道的多发性、跳跃型病变，可能累及淋巴结。Lugano 系统中没有Ⅲ期。晚期（Ⅳ期）疾病表现为播散性结外受累或同时伴有膈上淋巴结受累。欧洲胃肠道淋巴瘤研究组在胃腺癌分期模型基础上提出的一种改良的 TNM 分期系统，也称为 Paris 分期系统，但并不常用（表 19.7）[46]。治疗决策是根据这些分期系统做出的。

表 19.5　由 Musshoff 改良的用于结外淋巴瘤的 Ann Arbor 淋巴瘤分期系统

疾病分期	侵犯范围
Ⅰ期	单个淋巴器官或结外部位
Ⅱ期	膈肌同侧有 2 个或 2 个以上淋巴区，或膈肌同侧有单个结外器官加淋巴结受累
Ⅱ1期	区域淋巴结受累
Ⅱ2期	远处淋巴结受累
Ⅲ期	膈肌两侧均有淋巴结受累
Ⅳ期	播散性疾病累及其他结外部位（如肝脏、骨髓、腹壁）

表 19.6　用于胃肠道淋巴瘤分期的 Lugano 系统

疾病分期	侵犯范围
Ⅰ 期	肿瘤局限于胃肠道，单个原发灶或多个不连续病灶
Ⅰ 1 期	肿瘤不超过黏膜或黏膜下层
Ⅰ 2 期	肿瘤浸润固有肌层和（或）浆膜下层和（或）浆膜
Ⅱ 期	肿瘤从原发的胃肠道部位延伸到腹部
Ⅱ 1 期	局部淋巴结受累
Ⅱ 2 期	远处淋巴结受累
Ⅱ E 期	穿透浆膜并累及邻近器官或组织
Ⅳ 期	播散性疾病累及结外部位，或原发性胃肠道病变累及膈上淋巴结

表 19.7　用于原发性胃肠道淋巴瘤的 Paris 分期系统（TNMB）

疾病分期	侵犯范围
Tx	淋巴瘤范围不明
T0	无淋巴瘤的证据
T1	淋巴瘤局限于黏膜或黏膜下层
T1m	淋巴瘤局限于黏膜
T1sm	淋巴瘤局限于黏膜下层
T2	淋巴瘤浸润固有肌层或浆膜下层
T3	淋巴瘤穿透浆膜而未侵犯临近结构
T4	淋巴瘤浸润临近结构或器官
Nx	未评估淋巴结受累
N0	无淋巴结受累的证据
N1	区域淋巴结受累（对于 GL：胃周淋巴结，以及沿脾脏、肝总动脉和胃左动脉的淋巴结受累）
N2	区域外的腹腔内淋巴结受累
N3	腹腔外的淋巴结受累
Mx	未评估播散
M0	无结外播散的证据
M1	胃肠道不同部位（如胃和直肠）的不连续受累
M2	其他组织或器官的不连续受累
Bx	未评估骨髓受累
B0	无肿瘤受累的证据
B1	淋巴瘤骨髓浸润

五、治疗和预后因素

胃淋巴瘤的预后比肠淋巴瘤和胃腺癌要好，这可能是因为胃淋巴瘤倾向于长期局限于胃部。疾病的分期和组织学分级是最重要的独立预后因素。事实上，肿瘤壁的浸润深度、肿瘤的大小和浆膜的渗透也是其他不良的预后因素[47]。具有 MYC 和 BCL2 易位的 DLBCL 与不良预后和更差的化疗反应有关[48]。文献中描述的其他不利生存因素包括年龄较大、T 细胞淋巴瘤、结节型、乳酸脱氢酶（LDH）升高、单克隆抗体 Ki-67 或 MIB1 测定的具有较高的细胞增殖指数的病灶，以及非整倍体淋巴瘤。

胃淋巴瘤的治疗方式一直是一个有争议的话题，尚未有标准化的最佳治疗方案。胃 MALT 淋巴瘤的治疗取决于是否同时存在幽门螺杆菌感染。对于伴幽门螺杆菌感染的早期（Ⅰ～Ⅱ期）胃 MALT 淋巴瘤，以根除幽门螺杆菌为初始治疗。据报道，成功根除幽门螺杆菌后，70% 以上的患者可获得缓解[49]。在初始治疗后，必须通过连续内镜监测患者，以评估疾病的反应和复发。具有 t（11;18）易位的肿瘤不太可能对幽门螺杆菌的根除有反应，可以考虑使用替代疗法[50]。初期接受幽门螺杆菌根除治疗的患者需要在治疗结束后进行评估，以确定幽门螺杆菌是否被成功根除以及是否有肿瘤缓解。20%~30%的患者对幽门螺杆菌根除治疗无反应或在随访中出现复发。对这些患者应仔细复查，确认是否患有 MALT 淋巴瘤，并排除更具侵袭性的淋巴瘤[51]。这些患者还应该接受根治性放疗（RT）。接受 RT 治疗的患者几乎都能达到完全缓解（CR），复发率较低，但有可能出现更多的并发症。

对于没有幽门螺杆菌感染证据的患者、幽门螺杆菌根除治疗失败的患者，以及有 t（11;18）易位的肿瘤的患者，通常采用局部放疗。其他治疗方法包括免疫治疗、化学免疫治疗和多药化疗，仅用于 RT 失败或复发的患者。单药免疫治疗药物利妥昔单抗是特异性针对 B 细胞表面抗原 CD20 的人鼠嵌合抗 CD20 单克隆抗体。它已证实对起源于包括胃在内的不同结外器官的 MALT 淋巴瘤有效。国际结外淋巴瘤组（IELSG）对不同疾病分期的胃淋巴瘤进行了第一个 Ⅱ 期前瞻性研究，总缓解率为 64%[52]。另一项更大规模的研究评估了利妥昔单抗对包括 t（11;18）（q21;q21）患者在内的耐药或难治性原发性胃淋巴瘤的疗效；与晚期疾病相比，它用于早期疾病的缓解率更高[53]。在一项小型回顾性研究中，评估了以蒽环类抗生素为基础的联合疗法中加利妥昔单抗的情况，该研究纳入了利妥昔单抗加 CHOP（环磷酰胺、多柔比星、长春新碱和泼尼松龙）或 CNOP（环磷酰胺、米托蒽醌、长春新碱和泼尼松龙）治疗的复发 MALT 淋巴瘤。所有患者均取得完全缓解[54]。

对于早期幽门螺杆菌阴性胃 MALT 淋巴瘤或 t（11;18）的患者，联合局部放疗的初始治疗与更长期的缓解有关。

晚期（Lugano Ⅳ 期）患者如果幽门螺杆菌阳性，则接受幽门螺杆菌根除治疗，然后在症状出现之前一般采取观察，此时再接受免疫治疗和（或）化疗。对于无症状的患者，建议先进行观察而不是化疗。以免疫治疗为基础的治疗仅用于疾病进展或症状发展时。

胃 DLBCL 的治疗方案包括手术、放疗、化学免疫治疗、幽门螺杆菌根除治疗，以及以上方法的组合。

通常，大多数患者采用化学联合免疫治疗的治疗方案。少数患者可能是幽门螺杆菌根除治疗试验的候选者。胃 DLBCL 患者有必要根除幽门螺杆菌，因为幽门螺杆菌的存在可能会增加复发的风险[55]。化疗比手术的耐受性更好。对于大多数胃 DLBCL 患者，建议使用利妥昔单抗加化疗联合或不联合受累野 RT。单纯使用幽门螺杆菌根除疗法治疗局限期胃 DLBCL 并不被普遍接受，需要非常密切的监测。胃切除术仅用于有穿孔、梗阻或顽固性出血等并发症的患者。

六、随访

良好的临床判断、仔细的病史和体格检查是患者随访的基石。初始接受幽门螺杆菌根除治疗的患者需要在治疗完成后 4~8 周进行评估，以确定幽门螺杆菌是否被成功根除，是否有肿瘤缓解。应行尿素呼气试验以确认根除感染。在成功根除幽门螺杆菌后，患者应定期接受上消化道内镜检查和多次活检，以评估肿瘤缓解和监测复发情况。重复的活检组织学评估仍然是一项必需的随访程序，以排除重大疾病持续存在的可能性，特别是在幽门螺杆菌持续感染的患者中，出现可能与胃癌相关的早期上皮改变。

遗憾的是，对治疗后胃活检中的淋巴浸润的解释是非常困难的，对组织学缓解的定义也没有统一的标准。在诊断时，我们可以使用最初设计的 Wotherspoon 组织学指数来区分胃炎和 MALT 淋巴瘤[56]。利用这些标准，表现为 0~2 级病变的患者被认为具有组织学完全缓解，而 3 级病变则被归为部分缓解（PR）。相比之下，Gela 评分则将组织学完全缓解定义为正常或空的固有层和（或）纤维化，固有层内无或稀少的浆细胞和淋巴细胞，无淋巴上皮细胞病变[57]。治疗结束后，定期观察患者，以监测治疗并发症，并评估可能出现的复发或进展。随访的频率和程度取决于患者和医生的舒适度。目前还没有前瞻性的随机试验来比较不同的随访计划。在实现幽门螺杆菌根除后，建议进行严格的内镜随访，在治疗后 2~3 个月行多次活检以排除肿瘤进展，随后（每年 2 次，共 2 年）监测淋巴瘤的组织学消退[58, 59]。

因为所有的淋巴瘤都会复发，所以监测是必要的。建议对所有患者进行长期仔细的内镜和系统性随访（临床检查、血细胞计数和最少每 12~18 个月进行一次充分的放射学或超声检查）[59]。

第三节　原发性小肠淋巴瘤

小肠恶性肿瘤占所有胃肠道恶性肿瘤的比例不到 3%[60]。淋巴瘤可能是肠道的原发癌，更可能是系统性疾病肠道受累。原发性小肠淋巴瘤是指起源于小肠的结外淋巴瘤，大部分疾病局限于该部位。可出现相邻的淋巴结受累和远处扩散，但这种情况下主要的临床表现是小肠相关症状。根据 Dawson 定义，全血细胞计数和外周血涂片必须正常，且无肝、脾等淋巴瘤受累，才能诊断为原发性肠淋巴瘤[5]。

小肠淋巴瘤占所有小肠恶性肿瘤的 20%。约 30% 的胃肠道淋巴瘤发生在小肠。小肠的淋巴瘤最常见于回肠（65%），其次是空肠（25%）和十二指肠（10%）。有时可能累及多个部位[61]。小肠淋巴瘤分为 B 细胞淋巴瘤和 T 细胞淋巴瘤，低级别淋巴瘤和高级别淋巴瘤。世界卫生组织（WHO）的分类系统根据这些标准来确定治疗方法。小肠淋巴瘤多为 B 细胞源性和非霍奇金淋巴瘤。T 细胞起源的淋巴瘤仅占 20%；而胃肠道的霍奇金淋巴瘤，无论是原发性还是继发性，都极为罕见[62]。小肠淋巴瘤主要分为 3 类：MALT 淋巴瘤、除 MALT 淋巴瘤外的其他 B 细胞淋巴瘤（如弥漫性大 B 细胞淋巴瘤、套细胞淋巴瘤、伯基特淋巴瘤、滤泡淋巴瘤等）和 T 细胞淋巴瘤。MALT 淋巴瘤又分为 2 个亚组：免疫增生性小肠病（IPSID）和非 IPSID MALT 淋巴瘤。T 细胞肠淋巴瘤主要有 2 种类型：肠病相关 T 细胞淋巴瘤（EATL）和结外 NK-/T-细胞淋巴瘤。

黏膜下淋巴组织是淋巴瘤的起源。约 70% 的淋巴瘤表现为直径大于 5 cm 的大肿瘤。局限性或结节状肿块的发展使管腔变窄，导致腹痛、体重减轻、厌食、呕吐、肠梗阻，以及较少见的胃肠道出血。穿孔是特征性的表现。穿孔的风险与肿瘤的位置有关，回肠肿瘤发生穿孔的风险最高[7]。B 症状在胃肠道淋巴瘤中不常见。IPSID 的典型表现包括伴有呕吐和腹部绞痛的慢性腹泻和脂肪泻，体格检查可观察到杵状指。

一、流行病学

淋巴瘤亚型的分布是由病因因素和宿主对这些因素的反应来预测的。小肠淋巴瘤在西方国家虽属罕见，但在世界上一些地区，如中东和地中海国家，它是最常见的淋巴瘤。发病年龄随组织学亚型的不同而不同。基于人群的研究表明，世界不同地区的组织学也存在差异。所有的小肠淋巴瘤患者均以男性为主。

与累及胃部的淋巴瘤相比，原发性小肠淋巴瘤在西方国家并不常见。MALT 淋巴瘤是小肠最常见的淋巴瘤。IPSID（一种独特的 MALT 淋巴瘤），又称地中海淋巴瘤或 α 重链病，弥漫性累及小肠，最早在东方犹太人和阿拉伯人中发现。IPSID 主要出现在中东和地中海地区，但也可能出现在这些地区以外。在中东和地中海国家，IPSID 占所有原发性胃肠道淋巴瘤的 75%。男性居多，中位年龄为 25 岁[63]。然而，非 IPSID MALT 淋巴瘤在发达国家最为常见，且多发于中年男性。

Burkett 淋巴瘤（BL）是非洲的地方性疾病，其在非洲的发病率比世界其他地区高出约 50 倍。它通常出现在颌部，并与 Epstein Barr 病毒（EBV）密切相关。典型的胃肠道表现是回肠末端的阻塞性病变，主要见于散发性 BL 或非洲以外的流行地区。例如，在中东地区，原发性胃肠道 BL 是儿童的常见病，与 EBV 无关。Burkett 淋巴瘤也见于 HIV 感染，经常继发于胃肠道受累[64]。

肠 T 细胞淋巴瘤（ITL）很少见，约占所有胃肠道淋巴瘤的 5%，与乳糜泻密切相关。在一些乳糜泻发病率较高的地区，EATL 的发病率也可能很高，这反映了明显的地理差异。EATL 最常见于成年男性，中位诊断年龄为 60 岁[65]。然而，一小组墨西哥 EATL 患者的中位年龄为 24 岁，其中 EBV 可能是导致该病的原因[66]。

二、病因和危险因素

与幽门螺杆菌和胃 MALT 淋巴瘤之间已经确定的关联性相反，尚未发现小肠 MALT 淋巴瘤与感染性微生物之间的明确关联。幽门螺杆菌还可能导致胃以外的其他胃肠道部位的淋巴瘤，然而，关于这种关联的数据还存在争议。社会经济地位低下和卫生条件差，以及弯曲杆菌感染，都是 IPSID 的危险因素。在一项回顾性分析中证实了这种密切关联[67]。HLA-Aw19、HLA-B12、HLA-A9 单体型是一些已知的与 IPSID 相关的等位基因[68]。IPSID 可能与细菌感染有关，因为在疾病早期阶段使用抗生素是有益的，提示病因学可能是感染。然而，空肠弯曲菌在 IPSID 中的致病作用尚无确凿证据。

慢性炎症易导致腺癌和淋巴瘤 2 种小肠恶性肿瘤。慢性炎症性肠病患者，尤其是接受免疫抑制剂治疗的患者，肠淋巴瘤的发生率的绝对值有小幅增加。这些淋巴瘤大多数起源于 B 细胞，很多都证明感染了 EBV。克罗恩病更多地与小肠淋巴瘤的发生有关，而溃疡性结肠炎则与结直肠部位的淋巴瘤有关[69]。与淋巴瘤相关的另一种慢性炎症是乳糜泻。乳糜泻患者发生 EATL 的风险增加，可能是由于暴露于麦醇溶蛋白后的慢性黏膜炎症反应。患乳糜泻 30 年的患者有约 5% 的 EATL 风险。未治疗的乳糜泻患者和诊断时年龄较大的患者发生 EATL 的风险更大[70]。溃疡性肠炎是 EATL 的一种变异类型，也是长期乳糜泻的后遗症。除了乳糜泻和 EATL 有关外，累及胃肠道系统的结外 NK/T 细胞淋巴瘤也可能与 EBV 密切相关。虽然发病机制尚不清楚，但这些淋巴瘤中均存在 EBV[71]。

淋巴瘤发病率的增加与获得性和先天性免疫缺陷状态有关。感染 HIV 的患者由于 B 细胞过度活化，患肠淋巴瘤的风险更高。HIV 相关淋巴瘤一般为高级别的 B 细胞淋巴瘤，预后较差。一般来说，继发性胃肠道受累可能出现在 HIV 中，但也有小肠原发性淋巴瘤的报道。由于自身免疫性疾病和实体器官移植（移植后）的免疫抑制剂的使用，患者可能对肠道淋巴瘤，特别是 EBV 相关的 B 细胞淋巴瘤更具易感性。一般来说，与免疫缺陷相关的淋巴瘤好发于结外部位，尤其是胃肠道，而与免疫缺陷的原因无关[72]。先天性或获得性免疫缺陷病与肠 T 细胞淋巴瘤无关。

结节性淋巴增生，又称滤泡性淋巴增生，是一种良性疾病，被认为是原发性小肠淋巴瘤的潜在危险因素。在儿童时期，它通常是一种良性疾病，一般会自然消退。但是，它与成人的免疫缺陷和贾第虫病有关。关于疾病发展病因的数据存在矛盾。此外，在没有免疫缺陷的情况下，结节性淋巴增生与肠淋巴瘤相关的证据更强[73]。与其他癌症一样，既往接受过腹部放射治疗也是淋巴瘤的另一个危险因素。

三、诊断

近年来小肠淋巴瘤的诊断方法有所改善。除了钡餐造影、CT 扫描、肠道造影等 X 线影像学技术外，十二指肠镜、球囊辅助内镜、无线胶囊内镜等内镜技术也有助于小肠淋巴瘤的定位。侵入性较低的技术，如与 CT 或 MRI 联合进行的肠道造影，是检测小肠恶性肿瘤的有前途的技术。PET 常用于肠淋巴瘤的分期和治疗反应评估，以及复发时的再分期。肠淋巴瘤目前还没有确定的影像学检查方法，应根据临床情况从这些方法中进行选择。

根据特征性影像学表现常可怀疑为胃肠道淋巴瘤。X 射线造影检查上可疑的图案外观为黏膜皱襞、黏膜结节的浸润和增厚、不规则的溃疡区域或造影剂淤积[74]。胸部和腹部的 CT 扫描通常是最初的诊断手段。CT 可能显示肠壁增厚，这一发现需要进一步评估和活检。PET 在小肠淋巴瘤中的价值与其他部位的淋巴瘤一样，取决于组织学亚型。例如，具有侵袭性组织学的淋巴瘤，如 DLBCL、MCL、BL 和 EATL，通常有典型的 FDG 摄取。另外，边缘区淋巴瘤（MALT 淋巴瘤）和 FL 具有不同的 FDG 亲和力[75]。重要的是，胃肠道中 FDG 亲和力的解释可能会因生理性 FDG 活性的存在或与炎症条件（如克罗恩病或感染）相关的活性的存在而复杂化[76]。将 PET 成像纳入胃肠道 DLBCL、MCL、BL 和 EATL 患者的治疗前评估已经成为标准。

虽然在技术上有一定的难度，但内镜下小肠病变活检可以像其他小肠恶性肿瘤一样具有诊断意义。内镜方法取决于受累部位。十二指肠近端可能很容易通过上消化道内镜到达。小肠的淋巴瘤也可以通过推进式小肠镜到达，而远端小肠的病变可以在结肠镜检查时用回肠末端插管进行评估。无线胶囊内镜是另一种有用的技术，用于评估有提示性临床表现的或可疑影像学发现的患者的小肠。与其他内镜方法不同，胶囊内镜无法进行组织活检。

除了获取组织外，内镜下的发现和肿瘤位置也可以指导诊断。不同组织学类型的淋巴瘤在内镜检查中呈现出不同的典型的表现。MCL 中可出现完全有或不伴有正常黏膜介入的小结节或息肉样肿瘤，称为多发性淋巴瘤性息肉病[77]。此外，在 FL 中，内镜检查最常见的表现是多个比 MCL 更小的息肉样病变，通常在十二指肠的降部，有些病例中表现为肝胰壶腹周围的息肉集聚并引起黄疸。在约 15% 的滤泡性淋巴瘤中，有类似腺瘤的单发病灶[78]。EATL 中可见大的环周空肠溃疡，但无明显肿瘤肿块。受累黏膜的活检显示淋巴瘤，而看似正常的黏膜的活检通常显示乳糜泻特有的绒毛萎缩[79]。已注意到某些组织学亚型的相对好发部位：MCL 在回肠末端和空肠，EATL 在空肠，FL 在十二指肠。MALT 淋巴瘤和 FL 可为多灶性的。在 FL 中，约有 17% 的病例累及小肠的其他段[80]。小肠 DLBCL 通常发生在回盲部。回肠末端是原发性肠 BL 最常见的受累部位。

在小肠中进行组织取样有时可能非常具有挑战性。肠淋巴瘤有时可通过内镜下的肠黏膜活检来诊断，但由于本病主要累及固有层，通常需要全层手术活检，如伴有梗阻、穿孔或大出血等急性表现，或需要剖腹并切除受累肠道的患者。有时，如果诊断有困难，可进行手术探查和切除明显受累的肠段。

最初应进行全血细胞计数，血清生化，HIV 和乙肝、丙肝的血清学检查等实验室检查。高达 70% 的 IPSID 患者有 α 重链副蛋白血症[81]。副蛋白血症可能会随着 IPSID 从早期发展到晚期淋巴瘤而减少。

内镜下的临床表现可能不具有特异性。因此，几乎所有的胃肠道淋巴瘤都必须进行病理确认。经病理确认后可做出治疗决定。小肠淋巴瘤的诊断和分型取决于对组织样本进行仔细病理检查。免疫组化（IHC）和分子研究可以得出胃肠道淋巴瘤的特异亚型。初步评估应确定起源细胞。细胞表面抗原的 IHC 和细胞计数检查将淋巴瘤区分为 B 细胞或 T 细胞起源。经典的 B 细胞淋巴瘤表达 CD19、CD20 和 CD22，而 T 细胞淋巴瘤表达 CD3。与胃的 MALT 淋巴瘤不同，IPSID 或非 IPSID 的小肠 MALT 淋巴瘤不存在特异性染色体畸变。与其他 MCL 一样，小肠原发性 MCL 的特征是相同的染色体易位：t（11;14）（q13;q32）。BL 还具有与 MYC 相关的细胞遗传学异常。免疫表型、流式细胞检测、荧光原位杂交等多种检测方法可用于明确不同类型的淋巴瘤。T 细胞淋巴瘤的病理诊断是基于组织学和免疫表型的综合，如 T 细胞的克隆和一些乳糜泻的证据。结外 NK/T 细胞淋巴瘤通常表现为面部肿块，但原发性肠型也可见。CD2、CD3、CD56 等 NK/T 细胞标志物和 EBV 的显示是关键的诊断特征。EBV-DNA 水平也可用于指示治疗反应和复发[82]。

四、分期

初步的分期手段包括内镜检查和横断面成像。与其他淋巴瘤一样，需要进行基础实验室检查和骨髓活检。与胃淋巴瘤不同，肠淋巴瘤很少使用超声内镜来评估黏膜浸润深度和区域淋巴结受累。

Ann Arbor 分期系统常用于 NHL 的分期。结外淋巴瘤的扩散模式与原发性淋巴结淋巴瘤不同。Ann Arbor 分期系统被认为不适用于结外淋巴瘤的分期，导致了对胃肠道淋巴瘤的适应和改良，如 Musshoff 改良的结外淋巴瘤分期系统[44]。Lugano 分期系统纳入了侵犯深度和疾病扩散。Ⅰ～Ⅱ期疾病包括单一的原发病灶或局限于胃肠道的多发性、跳跃型病变，可能累及淋巴结。Lugano 系统中没有Ⅲ期疾病。晚期（Ⅳ期）疾病表现为播散性结外受累或同时伴有膈上淋巴结受累[45]。然而，该系统可能会造成更多的困惑而不是好处。欧洲胃肠道淋巴瘤研究组（EGILS）提出了一种改良的 TNM 分期系统，即 Paris 分期系统[46]。但是，这些分期系统内部存在一些矛盾。例如，Musshoff 改良的分期系统并没有考虑到直接扩散到邻近组织或器官，这在 Lugano 系统中属于ⅡE 期。另外，Paris 的 M1 期表示胃肠道内各个部位（如直肠和十二指肠）的不连续受累，在 Musshoff 改良分期或 Lugano 分类系统中无对应的类型。改良的 Ann Arbor 分期系统、Lugano 分类系统和 Paris 分期系统是胃肠道淋巴瘤中最常用的分期工具。表 19.8 概述了它们的区别。

表 19.8　Lugano 分类标准、改良的 Ann Arbor 分期（Musshoff 改良版）和 Paris 分期系统的比较

分期	Lugano 分类标准	改良的 Ann Arbor 分期	Paris 分期系统	疾病程度
Ⅰ 期	Ⅰ	Ⅰ E1	T1 N0 M0-1 B0	黏膜、黏膜下层
		Ⅰ E2	T2 N0 M0-1 B0	固有肌层、浆膜下层
		Ⅰ E2	T3 N0 M0-1 B0	穿透浆膜
Ⅱ 期	Ⅱ 1	Ⅱ E1	T1-4 N1 M0-1 B0	区域淋巴结
	Ⅱ 2	Ⅱ E2	T1-4 N2 M0-1 B0	腹腔内远端淋巴结
	Ⅱ E	Ⅰ E2	T1-4 N0 M0-1 B0	侵犯邻近器官
Ⅳ 期	Ⅳ	Ⅱ E	T1-4 N3 M0-1 B0	腹外淋巴结
		Ⅳ E	T1-4 N0-2 M2 B0	弥漫性或播散性扩散
		Ⅳ E	T1-4 N0-2 M0-1 B1	骨髓浸润

五、治疗

小肠淋巴瘤的治疗取决于肿瘤的亚型和分期。小肠淋巴瘤的治疗有观察和等待、抗生素、化疗、免疫治疗、放疗和手术等多种治疗方式，以及不同方式的组合。与其他大多数小肠肿瘤不同，小肠淋巴瘤治疗的主要方法是化疗，联合或不联合放疗，一般不做切除。出血或穿孔时需要紧急手术干预。小肠淋巴瘤有时需要行剖腹术以明确诊断和治疗。低级别淋巴瘤可仅通过切除术治愈。有研究揭示了手术后辅助化疗的益处[83]。B细胞淋巴瘤从化疗中的获益比T细胞淋巴瘤更多。放射治疗可能对十二指肠淋巴瘤有一定的获益，然而，它的多灶性及其扩散性使其具有挑战性[84]。化疗的选择取决于侵袭性淋巴瘤的组织学。小肠淋巴瘤的预后取决于其组织学亚型、组织学分化级别、疾病分期和国际预后指数（IPI）[85]。低级别B细胞淋巴瘤的生存率最好，而T细胞淋巴瘤的生存率最差[7]。小肠淋巴瘤按其组织学亚型的治疗方法介绍如下。

由于对IPSID的研究很少，因此尚未确定这种淋巴瘤的最佳治疗方法。早期用抗生素治疗，后期加用化疗和放疗。对幽门螺杆菌和空肠弯曲杆菌使用抗生素可能会导致局限于肠黏膜的早期IPSID出现消退。细菌培养结果可指导抗生素的选择。如果培养无生长，则应使用氨苄西林、甲硝唑或四环素。但多数高级别患者会复发，放疗和（或）化疗以及营养支持是治疗的主要手段[86]。在蒽环类为基础的化疗方案中加入四环素，对于晚期和复发的病例，5年生存率可达70%[87]。IPSID型小肠MALT淋巴瘤的化疗方案包括环磷酰胺、长春新碱、多柔比星和泼尼松联合利妥昔单抗（R-CHOP）。

小肠惰性淋巴瘤包括某些形式的非IPSID MALT淋巴瘤和滤泡淋巴瘤。非IPSID MALT淋巴瘤的分期决定了治疗方式。疾病早期应采用手术或放疗进行局部治疗[88]。非IPSID MALT淋巴瘤伴高级别组织学（如DLBCL）的患者必须像胃癌一样积极治疗。孤立的MALT淋巴瘤被归类为惰性淋巴瘤，因此治疗方法可能与其他惰性形式，如滤泡淋巴瘤（FL）相似。原发性肠滤泡淋巴瘤是一种弥漫性惰性疾病，可成功地被多种方式治疗，如观察和等待、放疗、利妥昔单抗和化疗。目前没有关于肠道非IPSID MALT淋巴瘤使用抗生素的信息。

由于肠道DLBCL的研究样本量小，尚未确定最佳治疗方法。虽然还没有随机临床试验，但包括R-CHOP等药物在内的联合治疗方案可能会改善肠道DLBCL的结局。对于穿孔、梗阻、出血或大的炎性肿块等并发症，则可选手术治疗。手术切除后，辅助使用R-CHOP等联合治疗方案可能会有获益[89]。在缺乏前瞻性随机试验的情况下，手术加化疗似乎比单用化疗产生更好的结局[83]。由于肠道辐射的风险，放疗在小肠DLBCL的治疗中没有作用[84]。

其他侵袭性B细胞淋巴瘤MCL和BL最初采用化疗治疗[90]。这些疾病的罕见性不允许进行大型临床试验，这些淋巴瘤的治疗与它们对应的淋巴结淋巴瘤形式相似。应采用诱导和巩固治疗方案，适当的患者应考虑进行自体造血干细胞移植（HCT）。在某些情况下，也可以考虑手术和放射治疗。

肠T细胞淋巴瘤的治疗，无论是EATL还是结外NK/T细胞淋巴瘤，都必须积极治疗。标准

CHOP 的历史数据显示，所有 T 细胞淋巴瘤的反应都很差。基于结外 NK/T 细胞淋巴瘤的这些不尽人意的结局，开发了一种名为 SMILE（类固醇、甲氨蝶呤、异环磷酰胺、L-天冬酰胺酶和依托泊苷）的新型治疗方案。该治疗方案包括第 1 天用甲氨蝶呤 2 g/m²；第 2~4 天用异环磷酰胺 1500 mg/m²、依托泊苷 100 mg/m²、地塞米松 40 mg；第 8~20 天用 7 剂 L-天冬酰胺酶总量 6000 U/m²，隔日 1 次。SMILE 似乎比 CHOP 更有效[91]。除非有局部的并发症，否则手术的作用有限。EATL 患者可能存在营养不良，就可能在伤口愈合和感染方面遇到困难。肠病相关 T 细胞病与其他高级别 T 细胞淋巴瘤一样，采用联合化疗治疗。特别是在年龄小于 60 岁的外周 T 细胞淋巴瘤患者中，发现 CHOP 联合依托泊苷的疗效优于单用 CHOP[92]。在首次缓解期间，EATL 患者应考虑使用自体 HCT。最近，在自体 HCT 后采用 IVE/MTX（异环磷酰胺、长春新碱、依托泊苷 / 甲氨蝶呤）治疗方案取得了良好的结果[93]。在这些患者中，应注意营养支持，对于乳糜泻患者，必须严格的无麸质饮食[94]。

六、随访

复发在所有的淋巴瘤中都很常见，肠道淋巴瘤应观察是否有复发的可能。例如，IPSID 患者的临床病程一般都是恶化和缓解的过程，死亡往往是由于进行性营养不良和消瘦或侵袭性淋巴瘤的发展。所以，对于胃肠道淋巴瘤来说，密切随访是必不可少的。确认复发必须做活检。

治疗完成后，通过体格检查、实验室检查和适当的影像学检查进行监测。对于亲 FDG 的小肠淋巴瘤，可以在 CT 的基础上或代替 CT 进行 PET 检查。虽然还没有随机对照试验来比较什么是胃肠道淋巴瘤患者的最佳随访方案，但对患者的监测应该与其他淋巴瘤和胃肠道癌类似。需要监测患者是否复发和治疗的毒性。在最初的 2 年里，患者可以每 3~4 个月就诊 1 次。完全缓解 2 年后，可每 6 个月安排 1 次就诊，直至发病第 5 年。在发病第 5 年之后，患者应每年检查 1 次。

第四节　原发性结直肠淋巴瘤

绝大多数结直肠淋巴瘤是系统性淋巴瘤的继发性受累。原发性结直肠淋巴瘤极其罕见，占所有结直肠恶性肿瘤的 0.2%[95]。大肠的淋巴瘤受累比小肠的淋巴瘤受累少见。然而，盲肠和直肠比大肠的其他部位更容易受到影响，因为这些部位的淋巴组织相对丰富。胃肠道淋巴瘤中只有 3% 是结直肠淋巴瘤[7, 8]。结直肠淋巴瘤不仅在病理上与胃淋巴瘤不同，而且在表现、治疗和预后上也有所不同。

大多数结直肠淋巴瘤是非霍奇金淋巴瘤，它们通常是 B 细胞起源。影响结直肠区域的最常见的组织学亚型是弥漫性大 B 细胞淋巴瘤（DLBCL）。它一般具有侵袭性病程，由快速增殖的 B 细胞系细胞组成。第二种最常见的结直肠淋巴瘤是 MALT 淋巴瘤，它是一种与黏膜免疫相关的 B 细胞产生的低级别肿瘤。结直肠 MALT 淋巴瘤与胃部的幽门螺杆菌感染无关，因此，它们是表现和治疗都不同的临床疾病。尽管在套细胞淋巴瘤（MCL）中，系统性疾病出现胃肠道受累更为常见，但也存在原发性结直肠 MCL，它们以男性为主，预后普遍较差。已有影响结肠的 T 细胞淋巴瘤和霍奇金淋巴瘤的报道，但极为罕见。众所周知，结直肠部位的 T 细胞淋巴瘤预后较差，并且在西方国家十分罕见。

结直肠淋巴瘤主要影响 60 岁的男性。临床表现类似于结直肠腺癌。疾病可能会出现腹痛、体重减轻、可触及的肿块、显性或隐匿性出血、腹泻，或很少出现肠梗阻。在结直肠淋巴瘤中，梗阻比其他胃肠道淋巴瘤更少见。肠套叠和穿孔是其他罕见的症状。T 细胞淋巴瘤可表现为结肠穿孔 [96]。肠套叠通常与淋巴瘤的盲肠受累有关。

可能的危险因素如炎症性肠病、辐射、HIV 和其他免疫抑制相关的情况可能与原发性结直肠淋巴瘤有关。在一项有 7 名患者的小型研究中，发现其中 3 名患者为 HIV 阳性 [97]。与其在胃和小肠的组织学相同的癌症不同，结直肠区的 MALT 淋巴瘤与幽门螺杆菌或空肠弯曲菌等感染性病原体无关。

在结直肠淋巴瘤中，半数以上的患者表现为大于 5cm 的肿物，有时在体格检查时可触及。如果怀疑有结直肠淋巴瘤，结肠镜检查与活检是主要的诊断方法。结直肠淋巴瘤与该部位的腺癌很难鉴别。虽然没有特异性的结肠镜下表现，但多次活检可能显示淋巴瘤亚型 [98]。影像学线索，如病变较大、长节段受累，提示淋巴瘤而非腺癌。组织病理学评估是正确诊断的关键。

息肉样、浸润性、结肠壁增厚、黏膜结节是常见的影像学表现。气钡双重对比灌肠造影检查可显示广泛的黏膜溃疡病变。可出现腔内肿块、局灶性狭窄或动脉瘤样扩张。在 MCL 中，典型的小结节状和息肉样肿瘤也称为多发性淋巴瘤性息肉病，可在内镜或 CT 扫描中见到。息肉病也可能与结直肠 MALT 淋巴瘤有关。此外，息肉病可能与家族性腺瘤性息肉病无法鉴别 [74, 99]。

结直肠淋巴瘤没有特定的分期系统。相应的，结直肠淋巴瘤的分期与其他胃肠道淋巴瘤一样。应进行基线实验室检查和胸腹部 CT 扫描，并进行骨髓活检和抽吸，以确定疾病的扩散。根据组织学亚型，PET 扫描可用于以胃肠道为原发部位的分期和诊断。在结肠或直肠中出现的淋巴瘤亚型通常是亲 FDG 的。

由于结直肠淋巴瘤的罕见性，目前尚无最佳治疗方法。结直肠淋巴瘤没有前瞻性随机试验。来自小型的回顾性研究和病例报告的数据为这种罕见病的治疗管理提供了指导。一些研究者建议采用综合的治疗方案，包括手术和化疗。另外，其他人则只对顽固性出血、穿孔或梗阻的病例施行手术。几位作者认为，手术提供了重要的预后数据，并可能提供治愈的机会。某些类型的结直肠淋巴瘤也应考虑辅助化疗。治疗应采取多学科协作诊疗模式，并取决于淋巴瘤的亚型。与其他部位的局限性 MALT 淋巴瘤一样，结直肠 MALT 淋巴瘤可采用手术切除和放疗等局部治疗。肿瘤穿透肠壁的患者可能会出现一种罕见的并发症（化疗相关的肠穿孔），一旦发生需行紧急手术 [100]。不可切除的疾病或化疗耐药的肿瘤可以用放疗治疗。

虽然化疗仍然是治疗侵袭性淋巴瘤的主要方法，但绝大多数患者会接受手术治疗。根据起源的细胞，含有环磷酰胺、多柔比星、长春新碱和泼尼松（CHOP）的方案或在 CHOP 中加入利妥昔单抗的治疗方案是一线疗法。对于初始手术治疗的患者，应考虑进行辅助化疗。虽然 Burkett 淋巴瘤的主要治疗方法是化疗，但有时可能需要在结直肠区域行手术切除。结直肠 DLBCL 的治疗管理与胃肠道系统其他部位的 DLBCL 相似。与其他部位的 DLBCL 相似，在 CHOP 中加入利妥昔单抗的结果令人满意。局限野放疗也可以改善治疗反应。MCL 主要见于老年男性，它的治疗方法包括化疗之后对受累部位进行 30 Gy 放射治疗[101]。低剂量放疗也可在姑息治疗中发挥作用，特别是在结直肠淋巴瘤的出血中。

密切随访是发现疾病复发的必要条件。因此，患者应像其他淋巴瘤一样定期进行体格检查和影像学监测。结直肠淋巴瘤的复发很常见，患者一般都会死于疾病。复发率从 33% 到 75% 不等，复发可发生在早期或晚期。多数复发发生在切除术后的 5 年内[102]。一般情况下，患者复发时会有弥漫性播散。这些患者可以通过挽救性化疗来控制，但大多数最终死于播散性淋巴瘤。

第五节 系统性淋巴瘤的胃肠道结外受累

非霍奇金淋巴瘤在发达国家每年诊断的男性癌症中占第七位，在女性中占第六位[60]。在过去的 50 年里，由于越来越多的致癌物暴露和免疫抑制个体患病率的增加，NHL 的发病率显著增加。主要临床特征是淋巴结受累，但 40% 的 NHL 病例会出现原发性或继发性结外受累，结外病变的预后较差[100]。与原发性结外疾病相比，作为全身性淋巴瘤一部分的结外组织继发性受累更为常见。原发性结外淋巴瘤主要是结外病变，伴有或不伴有小淋巴结受累。胃肠道是最常见的结外受累部位，淋巴瘤占所有病例的 5%~20%[103]。系统性淋巴瘤可继发性累及胃肠道。然而，影响胃肠道的淋巴瘤亚型无论是原发性还是继发性的还没有得到全面的详细说明。

一些标准可用来区分原发性和继发性的结外胃肠道 NHL。当患者出现周围淋巴结病变、纵隔淋巴结肿大、白细胞计数异常、肝脾受累等，均提示胃肠道 NHL 的继发性结外受累[5]。淋巴结淋巴瘤的继发性结外受累通常出现在晚期，具有较高的预后价值。在回顾性系列研究中，胃是继发性胃肠道淋巴瘤最常见的受累部位，其次是小肠和结肠[104]。

系统性淋巴瘤患者通常表现为迅速增大的症状性肿块，通常是颈部、腹部或纵隔的淋巴结肿大，但也可能表现为身体任何部位出现肿块。继发性胃肠道淋巴瘤的临床表现主要取决于受累部位，也可能是淋巴瘤相关的"B 型症状"。部位相关症状主要是消化不良、腹痛、恶心或呕吐、厌食等。体重减轻、呕吐、呕血或黑便、穿孔等症状令人担忧，在侵袭性淋巴瘤中更为常见[100, 105]。弥漫大 B 细胞淋巴瘤（DLBCL）、滤泡性淋巴瘤（FL）、套细胞淋巴瘤（MCL）和 Burkett 淋巴瘤（BL）是结外淋巴瘤（尤其是胃肠道）中最主要的系统性组织学亚型。在本章节中，我们将通过文献回顾来讨论系统性淋巴瘤的继发性胃肠道受累。

一、流行病学

DLBCL 是 NHL 最常见的组织学亚型，占 NHL 患者的 30%~35%。它具有侵袭性病程，未经治疗的生存期以月为单位。在美国，DLBCL 的发病率约为每年 7/10 万[106]，欧洲的粗发病率每年为 3.8/10 万[107]。发病率因人种而异，并随年龄增加而增加。患者总体上的中位年龄为 64 岁，但黑人患者似乎比美国白人患者更年轻。在高达 40% 的 DLBCL 患者中，该病最初出现在结外部位，最常见的是胃肠道，但也存在于其他部位。在 DLBCL 中，继发性胃肠道受累被认为比原发性受累更常见，然而，回顾性研究显示原发性受累更常见[104, 108]。在回顾性研究中，DLBCL 是最常见的一种胃肠道继发性受累的系统性淋巴瘤。Warrick 等[108]回顾性评价了其所在机构在 2000—2009 年所见的北美原发性和继发性胃肠道淋巴瘤的临床、分子和组织学特征。DLBCL 是最常见的继发性累及胃肠道的淋巴瘤类型，占肠道 57%、胃 80% 和食道 100% 的病例。

滤泡性淋巴瘤是惰性淋巴瘤的代表，占新发淋巴瘤的 20%，是全球第二常见的 NHL 亚型。近几十年来，该病的年发病率迅速增加，已从 20 世纪 50 年代的（2~3）/10 万上升到最近的（5~7）/10 万。滤泡性淋巴瘤主要影响老年人。女性的发病率略高于男性[109]。多数患者在诊断时病情广泛，通常累及淋巴结。脾脏和骨髓受累并不少见。偶尔也可累及外周血和结外部位。胃肠道受累通常发生在广泛的淋巴结疾病中[110]。

MCL 是成熟的小 B 细胞 NHL 之一，其行为比惰性淋巴瘤更具侵袭性。MCL 在美国约占所有淋巴瘤的 6%，在欧洲占 7%~9%。其发病率在美国为每 10 万人中 0.51~0.55 人。MCL 患者的中位年龄在 60 岁左右，男性患者更多（2∶1）[111]。患者一般病期较晚，表现为广泛的淋巴结病变、骨髓受累、脾肿大、胃肠道受累。MCL 可累及胃肠道的任何区域。原发性胃肠道 MCL（GI-MCL）更为罕见，而 77%~88% 的晚期淋巴结型 MCL 病例有镜下胃肠道受累[112, 113]。GI-MCL 以前被认为是"多发性淋巴瘤性息肉病"（MLP）的同义词，因为它经常表现为胃肠道内的恶性息肉。一项 31 例胃肠道受累的前瞻性临床病理研究发现，受累部位为胃（57%）、十二指肠（52%）、空肠/回肠（87%）、结肠（90%）和直肠（69%）。31 例中 28 例在小肠和结肠中均发现黏膜下淋巴瘤结节发生了息肉样病变[114]。

Burkett 淋巴瘤是一种高度侵袭性的 B 细胞淋巴瘤，常表现为巨大肿块和高肿瘤负荷[115]。在美国和西欧，BL 在成人淋巴瘤中占 1%~2%，在儿童中高达 40%[106]。BL 有 3 种变体：地方性（非洲）、散发性（非地方性）和免疫缺陷相关型。结外受累在所有 3 种变体患者中都很常见。虽然约 50% 的地方性 BL 患者存在颌骨和面部骨骼受累，但在散发性 BL 中颌骨肿瘤非常罕见。散发性 BL 患者最常见的结外受累部位在腹部，尤其是回盲部。伯基特淋巴瘤也见于 HIV 感染的患者，经常累及胃肠道，多数为继发性受累[64]。

二、病因和危险因素

DLBCL 的特征是由大细胞构成的一组异质性恶性肿瘤，其细胞核的大小至少是小淋巴细胞的 2 倍，通常比组织巨噬细胞的细胞核更大。它们更经常是新发生的，但也可以是惰性 B 细胞淋巴瘤进展或转化而来，如慢性淋巴细胞白血病、边缘区淋巴瘤和滤泡性淋巴瘤[116]。DLBCL 常见于获得性和先天性免疫缺陷疾病患者中[117]。长期药物免疫抑制的患者，尤其是器官移植后的患者，弥漫性侵袭性淋巴瘤的发病率较高，常发生在胃肠道。在过去十年中，DLBCL 与病毒之间的关联一直是一个争论的话题。HIV 感染[118]、EBV 感染[119] 和 HCV 血清阳性[120] 已被确定为 DLBCL 的危险因素。感染 HIV 的患者由于 B 细胞过度活化，继发胃肠道淋巴瘤的风险更高。HIV 相关的淋巴瘤一般为高级别 B 细胞淋巴瘤，预后较差，通常发生在胃肠道的多个部位。许多 DLBCL 患者在初次就诊时，胃肠道的某些部位会继发受累。然而，目前尚不清楚肿瘤性淋巴细胞如何累及胃肠道。Wu 等[121] 研究表明，CCR9 在淋巴结 B 细胞淋巴瘤中的表达可能是并发或未来胃肠道受累的强指标，尤其是在 DLBCL 和 FL 中。

FL 的发生和进展是一个复杂的过程，像其他惰性淋巴瘤一样，其涉及多种临床危险因素的相互作用，如环境暴露、遗传、基因组和表观遗传事件。越来越多的证据表明，除了临床危险因素和环境暴露外，分子危险因素可能独立参与 FL 的风险。FL 患者最常见的获得性非随机染色体易位是 t（14;18）易位，80% 以上的病例都有这种易位。这种通过 BCL2/IGH 重排产生的易位，导致编码凋亡调节蛋白的 BCL2 基因过度表达[122]。

对于大多数患者来说，MCL 的病因仍然是未知的。一些生活方式因素和环境危险因素被怀疑可能与 MCL 有关，但没有确凿的证据。NHL 的发展可能与多种病毒有关。然而，根据 InterLymph 研究[123]，目前仍缺乏这些病毒与 MCL 风险有关的确凿证据。在 MCL 患者中观察到胃肠道持续受累，从而推测 MCL 发展的风险与影响胃肠道或导致肠道微生物菌群变异的感染因子有关。MCL 的遗传特征是 t（11;14）（q13;q32）易位，从而导致 CCND1 的过表达。CCND1 基因可以通过克服视网膜母细胞瘤 1（RB1）和细胞周期抑制剂 p27 的抑制作用，从而使细胞周期失调。虽然在大多数 MCL 病例中发生 t（11;14）（q13;q32）的易位，但也有报道称，有一小部分肿瘤不过度表达 CCND1，这些 CCND1 阴性的患者临床结局较差[124]。

据报道，BL 是 HIV 感染患者中常见的肿瘤，HIV 相关 BL 通过染色体易位激活 c-MYC，该染色体易位与散发性 BL 患者的结构相似。尽管如此，在西方国家，大多数与艾滋病相关的 BLs 是 EBV 阴性，而在非洲，它们与 EBV 密切相关。原癌基因 c-MYC 的染色体重排是 BL 的遗传标志，80% 以上的 BL 病例有 MYC 的 t（8;14）易位（在 8 号染色体 q24 带易位到了 14 号染色体的 Ig 重链区）[125]。

三、诊断

系统性淋巴瘤的诊断最好是通过检查切除组织活检，最常见的是淋巴结。这样可以评估淋巴结结构，为表型和分子研究提供充足的材料。虽然切除淋巴结活检是大多数患者的首选的诊断性检查，但有些患者并没有出现明显的淋巴结病变，需要对另一种组织进行病理学评估以进行诊断。在这个过程中，最重要的问题是淋巴瘤的诊断应在具有形态学解释专业知识的血液病理学实验室进行。DLBCL 的病理诊断是基于形态学和免疫表型，这是做出诊断的关键。肿瘤细胞体积较大（如细胞核至少为小淋巴细胞大小的 2 倍，并大于组织巨噬细胞的细胞核），并且通常类似于正常的生发中心母细胞或免疫母细胞。除常见的生发中心母细胞和免疫母细胞形态外，还发现有其他几种细胞学变异（如多叶型和间变型），但其临床意义尚有争议。DLBCL 的特征性免疫表型包括有 CD19 和 CD20 的表达，且无 CD5 或 CD23 的表达。在很多情况下，BCL2 和 BCL6 的表达水平不同[126]。一些研究显示，DNA 微阵列分析表明 DLBCL 至少有 3 个不同的亚群，称为生发中心样 B 细胞、活化 B 细胞型和原发性纵隔 B 细胞 DLBCL。即使在国际预后指数（IPI）的亚组中，活化 B 细胞型的预后也较差[127]。

FL 是生发中心 B 细胞的恶性肿瘤，通常以滤泡型为主。由中心细胞和生发中心母细胞混合组成，典型的组织学诊断通常至少有部分滤泡模式。不同病例的生发中心母细胞比例不同，生发中心母细胞比例越高，临床病程越具有侵袭性。WHO 的分类标准是基于 Mann 和 Berard 的生发中心母细胞计数法，将病例分为 1~3B 级[128]。1 级或 2 级 GI-FL 占大多数。通常，肿瘤细胞表达 B 细胞标志物 CD19、CD20 和 CD22，并且是 BCL2、BCL6 和 CD10 阳性，CD5 和 CD43 阴性。t（14;18）（q32;q21）是 FL 的典型细胞遗传学临床特征，存在于高达 90% 的病例中[129]。

在 MCL 中，有小至中等大小的单核恶性 B 细胞增殖，伴有细胞核不规则和胞浆受限。在疾病的早期阶段可能出现套区生长和结节状生长模式。MCL 有 4 种细胞学变异型，包括小细胞变异型、套区变异型、弥漫性变异型和多形性变异型[130]。MCL 细胞的免疫表型中，常为 CD20、CD5 和 Cyclin D1 阳性，而 CD10 和 BCL6 阴性。标志性的染色体易位 t（11;14）（q13;32）可明确 MCL，并出现在大多数病例中[124]。这种易位导致 Cyclin D1 的异常表达，而正常淋巴细胞中通常不表达 Cyclin D1。转录因子 SOX11 的过表达是一种较新的诊断标志物，在 Cyclin D1 阳性和 Cyclin D1 阴性的 MCL 中均有发现，可将 Cyclin D1 阴性 MCL 与其他惰性 NHL 区分开来[131]。

BL 的特征是增殖率特别高（100% 的 Ki-67 阳性），成熟的 B 细胞免疫表型（CD10、CD19、CD20、CD22、CD43 和 BCL6 阳性），组织学外观表现为弥漫性浸润，巨噬细胞吞噬凋亡肿瘤细胞的"满天星"图像。原癌基因 c-MYC 的染色体重排是 BL 的遗传特征：大多数 BL 病例的 MYC 在带 q24 处从 8 号染色体易位到 14 号染色体的 Ig 重链区，t（8;14）。较少见的情况是，重排将 c-MYC 易位到靠近 2 号或 22 号染色体上抗体基因的位置[125]。

四、分期

在淋巴瘤患者的临床管理中，适当的分期对治疗策略、反应评估和监测都很重要。继发性胃肠道淋巴瘤的分期应按系统性淋巴结淋巴瘤进行。1971 年 Ann Arbor 会议上提出了系统性淋巴瘤的标准分期系统[132]。该分期系统显示了受累部位的数量及其与膈肌的关系、B 型症状的存在，以及结外疾病的存在。在系统性淋巴瘤中，仔细的病史和体格检查是患者真实评估的最重要因素。体格检查的内容包括检查所有淋巴结肿大，记录所有异常淋巴结的部位和大小，检查咽淋巴环，评估有无肝脾肿大，检查皮肤，发现可触及的肿块。应注意有无 B 型症状，其他症状可显示特定受累部位。根据美国东部肿瘤协作组（ECOG）量表对患者的体能状况进行评估对所有患者都很重要，尤其是对进入临床研究试验的患者。

NHL 患者应常规进行的实验室检查包括全血细胞计数以评估骨髓储备，以及白细胞分类计数，并仔细检查外周血以寻找是否存在循环淋巴瘤细胞。血清化学应包括肝肾功能的评估。乳酸脱氢酶（LDH）也是衡量肿瘤活动性的重要指标，被列入国际预后指数。尿酸水平可以预测尿酸肾病风险增加的患者。所有患者均应进行 HIV、HBV、HCV 的全面评估检测[133]。

所有患者均应进行骨髓穿刺和活检。在系统性淋巴瘤中，其他检查可能包括腰椎穿刺，以评估液体细胞学，识别亚临床脑膜受累，以及对中枢神经系统（CNS）进展的高危患者进行脑 MRI 检查。氟脱氧葡萄糖正电子发射断层扫描（FDG-PET）目前已成为分期和反应评估的标准程序。许多研究表明，在治疗结束时，PET 对侵袭性淋巴瘤的无进展生存期（PFS）和总生存期（OS）具有很高的预测性，无论 CT 扫描时有无发现残余肿块[134]。内镜和结肠镜检查通常只适用于有胃肠道症状（如腹泻、腹痛、恶心和呕吐）的患者，或在 CT/PET-CT 上有可疑影像发现的患者。然而，一些试验表明，实际上大多数侵袭性 MCL 患者在确诊时都会有胃肠道受累。一个相关的问题是，是否需要在治疗结束时对这一区域进行评估，以记录 MCL 患者真正的完全缓解[112]。

五、治疗

继发性胃肠道淋巴瘤在发病时一般处于晚期，并且具有较高的预后指数。以利妥昔单抗为基础的化疗是继发性胃肠道淋巴瘤治疗的基石。有时，淋巴瘤需要通过手术进行初步治疗。如果在初次就诊时出现梗阻、出血或穿孔等并发症，应立即行手术干预。用于淋巴结型淋巴瘤的 R-CHOP 治疗方案也可能改善胃肠道 DLBCL 的结局。治疗策略应根据年龄、IPI 和剂量强化化疗的可行性进行分层。对于肿瘤负荷重、巨大肿块的病例，建议采取预防性措施，如给予数日的类固醇作为"前期"治疗，以避免肿瘤溶解综合征。对于治愈目的的患者和年龄大于 60 岁的患者，中性粒细胞减少性发热需要预防性地使用造血生长因子[126]。非巨块型的局限期的淋巴结 DLBCL 采用联合模式治疗，包括简短的系统性化疗（即 3 个周期的 R-CHOP）和受累野的放疗。可接受的替代方案是全疗程（6~8 个周期）的系统性化疗加利妥昔单抗，不进行放疗[135]。继发性胃肠道 DLBCL 的特点是具有较高的 IPI 评分、侵袭性临床过程，因此建议采用与高危淋巴结淋巴瘤类似的治疗方法，实施 6~8 个周期的 R-CHOP 化疗[126]。在接受 R-CHOP 治疗的患者中，与生发中心 B 细胞（GCB）相比，活化 B 细胞（ABC）亚型具有更差的预后。ABC 亚型的特征是 NF-κB 通路的构成性激活，可以被不同的药物靶向治疗，如硼替佐米、来那度胺和依鲁替尼[136, 137]。在适当的患者中，应采用诱导和巩固方案，并推荐自体造血干细胞移植（HCT）[126]。

为了预测预后，针对滤泡性淋巴瘤建立了"滤泡性淋巴瘤特异性国际预后指数"（FLIPI）。最近建议对需要治疗的患者采用修订后的 FLIPI-2（纳入了 β2-微球蛋白、最大淋巴结直径、骨髓受累和血红蛋白水平）。个体化的治疗对 FL 患者至关重要。治疗应该应用于那些疾病的症状期、正常骨髓功能受损或快速疾病进展的患者。对于组织学等级较高、晚期和（或）预后因素不良的患者，治疗方法包括利妥昔单抗联合化疗。在其他 B 细胞淋巴瘤中使用的多种方案已证明在 FL 中具有活性，包括 CHOP 和 CVP（环磷酰胺、长春新碱和泼尼松）以及基于氟达拉滨的治疗方案（氟达拉滨和环磷酰胺，氟达拉滨、环磷酰胺和米托蒽醌），苯丁酸氮芥和苯达莫司汀与利妥昔单抗联合使用。利妥昔单抗维持治疗 2 年是所有从系统治疗中获得缓解的患者的标准治疗方案，因为有证据表明一线和二线治疗的结局都有所改善[138]。如果患者的疾病更有侵袭性，则自体干细胞移植或同种异体移植是可考虑的其他治疗选择。

MCL 通常对各种初始治疗有反应，但采用传统化疗方案仅可获得相对短期的缓解。大多数试验中的中位持续缓解时间为 1.5~3 年，标准化疗的中位 OS 为 3~6 年。套细胞国际预后指数（MIPI）由欧洲 MCL 网络制作[139]。根据 MIPI，较短 OS 的独立预后因素是确诊时年龄较大、ECOG 的体能状况较差、LDH 较高、白细胞计数较高。MIPI 的计算结果为连续的参数，可分为 3 组：① MIPI 低危组，中位 OS 未达到（5 年 OS 为 60%）；② MIPI 中危组，中位 OS 为 51 个月；③ MIPI 高危组，中位 OS 为 29 个月。无症状的老年或 MIPI 低危患者可无需治疗仅需观察。当患者出现症状时，一线治疗选择包括 R-CHOP、R- 苯达莫司汀或临床试验[130, 140]。对于年轻的有症状的 MCL 患者，治疗考虑包括 R-Hyper CVAD 与大剂量的阿糖胞苷和甲氨蝶呤，然后在适当的患者第一次完全缓解时行 ASCT。对于不适合使用标准 R-Hyper CVAD 与大剂量阿糖胞苷 / 甲氨蝶呤治疗的患者，可能的替代方案包括 R-CHOP、R-CHOP 与 R-DHAP 交替使用或 R- 苯达莫司汀[130, 141]。在复发 / 难治性 MCL 中，基于靶向已知信号通路的不同新型治疗方案已经通过测试。依鲁替尼是一种布鲁顿甲状腺素激酶抑制剂，复发的 MCL 患者可考虑使用该药[142]。苯达莫司汀 / 利妥昔单抗是既往未接受过苯达莫司汀的患者的治疗选择。其他选择包括含硼替佐米的治疗方案、来那度胺或临床试验。如果患者适合接受干细胞移植，应考虑自体移植缓解或强度降低的同种异体干细胞移植[130]。

传统上，BL 的化疗包括使用 R-Hyper CVAD、CODOX-M/IVAC 等方案的强化治疗，其治疗原则类似于用于急性淋巴细胞白血病（包括常规的中枢神经系统预防）的治疗原则。在治疗前应迅速纠正生化异常，患者应预防性地接受拉布立酶和水化治疗[143]。

六、随访

3 年无事件的系统性淋巴瘤患者的复发风险明显降低，强调了早期阶段监测疾病的必要性。建议每 3~4 个月进行一次仔细的病史和体格检查持续 3 年，再每 6 个月检查一次持续 2 年，以后每年检查一次，并注意继发肿瘤的发展或化疗的其他长期副作用[126, 129, 130]。应在 3 个月、6 个月、12 个月和 24 个月时进行血细胞计数。然后只在需要对适合进一步治疗的患者的可疑症状或临床发现做评估时行血细胞计数。没有证据表明，在完全缓解的患者中，常规的影像学检查能提供任何结局获益，而且它可能增加继发性恶性肿瘤的发生率。不建议用 PET 扫描进行常规监测。选择根治性治疗的高危患者可能需要更频繁的评估。

第二十章　胃肠道恶性肿瘤患者的姑息治疗

David J. Debono

第一节　前　言

在过去的 20 年里，胃肠道（GI）恶性肿瘤的治疗有了很大的进展。结直肠癌系统辅助治疗的改善，提高了淋巴结阳性患者的治愈率。化疗和生物治疗显著延长了转移性结肠癌患者的寿命：改变了病程，使其成为一种可存活数年的慢性疾病。食管癌和胃癌的辅助和新辅助治疗的改善，延长了这些疾病患者的寿命。最后，现代化疗方案已被证明可以延长体能状况良好的转移性胰腺癌患者的生存期。

然而，尽管取得了这些进展，许多患者仍在接受以治愈为目的治疗后出现转移或复发。在几乎所有这些患者中，疾病都是不可能治愈的。这些患者注定会死于疾病。临床上，在对这些患者的治疗管理中存在很多问题。本章的目的是试图解决其中的一些问题，并为我们在患者和家属经历疾病复发或进入生命末期时如何与他们沟通提供一些指导。

第二节　侵入性姑息干预

一、食管癌支架置入术

食管癌患者最令人困扰的症状就是吞咽困难。这往往是引起患者就医的症状。患者的最佳治疗管理方法取决于食管梗阻的程度、有无播散转移性疾病、体能状况下降的程度以及患者的营养需求。

对于有明显吞咽困难的患者，宜尝试重建吞咽功能。对于局限期的患者，建议先行确定性手术，然后同步放化疗[1]。对于非手术患者，治疗方案包括食管扩张、自膨胀式金属支架、通过外照射或近距离放射治疗进行放疗，或同步放化疗。

晚期食管癌吞咽困难的治疗管理已成为系统综述的主题[2]。作者回顾了 53 项研究，涉及近 4000 例患者。他们指出，由于复发性吞咽困难和（或）迟发性并发症的高风险，不建议使用硬质塑料支架、食管扩张和热或化学消融疗法。他们确实推荐自膨胀式金属支架的植入，特别是抗反流支架和双层镍钛诺支架。据悉，新型的双层支架与更长的生存期和更少的并发症有关[2]。高剂量近距离放射治疗已与金属支架植入进行了比较。近距离放射治疗对吞咽困难的缓解较慢，但最终对吞咽困难的长期缓解效果较好，并发症更少[3]。然而，由于近距离放射治疗缺乏普及性，该技术尚未被广泛接受。英国正在进行一项有或无外照射放疗的自膨胀式支架的随机试验[4]。希望在支架放置后立即进行外照射放疗，减少因肿瘤再生长或出血而再次介入的需要。

在我们获得现代随机试验结果之前，使用自膨胀式金属支架（最好是双层和抗反流）或近距离放射治疗是缓解非手术患者吞咽困难的首选方法[2]。支架与吞咽功能恢复较快有关。

二、晚期胃癌的姑息性胃切除术

胃癌患者在最初分期时常表现为局部病变。如果这些患者有足够的体能状况，就会接受手术而最终切除。但在手术时发现腹腔内播散性疾病的情况并不少见。在这些患者中就有了这样一个临床问题：是否应该考虑行姑息性胃切除术？

这方面的文章很多，但都不是随机对照试验。在一项研究中，Yang 及其同事报道了 267 例因明显的局限期胃癌而接受剖腹手术的患者[5]。该组 267 例患者手术时均有腹膜疾病。如果患者没有累及肠系膜根部，没有累及主要血管，没有邻近器官如胆总管、胰腺、十二指肠或食管的浸润，也没有肿瘤的固定，则行胃切除术[5]。切除组有 114 例患者，未行胃切除术的患者有 153 例。切除组具有更好的生存（中位总生存期为 14 个月 vs. 8.57 个月）[5]。切除组的并发症发病率更高，但治疗相关的死亡率无差异。对于"P3"疾病（大量转移至远处腹膜）的患者，胃切除术没有优势[5]。

这个问题也一直是荟萃分析的主题。作者在 14 项研究中评估了 3000 例晚期胃癌患者[6]。这些研究包括了 T4、N3 和 M1 分期的患者。在总生存方面，接受胃切除术组比未接受胃切除术组具有更好的结果[6]。该研究表明，对于腹膜转移、肝转移或远处淋巴结转移的患者，切除术具有优势。接受手术和术后化疗的患者具有更好的生存结果[6]。

日本和韩国的研究者已报道计划对无法治愈的胃癌患者进行姑息性胃切除术与非手术治疗的随机对照试验[7]。在这项研究数据出来之前，姑息性胃切除术在无法治愈的胃癌中的作用仍是未知数。目前美国国立综合癌症网络（NCCN）指南不推荐对腹膜种植或远处转移性疾病患者进行胃切除术[8]。此时，对于体能状态评分良好、转移性疾病有限、局部症状以及能接受术后化疗的患者，考虑姑息性手术是合理的[6]。

三、恶性肠梗阻的治疗管理

恶性肠梗阻（MBO）是指由于晚期腹腔内恶性肿瘤的影响，造成小肠或大肠梗阻。恶性肠梗阻在胃肠道恶性肿瘤中尤为常见，发生率高达 28%[9]。梗阻可因恶性腹膜种植直接阻塞或因恶性粘连所致。其他潜在的原因包括良性粘连（大多数患者曾做过腹部手术）、嵌顿性疝、肠扭转、严重便秘或第二次腹腔内恶性肿瘤。通常与恶性肠梗阻相关的癌症包括卵巢癌、胃癌、结直肠癌和胰腺癌。

当患者出现腹痛、腹胀或顽固性恶心、呕吐时，最先考虑的问题是患者是否患有 MBO。初步评估包括普通腹部 X 光片和外科会诊。在非紧急病例中，常利用腹部和骨盆的计算机断层扫描（CT）来明确是否存在腹膜癌，以及是否有单点与多点梗阻的证据。也可以确定是否有粪便淤积。

如果真的确诊为 MBO，就会面临一个非常棘手的临床问题。手术对这种梗阻有无作用？这个问题已经在许多研究中讨论过，这些研究通常是非随机的、回顾性的、单中心的研究。这个问题一直是系统评价最关注的 2 个问题之一。

Kucukmetin 及其同事发表了一篇 Cochrane 数据库综述，主题是晚期卵巢癌恶性肠梗阻的姑息性手术对比药物治疗[10]。他们没有发现将手术治疗与药物治疗相比较的随机试验。他们确定了一项非随机研究，47 例患者被分配到奥曲肽治疗或接受手术治疗。分配到手术治疗的患者有更长的总生存，但没有生活质量评估和其他措施的报道[10]。

Olson 等对癌转移引起的 MBO 的姑息性手术进行了系统评价[9]。在回顾了 3158 篇文章后，他们确定了 18 篇文章，纳入了 868 例符合他们纳入标准的患者。没有任何一项研究提供经过验证的生活质量指标。临终关怀质量的标志物也没有报告（护理会议的目标、预先护理计划会议等）。一般来说，手术与阻塞性症状的改善、口服饮食的耐受能力和出院回家的能力有关。但是，发病率和死亡率都很高。30 d 死亡率范围为 6%~32%，术后严重并发症的范围为 7%~44%。6%~47% 的患者出现复发性梗阻，60 d 时只有 32%~71% 的患者能耐受口服饮食。重复手术并不常见（2%~15%），但在接受额外手术的患者中，只有 46% 的患者出院回家[9]。该组患者的总生存时间普遍较差。Olson 在他们的研究中报道，MBO 的中位生存期从 26 d 到 273 d 不等[9]。无腹水或可触及肿块接受手术并恢复肠道功能的患者，中位生存期为 154~192 d。但有腹水、可触及肿块或肠功能未恢复的患者仅存活 26~36 d。Olson 概述了 MBO 的另一个令人不安的特征是，患者剩余生命的大部分时间往往是在医院度过的[9]。

关于手术干预的决定是一个困难的决定，往往依靠临床直觉。Henry 及其同事回顾了他们对 523 例恶性肠梗阻患者的单中心经验，希望确定可能指导决策的危险因素。他们能够确定 5 个有助于预测 30 d 死亡率的危险因素。癌转移、腹水、完全性小肠梗阻、低白蛋白血症、白细胞计数异常均是 30 d 死亡率的独立危险因素。在他们的列线图中，如果患者的危险因素为 0 个，则 30 d 死亡率为 9%，如果患者有 5 个危险因素，则 30 d 死亡率稳步上升至 69%。他们指出，具有 4~5 个危险因素的患者最好不要进行手术[11]。

然后，他们开发了另一个列线图来预测 30 d 的死亡率，与患者是否进行手术有关。他们发现有 4 个危险因素有助于对患者进行分层。这 4 个因素分别是癌转移、白细胞增多、白蛋白正常、非妇科癌。零危险因素的患者如果接受手术，其 30 d 死亡率为 10%，而如果不接受手术，则死亡率为 40%。这与有 4 个危险因素的患者形成鲜明对比，该类患者的手术 30 d 死亡率为 70%，而未进行手术则为 15%。再次，作者建议，有 3~4 个危险因素的患者最好不要进行手术。作者提供了一种使用这 2 种列线图的策略，可以帮助指导是否提供手术干预这一困难的决定[11]。

在这些患者中想到的另一大问题是，对于那些认为不适合手术的患者，有哪些非手术方案？患者可以选择药物治疗，也可以选择姑息性干预措施。MBO 的药物治疗以 3 种药物为主：①奥曲肽；②地塞米松；③雷尼替丁[12]。奥曲肽是一种生长抑素类似物，人们认为它是通过减少肠道和胃的分泌，使恶心和呕吐减少，生活质量提高，从而发挥姑息作用。地塞米松的作用机制尚不清楚，但可能会降低梗阻部位的炎症，有助于延缓或减轻梗阻症状。最后，雷尼替丁是一种常用的组胺 H2 受体阻滞剂，可以减少胃分泌物。

奥曲肽已成为众多随机临床试验的对象。这些试验因规模小、主要终点不一而受到限制。有的研究使用短效的奥曲肽，有的则使用长效制剂。在最近的一项试验中，奥曲肽与丁溴东莨菪碱在卵巢癌 MBO 的背景下进行了比较[13]。奥曲肽可减少胃分泌物，还可减少催吐发作和恶心强度[13]。在最近另一项关于奥曲肽与安慰剂的随机双盲研究中，奥曲肽在无呕吐天数的主要终点上与安慰剂无差异[14]。然而，在多变量分析中，显示出奥曲肽可以减少呕吐发作次数[14]。因此，关于奥曲肽是否会改变 MBO 的自然病程，数据不一。但在最近公布的指南中，建议考虑将奥曲肽用于治疗 MBO 伴腹膜癌变的患者[12]。

皮质类固醇的使用也是 MBO 治疗中的研究对象。虽然其作用机制尚不明确，但对 10 项糖皮质激素的随机临床试验进行了 Cochrane 综述[15]。在这 10 项试验中，有 3 项试验在综述时尚未发表。它们显示 1 个月死亡率无差异。在帮助解决阻塞症状方面，使用皮质类固醇具有改善症状的倾向（剂量范围为地塞米松 6~16 mg/d），并且他们指出治疗人数为 6 例（治疗 6 名患者，其中 1 例的梗阻获得了解决）。虽然并非所有的研究都提供了详细的毒性数据，但在这种短期使用中没有发现严重的毒性[15]。

最后，H2 受体拮抗剂和质子泵抑制剂的作用也是临床试验和荟萃分析的主题。Clark 等人的荟萃分析评估了在 MBO 环境下观察胃输出量的 7 项临床试验[16]。他们分析认为，雷尼替丁在降低胃容量输出方面是一种出色的药物，作者认为雷尼替丁应纳入 MBO 的药物治疗管理中[16]。然而，最近发表的指南倾向于静脉注射质子泵抑制剂[12]。

对于不适合手术的患者，临床上常见的问题是是否应该做经皮内镜下胃造口术（PEG）以放置姑息性引流管。PEG 引流管有可能将胃内容物排出，可成功消除无法手术患者的恶心、呕吐，无需鼻胃管即可出院回家。在选择患者进行 PEG 置入时，没有固定的标准；然而，最近的指南指出，该胃造口术常用于病程的晚期[12]。在单个机构的研究中，引流胃造口管消除鼻胃管需求和减轻恶心呕吐的成功率高达 96%[17]。一般建议，如果药物治疗管理在 3~7 d 后不能成功缓解梗阻，则放置引流 PEG 管[12]。对于恶性腹水患者，建议在胃造口前先将腹水排出[12]。腹水引流术可以通过腹腔穿刺术来完成；然而，一个大型的单中心系列研究表明，患者可以安全并成功的同时使用腹腔置管引流腹水和胃造口术通气[18]。

第三节　胃肠道肿瘤患者的疼痛管理的启示

一、胰腺癌的腹腔神经丛阻断术

疼痛几乎是被诊断为胰腺癌患者的普遍现象。虽然少数人是根治性手术的候选者，但绝大多数患者在诊断时是不可切除的。不可切除的患者，常因肿瘤局部生长而出现上腹部疼痛。接受根治性手术的患者仍有局部复发的风险，这些患者还可能出现上腹部和背部疼痛。对于这些患者，往往考虑进行腹腔神经丛阻断。尽管在1914年首次被描述，但至今对腹腔神经丛阻断的作用仍有争议。

对与胰腺癌相关疼痛的了解还很少。可能是直接累及腹腔神经丛，它传递上腹部包括胰腺区域的内脏疼痛信号。疼痛的其他原因可能是侵犯腹腔神经丛、胰周神经浸润、慢性胰管梗阻以及局部结构和器官的侵犯而引起的神经病理性疼痛。使用乙醇的腹腔丛神经松解术被认为可以破坏传入的疼痛冲动，导致神经纤维脱髓鞘和轴突变性[19]。1993年，Lillemoe及其同事发表了第一个证明腹腔丛神经松解术具有优势的随机试验[20]。这是一项随机、双盲、安慰剂对照试验，试验对象为140例接受胰腺癌手术但发现不可切除的患者。患者随机接受50%酒精的化学性腹腔丛神经松解术或生理盐水的安慰剂注射。术后2个月、4个月、6个月的平均疼痛评分均倾向于神经松解术组[20]。

2015年，Lavu及其同事发表了他们的大型、前瞻性、随机双盲研究，探讨了被认为可切除的胰腺癌和壶腹周围腺癌而在进行探查的患者中进行乙醇腹腔丛神经松解术[19]。他们将400例已切除的胰腺和壶腹周围癌患者随机接受腹腔丛神经松解术或安慰剂。他们无法证明接受术中神经松解术的患者在随后的疼痛评分中具有优势[19]。虽然这是一项规模较大且组织妥善的研究，但随着时间的推移，他们的疼痛评价调查回访率明显下降，使得该项研究变得难以解释[19]。尽管如此，本研究对可切除的胰腺癌患者术中立即进行腹腔丛神经松解术的做法提出了质疑。

最后，2013年，发表了一项系统性荟萃分析，评估了经皮腹腔丛神经松解术在胰腺癌相关疼痛中的价值[21]。他们回顾了102项研究，只有6项符合他们的标准，纳入了358例患者。他们发现在4周和8周时，疼痛评分得到改善，阿片类药物的消耗量减少。因此，该分析认为胰腺癌相关疼痛患者进行腹腔丛神经松解术是有利的[21]。

腹腔丛神经松解术疗效的证据好坏参半。胰腺癌相关疼痛的主要治疗应是阿片类药物治疗。对于疼痛无法控制的患者，腹腔丛神经松解术作为二线治疗是非常合理的，是值得鼓励的。

二、疼痛评估和管理

疼痛的控制是晚期胃肠道恶性肿瘤患者治疗管理的一个重要环节。疼痛可能是由于疾病的影响或治疗的毒性造成的。由于疼痛涉及骨转移或疾病部位的软组织，患者可出现伤害感受性疼痛。也可能存在神经病理性疼痛，这可能是由于原发性或转移性肿瘤的局部影响，如原发性胰腺癌的腹腔轴受累或局部复发性直肠癌的盆腔神经轴受累。神经病理性疼痛也常被视为化疗的结果，尤其是顺铂、卡铂、奥沙利铂以及紫杉烷类药物。

初始的疼痛管理包括初步的综合疼痛评估。这将提供有关疼痛的特征、疼痛的严重程度和潜在原因的基线信息。有一些特殊的癌痛综合征的识别是很重要的。包括累及脊柱的转移性疾病的疼痛，这可能意味着早期脊髓受压，恶性肠梗阻引起的腹痛，盆腔复发疾病引起的骶神经丛受累，原发或转移性疾病引起的腹腔神经丛受累，以及其他综合征，如肋骨或胸膜的转移性疾病累及肋间神经。对这些综合征的识别往往会导致特殊的干预措施。

处理疼痛的选择很多。放射治疗通常是局部骨转移性疾病患者初始计划的一部分。腹腔内播散的患者在处理其疾病的疼痛时，通常需要进行腹腔穿刺术。对于恶性肠梗阻患者来说，鼻胃管抽吸以及生长抑素类似物和皮质类固醇等药物干预措施可以特异性地改善这些患者所出现的疼痛[12]。

对于与转移性疾病相关的疼痛患者，最常见的干预措施是启动阿片类药物治疗。阿片类药物治疗已经被广泛综述[22-24]。最常用的药剂包括吗啡、氢吗啡酮、羟考酮、氢可酮、透皮或透黏膜的芬太尼和美沙酮。这些药物的药理学和药代动力学有重要差异。在晚期胃肠道恶性肿瘤患者中，往往会出现肾脏和（或）肝脏损害，因此了解阿片类药物的药理学非常重要。

吗啡和氢吗啡酮通过肝脏中的葡糖醛酸代谢，这一过程在肝功能障碍中得到了合理的保存[25]。氢可酮由细胞色素 p450 酶 CYP2D6 代谢[26]。芬太尼与羟考酮和美沙酮一样，都是由细胞色素 p450 酶 CYP3A4 代谢的[26]。美沙酮也是由细胞色素 p450 酶 CYP2D6 和 2B6 代谢的，但也会被 CYP2C8、2C19、2D6 和 2C9 不同程度代谢[26]。

由细胞色素 p450 系统代谢的阿片类药物特别容易发生药物相互作用。与酶诱导剂的相互作用导致阿片类药物血药浓度降低，酶抑制剂导致阿片类药物血药浓度升高，而作为 p450 酶底物的药物的竞争性抑制也可导致阿片类药物浓度升高。

在肾功能不全的情况下，建议谨慎使用以肝脏清除为主的药物，如芬太尼、羟考酮或美沙酮。在肝功能不全的情况下，建议慎用吗啡或氢吗啡酮。在同时存在肾功能和肝功能障碍的情况下，应认真制定护理目标。阿片类药物的选择应根据肾功能和肝功能障碍的相对严重程度，据此选择阿片类药物，并从低剂量开始。需要对患者进行密切跟踪，并仔细滴定剂量。

三、鞘内输液泵

尽管许多胃肠道恶性肿瘤的手术技术先进，放疗技术改进，化疗策略不断发展，但仍有患者出现顽固性疼痛。通常这些疼痛综合征与累及腹部、腹膜后腔或骨盆的转移性疾病有关。盆腔复发尤其成问题，特别是对于直肠癌患者。胰腺癌、胃癌等上腹部癌症患者，可能会出现严重的疼痛综合征，这与腹腔神经丛受累有关。这些综合征的疼痛特征是不一样的，但患者常常表示出持续的、啃噬式的疼痛感。这些患者的疼痛往往是神经病理性疼痛和伤害感受性疼痛的结合。这些疼痛综合征的治疗尤其具有挑战性。

这些疼痛综合征患者的初始治疗方案应围绕着口服或经皮使用阿片类药物，如吗啡、羟考酮、美沙酮、氢吗啡酮、芬太尼或氢可酮等药物。然而，这些药物的剂量递增往往会出现严重的毒性，特别是中枢神经系统（CNS）毒性，包括肌阵挛或镇静。无法耐受足够剂量的这些药物来控制疼痛的患者可能是需要更有侵入性的干预措施的人群，如鞘内输液泵。另外，还有一些患者的疼痛以神经病理性成分为主，这种疼痛往往对口服或经皮阿片类药物反应不完全。同样，在这些患者中，鞘内输注也是相当有帮助的。

阿片类药物、局部麻醉剂和辅助药物（如可乐定）的鞘内给药已越来越多地被用于难治性癌症相关疼痛的患者。这项技术的可行性取决于医疗界是否有这项技术和熟练的医生。重要的是，执业的肿瘤医师要在当地社区找到能够使用鞘内输液装置并熟练地插入和维护的同事。

鞘内输注吗啡治疗难治性癌痛已成为一项大型随机对照试验的主题。Smith 及其同事随机将 202 例患者进行分组，这些患者尽管口服吗啡当量为 200 mg/d，但仍有持续性疼痛，或有疼痛且不耐受足够的系统性阿片类药物剂量。患者随机接受继续药物治疗管理与鞘内输注吗啡。2 组均有剂量滴定。该研究的主要终点是视觉模拟疼痛评分（VAS）下降 20%。临床成功的定义为 VAS 评分下降 20% 或随机化 4 周后 VAS 相同但阿片类药物毒性下降 20% 或更多[27]。

在随机分到鞘内吗啡给药的患者中，84% 的患者取得了临床成功，而继续药物治疗管理为 70%。疗效方面，鞘内输注的 VAS 评分下降了 51%，而继续药物治疗管理则下降了 39%。鞘内输注组的综合毒性评分下降了 50%，而继续药物治疗组下降了 17%[27]。

这项随机试验还评估了 2 组患者的生存率。6 个月时，鞘内输注组的生存率为 54%，而药物治疗组为 37%。该研究在 12 周时进行了额外分析，鞘内输注的疼痛控制和毒性优势依然存在[28]。由于药物治疗组的部分患者最终放置了鞘内输液泵，作者将所有接受鞘内输液泵的患者与没有接受的患者进行了比较。生存分析再次显示，所有接受鞘内输液泵的患者都有优势（约 50% 的 6 个月生存率），而药物治疗组的 6 个月生存率为 32%。生存分析并非原计划的分析，无法识别的混杂因素可能是造成差异的原因[28]。尽管如此，这仍观察到一个有趣的现象，即疼痛缓解和毒性控制较好的患者可能具有更长的寿命。

已有综述该如何选择合适的癌症患者进行鞘内输注和鞘内输注患者的适当治疗管理[29]，并已发表指南[30]。该指南的重要推荐包括：

（1）患者在进行鞘内治疗前，应先进行阶梯式的疼痛管理。

（2）鞘内药物的滴定应缓慢进行。

（3）正规的疼痛评估和生活质量测量应该是接受鞘内输注的患者常规治疗管理的一部分。

（4）鞘内输液泵应尽可能屏蔽辐射，并在辐射后进行检查以确保其持续的功能。

（5）一般不建议硬膜外转移患者使用鞘内输液泵。

（6）患有慢性疼痛综合征的预期生存期长的患者，建议进行植入前的心理评估。

（7）有人建议进行植入前的鞘内或硬膜外阿片类药物给药试验，并且是一些保险公司的强制要求，但植入前鞘内试验的临床试验还没有令人信服的效益。

（8）需要抗凝剂治疗并不是鞘内输注的绝对禁忌证，但指南中详细介绍了抗凝剂的适当管理[30]。

第四节 奥沙利铂和伊立替康的常见毒性

一、奥沙利铂诱导的神经毒性

铂类药物诱导的神经毒性自首次使用顺铂临床经验以来已被描述。现在有第二代（卡铂）和第三代（奥沙利铂）铂类药物，每一种药物的神经毒性仍然是一个问题。奥沙利铂是胃肠道恶性肿瘤治疗中非常重要的化疗药物，也成为治疗食管癌、胃癌、胰腺癌的常用药。血液学毒性通常容易控制；但最重要的短期和长期毒性是周围感觉神经病变。奥沙利铂的神经毒性一直是人们密切关注的话题，尤其是对结直肠癌患者的神经毒性。有人主张将这种副作用称为化疗诱导的周围神经毒性，以更好地反映这种临床综合征是由化疗的毒性作用导致的[31]。在氟嘧啶类为基础的化疗中加入奥沙利铂，对Ⅲ期结直肠癌和高危Ⅱ期结肠癌的治愈率有显著影响，在转移性结直肠癌患者中常反复使用。因此，在这种常见病中，有大量的患者在接受奥沙利铂治疗。这就更加突出了认识这种神经毒性，了解其典型过程，并试图同时预防这种毒性和治疗这种毒性的重要性。尽管有大量的临床和动物研究，但奥沙利铂诱导的神经毒性的确切病理生理学尚不清楚。临床上，这种神经毒性表现为四肢远端麻木、刺痛、冷敏感、感觉异常、振动感觉减弱、远端反射消失，甚至可导致本体感觉丧失，并伴有共济失调步态[31]。

奥沙利铂被认为可引起急性神经毒性和慢性神经毒性。急性神经毒性的特征是对冷敏感（触摸冷物或吞咽冷液）、咽喉和周围感觉迟钝、肌肉痉挛。慢性神经毒性与感觉神经病变有关，伴有麻木、刺痛、痛觉迟钝[32]。

奥沙利铂神经毒性的临床病程是多变的，但目前有前瞻性的数据揭示了一些患者的典型病程。在一项对 346 名患者静脉注射（IV）钙、镁预防奥沙利铂诱导的神经毒性的前瞻性研究中，Pachman 评估了每个周期的 FOLFOX（亚叶酸、5-氟尿嘧啶、奥沙利铂）前后以及完成 FOLFOX 化疗后的 5 个时间点的神经毒性[33]。Pachman 报道，89% 的患者在第一个疗程的治疗中至少有 1 个急性神经病变的症状，这些症状在第 3 天达到高峰，然后得到改善[33]。然而，这些症状并没有在 2 次治疗之间得到预期的缓解。急性神经病变症状在第 2~12 个疗程中变得更严重，与第 1 个疗程相比，在治疗后期，症状被描述为中度或重度的频率是前者的 2 倍[33]。对于慢性神经毒性，最常见的症状是刺痛，其次是麻木和疼痛[33]。在化疗期间，手部比脚部更容易受影响，但在化疗 18 个月后，脚部更容易受影响。在第一个疗程中急性神经毒性最严重的患者也最可能报告慢性感觉神经毒性。化疗结束后，慢性神经毒性确实有所改善。然而，在化疗后 18 个月，仍有 19% 的患者报告有严重的感觉神经病变症状[33]。

已经有很多关于预防铂类药物诱导的神经毒性的药物研究。这些研究已经在 Cochrane 综述中进行了回顾[34]，已经成为一篇综合综述文章的主题[32]，并且还被概述为美国临床肿瘤学会（ASCO）预防和管理化疗引起的周围神经病变的实践指南的一部分[35]。在这 3 篇文献中，没有任何干预措施被证明可以预防铂类药物诱导的神经病变。事实上，2 项试验（一项是钙通道阻滞剂尼莫地平，一项是补充剂乙酰左旋肉碱）表明，干预措施表现出更严重的神经毒性[35]。

有一个干预措施值得特别提及。有人提出奥沙利铂的神经毒性机制是来自于奥沙利铂代谢产生的草酸盐（来自奥沙利铂代谢），随后螯合钙和镁（神经元膜中离子通道功能的重要元素）[36]。因此，研究了静脉注射钙、镁与 FOLFOX 化疗的给药方法。在一项对 161 例患者的回顾性研究中，Gamelin及其同事报道，在给予静脉钙、镁治疗时，只有 4% 的患者停用奥沙利铂，而没有接受钙、镁治疗的患者则有 31%[37]。这一观察导致了实践模式的重大改变，许多肿瘤医生采用了静脉注射钙、镁。一项关于静脉注射钙、镁辅助 FOLFOX 化疗的随机研究也显示出减少慢性神经病变的可喜结果；但是，当另一项研究提示静脉注射钙、镁降低化疗疗效时，该研究被提前停止了（这一不利影响后来被证明是不存在的）[38]。因此在静脉注射钙、镁的安全性和有效性问题仍未解决的情况下，美国北方癌症治疗中心（NCCTG）和肿瘤学联盟临床试验协作组进行了一项大型随机研究。

2014 年，Loprinzi 及其同事报道了他们的大型、进行良好的随机双盲研究，该研究评估了静脉注射钙、镁在 II 期和 III 期结肠癌辅助 FOLFOX 化疗中的价值。患者随机分为 3 组。第一组在 FOLFOX治疗前后接受静脉注射钙、镁治疗，第二组在化疗前后接受安慰剂治疗，第三组在化疗前接受静脉注射钙、镁治疗，化疗后接受安慰剂治疗。试验的主要终点是欧洲癌症研究与治疗组织（EORTC）开发的名为 QLQ-CIPN20 的评估工具，这是一种专门为化疗诱导的周围神经病变（CIPN）设计的有效工具。他们对 353 例患者的研究令人信服地显示，静脉注射钙、镁对急性神经毒性、慢性神经毒性、发生神经毒性的时间均无明显影响[36]。因此，不推荐使用静脉注射钙、镁预防奥沙利铂神经毒性。因此，目前仍没有已知的药物可以预防奥沙利铂诱导的神经毒性。

ASCO 发布的指南为度洛西汀治疗化疗诱导的神经毒性提供了适度的建议。作者还建议根据其他神经病变已发表的经验，可以尝试使用三环类抗抑郁药、加巴喷丁或一种由巴氯芬、阿米替林、氯胺酮组成的复方凝胶[35]。

二、伊立替康诱导的腹泻

伊立替康已被证明是治疗转移性结肠癌和转移性胰腺癌的有价值的药物，也常用于胃食管癌的治疗。伊立替康与中性粒细胞减少症有关，但这种毒性在大多数情况下是容易控制的。它还与急性、早发性腹泻（发生在输注期间或输液后 24 h 内）和迟发性腹泻（发生在输注 24 h 后）有关。急性、早发性腹泻属于胆碱能过剩综合征，用阿托品皮下注射容易控制，输注前预防性使用阿托品常可预防。

伊立替康引起的迟发性腹泻更具有临床意义，可导致严重的无法控制的腹泻、电解质紊乱，需要住院治疗。了解这种综合征和预防迟发性腹泻仍然是热点研究课题。

伊立替康的代谢非常复杂。伊立替康是一种前体药物，经过羧酸酯酶介导的水解形成 SN-38，一种细胞毒性是伊立替康 100~1000 倍的化合物。这种转化主要发生在肝内。伊立替康也由细胞色素 p450 系统代谢，其中 CYP3A4 是参与氧化的最主要的同工酶。这种代谢可将伊立替康转化为 2 种代谢物，其中一种可再次转化为 SN-38。然后 SN-38 结合到一个非活性和无毒的共轭物：SN-38 葡糖苷酸。这一结合步骤由肝内 UGT1A1、UGT1A7 和肝外 UGT1A7 介导。但 SN-38 葡糖苷酸可被细菌 β 葡糖醛酸糖苷酶转化回 SN-38，SN-38 和伊立替康也可经过肝肠循环。因此，至少有 3 种机制可以增强 SN-38 的产生和增加细胞毒性。另外值得注意的是，伊立替康的血浆半衰期为 14.6 h，但 SN-38 的半衰期为 28.5 h[39]。

伊立替康的迟发性腹泻仍不完全清楚。认为是由于 SN-38 诱导的细胞毒性直接导致肠黏膜损伤所致。所见的细胞毒性作用包括紧密连接蛋白 claudin 1 和 occludin 的损伤，造成肠道屏障损伤，导致菌群移位。肠道内 SN-38 的浓度在细菌 β 葡糖醛酸糖苷酶和肝肠循环的作用下会增强 [39]。

这种复杂的药理使得预测伊立替康的毒性变得困难，而这种毒性的预防也被证明是难以实现的。伊立替康使用的不同剂量和时间表使这一问题进一步复杂化，使个别患者的治疗决策变得困难。

在测试各种预防迟发性腹泻的药物和策略方面已经进行了大量的研究。这些研究已经得到了综述[39]。可以说，还没有任何一种策略被证明能够令人信服地预防迟发性腹泻。一个需要进一步跟进的新策略是细菌 β 葡糖醛酸糖苷酶的抑制剂。这种抑制剂有望减少肠道 SN-38 暴露。该类药物在动物模型中显示出了希望，正等待临床研究。有人在随机试验中研究了新霉素的抗生素治疗，结果显示，新霉素可减少 3 级腹泻，但增加了 2 级腹泻，而且没有观察到有说服力总体迟发性腹泻的减少 [39]。

UGT1A1 的遗传多态性也是一个重要的研究课题。这种酶在将 SN-38 共轭为其更易溶解的共轭物时非常重要，而这种共轭物更容易在胆汁和尿液中被消除。同工酶 UGT1A1 被认为是 UGT 家族中参与 SN-38 偶联的主要成员。在 UGT1A1 启动子的 TATA 盒中观察到 TA 重复数的多态性。最常见的多态性（"野生型"）有 6 个重复。最常见的变异多态性有 7 个重复，被命名为 UGT1A1*28（或 7/7）。该多态性与基因表达减少和酶活性降低导致 SN-38 代谢降低有关[40]。随后，临床研究发现 UGT1A1*28 与伊立替康毒性，尤其是中性粒细胞减少症之间存在相关性[41]。

这一观察结果导致美国食品和药物监督管理局（FDA）建议更改伊立替康的标签，建议所有接受伊立替康治疗的患者检查 UGT1A1 多态性。UGT1A1*28 多态性纯合子的患者，建议至少减少 1 个伊立替康的剂量水平。但一般临床研究中，UGT1A1*28 与中性粒细胞减少症的相关性最强，与腹泻的相关性较小。由于 UGT1A1 代谢只是伊立替康代谢表型的一部分，因此对接受伊立替康治疗的患者进行 UGT1A1 多态性的常规检测仍存在争议[42]。

对于伊立替康引起的迟发性腹泻患者，指南建议积极补液和电解质补充，并积极使用止泻剂[43]。一线治疗应包括大量使用洛哌丁胺。对于严重腹泻且有"胃肠道综合征"（严重腹泻、恶心、呕吐、厌食、腹部绞痛）证据的患者，建议在获取粪便（以检测粪便病原体、艰难梭菌和白细胞）后立即使用氟喹诺酮类抗生素。对洛哌丁胺无反应的患者，建议使用短效的奥曲肽，并快速增加剂量至 500 μg tid 的高剂量。最后，脱臭鸦片酊每 3~4 h 滴 10~15 滴是另一种治疗难治性病例的合理药物，或者复方樟脑酊每 3~4 h 使用 5 mL[43]。

第五节　与胃肠道恶性肿瘤患者的沟通

一、胃肠道恶性肿瘤患者的抑郁症

抑郁症已被证明是胃肠道恶性肿瘤患者，尤其是晚期患者的常见合并症。例如，相当一部分胰腺癌患者符合抑郁症的诊断标准[44]。在一项小规模而有争议的研究中，Sebti 报告说，抑郁症是诊断胰腺癌的一种特殊前驱症状[45]。在他们对 15 例近期诊断为胰腺癌的患者的研究中，有 10 例患者在诊断胰腺癌前一年被诊断为抑郁症[45]。这提示了恶性肿瘤相关的生物学途径可能导致抑郁症状。在另一项针对胰腺癌患者的研究中，Breitbart 指出，抑郁症与促炎细胞因子 IL6 水平升高有关[46]。

这些研究开始告诉人们，晚期癌症的经历当然会对情绪和心理产生影响，但癌症本身也可能具有生物学影响，两者都会导致更高的抑郁症风险。这些研究和其他研究已经开始强调识别肿瘤患者抑郁症的重要性。这使得 ASCO 发布了成人癌症患者焦虑和抑郁症状的筛查、评估和护理指南[47]。该指南是根据加拿大以前公布的指南改编的。

Andersen 等人在其指南中指出，抑郁症评估的第一步是确定抑郁症和（或）焦虑的相关的病史和危险因素[47]。这些包括个人抑郁症病史、抑郁症家族史、其他精神疾病（包括物质滥用）、社会支持欠佳、较低的社会经济地位、其他慢性疾病和进展期癌症。接下来是 9 个项目的个人健康问卷（PHQ-9）中的 2 个问题[48]：

（1）你对做事没有什么兴趣或乐趣吗？

（2）你是否感到沮丧、抑郁、无助？

如果患者在此筛查中得了 0 分或 1 分，则不需要进一步筛查。对于这些问题中的任何一个得 2 分或 3 分的患者，他们应该完成 PHQ-9 的其他 7 个项目。这将把患者分为轻度、中度或重度症状。识别那些中度或重度的患者，然后就应该采取特殊的干预措施[47]。

识别抑郁症和焦虑症的重要性不仅仅是纠正症状。相信这些症状的成功治疗可以带来更好的肿瘤治疗效果。在一项对 24000 例胰腺癌患者进行的大型人群研究中，8% 的患者也被诊断为抑郁症[49]。在评估结局时显示总生存、接受治愈性手术、接受适当的化疗都会因抑郁症的存在而受到负面影响[49]。这种相关性在局部前列腺癌的男性中也得到了证实。在一项对 41000 例前列腺癌男性的研究中，其中 1900 名男性也被诊断为抑郁症[50]。抑郁症的存在与较少的前列腺根治性手术和较差的总生存相关[50]。

关于抑郁症的重要信息是，所有的肿瘤学实践都应该开始将常规的抑郁症筛查和评估纳入他们的临床工作流程。肿瘤临床医生还应该确定当地心理学和精神病学领域的资源和专业知识。虽然肿瘤科医生可能能够处理不复杂的抑郁症，但病情较复杂的患者应及时向该领域的专家求助。

二、胃肠道癌症患者的预后意识

不同的胃肠道癌症的诊断会带来相对应的不同的预后。诊断为 I 期结肠癌的手术治愈率为 90%，而 III 期疾病的手术治愈率为 50%。对于食管癌，很多患者在诊断时就存在无法治愈的病情，中位生存期为 10~15 个月。对于那些有治愈目的患者，联合模式治疗的治愈率仍然只有 35% 左右。在胰腺癌中，部分患者表现为局部疾病，可以进行根治性手术。然而，仅有 10%~20% 的接受手术的患者能达到治愈的目的。

当肿瘤医生或多学科团队面对新诊断的胃肠癌患者时，医生会评估疾病分期，确保对活检组织进行适当的病理评估，并建立最佳的治疗策略。初次就诊的患者往往注重取得良好的结果，他们希望医生能对自己的疾病进行诚实的评估，同时也为未来提供希望。正是在这些对话中，可以播下对预后进行诚实评价的初步种子。

在患者的病程中，他们的预后会随着疾病的变化而改变。例如，尽管治愈的可能性很低，一位局部胰腺癌患者仍同意手术以期达到手术治愈的目的。如果疾病复发，那么现在他们的疾病就是无法治愈的。然而，多药化疗已被证明可以延长生存期，所以短期生存可能是有利的，病人或临床医生可能推迟或延迟对预后的坦率讨论。本节概述了在患者病程中培养预后意识的方法。

Weeks 的一篇有影响的论文详细介绍了患者对晚期和不可治愈的肺癌或结直肠癌的预后的理解[51]。对患者进行了访谈，并要求患者阐明其化疗的目标是什么。令人惊讶的是，70% 的肺癌患者和 80% 的结直肠癌患者无法理解化疗根本不可能治愈他们的癌症[51]。他们的结果说明了帮助患者和家属了解预后的困难，并清楚地表明需要新的和不同的策略来诚实和有效地沟通预后。

预后意识被定义为患者了解自己预后和可能的疾病轨迹的能力[52]。预后意识不仅包括了解疾病的预期生存时间或治愈概率，还包括掌握疾病的预期自然史和疾病的潜在并发症和症状。出于多种原因，预后意识很重要。对疾病的预后和自然史有很好的了解，可以让患者规划自己的生活，尤其是在短期生存受损的情况下。预后意识也被证明会影响到患者在生命即将结束时得到的护理。准确的预后意识与较少的化疗、较少的复苏措施、临近生命末期较早加入临终关怀有关[53,54]。

然而，准确解释预后涉及的对话是具有挑战性的，往往会遭到患者和家属的抵触，往往会产生复杂的情绪，可能需要一系列的临床交流。Jackson 及其同事提出了一个帮助培养预后意识的 4 个步骤[52]。在概述其战略时，他们指出，这是一个可能需要多次沟通才能执行的过程。

实现预后意识的初始步骤之一是临床医生获得必要的信息（来自实验室数值、影像学资料的研究和专家同事的意见），从而可以向患者和家属概述疾病的预期自然病史和预期预后[52]。

一旦临床医生了解了预后，Jackson 及其同事推荐通过 4 个步骤来培养预后意识：

（1）第一步是对患者目前的预后意识进行评估。他们建议采用开放式的问题，比如"你对自己的表现有什么感觉？"或者"你有多担心现在的情况？"这最初的一步将使临床医生了解患者的准备程度，以便更坦率地讨论预后[52]。

（2）第二步是询问患者是否能想象出较差的健康状态[52]。比如"我知道我们希望你的肿瘤对化疗有反应，但你有没有想象过如果事情不顺利会是什么样子？"或者是"如果你病得更重，会是什么样子？"这样的问题。这种技术是临床医生帮助患者和家属想象未来可能会是什么样子的一种有用的方法，同时又不放弃他们目前的希望程度[52]。

（3）第三步是临床医生要判断患者可能准备讨论预后的程度，同时确定临床的紧迫性[52]。有时患者会明确询问其预后情况的详细问题。临床医生有责任以对文化敏感的方式提供这种信息。有时患者可能会问："医生，你觉得我现在怎么样？"调查他们对自己病情认知的一种方法就是回答这个问题："我发现你越来越虚弱，不做平时的活动了。你的身体在告诉你什么？"[52]

有些患者临床病情稳定，并且确实没准备讨论预后问题。对于这些患者，关于预后的谈话应推迟到以后的就诊时。虽然有时临床事件可能会突然发生，但对于一个对讨论预后有抵触情绪的稳定患者来说，试图强迫他们讨论是没有价值的。

然而，如果患者对讨论预后持矛盾或抵触情绪，但临床情况却在不断恶化，那么临床医生就需要找出阻碍诚实讨论预后的困境或障碍是什么[52]。通过探明困境并与患者合作，往往可以推进关于预后的对话。一个例子可能是："琼斯先生，过去几周我们一直在谈论你的孩子。我知道你想活着看到孩子们成长，你也不想给他们造成负担。然而，你最近的CT扫描显示，尽管你进行了治疗，但你的病情却在不断恶化。我想我们应该讨论一下这一切对你和你的家人来说意味着什么。"关键点是要找出是什么阻碍了讨论[52]。这表明你一直在倾听病人的心声，也表明你了解什么问题对他们来说最重要。这将提供一层信任，这往往是进行更坦诚的讨论所必需的[52]。

（4）第四步，也是最后一步，就是根据患者的准备情况和临床的紧迫性，提供有针对性的预后信息[52]。当患者表现出愿意讨论预后时（一种已经发表的方法是"问、说、问"法[55]）这种策略首先是询问患者了解什么，他们希望得到什么类型的信息（"问"）[52]。一些患者对预期生存时间感兴趣，而另一些患者可能对未来的疾病相关并发症更感兴趣。然后由临床医生提供这些信息（"说"）[52]。

当患者接收信息后，临床医生必须为患者的情绪反应做好准备。对这些情绪的反应可以很简单，如轻柔地抚摸患者，提供短暂的沉默思考时间，重新燃起希望，或用"我希望"的陈述[52]。"我希望"的说法包括"我希望今天有更好的消息"或"我希望CT扫描有更好的结果，但我想让你知道，我们会继续关心你"。之后，临床医生应"问"患者是否理解当前的情况和所解释的内容[52]。

如果患者对讨论预后仍有抵触情绪，但临床急需，那么临床医生必须再次找出困境并与患者合作[52]。诸如："我可以告诉你，再尝试一轮化疗对你来说是非常重要的，讨论你的预后很痛苦也很困难。然而，我担心的是，如果我们不尝试诚实地谈论你的病情进展，可能会妨碍我们做出符合你的价值观以及你和你的家庭愿望的决定。"

培养预后意识是一项真正以患者为中心的护理技能。2013年，美国国家医学科学院出版了一本颇具影响力的专著《提供高质量的癌症护理：为危机中的系统规划新路线》[56]。在这份出版物中，作者列出了实现高质量癌症护理的 10 项具体建议。在第一条建议中，作者特别建议患者和家属获得可理解的预后信息[56]。在第二条建议中，作者提出癌症护理团队应该为患者提供符合其需求、价值观和偏好的临终关怀[56]。这 2 条建议都说明了预后意识的重要性。美国临床肿瘤学会也发表了一份声明，重点是为晚期无法治愈的癌症患者提供个体化护理[57]。其作者建议应让患者充分了解自己的预后情况，并给予患者表达自己喜好和担忧的机会[57]。

在这些困难的对话中，临床医生需要探索患者的需求、价值观和偏好。这些信息将有助于对预后进行诚实的讨论。最终，希望患者和临床医生能够共同确定符合患者价值观的护理水平。

三、与患者讨论难治性疾病

在过去的 10~15 年中，转移性胃肠道恶性肿瘤患者的治疗管理变得更加复杂。具体来说，转移性结直肠癌的中位生存期已经从 10~12 个月提高到 30 个月以上。生存时间被一系列的化疗和生物治疗所延长。然而，当患者的疾病接近终末期时，进一步的抗肿瘤治疗已无益，并可能导致患者生活质量的下降。然而，有些患者很难接受结束化疗的尝试，其中一些患者表示，他们希望出现奇迹。问题是如何最好地协商这些临床方案。

几乎没有经验数据可以帮助指导这些讨论。Widera 和同事已经写了一篇很好的综述，利用文献综述来指导这个问题。最初，他们引用了一项对 3.5 万名美国人的调查，该调查指出，79% 的受访者相信奇迹。在另一项针对普通公众和创伤专业人员的调查中，61% 的公众认为奇迹可以拯救处于持续植物人状态的病人，而只有 20% 的创伤专业人员这样认为。此外，57% 的人认为，当医生觉得已经到了徒劳无功的地步时，神的干预可以救人[58]。

知道了相信奇迹是比较普遍的，Widera 概述的下一个问题是描绘患者和代理人所盼望奇迹的意义。对于这个问题，一直以来都有不同的答案。有些人认为，这种希望"是建立在对神圣的超自然干预的信念之上，这种干预超越了自然规律"。也有人认为，希望出现奇迹只是一种希望或乐观的表现。最后，这种对奇迹的希望也可能是否认重病的表现，或者是愤怒和沮丧的表现[58]。

另一个问题是，对奇迹的信仰是否会影响医疗服务的提供。在一项对 68 例晚期肺癌或结肠癌患者的研究中，患者被问及神的干预可能在多大程度上改变他们的病程。作者观察到，相信奇迹或神的干预与偏好心肺复苏有关。其他的研究调查了医生认为医疗是徒劳的信念是否影响了代理人做出干预措施无效的决定。这些研究表明，有相当比例的代理人怀疑医生预测无效的能力。怀疑医生预测能力的代理人更可能要求继续采取生命支持措施。从这些研究中观察到的另一个问题是，只有 2% 的代理人仅仅根据医生对预后的估计来看待患者的预后。代理人会权衡其他问题，包括患者的生存意愿，自己对患者的观察，自己的支持和存在的力量，以及乐观、直觉和信仰[58]。

最后的问题是，临床医生如何帮助患者和代理人驾驭这些非常复杂的决定。有 2 项重要研究提供了一些启示。Balboni 及其同事研究了 343 例患有无法治愈癌症的门诊病人，并对他们进行了跟踪，直到他们死亡。他们也研究了他们的照料者。该研究的一个重要发现是，具有高度宗教应对特征的患者（之前显示的在生命末期要求积极治疗的患者）更有可能接受临终关怀，如果患者认为医疗团队提供了精神支持，则在临近生命末期接受积极治疗的可能性较小[59]。

其次，Lautrette 及其同事进行了一项比较标准护理与沟通策略的随机试验，使用标准化的沟通流程（VALUE 策略），并向重症监护室的重症患者家属提供详细的死亡和临终的手册[60]。VALUE 策略着重于以下方面：

（1）重视代理人的交流内容。

（2）承认他们的情绪。

（3）仔细倾听。

（4）了解病人是谁。

（5）引出问题。

研究者发现，在死后 90 d，干预组的代理人出现的焦虑和抑郁的症状较少，创伤后应激也较少[60]。

所以，当患者和代理人说自己相信奇迹时，临床医生应该考虑以下几点：

（1）相信奇迹是非常普遍的。

（2）相信奇迹会影响医疗服务，如生命末期的积极治疗。

（3）医生对预后的预测只是家属和代理人做决定考量的诸多方面之一。

（4）提供精神上的支持有助于减少过度的临终关怀。

（5）在召开家庭会议时，集中精力倾听家属的意见，了解他们的情绪和观点，努力了解病人，认识病人，引出问题，这些都可以影响代理人和家属的体验。

四、何时讨论早期姑息治疗

姑息治疗作为一个独立的医学专业，是一个迅速发展的医学领域。姑息治疗的定义各不相同，但一般来说，姑息治疗的重点是通过控制疼痛和严重疾病的其他痛苦症状来改善病人的生活质量。姑息治疗可以与其他医疗方法一起提供，而不是只用于临终关怀。随着肿瘤内科的实践越来越复杂，争夺肿瘤临床医生时间的护理内容也同样增多。对于转移性疾病和无法治愈的患者，往往没有足够的时间来全面解决疾病的症状、精神、社会和情感方面的问题，也没有足够的时间来全面讨论预后和如何塑造患者生命的最后篇章。姑息治疗的从业人员通常被要求参与解决病人的这些方面的问题。

然而，姑息治疗的时机仍然存在争议。当然，也有人将姑息治疗等同于临终关怀，因此，在患者生命即将结束时，才要求姑息治疗专业人员去看望他们。对于新诊断的转移性癌症患者，可能并不清楚疾病的"步伐"，直到获得更多的疾病自然史信息之后，姑息治疗才参与进来。然而，现在有 3 项随机试验试图解决晚期癌症姑息治疗的时机问题。

第一项研究是由 Temel 及其同事报告的。他们将 151 例晚期无法治愈的非小细胞肺癌患者在诊断时立即随机分为姑息治疗咨询与常规治疗。该研究规模较小，只有 107 例患者完成了初始和 12 周的评估。然而，研究能够证明干预组的抑郁症状较少，生活质量有所改善。干预组在生命末期的积极护理也更少。在二次分析中，姑息治疗组的中位生存期有所改善（11.6 个月 vs. 8.9 个月）[61]。尽管存在方法学上的不足，但该研究已被广泛引用，成为晚期非小细胞肺癌早期姑息治疗有价值的证据。

在第二项研究中，Zimmerman 及其同事将 461 例患有各种无法治愈的恶性肿瘤患者随机分为早期姑息治疗与标准治疗。他们的干预措施包括全面的咨询，然后根据需要进行电话联系，以及每月门诊拜访。本研究使用了一些生活质量测评工具。在 4 个月时，5 项生活质量测评中有 4 项有利于早期姑息治疗，没有总生存的报道[62]。

最后，Bakitas 及其同事报告了他们对晚期无法治愈癌症的早期与延迟姑息治疗的随机试验。他们将 207 例患者随机分为 2 组，一组是立即进行姑息治疗，包括姑息治疗咨询，由一名护士每周 6 次电话辅导和每月随访，另一组是在诊断后 3 个月开始进行同样的干预。在他们的研究中，他们并没有发现早期姑息治疗对比延迟姑息治疗在生活质量方面的改善。然而，早期干预组的 1 年生存率更好（63% vs. 48%），中位总生存也更好[63]。

这 3 项研究告诉我们，早期姑息治疗是一种安全的干预措施。早期姑息治疗似乎不会损害生活质量，也不会降低总生存率。姑息治疗干预的时机将取决于你所在社区是否有姑息治疗的专家及其能力。也取决于肿瘤临床医生和患者或家属对早期姑息关怀参与的开放程度。值得指出的是，美国的姑息治疗从业人员数量还远远不够，无法照顾到每个晚期癌症患者。因此，ASCO 和美国临终关怀与姑息医学学会发表了一份指导性声明，概述了所有肿瘤从业人员应具备的姑息护理技能[64]。希望今后几年能加强对肿瘤学医生的培训，使这些目标得以实现。

五、关于患者护理过渡期的沟通建议

如前所述，美国国家医学科学院已经出版了一本专著，为加强癌症患者的护理提供了路线图。该专著的一个首要主题是肿瘤护理应以患者为中心，关注患者的需求、价值观和偏好。他们建议向患者和家属提供有关癌症预后、治疗获益和危害、姑息治疗、社会心理支持和费用等易于理解的信息[56]。这项任务是艰巨的，往往这些对话在很多方面都充满了情感和挑战。同时值得注意的是，大多数肿瘤医生没有接受过进行这些对话的培训。在本节中，Dizon 和 Back 发表的流程将为如何在护理过渡的情况下实现共同决策提供指导[65]。

共同决策"包括讨论各种选择及其潜在的结果，引出病人的偏好，了解决策和任何相关的不确定性，并就重新评估这个决策的计划达成一致"[65]。在患者病程的过渡期，实现共同决策需要临床医生的共同努力，在不断变化的临床情况下引出患者的偏好：

（1）这些会议的第一步是确定基调，邀请参与。这包括确保你在一个私密和安静的地方，确保患者穿戴整齐和舒适,确保支持他或她的家人与他或她在一起,确保你获得患者的同意来讨论当前的问题。

（2）第二步是确保各方对过去有一个了解。这可能包括简要回顾过去的治疗史,以便你可以过渡到当前的问题和后续步骤。这一步骤往往可以改善与患者及家属的关系[65]。

（3）第三步是概述治疗方案。这一步通常充满可能引起情绪反应的语言。像"我们已经无能为力了"或"你二线化疗失败了"等话语,会分别让人产生被放弃或责备之类的情绪。使用通俗易懂的语言概述每种方案的风险和潜在的益处,将使患者和家属能够根据自己的目标和偏好选择最适合的方案。如果临床医生认为姑息治疗是最好的选择,患者仍然希望知道姑息治疗如何与他或她的需求、价值观和偏好相一致[65]。

（4）第四步是退后一步,注意观察病人的情绪反应。这可能需要一段时间的沉默。临床医生应尝试说出情绪,在适当的时候,一个共情的陈述将有助于安慰患者。诸如:"我知道今天的消息非常的艰难。"或者说:"我看得出,你对今天的结果很生气。愤怒和沮丧是正常的。"或者说:"我希望CT扫描有一个更好的结果。"这一步的目标是让患者感到医生理解他们所经历的一切[65]。

（5）第五步是承认不确定性[65]。每一次护理的过渡都存在不确定性。"下一线化疗会有效果吗?姑息治疗能使我的疼痛得到控制吗?恢复到缓解期的概率有多少?"临床医生需要诚实地承认这种不确定性,小心不要提供不切实际的期望。而且,语言可能会引起误解。如果一种治疗方案从来没有与完全缓解相关,那么使用"我们需要开始治疗,这样才能让癌症恢复到缓解状态"这样的说法对患者是不公平的。更诚实的说法可能是:"在这种情况下,我们现在使用的是第三种化疗。我们对这种治疗方法的了解是,大约有30%的可能癌症会保持稳定或者缩小25%~50%。这种治疗不会治愈你的疾病,也不会让你的疾病重新得到缓解,但我们希望它能帮助维持你的生活质量。"

（6）第六步是逐步提供信息[65]。临床医生需要提供对患者做出决定有帮助和有用的信息。有时提供无关的信息会分散病人对核心问题的注意力。如果一个病人是Ⅲ期结肠癌,而你的建议是化疗,那么提及肿瘤的核分级可能是无用的。核分级不会改变你的建议,而且可能不是复发的可重复的危险因素。如果你认为其他问题应该等到另一个环节再解决,逐步提供信息也会有帮助,比如说:"这是一个非常好的问题。答案有些复杂。我并不是想回避这个问题,但我更希望下周再讨论你的问题,到时你丈夫就能加入我们了。"

（7）第七步是明确患者希望在决策中扮演什么角色[65]。这个步骤可以在任何时候完成,而且通常会在之前的会议上澄清。共同决策并不总是意味着患者在了解所有事实后做出自己的决定。有时选择让患者不知所措,他们只是希望临床医生能提出一个强有力的建议。有人可能会说:"所以今天我们谈了很多方案。你是想让我推荐,还是想和你的家人商量一下,明天给我答复?"

（8）第八步是将患者的担忧纳入你的建议和讨论中。这就需要我们询问患者最担心的是什么[65]。如果患者之前曾有过危及生命的中性粒细胞减少性脓毒症发生,她最担心的可能是服用另一种可能再次引起中性粒细胞减少的药物。或者患者的爱好或职业需要用到手,因此想避免神经病变。这一步的关键部分是询问病人最担忧的问题。可以这样说："听完各种方案和利弊之后，下一步你最担心的是什么？"

（9）第九步是沟通预后[65]。去具体询问患者是否希望了解这种治疗的预后和对这种治疗的期望是有用的。例如："有些人想知道这种治疗会带来什么。今天你想谈谈预后和未来吗？"在如何沟通预后信息方面，患者也有很大的不同。因此，这样问会很有帮助："有些人想要非常黑白分明的数字和百分比，而有些人只是想要我们期望值的一个大致概念。你希望我如何谈论这个？"

过渡期的沟通是胃肠道肿瘤临床实践的一个非常重要的环节。对于转移性结肠癌等慢性疾病，在患者的一生中，可能有多达 5~10 次的过渡。管理好这些过渡，并让患者和家属参与决策，可以让患者在整个疾病期间获得更佳的生活质量。为这些过渡做好准备，确保患者在过渡期间得到家人的支持，并对情绪作出反馈，可以加强临床医生与患者的联系，并有助于使未来的过渡更容易驾驭。

第六节　总　结

胃肠道恶性肿瘤患者的护理是一个非常有意义的经历。采用更多有效的疗法，患者的生活质量可以得到维持，生存时间可以延长。照顾这些病人的临床医生不仅要熟练地进行化疗，还必须掌握疼痛和症状管理的技能，评估其他综合征如抑郁症，并且必须准备好与患者进行充满感情的会面。希望本章能为胃肠道肿瘤临床医生开始获得这些技能奠定基础。

第二十一章　胃肠道肿瘤和血栓形成

Arnab Basu 和 Alok A. Khorana

第一节　前　言

血栓栓塞是癌症患者死亡和发病的重要原因。这种并发症包括静脉血栓栓塞（VTE）、深静脉血栓形成（DVT）和肺栓塞（PE），以及动脉事件，例如中风和心肌梗死。根据 Armand Trousseau1865 年的演讲，他是最早发现癌症与高凝性临床综合征有紧密联系的医生，尽管很可能是 Jean Baptiste Bouillaud 在 1823 年最先注意到这种联系[1]。血栓栓塞在各种癌症中广泛流行，但在胃肠道癌症患者中尤为突出，这是一个异质性的群体，包括食管癌、胃癌、胰腺癌、肝胆癌、结直肠癌和肛门癌。VTE 常是癌症的初始表现，在癌症患者中发生率为 1%~2%[2]。胃肠道癌症患者的发生率更高，有研究估计其风险是普通人群的 7~20 倍[3-5]。在确定这种现象的一些关键决定因素和机制方面已经取得了进展，目前正在进行一些研究，旨在确定可能受益于预防性抗凝治疗的高风险患者。我们对胃肠道癌症 VTE 的流行病学、机制、预防和治疗的相关证据进行了综述。

第二节　流行病学

由于 VTE 在不同亚型癌症中的表现差异很大，因此我们按癌症类型分别综述其流行病学。遗憾的是，在解释各种研究报告的血栓形成率时，存在着挑战。这些挑战来自数据收集过程中不同的历史时间段、不同的风险量化方法（每 1000 人年的风险，终生累积风险，年化的或短期的发病率）以及不同的环境（住院患者与门诊患者，单中心与基于人群的记录链接研究）。然而，这些研究对胃肠道癌症中 VTE 的巨大预期风险提供了宝贵的见解。

一、食管癌

2015 年美国估计有食管癌新发病例约 16980 例，死亡病例约 15590 例[6]。食管癌血栓形成也是导致死亡的原因之一。在 Blom 等人的一项荷兰记录链接研究中，估计在确诊后的 6 个月，每 1000 例食管癌中 VTE 的发生率为 12.5 例（95%CI 7.3~21.4）[2]。同样，一项利用全国医院出院调查对癌症住院患者数据进行检查的研究发现，每 1000 例食管癌住院患者中，可诊断出 20 例 VTE[7]。Cronin Fenton 等人对丹麦队列的分析显示，食管癌导致的 VTE 住院风险升高，调整后的发生率为每 1000 人年 11.6 起事件（95%CI 3.8~35.0）。食管、胃和胃食管交界处的肿瘤都与 VTE 发生率明显增高有关。在一项对几种化疗方案（有些采用顺铂）的比较研究中，各治疗类型的总 VTE 发生率为 9.4%。以顺铂为基础的治疗与血栓风险增加一倍有关[8]。

二、胃癌

胃癌在西半球的发病率正在下降，2015 年美国估计新发病例为 24590 例，死亡病例为 10720 例，但它仍是全球癌症相关发病和死亡的重要原因[6]。20 世纪 90 年代一项基于老年人群的医院出院数据分析显示，胃癌患者 VTE 的发生率约为每万名患者 85 例，而胰腺癌患者为每万名患者 110 例[9]。最近一项基于监测、流行病学和最终结果（SEER）数据的分析报告显示，这些患者的 3 个月 VTE 发病率为每 1000 人年 205 例[10]。在一项基于 3095 名韩国晚期胃癌患者队列的回顾性分析中，每 1000 人年的 VTE 发生率为 18.8，比普通人群高出近 5 倍，但明显低于胰腺癌。在该回顾性分析中，女性性别、上腹部受累、较高的 CA19-9 水平与血栓事件的发生有关[11]。最近有一些关于接受化疗的胃癌患者 VTE 发生率的前瞻性数据报道，发现每 1000 人每年平均发生 40.1 起 VTE 事件（95%CI 96~199），其中 56% 为 DVT，12% 为 PE 事件。值得注意的是，所有这些患者都在接受化疗，—这是一个已知的会增加血栓形成的风险因素[12]。

三、胰腺癌

胰腺癌是一种比较常见的致死性疾病，2015 年美国估计有 48960 例新发病例，40560 例死亡[6]。胰腺癌的 VTE 发生率在所有类型的恶性肿瘤中是最高的。Blom 等人在一项大型的欧洲记录链接研究中，对 66 000 名患者进行了队列研究，发现每 1000 名患者的累计事件发生率为 22.7（95%CI 16.6~31.0），虽然处于所有研究报告的较低水平，但仍比普通人群高出近 10 倍[2]。另一项使用英国数据库的队列研究发现，绝对发生率要高得多，为每 1000 人年 98 例，是队列中所有癌症类型中最高的[13]。在胰腺癌 VTE 风险的最高估计中，包括一项在美国一所大学医院进行的回顾性队列研究，其中约 35% 的胰腺癌患者到医院就诊并接受影像学检查时，至少有 1 次偶发或临床明显的血栓栓塞事件，14% 的患者有复发事件[14]。这些静脉血栓大多位于门静脉、脾静脉和肠系膜上静脉系统，但下肢深静脉也常受累。

有限的前瞻性数据似乎证实了这些大型回顾性队列研究估算出的风险。Blom 等人对 202 例胰腺癌患者进行了前瞻性研究，发现静脉血栓形成的发生率为每 1000 人年 108.3 例，这比普通人群高出约 59 倍[15]。肿瘤的解剖位置与血栓风险有关，胰体和胰尾肿瘤的 VTE 发生率增加 1 倍。接受化疗的胰腺癌患者中发生血栓形成的发生率约为 4.8 倍[15]。疾病的晚期也与较高的血栓栓塞率有关。一些研究表明，这些血栓栓塞事件也与胰腺癌患者较差的生存有关[14]。

四、肝胆癌

肝细胞癌（HCC）也是比较常见的癌症，2015 年美国估计有 35660 例新病例，24550 例死亡。这也是一个全球性问题，是发展中国家第三大常见癌症。血栓形成是肝癌的一大问题，多因门静脉受累所致。肝细胞癌中门静脉血栓形成（PVT）的发生率为 10%~30%[16, 17]，研究发现尸检 PVT 发生率较高[18]。肝硬化和肝细胞癌患者有非常高的 PVT 风险（OR 17.1，95%CI 11.1~26.4），其他风险因素包括门静脉肿瘤浸润或手术[19, 20]。同样，一项对一家三级转诊中心诊断为肝细胞癌的 194 例患者进行的单中心回顾性研究发现，Child-Pugh 评分、疾病分期、主要血管受累、疾病严重程度的血清标志物如白蛋白水平低和 α- 甲胎蛋白（AFP）水平高等因素，与 PVT 风险增加显著相关。有趣的是，较高的国际标准化比值（INR）也与血栓风险增加有关，这强调了肝病中进行凝血病管理的难度。在这项研究中，31% 的肝细胞癌患者有 PVT。患有 PVT 的人也伴随着较高的系统性 VTE 事件风险（11.5% vs. 4.4%，$P = 0.04$）[21]。

关于胆管癌血栓形成风险的数据有限：一份基于 273 例患者的回顾性报告发现，在诊断期间和诊断后的终生发生率为 14.6%；其中，55% 为门静脉和肝静脉血栓，而只有 35% 为 DVT 或 PE 相关事件[22]。一项前瞻性队列研究对 121 例胆管癌患者进行了 VTE 筛查，发现在癌症诊断时，有 15 例患者发生过 VTE（12.4%，95%CI 7.1%~19.6%），提示 VTE 可能也是这些癌症中比较常见的问题[23]。

五、结直肠癌

结直肠癌是最常见的胃肠道恶性肿瘤。2015 年美国估计有新诊断病例 132700 例，预计死亡 49700 例[6]。一项基于荷兰人群的病例对照研究（静脉血栓形成危险因素的多重环境和遗传评估队列）估计，与普通人群相比，结直肠癌患者发生 VTE 事件的相对风险为 16.4（95%CI 4.2~63.7）[5]。一项对 68 000 例结直肠癌患者的大型回顾性分析表明，在 2 年的时间内，结直肠癌的 VTE 发病率约为 3%[24]。在诊断后的最初 6 个月中，血栓形成的风险最大，每 1000 人年发生率为 50 例。一项荟萃分析根据几项已发表的研究估计，这些患者每 1000 人年的 VTE 事件总体发生率为 33 例（95%CI 21~53）[25]。疾病分期越高，VTE 的风险越高，转移性疾病也会增加 VET 的发生[24]。接受化疗的转移性结直肠癌患者的 VTE 的发生率高达 16%[26]。一项对接受化疗的患者进行的大型人群病例对照研究，研究了 4548 例结直肠癌患者。其中，10.6% 发生 VTE 事件，而年龄、性别、合并症配对的对照组中只有 1.4%[27]。这些风险因素已在多项研究中得到证实。在英国一个由 10 309 例结直肠癌患者组成的大型队列中，Duke 分期（HR 3.08，95%CI 1.95~4.84）、接受化疗（HR 1.39，95%CI 1.14~1.69），以及住院均与 VTE 风险增加有关[28]。

已知结直肠手术与 VTE 风险增加独立相关。有研究表明，术后 DVT 的发生率为 20%~40%[29, 30]。即使在有 VTE 预防措施的情况下，接受结直肠手术的患者术后也有 10% 的 VTE 风险[31]。

此前基于英国的队列发现，与 Duke 分期 A 期患者相比，更高的 Duke 分期（B 期和 C 期）患者术后发生 VTE 的风险几乎增加了 3 倍。更高的 Duke 分期的患者，其 VTE 发生风险在术后 4 周也仍然升高，而 Duke 分期 A 期的患者，其 VTE 事件大多发生在第一个月内[28]。

六、肛门癌

肛门癌比较罕见，2015 年美国估计有新发患者 7720 例，死亡 1010 例 [6]。关于这些患者的 VTE 风险数据有限。一项利用全国医院出院调查的队列研究发现，在肛门癌患者中，每 100 例住院患者的 VTE 事件发生率为 2.1 起，胰腺癌患者的风险更高，每 100 例住院患者的 VTE 事件发生率为 4.3 起 [7]。在这些 VTE 事件中，近三分之一是 PE。基于荷兰癌症研究的分析发现，在肛门癌诊断后 6 个月内，每 1000 名患者的短期累计 VTE 事件发生率为 8.9 例（95%CI 5.6~14.1）。转移性疾病与风险增加有关，这些患者平均每 1000 名患者发生 12.4 起 VTE 事件（95%CI 4.0~37.6）[2]。为了更好地量化肛门癌 VTE 的风险，有必要对该癌种的 VTE 发生率进行前瞻性评估。

第三节　癌症相关血栓形成的机制

胃肠道癌症中血栓栓塞事件的高风险可以由几个因素来解释，包括肿瘤生物学以及这些器官与主要血管系统的密切解剖联系。此外，所有的癌症，包括胃肠道癌症，都有共同的危险因素，例如循环中促血栓形成因子增加、血小板活化增加，以及促炎症环境。化疗也是其中一些肿瘤的额外危险因素，因为化疗经常包括抗血管生成和（或）基于铂类药物的治疗，这些治疗被认为具有血管毒性。鉴于有众多的因素与这种现象有关，需要有一个理论框架来理解血栓形成的机制。最优雅和最常用的血栓形成模型之一是 Virchow 三联症，它囊括了 3 个主要的血栓形成的决定因素：血流瘀滞、内皮损伤和高凝性。虽然胃肠道肿瘤常会引起瘀血，并且可以通过侵袭直接损伤内皮，但没有任何因素像高凝性那样重要。

一、促凝血因子

导致癌症患者 VTE 的最主要研究因素可能是组织因子（TF）的表达增加。组织因子是一种糖蛋白，以其全长形式包含在内皮下血管组织内，大多不与血液和其他血液成分接触。生理上，当内皮受损时，组织因子就会暴露在血管中。组织因子是因子 Ⅶ 的配体，TF-Ⅶa 复合物又将因子 X 激活为 Xa，随后将凝血酶原激活为凝血酶，导致血凝块形成。凝血酶的形成也是血小板募集的强烈刺激物，它们共同导致稳定的机械堵塞。

除了直接激活外源性凝血通路外，组织因子还具有其他多种功能，如血管生成和细胞信号传导。组织因子可以刺激肿瘤生长，并促进转移扩散 [32]。一些肿瘤表达内源性组织因子，这是具有上皮成分的癌症（例如胃肠道癌症）的一个突出特征。绝大多数（75%）结直肠癌表达组织因子，且表达增加与转移性疾病之间存在正相关关系 [33]。在一项对 122 例切除胰腺癌标本的研究中，77% 的胰腺上皮内肿瘤、91% 的导管内乳头黏液性肿瘤和 89% 的胰腺癌表达的组织因子水平升高 [34]。组织因子水平也与结直肠癌和胰腺癌的微血管密度增加以及血管内皮生长因子（VEGF）等促血管生成因子的表达增加有关[34, 35]。某些遗传诱因可能是结直肠癌中组织因子表达增加的原因，包括 KRAS 癌基因的激活以及 p53 抑癌基因功能的丧失。激活的 KRAS 会导致 PI3K/AKT 通路诱导的组织因子转录和翻译，而 p53 功能的丧失会消除对组织因子转录的抑制。这就导致结直肠癌细胞表面的组织因子表达量更大[36]。胰腺癌也有类似的机制。一项佐证性研究表明，大部分胰腺癌患者的组织因子表达增加，与更高的 VEGF 表达、肿瘤分级和微血管密度呈正相关[37]。

最近的证据表明，癌细胞除了直接在细胞表面表达组织因子外，还通过释放带有组织因子的微粒（TF-MP），使组织因子脱落到血液循环中。微粒是细胞膜囊泡的 3 种主要形式之一，半径为 0.1~1 μm，其他膜囊泡包括外泌体（50~100 nm）和凋亡小体（1~3 μm）。这些 TF-MP 在胰腺癌中大量发现[38]。在胰腺癌诱导的血栓形成的小鼠模型中，与对照组相比，输注 TF-MP 导致 VTE 的发生率升高[39]。已知肿瘤会释放富含组织因子的外泌体，尤其是在上皮 - 间充质转化过程中[40]。这一证据支持组织因子可以促进癌转移过程的假说[41]。此外，TF-MP 被带负电荷的磷脂所覆盖，因此，这些颗粒很容易与带正电荷的凝血蛋白复合物相互作用，并能帮助其组装并触发凝血。肿瘤细胞产生的微粒在血栓形成和癌转移中的作用是继续研究的重点。

二、血小板相关因子

血小板是血管内环境的主要组成部分，在止血中起着关键作用。关于血小板在癌症与微环境相互作用中的重要性的数据不断出现。血液中的大部分微粒其实都来自血小板。事实上，循环中的微粒有时被称为"血小板尘"[42]。此外，血小板是一些最大的外周循环细胞因子的来源，如转化生长因子-β1（TGF-β1）。近来，人们对了解肿瘤与血小板的相互作用越来越感兴趣。在生理条件下的血栓形成过程中，通常第一阶段发生组织因子的释放和外源性通路的激活，然后导致第二阶段血小板的招募，形成"血小板栓"。血小板阶段为纤维蛋白等成熟因子的形成让路，并与血凝块紧密结合，以形成"纤维蛋白栓"。肿瘤通过表达组织因子，并释放多种细胞因子和微粒，导致微环境的破坏。我们现在了解了一种肿瘤细胞诱导的血小板聚集（TCIPA）现象。癌细胞表面通常会表达包括组织因子在内的促凝因子，可自动导致血凝块的血小板阶段的启动，引起血小板活化和聚集。有证据表明，TCIPA 的增加可能与更高的转移性疾病发生率和更具侵袭性病程有关。除组织因子外，肿瘤还释放其他几种促聚集因子。其中一个因子是二磷酸腺苷（ADP），这是一种已知的血小板激动剂。在肺癌、神经母细胞瘤、黑色素瘤和其他肿瘤类型中观察到肿瘤的 ADP 分泌增加[43-45]。除 ADP 外，血栓素 A2（TXA2）是一种强效的促血栓形成的花生四烯酸衍生物和血小板激活剂，作为血小板与癌细胞相互作用的一部分，它在结直肠癌等肿瘤细胞中高表达[46]。TXA2 也是由活化的血小板产生的，也会导致血小板的进一步活化和聚集。TXA2 可增加血小板表面黏附分子的表达，如 GpIIb/IIIa。另一个重要的血小板表面受体 P-选择素，是一种细胞黏附分子，在活化的血小板中表达，被认为可能是血栓形成风险的标志物[47]。有很多研究表明，通过与癌细胞的接触，P-选择素的表达量增加[48]。另外，最近的一些研究表明，结肠癌细胞中 P- 选择素的沉积和聚集率较高，且与较高的转移率和肿瘤生长率有关[49]，也很可能导致该亚组患者的血栓形成风险升高[48]。最近的一些研究表明，癌症晚期的患者和基于未来血栓风险升高的患者，都有血小板激活和聚集的增加[50]。

三、遗传决定因素

虽然我们已经简单探讨了组织因子等主要因子的释放增加、癌细胞促血栓分子表达增加，以及在凝血级联反应中进一步的下游效应，例如血小板期和纤维蛋白血凝块的形成，但还有更多的上游遗传诱因是癌症患者促血栓表型的基础原因。重要的是要了解胃肠道肿瘤的分子特征，它们对血栓形成风险的升高具有重要意义。我们之前提到，KRAS 突变可能会通过 PI3K/AKT 激活来驱动组织因子在癌细胞中更高水平的表达，并可能增加癌症患者的血栓形成风险。KRAS 突变还与 IL8、IL6 等促炎细胞因子和 G-CSF 等生长因子的释放增加有关[51, 52]。直到最近，关于这种风险的临床测量的信息还很少。最近的一项回顾性队列研究在 172 例转移性结直肠癌患者人群中研究了这个问题。从诊断前 6 个月到诊断 mCRC 后的任何时间分析 VTE 的风险。活化的突变的 KRAS 患者的 VTE 发生率为 32%，而野生型 KRAS 的发生率为 17.8%。该关联的优势比为 2.21（95%CI 1.08~4.53）。当针对其他因素进行调整后，如使用贝伐单抗进行抗血管生成治疗，以及针对经 Khorana 评分验证的癌症血栓风险测量值进行调整后，该关联仍具有统计学意义，表明潜在的因果关系是肯定的。当比较有突变的患者与无突变的患者时，调整 Khorana 评分、KRAS 及其统计学交互作用的逻辑回归模型将发生 VTE 的优势比估计值增加到 6.23（95%CI 1.56~24.96）[53]。

胃肠道癌症大多以腺癌为主，其特点是腺体结构和黏蛋白分泌增多。癌细胞通过 MUC1、MUC2、MUC4 和 MUC16 等基因上调黏蛋白的产生。已知黏蛋白与 L- 选择素和 P- 选择素相互作用。有证据表明，在小鼠模型中，与黏蛋白的相互作用可以自发地引起类似 Trousseau 综合征的症状[54]。

除此以外，还有其他许多已描述的致癌突变，如 HER2、EGFR、MET、PTEN 和 TP53 等，这些突变除了驱动癌症表型外，还可能参与缺氧 - 血管生成途径，上调组织因子的表达和释放，并增加了凝血因子（例如因子 Ⅱ 和 Ⅶ）以及蛋白酶激活受体 PAR-1 和 PAR-2 的表达[55]。

四、化疗相关的因素

另一个可能增强胃肠道癌症的血栓形成的环境因素是系统性抗肿瘤治疗。化疗可有多种副作用，例如直接损伤内皮，增加肿瘤细胞裂解，导致促血栓因子的释放。以顺铂为基础的治疗已被证明与冯·维勒布兰德因子（vWF）水平升高有关[56]。Starling 等人对晚期和局部晚期食管胃癌随机 ECF-2（REAL-2）试验的数据进行了探索性的前瞻性分析，该试验有 1002 例晚期食管或胃或胃食管（GE）交界癌患者，随机在 4 种不同的三联化疗方案之间进行比较，包括 ECF（表柔比星、顺铂和氟尿嘧啶）、EOX（表柔比星、奥沙利铂和卡培他滨）、EOF（表柔比星、奥沙利铂和 5-氟尿嘧啶）和 ECX（表柔比星、顺铂和卡培他滨）。对患者进行动脉和静脉血栓栓塞事件（TE）的随访，其发生率为主要终点。在 964 例患者中，11.4%（95%CI 9.4%~13.4%）有血栓栓塞事件（包括动脉和静脉），而 9.4%（95%CI 7.6%~11.3%）有静脉血栓栓塞事件。在多变量分析中，与顺铂相比，使用奥沙利铂的血栓栓塞风险更低（HR 0.51，95%CI 0.34~0.76）。氟嘧啶、卡培他滨与氟尿嘧啶的血栓形成率相似（HR 0.84，95%CI 0.57~1.22）。ECF 是最易形成血栓的治疗方案，15.3% 的患者发生血栓事件（很大一部分为 CVAD 相关），而 ECF、EOF、EOX 分别为 9.1%、6.8%、6.3%[8]。一项大型回顾性研究考察了 932 例接受基于顺铂治疗的患者的动脉和静脉血栓栓塞发生率，发现治疗 4 周内血栓栓塞事件发生率为 18.1%。其中，92.7% 是静脉血栓栓塞。在这些接受顺铂治疗的患者中，除了 Khorana 评分、年龄、体能状况和存在中心静脉外，入路装置与血栓形成风险的增加有关，且具有统计学差异[57]。最近的另一项研究考察了 129 例正在接受 EXE（表柔比星、奥沙利铂和卡培他滨）治疗的晚期食管 / 胃或交界处肿瘤的患者，发现其 VTE 发生率为 16%（95%CI 10%~24%），共发生 21 起 VTE 事件。这些患者中大部分为无症状的 VTE（68%），肿瘤分期的增加与更高的 VTE 风险有关[58]。

另一种被认为与血栓风险增加有关的系统治疗药物是贝伐单抗，这是一种用于结直肠癌和其他癌症的抗 VEGF 抗体。对 15 项贝伐单抗治疗各种癌症的随机对照试验中的 7956 例患者进行荟萃分析，发现这些患者静脉血栓栓塞的总发生率为 11.9%（95%CI 6.8%~19.9%），与对照组相比，相对风险为 1.33（95%CI 1.13~1.56）[59]。然而，荟萃分析数据表明，与接受化疗的对照组相比，贝伐单抗的暴露调整后静脉血栓栓塞症的发生率可能不会显著升高。在一项这样的分析中，10 项贝伐单抗随机对照试验的 6055 例患者的合并发病率为每 100 人年 18.5 例，而对照组为每 100 人年 20.3 例[60]。然而，有强烈的证据表明，贝伐单抗可以增加癌症患者的动脉血栓事件的风险[61]。

其他几种 VEGF 抑制剂，如舒尼替尼、索拉非尼和阿西替尼等都会增加动脉血栓形成事件的发生率。一项试验的荟萃分析发现，与对照组相比，动脉血栓形成事件的发生率为 1.4%，相对风险为 3.03（95%CI 1.25~7.37）[62]。这种血栓形成风险增加的机制仍在研究中，有人推测 VEGF 抑制可使红细胞生成素增加从而导致血细胞比容和黏度增加[63]，使内皮细胞更易受损[64]，或通过直接相互作用非依赖性的激活血小板[65]。

第四节　风险评估模型

除了早期讨论的多种临床危险因素外，文献中还描述了几种血栓形成风险升高的生物标志物（表 21.1）。

表 21.1　癌症相关血栓形成的候选生物标记物

血小板计数（≥350000/mm³）	因子Ⅷ
白细胞计数（11000/mm³）	凝血酶原片段 F1 和 F2
血红蛋白（<10 g/dL）	活化部分凝血活酶时间（APTT）>30.8 s
D-二聚体	
组织因子（表达、微粒、抗原或活性）	
可溶性 P-选择素（53.1ng/mL）	

　　鉴于众多的危险因素和生物标志物，癌症相关血栓形成的病因显然是多因素的。在这种情况下，多种风险因素的组合可以更好地帮助进行风险分层。Khorana 等人利用容易获得的患者数据，包括血小板计数、白细胞计数和血红蛋白，结合临床特征，在一个大型癌症患者队列中验证了一个风险评估模型。当合并为风险评分时（表 21.2），这些分数——有癌症位置（极高危部位 2 分，高危部位 1 分），血小板计数 $350×10^9$/L 以上（+1 分），血红蛋白低于 10 g/dL 和（或）使用红细胞生成刺激剂（+1 分）。白细胞计数超过 $11×10^9$/L（+1 分），体重指数 35 kg/m² 以上（+1 分）——可以预测接受门诊化疗的患者的 VTE 发生率。在一个中位随访时间为 2.5 个月的推导和验证队列中，低风险（得分 = 0）的 VTE 发生率为 0.3%~0.8%，中等风险（得分 = 1~2）的 VTE 发生率为 1.8%~2%，高风险（得分≥3）的 VTE 发生率为 6.7%~7.1%[66]。维也纳癌症和血栓形成研究（CATS）证实了该风险评分。此外，该组研究了使用可溶性 P-选择素（sP- 选择素）和 D-二聚体来改良风险评分，然而，此改良版本尚未得到验证[67]。

表 21.2　预测癌症相关血栓形成的风险评估工具（"Khorana 评分"）

患者特征	风险评分
癌症位置 非常高风险（胃、胰） 高风险（肺、淋巴瘤、妇科肿瘤、膀胱、睾丸）	2 1
化疗前血小板计数≥350000/mm³	1
血红蛋白水平<10 g/dL，或使用红细胞生长因子	1
化疗前白细胞计数≥11000/mm³	1
体重指数≥35 kg/m²	1

注：高风险≥3 分；中等风险 1~2 分；低风险 0 分

　　此后，Khorana 评分在其他几个队列中得到了验证，如在接受顺铂治疗的患者的回顾性队列中，即使调整了其他风险因素，Khorana 评分也是 VTE 风险的独立预测因子[57]。Khorana 评分也在早期 I 期临床试验的患者人群中进行了验证。在对来自 15 个研究中心的南欧新药组织（SENDO）基金会数据的分析中，从 2000 年到 2010 年，总共对 1415 例患者 I 期临床研究中的患者进行了 VTE 的风险分析。其中，49.9% 的患者正在进行细胞毒性疗法的试验，22.2% 的患者正在进行靶向治疗。在单因素分析中，Khorana 评分、抗血管生成和细胞毒性药物的组合以及癌症诊断的时间与 VTE 发生率的增加有关，差异具有统计学意义。然而，多变量分析证实，只有 Khorana 评分有统计学意义，表明该评分反映了来自多个变量的风险。与得分 = 0 的低风险组相比，高风险组（≥3 分）和中等风险组（1~2 分）的 VTE 发生风险比分别为 7.88（95%CI 2.86~21.70）和 2.74（95%CI 1.27~5.92）[68]。

第五节　癌症（包括胃肠道癌症）血栓预防和预防复发事件的研究

考虑到这种情况下 VTE 的患病率和发生率很高，一些试验已经评估了血栓形成风险较高的患者进行血栓预防治疗的益处（表 21.3）。胰腺癌患者是天然的高危人群。有 3 项随机试验评估低分子量肝素（LMWH）在胰腺癌人群中进行血栓预防的益处。这些包括 Charité-Onkologie（CONKO）和 FRAGEM 试验，以及 MD 安德森癌症中心的试验。

在 CONKO-004 试验中，研究者在 312 例晚期胰腺癌患者中进行了一项非卧床依诺肝素预防 VTE 的随机对照试验。在最初的 3 个月中，VTE 发生率从观察组的 9.87%（152 例中的 15 例）下降到服用预防性依诺肝素的患者的 1.25%（160 例中的 2 例），风险比为 0.12（95%CI 0.03~0.52）。观察组 VTE 的总累积发生率为 15.1%，治疗组为 6.4%。在毒性方面，观察组 152 例患者中有 5 例（3.3%）发生大出血，而治疗组 160 例患者中有 7 例（4.4%）发生大出血[69]。

另一项针对这一人群的试验称为 FRAGEM 试验，该试验在英国进行，123 例正在接受吉西他滨治疗的晚期胰腺癌患者被 1：1 随机分配到达肝素钠或安慰剂组。该试验的结果也令人鼓舞，在 12 周的研究期间，观察组血栓形成率为 23%，达肝素钠组仅为 3.4%，估计相对风险为 0.145（95%CI 0.035~0.612）。整个研究期间的 VTE 风险从 28% 降低到 12%。重要的是，按国际血栓形成与止血协会（ISTH）标准，大出血事件的风险也是相似的（3% vs. 3%），尽管按 ISTM 标准，达肝素钠组的非大出血发生率增加了近 3 倍（9% vs. 3%）[70]。

最后，MD 安德森癌症中心的一项试验以 1：1 的比例将 75 例晚期胰腺癌患者随机分配到化疗和安慰剂组，并进行为期 16 周的达肝素钠治疗。在治疗 8 周和 16 周时通过筛查超声评估患者的 VTE 事件。对照组患者中，22% 的患者发生 VTE，而达肝素钠组为 5%，优势比为 0.014（95%CI 0~0.62）[71]。

虽然这些试验评估了血栓预防疗法在晚期胰腺癌极高危人群中的作用，但其他一些试验也评估了预防疗法在普通癌症患者中的价值。例如，"化疗期间血栓栓塞的预防"（PROTECHT）试验将 1150 例患者以 2：1 的比例随机分配至使用那屈肝素（LWMH）与安慰剂治疗组。这些患者患有多种癌症，包括胰腺、胃肠道恶性肿瘤、肺癌、脑癌、乳腺癌、卵巢癌和头颈部癌症。在研究完成时，预防治疗组有 2% 的患者发生 VTE，而安慰剂组为 3.9%。出血风险似乎没有大的差异，预防组大出血的发生率为 0.7%，而安慰剂组为 0；治疗组小出血的发生率为 7.4%，而安慰剂组为 7.9%[72]。

同样，在 SAVE-ONCO 试验中，3200 例局部晚期或转移性腺癌患者接受司莫肝素钠（一种超低分子肝素）或安慰剂治疗。虽然风险比为 0.36 的 VTE 发生率的减少具有明显的统计学意义，但也增

表 21.3 癌症患者 VTE 治疗和预防的部分试验

研究名字	研究人群	研究设计	比较组	预防组中 VTE 的风险	对照组中 VTE 的风险	获益测量	预防组中出血风险	对照组中出血风险	风险测量	年份
主要预防 VTE										
胰腺癌										
CONKO004	晚期胰腺癌	随机对照	依诺肝素 vs. 安慰剂	14.50%	5%	65% 相对危险降低率（RRR）	6.30%	9.90%	n/s	2009
FRAGEM	晚期胰腺癌	随机对照	达肝素钠 vs. 安慰剂	3.40%	23%	相对危险（RR）0.14 (0.187~0.935)	大出血（3%），小出血（9%）	大出血（3%），小出血（3%）	n/s	2012
MDACC	晚期胰腺癌	随机对照	达肝素钠 vs. 安慰剂	5.00%	22%	优势比（OR）0.014 (0.00~0.62)	—	—	—	2013
普通癌症人群										
SAVE-ONCO	局部晚期转移性实体瘤	双盲多中心随机对照	司莫肝素 vs. 安慰剂	1.20%	3.40%	风险比（HR）0.36 (95%CI 0.21~0.60)	2.80%	2.00%	风险比（HR）为1.40%	2012
PHACS	高风险癌症患者，Khorana评分≥3	随机对照	达肝素钠 vs. 观察	12%	21%	风险比0.69 (95%CI 0.23~1.89)	14%	2.10%	风险比（HR）为7.0	
MicroTEC	根据组织因子水平对癌症患者分类	II期随机对照	依诺肝素 vs. 观察	5.6%	高风险组（27.2%），低风险组（7.2%）	（反向）风险比（HR）6.70 (95%CI 1.03~43.17)	—	—	—	2013
预防 VTE 复发										
CATCH	肿瘤患者	多中心随机对组	亭扎肝素 vs. 华法林	7.2%	10.5%	风险比（HR）0.65, 95%CI 0.41~1.03, $P=0.07$	大出血（2.9%），小出血（11%）	大出血（2.7%），小出血（17%）	风险比（HR）为0.89	2014
CLOT	肿瘤患者	多中心随机对照	达肝素钠 vs. 口服香豆素衍生物	9%	17%	风险比0.48, 95%CI 0.30~0.77	大出血（6%），小出血（8%）	大出血（4%），小出血（15%）	n/s	2003

加了出血风险,其风险比为 1.4。在总体分析上,VTE 风险的绝对测量值从 3.4% 降低到了 1.2%,而对高风险胃肠道癌症的数据进行观察则显示了相当大的绝对获益。胰腺癌组的风险比为 0.22(治疗组为 2.4%,而安慰剂组为 10.9%),胃癌的风险比也同样更低为 0.25(治疗组 0.5%,而安慰剂组为 1.9%),结直肠癌组的风险比为 0.54(治疗组为 1.1%,而安慰剂组为 2.0%)。但该研究除胰腺癌外,其他疾病亚组的事件发生数量相对较少,因此不具有统计学意义[73]。

高风险非卧床癌症患者预防性达肝素钠治疗的前瞻性随机多中心研究(PHACS)试验的结果在近期公布。该试验根据 Khorana 评分选取了 ≥3 分的高风险患者,如果初筛 VTE 阴性,则随机给患者服用达肝素钠预防治疗与安慰剂,然后随访 12 周,最终分析了 98 例患者。胰腺癌、胃食管癌、肺癌和淋巴瘤是最常见的病理。在达肝素钠组的患者中,12% 的患者发生 VTE,而观察组有 21% 的患者发生 VTE(HR 0.69,95%CI 0.23~1.89)。与观察相比,使用达肝素钠组的出血风险更高(HR 7.0,95%CI 1.2~131.6)。虽然这些结果与前述研究一致,但由于入组不完全和统计学效力不足,结果不显著[74]。

尽管有证据表明,血栓预防治疗可使 VTE 的风险降低且不增加大出血发作,但由于绝对风险本身较低以及绝对风险降低的幅度也较少,一直是血栓预防治疗缺乏积极推荐的原因。因此,正在对针对癌症患者进行的血栓预防的患者选择和治疗策略的几种新方法进行评估,以更好地识别高风险患者和(或)采用低风险治疗。在最近的一项名为微粒与依诺肝素在癌症中血栓预防作用(MicroTEC)的 II 期临床试验中,根据循环中组织因子微粒的水平,将患者分层为 VTE 高风险与低风险。在总共评估的 66 例患者中,32 例患者的 TF-MP 水平较低,34 例患者的 TF-MP 水平较高。在高危患者中,23 例患者接受了依诺肝素预防治疗,11 例患者进行了观察。研究对象以胃肠道肿瘤(总共 66 例)居多,其中胰腺 30 例,结直肠 15 例。在 2 个月时,在 TF-MP 水平较高的患者中,在观察组中 27.2% 的患者出现 VTE,而在依诺肝素预防组中仅有 5.6% 的患者出现 VTE,风险比为 6.70(95%CI,1.03~43.17)[75]。在这项研究中,没有发生依诺肝素引起的出血事件。这项研究为一种有前景的辅助生物标志物打开了大门,用于将患者划分为高危人群,对胃肠道癌症可能具有特殊意义。

新一代抗凝剂也在这些人群中进行评估。目前正在进行的一项先导研究将评估阿司匹林联合他汀治疗方案,以评估作为血栓风险生物标志物的 sP- 选择素水平的下降(NCT02285738)。另一项目前正在进行的名为阿哌沙班预防癌症患者静脉血栓栓塞症(VERT)的研究将评估最安全的新一代口服抗凝剂阿哌沙班,在 Khorana 评分 ≥2 定义的高血栓风险患者中的应用。在加拿大医院的 7 个中心共招募了 574 例患者,随机分配至阿哌沙班治疗组和安慰剂组。7 个月后将比较 VTE 的发生率(NCT02048865)。CASSINI 研究将评估利伐沙班对血栓形成高风险(定义为 Khorana 评分 ≥2)的癌症患者的 VTE 预防作用,目前正在招募约 700 例受试者。该研究预计将于 2018 年 9 月完成。在这项研究中,患者将接受 180 d 的血栓预防治疗,同时开始接受癌症诊断的化疗(NCT02555878)。

随着血栓预防这一课题的深入研究,目前美国临床肿瘤学会(ASCO)、欧洲医学肿瘤学会(ESMO)和美国国家综合癌症网络(NCCN)的统一建议是,如前所述,只对已住院的癌症患者和已有 VTE 的患者进行 VTE 预防。还有一些特殊情况，例如计划进行腹部大手术的患者、极高风险患者、接受高度血栓形成治疗的骨髓瘤患者等。表 21.4 是 ASCO 指南委员会当前建议的摘要。

表 21.4　ASCO 对癌症相关血栓形成的预防建议

癌症患者应使用 Khorana 评分定期评估 VTE 风险
肿瘤专业人员应向患者宣传 VTE 的症状和体征
大多数住院的活动性癌症患者需要在整个住院期间进行血栓预防。数据不足以支持因小手术或短期化疗输注的患者进行常规的血栓预防治疗 不建议非卧床癌症患者进行常规的血栓预防治疗。可考虑用于高风险患者
多发性骨髓瘤患者接受以亚胺为基础的化疗和（或）地塞米松方案时，应接受低分子量肝素（LMWH）或低剂量阿司匹林的预防治疗，以预防静脉血栓栓塞症（VTE）
接受重大癌症手术的患者应在手术前开始接受预防治疗，并至少持续 7~10 d
对于接受重大腹部或盆腔手术的高风险患者，应考虑将术后预防措施延长至 4 周

第六节　癌症患者静脉血栓栓塞症的治疗方法

尽管血栓预防的主题仍然是有争议的，但在 VTE 首次发作的情况下，有强有力的临床数据表明抗凝治疗的益处。一般认为，在没有任何特殊禁忌证的情况下，LMWH 是这种情况下最有效的药物。1999—2001 年进行的一项大型、开放标签、随机对照试验支持了这一证据，676 例发生 VTE 事件的患者被安排服用达肝素钠（一种 LMWH）或口服香豆素类似物治疗。大约 90% 的患者患有实体瘤，大部分患者有转移性疾病。达肝素钠具有更佳的疗效，复发率为 9%，香豆素类似物的复发率为 17%，2 组的出血率无明显差异。

最近，一项名为"癌症止血急性治疗比较"（CATCH）的大型多中心随机对照试验，再次证实了 LMWH 治疗的优越性。在这项研究中，来自 32 个国家和地区的 900 例患者随机接受亭扎肝素和华法林治疗 VTE 复发。患者患有多种实体瘤，包括结直肠癌（14.7%）和上消化道癌（12.5%）。在这项研究中，与法华林相比，亭扎肝素在预防 VTE 方面存在优越性的趋势（7.2% vs. 10.5%）（HR 0.65，95%CI 0.41~1.03，$P = 0.07$），大出血率相当，但临床相关出血的安全性较好（11% vs. 17%）（HR 0.58，95%CI 0.40~0.84，$P = 0.004$）[76]。

虽然新的证据不断被评估并纳入临床实践，但 ASCO 指南委员会提供了关于癌症患者静脉血栓栓塞症治疗的最新实践指南。表 21.5 是主要建议的摘要。

表 21.5　ASCO 对癌症相关血栓的治疗建议

LMWH 建议用于治疗已形成的深静脉血栓和肺栓塞的最初 5~10 d，以及至少 6 个月的长期二级预防
对于恶性肿瘤和 VTE 患者，目前不推荐使用新型口服抗凝剂
在没有其他适应证的情况下，不应将抗凝治疗用于延长癌症患者的生存期

第七节　结论和未来方向

　　血栓栓塞仍是胃肠道癌症患者发病和死亡的主要原因，随着该类患者生存率和出院率的提高，其影响可能会增加。在过去的几十年里，人们对这种并发症的机制、病理生理学、风险预测、预防和治疗有了很多了解。未来几年，这些领域可能会有更大的进展。对患者友好的新型口服制剂的出现，可能会使预防和治疗方案得到更多地采用。风险工具和预测性生物标志物的使用可能产生针对风险的预防和治疗方法。在这一领域的持续工作，以及继续教育患者和临床医务人员认识这一重要的恶性肿瘤并发症，对于减少癌症相关血栓形成的负担和改善结局是至关重要的。

第二十二章　胃肠道癌症患者的营养与恶病质

Meltem Gülhan Halil, Mehmet Emin Kuyumcu, Ömer Dizdar,

Zekeriya Ulger 和 Suayib Yalcin

第一节　前　言

虽然胃肠道（GI）癌症患者的一个非常常见的继发诊断是营养不良，但由于认识水平低，医疗保健专业人员通常不重视或低估它。然而，营养状况对癌症患者的生活质量（QoL）和幸福感有重要影响，因此，营养状况对患者及家属的意义非常大。

具有预后意义的营养不良和体重减轻在胃肠道癌症患者中是普遍存在的[1-3]。多种因素，包括对肿瘤和癌症治疗的反应，都会导致营养不良[4,5]。胃肠道癌症患者的营养不良常涉及癌症恶病质，其特征是由于营养摄入减少和系统性促炎过程的激活而引起的代谢改变，是一种慢性、进行性、不自主的体重减轻和肌肉萎缩，而常规营养支持无法完全逆转[6,7]。

营养不良影响肿瘤治疗的各个方面，包括治疗反应、毒性、体能状况、生活质量和总生存期[8,9]。因此，所有癌症患者都应该考虑营养方面的问题，包括营养筛查和营养支持。

第二节　癌症恶病质

一、恶病质的定义和患病率

恶病质（cachexia）来自希腊语"kakos"和"hexis"，意思是"糟糕的状况"。恶病质是一种复杂的毁灭性状态，其特征是骨骼肌质量的损失（有或没有脂肪的损失），导致进行性功能受损，并且不能通过常规营养支持来抵消。根据定义，6个月内非自愿性体重下降大于5%，或出现体重指数（BMI）低于20，或出现肌肉减少[7]。它可能与许多慢性或终末期疾病有关，包括癌症、心力衰竭、肾或肝衰竭、慢性感染或其他炎症性疾病。其发病机制是通过代谢和内分泌的改变以及食物摄入量减少导致的蛋白质和能量的负平衡。癌症患者的厌食恶病质与饥饿是不同的。许多癌症患者因为胃肠道梗阻、抑郁症或治疗引起的恶心而减少了食物摄入量，通过营养支持和有效的抗癌治疗，这种情况是可以逆转的。然而，营养支持对晚期癌症患者的恶病质的益处是有限的。恶病质的患病率因癌种类型而异，在上消化道癌中的发病率超过80%。患病率在胰腺癌（88.9%）中最高，其次是胃癌（76.5%）、食管癌（52.9%）、结肠癌（50%）[10, 11]。

癌症恶病质与更差的生存期和生活质量受损有关[8]。临床范围从体重减轻很少的恶病质前期，到体能状况低下和预期寿命缩短的严重难治性恶病质[12]。厌食、疲劳、运动能力下降、体力活动减少，逐渐损害患者生活自理能力。继而不动、嗜睡，导致抑郁和孤独。营养不良与感染、跌倒、骨折、压疮发展和生活质量受损的风险增加有关[13]。对化疗的耐受性也会降低，并发症增加[12]。最后，据估计，恶病质占癌症死亡人数的20%[13]。

二、恶病质的评估

最近在各种癌症中的研究表明，早期营养干预可改善早期恶病质患者的治疗耐受性和生活质量。因此，准确评估患者是否存在恶病质的体征是至关重要的。在一项研究中，肿瘤科医生诊断恶病质的假阴性率为76%[10]，这表明了标准化诊断工具的必要性。在日常实践中，询问患者体重下降情况是评估营养状况最简单、最有效的方法。12个美国东部肿瘤协作组（ECOG）试验治疗的患者中，患者报告病史的大于5%的体重减轻在多变量分析中与较短的总生存期有关[2]。有几种评估症状负荷的方法，包括食欲缺乏、味觉障碍、便秘、早饱、恶心和呕吐。对于筛查癌症患者营养状况的最佳方式，专家们还没有达成共识。2002年营养风险筛查（NRS 2002）是一个有效的工具，可以将营养干预中获益的营养风险患者和没有营养支持获益的患者区分开。NRS 2002由营养评分和疾病严重程度评分组成，并对大于70岁的患者进行年龄调整[14]。埃德蒙顿症状评估量表对包括食欲和恶心等多种症状进行提问[15]。患者主观整体评估（PG-SGA）还包括食物摄入量、体重减轻以及其他营养症状，包括恶心、呕吐、便秘、口腔溃疡、疼痛等。简略版患者主观整体评估（aPG-SGA）是对原版PG-SGA的修改，由4个部分组成，对患者的体重史、食物摄入量、食欲和体能状况进行评分。其最近在癌症患者中得到验证，且易于完成[16]。详细的问卷调查为临床试验提供了良好的数据，但在日常实践中却很难为患者和医护人员所执行。

双能X射线吸收法（DEXA）扫描或计算机断层扫描（CT）可用于评估脂肪和去脂体重的组成，并识别早期肌肉减少的患者。超重或肥胖的肌肉萎缩患者预后较差，仅凭体格检查无法确定。DEXA易于执行，并且CT已经用于癌症患者的分期和反应评估，并且这2种工具都可以帮助评估恶病质和做出治疗决策[17]。生物阻抗分析（BIA）是一种非侵入性的身体成分估算方法，其原理是电流通过身体的流速，根据成分的不同而异[18]。它简单快捷，但不如DEXA和CT准确。

三、恶病质的机制

单纯的厌食症不会导致恶病质。系统性炎症引起的高代谢（分解）状态，造成了破坏性的病情（图22.1）。骨骼肌的蛋白酶解显著增加。骨骼肌蛋白质的分解主要受泛素-蛋白酶体和自噬溶酶体途径控制。在泛素-蛋白酶体系统中，一条泛素链共价连接到蛋白质上，它们被26s蛋白酶体靶向降解。在癌症恶病质中最重要的泛素连接酶是Atrogin-1、Mafbx和Murf1[19]。

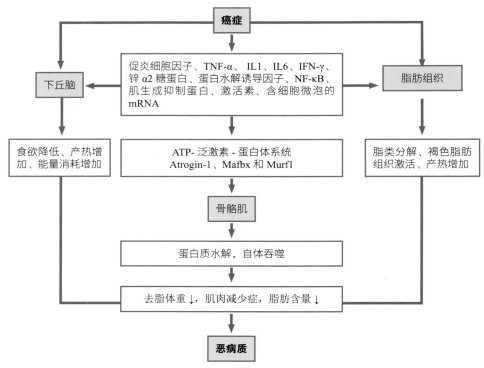

图 22.1 癌症恶病质的机制

缩略语：TNF 肿瘤坏死因子、IL 白介素、IFN 干扰素、NF-κB 核因子 κb、ATP 三磷酸腺苷、Murf1 肌肉环指蛋白 -1、Mafbx 肌肉萎缩 F-box。

自噬是一种分解代谢过程，在这个过程中，受损的大分子和细胞器在细胞内被降解。自噬在荷瘤动物的肌肉中被激活，可能会导致与恶病质相关的肌肉萎缩[20]。在健康和疾病状态下，这些途径基本上是由不同的转录信号调节的。例如，据推测，肿瘤坏死因子（TNF）和白介素 6（IL6）等炎症细胞因子的异常产生会抑制食欲，并激活泛素 - 蛋白酶体途径，随后导致肌肉组织分解。蛋白酶解诱导因子（PIF）在各种癌症和恶病质患者的血清和尿液中均可发现[21]。PIF 增加泛素载体蛋白和蛋白酶体亚基的信使 RNA（mRNA）水平，并激活转录因子 NF-κB，随后导致肌肉蛋白降解。PIF 还通过激活RNA 依赖性蛋白激酶来抑制蛋白质的合成[22]。肌生成抑制蛋白和活化素是通过上调 Atrogin-1、Mafbx和 Murf1 来促进癌症恶病质肌肉丢失的其他介质[23, 24]。环指蛋白是一种泛素连接酶家族，包括肌肉环指蛋白-1（Murf1），可通过泛素化触发肌肉蛋白降解。它被恶病质患者中上升的 NF-κB、PIF 等细胞因子所激活[25]。脂肪组织损失的机制尚不清楚。锌 α2 糖蛋白是一种脂肪因子，在癌症恶病质中上调，诱导脂解和脂肪氧化[26]。其他炎症介质包括 TNF 也会增加脂肪分解，减少脂肪生成。

能量稳态也有严格的神经内分泌调节，其中下丘脑起着关键作用。多种神经递质（包括阿黑皮素原、5-羟色胺和多巴胺）在食欲调节中具有不同的作用。肿瘤分泌的细胞因子也会影响这些下丘脑神经元细胞，诱导下丘脑介导的厌食症[25]。食欲刺激素（ghrelin）可通过下丘脑效应从而能减轻肌肉蛋白降解和恶病质，并改善食物摄入。在癌症恶病质中，下丘脑还介导了产热增加和骨骼肌萎缩[27]。

有趣的是，与饥饿相比，癌症恶病质会增加能量消耗。这一过程由棕色脂肪组织介导，并由下丘脑协调[28, 29]。氧化应激增加和线粒体功能障碍是与恶病质相关的其他重要事件。

最近，微RNA（miRNAs）已被证明在因恶病质而导致的肌肉萎缩过程中发挥作用。

Acunzo等人发现，肌肉恶病质与肺癌和胰腺癌细胞中含mir 21的微泡的大量脱落有关。这些微泡含有癌细胞来源的mRNA，被发现与成肌细胞融合并诱导骨骼肌细胞凋亡[30]。这些微泡在表达TLR 7/8的成肌细胞上特别活跃。

四、恶病质的治疗管理

食欲缺乏，吃不下饭，导致的体重下降，对患者和家属来说都是沉重的负担。转诊到营养师处的患者多为晚期恶病质，往往对治疗无反应。因此，所有癌症患者都应进行体重减轻、营养状况和是否存在恶病质的筛查，以确定潜在的需要营养支持的患者。

目前对癌症恶病质的治疗管理包括识别和治疗可逆性代谢异常、营养支持、食欲刺激剂、蛋白同化剂和抗炎症药（表22.1）。很多癌症患者由于肿瘤本身、化疗或放疗引起的抑郁、疼痛、呼吸困难、口干燥、便秘、胃肠动力问题或梗阻等，都可能导致热量摄入不足和体重减轻。精神科咨询和抗抑郁药可改善抑郁症，有效的镇痛治疗可减轻疼痛，改善口腔摄入[12, 31]。在一项癌症相关的恶病质或厌食症患者中进行的一项Ⅱ期试验中，使用米氮平（一种可能导致体重增加的四环类抗抑郁药）可使24%的患者在第4周时体重增加超过1 kg。食欲和与健康相关的生活质量（HQoL）也得到了改善[32]。麻醉性镇痛药、5-HT3拮抗剂或梗阻可诱发便秘。在某些病例中，使用饮食疗法、泻药和支架治疗局部胃肠道梗阻可能是有用的。对症用药，如甲氧氯普胺可改善胃肠动力、胃排空，从而改善食欲。内分泌失调，包括甲状腺功能障碍、肾上腺功能不全或性腺功能减退、维生素和微量营养素缺乏症等，也可能改善食欲、疲劳和食欲缺乏。识别和治疗可使恶病质得到改善[31]。应该建议进行锻炼，这可能有助于防止或至少减缓骨骼肌质量、力量和身体功能的丧失。在癌症恶病质的动物模型中，锻炼可减少肌肉蛋白酶解和线粒体功能障碍[33]。目前还没有关于锻炼对恶病质患者疗效的随机试验。然而，已经有研究证实锻炼对肌肉质量、身体功能，

表 22.1　恶病质的治疗管理

评估	体重减轻史 肌肉减少症的评估（DEXA/CT/BIA） 营养筛查（NRS 2002/PG-SGA/aPG-SGA） 经口摄入评估
并发症的治疗	抑郁 疼痛 口干燥 便秘 / 肠动力问题 无法行动
营养支持	食品强化 口服营养补充剂 管饲 肠外 / 肠内营养
食欲和疲劳的药物治疗	甲地孕酮 糖皮质激素 大麻素 雄激素 / 选择性雄激素受体调节剂 Ghrelin/Ghrelin 受体激动剂 鱼油 / 二十碳五烯酸

注：DEXA 双能 X 线吸收仪，CT 计算机断层扫描，BIA 生物阻抗分析，NRS 营养风险筛查，PG-SGA 患者主观整体评估估，aPG-SGA 简略版患者主观整体评估

甚至炎症都有益处[34, 35]。

患者应接受营养师的咨询，咨询内容应包括症状管理、营养支持的种类和途径、食物营养强化和自我监测。

五、药物治疗

（一）醋酸甲地孕酮

营养是必不可少的，但单靠营养通常是无效的，还应该考虑药物治疗和其他措施。美国食品和药物监督管理局（FDA）批准的唯一一种治疗恶病质的药物是醋酸甲地孕酮（MA）。醋酸甲地孕酮是一种合成的孕激素，能增加食欲和体重[36]。确切的作用机制尚不清楚，但它似乎可以减少炎症细胞因子，增加神经肽 Y 的水平。起始剂量为 160 mg/d，可改善食欲。剂量大于 400mg/d 时，可观察到体重增加。醋酸甲地孕酮有严重的副作用，包括静脉血栓栓塞、水肿、呼吸困难和勃起功能障碍。长期使用可能会进一步增加毒性。抗同化作用甚至可能导致肌肉丧失[37]。高剂量甚至与死亡率增加有关。急性疾病或术前可能需要使用应激剂量的皮质类固醇，因为这些患者可能有肾上腺抑制。因此，在临床实践中应告知患者潜在的毒性，并采用最小有效剂量。

（二）皮质类固醇

2 项小规模的随机研究表明，地塞米松和甲泼尼龙能改善疲劳和食欲，但未观察到对去脂体重的益处[38, 39]。副作用包括水肿、念珠菌病、抑郁、近端肌无力和焦虑等，不允许长期使用。由于地塞米松具有较低的盐皮质激素作用，因此首选地塞米松，短期使用可能对终末期患者有益。

（三）大麻素

屈大麻酚被批准用于治疗获得性免疫缺陷综合征（AIDS）患者的厌食症，但其在癌症患者中的使用数据有限。2 项随机研究都没有显示出安慰剂和醋酸甲地孕酮在改善食欲方面的任何差异[40, 41]。联合使用醋酸甲地孕酮和屈大麻酚也没有产生额外的好处。最近的一项试验显示，与安慰剂相比，食欲、热量摄入和生活质量均有所改善[42]。

（四）鱼油或二十碳五烯酸

最近的一项系统性综述未显示二十碳五烯酸（EPA）对癌症患者的体重或瘦肉组织有明显的益处[43]。最近一项在晚期非小细胞肺癌患者中进行的随机试验显示，鱼油组中 69% 的患者增加或维持了肌肉质量。相比之下，安慰剂组中只有 29% 的患者保持肌肉质量[44]。安慰剂组的肌肉重量整体下降 1 kg。

（五）雄激素

晚期癌症和性腺功能减退的男性患者使用睾酮替代治疗可以改善疲劳，但未观察到对食欲或体重的影响[45]。选择性雄激素受体调节剂 enobosarm 能改善晚期癌症和恶病质患者的去脂体重[46]。

（六）食欲刺激素（ghrelin）和食欲刺激素受体激动剂

食欲刺激素是一种在胃部和胃肠道其他部位产生的促进食欲的肽类激素。食欲刺激素通过结合其下丘脑受体来增强食欲和食物摄入量，刺激胃肠道运动，降低产热和能量消耗，并诱导脂肪生成途径。食欲刺激素还能增加胰岛素样生长因子 -1（IGF1）的产生，抑制促炎细胞因子的产生，并通过这种方式防止肌肉萎缩。Anamorelin 是一种强效的口服活性食欲刺激素受体激动剂，具有比食欲刺激素更长的半衰期 [27]。一项在 3 期和 4 期非小细胞肺癌患者中进行的 Ⅱ 期随机临床研究显示，与 anamorelin 每日 50 mg 剂量或安慰剂相比，anamorelin 每日 100mg 剂量对体重和改善生活质量有有益影响。没有观察到对总生存期的影响 [47]。另一项小型 Ⅱ 期临床研究也显示了类似的结果，与安慰剂相比，使用 anamorelin 每日 50 mg 增加了去脂体重（LBM）和总体重 [48]。基于这些结果，与安慰剂相比，anamorelin 在非小细胞肺癌和恶病质患者中进行了 3 项Ⅲ期随机临床研究。Anamorelin 剂量为每日 100 mg，使用 12 周。在 12 周的治疗期结束时，参与者被允许参加 ROMANA Ⅲ期临床试验，该试验是 anamorelin 的延长试验，为期 24 周。最近，报道了 ROMANA Ⅰ期和 Ⅱ期临床试验的结果，结果显示，与安慰剂相比，去脂体重和体重增加，且食欲改善，然而手握力相似。通过厌食 / 恶病质治疗功能评估（FAACT）问卷的评估，接受 anamorelin 治疗的患者的厌食 - 恶病质症状得到了改善。Anamorelin 的耐受性良好，研究组之间的总生存期相似。最常见的 3~4 级不良事件为疲劳、乏力、房颤和呼吸困难（各占 5%）[49]。ROMANA Ⅲ期临床试验显示，长期使用 24 周以上也有类似的安全性 [50]。食欲刺激素被认为可以刺激生长激素和 IGF1 的分泌，并可能促进肿瘤生长，但在这些试验中没有观察到肿瘤进展或死亡率的差异。

第三节　胃肠道癌症患者营养不良的情况

一、营养不良的患病率

营养不良是增加发病率和死亡率的危险因素，在胃肠道癌症患者中普遍存在。营养管理是非常重要的，但是，对于癌症患者来说，营养管理仍然不足 [51]。体重减轻和营养不良的患病率在 31%~87% 之间，具体取决于肿瘤部位和分期，在患有消化道疾病或更晚期疾病的患者中观察到的频率最高 [2, 52, 53]。在癌症住院患者中，疾病相关的营养不良的发生率为 30%~80%。此外，有研究表明，20% 以上的癌症患者死亡（直接或不直接）可能与营养不良有关，而不是与恶性疾病本身有关 [54, 55]。癌症初诊时，约有 50% 的患者存在某些营养问题。在胃癌和胰腺癌中，高达 85% 的患者在治疗期间会出现营养不良或体重减轻的情况 [56]。

二、营养不良的不良后果

营养不良是胃肠道癌症最不被重视的并发症，它与住院时间延长、再入院率增加、感染频率和严重程度增加、伤口愈合不良、步态障碍、跌倒和骨折有关 [8, 9, 57-59]。遗憾的是，由于医学院校缺乏足够的营养教育，医学从业人员的营养意识很低。但是，营养不良对癌症患者和家属的意义非常大，他们可能会求助于使用草药、补充剂和药丸。

胃肠道癌症患者由于食欲缺乏、无法摄取或吸收足够的热量、黏膜炎和代谢问题，容易出现营养不良。这些患者处于分解状态，随着抗癌治疗（手术、化疗、放疗）的进行，代谢需求增加，使问题进一步恶化 [9, 60, 61]。

美国肠外肠内营养学会（ASPEN）的指南指出，癌症患者有营养风险，应进行营养筛查，以确定哪些患者需要进行正式的营养评估，并制订营养护理计划 [60, 61]。研究表明，体重减轻的癌症患者的预后比体重稳定的患者差。无意的体重减轻也与治疗相关的不良反应、生活质量低下、对癌症治疗的反应不佳以及预后不良有关 [9]。胰腺癌、胃癌、肺癌患者的体重减轻率（83%~87%）高于其他类型的癌症 [2]。Andreyev 等在对 1555 例 4 种主要的胃肠道癌症患者的研究表明，体重减轻的频率接近70%，男性更常见 [8]。体重减轻还与更少的治疗（包括剂量和疗程）、药物毒性增加、体能不佳、生活质量差、缓解率降低、总生存期缩短有关 [8]。因此，早期发现和预防营养不良对胃肠道癌症患者非常重要。目前尚无确凿的数据表明肠内营养（EN）对肿瘤生长的影响 [9]。

三、营养不良的筛查或评估

55% 的患者报告说自确诊为癌症后口服食物摄入量减少，而视觉模拟评分（VAS）在 0~3 之间的患者中，有 30% 的患者没有接受过任何饮食建议和（或）开过任何口服营养补充剂的处方 [53]。营养不良的系统筛查和护理是所有癌症患者整体管理的重要步骤 [60]。对于胃肠道癌症患者的营养评价，目前已采用不同的评价方法，重点是人体测量、生化数据以及临床和主观评价 [61, 62]。营养不良的筛查必须由医生、护士或营养师系统地进行。如果筛查结果为阳性，则需要进行更详细的调查。筛查工具是类似的，使用诸如近期体重下降、近期摄入量或食欲不佳、体重指数或体重测量等参数，并提供一个数字评分，对营养不良的风险进行分类。在选择筛查工具时，必须确保其操作简单、快捷，并能筛查出所有有风险的患者。已经有许多经过验证的筛查工具，用于识别有营养不良风险的患者，但尚无评估营养状况的金标准。最广泛使用的筛查工具有 2002 年营养风险筛查（NRS 2002）[63]、营养不良通用筛查工具（MUST）[61, 64]、主观整体评估（SGA）[65] 和迷你营养评估（MNA）测试 [66]。

NRS 2002 包括第一筛查阶段（4 个简单的问题）和评估病人的营养状况和疾病的严重程度的第二阶段。该方法已得到欧洲临床营养与代谢学会（ESPEN）的验证和认可，并被选为医院住院患者的首选方法 [63, 67]。MUST 是一种有效的方法，并结合了计划外体重减轻百分比、体重指数和急性疾病的影响。建议用于社区居民患者的筛查 [64]。MNA 也是一种有效的筛查方法，ESPN 推荐 MNA 用于老年患者的营养评价 [66]。SGA 需要由健康专业人员进行体格检查。因此，它是一个耗时但使用方便的工具 [65]。PG-SGA 是针对癌症患者开发的，除了体格检查外，还包括患者问卷调查，被证明可以有效地识别营养不良 [55, 68]。PG-SGA、aPG-SGA、SGA 和营养风险指数（NRI）在癌症患者中的特异度和灵敏度得到了验证，已成为前瞻性临床试验中重要的临床数据 [16, 69, 70]。

人体测量包括体重、身高、肢体周长（小腿、中上臂）和皮褶厚度等，这些非侵入性技术可以提供身体成分、脂肪和肌肉储备的信息或用于估算[71, 72]。生物电阻抗分析作为一种非侵入性的、易于操作的、床旁的人体成分分析技术，可能是营养状况的良好替代指标[73]。对身体成分进行测量，可以让我们在体重减轻之前就发现脂肪重量和去脂体重的变化。因此，它能早期识别营养不良[74]。去脂体重的丢失与免疫力受损、感染增加、伤口愈合不良、虚弱、压疮和死亡有关，通常是由肺炎引起[57]。此外，有证据表明，去脂体重对于标准化化疗剂量可能会有帮助。Prado 等人用单位体表面积剂量的概念证明，去脂体重低是女性患者服用 5-氟尿嘧啶（5-FU）毒性的重要预测指标[75]。

生物电阻抗分析测量的相位角可能是一个有用的、敏感的营养不良指标[76]。体内蛋白质的消耗或较低的相位角（不同类型癌症的分界值不同）也与癌症患者的较差的生存期有关[77]。

通过 CT 评估的身体成分测量是肺癌和结肠癌患者的营养状况的重要预测指标。评估从第三或第四腰椎获得的图像，以评估脂肪组织、总瘦组织和总肌肉质量[78]。Dalal 等研究表明，在 41 例接受放化疗的局部晚期胰腺癌患者中，81% 的患者体重下降；在治疗过程中，骨骼质量损失的中位数为 4%，内脏脂肪组织损失的中位数为 13%，皮下脂肪组织损失的中位数为 11%，年龄和较高的内脏脂肪组织损失与生存率相关[79]。皮下脂肪和肌肉脂肪含量少是近期研究中营养状况不佳的标志。如果在更大规模的研究中得到证实，使用 CT 进行身体成分测量作为营养状况的指标，可能会成为癌症患者的有用工具[79]。

肌肉减少症是一种以肌肉质量和力量丧失为特征的综合征，其不良后果包括身体残疾、生活质量差和死亡等[80, 81]。在转移性结直肠癌患者中，肌肉减少症是无复发和总生存期恶化的独立预测因素[82]。Levoger 等人证实，在胃肠道和肝胰胆管恶性肿瘤患者中，手术前 CT 检测出的肌肉减少症与总生存期受损有关，且与有或无肝转移的结肠癌患者的术后发病率增加有关[83]。

一些实验室参数，包括白蛋白和前白蛋白，适合识别和干预营养不良。由于血清前白蛋白的半衰期较短，为 2.5 d，因此通常比白蛋白更能评估营养支持是否充足。然而，前白蛋白是一种阴性的急性期蛋白，在炎症和癌症患者中其合成减少。C 反应蛋白（CRP）常与前白蛋白一起使用，以评估前白蛋白的变化是否反映了足够的营养支持或炎症的变化[62]。在一些研究中，白蛋白、肌酐和尿素被用于评估营养不良，但目前还没有足够的数据可用于常规推荐。

此外，1~3 d 的饮食记录也是检查胃肠道癌症患者正常饮食习惯和热量、蛋白质消耗量的有效方法。

Fruchtenicht 等人评估了 70 多种营养评估工具，这些工具已用于不同人群中的描述和分析。在敏感度和特异度方面，没有一个工具被认为是营养评估的金标准。他们建议应结合不同的方法进行评估，并考虑到每种方法的局限性[84]。

第四节　胃肠道癌症患者的营养支持

一、营养需求

ESPEN 指出，癌症患者的营养目标是通过预防和治疗营养不良、增强抗肿瘤治疗效果、减少抗肿瘤治疗的不良反应、提高生活质量来改善功能和结局[9]。

通常，癌症患者对能量的需求与正常健康人相当[9]。在一些研究中，通过间接测热法来测定的静息能量消耗（REE），结果显示，25% 的活动性癌症患者 REE 比预期能量消耗高 10% 以上，另外 25% 的患者 REE 比预期能量消耗低 10% 以上[85]。肿瘤类型会影响 REE。胃癌或结直肠癌患者 REE 正常，胰腺癌受试者 REE 高于预期[86-88]。与胰腺癌患者有关的其他研究表明，与健康受试者的预测值相比，患者的 REE 相对增加，而体力活动水平和总能量消耗（TEE）却降低了[89]。REE 的测量可能不适用于所有患者，因此，对于非肥胖患者，可采用实际体重进行 TEE。ESPEN 指南建议，非卧床病人的热量摄入量为每天 30~35 kcal/kg，卧床患者为每天 20~25 kcal/kg。但这些建议对严重体重过轻和严重超重的患者不太合适[9]。

推荐癌症患者使用标准肠内配方的肠内营养。对于癌症患者，推荐的蛋白质摄入范围为每天 1.2~2 g/kg。脂质可能是癌症患者的首选基础营养，但没有明确的有效性证据。目前还没有足够的数据提出癌症专用肠内配方[90, 91]。

二、胃肠癌患者营养支持的时机

很难确定何时开始对胃肠道癌症患者进行营养支持。对于可治愈的癌症患者，当因他们长期无法满足营养需求而出现明显的营养不良时，这相对比较好处理。例如严重的黏膜炎、吞咽困难或肠梗阻的患者。所有指南都建议对此类患者进行早期和全面的营养支持。然而，当营养摄入量接近于满足需要时，或当不确定摄入量是否充足时，或对于无法治愈的患者，决定干预就相对困难。在这些情况下，决策更为复杂，应仔细进行风险收益分析，牢记营养支持并非完全没有风险的[7, 92]。

所有癌症患者的一般营养管理建议通常是相似的。表 22.2[60] 和表 22.3[9] 总结了 ESPEN 和 ASPEN 关于营养评估和支持的指南推荐。

ASPEN 指出，补充 omega-3 脂肪酸有助于进行性、无意性体重下降的癌症患者保持体重的稳定[60]。据 ESPEN 的意见，随机临床试验的证据是相互矛盾的，所以目前还不能得出任何关于改善营养状况或生理功能的确切结论[9]。

表 22.2　ASPEN 关于成人抗癌治疗期间营养支持的指南建议 [60]

ASPEN 指导建议	级别
抗癌治疗期间的营养支持疗法	
1. 癌症患者属于营养高危人群，应进行营养筛查，以识别需要正式营养评估的患者，并制定营养诊疗计划	D
2. 接受重大癌症手术的患者不宜常规使用营养支持疗法	A
3. 对中度或重度营养不良的患者，如果在术前给予 7~14 d 的营养支持治疗，可能是有益的，但必须权衡营养支持治疗的潜在获益和延迟手术的潜在风险	A
4. 营养支持疗法不应作为化疗的辅助手段常规使用	B
5. 接受头颈部、腹部或盆腔照射的患者不应常规使用营养支持疗法	B
6. 营养支持疗法适用于正在接受积极抗癌治疗、营养不良、预计长期不能摄取和（或）吸收足够营养的患者	B
7. 姑息性使用营养支持疗法在癌症晚期患者中的应用很少	B
8. 补充 Omega-3 脂肪酸可能有助于稳定正在进行性、无意性的体重减轻的口服饮食的癌症患者的体重	B
9. 患者不应使用食疗的方法来治疗癌症	E
10. 含有精氨酸、核酸和必需脂肪酸的混合物的增强免疫力的肠内配方可能对接受重大癌症手术的营养不良患者有益	A

注：指南的级别：
　　A：至少有两项 I 级调查的支持
　　B：有一项 I 级调查的支持
　　C：至少有一项 II 级调查的支持
　　D：至少有一项 III 级调查的支持
　　E：有 IV 级或 V 级证据的支持
　　证据水平：
　　 I 级：大型随机试验，结果明确；发生假阳性（α）和（或）假阴性（β）错误的风险低
　　 II 级：小型随机试验，结果不确定；发生假阳性（α）和（或）假阴性（β）错误的风险中等或高
　　 III 级：有同时对照的非随机队列
　　 IV 级：有历史对照的非随机队列
　　 V 级：案例系列、无对照研究和专家意见

表 22.3　ESPEN 关于非手术肿瘤患者的指南建议 [9]

主题	ESPEN 指南建议	级别
一般	应经常对癌症患者进行营养评估，发现营养缺乏时及早启动营养干预	C
一般	目前尚无可靠的数据显示肠内营养对肿瘤生长有任何影响。因此，理论上不影响癌症患者采用肠内营养	C
适应证一般	如果已经存在营养不良或预计患者将在 4~7 d 内无法进食，应开始营养治疗	C
适应证一般	如果预计食物摄入不足（预计 4~10 d 能量消耗的 60%），应开始肠内营养。应补充实际摄入量与计算需求量之间能量的不足	C
适应证一般	对于因营养摄入不足而导致体重减轻的患者，应提供肠内营养以改善或维持营养状况	B
围手术期	有严重营养风险的患者在大手术前 10~14 d 的接受营养支持可从中受益，即使手术不得不推迟	A

续表

主题	ESPEN 指南建议	级别
放疗或放化疗期间	使用强化饮食建议和口服营养补充剂，以增加饮食摄入量，防止治疗相关的体重减轻和放疗中断	A
放疗或放化疗期间	放疗期间不建议常规肠内营养	C
化疗期间	化疗期间的常规肠内营养对肿瘤对化疗的反应或化疗相关的副作用没有影响	C
干细胞移植期间	不建议常规使用肠内营养	C
干细胞移植期间	如果经口摄入量减少，在某些情况下肠外营养可能优于管饲（比如免疫功能低下和血小板减少患者因肠内饲管置入而导致相关的出血和感染风险增加）	C
应用	在可行的情况下，优先选择肠内途径	A
应用	最好在入院前进行术前肠内营养的治疗管理	C
途径	如果头颈部梗阻或食管癌影响吞咽，或预期会发生严重的局部黏膜炎，则使用管饲	C
放疗或放化疗期间	管饲可以通过经鼻或经皮途径。由于放射线引起的口腔和食管黏膜炎，可能首选经皮内镜下胃造口术（PEG）	C
配方的类型	使用标准配方	C
配方的类型	关于 omega-3 脂肪酸，随机临床试验的证据是矛盾或有争议的，目前，关于它是否能够改善营养状况或身体功能，尚无法得出肯定的结论。omega-3 脂肪酸不太可能会延长晚期癌症的生存期	C
围手术期	在所有接受腹部大手术的患者中，无论营养状况，最好使用 5~7 d 的含免疫调节物（精氨酸、omega-3 脂肪酸、核苷酸）的肠内营养	A
药物治疗	在存在系统性炎症的情况下，除了营养干预外，建议使用药物治疗以调节炎症反应	C
药物治疗	在恶病质患者中，建议使用类固醇或孕激素，以增强食欲，调节代谢紊乱，防止生活质量的损害	A
药物治疗	类固醇只能短期使用，权衡其获益与不良副作用	C
药物治疗	应考虑孕激素治疗期间血栓形成的风险	C

三、肠内营养与肠外营养的比较

如果不能通过经口途径达到营养目的，则在没有使用禁忌的情况下，不应延迟管饲。如果因癌症或手术性短肠综合征引起的机械性肠梗阻，则不宜采用管饲。换句话说，只适用于有需要的癌症患者。此外，这些建议很容易适用于胃肠道癌症患者。

如果超过 7 d 食物摄入量明显减少，或超过 10 d 摄入量低于估计能量消耗的 60%，ESPEN 建议快速实施营养支持，作为癌症患者临床上适当的干预措施[9]。ASPEN 推荐中度或重度营养不良的患者，在术前 7~14 d 进行围手术期营养支持治疗[60]。如果胃肠道条件允许，且功能正常，建议肠内营养支持。对于因营养摄入不足而导致体重下降的癌症患者，应提供肠内营养，以改善或维持营养状况。此外，肠内营养适用于癌症患者的术前 5~7 d，或腹部大手术严重营养不良患者的术前 10~14 d[9]。

在放疗或化疗期间，建议采用适当的饮食措施和口服营养补充剂，以增加或维持饮食摄入量，防止放化疗相关的体重下降，最终导致这些疗法的失败[93, 94]。在放疗和化疗期间，并不会常规进行肠内营养[9, 60]。对于放射线引起的严重黏膜炎或头颈部、胸部阻塞性肿瘤或正在接受治愈性抗癌药物治疗的患者，如果经过咨询和口服营养补充剂（ONS）后口服食物摄入不足，建议使用鼻胃管或经皮管（如经皮内镜胃造口）进行肠内喂养。Elia 等人在其荟萃分析中得出结论，在接受化疗或放疗的患者中，与常规护理相比，口服营养补充剂或管饲对死亡率没有额外的积极影响。然而，必须假设，如果缺乏对抗肿瘤治疗的反应，则无法预期有稳定的体重，因为炎症反应和化疗都会产生附加的分解作用[95]。

如果口服摄入量明显减少，在某些情况下，肠外营养（PN）可能比管饲更可取，包括免疫功能低下和血小板减少的患者因肠内插管而增加的出血和感染风险[9]。

ESPEN 指出，对于无法治愈的患者，只要患者在临终前同意，就应该提供肠内营养，尽量减少体重下降。当生命即将结束时，只能用极少量的食物和水来减少口渴和饥饿[9]。ASPEN 也指出，在晚期癌症患者中，很少处于姑息性的目的使用营养支持疗法[60]。

四、口服营养补充剂

有 3 种提供营养支持的方式：①通过饮食建议和咨询或口服补充剂；②通过肠内（通过直接的胃或空肠途径的管饲）；③当无法进行口服和肠内途径时，进行肠外营养[31]。

当体重减轻的主要原因是厌食时，口服营养补充剂（ONS）是支持癌症患者的常用且侵入性较小的方法。口服营养补充剂的主要适应证是轻度营养不良的患者，或者是身体状况良好，但接受有毒性的抗癌治疗的患者，这些患者有很大的可能会出现恶心、呕吐或上消化道黏膜炎。患者应能够吞咽，并且其肠道功能必须正常[31]。

在一些研究中，口服营养补充剂或管饲与普通食物相比，可显著减少体重下降[9]。因此，通过使用口服营养补充剂，可以保持生活质量[96]，可以防止治疗的中断[97]，可以减少住院频率[93, 97]。

五、免疫营养

胃肠道癌症手术与免疫功能缺陷及术后死亡率和发病率有关，尤其是由于感染引起的[98]。免疫营养配方：含有高蛋白和高能量的特定营养素混合物，包括谷氨酰胺、精氨酸、多不饱和脂肪酸(omega-3)、核苷酸、牛磺酸、维生素 A、维生素 E、维生素 C、β- 胡萝卜素，以及锌、硒等微量元素，可刺激宿主免疫力，改善炎症反应的控制，增加大手术后的蛋白质合成[98]。研究表明，与标准的等热量、等能量营养配方相比，围手术期免疫营养是有益的，与感染性并发症发生率降低、住院时间缩短、费用减少是相关的[99, 100]。

ESPEN[101] 和 ASPEN[102] 关于免疫营养的 A 级建议摘要如下：

- 建议所有营养不良和非营养不良的胃肠道癌症手术患者在术前 5~7 d 进行口服或插管的肠内免疫营养。

- 术前营养不良的患者，术后应继续免疫营养。在没有并发症的情况下进行 5~7 d，或直到恢复口服喂养，提供至少 60% 的营养需求。

- 采用免疫营养和体力活动相结合的方式，可以更好地增加肌肉血流量，增加蛋白质同化，减少炎症状态。

脓毒症及伴有血流动力学不稳定的患者禁用免疫营养 [98]。

对于肠道功能正常的患者，一般认为营养支持和肠内营养优于肠外营养。ESPEN 肿瘤肠内营养指南指出：

- 如果已经存在营养不良，或者预计患者不能进食超过 7 d，就应该开始营养治疗。如果预计食物摄入不足（少于 60% 的能量消耗）超过 10 d，也应开始肠内营养 [9]。

文献中有令人信服的数据支持在胃肠道恶性肿瘤患者中使用肠内营养而不是肠外营养与肠内休息。由于肠内营养通常比静脉喂养的成本更低、营养更全面、更具有生理性，因此对肠内途径的兴趣不断增加 [103]。对于癌症患者，肠内营养可能有助于维持甚至改善营养状况。ESPEN 指南规定以下内容：

- 对于因营养摄入不足而导致体重减轻的患者，应提供肠内营养以改善或维持营养状况。这也可能有助于维持生活质量 [9]。

一般来说，重症监护病房（ICU）中存在严重的既往营养不良患者，以及有肠内支持禁忌证的患者应保留肠外营养 [104, 105]，这基于众所周知的与肠外营养相关的包括长期和短期的并发症。

一项对 154 例食管癌患者的研究，比较了胸食管切除术后接受肠外支持的患者与接受肠内营养的患者的结果。与肠外治疗组相比，肠内治疗组发生危及生命的并发症更少且住院时间更短 [106]。

多项研究调查了胃肠道癌症患者肠外支持的作用。美国胃肠病学协会（AGA）对文献进行了系统回顾，对癌症患者肠外营养支持的随机试验进行研究，结果显示，肠外营养并不能显著改善死亡率。总并发症发生率增加 40%，感染性并发症明显增加，都具有统计学差异 [92, 107]。另外，一些研究评价了对接受姑息性抗癌治疗的营养不良患者早期接受肠外营养支持，得出的结论是，在口服肠内营养补充剂的基础上加用肠外营养，可以维持体重，并显著提高生活质量和生存率 [92, 108, 109]。

六、胃造口管

患有不可切除或广泛转移疾病，但渴望或需要肠内进食或减压的患者，是经皮内镜下胃造口术（PEG）放置的良好候选者。较低的并发症发生率和易于放置的特点使该手术更有价值 [104]。

在可手术的食管癌患者中，有时会避免使用经皮内镜下胃造口术，因为有可能会损伤胃网膜动脉的风险，从而使胃无法作为食管的替代管道。但一般来说，PEG 放置在食管癌的情况下是一种安全的手术，并不会损害胃或食管胃吻合口 [110]。

空肠造口（J）管是肠内途径的另一种选择。现有的胃造口管可以转换为空肠造口管，发病率低。放置空肠造口管可以避免对胃部的潜在伤害。空肠造口管可以采用开腹或腹腔镜技术放置。也可通过经皮内镜技术放置空肠造口管[111]。

七、再喂养综合征

在长期饥饿中，脂肪酸代替葡萄糖成为细胞水平伤能量的主要来源。因此，葡萄糖含量高的食物可能会导致细胞功能和完整性出现某些问题，这就是再喂养综合征。对于营养不良数天至数周的患者，如果开始进行营养支持，应仔细观察患者是否有再喂养综合征，其可能会引起危及生命的代谢紊乱[112]。因此，对于这类患者，在最初几天，营养支持不应太过积极，应逐渐增加葡萄糖含量。虽然肠外喂养的风险较高，但要记住，肠内营养甚至口服营养对于再喂养综合征也不是完全安全的。

八、围手术期的营养支持

已证实，接受大手术的患者在围手术期营养不良与术后结局差有关[113, 114]。此外，腹腔手术可能会直接影响到患者术后的营养状况，因此，所有接受胃肠道癌症手术的患者都应该进行营养评价。虽然多项研究未能证明癌症大手术患者在围手术期进行营养支持能带来生存获益[115-117]，但其他研究表明，接受营养支持的营养不良患者的手术并发症更少，住院时间更短[118, 119]。ASPEN 不建议在接受重大癌症手术的患者中进行常规的营养支持治疗，并声明如下：

- 如果在术前给予 7~14 d 的营养支持治疗，围手术期的营养支持可能对中度或重度营养不良的患者有益，但必须权衡营养支持的潜在收益与营养支持疗法本身以及延误手术的潜在风险[60]（A）。

ESPEN 关于癌症患者围手术期的建议是相似的：

- 有严重营养风险的患者在大手术前 10~14 d 的营养支持中受益，即使不得不推迟手术（A）。只要可行，应首选肠内途径[9]（A）。
- 对于所有接受腹部大手术的癌症患者，建议术前最好使用免疫调节剂（精氨酸、omega-3 脂肪酸和核苷酸）进行 5~7 d 的肠内营养，无论其营养状况如何[9]（A）。

营养不良的胃肠道恶性肿瘤接受大手术的患者，如果术后采用肠内而非肠外喂养的途径，可能会有更少的并发症，尽管数据存在矛盾。肠外营养与肠内营养的比较也表明，不同方式的发病率或死亡率差异不大。然而，肠内营养有利于保护胃肠道肿瘤手术患者的肠道完整性和免疫标志物[60, 103, 120-123]。在另一项研究中，对于接受根治性切除术的上消化道癌患者，与术后静脉营养相比，术后早期肠内营养可改善蛋白质动力学、净平衡和氨基酸在外周组织中的通量[124]。

有一些研究对术后喂养的获益提出了质疑。在一份报告中，术后肠内营养与更高的胃排空延迟的发生率、更长的鼻胃管减压时间和住院时间有关，且不改善接受 Whipple 手术的胰腺癌患者的术后并发症[125]。

肠外营养可减少癌症手术患者的术后并发症，但似乎并不提供生存获益，但对肠道功能衰竭的患者可能会有帮助。此外，其使用还存在风险（主要是传染）[126]。因此，在减少并发症和术后住院时间方面，围手术期肠内营养似乎比肠外营养更有益。对于营养不良的胃肠道癌症患者，如果没有肠内营养禁忌证，应采用肠内营养作为术后营养支持[103]。

九、放疗期间的营养支持

虽然不推荐在放疗期间常规使用管饲，但有一些证据表明，管饲对单独放疗或联合化疗的营养不良的吞咽困难的癌症患者是有益的。通过正确的肠内营养支持，可以更好地保持营养状况，改善肿瘤治疗的依从性[31]。放疗病人肠外营养的适应证与一般肠外营养的适应证没有区别。但对于严重的黏膜炎，特别是放化疗患者的食管受累，可能难以采用经口途径，以及放置鼻胃管。对于这些患者，可以选择短期的肠外支持。

ESPEN 对放疗或联合放化疗期间肠内营养的适应证推荐如下[9]：

- 对接受胃肠道或头颈部放疗的患者，采用强化饮食咨询和口服营养补充剂以增加饮食摄入量（A），并预防治疗相关的体重减轻和放疗中断（A）。如果头颈部阻塞或食管癌影响吞咽，应通过管子（C）输送肠内营养。

- 如果预计会出现可能影响吞咽的严重的局部黏膜炎，也建议使用 TF。例如，在强化放疗或联合模式的放化疗方案中，包括喉部或食管的放射（C）。

- TF 可以通过经鼻或经皮途径输送。由于辐射引起的口腔和食管黏膜炎，经皮内镜下胃造口术可能是首选（C）。

- 在对其他身体部位进行放疗期间，不适用常规肠内营养（C）。

十、无法治愈的和终末期病人的营养支持

癌症晚期患者常见的症状（例如恶心、呕吐、食欲缺乏、吞咽困难、乏力或胃肠道梗阻等）会导致经口摄入减少，以及临终前的营养和液体摄入不足。临床试验未能证明在此期间的营养供应对逆转体重减轻、改善生活质量或延长生存期具有积极作用，因此，大多数指南不建议对晚期癌症患者常规给予肠外营养[6, 60, 127]。但是，应该考虑到，总体宏量营养素缺乏的患者与几周内的高死亡率有关。因此，那些不能进食，且将因单纯饥饿而非肿瘤进展而早死的癌症患者可以从营养支持中获益[9]。

对于晚期癌症吸收不良的患者或恶性肠梗阻的患者，在经过医护人员、患者及家属的广泛讨论后，可以考虑给予居家肠外营养支持[126, 128]。然而，对于一个咽喉梗阻的无法治愈的癌症患者是否应该进行营养支持是一个极富争议的话题。这是因为，虽然良性肠衰竭患者在居家肠外营养下可能存活数年，但对于无法治愈的癌症患者，尽管有居家肠外营养也往往在数周或数月后死亡。此外，如果可能的话，可以通过肠胃造口术提供长期的居家营养支持[31]。

ESPEN 建议如下：

- 只要患者同意并且临终阶段尚未开始，就应提供肠内营养以最大程度地减少体重减轻（C）。

当生命即将结束时，大多数病人只需要少量的食物和少量的水，以减少口渴和饥饿（B）。少量的液体也有助于避免脱水引起的意识错乱状态（B）。在医院或居家中皮下输液可能是有帮助的，并且该通道也可用于输药（C）[9]。

第五节　总　结

总之，癌症相关的营养不良或恶病质（由于食物摄入量减少和代谢紊乱）在胃肠道癌症患者中非常普遍。营养不良会影响肿瘤治疗的各个方面，包括毒性、体能状况、生活质量、治疗反应和总生存期。然而，营养支持联合手术、化疗或放疗，可以改善胃肠道癌症患者的治疗耐受性、生活质量和长期结局。在采用积极的多学科方法时，营养支持仍是这些患者治疗管理的基石。

第二十三章 腹膜恶性肿瘤的治疗管理

Richard N. Berri 和 Jennifer M. Ford

第一节 前 言

腹膜恶性肿瘤可能会导致广泛的疾病过程，即腹膜癌（PC），受此疾病困扰的患者具有很高的发病率和死亡率。腹膜癌扩散到腹膜和整个腹部可能是由于原发性腹膜癌或其他已转移的原发性恶性肿瘤，包括（但不限于）结直肠癌、胃癌、胰腺癌、阑尾癌、卵巢癌和间皮瘤。胃肠道（GI）或妇科恶性肿瘤伴腹膜癌的患者，由于腹腔内疾病负担较重，可能生存不良[1]。一些研究表明，结直肠源性腹膜癌患者的平均生存期为 18~48 个月，高级别阑尾腺瘤为 12~36 个月，低级别阑尾肿瘤为 >60 个月[1]。

随着对腹膜恶性肿瘤和腹膜癌认识的发展，现在可以将其视为局部区域疾病进行处理[2]。Paul Sugarbaker 博士是腹膜癌治疗的先驱，他在这个范式转移中起到了指导作用，他强调准确评估局部区域性肿瘤负荷，帮助制定了当今遵循的治疗路径。肿瘤细胞减灭术（CRS）加腹腔热灌注化疗（HIPEC）是目前公认的腹膜癌治疗方法，适用于恶性肿瘤疾病负荷可接受的、体能状态评分良好的特定的患者（表23.1）[3-5]。HIPEC 的最终目标是消灭最佳 CRS 后遗留的微观疾病。美国腹膜表面恶性肿瘤学会指出，HIPEC 的 CRS 适应证为大体积非侵袭性腹膜癌或肉瘤、腹膜间皮瘤、侵袭性癌的小体积浸润性癌腹膜播散、穿孔性胃肠道癌、黏附于邻近器官或结构的癌症、腹膜细胞学检查阳性的胃肠道癌症、卵巢受累的胃肠道癌症、术中肿瘤溢出，或长期无病间隔的系统性化疗后复发性卵巢癌，以及恶性腹水患者的姑息治疗[6]。

表 23.1 CRS 联合 HIPEC 与单纯化疗（CT）的生存率比较

作者或研究	病种	中位生存期（个月）	
		CRS+HIPEC	单纯化疗
荷兰癌症中心[3]	结直肠癌伴腹膜转移或细胞学阳性	22.2	12.6
Elias 等[4]	结直肠癌伴腹膜转移	62.7	23.9
Glehen 等[5]	结直肠癌	19.2	—

第二节 患者选择和诊断

在这种疾病中，最重要的考虑因素是患者选择和确定哪些患者可能从手术治疗中受益。这可能是极具挑战性的。患者需要进行全面的检查，以确定诊断和评估疾病的程度。理想的情况是，患者应该被转诊至在诊断和治疗腹膜恶性肿瘤方面具有丰富经验的大型医疗中心。在首次评估时，应建立详细的体格检查和病史，包括所有既往的治疗和发生的时间。最终对患者预后影响最大的 2 个因素是原发肿瘤的组织结构和腹膜疾病的总负荷。

应该充分强调术前体能状况（PS）、活动水平和合并症的最优化。经常采用的是美国东部肿瘤协作组（ECOG）的体能状况评分，该量表范围为 0~5，为评估患者的体能状况和活动水平提供了一种简明的方法（表 23.2）[7]。术前和术后都应控制好合并症。接受过大肿瘤切除术的患者中有 18% 存在既往诊断的合并症。这些发病率增加了发生急性医学并发症（OR 3.7）、院内死亡率（OR 3.6）、住院费用、术后并发症（OR 3.9）和严重并发症（OR 3.6）的风险[8]。

表 23.2　美国东部肿瘤协作组（ECOG）体能状况分级[7]

级别	体能状况
0	完全自由活动，能够不受限制地进行患病前的所有活动
1	体力活动受限，但可以自由走动，能从事轻度或久坐的工作，如轻度家务劳动、办公室工作
2	可自由走动，能生活自理，但不能进行任何工作活动，日间不少于 50% 的时间可以起床活动
3	有限的生活自理，50% 以上的清醒时间卧床或坐椅
4	完全丧失活动力，生活不能自理，只能卧床或坐椅
5	死亡

美国外科医生学会（ACS）国家外科质量改善计划（NSQIP）计算器是一个可以协助术前评估的工具。我们机构最近的一项研究验证了该风险计算器在该患者群体中的使用[9]。风险计算器是一个合理的工具，现已整合到我们的术前评估中。

表现出不良 PS 或未控制的合并症的患者，在考虑进行外科切除术之前，必须进行优化，其方式与评估复杂的消化道肿瘤切除术类似。患者可以从体育锻炼、戒烟、医疗和营养优化等方案中获益。此外，必须向患者解释手术过程、康复情况、结局和可能出现的不良反应，使他们有一个全面的了解，而不是不切实际的期望。

一、放射影像学

影像学检查的使用是必不可少的，在某些情况下可诊断腹膜癌。它能够合理地区分那些表现为腹膜腔外血行转移以及不可切除的肝、肺或其他远处转移的患者，这些患者不适合进行手术。然而，腹膜癌的一个重要原则是，任何一种和所有的影像学检查方式都可能大大低估了腹膜癌的真实体积和负荷。重要的是，在术前手术计划中必须牢记这一点，尤其是在与患者讨论时，要提醒患者注意这种影像学"级别偏低"的可能性[10]。

使用的成像方式包括计算机断层扫描（CT）、磁共振成像（MRI）、18F-氟脱氧葡萄糖（FDG）正电子发射断层扫描（PET）和超声（US）。US 可鉴别腹水的存在，并且可用于图像引导下的活检或腹腔内大肿块的鉴别[2]。CT扫描或有条件的情况下的MRI是检测腹膜恶性肿瘤原发灶最常采用的方法。它可以分辨出（结节的）大小、位置、PC的类型和可能的原发部位（图 23.1 和图 23.2）[2]。

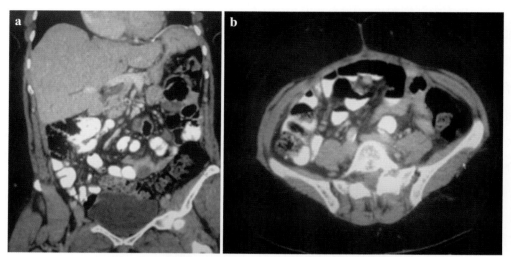

图 23.1 患者的 CT 扫描，包含少量黏液性腹水和疾病

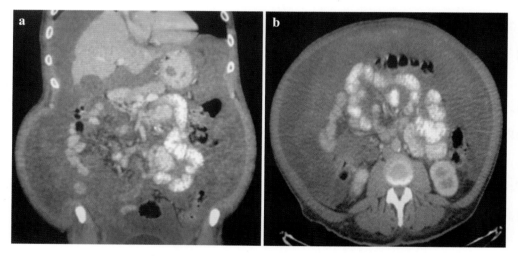

图 23.2 某患者 CT 扫描显示大量黏液性腹水和病变明显

使用多平面CT图像重建有助于识别小的（<5 mm）或位于难以看清解剖位置的病变，例如结肠旁沟或肝肾间隙。小结节（<5 mm）如果位于较大的实体器官表面，如脾脏或肝脏，则可以被更好地看见[2]。一个极有价值的基本原理是，腹腔内液体的固有运动首先将疾病沉积在右上腹或右膈下腹膜内，然后是左膈下间隙。在下腹部，直肠阴道陷凹或道格拉斯腔是积液最初的收集空间，接着是膀胱周围，然后是结肠旁沟。

暂行的PC分型包括硬化型、浸润型、微结节型/粟粒型和大结节型/结节型。这些在CT上通常可以识别，但类型之间存在很多重叠。因此，分型基于主要的影像学特征。腹膜皱襞出现增厚（弥漫性或局灶性）伴有硬化、胶冻状、网状、网状结节、结节状或大斑块[2]。

硬化型常累及肠系膜，出现增厚和回缩[2]。大网膜可表现为"网膜结块"，即微结节、结节或大斑块病的厚的异质性肿瘤混合物[2]。当发现钙化时，往往是由于存在结节或斑块病变[2]。这些病变呈现囊肿样外观，有不同程度的衰减[2]。

CT 上的其他表现包括腹水。70% 以上的患者存在大于 50 mL 的腹水（因此在 CT 上可以识别）[2]。腹水可在整个腹部自由分布，也可潴留在不同的腹部象限。侵袭性腹膜结节有时可引起大肠和小肠的浆膜或肠系膜的包裹，导致完全或部分梗阻。黏液性腹水会刺激腹膜引起纤维化反应，导致腹膜表面增厚，并有可能导致肠梗阻[2]。

如果没有手术切除，有时也可以确定癌症的原发部位，尽管内镜和腹腔镜的联合检查可能是必要的。可与腹膜扩散和腹腔内转移一并评估。如果通过影像学、内镜和腹腔镜检查不能确定原发病灶，可考虑原发性腹膜肿瘤。局部 PC 会接近原发病灶，而弥漫性 PC 则是扩散到大部分腹膜表面。特别是当胰头、肝门、肝脏、肠系膜根部受累于转移性疾病时，CT 是非常有用的[2]。CT 的准确性在评估小肠疾病和＜5 mm 的病变时有所降低[2]。

MRI 与 CT 相比，在诊断上没有任何优势，在预测减瘤的完成程度方面也没有优势[2]。然而，我们最近实施了一个腹膜 MRI 方案，可能在腹膜成像方面具有优势，特别是在年轻患者手术后的监测计划中。用 PET 扫描（单独使用时）进行评估，往往会低估疾病，当病灶＜5 mm 时，也可能会低估疾病负荷[11, 12]。

此外，在任何影像学研究中，在不同的机构之间的放射科医师检测腹膜疾病的能力可能都存在显著差异。因此，容许具有更多经验的医学中心通过对这个病人群体的经验和熟悉来积累专业知识。

二、多学科肿瘤委员会

针对患者复杂的病情和广泛的治疗史，采用多学科肿瘤委员会（MDT）进行综合治疗。它可以让来自不同内科和外科的医学专家对患者进行前瞻性的审查，共同确定对患者最有利的治疗方法。目前，多学科肿瘤委员会的使用已成为癌症治疗的标准。美国外科医生学会癌症项目委员会要求每个机构都要聘请 MDT 进行病例审查和治疗决策，以获得适当的认证[13]。MDT 是医疗服务提供者、住院医师和医学生的教育资源，它增加了不同专科医生对特定癌症治疗方法的认识[13]。

每一位由播散性消化道或妇科恶性肿瘤引起的 PC 患者，都应在 MDT 上就诊。每次会议的内部结构因机构而异。通常，会详细介绍患者的情况，如既往诊断、既往治疗（手术和非手术）、在 MDT 就诊的原因、目前的体格检查、体能状况、影像学证据、病理证据、组织学以及患者病例的其他内容都会被回顾和讨论。因此，所有参与者都可以参与制订针对患者的治疗计划，包括进一步的诊断测试、化疗、放疗、手术、不干预或其任何组合。所有腹膜癌病例在决定治疗方案之前，必须在消化道肿瘤委员会会议上常规进行介绍。

三、切除指南 / 手术指征

在选择手术人选时，可以考虑以下因素：年龄、合并症、既往手术、既往化疗或放疗、既往介入治疗的无病间隔、原发肿瘤的组织学、腹膜癌指数（PCI）、肿瘤减灭完全性指数（CCR）预测和腹膜表面疾病严重程度评分（PSDSS）、既往手术评分（PSS）和简化的 PCI。

PCI 是一种用于量化腹腔内疾病的工具，可准确评估生存率[11]。它在手术时计算最为准确，然而术前影像学评估显示对大体积肿瘤有合理的灵敏度（100%）[2]。然而，影像学 PCI 的准确率随着小肠受累（灵敏度为 8%~17%）或病灶<5 mm（灵敏度为 11%）而下降[2]。它是将腹部分为 13 个区域，并对每个区域进行病灶大小评分（LSS）的评分系统[11]。原发或局部复发的病灶被排除在病灶大小评估之外[11]。所有区域的病灶大小相加，总得分范围从 0~39。

解剖标志有助于划分腹部的区域。上横面位于肋骨缘的最低处，下横面位于髂前上棘（ASIS）。矢状面分为三等列。0 区位于脐部，1 区位于右半膈，按顺时针方向排序[12]。

特别是患有结直肠癌和其他侵袭性癌症的患者，在进行 CRS 和 HIPEC 治疗之前，应进行全面评估并记录 PCI。2010 年，Elias 等报道的一项法国多中心研究，考察了 PCI 在结直肠癌患者手术和 HIPEC 治疗中的作用[14]。这项研究表明，当结直肠癌和腹膜癌患者的 PCI 增加超过 20 时，尽管在有经验的医学中心进行 CRS 和 HIPEC 治疗，但其生存率急剧下降。事实上，在该数据中，如果 PCI 大于 20，则 5 年生存率为 0；但在 PCI 为 1~6 的患者中，5 年生存率超过 40%，中位生存期为 40 个月[14]。在我们中心，如果 PCI 大于 20，我们通常会拒绝结直肠癌和其他侵袭性恶性肿瘤的腹膜癌患者进行 HIPEC 治疗。然而，即使侵袭性癌症患者的 PCI 小于 20，也不是进行 CRS 和 HIPEC 的绝对适应证。例如，在一个区域（例如肝门）有不可切除体积的肿瘤的患者，虽然 PCI 较低，但可能无法完全减灭细胞，这些患者一般不考虑 HIPEC 治疗。

PCI>20 规则的一个值得注意的例外是那些低级别阑尾黏液性肿瘤（经典的腹膜假黏液瘤）或腹膜间皮瘤的患者。在这些患者中，可以发现 PCI 大于 20 甚至接近 39，但不应作为肿瘤细胞减灭术和 HIPEC 的禁忌证，因为如果这些患者接受了完全的细胞减灭术和 HIPEC，其长期预后是有利的。

可以说，治疗成功最重要的预后因素是肿瘤减灭完全性指数[2, 11, 12]。多项研究表明，接受完全的细胞减灭术的阑尾癌、结直肠癌和胃癌患者的生存率有所提高[11]。它是许多不同组织病理学的良好预后指标。我们呼吁，所有接受细胞减灭术的患者都应该有一个能够并始终以实现完全的细胞减灭术为目标的团队，并从中获益。完全的细胞减灭术与不完全细胞减灭术是主要的决定因素。细胞减灭术后腹腔内未见腹膜播种，则 CCR 为 0[11]。CCR 为 1 发生在肿瘤细胞减灭术后结节<2.5 mm 持续存在时[11]。CCR 为 2 的残余结节大小为 2.5 mm~2.5 cm。CCR 为 3 表示结节>2.5 cm[11]。我们建议 CCR 为 0 或 1 时可进行 HIPEC 治疗。这是由于发现 CCR 为 1 的肿瘤（但 CCR 为 2 及以上的肿瘤则不能）被认为可以被腹腔内化疗穿透，从而使 HIPEC 能完成手术细胞减灭术。此外，Sugarbaker 等研究表明，结直肠癌伴腹膜癌的 CCR 为 0 的患者接受 HIPEC 后，5 年生存率为 40%；然而，当细胞减灭不完全（CCR 为 2 及以上）时，5 年生存率为 0%[15]。

在经验丰富的医学中心，对于极少数的不完全细胞减灭的患者（如那些难治性恶性腹水患者），即使没有达到完全的细胞减灭，进行 HIPEC 也可能是可接受的。

腹膜表面疾病严重程度评分（PSDSS）是另一个有用的工具，它结合了临床症状、癌扩散程度、影像学 PCI 和肿瘤病理学（表 23.3）[12, 16]。虽然最初是用于结肠癌伴腹膜癌，但其在阑尾癌伴腹膜癌中的实用性已得到证明，我们研究团队已发表了该分层系统在我们患者中实用性的初步分析[12]。轻度症状的定义为体重减轻<10%，轻度腹痛，无症状腹水[16]。严重症状的定义为体重减轻 >10%，难治性疼痛、肠梗阻或症状性腹水[16]。计算总分，并疾病分期做相关分析。2~3 分与 I 期疾病相关，4~7 分与 II 期疾病相关，8~10 分与 III 期疾病相关，大于 10 分与 IV 期疾病相关。I 期和 II 期的患者可能会从细胞减灭术和 HIPEC 中获益，而 III 期和 IV 期的患者很少从手术中获益。

表 23.3　腹膜表面疾病严重程度评分

临床	腹膜癌指数（PCI）	病理学（结肠/阑尾）
无症状，0 分	PCI<10，0 分	高分化的、中等分化的 /N0、低级别黏液性肿瘤，1 分
轻度症状，1 分	PCI 10~20，3 分	中等分化的 /N0 或 N2、黏液性腺癌，3 分
重度症状，6 分	PCI>20，7 分	每个低分化的、每个印戒、高级别混合型腺癌和杯状细胞癌，9 分

注：改编自 Pelz 等[12]

在我院，特别是对于结直肠癌患者，会在术前将其 PSDSS 在肿瘤委员会上进行讨论，并告知患者。如果 PSDSS 是 I 期，那么我们前期提供 CRS 和 HIPEC 治疗。在大多数情况下，如果 PSDSS 是 II 期或以上，我们倾向于进行 3~6 个周期的系统化疗，然后再重新分期。对于那些 II 期的患者，如果系统性治疗没有进展，我们就提供 CRS 和 HIPEC。对于处于 III 期的患者，如果经过系统性治疗后，其体能状况允许且没有进展，则可提供手术治疗。IV 期患者很少会成为手术候选者，不考虑进行 HIPEC。

我们的机构与其他多个医学中心合作，发表了 PSDSS 用于结直肠癌伴腹膜癌患者的研究数据。对于那些 PSDSS 分期较低的患者，接受 CRS 和 HIPEC 的结果数据非常鼓舞人心。在这项研究中，78 例 PSDSS 为 I 期的患者的中位生存期为 81 个月，302 例 II 期患者的中位生存期为 49 个月[17]。虽然该研究的目的并不是为了考察生存率，而且患者群体具有相当的异质性，但数据结果似乎鼓舞人心。正如预期的那样，该研究中 151 例 IV 期患者的中位生存期只有 27 个月。因此，在大多数情况下，III 期和 IV 期患者的生存期，可能与单用系统性治疗的患者相当，对于那些 PSDSS 分期较高的患者来说，其生存期改善有限，因此不主张进行 CRS 和 HIPEC[17]。

四、既往手术评分（PSS）

大多数腹膜癌患者都会采取某种类型的手术前干预。这一点非常重要，因为 CRS 和 HIPEC 之前的手术程度会对生存率产生负面影响，并增加手术发病率。Sugarbaker 曾讨论过癌症卡压现象，认为手术打开组织平面，创造出癌细胞黏附的原始表面，从而血管化并进展。这可能使随后的手术细胞减灭术困难或失败，这取决于植入的癌细胞的穿透深度。PSS 为 0 表示无既往手术或只做过活检。PSS 为 1 表示手术的 1 个区域，PSS 为 2 表示 2~5 个区域，PSS 为 3 表示先前探查和切除了 5 个以上区域。

虽然所有这些评分和分层系统单独使用可能不足以全面评估和治疗腹膜癌患者，但这里讨论的这些系统的联合使用可能会有助于治疗团队标准化这些患者的治疗方法。最重要的是，它们可以让那些有潜在获益的患者进行手术，而让那些不会受益的患者免受不必要的探查。

五、手术探查和技术

适宜手术的患者可从根治性治疗中获益，应进行治愈意图的手术。安全性和最佳细胞减灭是首要目标。由外科医生、护士、麻醉师、灌注师和病理学家组成的专业团队必须共同创造一个最佳、安全、有益的手术。

在18%的肿瘤大部切除术患者中存在先前诊断的合并症。这些疾病增加了急性医疗并发症（OR 3.7）、院内死亡率（OR 3.6）、住院费用、术后并发症（OR 3.9）和并发症严重程度（OR 3.6）的风险[8]。对这些发病进行术前优化就显得非常有必要。应特别注意既往有心脏病史的患者。应充分记录全身麻醉对心脏功能的不良影响和风险。麻醉师还必须考虑到手术的持续时间以及低体温和高体温的影响。长时间的麻醉暴露会增加风险。已发表的研究表明，CRS 联合 HIPEC 的手术时间范围为 433~470 min[18-20]。既往有冠状动脉疾病、充血性心力衰竭或左心室功能低下的患者可能无法耐受长时间或积极的静脉液体复苏[2]。高体温诱导的心肌需氧量增加可引起破坏性的血流动力学损害[2]。美国心脏协会的指南仍然是公认的术前心脏评估的标准评价[2]。

在该患者群体中，需特别考虑的是腹部区域。腹膜癌患者的腹腔内可有大量（10~15L）黏液性腹水聚集[2]。体积和压力的增加，可导致功能残余容量下降[2]。这是氧饱和度快速降低、呼吸困难和呼吸机需求延长的危险因素[2]。

患者的体位是至关重要的。手术时间的延长会增加压伤的风险。所有压力点都应得到支持，并记录在案。应采取多种预防措施，如使用序贯压缩泵（SCD）。患者可以仰卧、平卧或截石位。我们更倾向于在低位前切除重建时采取截石位。只要不牵引肢体，上肢就可以外展或蜷缩。

六、麻醉

与麻醉团队的密切配合对于接受 CRS 和 HIPEC 的患者的成功至关重要。此外，麻醉团队的经验也有助于改善质量和结局。血流动力学监测对术中监测和患者安全至关重要。我们提倡使用动脉管路进行准确的血压监测，并在必要时有选择地使用中央管路置入进行快速输液、输血或强心支持。有些机构并不提倡常规使用中央管路置入，我们会根据具体情况做决定。虽然中心静脉压（CVP）的测量不能准确反映容量状态[2]，但中心静脉通路可改善连续实验室抽血的便利性，比如全血细胞计数、基本代谢谱、完全代谢谱和凝血研究。严密监测此类数值，必要时可及时干预和复苏。中央管路会使患者面临潜在的风险：机械性损伤（气胸、血肿、出血、异物留置）和感染[2]。其他估计容量反应性的方法包括正压通气（PPV）引起的每搏输出量（SV）的搏动间变化[2]。较小的每搏输出量变化（12%~13%）可提示容量反应性或等容量血症[2]。我们并不常规使用肺动脉导管（Swan Ganz），然而，我们已经在胸腹腔 HIPEC 病例以及有明显的术前心脏病史的患者中使用它。最近我们采用了无创血流动力学监测系统，主要是食管多普勒监测，该系统已被选择性地研究并用于接受 HIPEC 患者的治疗管理。我们的初步结果显示，在术中限制容积置换是有益的，我们计划对此进行更详细的分析。

其他应采用的动态监测方法包括食管温度、膀胱温度、尿排出量，以及在操作过程中密切关注呼吸机的设置（峰值气道压力、需氧量）。除了前面列出的参数外，经常监测这些参数还能提供动态信息，使外科医生和专业团队能够监测患者安全，并在必要时及时干预。

在 HIPEC 过程中，会诱发超动力的血管扩张状态[2]。最大的变化出现在 70~80 min（90 min 腹腔化疗）[2]。血流动力学变化是由热应激引起的，这转化为心排血量增加、系统性血管阻力降低、心率增加和潮气末二氧化碳增加[2]。心排血量的增加主要是由心率的增加而不是心肌需氧量的增加所驱动的[2]。Esquivel 等人在使用"开放式结肠"手术技术时，术中食管多普勒观察到这些变化[21]。现在美国腹膜表面恶性肿瘤学会的共识指南主张采用封闭式腹腔技术[22]。这种技术可增加腹腔内压力，进一步增大血流动力学的变化。

对于外科医生和麻醉学团队来说，术中最大的挑战之一就是液体管理。根据中心静脉压（CVP）的变化或"第三空间"的损失，就会很容易地使用大量的晶体液。该方法可导致术后并发症增加，如肺水肿、成人呼吸窘迫综合征（ARDS）、吻合口愈合不良、凝血因子和血小板稀释，可导致临床上明显的凝血功能障碍[2]。有充分的文献资料表明，术中液体的合理使用可以改善胃肠道大手术后的结局[23]。频繁的实验室抽血、尿排出量、心率、呼吸机参数、每搏输出量、心排血量和其他手段都可以用来合理地反映 CRS 和 HIPEC 期间患者的状态。应重视使用晶体液、合成胶体和人源胶体（血液制品）进行针对性的复苏。我院平均估计失血量（EBL）约为 240 mL，文献中的平均 EBL 为 300~500 mL[2]。然而，对于大出血（>500 mL），应讨论用血液制品进行容量替换。对于这类患者来说，需要额外的考虑是，由于手术去除腹水导致蛋白质损失，可能会继发引起渗透压降低。可能需要考虑使用合成胶体作为替代品。最近，HIPEC 治疗期间限制使用液体被证实可改善术后结局。然而，需要强调的是，在灌注过程中还必须实现充分的复苏和肾脏灌注。

准确而频繁地测量尿排出量对血流动力学状态和肾脏保存至关重要，因为一些化疗药物是已知的肾毒性物质。确保足够的血管内容量是至关重要的，因为在 HIPEC 治疗过程中，心排血量的增加和血管阻力的降低可以增加肾血流量和肾灌注[2, 24]。多巴胺曾被认为通过刺激 DA1 受体（肾血管舒张和抑制近端小管活性钠转运）提供肾脏保护作用[24]。但是，现在这种做法已不太被接受，共识指南不主张在 HIPEC 期间给予多巴胺[22]。虽然我们在大多数病例的灌注治疗期间使用低剂量多巴胺，但承认可能并不会有潜在的获益。如果在血管内容量和肾灌注充足的情况下仍需要增加利尿，给予呋塞米可以提供额外的利尿[2]。此外，在灌注过程中使用血管升压类药物增加肾灌注，可以获得理想的尿排出量增加。

除了保证足够的容量状态外，在使用化疗药物前必须纠正电解质紊乱（如钾），以防止因肾丢失而放大不良影响。某些化疗药物可引起电解质紊乱。在极少数情况下，奥沙利铂可诱发乳酸酸中毒、高血糖和低钠血症[2]。顺铂可通过改变镁离子水平引起心律失常（特别是室性心动过速）[25]。另外观察比较丝裂霉素 C 与奥沙利铂的结果显示，接受奥沙利铂的患者术后 24 h 有明显的低钠血症、高血糖和代谢性酸中毒，因此术中严格控制血糖至关重要[26]。

此外，在我们的机构实施了一个在 HIPEC 治疗期间监测腹腔内压力的系统，以获得更多的数据来管理患者的容量状态、血流动力学变化和尿排出量变化。例如，我们在某些患者中观察到，当腹腔内压力超过 22 mmhg（2.93 kPa）时，尿排出量会迅速变化或下降。因此，这种监测可以让我们通过改变灌注液体积来调整压力。重要的是，压力监测也使我们能够维持一个适当的压力，有助于确保所用化疗药物的最佳渗透。这项工作将在作者即将发表的综述文章中详细说明。

七、诊断性腹腔镜检查

传统上，不鼓励腹腔镜分期，因为存在腹壁肿块或既往多次手术的情况下，对置入套针的难度，端口部位的肿瘤污染，以及手术可靠性的怀疑[10]。然而，这种情况正在被挑战，包括我们在内的更多医疗机构正在定期进行诊断性腹腔镜检查（DL）。我们使用开放的 Hasson 技术进行腹腔镜检查，如果可行的话，倾向于左上腹（图23.3）。DL 允许外科医生计算疾病的程度和评估肿瘤负荷，并确定 PCI 和达到 CCR 为 0 或 1 所需的切除范围，同时其与剖腹手术相比，有更短的手术时间，更低的发病率和死亡率。DL 表现出了多方面的优势：对小肠系膜进行评估，从而对 PCI 所有区域进行评估；对网膜囊、骨盆腔、膈肌和腹壁进行评估；如果需要，允许进

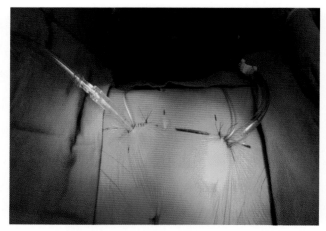

图 23.3　腹腔镜患者：我们对一位体积极小、低级别阑尾黏液性疾病患者采用四套针方法进行腹腔镜下的 HIPEC。该患者接受了腹腔镜 HIPEC（如图所示），并在术后第 2 天出院

行腹膜冲洗和活检，以确定治疗方案[10]。其固有的缺点在于膈肌病变的厚度和胰腺或小囊受累的评估。然而，随着术中腹腔镜超声的使用，这些挑战是可以克服的[10]。

诊断性腹腔镜检查的适应证包括已经通过影像学诊断的腹膜癌分期、原因不明的腹膜癌分期、新辅助治疗后的重分期、影像学不确定的随访期间的重分期，以及辅助治疗后的重分期[10]。

在我们的机构，一个患者可能会在接受 CRS 联合 HIPEC 治疗之前 2 周进行 DL，或在马上要接受 CRS 联合 HIPEC 治疗之前进行 DL。如果将患者在接受 CRS 联合 HIPEC 治疗之前 2 周进行 DL，则他（她）可以接受日间手术，并于当天入院并出院。一般不需要做肠道准备。患者在全麻下进行气管插管。一般来说，患者以前曾做过（多次）消化道手术，因此在我们的经验中，使用 Hasson 技术进入腹腔是最安全的。进入的位置取决于外科医生的偏好：脐周、右胁或左胁、右或左髂窝、腋中线或左上腹（我们首选的进入部位）[10]。在我们的方法中，一旦筋膜被抓住并切开，应非常小心地分离粘连并避免损伤肠道，保证安全的前提下，轻轻插入并固定大直径的钝性 Hasson 端口（10~12 mm）。腹水应在气腹建立之前排空[10]。如果患者有大量的腹水，在实现气腹时可能会产生高腹内压。其中一些患者由于腹水导致的慢性区域扩张，将能够忍受较高的压力。但是，外科医生必须敏锐地发现表明血流动力学受损的细微的血流动力学变化，并停止手术。

当在 CRS 联合 HIPEC 治疗之前进行诊断性腹腔镜检查时，几乎不存在差异。患者应做好术前准备，并接受 CRS 联合 HIPEC 治疗。手术前，患者应完成肠道准备、近期影像学检查（过去 1~3 个月内的 CT 扫描）、全面的实验室检查（CBC、BMP、INR 等）、心电图（EKG）以及其他任何需要的术前检查。

腹部显像后，如有可能，应对腹部各象限及整个腹膜进行可视化，并计算 PCI。患者应至少旋转成 4 种不同的体位，以充分检查腹部，即陡峭的左倾头高位、陡峭的右倾头高位、陡峭的右倾垂头仰卧位和陡峭的左倾垂头仰卧位[10]。

有报道称，对 351 例患者进行了诊断性腹腔镜检查，99.7% 的患者成功分期[10]。仅有 1 例患者（0.28%）因粘连致密而无法进行腹腔镜分期[2]。5 例患者（1.4%）在剖腹后发现分期过低（1.4%），导致不完全的细胞减灭[10]。有 2 例发生局部感染，1 例出血，1 例肠穿孔，1 例膈肌穿孔，死亡率为零[10]。未发现肿瘤播种或任何端口部位转移癌[10]。

DL 后进行 CRS 联合 HIPEC 的治疗算法见[10]。如果患者有诊断性腹腔镜评估的可接受的 PCI，则该治疗算法是基于绝对排除标准和相对纳入标准的组合。如果患者不适合 CRS 联合 HIPEC 治疗，可以进行短期随访以讨论手术结果并转诊给肿瘤内科，并于当天出院。如果患者符合条件并能完成进一步的系统治疗，这时可以由外科医生进行重新评估和重新分期。我们更倾向于在预定的 CRS 和 HIPEC 治疗之前，在一个单独的环境中进行诊断性腹腔镜检查，特别是对于高级别组织学的患者。当诊断性腹腔镜检查发现不可切除的疾病负荷时，这有助于限制大手术对大量资源的动员。

第三节　肿瘤细胞减灭术

如果患者在腹腔镜评估后，被认为可以接受 CRS 联合 HIPEC 治疗，则会排空气腹，取出套针，并经正中线切口进行剖腹手术。对于一些疾病非常局限的患者（PCI＜10），可进行腹腔镜肿瘤细胞减灭术 [27, 28]。Esquivel 等研究表明，对于局限性疾病的患者，腹腔镜细胞减灭术是可行且安全的 [27]。欧洲的一项研究表明，当比较腹腔镜与开腹手术时，腹腔镜细胞减灭术并不劣于开腹式 [28]。腹腔镜组的平均手术时间更短（210 min vs. 240 min），平均住院时间更短（12 d vs. 19 d），Ⅲ级或Ⅳ级并发症更少（1 个 vs. 4 个）[28]。

为了进行开腹肿瘤细胞减灭术，将正中线切口向上延伸到剑突（我们常规切除），向下延伸到脐部（切除）周围的椭圆形至耻骨。进入腹腔时必须十分小心，防止误伤器官。进入腹腔后，应进行全面的人工检查。外科医生应评估所有区域，如肝后间隙、小囊、脾肾窝、骨盆、小肠、肠系膜和整个腹膜。如果浸润性疾病患者的 PCI＜20 是可以接受的，那么就应该进行治愈意图的细胞减灭术。当然，这取决于原发组织学。

应使用大口径、自固定牵开器，暴露整个腹部。在我们的实践中，使用汤普森肝脏牵开器（Thompson Surgical Instruments, Inc., 特拉弗斯城，密歇根州）暴露整个腹部。外科医生还应该考虑用于切除肿瘤的工具。使用传统的剪刀和刀进行腹膜切除术可导致大量出血，并导致腹腔内恶性细胞大量播散 [29]。应采用电灼术或电蒸发术。高电压电灼术会导致热坏死区（在切口的边缘），可破坏此区内所有恶性肿瘤细胞 [29]。

在进行所有腹膜切除术或内脏切除术之前应先松解所有粘连。理论上认为，恶性细胞被困于粘连内，而无法被化学灌流穿透 [29]。"肿瘤细胞诱陷假说"是指恶性细胞被固定在之前手术解剖部位的机制 [29]。因此，尽可能地取下所有粘连并保持肠道的完整性是至关重要的。

腹膜恶性肿瘤的细胞减灭术包括切除原发肿瘤和所有转移灶，这可能包括整个腹膜。为了切除受累于恶性肿瘤的腹膜，可能需要多达 5 次手术 [29]。腹膜切除术的过程包括前壁、左上腹、右上腹、骨盆和网膜腔上囊切除术 [29]。各项腹膜切除术所达到的切除区域请见表 23.4 [29]。

表 23.4　5 种不同的腹膜切除术及其切除区域

腹膜切除术	切除区域
前壁	上腹脂肪垫、脐部，及既往腹部切口
左上腹区	大网膜和脾脏
右上腹区	格利森囊上的肿瘤
骨盆腹膜切除术	子宫、卵巢和直肠乙状结肠交界处
网膜腔上囊切除术	胆囊和小网膜

注：改编自 Sugarbaker [29]

腹膜和脏腹膜都可能需要切除，但当脏腹膜受累时，需要同时切除下层器官（胃、小肠）[29]。脏腹膜最常见的受累部位有 3 个，即直肠乙状结肠、回肠瓣膜和胃窦[29]。这 3 个位置是肠道和腹膜后腔附着力特别强的部位，内脏腹膜蠕动较少，使肿瘤有更多的时间沉积[29]。最常需要进行完全的盆腔腹膜切除术，剥离所有侧壁，覆盖膀胱的腹膜、盲管，并切除直肠乙状结肠[29]。通常需要将盲肠瓣膜和最远端的回肠末端一起切除[29]。胃的幽门固定在腹膜后腔，肿瘤可经网膜孔在幽门下间隙集聚[29]。该部位的大量病变可引起胃出口梗阻[29]。

为了获得 CCR0/1，可能需要进行多次手术。如果要进行（右或左）膈下腹膜切除术，我们主张在腹膜切除术前进行剑突切除术[29]。用电灼术将剑突暴露于胸骨底部的原点，对于该区域有两方面的重要性：控制位于剑突外侧的动脉出血，以及使剑突因骨蛋白变性而更容易折断[29]。可以用 Kocher 钳或类似的工具抓取剑突，从胸骨底部急速折断。

另外，我们更倾向于通过腹壁解剖后，在进入腹腔之前，外科医生将壁腹膜从直肠后鞘中解剖出来。这样可以使前腹膜保持完整，并在切口上侧建立一个小的腹膜窗（图 23.4）。这将使外科医生能够检查和触诊前壁腹膜，并评估是否需要进行前壁腹膜全切除或部分切除[29]。解剖应继续上行至偏侧膈底面，下行至结肠旁沟[10]。壁腹膜与底层组织最紧密的连接部分是沿着横肌的。与沿 Toldt 线以及结肠旁沟的松散连接相比，这里的解剖更为困难[10]。如果触及癌结节，则需行完全的前腹膜切除术；若未触及癌结节，则只需进行区域性切除，即可保留前腹膜。

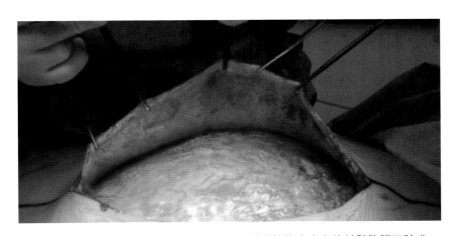

图 23.4　低级别阑尾黏液性癌变伴大体积黏液性腹水患者的前壁腹膜切除术

行左膈下腹膜切除术需先将上腹脂肪垫和腹膜从后直肌鞘上切除[29]。继续用电灼术解剖腹膜与膈肌、左肾上腺和肾周组织上部[29]。应沿 Toldt 线横切腹膜，动员结肠内侧的脾曲[29]。胃（在结扎和横切所有胃短动脉后）可以从内侧反映出来，从而可见左肾上腺、胰腺、横结肠系膜的前表面和肾周组织[29]。应动员左侧肝脏，并注意不要伤及膈下静脉。如果需要行包容性腹膜切除术，可结扎、分开膈下静脉。在这一点上，我们还切开松弛部，从而进入小网膜和尾状肝并充分地探查。在解剖膈肌时遇到的血管，在切断前应做好控制，因为这些血管往往会回缩到膈肌内，导致持续出血[29]。

右侧膈下腹膜切除术的起始与左侧相似，从右后直肌鞘开始。以同样的方式继续解剖，使用 3 mm 的高压球头电灼刀，注意所有遇到的血管。为确保腹膜切除术的完全性，必须广泛地移动肝脏，并轻柔地向下回缩，以免损伤肝脏或其血管附件。继续进行右侧腹膜切除术，直至肝脏裸区[29]。腹膜应如格利森囊一样顺着肝脏表面。将被膜及相关肿瘤全部切除。可用电灼刀切除格利森囊下方的厚的肿瘤层，且失血量少[29]。必须完全切除镰状韧带，这是肝脏附着最重要的区域。肿瘤不仅会沿着镰状韧带沉积，还会在肝实质的入口处被腹膜覆盖，从而形成了一条潜在的肿瘤沉积的隧道[29]。在一些患者中，肝组织桥覆盖了入口，因此必须分开该桥以便充分检查这一区域的腹膜[29]。其通常非常靠近近端左肝动脉，所以必须小心地直接切开[29]。右上腹区腹膜切除术术中及完成情况见图 23.5。

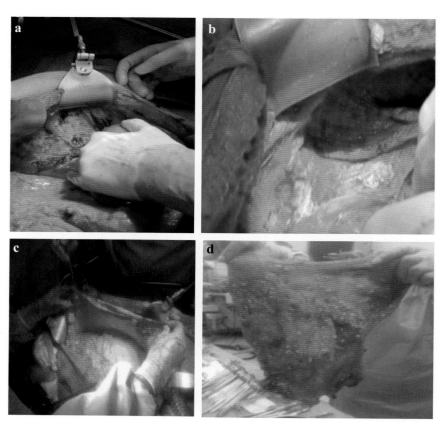

图 23.5 （a）和（b）显示右上腹区腹膜切除部位的肝脏退缩。（c）左上腹区 / 腹壁腹膜。（d）右上腹区的肝脏退缩，显示完全的腹膜切除术和切除的标本

还应完成对肾周组织和右肾上腺的侧向解剖[29]。如果肿瘤密集粘着或侵犯膈肌的腱部，则应采用椭圆形切除术切除该部分，并立即用坚固的非吸收性 0 号缝合线进行修补[29]。

切除胆囊应采用标准的倒伏技术。一旦结扎胆囊管和胆囊动脉，就可以切除覆盖在肝十二指肠韧带上的肿瘤[29]。通常情况下，在韧带上会生长出很厚的肿瘤层，但可被钝性分离[29]。但由于解剖结构歪斜，厚厚的肿瘤沉积会使囊肿切除变得困难。

我们更倾向于包围肝门，然后在解剖肿瘤时将解剖所有结构。切除小网膜，保留胃右动脉[29]。必须检查是否有来自胃左动脉的肝左动脉被替代或附属。除非其被包埋在肿瘤中，否则必须保留，并且其保留将阻止完全的细胞减灭[29]。在第2、3节段将胃肝韧带与其肝脏附件分离，在尾状叶周围仔细解剖从而不破坏其纤细的血管，这些血管起源于这些节段的前表面[29]。腹膜和小网膜沿胃小弯分开[29]。它与血管和迷走神经弧线向胃左动脉分离，随后松散开[29]。

左肝的反射可以让外科医生看到肝十二指肠韧带和网膜囊的后方。覆盖在左肝上并延伸至肝下腔静脉的腹膜被分开。然后可采用钝性解剖从网膜囊上隐窝、右膈脚、门静脉下方剥离腹膜[29]。

完全的盆腔腹膜切除术包括子宫、卵巢、直肠乙状结肠和腹膜的切除[29]。盆腔腹膜切除术从腹腔切口的下侧开始切除腹膜。在膀胱的左右边界继续解剖[29]。将覆盖在膀胱表面的腹膜剥离至子宫颈或精囊水平，同时对尿道进行反向牵引[29]。解剖的合适平面位于膀胱的肌肉组织与其上覆的脂肪组织之间[29]。2条子宫动脉均结扎在靠近膀胱底部，输尿管上方[29]。在侧向上，腹膜与左右结肠旁沟的腹膜连续[29]。必须注意不要损伤输尿管。对于女性患者，当圆韧带进入腹股沟内环时即被识别并结扎[29]。2条卵巢静脉均在肾脏下极的水平结扎[29]。如果肿瘤负荷超出局部切除范围，则在盆腔肿瘤远端正式切除直肠乙状结肠[29]。电灼术用于环形切除直肠系膜[29]。然后通过解剖膀胱远离子宫颈，横切阴道前后袖口，暴露直肠阴道隔[29]。直肠周围脂肪在腹膜反射下分开，以确保切除盲管内所有肿瘤[29]。盆腔腹膜切除术见图23.6。

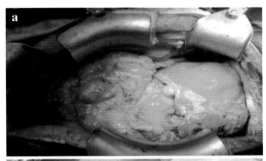
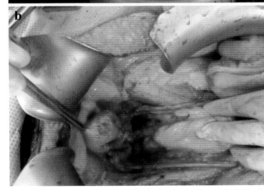

图23.6 （a）和（b）完全盆腔腹膜切除术的盆腔视图和完全细胞减灭术后的腹部视图

小肠受累可为广泛性或局灶性。根据小肠受累的大小和侵犯程度，可分为5种类型：1型。非侵袭性结节；2型。系膜小肠游离部的小的侵袭性结节；3型。系膜小肠游离部的中等大小的侵袭性结节；4型。小肠及其肠系膜交界处的各种大小的侵袭性结节；5型。大的侵袭性结节。[30]

Ⅰ型结节体积小，不侵入腹膜，组织学侵袭性较低[29]。这些结节体积小，可以用剪刀切除，不需要切除小肠壁[29]。Ⅱ型病灶由于侵入肌层，需要对肠壁进行部分厚切[29]。黏膜和黏膜下层保持完整，主要是修复浆肌层[29]。这些结节首选通过剪刀解剖去除。Ⅲ型结节的体积较大，需要进行肠壁系膜对缘的全层切除术[29]。切缘采用双层缝合的方式。Ⅳ型结节可进行局部切除术或节段小肠切除术，取决于结节的大小和血供[29]。局部切除术后进行双层缝合，手工缝合端端或钉合侧侧小肠吻合以进行节段切除。Ⅴ型结节需要进行正式的小肠切除术，并切除相关的肠系膜（图23.7）[29]。切除的小肠和肠系膜的切面用线性吻合器分开。

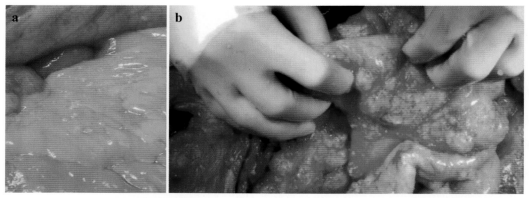

图 23.7 （a）小肠系膜上的无创可切除小结节。（b）小肠上不同大小的侵袭性结节

目前，对于腹腔灌注化疗前或后是否应进行吻合，尚无共识。我们常规在灌注后进行所有的吻合术。唯一的一致意见是在 HIPEC 之前，对阴道断端进行闭合，以防止渗漏。一项为期 10 年的观察性研究表明，在 HIPEC 治疗之前（26%）或之后（74%）进行吻合的患者，其消化道瘘的发生率没有差异[31]。HIPEC 治疗后应完成全肠切除的一期吻合（即 V 型小肠结节）。在我们中心，所有的肠吻合术都是在 HIPEC 之后进行的。

第四节　腹腔热灌注化疗（HIPEC）

一旦达到 CCR 0/1，医疗团队就可以开始准备化疗灌注液。HIPEC 应达到完全破坏所有镜下原位恶性细胞。动物模型已经证实由腹膜间皮、包围肿瘤的细胞外基质和连续的肿瘤细胞层组成的"腹膜肿瘤"屏障[32]。这种屏障是化疗灌注液渗透进肿瘤的一个限制因素。

在以往的文献中，已经描述了多种不同的实现 HIPEC 的技术。不同的机构在 HIPEC 方法（开放式、部分封闭、腹膜腔扩张器、封闭）、使用的药物、药物剂量、给药时间、灌注液体积、灌注温度和灌注时间之间存在差异。

美国腹膜表面恶性肿瘤学会（ASPSM）成立的目的是制定标准化的患者选择方法和治疗指南，以最大程度地提高受益率，同时最大程度地降低发病率和对这些不同患者群体的过度治疗[22]。截至 2017 年，ASSM 有来自 26 个国家的 240 名成员[33]。在 2009 年成立时，ASPSM 的第一个目标是在美国建立针对多种疾病过程（结直肠癌、卵巢癌、腹膜间皮瘤、低级别阑尾癌和高级别阑尾癌）的标准化的 HIPEC 治疗方案[22,33]。到目前为止，用于腹膜播散的结直肠癌的 HIPEC 治疗方案共识指南已经发布[22]。

传统上，HIPEC 给药方法有 3 种：开放式技术、腹膜腔扩容器（PCE）和封闭式技术[2]。虽然现在大多数中心只采用封闭式技术，但我们还是要简要提及开放式和 PCE 技术。开放式方法通常被称为体育馆技术，最初由 Sugarbaker 在完成 CRS 时通过腹壁固定 4 根水密闭式外流引流管[2]。这些引流管在术后仍然存在[2]。在开放的腹部放置一条导流管以及配套的温度探头进入腹膜腔[2]。腹部切口皮肤边缘悬空，与手术牵开器形成自留柱[34, 35]。在腹部开口处放置一块塑料片，里面有一个小切口，让外科医生可以手动搅拌腹腔[2]。使用这种技术时，个人防护设备对外科医生的安全至关重要（双层手套、护目镜、无孔衣等）[2]。

腹膜腔扩容器是开放式技术的一个变种，该技术在日本被利用，但在其他地方并没有太多普及[2, 36]。这种方法将一个带有流入和流出管道的丙烯酸圆柱体固定在腹部切口上[2, 36, 37]。当扩容器内充满灌注液时，可使小肠浮起，从而对其进行操作[2]。

封闭式技术是最广泛使用的方法，在 ASPSM 共识指南中也有描述。一旦实现了细胞减灭术的效果，就会对腹部进行彻底冲洗，以清除细胞碎片。灌流套管用水密 0 号丝缝合线（或类似缝合线）连接到流入导管上。温度和压力探头以类似的方式用缝合线连接到插管上。流入和流出导管放置在膈肌下，并进入骨盆。导管必须易于放置，且没有扭结或急弯。然后将剖腹切口封闭、水密、围绕套管，形成闭合回路，见图 23.8。腹部经过轻柔的外部搅动，以促进液体循环和灌注液的均匀分布。闭合式技术需要较大的灌注量和较高的腹压[2]。这可能会提高灌注液药物对恶性细胞的渗透力[2]。在 HIPEC 结束时，对空腔进行引流，重新打开剖腹切口，然后进行吻合术[2]。在我们机构，我们对结直肠癌和阑尾癌用丝裂霉素 C 在 42℃的流入温度下进行 90 min 的灌注，对腹膜间皮瘤、胃癌和卵巢癌使用顺铂时进行 60 min 的灌注。

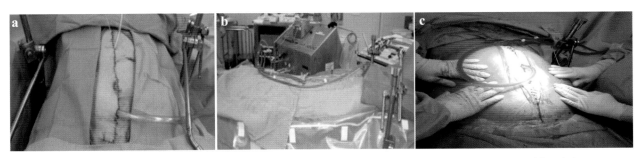

图 23.8　闭合技术。（a）和（b）用插管、温度探头和压力探头暂时封闭腹部。（c）轻轻搅动腹部

化疗灌注液的药物应对治疗的恶性肿瘤有明显的活性。该药物还必须具有直接的细胞毒性，需要全身代谢才能成为活性形式的药物，不适合用于 HIPEC[38]。理想的药物将具有直接的细胞毒活性，与热能协同作用，无局部毒性，无全身扩散或全身毒性[38]。应考虑肿瘤的特异性。既往对系统性药物的反应可能表明肿瘤对腹膜内药物的敏感性或耐药性。所选药物的毒性受药物浓度和最大血浆药物浓度的影响[38]。这就形成了一个浓度 - 时间曲线梯度，曲线下面积有助于决定最大剂量[38]。

由于"腹膜血浆"屏障的存在，腹膜内途径将提供较高的区域性浓度，而全身作用极小[38]。该屏障使药物从腹膜转移到血浆的程度最小化[38]。高分子量的分子通过腹膜的吸收限制和延迟更为明显，因此这些药物更适合用于 HIPEC[38]。此外，被脏腹膜吸收的药物都将通过门脉系统排出，并在肝脏中进行首关代谢，因此可以使药物失去活性，最大程度地减少系统性暴露[38]。代谢物的肾脏排泄通常很快。

系统性毒性最常见的表现是骨髓抑制[38]。

腹腔内药物浓度和药物暴露是影响治疗的 2 个最大决定因素[38]。药物浓度指的是腹膜或肿瘤细胞中药物的浓度，灌注液中的药物浓度不那么重要[38]。增加组织中的局部浓度将提高渗透力，尽管这很难测量，但渗透深度估计为 2~5 mm[38]。

单纯的热能有直接的抗肿瘤作用。热能会导致蛋白质变性，DNA 修复受损，抑制氧化代谢从而导致细胞酸化，溶酶体激活，细胞凋亡增加[2]。热休克蛋白可能限制这些直接的高温效应。

高温（温度 39~40℃）联合肿瘤药物，使细胞毒作用呈指数倍的增加[38]。这取决于多种因素，如增加了恶性细胞的摄取，增加了膜的通透性，改善了膜运输，改变了药物代谢（减少了三磷酸腺苷转运体从而使药物蓄积）、排泄、药物渗透、药物作用和抑制修复机制[2, 38]。药物的热稳定性是必需的。我们将在以下各节中讨论每种恶性肿瘤的用药。

我院采用丝裂霉素 C（40 mg 剂量，分 2 次给药，第一次 30 mg，60 min 时 10 mg）治疗阑尾和结直肠。对于胃癌、卵巢癌和间皮瘤，我们采用顺铂联合多柔比星治疗。阑尾癌和结直肠癌复发且适用二次减瘤和 HIPEC 治疗的患者，我们使用美法仑（60 mg/m²，60 min），取得了良好的、安全的结果。

第五节　阑尾癌

阑尾癌是罕见的，大约 1% 的阑尾切除标本含有恶性肿瘤。每年有 200~1000 例新发病例报告，相当于每 100 万人口中有 0.12 例[2]。65% 的阑尾癌新病例被诊断为腺癌。传统上，这些患者都是用系统性化疗和减瘤手术来治疗。这样无法根除微观疾病，超过 90% 的患者会复发[2]。

预后取决于组织学分级、肿瘤生物学、年龄、体能状态和诊断时的疾病程度[2]。患者可出现大量腹腔内黏蛋白 - 腹膜假黏液瘤（伴有大量腹腔内黏蛋白的原发肿瘤）[2]。然而，患者可能不伴有黏蛋白，并表现为与其他胃肠道恶性肿瘤几乎没有差异的实性腹膜疾病[2]。Sugarbaker 及其同事于 1980 年首次描述了 CRS 联合腹腔热灌注化疗的新方法，目前已成为治疗阑尾肿瘤腹膜播散的标准治疗方法[2]。

患者在手术后会被误诊为晚期系统性或腹膜性疾病[2]。这些恶性肿瘤被分为"低级别"或"高级别"，但有文献记载，约有 16% 的患者的低级别恶性肿瘤被归为高级别病变[2]。这表明，这些恶性肿瘤是一种疾病谱系而不是明确的类别。扩散模式与疾病的级别有关[2]。

由黏蛋白引起的腔道阻塞通常是低级别肿瘤疾病传播的第一步（图 23.9）。黏蛋白分泌过多堵塞管腔，使压力增加导致阑尾穿孔，并通过黏蛋白和肿瘤细胞造成腹膜播散。低级别病变与植入有关，并以可预测的顺序（右下腹区、骨盆、右上腹区，最后是整个腹部）沿腹膜表面扩散[2]。远处或淋巴转移发生率不到 10%[2]。

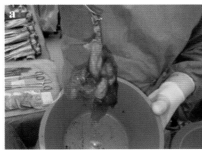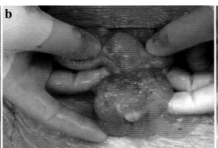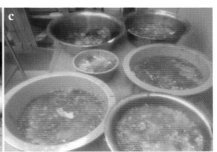

图 23.9 （a）和（b）展示伴有肿瘤和黏蛋白产生的阑尾，（c）为低级别黏液性肿瘤患者的黏液

大多数医学中心使用丝裂霉素 C 治疗阑尾肿瘤。丝裂霉素 C 是一种烷基化抗生素，具有良好的抗胃肠道恶性肿瘤的活性[38]。它具有可接受的肿瘤穿透力（2~5 mm），腹腔内与血浆药物的曲线下面积（AUC）比值为 13~80，显示出良好的药代动力学和较低的系统性毒性[38]。奥沙利铂的使用剂量大，间隔时间短（30 min）。在一些医疗机构中，同时使用系统性的 5-氟尿嘧啶和亚叶酸钙以增强奥沙利铂治疗[38]。虽然 AUC 较低（为 13），但药物可迅速被吸收进肿瘤中[38]。

结局因组织学、腹膜播种程度和合并症而各异[2]。产生黏蛋白的肿瘤一般具有更可预测的临床过程（腹膜播散）和更好的治疗反应[2]。

在我们以及在全国大多数的病例系列中，最常见的使用细胞减灭术和 HIPEC 的原因是阑尾肿瘤。阑尾肿瘤的分级是最重要的，一般情况下，所有低级别黏液性阑尾肿瘤都可以进行减瘤治疗，必要时可以进行 HIPEC。我们知道，这类患者如果进行最佳的细胞减灭和 HIPEC 治疗可以有最好的预后，其中位生存期超过 10 年。这在很大程度上取决于肿瘤的等级，甚至可能取决于肿瘤的分子表达谱，因为即使是低级别肿瘤，其某些分子突变也可能表现出侵袭性。Misradji 所定义的高级别肿瘤，可表现为侵袭性恶性肿瘤。因此，高、低级别阑尾黏液瘤的处理可能因临床表现而不同。当我们评估一个低级别阑尾黏液性肿瘤（LAMN）患者时，预期的全面评估包括详细的病史和体格检查、实验室评估（包括 CEA、CA 19-9 和 CA-125）、手术和病理记录、影像学检查（CT、MRI、PET）和功能性体能状况。一些一般原则，虽然不完全包括在内，但可以帮助确定治疗过程（表 23.5）。此外，Sugarbaker 及其同事最近定义了右结肠切除术的作用，并以此为基础，对原发灶进行组织学检查[39]。

表 23.5 低级别和高级别阑尾黏液性肿瘤的一般治疗原则

组织学	低级别阑尾黏液瘤	高级别
减瘤手术和腹腔热灌注化疗	是	是
系统性化疗	否	是
右半结肠切除术	否	是
中位生存期	大约 10 年	大约 2 年
淋巴结 / 远处转移	否	是

第六节　胃　癌

胃癌是恶性肿瘤相关死亡的第三大最常见原因（每年 8.8%）。胃癌腹膜播散是肿瘤晚期、进展和疾病复发的标志[2]。胃腹膜癌（GPC）的危险因素包括 T 分期晚期（浆膜侵犯）、淋巴结晚期状态、肿瘤大小、年轻、女性、印戒细胞组织学和弥漫性混合组织学[40]。据估计，在进行治愈意图原发肿瘤切除的患者中，有 5%~43% 已经存在腹膜播散[2, 40]。此外，腹膜癌变是最常见的同步病变（35%）[40]。胃切除加 D2 淋巴结清扫术后，10%~50% 的患者发生腹膜复发（12%~40% 的患者腹膜是唯一的复发部位），25% 的患者发生远处转移[40, 41]。这显然是预后不良的指标，平均死亡时间为 3~7 个月[40, 42]。系统性化疗方案仅能稍微改善生存期：9.5~12 个月[40]。

由于胃癌有产生腹膜内游离癌细胞的倾向，因此胃腹膜癌（GPC）的发生频率较高[40]。在 24% 的 I 期和 40% 的 II 期或 III 期胃癌中可以发现这些游离癌细胞[40]。如果恶性肿瘤累及浆膜，则发生率增加[40]。手术操作也会导致腹膜内游离癌细胞的创伤性释放[40]。这些细胞从周围的淋巴通道、手术野的失血和切缘处释放出来[40]。胃切除术后，腹腔灌洗标本恶性细胞阳性的数量增加了 1 倍（术前为 24%，术后为 58%）[43]。由于局部释放的细胞因子、纤维蛋白和其他黏附分子，释放的细胞在几分钟内黏附在暴露的手术表面[44]。这产生了一个局部缺氧环境，使细胞对系统性化疗有相对的免疫，因此 HIPEC 是靶向这些细胞的。

HIPEC 已被用于胃癌的腹膜癌预防或辅助治疗。预防性使用 HIPEC 可使黏附细胞在化疗和热疗的协同作用下被破坏，并冲走游离细胞[40]。已发表的文献大多是在亚洲国家完成的。早期的一些研究表明，接受预防性 HIPEC 治疗的患者 3 年生存率（74% vs. 53%）提升，并且腹膜复发发生率降低（36% vs. 50%）[45]。更多的研究表明，接受 HIPEC 作为腹膜癌预防性治疗的患者具有生存优势（表 23.6）[36, 40, 45-51]。

表 23.6　胃癌预防性腹腔热灌注化疗（HIPEC）的研究情况

参考文献	研究类型	用药	生存率 （HIPEC 组 vs. 非 HIPEC 组）	腹膜复发 （HIPEC 组 vs. 非 HIPEC 组）
Koga 等[45]	RCT	丝裂霉素 C	30 个月：83% vs. 67%	N/A
Hamazoe 等[46]	RCT	丝裂霉素 C	5 年：64% vs. 52% 中位生存期：77 个月 vs. 66 个月	39% vs. 59%
Fujimura 等[36]	RCT	丝裂霉素 C 和顺铂	3 年：68% vs. 23%	9% vs. 22%
Ikeguchi 等[47]	RCT	丝裂霉素 C	5 年：51% vs. 46%	35% vs. 40%
Fujimoto 等[48]	RCT	丝裂霉素 C	2 年：88% vs. 77% 4 年：76% vs. 58% 8 年：62% vs. 49%	1.4% vs. 23%
Hirose 等[49]	前瞻性病例对照	丝裂霉素 C、顺铂、依托泊苷	3 年：49% vs. 29% 5 年：39% vs. 17% 中位生存期：33 个月 vs. 22 个月	26% vs. 45%

续表

参考文献	研究类型	用药	生存率 （HIPEC 组 vs. 非 HIPEC 组）	腹膜复发 （HIPEC 组 vs. 非 HIPEC 组）
Yonemura 等[50]	RCT	丝裂霉素 C 和顺铂　5 年：61% vs. 42%		13% vs. 15%
Kim 等[51]	前瞻性病例对照	丝裂霉素 C　5 年：33% vs. 27%		7.6% vs. 25%

注：改编自 Seshadri 和 Glehen[40]

治疗性的 HIPEC 已证明比单纯 CRS 更具有生存优势。常用的药物包括丝裂霉素 C、顺铂、依托泊苷（依次递减）。在 HIPEC 期间采用丝裂霉素 C 的研究表明，5 年生存率从 11% 上升到 27%[5, 52-55]。

在我们机构，我们非常有选择性地评估胃癌和腹膜癌患者的 CRS 和 HIPEC。我们通常通过腹腔镜检查来确定，对于考虑采用 CRS 和 HIPEC 的胃癌患者，PCI 最好小于 10。对于这些患者，在 CRS 和 HIPEC 之前的系统性治疗有一定的作用，能够至少在化疗期间保持疾病稳定且无进展，这是考虑 CRS 和 HIPEC 的先决条件。我们建议，这些患者只能在具有复杂 CRS 和 HIPEC 经验的大型医疗中心进行考虑和评估。

第七节　结直肠癌

转移性结直肠癌的患者中，腹膜癌的发生率为 5%~7%，其中有三分之一的患者出现孤发的腹膜癌[2]。腹膜癌的存在会使预后恶化。从历史上看，如果不进行干预，则预后不超过 6 个月[2]。最常见的系统化疗方案包括亚叶酸钙、5-氟尿嘧啶、奥沙利铂（FOLFOX）或亚叶酸钙、5-氟尿嘧啶、伊立替康（FOLFIRI）。北美 N9741 和 N9841 试验表明，腹膜癌患者的中位生存期为 12.7 个月，非腹膜癌患者的中位生存期为 17.6 个月[2]。各组的 5 年生存率分别为 4.1% 和 6%[2]。新药贝伐单抗和西妥昔单抗的加入，已显示出额外的生存获益。使得中位生存期延长了 3~6 个月[2]。Saltz 等报道，接受 FOLFOX+贝伐单抗的患者中位生存期为 21.3 个月[2, 56]。

如果不能进行完全的细胞减灭术，单纯手术治疗腹膜播散已经证明没有生存获益[2]。研究表明，接受不完全切除的患者中位生存期范围为 6.3~15 个月，而单纯接受系统性化疗的患者平均生存期为 8~17 个月[2]。

当病情是局限性时，可行完全的细胞减灭术。在使用 HIPEC 之前，体能状况良好的局限性疾病患者表现出的中位生存期为 25 个月，当可进行完全的细胞减灭术时，5 年生存率为 22%[57]。在同一项研究中，单纯系统性化疗后患者的中位生存期为 18 个月[57]。一般认为，PCI<20 可能适合进行手术切除。当患者的 PCI>20 时，姑息性手术被认为仅可缓解症状[11, 12]。

当在有经验的医学中心进行治疗时，接受 CRS+HIPEC 的患者 5 年生存率为 42%~51%，中位生存期为 33~41 个月。相比之下，仅接受化疗者则为 13%[2]。另有研究表明，5 年后（自最后一次治疗之日起），16% 的患者没有复发，被认为是"治愈"了[2]。然而，新型靶向药物已经使结直肠癌腹膜癌患者在仅联合系统性治疗的情况下，中位生存期达到 30 个月。

丝裂霉素 C 和奥沙利铂都被研究用于结直肠癌所致腹膜癌的 HIPEC 治疗[38]。奥沙利铂在短时间（30 min）高浓度下使用似乎有良好的耐受性。系统性静脉内同时给予 5-氟尿嘧啶和亚叶酸钙可增强奥沙利铂的活性[38]。虽然具有良好的初始结果，但最近的数据表明，丝裂霉素 C 可能更适合用于结直肠癌与腹膜癌的 HIPEC 治疗[58]。这在疾病负担较轻、病理良好的患者中得到了证明。有趣的是，在组织学不良、疾病负担较重的患者中，使用奥沙利铂总生存率无显著差异[29]。还需要更多的前瞻性研究来验证。有一些研究表明伊立替康可用于 HIPEC[38]。该药通过肝脏代谢活化，具有较高的腹腔内浓度，表明可能具有抗腹膜癌的活性[38]。

然而，采用伊立替康与奥沙利铂的研究表明，发病率增加且无生存优势[38]。在常规使用伊立替康之前，还需要进行更多的研究。美法仑对多种胃肠道恶性肿瘤有显著效果[38]。其与热能的协同作用和良好的组织分布使其成为恶性肿瘤复发或抢救过程的良好选择[38]。

最近几个月发生的最激动人心的变化也许是 CRS 和 HIPEC 被添加到美国国立综合癌症网络（NCCN）指南中。具体而言，2017 第二版的指南建议，对于同步腹腔 / 腹膜转移的患者，在有经验的医学中心，对于经选择的可以实现 R0 切除的局限性腹膜癌患者，可以考虑进行完全的肿瘤细胞减灭术和（或）腹膜内化疗[59]。这是 NCCN 指南中首次提到 CRS 和 HIPEC，证明了医学界接受其作为结直肠癌腹膜癌患者治疗的可行方案。

第八节　间皮瘤

恶性腹膜间皮瘤（MPM）占所有恶性间皮瘤病例的 30%[2, 60, 61]。它是一种侵袭性肿瘤，在不干预的情况下，生存期为 6~12 个月[61]。恶性间皮瘤的其他部位包括胸膜（最常见）、心包和鞘膜，每个部位都有不同的流行病学特征[2]。MPM 在女性中最为常见，平均年龄为 65~66 岁[2, 61]。

有研究表明，腹膜间皮瘤的发生可能是由于接触石棉所致。石棉纤维引发异物反应，继而引起炎症反应。石棉纤维中存在的铁蛋白重链会产生活性氧和活性氮。这些作用的积累会导致基因破坏，从而发生肿瘤抑制基因 BAP-1 的突变[60]。石棉被吸入、咳出和吞咽。在没有接触石棉的情况下，一种致癌病毒，即猿猴空泡病毒（SV40）被认为与此有关，尽管需要更多的数据来确认其关系[2]。

MPM 是一种局部疾病，即在整个疾病发展过程中，有留在腹部的倾向[60, 61]。它具有高度可变的进展速率[60]。当在腹腔外发现疾病时，以直接延伸、经膈肌淋巴或腹腔外淋巴结转移为多见[61]。

MPM 存在 3 种组织学亚型：上皮样（多囊性亚型）、肉瘤样和混合 / 双相型。上皮样是最常见的。只有使用免疫组化抗体才能区分这 3 种类型[60]。钙网膜蛋白、细胞角蛋白 5/6 和波形蛋白最为常用[60]。

必须使用至少 2 种染色来确认 MPM。一些研究提示 CA-125 肿瘤标志物升高，然而，这并不可靠，最好用于监测复发性疾病[2, 60]。

由于 MPM 有留在腹腔内的倾向，因此不能用常规的 TNM 分期。表 23.7 列出了拟议的分期系统[2, 60]。

表 23.7　拟议的腹膜恶性间皮瘤分期系统

分期	腹膜癌指数	肿瘤分期	淋巴结分期（腹腔外淋巴结转移）	转移癌分期（腹腔外转移）
Ⅰ 期	1~10	1	0	0
Ⅱ 期	11~20	2	0	0
	21~30	3	0	0
Ⅲ 期	21~39	4	0~1	0~1
	1~39	1~4	1	1

注：改编自 Alexander 和 Burke[60]

CCR 为 0 或 1 的患者的结局最好。中位总生存期为 30~92 个月，且与上皮样类型（多囊性亚型）无淋巴结转移、达到 CCR 0 或 1 和接受 HIPEC 有关[2, 60, 61]。HIPEC 联合 CRS 术后的 1 年、3 年、5 年生存率分别为 70%、60%、41%~64%[2, 60, 61]。年龄也会影响生存率，55 岁以下者的 5 年生存率为 89%，而 55 岁以上者为 15%[61]。最能预测预后不良的特征包括肉瘤样生长模式，组织侵入基质、脂肪或邻近结构的程度、CCR≥2[61]。

据报道，有多种化疗药物对 MPM 有效。其中包括顺铂、多柔比星、丝裂霉素 C 和多西他赛[2, 38]。这些药物已被用作单独治疗方案或联合治疗。最常见的是顺铂、多柔比星和丝裂霉素 C。多柔比星具有多重特性，使其成为 HIPEC 的良好选择：高分子量、无剂量限制性毒性（腹腔内使用时）、肿瘤隔离和热增强[38]。需要强调的一点是这种药物的肿瘤隔离特征。尽管有潜在的病理学，多柔比星仍会优先浸润肿瘤细胞[38]。这使得根据腹腔液样本预测肿瘤内浓度变得困难，但这可能会使腹腔内给药的疗效提高[38]。需要更多的研究来发现其机制。其他常用药物顺铂和丝裂霉素 C 已在其他地方讨论过。培美曲塞是另一种正在研究的用于 MPM 患者的药物。培美曲塞对间皮瘤有很好的系统性活性，可能是一种潜在的药物[38]。目前，尚无证据表明使用任何一种特定的药物具有生存优势。

第九节　卵巢癌

上皮源性卵巢癌（EOC）在世界范围内每年的发病率超过 20 万，每年造成 12.5 万人死亡[2]。对于大多数出现疾病已经扩散到盆腔外的人来说，5 年生存率不到 50%（50.2% 被国际妇产科联合会列为Ⅲ期疾病）[2]，约 13% 的患者出现远处转移（Ⅳ期）。

EOC 在大部分病程中仍局限于腹腔和腹膜后淋巴结[2]。多年来，人们认为它是由卵巢上皮覆盖引起的。然而，现在认为更可能产生于排卵过程中黏附在卵巢的远端输卵管上皮[62]。EOC的生存率较差，5年生存率约为49%[2]。

EOC的独特亚型是低恶性潜能（LMP）肿瘤。LMP肿瘤常被称为边缘性或非典型性肿瘤，发生在肿瘤早期，患者年轻，预后较好，组织学侵袭性较低[2]。腹膜癌变是晚期疾病的特征，与较差的预后有关[2]。

大致上，EOC的自然病史可根据治疗时间点分为一线、一线失败、巩固和复发疾病[2]。如果一线治疗失败，则被认为是持续性疾病[2]。相反，对一线治疗完全缓解后，则给予巩固治疗[2]。预后取决于对基于铂类药物的化疗的反应：铂类敏感或铂类耐药[2]。铂类治疗后至疾病复发，时间大于6个月者为铂敏感，小于6个月者为铂耐药[2]。

一线治疗包括以铂类和紫杉烷类为基础的系统性化疗和肿瘤细胞减灭术[2]。预后取决于CRS后残留量，大多数妇科肿瘤外科医生的目标是切除所有可见的疾病（<1 cm）[2]。一些人认为，如果进行化疗，并减少疾病和腹水的体积，可能会有更大的机会实现完全的CRS[2]。这样可以改善术前体能状况（PS），缩短手术时间，降低手术发病率[2]。一些研究表明，接受初始CRS后再进行化疗（与初始新辅助化疗相比）的患者具有生存优势，而欧洲的一项研究表明，ⅢC期和Ⅳ期疾病的女性也有类似的生存率[2, 63, 64]。欠佳的CRS（>2 cm残余病灶）的患者与最佳的CRS（<1 cm残余病灶）的患者相比，应用以铂类和紫杉烷类为基础的化疗后，无进展生存期（PFS）和总生存期（OS）更短[2]。CRS欠佳者的PFS为14.1个月，OS为26.3个月；CRS最佳者的PFS为18.3~23.8个月，OS为48.7~65.6个月[2]。有研究提示，如果CRS结束时没有可见的肿瘤残留，生存期可能长达106个月[2]。在标准化疗治疗方案中加入贝伐单抗，用于一线治疗，PFS或OS没有显著增加[2]。

在2010年以前，对于HIPEC作为治疗一线、一线失败、巩固或复发疾病的治疗，尚无共识性指南[2]。卵巢癌腹腔热灌注化疗登记处（HYPERO）的建立，使得多机构关于CRS+HIPEC在卵巢癌中使用的研究数据得以汇集和发表[65-67]。2010年HYPERO的初步报告显示，使用HIPCE与传统治疗相比，没有OS和2年PFS的改善[2, 66, 67]。最近发表的数据显示，治疗初治和复发EOC的中位OS为25.7个月~30.3个月，2年、5年和10年OS分别为49.1%、23%~25.4%和14.3%[68, 69]。对提高生存率有意义的因素是对铂类反应的敏感性、CCR的完整性、单用卡铂或联合使用两种或两种以上化疗药物、住院时间在10 d以内、美国东部肿瘤协作组的体能状况、术前血清和白蛋白[68, 69]。

第十节　术后病程、并发症和长期监测

在18%的肿瘤大部切除术患者中，存在先前诊断的合并症。这些疾病增加了发生急性医疗并发症（OR 3.7）、院内死亡率（OR 3.6）、住院费用、术后并发症（OR 3.9）、并发症严重程度增加（OR 3.6）的风险[8]。术后30 d死亡风险随着以下情况而增加：年龄增加、美国麻醉医师协会（ASA）评分>3分、存在肺部疾病、人血白蛋白＜2.5 mg/dL 和接受＞1 个单位的术中红细胞输血、肝脏疾病、肾脏疾病、脓毒症、使用类固醇、体重减轻、出血障碍、肥胖、心脏发病率和不复苏状态[70,71]。住院时间增加的危险因素包括年龄＞75 岁、男性、目前吸烟者、术前血清钠＜135 mmol/L、人血白蛋白＜2.5 mg/dL、白细胞计数＞11000 细胞 /mm³ 和血细胞比容＜37%[71]。

美国腹膜表面恶性肿瘤学会发布的共识指南有助于改善这一曾经被认为具有极高死亡率手术的围手术期的发病率和死亡率[72]。按照 Clavien-Dindo 量表进行围手术期死亡率的分类，该数据显示 Ⅲ 级并发症发生率为 26%~33%，Ⅳ 级并发症发生率为 12%~26%[18-20]。平均手术时间为 433~470 min[18-20]。最近的数据表明，复杂肿瘤切除术的发病率较低：Ⅰ 级为 7%，Ⅱ 级为 33%，Ⅲ 级为 9%，Ⅳ 级为 2%[73]。术后 0 d、30 d、60 d、90 d 的死亡率为 0%（n = 54）[73]。住院时间为 8.2 d，30 d 再住院率为 6%[73]。术后监测是很困难的，因此最佳监测方法还没有达成共识。肿瘤标志物系列的使用是很困难的，有研究认为，如果术前 CEA 和 CA19-9 升高，那么术后 CA19-9 的升高可预测复发[74]。这不能预测疾病体积、病情稳定、完全或部分缓解[75]。对于阑尾肿瘤，磁共振成像可比肿瘤标志物更早发现肿瘤复发[76]。

术后，患者每 6 个月进行一次 MRI 和肿瘤标志物的监测，术后平均 13 个月发现复发[76]。在经 MRI 确认的患者中，37% 的患者被确认为肿瘤标志物水平正常[76]。肿瘤标志物对疾病复发患者的识别率是 MRI 的一半[76]。需要更多的研究来评估其他病理的影像学模式。一般来说，应在术后 3 个月、6 个月、12 个月进行影像学检查，之后每年进行一次。

有一些数据支持对接受过完全 CRS+HIPEC 且具有高危特征的结直肠癌患者进行二次探查手术的做法[2]。Elias 及其同事进行了一项前瞻性研究，分析了初次 CRS+HIPEC 术后 1 年进行二次探查腹腔手术的结果[4]。本组纳入的所有患者在最初手术时均有高危特征：既往局限性腹膜癌、切除的卵巢转移、原发病灶穿孔[4]。患者无症状且无疾病证据（肿瘤标志物、临床检查、MRI、CT、PET 扫描）[4]。当进行二次探查剖腹手术时，发现 55% 的患者可见腹膜癌[4]。这些患者接受了 CRS+HIPEC 手术，在二次探查手术后 12 个月，50% 的患者无疾病进展[4]。尽管还需要更多的试验和数据，但这表明，有计划地对患者进行完全 CRS+HIPEC 的二次探查剖腹手术可能对特定的患者有一定的益处。

在这一患者群体中，长期生活质量（QoL）和恢复情况在很大程度上仍然是未知数。传统上与显著的高发病率有关，现在的研究表明较低的发病率可能会改善患者的生活质量。探讨术后生活质量的研究很少。这些研究大多是单中心的综述，其使用的验证问卷并非专用于 CRS+HIPEC[77]。当在手术时和术后 3 个月、6 个月、9 个月、12 个月给药时，大多数患者在 3~24 个月之间表现出恢复到可接受的体能状况，术后 6~24 个月恢复到基线[77]。研究表明，心理健康的恢复存在滞后性，而社会功能在术后 3 个月恢复到基线状态[77]。根据快速恢复到可接受的体能状态，我们可以推断，患者在术后 6 个月、9 个月或 12 个月时可能会继续改善到基线以上[77]。

第十一节 总 结

在本章中，我们试图对腹膜恶性肿瘤的诊断、管理和治疗进行总结。这是一个迅速发展的领域，全世界的肿瘤外科和肿瘤内科医生都很感兴趣。我们认为，严格的患者评估和选择是成功管理恶性肿瘤 PC 患者的关键。我们提出的疾病负担以及原发肿瘤和转移的组织学在确定患者合适的治疗方式时是极其重要的。最后，体能状况和无腹外疾病是评估这类患者进行 CRS 和 HIPEC 的最重要因素。

对于来自阑尾癌、结直肠癌、间皮瘤、卵巢癌和原发性腹膜癌的 PC 患者，有大量数据和支持至少在具有经验丰富的腹膜表面恶性肿瘤团队的中心对这些患者进行评估。对于其他原发性胃肠道癌症（如胃癌、胰腺癌、肝胆癌和其他更不常见的疾病），支持常规使用 CRS 和 HIPEC 的数据较少。特别是，这些患者应该在具有丰富经验的多学科团队的医学中心进行评估。

该领域在不断发展，加热甚至常温腹腔内化疗将扮演更重要的角色，以改善这类有挑战性的腹膜癌患者的生活质量和生存率。

第二十四章　胃肠道肿瘤放射治疗的进展

Rachit Kumar, Lauren M. Rosati 和 Joseph M. Herman

第一节　前　言

放射治疗（RT）在胃肠道（GI）恶性肿瘤治疗中的作用已被很好证实；但是，最佳的放射技术和放射时机却尚不清楚。在过去的十年中，随着影像学和技术的改进，对治疗计划和治疗实施的进步做出了巨大贡献。现在可以精确地输送高剂量的照射，同时保留邻近的重要器官。标准治疗已从三维适形放疗（3D-CRT）转变为调强放射治疗（IMRT），图像引导已在世界范围内广泛采用。立体定向放射治疗（SBRT）最近已成为可行的替代方法，就算不是更有效的，它也能安全地提供毫米级精度的局部控制（LC）。

使用计算机断层扫描（CT）、正电子发射断层扫描（PET）和磁共振成像（MRI）的新型成像技术有助于提高治疗设置、靶区勾画和治疗后肿瘤反应评估的准确性。四维CT（4DCT）成像和运动管理等技术现在可实现在有限的治疗相关毒性下达到消融剂量。然而，由于这些高危患者的预后不良，我们仍在继续研究这些高危患者的治疗选择，因此，相当多的治疗管理问题仍未得到解决。放射治疗与介入放射学和外科手术相结合，在最大限度地控制局部病情方面发挥了很大的作用；但在这些侵袭性胃肠道恶性肿瘤中，远处控制和肿瘤进展仍然是一个大问题。随着放射肿瘤学领域的发展，需要改进系统和靶向治疗，以达到多学科治疗的最佳效果。新型生物标志物的发现、放射敏感性的预测以及对治疗的反应，会使更多的患者接受个性化治疗。

第二节　现代放疗输送方法

一、调强放射治疗

虽然放射治疗曾经只使用放射源（包括在直线加速器内），但现代形式的放射治疗是由电流产生的，通过将带电粒子（电子）加速到接近光速。虽然对这一过程背后的物理学的深入评估超出了本章的范围，但这一发展极大地推动了放射领域摆脱了对获取和产生放射源的依赖，成为所有放射治疗的基础。

几十年来，放射治疗都是采用射线束对准患者体内的中心点（等中心）来给患者进行治疗；然而，由于缺乏更精确地模拟辐射剂量分布的能力，这种治疗方式受到了限制，医师们通常依赖包括皮肤红斑在内的辐射剂量的替代指标。因此，根据对正常组织剂量限制的一般理解，将辐射剂量传递到最大耐受剂量。Emami 在其里程碑式的论文中，发表了放射肿瘤学领域第一套全面的正式剂量限制[1]。随着基于 CT 的计划的出现，放射肿瘤医生现在能够更准确地将辐射剂量传递到靶区（肿瘤），同时避开邻近的正常组织。对正常组织剂量限制的理解和对内照射剂量的精确建模的结合，推动了放疗领域的发展，以追求将更高剂量的辐射输送到靶区同时降低正常组织剂量的方法。

调强放射治疗（IMRT）是源于技术的进步和对正常组织剂量的理解。IMRT 使放射线精确地"雕刻"到病灶上，并保留病灶周围的正常组织。利用直线加速器内的钨金属叶片，可以根据病灶的外观塑造放射形状。此外，直线加速器是由一个检查床（病人平躺在上面）和扫描机架（产生辐射束）组成。扫描机架能够在病人周围移动，并从多个角度输送辐射束。这些光束能够在一个预先确定的点（等中心）相遇，并在这个目标上沉积一个综合的高剂量辐射，而周围组织则利用既定的正常组织参数避开。对于许多肿瘤来说，使用 IMRT 已经成为标准的治疗方法，因为临床试验表明，IMRT 具有较好的局部肿瘤控制，并减少急性和慢性毒性。

二、容积旋转调强治疗

在 IMRT 所提供的进步基础上，放射肿瘤学家和物理学家对 IMRT 和弧形治疗的结合进行了研究。弧形治疗是一种使用辐射束的外束放疗（EBRT），在扫描机架围绕病人旋转时，仍发射辐射束。这与传统的 IMRT 不同，传统 IMRT 的扫描机架固定在一个点上，发出辐射束，然后移动到下一个光束位置进行治疗输送。弧形治疗的好处是能更迅速地提供更均匀的剂量分布，从而减少病人和机器的时间。图 24.1 所示为使用三维适形放疗、IMRT 和容积旋转调强治疗（VMAT）的直肠癌计划的代表性例子。

容积旋转调强治疗结合了弧形治疗和调强的优点。这种技术采用持续的扫描机架运动（与固定光束 IMRT 治疗相反）以及治疗量的调制（塑造光束以更好地适应病人）。与 IMRT 相比，已经发表了用于上消化道和下消化道肿瘤 VMAT 的剂量学研究，包括胰腺癌、胃癌和直肠癌[2-5]。正如预期的那样，VMAT 能更好地与特定的正常组织目标

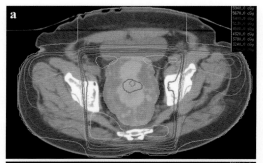
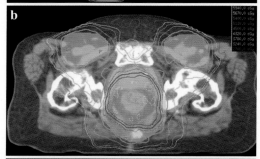
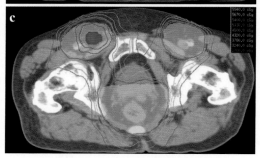

图 24.1　使用（a）三维适形放疗（3D-CRT）、（b）静态调强放射治疗（IMRT）和（c）容积旋转调强治疗（VMAT）的直肠癌计划的例子。（a）标准的 3 野骨盆计划（右侧、左侧和后前侧光束）的结果是治疗的靶区（黄色）的"盒状"剂量分布，但在双侧和后侧的进入点都有显著的剂量。（b）IMRT 有更好的剂量分布，特别是在接受腹股沟淋巴结治疗的患者中。但是，虽然在黄色靶区周围的剂量更加适形，但在靶区周围的分布仍然是不均匀的。（c）VMAT 计划的结果是，在黄色靶区周围产生最适形的剂量，而未受累区域的高剂量较少。然而，虽然在此图像上不明显，但由于直线加速器的 360°旋转，在整个未受累软组织中会看到低剂量的辐射

相一致，并能在明显缩短的时间内完成治疗。由于这种治疗的复杂性，需要剂量测定师和物理学家有适当的经验，以确保在安全治疗之前有足够的质量保证。

三、体部立体定向放射治疗

近年来，IMRT 改变了放射治疗的方法，而 SBRT，又称立体定向消融放疗（SABR），则改变了过去十年放射的格局。SBRT 是指在短程（1~5 个分割）中使用高剂量分割进行放射治疗，而标准放射则在 5~6 周中使用低剂量分割进行放射治疗。

因为现代放射治疗的出现，SBRT 在最近才得以实现。前面提到的 CT 模拟，可以更准确地对患者体内的辐射剂量进行建模。日常的影像学检查，通常是在放疗机中内置的在线 CT 扫描仪，可以准确地对体内病灶进行可视化，以便更精确地定位病灶。提高放射输送的速度，减少了患者躺在治疗床上的时间。上述技术的结合，使放射肿瘤医生能够计划出更高剂量的肿瘤照射，将病灶周围的治疗余量最小化（有时甚至没有余量），对患者体内病灶进行精确可视化，以及远离肿瘤的快速剂量下降。在某些情况下，这些疗法的结果可以与手术切除相媲美[6]。

这些治疗方法与标准的放射治疗相比，既有实践意义，又有临床优势。从实践角度看，减少接受照射的时间，可以延长全剂量化疗的间隔时间。此外，急性副作用往往会随着更短疗程、更集中的放射治疗而减少。从临床角度来看，根据称为生物等效剂量（BED）的放射生物学原理，每次输送的辐射剂量（日分割）越高，一般会导致相对较高的辐射剂量。BED 是一种比较不同剂量分割的方法，以模拟在不同剂量分割和分割数下有多少辐射剂量被传递。SBRT 剂量往往会导致更高的 BED，可能比传统分割的 BED 更具有消融能力[7]。然而，正常组织也同样受到这种 BED 原理的限制，因为这种高剂量分割的照射可能导致长期正常组织损伤的风险更高，可能是由于长期的血管内皮损伤。

四、重粒子治疗

重粒子治疗是利用带电或惰性大粒子，将其加速到光速，从而在组织内沉积能量。它们具有多种理论优势，有些已经在临床上实现。电子和光子照射有入射和出射的辐射剂量，包括高皮肤表面剂量（电子和低能光子），而重粒子治疗提供较低的初始剂量、较高的深度剂量和很少的出射剂量。因此，它在向靶标传递辐射和对周围组织损伤最小化方面具有理论优势。最常见的重粒子治疗是质子治疗，质子治疗对肿瘤的放射生物学效应比标准治疗略高。

普遍实施重粒子治疗的最大障碍包括治疗机的尺寸以及初始成本。虽然许多中心已经开始利用重粒子治疗许多恶性肿瘤，但目前正在大型临床试验中评估证明临床获益的数据[8]。在某些人群中，包括儿科在内，放射肿瘤学家普遍认为使用重粒子治疗有真正的益处[9]。但对其他恶性肿瘤的利用方面则存在较大分歧，特别是对老年人，他们不太可能意识到长期减少正常组织剂量的好处。另一个挑战包括无法以与 IMRT 相同的方式利用日常影像引导。随着这一技术的推广应用，有关重粒子治疗的数据将不断涌现。

五、术中放射治疗

即使在技术娴熟的外科医生手中，某些肿瘤手术也不能切除所有的微小疾病。在有微小疾病浸润的情况下，术中放疗（IORT）可以沿切缘对可能的病灶进行清除，以降低局部复发的风险。IORT 不是单独使用，而是与新辅助或辅助外照射放疗（EBRT）联合使用约 5 周。在手术过程中，使用 10~15 Gy 剂量的单次分割照射表面或 5 mm 深度。随着手术野的暴露，正常组织可能被动员起来，以帮助防止辐射损伤，从而实现标准 EBRT。

IORT 的方法包括外束放射（IOERT，使用 EBRT 以达到表面剂量最大化）或高剂量率近距离放射治疗（HDR-IORT，设计为经过组织表面的剂量快速下降）。该疗法已在复发性直肠癌、胰腺癌和肉瘤中进行了研究 [10-13]。由于使用的辐射剂量非常高，因此在这个过程中需要高度注意细节。为了物理质量保证和安全参数，需要提供辐射屏蔽的手术室（OR）套件 [14]。

第三节 食管癌

放射治疗仍然是食管癌患者重要的局部治疗方式。虽然食管切除术被认为是早期、可手术的食管癌和胃食管（GE）交界处癌症患者的主要治疗方法，但放疗既适用于不可切除的患者，也适用于手术前的新辅助治疗。

迄今为止，在非转移性食管癌中，放化疗相对于单纯放疗的优越性已经得到证实 [15]。虽然放疗剂量增加尚未显示出优于标准剂量放疗的优势，但通过本章前面概述的改进技术，剂量递增的好处可能会更容易实现 [16]。Intergroup 0123 Ⅲ期临床试验研究了 64.8 Gy 剂量递增同步化疗与标准剂量 50 Gy同步化疗的疗效差异，报告称，与剂量递增组相比，标准剂量组的中位总生存期（OS）更高，尽管无统计学差异（13.0 个月 vs. 18.1 个月）。虽然这项试验有多种批评性意见，但也许最突出的一个事实是，这项研究中的大多数死亡都发生在达到治疗剂量递增部分之前。目前，50~50.4 Gy 的剂量仍然是标准治疗，尽管在未来的试验中剂量递增的问题可能被再次提出。

在适当选择的食管癌和 GE 交界处癌患者中，手术切除仍是最佳治疗方案。目前至少有 3 项随机试验已经证明了使用放化疗的新辅助治疗比前期手术切除更具有优越性。CALGB 9781 试验将患者随机分为单纯手术组和手术后接受 2 个周期化疗和 50.4 Gy 放疗组 [17]。中位随访 6 年，中位生存期（新辅助治疗组为 4.5 年，单纯手术组为 1.8 年）和 5 年 OS（新辅助治疗组为 39%，单纯手术组为 16%）的改善均具有统计学意义。在 Van Hagen 及其同事最近发表的食管癌放化疗后手术（CROSS）的 Ⅲ期临床试验中也有类似的结果 [18]。在这项研究中，患者接受新辅助卡铂和紫杉醇联合 41.4 Gy的 3D-CRT，然后进行手术或单独进行前期手术。接受新辅助治疗的患者中位 OS 为 49 个月，而单独接受手术的患者为 24 个月（HR 0.66，P = 0.003）；新辅助治疗的 5 年 OS 也得到改善（47% vs. 34%）。尽管照射剂量低于常规使用的剂量，但与单纯手术相比，CROSS 研究降低了局部区域复发（14% vs. 34%，P＞0.001）和腹膜转移（4% vs. 14%，P＜0.001）的风险。最后，食管胃腺癌术前化疗或放化疗试验（POET）研究了诱导化疗后再手术与诱导化疗后再放化疗后再手术对局部晚期 GE 交界癌患者的作用[19]。尽管因控制不佳而提前结束，但放疗的使用与病理学完全缓解和淋巴结阴性切除率的改善有关，同时 3 年 OS 也有改善的趋势。

综上所述，放疗在根治和新辅助治疗中都是有效的。在食管癌中使用先进的放疗技术（IMRT 和电荷粒子疗法）治疗的最新数据也显示出来。关于使用先进的放射技术（包括 IMRT 和电荷粒子疗法）治疗食管癌的最新数据已经出现。

一、调强放射治疗在食管癌中的应用

鉴于食管与胸部和腹部多个重要结构的密切关系，剂量递增不仅受到胃肠道对照射的固有敏感性的限制，还受到脊髓、心脏和肺的限制。在同时保护这些正常组织的同时将放射线传递到食管癌的潜力，引起了人们将 IMRT 用于该病的极大兴趣。

多项回顾性剂量学研究表明，使用 IMRT 可改善肺部剂量和心脏剂量。MD 安德森癌症中心（MDACC）的数据显示，使用 IMRT 时，肺部剂量学有改善[20]。临床上有重要意义的参数均有所减少，包括 V10（接受≥10 Gy 照射的肺体积）、V20（接受≥20 Gy 照射的肺体积）和平均肺剂量。纪念斯隆凯特林癌症中心（MSKCC）的研究人员报道了 IMRT 能够保护心脏组织，包括减少心脏 V30、平均心脏剂量和右颈动脉的平均剂量[21]。然而，纪念斯隆凯特林癌症中心的研究报告肺部剂量的减少没有统计学意义。

临床上，MDACC 团队的研究表明，与 3D-CRT 相比，使用 IMRT 的患者更少出现体重减轻[22]。当接受 3D-CRT 治疗时，23.2% 的患者体重减轻了 10% 以上，而接受 IMRT 治疗的患者只有 15.6%（P = 0.04）。耐人寻味的是，饲管放置率、食管炎和恶心的发生率均未见变化。然而，在 34.6 个月的早期随访间隔中，IMRT 治疗的患者中，中位 OS（36 个月 vs. 24 个月）和 5 年总 OS（42.4% vs. 31.3%）的改善均有统计学意义（P = 0.009）。肿瘤或肺部死亡率没有差异，但心脏和"其他"死亡率都有所下降。

基于这些结果，IMRT 在食管癌治疗中的应用不断增加。以往的放射治疗肿瘤学组（RTOG）试验，包括 RTOG 0436，都明确指出不允许使用 IMRT。然而，最近的 RTOG 试验，包括 RTOG 1010，确实允许使用 IMRT 作为适当的放射输送方法。随着 RTOG 的认可，我们有理由认为许多医学中心将采用 IMRT 作为食管癌放射治疗合理的标准治疗。

二、带电粒子治疗在食管癌中的应用

由于带电粒子治疗能够有效地以最小的出射剂量将剂量传递到深处，食管癌是这种治疗的极具吸引力的应用，以最大限度地减少对心脏、肺部和脊髓的剂量。由于食管癌剂量递增的数据匮乏，粒子治疗通常仍仅限于推量治疗而根治性治疗。

来自 MDACC 的数据显示，与 IMRT 治疗方案相比，调强质子治疗（IMPT）方案能够减少肺部、心脏和肝脏的辐射剂量[23]。该剂量学分析比较了各种 IMRT 和 IMPT 计划，初始计划靶区（PTV）剂量为 50.4 Gy，以及使用 28 个分次同步推量技术将大体肿瘤靶区（GTV）提升至 64.8 Gy。减少这些重要结构剂量的最理想方案是使用 3 束 IMPT，包括前后（AP）、左后斜（LPO）和右后斜（RPO）束。具体而言，与 IMRT 方案相比，平均肺剂量（4.30 Gy vs. 8.27 Gy，$P = 0.002$）、心脏剂量（17 Gy vs. 21.2 Gy，$P = 0.003$）和肝脏剂量（5.4 Gy vs. 14.9 Gy，$P \leq 0.0001$）均有统计学意义的减少。长期毒性相关的其他参数也有所改善，包括肺的 V20（按体积百分比计算，肺部至少接受 20 Gy）。使用质子束治疗的临床数据表明，与传统放疗相比，质子束治疗可能有更优的疗效，更高的 5 年 OS 率，同样是使用质子束治疗作为一种原发肿瘤推量的方法。此外，使用这种加量技术没有 3 级或 3 级以上心肺毒性的报道[23]。

来自日本的研究者报道了他们在大分割（最大限度地提高带电粒子的相对生物效能）中使用碳离子治疗的 I ~ II 期临床试验的结果[24]。在第一项试验中，研究者报告了 1 例（3.2%）晚期的 3 级毒性（1 例在 2 周多的时间使用 8 分次 35.2 GyE 的患者，出现 3 级急性呼吸道疾病综合征）。在后续的研究中，在 3 周多的时间使用 12 分次 43.2 GyE 至 50.4 GyE 的剂量，出现 4 例 3 级急性毒副反应（2 例 3 级急性食管炎，2 例 3 级急性白细胞减少）。在剂量递增试验中，未发现 3 级以上的晚期毒性病例。在这 2 项研究中，病理完全缓解率明显大于历史对照。在剂量递增试验中，88% 的患者（16 例中的 14 例）获得了完全缓解。所有接受 45.6 GyE 或更高剂量治疗的患者均出现了完全缓解。这些结果蕴含着巨大的希望，但需要注意的是，这些都是经过精心挑选的肿瘤可切除的患者。

随着质子放疗和碳离子放疗的发展，必然会有更多的临床数据出现。使用该技术的剂量递增潜力巨大，理应开展一项随机试验，以验证所讨论的早期阶段临床试验中所宣称的益处。

三、正电子发射断层成像指导的治疗在食管癌放射计划中的应用

在三维适形时代，食管癌的靶区包括由计划 CT 扫描和上消化道内镜所确定的大体肿瘤靶区上下 5 cm 和径向 2 cm 的范围。随着 IMRT 使用的增多，现在靶区一般缩小到上下 4 cm 和径向 1~1.5 cm。然而，人们认识到，单用 CT 扫描不是确定肿瘤和受累淋巴结的最优技术。

使用 PET 扫描以帮助更好地识别大体肿瘤和淋巴结范围，一直是临床积极研究的领域。研究发现，与单用 CT 扫描相比，将 PET 与计划 CT 扫描相融合使用既能增加又能减少大体肿瘤靶区的勾画[25]。重要的是，PET 扫描有助于确定代谢活跃的淋巴结，否则这些淋巴结无法满足治疗的大小标准。对标准摄取值（SUV）阈值的确定是很重要的，SUV 值 2.5 已被确定为包含在治疗体积中的潜在最小值。

第四节　胃　癌

手术切除仍是非转移性胃腺癌患者的最佳治疗方式。美国国立综合癌症网络（NCCN）建议在技术可行的情况下进行 D2 切除，建议至少获得 15 个区域淋巴结。然而，化疗联合或不联合放疗在围手术期和辅助治疗中仍然至关重要。就像食管癌的治疗一样，放疗的使用一直受到消化道放射敏感性的限制。先进的放射技术，包括调强放射治疗和粒子治疗，已被研究为在限制治疗发病率的同时输送更高剂量放射的方法。

指导围手术期和辅助治疗的 2 项主要研究分别是医学研究委员会辅助胃输注化疗（MAGIC）研究[26]和 Intergroup/ 西南肿瘤学组（SWOG）0116 研究[27]。2 项研究均包括 II～IV 期非转移性胃癌和 GE 交界处腺癌患者（尽管 Intergroup/SWOG 研究也包括 IB 期患者），每项研究纳入的患者略多于 500 人。每项试验在单纯手术和单纯手术或围手术期 / 辅助治疗之间进行了 1∶1 的随机分组。然而，试验之间的一个重要区别是，在 Intergroup 研究中，患者是在切缘阴性（R0）切除后入组，而在 MAGIC 试验中则是在诊断时入组。仅出于因为这个原因，就不可能在 2 个临床试验之间进行直接比较。

MAGIC 研究表明，3 个周期的围手术期 ECF（表柔比星、顺铂和输注 5-氟尿嘧啶）化疗比单纯手术提高了生存率（5 年 OS，36% vs. 23%，$P = 0.008$）。但围手术期化疗组未观察到分期下降或病理学缓解的增加，包括无完全缓解，R0 切除率无改善，淋巴结病变无差异。此外，化疗组只有 41% 的患者完成了所有指定的化疗。如前所述，Intergroup 试验已经预先选择了 R0 切除的患者。手术后，患者被分配到不接受任何治疗或接受一个周期大剂量的 5-FU，然后是联合 5-FU 和总剂量 45 Gy 每次 1.8 Gy 的放疗，然后再进行 2 个周期大剂量的 5-FU。加入术后治疗后，OS（35 个月 vs. 27 个月，$P = 0.0046$）和中位无复发生存期（27 个月 vs. 19 个月，$P < 0.001$）有统计学意义的改善。虽然建议在胃切除术的同时进行 D2 切除，但只有 10% 的患者接受了这种手术，这就引出了一个问题，即放疗是否弥补了手术的不足，因为没有彻底的淋巴结切除可能是导致单纯手术组生存率较低的原因。此外，在提交的放射治疗计划中，41% 的计划与推荐的放射治疗方案存在重大偏差。

基于上述 2 项研究的结果，围手术期化疗成为欧洲的标准治疗，而美国的许多中心采用了 Intergroup/SWOG 研究的术后化疗方案。最近的研究正致力于从上述研究中提炼出最佳的治疗方法，特别是围手术期或辅助化疗相对于辅助放化疗的优越性。MAGIC-B（NCT00450203）是一项正在进行的试验，在最初的 MAGIC 试验中使用了之前提到的相同的化疗，但增加了辅助贝伐单抗，并用卡培他滨代替输注 5-FU。最近报道的胃肿瘤辅助放化疗（ARTIST）试验将前期 D2 切除治疗的非转移性胃腺癌患者随机分为辅助化疗（6 个周期的卡培他滨和顺铂）或辅助放化疗（2 个周期的卡培他滨和顺铂，然后 45 Gy 的放疗联合卡培他滨，最后再增加 2 个周期的卡培他滨和顺铂）[28]。仅在淋巴结阳性亚组的患者中观察到无病生存期的获益，这是目前正在 ARTIST II 研究（NCT01761461）中进行的独立研究。

对围手术期化疗与辅助放化疗的问题，正在进行的荷兰 CRITICS 试验中进行研究 [29]。

一、调强放射治疗在胃癌中的应用

胃的位置在左上腹，需要考虑对肺、心脏、小肠和大肠、肝、肾的辐射剂量。虽然关于 IMRT 在这一患者群体中使用的前瞻性数据有限，但回顾性和剂量学数据均表明，IMRT 对正常组织的保护有潜在的益处。

正如预期的那样，大多数采用放疗的研究都是在辅助治疗中采用了这种治疗方式。因此，靶组织和正常组织的剂量学比较意味着，正常组织很可能已经迁移到术后床中。斯坦福大学的研究者回顾了他们对胃癌患者在辅助治疗下接受 3D-CRT 或 IMRT 治疗的结果 [30]。虽然 2 组的无病生存期（DFS）和 OS 相似，但使用 IMRT 可使肾脏的 V20 剂量降低。此外，IMRT 治疗的患者血清肌酐保持不变，而 3D-CRT 治疗的患者血清肌酐有统计学意义的增加（0.8~1.0，$P = 0.02$）。对荷兰癌症研究所治疗的患者进行的回顾性分析表明，与采用前后 / 后前（AP/PA）或 3D-CRT 治疗相比，IMRT 治疗通过锝肾造影术测量的左肾平均剂量更低，导致肾小球滤过率（GFR）的下降速度更慢 [31]。但需要注意的是，虽然接受 IMRT 治疗的患者 GFR 下降速度较慢，绝对 GFR 较高，但各组的总 GFR 均较低。

VMAT 在胃癌中也有研究。中国研究人员完成了 3D-CRT、IMRT 和 VMAT 3 种放射输送方式的剂量学比较 [32]。与 IMRT 相比，使用 VMAT 的靶区平均剂量得到改善。此外，与 IMRT 相比，使用 VMAT 可改善肝脏的 V20。然而，VMAT 和 IMRT 之间的其他剂量学测定值没有统计学差异。目前还没有比较 VMAT 和 IMRT 的临床结局的数据报道。

二、带电粒子疗法在胃癌中的应用

质子治疗在胃腺癌的辅助治疗中也有研究。意大利的研究者已经完成了一项剂量学分析 [33]。质子治疗（2~3 野）、6 野光子 IMRT 和 3D-CRT 进行了比较。从剂量学上看，使用质子治疗后，小肠、肝脏、双侧肾脏和心脏的平均辐射剂量均有改善。虽然发人深省并产生假设，但不能从这些数据中推断出任何临床结果。

来自日本的研究者对无法手术的胃癌患者采用了根治性放射治疗 [34, 35]。在这些病例中，使用了相对较高的剂量（靶区高达 86 Gy），但结果令人感兴趣，发现患者在治疗后 2 年内没有复发，仍然活着。然而，除了这些早期的病例报告外，还缺乏关于根治性质子束或碳离子治疗的研究。

第五节　胰腺癌

放疗在胰腺癌中的作用是一个不断发展的话题。辅助放疗尚未被前瞻性地证明可以改善生存率 [36-39]；然而，回顾性报告表明，与单纯手术相比，辅助放化疗（CRT）可能具有局部控制和（或）

生存获益的优势 [40-42]。RTOG 0848 试验（NCT01013649）于 2009 年启动，通过评估吉西他滨加厄洛替尼是否比单用吉西他滨有更优的 OS，以及在 5-FU 或卡培他滨基础上加入 RT（50.4 Gy）的作用，来确定辅助 CRT 的作用。本研究中使用的临床靶区勾画的指南和图谱最近已经公布 [43]。

虽然回顾性研究表明，在局部晚期胰腺癌（LAPC）患者中，使用 CRT 比单纯化疗更有益处，但已发表的结果却相互矛盾 [44-47]。NCCN 指南建议先进行初始疗程的化疗，然后再进行 CRT，以最大限度地达到全身和局部控制，并选择最有可能从 CRT 中获益的患者。肿瘤多学科合作小组（GERCOR）LAP 07 研究的目的是确定 IMRT 在局部晚期胰腺癌患者化疗后的作用 [48]。数据显示，尽管 2 组之间的 OS 没有显著差异（15.2 个月 vs. 16.5 个月，$P = 0.83$），值得注意的是，CRT 组与局部失败率降低有关（32% vs. 46%，$P = 0.03$）。值得注意的是，只有一小部分患者进行了手术，但他们的中位生存期为 30 个月。这表明，选定的 LAPC 患者可能在最大限度的新辅助治疗后从手术中获益。

最近，放疗已发展到在临界可切除和局部晚期疾病患者的新辅助治疗中发挥重要作用。胰腺癌新辅助治疗的荟萃分析报告了 111 项试验中纳入了 4394 例临界可切除和局部晚期患者 [49]。虽然作者没有按放疗输送进行分层，但实体瘤疗效评价标准（RECIST）显示了 77% 的良好的疾病控制率，包括 5% 的完全缓解率，30% 的部分缓解和 42% 的疾病稳定。近半数（47%）最初不可切除的患者进行了手术探查，总切除率为 33%，R0 切除率为 79%。已切除和未切除患者的中位 OS 分别为 20.5 个月和 10.2 个月。

一、调强放射治疗在胰腺癌中的应用

近几十年来，随着技术的进步，IMRT 已经超越 3D-CRT 成为传统 CRT 治疗胰腺癌的标准治疗技术。与 3D-CRT 相比，IMRT 具有良好的毒性和潜在的生活质量（QoL）改善 [50, 51]，对于肿瘤或瘤床与十二指肠、胃、肠和食管等辐射敏感的正常结构较为接近的患者来说，IMRT 尤其具有吸引力。此外，特别是在切缘阳性使用辅助治疗的患者中，IMRT 允许剂量递增，可改善局部控制 [52]。

最近，来自纪念斯隆凯特林癌症中心的 Prasad 及其同事发表了关于接受 IMRT 的 LAPC 患者的胃肠道毒性的研究 [53]。与 3D-CRT 相比，IMRT 显著降低≥2 级的胃肠道毒性。最近韩国的一项研究也显示，接受 3D-CRT 的患者胃十二指肠溃疡明显增多（$P = 0.003$），且胃肠道毒性风险增加（OR 11.67，$P = 0.01$）[54]。RTOG 1201 是目前开放的一项Ⅲ期试验，对使用加量剂量的 IMRT（63.0 Gy）与使用标准剂量的 3D-CRT 或 IMRT（50.4 Gy）的放化疗进行了比较。根据 SMAD4 状态对患者进行分层，SMAD4 是一种可能与疾病进展模式相关的潜在的生物标志物，因为完整的 SMAD4 被认为与局部破坏性表型相关 [55]。然而，由于 LAP 07 研究的结果和较低的入组率，该研究最近被关闭。

二、容积旋转调强治疗在胰腺癌中的应用

众多研究比较了 IMRT 与 VMAT 在胰腺癌中的效用，似乎 VMAT 与重要结构的保留程度增加有关。其中一项研究比较了 3D-CRT、IMRT 和 VMAT 作为新辅助（$n = 4$）或辅助（$n = 8$）放疗用于临界可

切除胰腺癌（BRPC）或可切除胰腺癌中的疗效[56]。虽然病例数量有限，但对正常组织参数的剂量学比较显示，VMAT 与最关键结构的保留有关；虽然与 3D-CRT 相比，IMRT 计划保留了肝脏和左肾，但 VMAT 计划保留了这些器官，并显著降低了小肠（D10%、D15%）、左肾（V20）和胃（V45）的剂量。此外，VMAT 的治疗计划和输送时间是最有效的。这些结果与埃默里大学的研究结果一致，该大学报道了与 IMRT 相比，VMAT 对腹部器官的保留程度相似或更好[57]。尽管 VMAT 已经显示出比其他放疗方法的剂量学优势，但这是否能转化为降低治疗相关毒性或改善患者结局仍不清楚。

三、体部立体定向放射治疗在胰腺癌中的应用

胰腺 SBRT 历来最常用于局部晚期疾病的评估，尽管其在临界可切除、已切除和复发疾病中的应用正在兴起（图 24.2）。最大限度化疗与有效的短程放疗的联合，使 SBRT 成为在短期内缓慢进展的胰腺癌患者中的一个有吸引力的选择[58-60]。

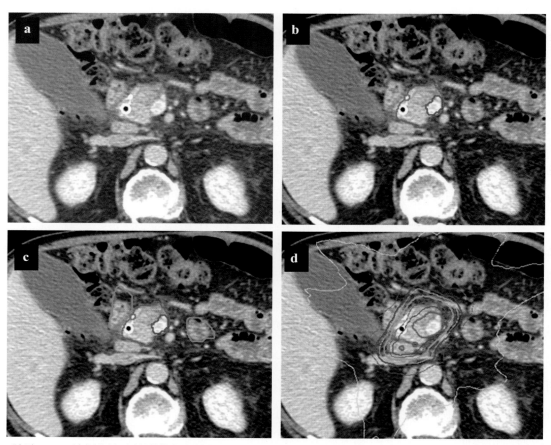

图 24.2 胰腺 SBRT 计划和治疗输送的代表性例子。（a）放疗计划 CT 扫描（模拟）与静脉注射造影剂在胰头部发现一个肿块。（b）胰腺肿块（红色）临近门静脉（蓝色），并在模拟（粉红色）之前放置一个基准。（c）将附近的十二指肠勾画出来作为避让结构。（d）完成放射计划，将最大剂量传递至邻近门静脉的肿瘤周围（红色为 40 Gy，5 分次），向整个胰腺肿块输送处方剂量（浅蓝色为 33 Gy，5 分次），并迅速降低剂量以避开邻近的十二指肠（栗色为 25 Gy，5 分次）

丹麦发表的早期数据显示，45 Gy 3 分次（每次 15 Gy）的 SBRT 的结果不佳，且具有不可接受的毒性，随后引起研究者对胰腺 SBRT 的作用提出质疑[61]。斯坦福大学提供的开创性的数据表明，单次分割 SBRT（25 Gy×1）可实现局部控制，但其胃肠道毒性值得怀疑[62-64]。因此，在斯坦福大学、约翰•霍普金斯大学和 MSKCC 设计了一项前瞻性的多中心 II 期试验，以评估分次 SBRT（33 Gy SBRT 分 5 次分割）是否会带来相似的局部控制（1 年时 94%），同时改善胃肠道毒性[65]。中位 OS 为 13.9 个月，局部控制率为 78%，QoL 评分稳定，≥ 2 级急性（2%）和晚期（11%）毒性发生率极低。总的来说，与传统 CRT 相比，在 LAPC 患者中，分次输送（3~5 个分割）SBRT 显示出较好的肿瘤缓解率（约 30%）和较小的急性毒性[66-68]。尽管如此，还需要更多的研究来评估分次 SBRT 的最佳剂量和时机。

最近，SBRT 已经在新辅助模式下对临界可切除和局部晚期胰腺癌患者进行了评估。最近 Moffitt 癌症中心的同事发表了最大规模的胰腺 SBRT 用于临界可切除疾病患者的报道[69]。纳入研究的 159 例患者（110 例临界可切除，49 例局部晚期）接受了诱导化疗（最常见的是吉西他滨、多西他赛和卡培他滨，占 81%），然后分 5 次进行 30 Gy SBRT。成功接受手术的总切除率为 38%，其中 BRPC 为 51%，LAPC 为 10%。总的切缘阴性切除率为 97%，其中 96% 的 BRPC 和 100% 的 LAPC 患者达到了阴性切缘。约翰•霍普金斯大学也报道了 88 例 BRPC（n = 14）和 LAPC（n = 74）患者接受了根治性 5 分次 SBRT 治疗，总剂量为 33 Gy[70]。74 例 LAPC 患者中，有 32 例（80%）是在前面提到的多机构临床试验中治疗的[65]。所有患者的美国东部肿瘤协作组（ECOG）体能状况为 0 或 1。在 SBRT 之前，大多数（88%）患者采用基于吉西他滨或 FOLFIRINOX（亚叶酸、5-氟尿嘧啶、伊立替康、奥沙利铂）的多药化疗。在这份报告中，29% 的 BRPC 和 20% 的 LAPC 患者成功接受了手术。其中，切缘阴性的切除率总体为 84%，BRPC 和 LAPC 的切缘阴性切除率分别为 84% 和 80%。在这 2 篇论文中，远处进展仍然是患者没有接受手术的主要原因，因此需要更有效的系统疗法。

胰腺 SBRT 较少用于既往 CRT 后的挽救性再照射。已有 3 篇关于初始中位剂量 50.4 Gy 的放化疗后使用 SBRT 再程放疗的论文发表。堪萨斯大学的 Lominska 及其同事报道了对 28 例既往放疗患者实施的中位 23 Gy 的 SBRT[71]。SBRT 后的中位 OS 为 5.9 个月，局部控制率为 86%。有 2 例晚期 3 级胃肠道毒性（7%）的报告。约翰•霍普金斯大学和斯坦福大学的 Wild 及其同事报道了 18 例接受再放疗治疗的患者的多机构经验[72]。SBRT 后的中位 OS 为 8.8 个月，局部控制率为 62%。只有 1 例患者（6%）出现 3 级胃肠道毒性。Dagoglu 及其同事在 Beth Israel 发表了他们对 30 例患者进行 25 Gy 的 SBRT 再照射治疗的经验[73]。这队列患者的局部控制率为 78%，中位 OS 为 14.0 个月。2 名患者出现符合肠梗阻的 3 级晚期毒性。

四、粒子治疗在胰腺癌中的应用

马萨诸塞州总医院（MGH）报道了一项新辅助质子治疗的 I ～ II 期试验的结果，该试验将新辅助质子治疗分为 5 分次，25 Gy，同步使用卡培他滨化疗，然后进行手术切除，并给予可切除的胰腺癌患者吉西他滨辅助治疗[74]。在 35 例患者中，只有 4% 的患者出现了≥3 级的胃肠道毒性。有趣的是，22% 的患者因诊断改变（2%）、转移性进展（4%）或探查时不可切除的疾病（16%）而没有接受手术。据报道，淋巴结阴性切除率很低，为 19%，而 84% 的患者为切缘阴性。中位 OS 为 17.3 个月，42% 的患者存活 2 年，中位无进展生存期（PFS）为 10.4 个月。在 37 例切除的患者中，中位 OS 和 PFS 分别为 27.0 个月和 14.5 个月。在中位随访时间为 38 个月时，16% 的患者出现了局部复发。质子治疗在 LAPC 患者中也有报道，并发现质子治疗具有极强的耐受性（0~10% 的患者出现≥3 级的毒性）[75, 76]。但有趣的是，日本研究的随访报告在 SBRT 后进行了内镜检查，观察到 49% 的患者有照射引起的胃和十二指肠溃疡（1 级），尽管≥3 级毒性的比例仅为 3%[77]。

宾夕法尼亚大学进行了胰腺癌患者质子和光子治疗之间的剂量学数据的比较研究。一项研究在接受 50.4 Gy 辅助放疗的患者中，将 3D-CRT 与 IMRT、VMAT、被动散射和调制扫描质子治疗（PT）进行了比较[78]。该研究报告称，与所有光子计划相比，所有质子计划的左肾（平均和 V18 Gy）、胃（平均和 V20 Gy）和脊髓（最大剂量）的剂量显著降低，但脊髓最大剂量的 3 野 3D-CRT 除外。与所有光子计划和被动散射质子治疗相比，调制扫描 PT 的右肾（平均和 V18 Gy）、肝脏（平均剂量）、总肠（V20 Gy 和平均剂量）和小肠（V15 Gy 绝对体积比）的剂量更低。PT 的剂量学优势可能允许对瘤床和广泛的淋巴结区域进行更耐受的剂量递增放疗。另一项研究评估了，与 IMRT 相比，通过双散射（DS）和笔形束扫描（PBS）质子治疗向 LAPC 患者输送 55 Gy 的情况[79]。与 IMRT 相比，DS 和 PBS 质子治疗可降低低剂量区域的胃、十二指肠和小肠剂量（$P<0.01$）。然而，质子使中高剂量区域的剂量增加，并增加了十二指肠和胃的广义等效均匀剂量，尽管这些差异很小（分别为<5% 和 10%，$P<0.01$）。该研究表明，尽管危及器官（OAR）的高剂量放疗没有明显减少，但是质子放疗可使治疗体积内的中低剂量减少。质子治疗在胰腺癌中的安全性和有效性还需进一步研究。

五、图像引导治疗和运动管理在胰腺癌中的应用

对于 IMRT 和 SBRT，如果不考虑呼吸道肿瘤的运动，较小的射野可能是不利的。胰腺肿瘤的呼吸运动有时在头尾方向可大于 2 cm[80]。如果患者在 X 线透视或 4D CT 扫描中出现≥3 mm 的呼吸运动，应使用肿瘤固定技术[58]。常用的运动管理方法有 2 种：固定靶标（腹部加压或屏气技术）和监测肿瘤的生理性运动（跟踪或门控）[60]。一般来说，如果呼吸运动<3 mm，患者可以根据呼吸周期的 0% 和 50% 阶段的内靶区（ITV）或使用门控进行自由呼吸治疗。在这些患者中，PET 或 MRI 模拟可能会提高划分肿瘤和邻近结构的能力，也为治疗反应提供基线检查。

六、正电子发射断层成像和放射治疗在胰腺癌中的应用

虽然文献很少，但已有 2 项前瞻性研究发表了 PET 在接受 SBRT 的 LAPC 患者中的作用。在接受

吉西他滨和单次分割 25 Gy SBRT（$n = 55$）治疗的患者中，最大标准摄取值（SUVmax）和代谢肿瘤负荷（MTB）分别与 5 个月和 8 个月的 OS 获益相关[81]。在多因素分析中，临床 SUVmax 仍然是 OS（$P = 0.03$）和无进展生存期（$P = 0.03$）的独立预测因子。最近，有一项评估吉西他滨和 33 Gy SBRT 在 LAPC 中的 Ⅱ 期多中心研究，基线时 PET 的活性是多因素分析中死亡风险增加的最强预测因子（HR 2.87；95%CI 1.26~6.50，$P = 0.012$）[65]。此外，从接受 SBRT 前到 SBRT 后，最大标准摄取值（SUVmax）的中位数有所下降（从 4.75 g/mL 降至 3.15 g/mL，$P = 0.001$）。

第六节　肝细胞癌

鉴于肝细胞癌（HCC）通常是在肝硬化的背景下出现，肝脏的潜在损伤是常见的，也是决定治疗建议的重要因素。大多数患者会死于肝内疾病进展，因此，寻求治疗的一个重要目标是在保留肝功能的同时控制局部肿瘤。值得注意的是，我们观察到放疗对 HCC 的毒性大于肝转移，通常是由于先前存在肝功能障碍。

一、体部立体定向放射治疗在肝细胞癌中的应用

SBRT 提供了一种侵入性较小的技术，在最大限度地控制局部的同时，最大限度地减少放疗对肝功能障碍患者正常肝组织的暴露。SBRT 主要适用于早期肿瘤患者，最大尺寸不超过 6 cm，理想的肿瘤位置与腔隙性胃肠道危及器官的距离＞1cm[82]。

玛格丽特公主癌症中心（PMCC）的同事报道了 2 项序贯 Ⅰ 期、Ⅱ 期研究，对 102 例中位肿瘤大小为 7 cm 的 HCC 患者进行 SBRT 治疗，奠定了 SBRT 在 HCC 中的基础[83]。1 年后的局部控制率为 87%；但是，≥ 3 级毒性率很高，为 30%，似乎有 7% 的患者可能死于治疗相关的原因。该组还报告了生活质量结果，表明虽然肝脏 SBRT 导致食欲暂时受损和乏力，但 QoL 没有下降[84]。

最近发表的是一项在 PMCC 进行的单臂 Ⅰ 期试验，旨在评估索拉非尼在接受 6 分次 SBRT 前、中、后的最大耐受剂量，按低（＜30%）与高（30%~60%）有效照射肝体积（＜30%）进行分层[85]。虽然生存数据尚未达到，但初步数据显示了显著的毒性，不建议在临床试验以外的情况下使用这种组合。RTOG 1112 旨在比较索拉非尼单药与单用 SBRT 后每日服用索拉非尼对血管受累患者的影响。

SBRT 可能难以有效治疗某些大的、不可切除的肿瘤[86]。在这些患者中，由大分割、运动管理的剂量勾画和影像引导技术组成的同步加量（SIB）可能是一种安全有效的替代选择，如图 24.3 所示[87]。这种 SIB 技术可与质子或光子治疗一起使用，以提供非常高的剂量（高达 140 Gy BED）。这是一个很有吸引力的选择，似乎是可行的，但局部控制率尚不清楚。

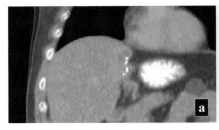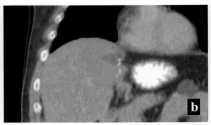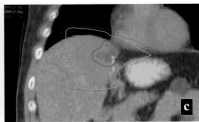

图 24.3 采用同步加量（SIB）治疗肝转移瘤的 SBRT 计划。（a）冠状面显示沿肝脏左侧（内侧）边缘的低密度病变，邻近夹子。口服造影剂下可见胃。（b）红色阴影区域代表转移性沉积物，绿色阴影区域显示肝脏的术床和第 8 段。（c）对转移的肿瘤体积给予 50 Gy5 分次的放疗剂量（红色等剂量线）。术床和第 8 段剩余部分给予较低剂量的 25 Gy5 分次的剂量（黄色等剂量线）。需要注意的是，黄线弯曲远离胃部（浅蓝色阴影），表明这种技术能够减少胃肠道毒性

二、粒子治疗在肝细胞癌中的应用

粒子治疗由于能够锐利地穿透组织并沉积最大的能量，因此在 HCC 中似乎具有优势。质子治疗和碳离子放射治疗 HCC 历来有报道，对晚期肿瘤有效且耐受性良好。

最近日本的一项研究比较了 HCC 患者中碳离子（被动散射）粒子治疗与 SBRT 光子治疗的疗效[88]。10 例患者接受了 4 分次 60 Gy 的碳离子放疗，之后由一名放射肿瘤医生模拟并制定了 4 分次 60 Gy 的 SBRT 治疗计划。碳离子放疗的 PTV D90 为 59.6 ± 0.2 Gy，而 SBRT 为 56.6 ± 0.3 Gy（$P<0.05$）。碳离子放疗的均匀性指数和适形指数分别为 1.19 ± 0.03 和 0.79 ± 0.06，而 SBRT 的均匀性指数和适形指数分别为 1.21 ± 0.01 和 0.37 ± 0.02，只有适形指数导致了 2 组模式的显著差异。碳离子放疗的平均肝剂量为 8.1 ± 1.4 Gy，而 SBRT 为 16.1 ± 2.5 Gy（$P<0.05$）。SBRT 中 V5 至 V50 高于碳离子放疗，V5、V10、V20 具有显著性差异。因此，这些小型数据集表明，与 SBRT 相比，碳离子放疗在靶区适形性和保留正常肝组织方面可能更优。

Qi 及其同事在中国进行了一项更大规模的关于光子（$n = 3577$）与质子（$n = 1627$）治疗 HCC 的荟萃分析[89]。与光子治疗相比，质子治疗的 1 年、3 年和 5 年的联合 OS 明显更高（RR 1.68，95%CI 1.22~2.31，$P<0.001$；RR 3.46，95%CI 1.72~3.51，$P<0.001$；RR 25.9，95%CI 1.64~408.5，$P = 0.02$）。最长随访时，质子治疗的无进展生存期和局部控制率也显著高于光子治疗（分别为 $P = 0.013$ 和 $P<0.001$），而在最长随访时，质子治疗和 SBRT 在 OS、PFS 和 LC 方面的疗效也相当。据报道，质子治疗的高级别急性和晚期毒性也较低。虽然这些结果具有良好的前景，但对所分析的众多其他局限性的通用性的担忧随后被报道[90-92]。

第七节　肝脏的寡转移性疾病

SBRT 已经在肝脏寡转移癌患者中进行了评估。在一项回顾性研究中，Drexel 大学的 Lanciano 及

其同事报道了30例患者在接受全身（87%）和（或）肝脏靶向治疗（37%）后接受消融性SBRT（$BED_{10} \geqslant 79.2$ Gy）治疗的情况[93]。在30例患者中，有23例（77%）因肝转移而接受治疗，其余的患者为胆管癌（13%）或HCC（10%）。在中位随访22个月时，36%的患者出现局部失败。研究发现较高剂量的SBRT可减少局部失败（$P = 0.0237$）；接受$BED_{10} \leqslant 100$ Gy的肿瘤有55%出现局部失败，而接受$BED_{10} >$ 100 Gy的肿瘤有19%出现局部失败。用$BED_{10} > 100$ Gy治疗的肿瘤的2年局部控制率为75%，而用$BED_{10} \leqslant 100$ Gy治疗的患者的2年局部控制率为38%（$P = 0.04$）。总的来说，7例患者（23%）仍然活着，中位OS时间为SBRT后20个月，诊断后57个月。综上所述，尽管既往进行了大量治疗，但SBRT耐受性良好，并带来了良好的局部控制率。

斯坦福大学也发表了涉及原发性（53%）和转移性（47%）肝脏病变的SBRT治疗毒性的研究[94]。中位BED_{10}为85.5 Gy（范围37.5~151.2），中位分割数为5（范围1~5）。胃肠道毒性的发生率包括24%的$\geqslant 2$级和19%的$\geqslant 3$级。与$\geqslant 3$级胃肠道毒性相关的临床因素是胆管癌组织学（$P < 0.0001$）、原发性肝脏肿瘤（$P = 0.009$）和胆道支架（$P < 0.0001$）。最能预测$\geqslant 3$级毒性的剂量学参数是接受大于BED_{10}的体积，即72 Gy $\geqslant 21$ cm³（RR 11.6，$P < 0.0001$）、66 Gy $\geqslant 24$ cm³（RR 10.5，$P < 0.0001$），以及到中央肝胆道$\geqslant 14$ Gy的平均BED_{10}（RR 9.2，$P < 0.0001$）。这项研究可用于确定剂量限制，以改善未来肝脏SBRT的治疗相关毒性。图24.4所示为使用SIB技术进行肝转移瘤SBRT治疗的例子。

第八节　胆管癌

因胆管癌比较罕见且解剖困难，导致胆管癌与其他肝胆恶性肿瘤（例如肝癌、胆囊癌）出现了分组，因此在胆囊癌治疗方面取得重大进展尤成问题。放射治疗通常在辅助治疗、不可切除或复发的情况下进行，通过最大程度地提高局部控制，改善生活质量和数量。

最近的一项研究报道了2002年至2014年不可切除的肝内胆管癌患者接受$BED \leqslant 80.5$ Gy（$n = 60$）与 > 80.5 Gy（$n = 19$）消融放射治疗的疗效[95]。大约一半的患者接受了IMRT，其余的患者接受了三维质子（32%）或光子（16%）治疗。诊断时肿瘤大小的中位数为7.9 cm（范围为2.2~17cm）。中位随访时间为33个月。中位OS为30个月，3年OS率为44%。与$BED \leqslant 80.5$ Gy相比，接受$BED > 80.5$ Gy的患者3年OS（73% vs. 38%，$P = 0.017$）和局部控制率（78% vs. 45%，$P = 0.04$）明显更高。研究者得出结论，高剂量放疗可预测局部控制和OS的改善，$BED > 80.5$ Gy似乎是更大IHCC肿瘤患者的消融剂量。

胆管癌的剂量反应关系的证据已被报道，然而，尽管使用> 45 Gy的剂量，大多数患者仍会在照射野内失败[82]。这促使人们研究使用SBRT作为剂量递增的方法。一般来说，与三维CRT试验相比，SBRT的局部控制率较高，这可能是一个有前景的发展方向。SBRT的一个优势是总治疗时间短，更容易与多种治疗方式结合。

剂量递增的替代方法可能是使用近距离放射治疗加量。意大利同事最近报道了他们在 27 例不可切除的肝外胆管癌患者中使用吉西他滨放化疗的经验[96]。使用 3D-CRT 技术，肿瘤总剂量为 50.4 Gy，淋巴结为 39.6 Gy，然后使用 192 Ir 的中位剂量为 15 Gy（范围为 15~20）的腔内高剂量率近距离放射治疗对选定的患者（22%）进行加量。中位随访时间为 16 个月，2 年局部控制率为 29%。2 年和 3 年 OS 率分别为 27% 和 7%，中位 OS 为 14 个月。近距离放射治疗加量表现出 7 个月的生存优势（21 个月 vs. 14 个月；无 P 值报告）。分别有 15% 和 4% 的患者出现急性 3 级和 4 级胃肠道毒性，而未出现晚期毒性。似乎近距离放射治疗加量改善了长期结果；然而，有必要进行额外的大规模的研究以验证这一点。

一、体部立体定向放射治疗在胆管癌中的应用

胆管癌的 SBRT 最常用于不可切除的病例，SBRT 后 1 年 OS 率在 45%~73% 之间[97-99]。一项关于肝门病变的研究显示，虽然例数不多（$n = 10$），但无进展生存率（30 个月）、2 年 OS（80%）和 4 年 OS（30%）的比例令人印象深刻[100]。

二、粒子治疗在胆管癌中的应用

虽然粒子治疗在肝细胞癌中已被彻底研究，但质子治疗在胆管癌中的作用尚不清楚。一篇报告纳入了 28 例不可切除或复发的胆管癌患者（包括 21% 的肝内、21% 的肝门、11% 的肝外、11% 的胆囊和 36% 的局部或淋巴结复发），接受的中位 BED 为 68.2 Gy[101]。中位随访时间为 12 个月，1 年 OS 为 49%，1 年局部控制率为 68%。年龄≥70（10 个月 vs. 14 个月，$P = 0.03$）和 ECOG>1（5 vs. --，$P < 0.0001$）是 OS 不良的重要因素，而 $BED_{10} > 70$ Gy 可预测 1 年后局部控制的改善（83% vs. 22%，$P = 0.002$）。3 级、4 级、5 级毒性率分别为 29%、0%、0%，总体合理毒性率为 0%。另一项研究报道了日本 20 例不可切除的肝内胆管癌患者接受质子治疗[102]。中位最大肿瘤大小为 5 cm（范围为 1.5~14），肝内区域中位总剂量为 72.6 Gy22 分次放疗，淋巴结 56.1 Gy17 分次放疗。值得注意的是，据报道，有 8 例患者因肿瘤在照射野外而接受了姑息性治疗。治疗组的中位 OS 为 27.5 个月，1 年和 3 年 OS 率分别为 82% 和 38%。中位随访时间为 20.8 个月，治疗组的局部控制率为 75%。未见≥3 毒性的报告。因此，质子治疗可能是为晚期患者提供局部控制的可行方案。

Hong 及其同事最近报道的一项 II 期多机构研究评估了高剂量、大分割质子束治疗在 HCC（$n = 44$）和肝内胆管癌（$n = 37$）中的作用[103]。胆管癌患者的中位最大肿瘤尺寸为 6.0 cm（范围为 2.2~10.9 cm），62% 的患者在放疗前接受治疗，中位放射剂量为 58.0 Gy。中位随访时间为 19.5 个月，2 年局部控制率为 94%。2 年 OS 为 47%。3 级放疗相关毒性率为 8%，未观察到 4 级或 5 级毒性。

第九节 胆囊癌

辅助放疗在胆囊癌中的作用基本上是未知的，已发表的研究也相互矛盾。最近，美国国家癌症数据库对 6690 例切除的胆囊癌患者的分析报告指出，辅助放化疗与所有患者 OS 的改善有关（HR 0.77，95%CI 0.66~0.90），尤其是那些进行了淋巴结阳性切除的患者（HR 0.64，95%CI 0.53~0.78）[104]。在未知淋巴结状态的患者中，T2 或 T3 的患者在辅助放化疗后 OS 得到改善（T2，HR 0.79，95%CI 0.63~0.99；T3，HR 0.43，95%CI 0.30~0.62）。在没有接受辅助治疗、仅接受辅助化疗和辅助放化疗的患者中，中位 OS 分别为 18.0 个月、12.4 个月和 21.2 个月。

1985 年至 2008 年间，约翰·霍普金斯大学、梅奥诊所、杜克大学、俄勒冈健康科学大学、密歇根大学和得克萨斯大学 MDACC 的多机构回顾性报告显示，中位 OS 为 60.5 个月，5 年 OS 率为 51%[105]。在多因素分析中，淋巴结受累是 OS 降低的重要因素（HR 4.81，95%CI 2.20~10.52，$P<0.01$），而 2000 年以后的手术与较好的 OS 相关（HR 0.21，95%CI 0.10~0.45，$P<0.01$）。西南肿瘤学组通过 S0809 试验率先前瞻性地评估辅助放化疗在肝外胆管癌和胆囊癌中的作用[106]。共有 79 例患者（32% 胆囊癌）接受了 4 个周期的吉西他滨和卡培他滨的辅助治疗，然后接受同步卡培他滨和 52.5~54 Gy 放射治疗。2 年 OS 率高达 65%，中位 OS 时间为 35 个月。3 级和 4 级毒性率分别为 52% 和 11%，多数是中性粒细胞减少症、手足综合征、腹泻、淋巴细胞减少症和白细胞减少症。有一例胃肠道出血（1%）可能是由于照射造成的，并导致死亡。体总而言，该治疗方案是安全有效的，为今后的 III 期试验奠定了基础。虽然辅助放疗似乎与长期获益有关，但数据还处于初始阶段，先进的放射技术还没有经过研究。有研究表明，辅助性 SBRT 可能是已切除胆囊患者安全有效的选择，但需要更大型的研究[107]。

第十节 直肠癌

对于可手术的直肠腺癌患者，适当的肿瘤切除术和全直肠系膜切除术仍是推荐的治疗方法[108, 109]。然而，胃肠道肿瘤学界明确认为，使用新辅助或辅助放化疗可带来局部控制的获益[110]。2001 年结直肠癌协作组完成的一项荟萃分析比较了新辅助放疗与单纯手术和辅助放疗与单纯手术的直肠癌试验结果[111]。虽然在这项荟萃分析中未见 OS 获益（不放疗为 62%，放疗为 63%，$P = 0.06$），但新辅助放疗和辅助放疗方案均可改善局部控制（新辅助放疗年风险降低 46%，$P = 0.00001$，辅助放疗年风险降低 37%，$P = 0.002$）。因此，对于大多数可手术的直肠腺癌患者，不建议单纯手术。

来自德国直肠癌研究组的研究发现，T3/T4 或淋巴结阳性直肠癌患者新辅助或辅助放化疗是大多数可切除直肠癌患者主要治疗方式[112]。该研究表明，手术前 50.4 Gy 剂量的 3D-CRT 联合输注 5-FU，其 5 年局部复发率低于在辅助治疗模式下接受 55.8 Gy 3D-CRT 联合相同化疗的患者（6% vs. 13%，

$P = 0.006$）。各组之间的 5 年 OS 和无病生存率相似。在新辅助治疗的患者中，急性（27% vs. 40%，$P = 0.001$）和迟发性（14% vs. 24%，$P = 0.01$）的 3~4 级毒性都较低。最近还报道了该数据的 10 年更新结果[113]。前面提到的局部复发率在新辅助放化疗的患者中仍有统计学意义上的降低（7.1% vs. 10.1%，$P = 0.048$）。同样，OS、无病生存期或远处转移的发生率也未见差异。

除了之前提到的降低局部失败率之外，新辅助治疗已经成为 T3/T4 或淋巴结阳性直肠癌患者的标准治疗，有助于降低肿瘤分期（有可能发现更有利的肿瘤生物学特性的患者）和在手术时保留括约肌，新辅助治疗环境下的辐射剂量减少，放射野更小（无需照射手术野）。然而，为了帮助减少与放疗相关的毒性，研究人员已经研究了 IMRT 和质子束治疗，以助于避免正常的毒性。

一、调强放射治疗在直肠癌中的应用

与大多数疾病部位一样，回顾性剂量学分析显示，与 3D-CRT 相比，IMRT 提高了靶区覆盖率和正常组织的保留[114-116]。Samuelian 及其同事在 2012 年发表了比较 IMRT 和 3D-CRT 的临床研究的数据[117]。他们回顾性地比较了 61 例 3D-CRT 治疗的患者和 31 例 IMRT 治疗的患者。2 组之间的剂量是相似的，尽管 IMRT 计划使用了同步加量技术。研究者发现，与 3D-CRT 相比，IMRT 减少了 2 级或更高级的胃肠道毒性的发生率（48% vs. 62%，$P = 0.006$）。具体来说，与 3D-CRT 相比，IMRT 降低了腹泻和肠炎的发生率。在非胃肠道毒性方面没有观察到显著性差异。虽然胃肠道毒性降低，但 IMRT 并没有减少治疗中断或减少早期终止治疗。

RTOG 在其 II 期临床试验 0822 中前瞻性地研究了 IMRT 的作用。该前瞻性单臂研究对 cT3-4Nx 或 cTxN1-2 直肠腺癌患者采用新辅助 IMRT+ 卡培他滨 + 奥沙利铂治疗，然后进行手术和辅助化疗。与使用 3D-CRT 的 RTOG 0247 的奥沙利铂组相比，主要终点为 2 级或更高级的胃肠道毒性（28%）[118]。IMRT 的 ≥2 级胃肠道毒性率为 51.5%，3D-CRT 为 40%，显然没有达到 RTOG 0822 的预设终点[119]。中央计划审查表明，绝大多数（93%）提交的照射量是准确的并遵循了方案。对该试验结果的一个批评是，副作用发生率较高可能是由于使用了奥沙利铂。

尽管有上述前瞻性试验的结果，但 IMRT 仍然是直肠癌的一个积极研究领域，未来的试验很可能让 IMRT 成为一种合理的放疗方案。对于 IMRT 中的勾画建议，RTOG 有一个靶区结构与合理容积扩展的图集。

二、带电粒子治疗在直肠癌中的应用

早在 1992 年，来自 MGH 的数据就显示了质子治疗对直肠癌的潜在益处。Tatsuzaki 的剂量学分析表明，质子束治疗与 3 种不同的 3D-CRT 方案（AP/PA 和 3 野、4 野）相比，能够减少小肠的照射体积[120]。同样，1996 年瑞典的一项分析显示，与 3D-CRT 相比，质子束治疗在降低小肠、膀胱和股骨头的剂量方面有小幅获益[121]。

最近，来自佛罗里达质子研究所的研究者完成了质子束治疗对可切除直肠癌患者 3D-CRT 和 IMRT 的剂量学分析[122]。与 3D-CRT 和 IMRT 技术相比，质子束治疗能够降低骨髓 V5 Gy、V10 Gy、V15 Gy 和 V20 Gy（$P = 0.0156$）。同样，与 3D-CRT 相比，质子束治疗降低了小肠 V10 Gy、V20 Gy 和 V30 Gy 剂量（$P = 0.0156$），但与 IMRT 相比，质子束治疗仅降低了小肠的 V10 Gy 和 V20 Gy 剂量（$P = 0.0156$）。在膀胱保留方面，与 3D-CRT 相比，质子束治疗减少了膀胱 V40 Gy（$P = 0.016$），但与 IMRT 相比未见改善。作者注意到质子束带来的潜在益处，特别是在降低骨髓毒性方面，可能会影响未来的化疗方案。

截至撰写本文时，还需要更多的质子束治疗直肠癌结果的临床数据。然而，已经有碳离子用于治疗复发性直肠癌的报告。日本研究者发表了 3 篇关于直肠癌局部复发及后续碳离子治疗后患者疗效的系列病例报告[123]。所有患者都接受了至少 70.4 GyE 的治疗，每分次至少 2 GyE。所有患者在治疗后至少 2 年内无局部复发，尽管尚未完整报告完成放疗的细节和毒性。

三、直肠内近距离放射治疗

近距离放射治疗是一种直接接近组织表面提供的照射技术。与外射线束放疗相比，由于在给定的距离内剂量迅速跌落，它通常在靶区附近有高剂量的照射，而对周围结构的辐射剂量极少。直肠癌为这种类型的治疗提供了一个独特的机会，这是由于肿瘤存在于一个可进入的空腔中，因此可以通过将放射源材料直接与靶标病灶接触来进行近距离放射治疗。

Vuong 及其同事在 2002 年发表的一项Ⅰ～Ⅱ期试验中首次报道了该技术的结果[124]。可手术的 T2 至 T4 早期、N0-N2 病灶的患者，采用 4 分次，每日 6.5 Gy 的放射（总剂量 26 Gy）对肿瘤和径向边缘进行治疗，4~8 周后再进行手术。如果在最后的病理标本中发现阳性淋巴结，则应用辅助外射线束放射，剂量为 45 Gy，25 次，同步进行化疗。研究结果显示，在治疗后的内镜直肠超声检查中，完全临床缓解率达到 68%，病理 T0 N0-N1 率为 32%，另有 36% 的患者仅有残余微灶癌。这些结果在 2007 年的出版物中进行了更新[125]。同样，病理完全缓解率（T0）为 29%，37% 出现微灶残余病灶。5 年局部复发率为 5%，无病生存率为 65%，OS 为 70%。但局部毒性显著，在治疗后 7~10 d 内，99% 的患者发生 2 级直肠炎，1% 的患者发生 3 级直肠炎。手术并发症发生率很低。

约翰·霍普金斯大学的研究者比较了他们对接受直肠内近距离放射治疗和同期接受新辅助外射线束放疗（IMRT 或 3D-CRT）的患者的早期结果[126]。该报告受其小样本量的限制（直肠内近距离放射治疗的样本量为 $n = 7$，外射线束放疗的样本量为 $n = 25$），但显示出直肠内近距离放射治疗的病理完全缓解率有提高的趋势（43% vs. 12%，$P = 0.06$）。直肠内近距离放射治疗组和外束放疗治疗组患者的无进展生存期和 OS 相似。也有在再程放疗中应用直肠内近距离放射治疗的数据报道，尽管目前这仍是假设[127]。

2015 年美国放射肿瘤学会（ASTRO）发表了一份《临床实践声明》，概述了Ⅱ期和Ⅲ期直肠癌放

疗的定制方法 [128]。专家组认为，新辅助直肠内近距离放射治疗"很少是合适的"，主要原因是缺乏关于这种方式的数据，特别是随机试验的数据。随着其使用范围的扩大和其在治疗中的最佳作用的阐明，前瞻性数据将有助于确定其在治疗新生和复发性直肠癌中的真正作用。

第十一节 肛门癌

与大多数其他胃肠道恶性肿瘤不同，大多数肛门癌起源于鳞状上皮。由于鳞癌通常比腺癌的放射敏感性更高，因此，大多数原发性鳞状细胞癌的部位都采用放化疗而不是手术治疗（如头颈癌和上段食管癌）。因此，大多数非转移性鳞状细胞癌的根治性治疗模式采用放化疗或单纯放射治疗。

2 项大型随机前瞻性临床试验证明了放化疗相对于单纯放疗的优越性 [129, 130]。英国癌症研究协调委员会（UKCCCR）肛门癌试验工作组招募了 585 例患者，单独接受放射治疗（45 Gy，20 或 25 分次）或放化疗治疗（相同的放疗剂量，持续输注 5-FU 加大剂量丝裂霉素 C）[131]。尽管 2 组的 OS 无差异，但是放化疗患者的 3 年局部控制率显著延长（61% vs. 36%，$P<0.001$）。同样，欧洲的研究者也调查了单独使用放疗（45 Gy，25 分次，6 周时加量）与放化疗（相同的放疗剂量和方案，即持续输注 5-FU 和大剂量丝裂霉素 C）[129]。在放疗的基础上加用化疗，5 年局部控制率（68% vs. 50%，$P = 0.02$）和无结肠造口生存期（72% vs. 40%，$P = 0.002$）均得到改善。需要注意的是，这 2 项试验都采用了经典的放射技术（3D-CRT）。

RTOG 98-11 是肛门癌的里程碑式试验，由 Ajani 及其同事于 2006 年发表 [132]，并于 2012 年更新 [133]。对 T2-T4、N0-N3、M0 的肛门鳞状细胞癌患者进行分层，分为同步丝裂霉素和 5-FU 放化疗或 5-FU 和顺铂诱导后再同步 5-FU、顺铂和放射治疗。如果是 T2N0 患者，则放疗剂量为 45 Gy，如果是 T3、T4、结节阳性或 T2 有残余疾病患者，则放疗剂量可达 55~59 Gy。该试验中顺铂组的诱导性质仍然是一个有争议的点。在第 5 年时，丝裂霉素组的无结肠造口生存期（71.9% vs. 65.0%，$P = 0.05$）、DFS（67.8% vs. 57.8%，$P = 0.006$）和 OS（78.3% vs. 70.7%，$P = 0.026$）的结果均更优。虽然最显著的治疗相关毒性是血液学毒性（并导致大多数治疗延迟），但放疗的毒性也是显著的，包括放射性皮炎和胃肠道毒性。由于该试验采用了经典的 3D-CRT 技术，这些毒性并不意外。

一、调强放射治疗在肛门癌中的应用

为了改善 3D-CRT 的相关毒性特征，RTOG 完成了他们的前瞻性方案 0529，这是一项针对 T2-4、N0-3、M0 肛门鳞状细胞癌患者剂量绘画 IMRT（DP-IMRT）的调查 [134]。术语"剂量绘画"是指 IMRT 治疗野能够在较大靶区内将更集中的辐射剂量施加到小靶区内。研究者试图确定，与 RTOG 98-11 的放射 +5-FU+ 丝裂霉素 C 组相比，使用 DP-IMRT+5-FU+ 丝裂霉素 C 化疗是否能使合并 2 级或以上的胃肠道和泌尿生殖系统（GU）副作用减少至少 15%。选择性淋巴结区的放疗剂量为 45 Gy，淋巴结

≤3 cm 的放疗剂量为 50.4 Gy，淋巴结＞3 cm 和原发性肛门肿瘤的放疗剂量为 54 Gy（均为 30 分次）。T2N0 病变的患者除外，肛门肿瘤接受 50.4 Gy 的剂量，选择性淋巴结区为 42 Gy，均为 28 分次。

RTOG 0529 的主要终点是 2 级或更高的 GI/GU 毒性，并没有发现 IMRT 优于 3D-CRT（77% vs. 77%，$P = 0.50$）。因此，根据试验的预设标准，RTOG 0529 为阴性试验。然而，使用 IMRT 时的 3 级或 3 级以上的 GI/GU 毒性显著降低（21% vs. 37%，$P = 0.0052$）。此外，使用 IMRT 可使 3 级或 3 级以上的皮肤毒性显著降低（23% vs. 49%，$P < 0.0001$）。同样重要的是，与 RTOG 98-11 中的 3D-CRT 相比，RTOG 0529 中 IMRT 使用较小的放疗野并不会增加局部失败率。2 年局部失败率（20% vs. 23%）、无结肠造口生存率（86% vs. 84%）、无病生存率（77% vs. 71%）和 OS（88% vs. 91%）在试验之间无统计学差异。放化疗过程中的治疗间断已被证实会导致肛门癌患者的不良结局[135]。依据照射总持续时间，IMRT 治疗的患者治疗中断显著更少（治疗持续时间，IMRT 为 43 d，3D-CRT 为 49 d，$P < 0.0001$）。因此，与 3D-CRT 相比，肛门癌的 IMRT 在维持治疗效果的同时，还能降低急性发病率。

最近至少有 2 项研究将 VMAT 作为肛门癌患者 IMRT 的一种治疗方法，并取得了可喜的效果[136, 137]。MDACC 的研究者完成了 10 例患者的剂量学比较，将 7 野 IMRT 与 VMAT 进行比较[138]。与 IMRT 相比，VMAT 计划不仅更均匀（均匀性指数，VMAT 为 2.4%，IMRT 为 4.6%，$P = 0.007$），而且多个重要结构的剂量也显著降低，包括小肠（平均剂量，IMRT 为 35.5 Gy，VMAT 为 31.6 Gy，$P = 0.02$）和生殖器（平均剂量，IMRT 为 25.4 Gy，VMAT 为 21.0 Gy，$P = 0.03$）。具体到小肠，我们注意到，虽然在 VMAT 中接受低剂量 V10 Gy 的体积更高，但在 IMRT 中接受中剂量 V20 Gy 的体积更高。最后，与 IMRT 相比，VMAT 的治疗速度要快得多（188 s vs. 728 s，$P = 0.005$）。同样，虽然是一个有趣的结局，但仍然缺乏 VMAT 和 IMRT 在肛门癌中的直接临床比较。

二、带电粒子治疗在肛门癌中的应用

最近，有 2 项剂量学研究发表，研究质子束放疗治疗肛门癌的能力，且潜在毒性低于 IMRT[139, 140]。宾夕法尼亚大学的一项放疗计划研究报告称，与 7 野 IMRT 计划相比，双后斜野质子束计划显示，许多正常结构的中低剂量体积减小[139]。具体来说，使用质子束照射，所有剂量达到 35 Gy 时，小肠体积照射减少，最小 P 值为 0.0008。同样，质子束照射在 29 Gy 以下的所有剂量下减少了外生殖器的照射体积，最小 P 值为 0.008。质子束照射的平均外生殖器剂量为 7.4 Gy，IMRT 的平均外生殖器剂量 19.4 Gy（$P = 0.008$）。同样，来自梅奥诊所的研究者也证明了骨髓、膀胱和小肠正常结构的容积剂量为减少[140]。随着接受质子束放射治疗的肛门癌患者数据的出现，质子束放射和 IMRT/VMAT 之间的毒副作用比较将为该领域提供临床上是否能实现这种剂量学效益的信息。

第十二节 总 结

在大多数胃肠道恶性肿瘤中，放疗的作用仍然是至关重要的。随着技术的不断进步，放射治疗的作用也将依次不断发展。如同从非 CT 计划到 SBRT 的进展一样，质子束治疗的改善可能有助于降低正常组织的毒性，同时进一步提高靶区的剂量。因此，在高剂量放疗下，以前放疗抵抗的肿瘤可能会成为更有意义的治疗靶点，曾经被认为不能手术的肿瘤可能会被降期，以便进行安全有效的手术切除。最后，随着放疗剂量最大限度地增加和安全技术的进一步优化，在未来，可能就无需对某些肿瘤进行手术治疗。

第二十五章　消化道肿瘤的影像学检查

Ali Devrim Karaosmanoglu, Mehmet Ruhi Onur 和 Ronald S. Arellano

第一节　前　言

消化道癌症是全球最主要的健康问题之一，而且在世界许多国家或地区因此产生的负担正在增加[1]。影像学在消化道肿瘤的诊断、随访和筛查中起着至关重要的作用。随着最先进技术的发展和先进诊疗经验的增加，影像学通常是医生在现代医疗实践中采用的首选诊断工具。

在这一章中，我们对常见的影像诊断结果和影像技术在消化道肿瘤的诊断、随访和筛查中的最佳应用做了一个总体概述。

第二节　食　管　癌

一、总体概述

食管癌是癌症相关死亡的第六大原因，也是全球第八大常见癌症[2]。患者存活率较低，5 年以上的存活率为 15%~25%。患者在早期确诊会得到更大的生存获益[3, 4]。

鳞状细胞癌是食管癌最常见的组织学亚型，近年来腺癌的发病率急剧上升[5, 6]。食管癌的临床表现常常出现较晚，因此患者一般被确诊时便是晚期。诊断一般由内镜完成，但由于适当的分期对这些患者选择最佳治疗方法至关重要，影像学在初始和后续的分期中起着关键作用。

肿瘤可发生在食管的任何部位。由于食管不存在浆膜结构，而通过松散的外膜与邻近结构相连，所以癌组织很容易发生邻近结构的直接浸润，包括甲状腺、喉、气管、支气管、主动脉、肺、腹膜、膈肌和胃。5%~10% 的病例可出现气管食管瘘和食管支气管瘘，其原因是在食管癌发展过程中气管 - 支气管结构常被累及[7]。由于食管周围存在广泛的淋巴管网，食管癌的淋巴转移也很常见，且无法预测。食管的淋巴引流常是纵向而非节段性的。淋巴转移可发生在原发肿瘤的远端，25%~50% 的病例中出现腹腔淋巴结的受累，这种情况更常见于远端食管癌[8, 9]。血行转移并不少见，多转移至肺、肝、骨、肾上腺、胰腺、肾脏。

食管癌的诊断通常是通过内镜检查来完成。在某些情况下，常规的食管钡剂造影可作出诊断。钡餐检查时，肿瘤可表现为不规则的、短节段的管腔狭窄，并伴有近端管腔的"肩样"扩张[10]。

二、影像学在分期中的作用

食管癌的分期需要借助超声内镜（EUS）、计算机断层扫描（CT）/磁共振成像（MRI）和正电子发射断层扫描（PET-CT）等多种检查技术的综合性检查。

（一）超声内镜（EUS）

利用超声内镜可以确定肿瘤对食管壁的侵犯深度，以进行肿瘤的 T 分期。清晰的形态学细节是浸润程度评估的必要条件，所以推荐使用高频探头。T1/T2 期肿瘤与 T3/T4 期肿瘤的区分至关重要，这是因为 T1/T2 肿瘤首选手术切除，而 T3/T4 肿瘤术前化疗可能有助于手术切除。但是该检查技术存在很多局限性，主要表现在对操作者的依赖性、检查的微创性、对狭窄性肿瘤评估欠佳以及穿孔的风险等[11]。

（二）计算机断层扫描（CT）

CT 检查通常用于已确诊食管癌患者的术前评估（图 25.1a~c）。多层计算机断层扫描（MDCT）对评估肿瘤大小、局部侵犯、淋巴结受累和远处转移非常有价值。CT 已被证明在检测肿瘤对邻近结构如气管、胸主动脉、支气管或心包的局部侵犯时（T4 期肿瘤），具有非常高的准确性。肿瘤侵犯的主要诊断标准是食管与被侵犯的纵隔结构之间的脂肪间隙消失。局部侵犯时，可见到邻近结构的移位和压迫。由于食管和主动脉壁之间缺乏脂肪层，因此预测食管癌对胸主动脉的侵犯可能非常困难。如果肿瘤与主动脉壁直接接触面的角度超过 90°，则认为肿瘤侵犯了主动脉；如果接触角在 45°~90°之间，则不能确定是否侵犯主动脉；如果接触角小于 45°，则没有主动脉壁侵犯的证据[12]。CT 检测 T3、T4 期的灵敏度和特异性分别为 75%、78% 和 75%、86%[13]。随着 MDCT 的广泛应用，多平面成像后处理技术可以更好地评估食管癌的长度和邻近解剖关系。

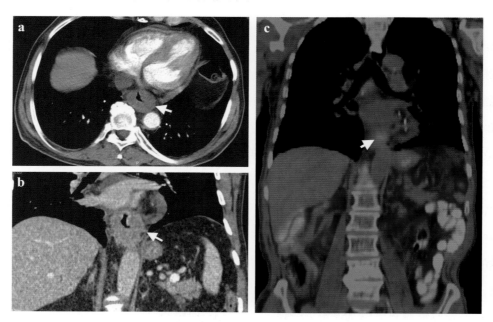

图 25.1 食管鳞状细胞癌，男，60 岁，轴位（a）和冠状位（b）对比增强 CT 图像显示食管远端向心性和不对称性管壁增厚（箭头）。（c）冠状位 PET-CT 显示食管癌中 FDG 摄取增加（箭头）

CT 也是诊断淋巴结转移的一种可靠手段。它可检测肿大的淋巴结，对大于 1 cm 的淋巴结，其灵敏度和特异性分别为 30%~60% 和 60%~80%[4, 14, 15]。强化 CT 对实质器官转移的评估也非常有效。

（三）正电子发射断层 - 计算机断层扫描（PET-CT）

食管癌在 PET-CT 上表现为对 18F- 氟脱氧葡萄糖（18F-FDG）的高摄取（图 25.1c）。然而，PET-CT 并不能用于食管癌的初步诊断或局部分期，但它对检测远处实质器官和淋巴结转移非常有用。

准确诊断淋巴结转移对食管癌患者的治疗至关重要。食管存在广泛的淋巴引流，上 2/3 的淋巴管大多引流至上纵隔，而下 1/3 的淋巴管大多引流到下纵隔和腹部[14]。但是，由于存在广泛的交通支和侧支循环，在邻近淋巴结以外发现跳跃性的转移并不罕见。尽管 PET-CT 可以有效检测远处淋巴结转移，而在局部淋巴结受累方面，PET-CT 的灵敏度和特异性较低（分别为 51% 和 84%），因为这些结节常被原发肿瘤的强烈代谢活动所掩盖[16]。实质器官也常受累，其中肺和肝脏转移最常见。PET-CT 在检测实质器官转移方面也很有效[17]。

尽管一些研究结果存在矛盾，PET-CT 已被建议作为评估肿瘤反应的预后指标[11, 18, 19]。

第三节　胃　癌

一、总体概述

胃腺癌（GAC）是一种常见的恶性肿瘤，被列为全球第四大常见癌症，也是全球第二大癌症死亡原因[20]。胃腺癌的发病率随着年龄的增长而增加，大多数患者的诊断年龄为 50~70 岁。亚洲的发病率最高（尤其是包括日本、中国和韩国在内的远东国家）。早期发现对患者的长期生存非常有利。不幸的是，胃腺癌的症状不具有高度特异性，大多数患者被确诊时已是局部进展期或出现了转移。总体生存率较差，5 年生存率低于 20%[21, 22]。在过去 50 年里，发达国家或地区的胃腺癌的发病率呈下降趋势。在日本，对幽门螺杆菌感染的有效治疗和筛查的增加，是降低胃腺癌发病率的原因。

胃腺癌的形态学表现差异很大，可表现为不对称性胃壁增厚、向心性胃壁肿块或弥漫性胃壁增厚并伴萎缩，又称皮革样胃。胃窦部位的肿瘤可能导致胃出口梗阻，表现为顽固性呕吐和明显的腹胀。

二、影像学在诊断和分期中的作用

无论是在初诊还是在化疗周期之间，准确的分期对选择正确的治疗方案都是至关重要的。内镜检查是明确组织病理学诊断的主要手段，影像学检查是检测病程中淋巴结和实质器官受累的主要无创手段。

（一）计算机断层扫描

胃癌在 CT 上表现为胃壁不对称性增厚（图 25.2）。皮革胃表现为弥漫性胃壁增厚（图 25.3a~c）。CT 是区分局部疾病与全身性疾病患者的主要手段。这种分层至关重要，因为全身性疾病的患者适合选

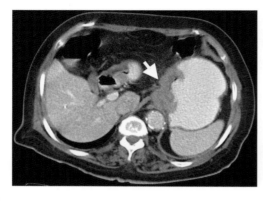

图 25.2　胃腺癌，女，72 岁，轴位强化 CT 图像显示，贲门区胃壁明显增厚并延伸至胃小弯（白色箭头）

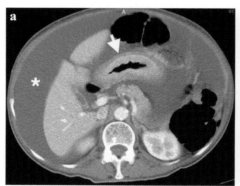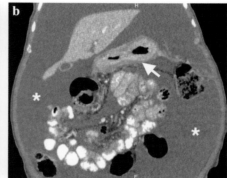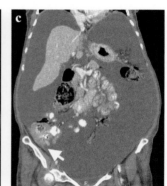

图 25.3　皮革样胃，女，71 岁，（a）轴位和（b）冠状位强化 CT 图像。肿瘤表现为弥漫性胃壁增厚（箭头）并伴有腹水（＊）。（c）冠状位强化 CT 图像显示邻近盲肠的肿瘤种植（箭头）

择姑息治疗，而不是积极的外科和内科肿瘤干预。局部疾病的患者需要根据其是否接受手术治疗或积极的内科干预做进一步分期。

　　患者一般在治疗之初进行 CT 检查，对于发现内脏器官转移者可避免接受不必要的剖腹手术。腹膜受累并不罕见，CT 能敏感地发现早期腹水和腹膜种植。即使没有检测到腹膜种植，出现腹水也是腹膜癌变的一个有力指标，提示预后不良，且 CT 对腹水极为敏感，很少量的腹水也能被检出。CT 能否检测到原发病灶，取决病灶的大小。CT 的主要局限性是对小于 5 mm 的腹膜和肝脏转移的检测相对不敏感[23]。淋巴结分类也主要取决于大小，这可能会造成假阴性。

　　胃肠道的淋巴瘤最常发生在胃。胃淋巴瘤可表现为胃壁弥漫性浸润、节段性浸润或局部息肉样形态（图 25.4a、b）。胃肠道间质瘤（GIST）在强化 CT 上多表现为大的、血管丰富的、强化的肿块。胃的 GIST 由于外生性生长模式，可呈哑铃状（图 25.5a、b）。

　　（二）磁共振成像

　　胃腺癌的初步诊断较少选用 MRI。利用 MRI 作为胃癌的诊断方法存在几个障碍，涉及一些与患者和技术相关的因素。主要的患者因素包括幽闭恐惧症、不能长时间仰卧、存在心脏起搏器和其他造成 MR 不安全的人体假肢。技术相关的困难包括胃的蠕动、腔内气体的存在、前腹壁的呼吸运动等[24]。病变面积较小和胃充盈不足是其他可能妨碍小的胃壁病变检出的困难因素。

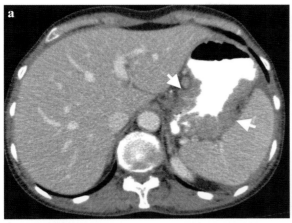
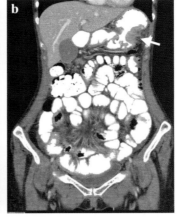

图25.4 胃淋巴瘤，女，55岁，（a）轴位和（b）冠状位强化CT图像显示胃壁肿块样增厚，并延伸至胃腔（箭头）

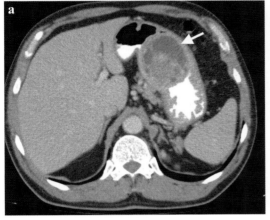
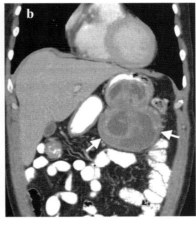

图25.5 胃的胃肠道间质瘤（GIST）。轴位（a）和冠状位（b）强化CT图像显示起源于胃壁的分叶状、不均质的实性肿块（箭头）。肿块延伸至胃腔及胃周脂肪平面

胃癌在MRI上可表现为不对称性或肿块状胃壁增厚（图25.6）。尽管存在上述MRI诊断原发疾病的不利因素，MRI在检测肝脏和其他内脏转移方面非常敏感。扩散加权成像（DWI）和肝细胞特异性MR对比剂的应用，在内脏转移的早期检测和定性方面具有很大的潜力。

（三）正电子发射断层-计算机断层扫描

PET-CT在胃腺癌患者分期中的应用越来越广泛。最近，有研究报道，PET-CT在胃腺癌分期中有潜在价值[25, 26]。PET-CT对胃癌的检测灵敏度与CT相似（93%）[27, 28]。

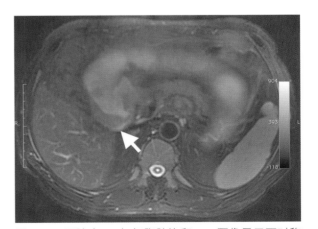

图25.6 胃腺癌T2加权脂肪饱和MR图像显示不对称的低信号胃壁增厚（箭头）

黏液性和印戒细胞性肿瘤的FDG摄取量较低（SUV平均值4.2），这与黏液性和印戒细胞性肿瘤细胞表面葡萄糖转运体1（GLUT-1）表达量较低、细胞数量减少、细胞内黏蛋白量增加有直接关系[27, 29, 30]。

PET-CT有助于对淋巴结受累情况的评估。除常受累的胃周淋巴结外，包括腹腔动脉及其分支血管

在内的多个区域性淋巴结也可被检测到。由于 PET-CT 对不可切除的淋巴结转移的特异性高，因此可以避免不必要的剖腹手术[25]。PET-CT 的另一个常见用途是检测胃腺癌的远处实质器官转移。肝脏、肾上腺、肾脏、锁骨上淋巴结、卵巢、脾脏都可能受累[31]。尽管做了种种努力，但众所周知，半数以上的患者都会复发[32, 33]。PET-CT 可用于检测复发（图 25.7a、b）。复发多是全身性的而不是局部的。肝脏和腹膜腔是全身复发最常见的部位，而对于局部复发来说，最常见的部位是除缘、胃床和局部淋巴结[34]。

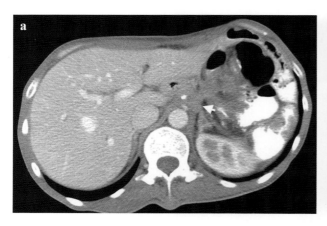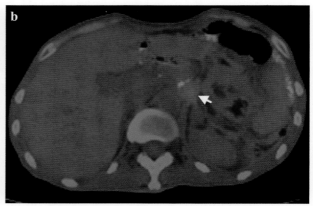

图 25.7　胃癌。（a）轴位强化 CT 图像显示，在一例胃部分切除术后患者的胃残端有一软组织肿块（箭头）。（b）PET-CT 显示 FDG 摄取增加（箭头），与肿瘤复发一致

第四节　腹膜的恶性疾病

一、腹膜解剖学和生理学简述

腹膜是指衬于腹腔内的浆膜。腹膜的主要功能是悬吊腹腔实质器官及肠段。除了其主要功能外，它还是供应腹部结构的淋巴管和神经网络的通道。腹膜可能受到原发性和继发性癌症的影响，其中继发性癌症最常见。腹膜复杂的解剖结构也使得恶性疾病可以扩散至多个腹部的腔隙，有时很难被预测。不同肿瘤的预后和治疗的过程有较大差异，因此，准确识别和报告疾病进程对指导药物和手术治疗至关重要，也直接关系到预后是否良好。腹膜多模态成像方法集合了各模态的优势，有望提高诊断的准确性。腹膜由 2 层组成，腹膜腔是存在于这 2 层之间的潜在间隙。壁腹膜衬于腹壁，脏腹膜盖覆于脏器表面。腹膜腔内含有极少量的液体，成分与血浆相似。腹腔液的流动可由呼吸时腹内负压或肠段蠕动引起。

二、总体概述

腹膜癌变（PC）比原发性腹膜肿瘤更常见。恶性肿瘤的腹膜扩散通常是晚期恶性肿瘤预后不良的标志。目前腹膜癌的手术和药物治疗大多是姑息性方法。目前肿瘤向腹膜播散的机制已有多种猜想，包括脱落的肿瘤细胞在腹膜的播种以及血行和淋巴性扩散。

腹腔内种植多发生在胃肠道和卵巢肿瘤。也有人提出，当肿瘤细胞溢出到腹膜腔时，手术或活检

导致继发性播散。一旦肿瘤细胞进入腹膜腔，肿瘤细胞就会黏附于腹膜的间皮细胞，并浸润到间皮下的结构中[35]。自由漂浮的肿瘤细胞也可能随腹腔液迁移，并播散到腹腔的几个间隙中。血行扩散最常发生于疾病晚期，最常见于原发性肺癌、乳腺癌和黑色素瘤[36]。

腹膜癌可表现为局灶型或弥漫型。弥漫型主要表现为3种不同的形式：①斑块型；②结节状种植型；③团块状型[37]。腹膜癌的表现多样，但大多数患者在进展到晚期之前表现为无症状或轻微症状。腹胀、疼痛和肠梗阻是常见的症状。

腹膜受累可见于淋巴瘤的许多亚型，最常见于弥漫性大B细胞淋巴瘤。淋巴瘤患者中网膜受累是不常见的，因为网膜中不含淋巴组织。

三、腹膜癌的影像学检查

CT、内镜或MRI均可用于腹膜癌的诊断和随访，其中CT和MRI比内镜更常见。内镜对腹水的检测非常有用，并且在有腹水的情况下，也可在一定程度上用于腹膜病变的检测[38]。但内镜是一项依赖于操作者的检查，尤其在腹水较少的情况下，其灵敏度甚至可能进一步下降。PET-CT在随访中也有一定的作用，但很少作为一线检查方法用于腹膜癌的诊断。

（一）计算机断层扫描

对于腹膜癌患者的诊断和随访，CT是毋庸置疑的影像学检查方法。为获得最佳CT图像需要选择相应的CT方案和患者充分的前期准备。在某些情况下口服和静脉注射造影剂以及使用直肠造影剂是检查成功的关键。CT对腹膜种植的检出率很高，对于较大的种植体检出率更高[37]。随着MDCT技术的发展，各向同性图像可以在任意平面上进行图像重建，而不会造成任何成像数据的损失。腹膜癌最常见的影像学表现是腹膜结节状增厚和腹膜强化，并伴有腹水。在晚期病例中，肠襻移位和肠梗阻并不少见。随着小肠系膜的浸润，肠系膜变得僵硬而失去其蠕动特性。血管周围间隙也可能出现浸润，产生所谓的星形肠系膜[39-42]。

由于腹水是腹膜癌病程中常见的表现，因此出现新发腹水时应仔细寻找可能提示腹膜恶性肿瘤的征象（图25.8a~c）。在没有腹水的情况下，腹膜种植的检测会非常困难。在这些病例中，应仔细检查结肠旁沟、膀胱后间隙、回盲部、小肠肠系膜根部、道格拉斯隐窝和肝下间隙是否有隐匿性转移性病变[40]（图25.8a~c）。还应

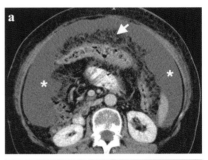
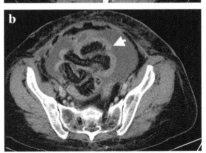
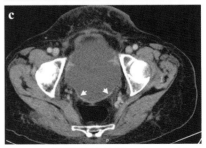

图25.8 腹膜种植转移，女，71岁。（a）轴位增强CT图像显示大网膜的微小结节（箭头），与腹膜肿瘤浸润一致，大量腹水（*）。（b）轴位增强CT图像显示小肠浆膜面明显强化（箭头），表明浆膜受累。（c）盆腔区域的壁腹膜强化（箭头），与恶性浸润一致

注意的是，黏液腺癌和腹膜假性黏液瘤可在 CT 上表现为低密度肿块。如果是腹膜假性黏液瘤，局限性低密度肿块可能挤压腹腔内实性器官的轮廓。

肠系膜类癌在 CT 上表现为有强化肿块，肿块边缘伴有向肠系膜脂肪内放射状延伸的线带影（图 25.9a、b）。70% 的患者可检测到钙化[39]。伴随着肠系膜内的纤维化可呈现"日光放射状"或"轮辐状"表现[39-40]。淋巴瘤的腹膜受累可表现为脏层和壁腹膜增厚、网膜肿块、肠系膜肿块和肠壁增厚。可伴有内脏器官受累、淋巴结病变和腹水（图 25.10a~e）。

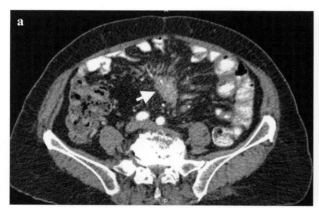
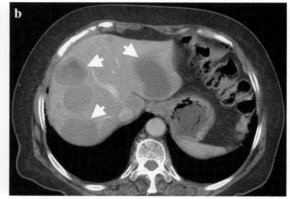

图 25.9 肠系膜类癌，女，74 岁。（a）轴位增强 CT 显示，肠系膜软组织肿块伴有微小钙化（箭头）。（b）肝脏内局灶性低密度病变（箭头），与肠系膜类癌的转移性病变相一致

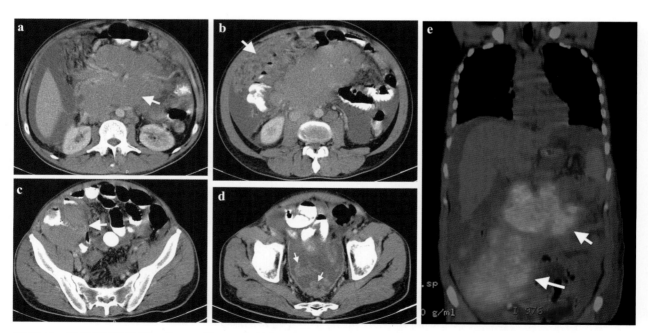

图 25.10 淋巴瘤累及腹膜，男，41 岁。（a）轴位强化 CT 显示腹膜后淋巴结肿大，表现为软组织肿块（箭头）。（b）腹膜淋巴瘤受累可能表现为网膜饼（箭头）。（c）轴位强化 CT 图像显示盲肠壁增厚（箭头），与淋巴瘤受累一致。（d）轴位强化 CT 扫描显示骨盆壁腹膜有结节性肿块（箭头）和淋巴瘤受累。（e）PET-CT 显示腹膜淋巴瘤病的 FDG 摄取增加（箭头）

（二）磁共振成像

MDCT 技术在很短的时间内为放射科医生提供了高分辨率的图像。然而，CT 的对比分辨率可能限制了对细微腹膜病变的检测，因此只适用于部分亚组患者。同样，MRI 的 T2 加权和非对比 T1 加权图像在检测腹膜小肿瘤方面的能力也非常有限。因此，选择适当的序列和患者充分的准备对于最佳 MR 研究至关重要。脂肪抑制序列和静脉注射造影剂的使用是评估腹膜的最佳 MR 研究的必要条件。腹膜表面的磁共振检查可以进行多方位成像，这样就可以把正常腹膜和腹膜结节鉴别开来，便利于发现相对低强化的腹膜结节。由于腹膜肿瘤往往会缓慢地摄取静脉给药中的钆，从而在延迟图像上变得更加显眼，因此图像的采集必须在此阶段进行。MRI 具有出色的高软组织对比度，特别是静脉注射钆剂时，可提供优良的腹膜图像，并可检测 CT 隐匿性腹膜疾病。

（三）正电子发射断层 - 计算机断层扫描

具有横断面成像方式的解剖成像是显示腹膜肿瘤植入的主要手段。然而，CT 和 MRI 很难发现腹膜小结节。在某些情况下，PET-CT 可能会改善诊断[43]。种植转移灶可表现为 FDG 摄取的结节性软组织肿块（图 25.10e）。在没有离散性结节性腹膜种植灶的情况下，弥漫性腹膜 FDG 摄取也是腹膜恶性浸润的重要标志[43, 44]。PET-CT 在改善手术和医疗的决策过程中具有很大的潜力。除了解剖评估外，还可以其独特的功能性评估能力为监测治疗反应提供重要信息。

第五节　小肠恶性疾病

一、总体概述

小肠的原发性肿瘤罕见。最常见的恶性病变是腺癌、神经内分泌肿瘤和软组织肉瘤。腺癌是最常见的小肠恶性肿瘤，占所有小肠恶性肿瘤的 40%。最好发的部位是十二指肠，其次是空肠和回肠[45]。相比北美和欧洲西部地区，小肠恶性肿瘤在亚洲的发病率更高[46]。它们主要在老年群体中被发现，平均发病年龄为 65 岁。肉瘤和淋巴瘤的出现早于腺瘤和类癌。所有亚型的发病率在 40 岁以后并有增加的趋势[47, 48]。小肠转移性疾病并不少见，乳腺癌、肺癌、黑色素瘤是最常见的原发疾病[49]。

除小肠淋巴瘤外，手术切除是唯一可行的根治性治疗方法，因此影像学对治疗计划至关重要。正确的局部分期和评估远处转移是选择最佳治疗计划的关键。过去诊断的主要手段是钡剂透视，然而随着内窥镜技术的发展，这些检查技术已经不受青睐，但其在远端小肠段（包括回肠、空肠）癌的诊断中仍可发挥重要作用。其他成像技术（包括 CT、MRI 和 PET-CT）都可用于诊断和随访，其中 CT 是最主要的方式。

二、影像学在诊断和随访中的作用

（一）计算机断层扫描

小肠腔的充分扩张是 CT 检测肠道病变的关键，目前已有几种腔内造影剂。造影剂可通过口服、肠管或同时使用 2 种途径。每种途径均有各自的优点和缺点。使用普通自来水作为腔内造影剂是最常用的方法。口服释放二氧化碳的颗粒剂也可用于部分患者，可获得更好的肠道扩张效果。无论是对原发肿块的评估，还是对疾病的转移负担的评估，静脉造影剂的使用是必不可少的。

黏膜向心性增厚是腺癌最常见的影像学表现，病灶在静脉注射造影剂后有明显增强（图 25.11a~d）。腺癌往往在腔内生长，但延伸到邻近的肠系膜并不罕见。与腺癌不同，胃肠道间质瘤（GIST）倾向于向肠腔外生长，这可为正确诊断提供线索。早期动脉期图像可提供重要的诊断数据包括是否存在血管浸润以及发现肿块内的坏死区域。门静脉期图像对评估肝实质的转移性疾病至关重要。

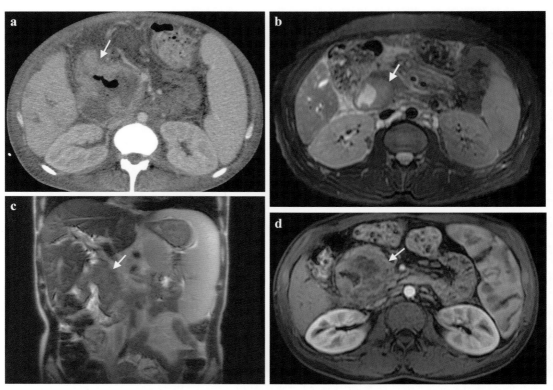

图 25.11　十二指肠腺癌。（a）轴位强化 CT 图像显示不对称的壁增厚（箭头）。同一病变在（b）轴位和（c）冠状位 T2 加权 MR 图像上出现低信号病变（箭头）。（d）轴位强化 MR 图像显示肿块呈不均匀强化（箭头）

胃肠道间质瘤生长缓慢，可发生在小肠（图 25.12a~c）。它们主要向肠腔外生长，因此可在病程晚期才出现症状。GIST 通常强化不均匀，并常存在大的坏死区域。GIST 与平滑肌瘤和平滑肌肉瘤的鉴别诊断有时非常困难，因为这些肿瘤往往都表现为大的向腔外生长的实性肿块。在组织学上，GIST 可能是恶性的、潜在恶性的或者良性的，单纯依据影像学检查无法对这些不同组别的人群进行鉴别诊断。

然而，肿块的直径大于 5 cm、存在坏死成分、边缘不规整及不均匀强化，是恶性亚型的影像学特征。恶性 GIST 除局部扩散外，还可出现侵袭性，伴有远处转移[50, 51]。

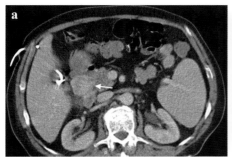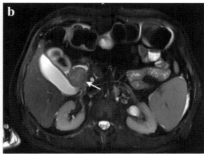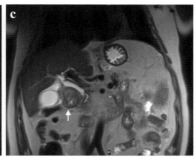

图 25.12　十二指肠胃肠道间质瘤（GIST），男，74 岁。（a）轴位强化 CT 显示了一个清晰的十二指肠肿块（箭头）。（b）轴位和（c）冠状位 T2 加权 MR 图像显示十二指肠壁出现低信号肿块（箭头）

　　神经内分泌肿瘤（NET，又称类癌）起源于肠腺底部的嗜铬细胞，占小肠肿瘤的 25%。远端回肠、阑尾和梅克尔憩室是 NET 最常见的部位[52]。他们可表现为有增强的黏膜息肉、壁结节或局部管壁增厚[50]。在动脉期病灶强化最为明显。广泛的纤维化和硬化，可引起典型的肠系膜回缩和变形，并伴有邻近小肠襻的扭结。广泛的纤维化产生的根本原因是肿瘤细胞释放的 5-羟色胺。肿瘤肿块内的小钙化灶并不罕见，NET 的远处转移灶一般为富血供并在动脉期强化明显。

　　淋巴瘤也能影响小肠。原发性淋巴瘤直接来源于小肠，并无任何淋巴结或其他器官受累。在继发性淋巴瘤中，病变的中心位于肠外，肠段为继发受累。该病可表现为弥漫性壁增厚或息肉样实性病变（图 25.13a、b）。淋巴瘤的一个重要鉴别诊断线索是肿瘤体积很大却无肠梗阻。与腺癌和类癌不同，淋巴瘤相关的肿块内不含有明显的纤维成分，淋巴瘤肠壁肿块引起的管腔狭窄不常见。注射造影剂后，与其他小肠肿瘤的不均匀强化相比，淋巴瘤肿块呈均匀强化。小肠是远处转移的常见部位，孤立性肠壁转移难与原发性小肠癌鉴别。

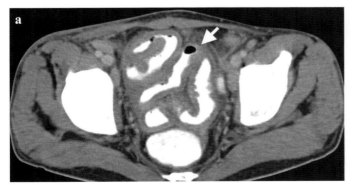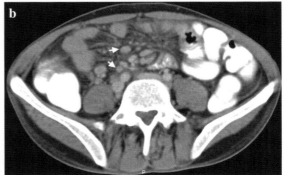

图 25.13　回肠淋巴瘤，男，23 岁。（a）轴位强化 CT 显示回肠肠壁因淋巴管受累而出现弥漫性壁增厚（箭头）。（b）肠系膜淋巴结（箭头）也受累

（二）磁共振成像

MRI 的软组织分辨率极佳，在某些情况下也可用于小肠肿瘤的评估。影像学检查模式和表现与 CT 检查所见并无太大差别。MRI 可以提供关于小肠肿瘤性质的极佳的软组织对比[53]（图 25.12a~c）。

据报道，MR 小肠灌肠成像法是检测小肠壁早期浅表性改变的高灵敏度检查，可在肿瘤发生的早期阶段提供诊断[54]。尽管该方法具有良好的软组织对比度，但由于需要经鼻插入空肠管，因此它的主要缺点是具有相对侵入性。MR 小肠口服造影法是一种无创技术，需要摄入大量液体，有些患者可能难以忍受。与 MR 小肠灌肠成像法相比，MR 小肠口服造影法时空肠和回肠扩张一致性更差[53]。

（三）正电子发射断层 - 计算机断层扫描

PET-CT 具有将解剖和功能技术相结合的独特能力，因此为鉴别诊断提供了很好的机会。在适当的临床环境中，认知使用它可能对临床决策过程产生重要影响。PET-CT 自问世以来，得到了广泛的认可，并迅速在肠道疾病的评估中占据了一席之地。小肠肿瘤在 PET-CT 扫描中可显示局灶性 FDG 摄取增加。腺癌、GIST 和其他来源的肠壁转移性沉积物在 PET-CT 上都可能出现局灶性的摄取增加，而淋巴瘤的 FDG 摄取主要在长的肠段[55]。最常见的容易转移到肠段的原发肿瘤是甲状腺、黑色素瘤、乳腺癌和肺癌[56]。

检测 FDG 摄取部位可以指导内镜医生进行更高效的检查和活检，因此有可能加快诊断速度，尤其是在小肠病变的诊断中[55]。对原发性小肠肿瘤的初步诊断和随访也能起到重要作用。

三、基于生长抑素受体的成像技术

肠道神经内分泌肿瘤也可以通过功能显影技术进行评估。这些方法主要依赖于对特定细胞靶点的检测[57]。生长抑素是由神经内分泌细胞分泌的一种内源性多肽，具有抗增殖和抗分泌功能。生长抑素受体在高分化的神经内分泌肿瘤中高表达[58]，因此可以通过靶向 NET 细胞上的生长抑素受体来完成肠道 NET 的成像。镓 -68（^{68}Ga）标记的放射性配体是最近开发的一种基于生长抑素受体的成像技术。^{68}Ga 是一种正电子发射体，可以与生长抑素受体结合，它可以与 ^{68}Ga-DOTATOC、^{68}Ga-DOTANOC 和 ^{68}Ga-DOTATATE[58, 59] 等几种生长抑素类似物标记。^{68}Ga 标记的放射性配体的摄取量可以通过 PET 扫描来测定，^{68}Ga-PET 研究的空间分辨率也可通过 CT 图像的融合获得提高。

^{68}Ga-DOTANOC-PET-CT 可用于检测和定位原发性 NET 及其转移灶，因此可用于分期、随访和检测复发疾病等多种目的。它也有助于选择肽受体放射性核素治疗（PRRT）的患者[58]。

^{68}Ga-DOTANOC-PET-CT 可用于评估肠类癌的位置和转移情况[60]。与生长抑素受体闪烁显像相比，^{68}Ga 标记的生长抑素类似物在检测 NET 及其转移以及肿瘤累及的淋巴结方面更为成功[61]。在 PET-CT 检查中，通过使用最大标准摄取值（SUVmax）定量评估肿瘤组织中 ^{68}Ga 标记的生长抑素的摄取情况。这种定量评估有助于客观评价治疗反应。利用 ^{68}Ga 标记的生长抑素受体类似物进行 PET-CT 检查，诊断 NET 有很高的灵敏度、特异性和准确性，该技术对治疗前的分期具有积极的临床影响[57]。

第六节　结肠和肛门直肠区域恶性疾病的影像学检查

一、总体概述

结直肠癌是最常见的恶性肿瘤之一，被列为第三大常见癌症。每年有120万新发病例报告，死亡60万人，位居全球癌症死亡的第四大原因[62]。本病多见于50岁后，在世界发达地区的诊断年龄中位数约为70岁[63]。

在诊断时进行分期对于选择合适的治疗方案至关重要。在CT上，结肠癌最常表现为不对称壁增厚（图25.14a、b和25.15a、b）。MRI越来越多成功地应用于直肠癌的局部分期。所有的横断面解剖和功能成像手段都被频繁地用于检测远处转移性疾病。

在过去的几十年里，内窥镜技术有了很大的提高。目前，内镜检查是诊断直肠癌的主要手段，在这方面，使用MRI进行初始诊断是次要的。然而，MRI在疾病确诊时的局部分期，以及新辅助放化疗后的随访中起着举足轻重的作用。

PET-CT可用于结肠癌的诊断。恶性肠壁增厚会伴有高FDG摄取（图25.16a~c）。PET-CT也可以检测到吻合部位的复发性结肠癌（图25.17a~c）。

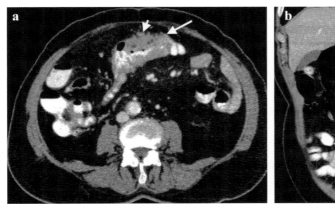
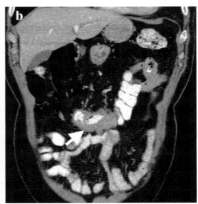

图25.14　结肠癌。（a）轴位和（b）冠状位强化CT图像显示横结肠壁不对称增厚（箭头），肿瘤扩散至结肠周围脂肪（箭头）

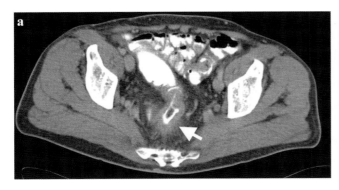
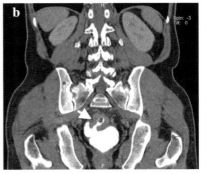

图25.15　直肠癌。（a）轴位和（b）冠状位强化CT图像显示恶性壁增厚（箭头）导致明显的管腔狭窄

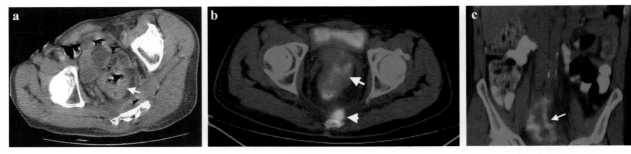

图 25.16　直肠癌。（a）轴位强化 CT 图像显示恶性肠壁增厚（箭头）。（b）轴位和（c）冠状位 PET-CT 图像显示直肠癌的 FDG 摄取活跃（箭头）。轴位 PET-CT 图像显示伴有 FDG 摄取的恶性骶前淋巴结（箭头）

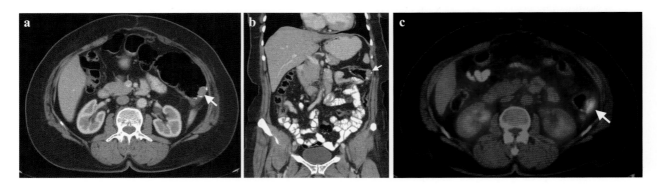

图 25.17　结肠癌复发。（a）轴位和（b）冠状位 CT 图像显示吻合部位（箭头）的结节状壁增厚，代表结肠癌复发。（c）PET-CT 图像显示病灶内 FDG 摄取，提示为恶性肠壁增厚（箭头）

二、磁共振成像在直肠癌局部分期中的应用

目前，手术加阶段性的放化疗是直肠癌治疗的主要手段。随着直肠全系膜切除术（TME）的广泛接受和采用，局部复发的发生率已从 38% 下降到 10% 以下[64]。从技术角度来看，TME 需要通过沿直肠系膜筋膜平面或环周切缘（CRM）整块切除原发性直肠肿瘤和直肠系膜[64]。即使是成功的 TME，在环周切缘的 1 mm 范围内存在被肿瘤扩散累及的淋巴结也是局部复发的重要危险因素[65]。处于上述所有原因，可靠和恰当的成像对于成功的治疗计划至关重要（图 25.18a~f）。

对于原发性直肠癌选择放疗的时机存在争议，随机试验显示 T1 和 T2 期和早期有获益风险的 T3 期（固有肌层外侵犯小于 5 mm）的获益较低或无获益。放射治疗降低局部复发的成功率在晚期 T3 期肿瘤中（固有肌层外侵犯大于 5 mm）更为明显[66]。

除了对肿瘤的局部 T 分期外，对淋巴结的评估也很关键。直肠系膜、直肠上、腹膜后、髂、腹股沟和直肠上、肠系膜下淋巴结均应仔细评估是否被原发灶累及[67]。如果恶性淋巴结或肿瘤发生在直肠系膜筋膜附近（即距离直肠系膜筋膜小于 1 mm），应将其纳入报告中，以便外科医生能够很好地清除该边缘的肿瘤[67]。直肠系膜外淋巴结的检测也很重要，因为这些淋巴结可以通过调整放疗范围或通过扩大手术切除范围来处理。MRI 在淋巴结评估中的主要局限性是其灵敏度有限。大小标准最常用于淋巴结的肿瘤浸润的判断，但是成功率有限，这可能是由于直肠癌中 30%~50% 的转移发生在小

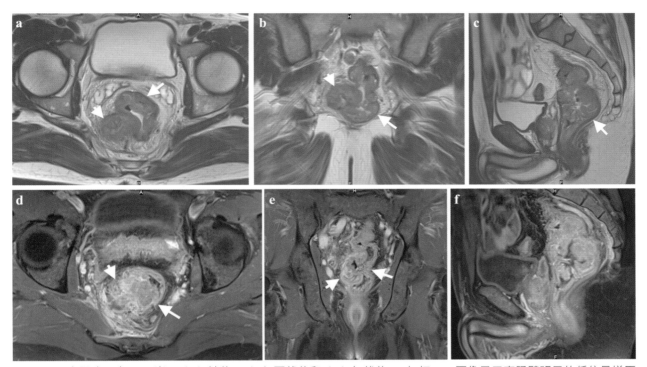

图 25.18　直肠癌，女，39 岁。（a）轴位、（b）冠状位和（c）矢状位 T2 加权 MR 图像显示直肠壁明显的低信号增厚（箭头）。直肠周围脂肪组织受累清晰可见（箭头）。（d）强化轴位、（e）冠状位和（f）矢状位 T1 加权脂肪饱和图像显示肿瘤的明显强化（箭头）

于 5 mm 的淋巴结中 [67, 68]。对于淋巴结浸润的诊断，还可参照其他一些影像学特征，如淋巴结边缘不规则或毛刺状和信号强度不均匀。随着高分辨率 MR 序列的引入，这些特征可能有助于对淋巴结浸润的正确诊断 [69]。

壁外血管侵犯（EVI）是指位于原发肿瘤区域固有肌层外的血管侵犯。多项研究表明，EVI 的存在是局部和远处转移的重要预测指标 [70]。其典型的表现为匐行性肿瘤信号，通过直肠壁延伸到邻近的血管 [71]。

三、结肠癌筛查的放射影像学检查

结肠癌的发展是一个多步骤的过程，被认为是通过腺瘤 - 癌序列由结肠息肉恶性转化发展而来 [72]。对于直径小于 1 cm 的息肉，这种恶性转化的平均时间间隔需要 10 年，这为早期发现和干预提供了机会窗口 [73]。目前，广泛的共识是，通过结直肠癌筛查早期发现并在腺瘤退化为侵袭性癌症之前将其切除，可以降低结直肠癌的死亡率。

结肠息肉的检出率在 50 岁以后急剧增加，50 岁是对中等风险人均进行结直肠癌筛查的推荐年龄 [73, 74]。大便潜血试验、直肠乙状结肠镜检查和结肠镜检查都是结直肠癌筛查的推荐方法。然而，目前的指南建议通过内镜下的结肠镜检查或放射影像学检查对整个结肠进行评估 [74]。

（一）计算机断层扫描结肠成像

目前，利用传统的单重或双重对比剂钡餐灌肠进行结肠癌筛查的方法，已被 CT 结肠造影（CTC）所取代。20 世纪 90 年代初，CT 技术的进步促进了 CTC 研究在结直肠癌筛查中的应用。利用先进的 CT 技术，可以对充分清洁肠道的结肠进行二维和三维评估。

商用的计算机辅助检测算法（CAD）也越来越多地被用于对 CTC 的评估。它有助于提高经验不足的 CTC 阅片者检测息肉的灵敏度，并降低阅片者之间的不一致性。CAD 算法最常用作辅助阅片来检测遗漏的病灶。它们也可在已经检测到病灶的情况下起确认的作用。据报道，借助 CAD 算法辅助阅片，息肉检测的灵敏度提高了 9%~21%，特异性降低了 1%~4%[75-78]。

当 CTC 和结肠内镜检查用于筛查目的时，两者具有可比性，两种检查的晚期癌症检出率相近。然而，结肠内镜组进行了更多的息肉切除术[79]。另有研究报道，在对 1000 多例筛查阴性的患者进行 5 年的随访中，CTC 仅发现 1 例间隔期癌症的发生，这说明每隔 5 年进行一次 CTC 筛查是有效的[80]。

患者检查前准备和患者对常规 CTC 检查方案的依从性不足是 CTC 检查的主要缺点，但也有几种减少甚至无需患者准备的方案[74]。

另一个需要考虑的重要问题是使用 CTC 进行反复结直肠癌筛查造成的累积辐射剂量。随着新的剂量减少算法和迭代重建技术的出现，CTC 的辐射剂量已降至相当于或低于年背景辐射的水平。间隔 5 年进行一次的复查方案可提供非常有利的获益风险比[74]。

（二）磁共振结肠造影

最近，MR 结肠造影（MRC）也被用作结直肠癌的筛查工具。相对于 CTC，MRC 的引入是相对较新的。最初，MRC 的主要局限性是其空间分辨率差、大量使用后处理程序，以及残留气泡很容易造成与息肉的混淆。然而，MR 技术的几项进步已使 MRC 有可能成为一项筛查工具。欧洲比美国更普遍使用 MRC。其主要的根本原因是，欧洲在 MRC 的使用方面有更多经验，而 CTC 在美国更普及[74]。通过目前最先进的磁共振技术，一个最佳的 MRC 检查可以在 20~25 min 内完成。

由于 MRC 没有电离辐射，毫无疑问，在未来的结直肠癌筛查中，它的应用会更加普遍。

第七节 结 论

影像学被广泛应用于胃肠道癌症的诊断和随访。随着先进的成像技术（如功能显影、扩散加权成像、灌注研究等），我们可以很容易地预测到影像学在未来会得到更普遍应用。为了从影像学研究中取得最大获益，了解特定研究的独特优势和局限性是至关重要的。在复杂病例中，应咨询影像专家，以选择与特定患者相关的正确影像学检查。

第二十六章　胃肠道肿瘤的免疫治疗

Héctor Randhall Callata-Carhuapoma 和 Jesús García-Foncillas López

第一节　前　言

结直肠癌是男性第三常见恶性肿瘤，女性第二常见恶性肿瘤，2012 年估计新发病例分别为 74.6 万和 61.4 万，是全球第四大癌症死亡原因[1]。例如，西班牙的结直肠癌发病率正在稳步上升，2012 年报告了估计约 3.2 万新病例。据估计，2020 年西班牙将有约 2.46 万新病例[2]。

结直肠癌确诊后 5 年相对生存率为 65%，10 年相对生存率为 58%。在美国，只有 40% 的患者被诊断为局部期结直肠癌，其 5 年生存率为 90%[3]。区域淋巴结受累的患者 5 年生存率下降到 70%，远处转移的患者下降到 13%[3]。虽然手术是一种根治性治疗方法，但复发率很高，1 期的复发率为 0%~13%，2 期为 11%~61%，3 期为 32%~88%[4]。复发风险高的患者接受化疗，转移性疾病的患者接受姑息性化疗和靶向治疗。然而，尽管最近在治疗策略上取得了进展，但晚期结直肠癌的预后仍差[5]。

最近对结直肠癌致癌遗传机制[6]和免疫肿瘤微环境的认识有了新的进展，使得基于免疫的生物标志物的研究有了新的策略，并开发了靶向免疫途径的新的治疗药物[7]。

第二节　结直肠癌的抗肿瘤免疫机制

一、免疫监视

Ehrlich 在 1909 年提出了免疫系统的抗癌症作用，他提出免疫系统可以阻止恶性细胞的生长。大约 50 年后，Burnet 和 Thomas 详细阐述了免疫监视的概念，即免疫系统对肿瘤细胞特异性新抗原产生反应的能力，在出现临床表现之前抑制肿瘤的生长。然而，免疫监视的概念在过去十年才被重新重视[8]。

免疫监视的最初观察是，发现人类免疫缺陷病毒（HIV）感染患者的队列，与正常的未感染患者相比，他们的癌症发病率更高[9]。然后，2001 年在动物模型中演示了这种免疫监视的概念，观察到免疫活性完整的小鼠没有发生任何肿瘤，而缺乏 T 和 B 淋巴细胞的 RAG2-/- 小鼠则更频繁地发生恶性肿瘤[10]。

二、免疫编辑

作为免疫监视概念的补充，2002 年提出了免疫编辑的概念，指的是癌症与免疫系统之间的相互作用，使癌细胞能够逃逸免疫监视[11]。

三、免疫逃逸

最后，经过肿瘤细胞和免疫系统之间复杂的相互作用，对肿瘤细胞施加的选择性压力使得耐药克隆出现。这个过程分 3 个阶段进行：①免疫监视期，消灭肿瘤细胞；②潜伏期，处于平衡状态；③逃逸期或免疫逃逸期，出现肿瘤进展和恶性疾病的临床表现[11, 12]。

四、固有免疫

固有免疫是免疫系统的第一道防线，有专门的细胞可以像识别非自身病原体一样地识别恶性细胞表面的肿瘤特异性抗原。

（一）自然杀伤（NK）

自然杀伤（NK）细胞表达 2 种类型的受体：激活受体和抑制受体。激活受体（如 NKG2D、NK 受体 2 组成员 D）可以结合不同的在肿瘤细胞上过度表达的激活配体，而杀伤性抑制受体（如 KIR，杀伤性 Ig 样受体）可以识别主要组织相容性复合物（MHC）Ⅰ类分子，使 NK 细胞可以被报道中肿瘤细胞低表达的 MHC Ⅲ分子激活[13, 14]。

此外，NK 细胞还通过其他机制对肿瘤细胞产生细胞毒性作用，如抗体依赖性细胞介导的细胞毒性（树突状细胞）和细胞因子的分泌，如 IFN-γ，以及含有穿孔素和颗粒酶 B 的细胞毒性颗粒的释放等[12, 15]。

有文献报道，NK 细胞广泛的瘤内浸润与结直肠癌更好的预后有关[16]。

（二）自然杀伤 T 细胞（NKT）

自然杀伤 T 细胞（NKT）表达 NK 细胞和 T 细胞的特征。这些细胞能识别糖脂类抗原，如 CD1d 提呈的半乳糖基神经酰胺，CD1d 是一种 MHC Ⅰ类分子，能结合自身和异体脂质。

NKT 细胞激活后，会分泌大量的促炎细胞因子：白介素 2（IL2）、干扰素 γ（IFN-γ）、肿瘤坏死因子 α（TNF-α）和白介素 4（IL4），以及参与细胞死亡的效应因子（穿孔素、FAS 配体、TNF 相关的凋亡诱导配体）。与 NK 细胞一样，NKT 细胞的肿瘤浸润增加与结直肠癌的较好预后相关[17]。

（三）巨噬细胞

肿瘤浸润巨噬细胞（TIM）可分为 2 类：① M1 TIM 产生促炎分子（IL6、IL12、IL23 和 TNF-α），通过增加 MHC 和共刺激分子的表达，促进适应性免疫。②相反，M2 TIM 产生免疫抑制性细胞因子（IL10、转化生长因子 -β 和前列腺素 E2），并通过产生血管内皮生长因子（VEGF）促进血管生成，从而促进肿瘤进展。

在一些肿瘤中，巨噬细胞的肿瘤浸润与不良预后有关[18]，而在结直肠癌中，似乎与较好的预后有关[19]。然而，也有报道描述相反的情况[20]。

五、适应性免疫

适应性免疫负责抗肿瘤细胞的长期免疫应答，包括与先前的免疫挑战有关的免疫记忆。抗原提呈细胞（主要是树突状细胞）通过 MHC Ⅱ 类捕获、加工并将肿瘤抗原提呈给 CD4 T 细胞或通过 MHC Ⅰ 类呈递给 CD8 T 细胞 [8]。

T 细胞的激活需要 3 个信号：①识别抗原提呈细胞所呈递的特异性抗原；②激活共刺激分子（CD80/CD28、CD40/CD40L）；③分泌细胞因子（IL1、IL2、IL6、IL12、IFN-γ） [21]。

CD8 T 细胞可以识别和溶解恶性细胞，而 CD4 T 细胞可以调节免疫应答。可以确定 2 种不同的功能：①辅助性 T 细胞（Th）1 细胞的活性使 IL2 和 IFN-γ 等抗肿瘤细胞因子得以分泌；②而 Th2 细胞的活性则促进肿瘤的生长 [12]。

Th17 会产生 IL17A、IL17F、IL21、IL22、IFN-γ 和 GM-CSF。Th17 型 T 细胞亚群在免疫中的作用有争议，据报道，它能加速或减缓肿瘤的生长，取决于肿瘤类型或所研究的治疗策略 [22, 23]。最近有报道，Lnc-SGK1（血清非编码 RNA 和糖皮质激素诱导激酶 1）可导致 Th17 和 Th2 分化，与幽门螺杆菌感染和胃癌预后不良有关 [24]。

最后，CD4+T 细胞的另一个亚群是调节性 T 细胞（Treg），其特征是表达 CD4、CD25 和 FOXP3，具有促进免疫自我耐受的维持和抑制自身抗原免疫活性的调节功能 [25]。一些肿瘤抗原可以促进 Treg 的瘤内增殖，以利于癌症诱导的免疫抑制。也许以 Treg 为靶向的治疗策略可以在癌症患者的治疗中取得重要进展 [21]。

第三节　结直肠癌的免疫治疗策略

多肽、蛋白质、全肿瘤细胞和树突状细胞疫苗，以及细胞因子、适应性细胞治疗和单克隆抗体是目前得到临床评估的结直肠癌主要免疫治疗策略 [26]（表 26.1）。

表 26.1　采用各种免疫治疗策略的 Ⅲ 期试验

免疫治疗策略	作者	杂志	年份	病例数	治疗组	中位随访期	结果
全肿瘤疫苗	Hoover 等 [30]	Journal of Clinical Oncology	1993	80	Ⅱ 期或 Ⅲ 期结直肠癌根治性手术后自体肿瘤卡介苗组 单纯手术组	93 个月（结肠癌） 58 个月（直肠癌）	结肠癌患者的 OS 和 DFS 获得改善 直肠癌患者未见获益
全肿瘤疫苗	Vermorken 等 [32]	The Lancet	1999	254	Ⅱ 期或 Ⅲ 期结直肠癌根治性手术后自体肿瘤卡介苗组 单纯手术组	5.3 年	Ⅱ 期结直肠癌患者的无复发生存获得改善，OS 有改善趋势 Ⅲ 期直肠癌患者未见获益

续表

免疫治疗策略	作者	杂志	年份	病例数	治疗组	中位随访期	结果
全肿瘤疫苗	Harris 等[31]	Journal of Clinical Oncology	2000	412	Ⅱ期或Ⅲ期结直肠癌根治性手术后照射过的自体肿瘤卡介苗组 单纯手术组	7.6年	阴性研究。迟发性皮肤超敏反应的程度与预后较好有关
全肿瘤疫苗	Schulze 等[41]	Cancer Immunology Immunotherapy	2009	50	肝转移癌根治性切除术后照射过的NDV感染的自体肿瘤疫苗组 单纯手术组	116个月（实验组） 112个月（对照组）	OS、DFS和无转移生存不存在差异 然而，接种疫苗的结肠癌患者有更好的OS和无转移生存
单克隆抗体	Fields 等[106]	Journal of Clinical Oncology	2009	1839	Ⅲ期结直肠根治性手术后依决洛单抗联合5-FU为基础的化疗组 术后单用5-FU为基础的化疗组	5年	阴性研究。两组间无差异
细胞因子治疗	Correale 等[46]	Journal of Immunotherapy	2014	120	转移性结直肠癌未曾化疗的患者使用 FOLFOX-4组 GOLFIG组	43.83个月	GOLFIG组的PFS和ORR获得改善，并且有更长OS的倾向

一、疫苗接种

（一）全肿瘤疫苗

全肿瘤疫苗是用已经溶解或照射过的肿瘤组织，与明矾等免疫佐剂混合后，再注射到患者体内[27]。这些都是最早的疫苗接种策略，因为材料很容易获得，并且包含需要消除的所有已知和未知的肿瘤相关抗原。因此，虽然不是针对特异性抗原的免疫反应，但更多样化的免疫应答可能避免肿瘤对更特异性疫苗的免疫逃逸。然而，由于整个肿瘤中对那些恶性细胞具有特异性的抗原很少，所以全肿瘤疫苗产生的免疫应答很差[28, 29]。

这些最早的疫苗有3个Ⅲ期试验。1993年，Hoover等发现80例结直肠癌Ⅱ、Ⅲ期患者在辅助治疗中使用自体肿瘤细胞-卡介苗（BCG）并无获益[30]。2000年，Harris等对412名患者进行了一项试验，评估自体肿瘤细胞-BCG，没有发现实验组和对照组之间的差异[31]。最后，Vermorken等人重复了同样的方案，发现无复发期（复发风险降低61%，$P = 0.011$）和无复发生存期（复发或死亡风险降低42%，$P = 0.032$）有所改善，而且总生存期（OS）有改善的趋势[32]。值得注意的是，在所有这些试验中，对照组都被分配到观察组且没有接受任何辅助治疗。

（二）多肽疫苗

由于全肿瘤疫苗的疗效有限，形成的免疫应答较差，因此尝试新的策略来优化抗肿瘤细胞的特异性免疫应答。多肽疫苗疗法是基于可以被T细胞或B细胞识别的特异性肿瘤抗原的鉴定。多肽疫苗是由肿瘤特异性抗原产生的全蛋白质或蛋白质片段，与佐剂疫苗分子联合给药（表26.2和表26.3）[33]。

表 26.2　结直肠癌的免疫治疗疫苗研究

NCT 编号	患者	试验阶段	疫苗	患者数	主要终点
NCT02448173	Ⅱ期结直肠癌	Ⅲ期	OncoVAX 联合手术 单纯手术	550	无病生存
NCT01890213	Ⅲ期结直肠癌	Ⅰ期	AVX701	12	副反应时间
NCT02718430	伴 CLM 的转移性结直肠癌	Ⅰ期	VXM01	24	安全性和耐受性
NCT01741038	转移性结直肠癌	Ⅱ期和Ⅲ期	AlloStim® 联合冷冻消融 AlloStim 联合医师选择	450	总生存
NCT02615574	复发性转移性结直肠癌	Ⅱ期	áDCI 疫苗联合 CKM	44	总生存

改编自 Procaccio 等[33]

表 26.3　结直肠癌的辅助治疗研究

NCT 编号	患者	试验阶段	辅助治疗	患者数	主要终点
NCT01545141	可切除的结直肠癌	Ⅰ期和Ⅱ期	手术 趋化因子调节治疗方案（术前联合干扰素、塞来昔布和 rintatolimod）	50	肿瘤浸润 CD8+ 细胞数量的改变

改编自 Procaccio 等[33]

在结直肠癌中，已经发现了多种肿瘤相关抗原并用于疫苗接种，抗原有 β- 人绒毛膜促性腺激素（β-HCG）[34]、癌胚抗原（CEA）[35, 36]、T 细胞识别的鳞状细胞癌抗原 3（SART 3）[37]、p53[38]、黏蛋白 1[39] 和存活蛋白 -2B[40]。

大多数多肽疫苗的Ⅰ期和Ⅱ期试验都没有显示出临床获益。CEA 是该策略在临床试验中最常见的靶向抗原。一项针对 56 例根治性肝转移瘤切除术后患者的Ⅱ期试验显示，使用肿瘤相关抗原 CEA 的抗独特型单克隆抗体疫苗后，2 年总生存率并没有改善[36]。在一项对 77 例结直肠癌患者接种 β-HCG 肽的Ⅱ期试验中，其中 56 例患者诱导产生抗体，但这种抗体诱导与更长的总生存期无关[34]。在一项使用 SART3 多肽疫苗的试验中，在患者中检测到了抗体。但是，免疫应答仅限于表达 HLA-A24 的患者[37]。

疫苗试验既在晚期疾病中进行，也用于辅助治疗。根据相同的假设，开发了 OncoVAX 和 Newcastle 病毒相关疫苗（NDV）。在一项荟萃分析中，OncoVAX 组的无复发间隔更好（25% ± 13%，$P = 0.05$），这种效果在辅助治疗中尤为明显[41]。

在一项对转移切除的晚期结直肠癌患者的Ⅲ期研究中，没有总生存期或无进展生存期（PFS）的获益；但在结肠肿瘤患者的亚组分析中，OS 和 PFS 率存在差异（OS 的 HR 为 3.3，$P = 0.042$，PFS 的 HR 为 2.7，$P = 0.047$）。尽管如此，直肠癌患者并没有得到任何获益[31]。

Ⅰ期临床 NCT02600949 是一项针对适用性和安全性的初步研究，在胰腺癌和结直肠癌中继续招募患者。

二、过继细胞移植疗法（ACT）

过继细胞转移疗法（ACT）是从患者的肿瘤细胞中提取自体 T 细胞，然后用细胞因子使这些细胞激活并在体外生长，然后将该制剂转移回患者体内（表 26.4）[33]。已评估了来自 16 例晚期结直肠癌患者的前哨淋巴结 T 细胞的过继细胞转移，耐受性极好，无不良反应，已使 9 例患者中的 4 例获得完全缓解[42]。同样，有报道称，对接受结直肠癌根治性（ $n=46$ ）或姑息性（ $n=25$ ）手术的患者，使用前哨淋巴结的 T 细胞进行 ACT 治疗，可改善中位总生存，且总体人群中没有任何不良影响[43]。然而，在 Parkhurst 等人进行的一项 I 期试验中，人 T 细胞被修饰成表达一种高亲和力的 CEA 特异性鼠 T 细胞受体，3 例转移性结直肠癌患者接受这些细胞的治疗，他们的血清 CEA 水平均有所下降，其中 1 例达到客观缓解，但所有患者均出现严重的暂时性炎症性结肠炎，表现出剂量限制性毒性[44]。

表 26.4　结直肠癌的过继细胞治疗研究

NCT 编号	患者	试验阶段	过继细胞疗法	患者数	主要终点
NCT03008499	转移性结直肠癌	I 期和 II 期	无特殊治疗 高活性自然杀伤细胞	18	实体瘤疗效评估标准的改善情况
NCT02577588	转移性结直肠癌	I 期	重激活的 T 细胞	10	剂量限制性毒性

改编自 Procaccio 等[33]

三、细胞因子治疗

这种非特异性免疫治疗策略包括刺激免疫系统，给予细胞因子，如干扰素、白介素或粒细胞巨噬细胞集落刺激因子（GM-CSF）等（表 26.5）[33]。

Correale 等进行的一项 II 期试验（GOLFIG-1）评价了吉西他滨和 FOLFOX（亚叶酸钙、5-氟尿嘧啶、奥沙利铂）加皮下 GM-CSF 和阿地白介素（GOLFIG 方案）联合治疗 46 例转移性结直肠癌患者的疗效，报告延长了至疾病进展时间，提高了生存率[45]。基于这些发现，在 120 例转移性结直肠癌患者中进行的一项比较 GOLFIG 和 FOLFOX-4 的 III 期试验（GOLFIG-2）显示，GOLFIG 方案在缓解率（59% vs. 34%， $P=0.0001$ ）和无进展生存期（12.4 个月 vs.7.9 个月，HR 0.64， $P=0.0105$ ）方面具有优越性[46]。这些结果应通过扩大队列来证实。

表 26.5　结直肠癌的细胞因子治疗研究

NCT 编号	患者	试验阶段	细胞因子	患者数	主要终点
NCT02415699	III 期结直肠癌	II 期和 III 期	DC-CIK 联合化疗 化疗	100	无病生存
NCT02280278	III 期结直肠癌	III 期	辅助化疗联合 CIKCC 辅助化疗	550	无病生存

续表

NCT 编号	患者	试验阶段	细胞因子	患者数	主要终点
NCT01929499	Ⅱ期和Ⅲ期结直肠癌	Ⅱ期	辅助化疗联合同步 CIKCC 辅助化疗联合 CIKCC 辅助化疗	210	无病生存
NCT02466906	Ⅲ期结直肠癌	Ⅱ期	RhGM-CFS 安慰剂	60	无病生存
NCT01274624	KRAS	Ⅱ期	REOLYSIN® 联合 FOLFIRI, 贝伐单抗	32	剂量限制性毒性
NCT01622543	转移性结直肠癌	Ⅱ期	FOLFOX+ 贝伐单抗联合 reolysin FOLFOX 联合贝伐单抗	109	无进展生存

注：改编自 Procaccio 等 [33]

DC-CIK 树突状细胞和细胞因子诱导的杀伤细胞，CIKCC 结肠癌细胞因子诱导的杀伤细胞，RhGM-CSF 重组人粒细胞 - 巨噬细胞集落刺激因子，FOLFIRI 亚叶酸钙、5-氟尿嘧啶和伊立替康，FOLFOX 亚叶酸钙、5-氟尿嘧啶和奥沙利铂

四、免疫检查点抑制剂

几种在正常生理环境下控制 T 细胞功能的抑制性和激活性复合受体和途径已经见于报道，代表了癌症免疫治疗的主要策略。

第四节　结直肠癌的免疫检查点

一、程序性死亡蛋白 1 及其配体

程序性死亡蛋白 1（PD-1）是一种共抑制受体，可诱导表达在 CD4+ 和 CD8+T 细胞、NKT 细胞、B 细胞和单核细胞 / 巨噬细胞上。PD-1 的配体包括 PD-L1 和 PD-L2。由于 PD-1 在肿瘤浸润淋巴细胞上的上调及其配体在肿瘤细胞上的表达增加，该通路与肿瘤免疫逃避有关 [47, 48]。

评估检查点抑制剂活性的结直肠癌试验没有观察到临床缓解。在一项 Ⅰ 期试验中，接受纳武单抗治疗的 19 例结直肠癌患者没有出现 缓解 [49]。另外，2012 年，18 例结直肠癌患者使用 PD-L1 抗体的拮抗剂（BMS-936559）治疗无缓解 [50]。

另外，有研究表明结直肠癌标本 PD-L1 的表达与生存率的提高有关 [51]。这种相关性可以在结直肠癌患者的一个子集中被证明，其标志是错配修复（MMR）完整的肿瘤，而在 MMR 的结直肠癌或微卫星不稳定性（MSI）中没有发现相关性 [52]。另一种靶向 PD-1 的单克隆抗体帕博利珠单抗的 Ⅱ 期试验进一步研究了免疫检查点抑制剂对 MSI 结直肠癌更有效的假说 [53]。该研究显示，MMR 状态可预测免疫检查点阻断与帕博利珠单抗的临床获益，在 MSI 结直肠癌的反应性增强 [53]。

CheckMate 142 是一项针对晚期 MSI-H 和 MSS 结直肠癌患者的 2 期研究，评估了纳武单抗单药治疗和纳武单抗 - 伊匹单抗联合治疗的获益差异。在 MSI-H 患者中，总缓解率分别为 25.5% 与 33.3%。2017 年美国临床肿瘤学会（ASCO）上公布的一项最新研究结果显示，在纳武单抗患者中，客观缓解率（ORR）、PFS 率和 OS 率分别为 31%、48.4% 和 73.8%[54]。结果与 PD-L1 表达、BRAF、KRAS 突变状态和 Lynch 综合征病史无关。2018 年进一步更新的结果显示，完全缓解率从 3% 增加到 9%。无进展生存率达到了一个平台，这可能显示了该分子的持久缓解力[55]。

一项针对 Ras 野生型患者的 I b~II 期研究，在 9 例转移性结肠癌患者中测试了西妥昔单抗（400 mg/m² 负荷剂量，每周维持 250 mg/m²）联合帕博利珠单抗（200 mg，每 3 周一次）[56]。被报告的 3 级不良事件有低镁血症、皮疹、荨麻疹、低钙血症、腹水、碱性磷酸酶（ALP）增高，6 名患者的病情稳定超过 16 周。预计该结果将在 II 期研究中得到进一步证实。

二、细胞毒性 T 淋巴细胞抗原 -4 和 B7

另一个参与 T 淋巴细胞抑制的分子是表达在 T 细胞表面的细胞毒性 T 淋巴细胞抗原 -4（CTLA-4）。CTLA-4 与抗原提呈细胞上的共刺激受体 B7-1 和 B7-2 具有亲和力，这种相互作用传递抑制性信号，以抑制 T 细胞的活化[47]。

抑制 T 细胞的活化也会导致 Treg 的减少。由于 Treg 的积累与结直肠癌的不良预后有关，阻断结直肠癌中 CTLA-4 可能是一种有趣的治疗策略[57]。

曲美利木单抗是与伊匹单抗（美国食品与药物监督管理局批准的第一个抗 CTLA-4 的药物）类似的抗体，已经在一项针对难治性转移性结直肠癌患者的 II 期研究中进行了研究。遗憾的是，只有 1 名患者接受了第二剂治疗，而其余 46 名患者在接受计划中的 3 个月后第二剂之前就出现了疾病进展或疾病相关死亡[58]。与德瓦鲁单抗（一种抗 PD-L1 的单克隆抗体）在实体瘤患者中的联合试验正在进行（NCT01975831）。

三、淋巴细胞活化基因 -3

淋巴细胞活化基因 -3（LAG-3），又称 CD223，是免疫球蛋白家族的细胞表面受体。通过其与 MHC II 类的相互作用，LAG-3 在下调活化的 T 细胞、NK 细胞、B 细胞和树突状细胞的细胞增殖方面起着先验的作用[59, 60]。

与 CD49b 的表达一起，LAG-2 的共表达标志着高度抑制性的人 1 型调节性 T 细胞（Tr1），即产生 IL10 的 Treg 亚群[61]。同时，也证明了多种抑制性受体的共同表达，如与 PD-1 的结合，与主要的 T 细胞耗竭有关。那么，与单独使用任一分子相比，同时抑制 PD-1 和 LAG-3 可以增强 T 效应细胞的活性[62]。对 108 例结直肠癌组织及其各自的非恶性瘤周组织进行分析，结果显示，与非恶性瘤周组织相比，肿瘤组织中表达 LAG-3/CD49b 的细胞数量有所增加[63]。

这些观察结果证明了正在进行的 I 期临床试验具有这种分子靶点。

四、T 淋巴细胞免疫球蛋白含黏蛋白-3

T 淋巴细胞免疫球蛋白含黏蛋白 -3（TIM-3）在产生 IFN-γ 的 CD4 Th1+ 和 CD8 细胞毒性 T 细胞上表达。通过其配体半乳凝素 -9，TIM-3 被认为在抑制 Th1 反应和诱导细胞死亡方面发挥重要作用[64]。此外，动物模型已经证明了其在 T 细胞耗竭中的作用，这是由于在血液和实体恶性肿瘤中最受抑制或功能失调的 CD8 T 细胞群中 TIM-3 和 PD-1 的表达[64]。

据观察，与健康受试者相比，结直肠癌患者的外周血样本中循环 TIM-3/PD-1 CD8+T 细胞的水平更高。同样，与健康的相邻瘤周组织相比，结直肠癌组织中 TIM-3/PD-1 CD8+T 细胞的含量增加。此外，通过 PD-1 的表达来区分 T 细胞的子集，PD-1 子集的 IFN-γ 产生水平显著降低。结直肠癌患者 PD-1 阻断缺乏客观缓解，这些结果表明 TIM-3 是一种更主要的抑制性受体，限制了结直肠癌患者的 T 细胞反应[64]。

有临床试验正在测试抗 TIM-3 或抗 LAG-3 阻断的单药和联合治疗（NCT02817633、NCT01968109）。

五、CD70 和 CD27

CD70 是肿瘤坏死因子家族的成员之一，在活化的 T 细胞、B 细胞和成熟的树突状细胞中表达。然而，CD70 在恶性细胞中的组成性表达已被报道[65]。通过与其配体 CD27 的相互作用，CD70 的上调可以通过 3 种机制来实现对免疫系统的逃避：①诱导 T 细胞凋亡；②使 T 细胞耗竭；③增加抑制性 Treg[66]。体内试验表明，通过诱导 CD27+Treg 到肿瘤部位来逃脱免疫监视[67]。

CD70 介导的免疫逃逸的作用在非小细胞肺癌中得到了证明，在肿瘤微环境中发现 CD27+ 淋巴细胞的 Foxp3 表达有增加的趋势，CD70+ 恶性细胞周围的 CD4/CD8 比值较高[68]。

虽然 CD70 的表达在结直肠肿瘤中还没有描述，但 Jacobs 等人未发表的数据发现 28 例活检中有 6 例有 CD70 的表达[21]。

其他小组将策略重点放在 CD27 拮抗性单克隆抗体（如 varlilumab）的免疫刺激潜力上。CD27 属于肿瘤坏死因子受体超家族，在 T 细胞存活、T 细胞活化、NK 细胞的细胞毒活性等免疫过程中起着关键作用[69]。此外，CD70 对 CD27 的联接也显示出对 T 细胞增殖、扩增和存活的刺激作用，这些作用依赖于 IL2 自分泌信号。

六、糖皮质激素诱导的 TNFR 相关蛋白

糖皮质激素诱导的 TNFR 相关蛋白（GITR）又称 CD357，是一种表面受体分子，已被证实参与抑制 Treg 的抑制活性，延长 T 效应细胞的生存期。该分子很有希望成为免疫治疗中的激动剂抗体[70]。

GITRL 是其独特的配体，在活化的抗原提呈细胞上表达，它们之间的相互作用可促进效应 T 淋巴

细胞的共同刺激[71]。动物模型的研究表明，GITR 激动分子（如 DTA-1）可以通过 Treg 的谱系稳定性的丧失来介导肿瘤消退，降低其在肿瘤微环境中的抑制性影响[72]。

Schaer 等报道了肝转移的结直肠癌患者的肿瘤特异性 T 细胞反应，由大量表达高水平 GITR 的活化 Treg 组成。GITRL 处理后，可减少 Treg 介导的抑制作用，防止了 T 细胞的低反应性[72]。

七、OX40（CD134）

OX40（TNR4 或 CD134）是肿瘤坏死因子超家族的另一成员，与 GITR 和 4-1BB 相似，它的参与能促进 T 细胞的活化、存活、增殖和细胞因子的产生[73]。该分子主要在活化的 CD4 T 细胞和 CD8 T 细胞、中性粒细胞、树突状细胞和 Treg 上表达[74]。其配体 OX40L 在抗原提呈细胞中最为常见，另外在活化的 T 细胞和 B 细胞上也有发现[75]。OX40 的表达是由 T 细胞受体刺激诱导的，但通过其他分子（如 CD28）或细胞因子的共同刺激可以进一步上调表达[76]。

OX40 激动剂已在临床前模型中作为单药治疗进行了评估，可使肿瘤在体内减缓生长，并促进多种肿瘤的排斥反应[77]。OX40 依赖性抗肿瘤免疫需要 CD4 和 CD8 T 细胞。抗 OX40 与分割放疗、IL12 和抗 4-1BB、抗 CTLA-4 和 CpG 寡核苷酸、抗 CD25 和抗 CTLA-4 与过继细胞转移、转化生长因子 β 抑制或 IL2 联合使用，可改善荷瘤小鼠的抗肿瘤反应、肿瘤排斥反应、长期生存、抗肿瘤复发的抵抗力[76, 78-82]。

在第一个 I 期临床试验中，30 名患者接受了鼠抗人 OX40 单克隆抗体。据报道，12 名患者单剂给药后至少有 1 个转移病灶消退[83]。尽管有这些积极的结果，但单用 OX40 单抗不太可能足以诱导完全缓解，因为抗肿瘤免疫是由动态的相互影响的信号控制的。也许与其他药物（拮抗剂抗体），如 PD-L1（德瓦鲁单抗和阿特珠单抗）和 CTLA-4（曲美利木单抗）联合使用可以取得更好的获益。

虽然尚未报道，但在 NCT01644968 的 I 期研究中，抗 OX40 单克隆抗体获得疗效。NCT02205333 研究正在招募患者，测试该分子与抗 CTLA-4 和抗 PD-1 药物联合使用。

八、4-1BB

4-1BB（CD137）是一种对 T 细胞增殖和 CD8 T 细胞功能有影响的分子[84]。它在活化但非静止的 T 细胞、活化的自然杀伤细胞、自然杀伤 T 细胞上表达，并在一些树突状细胞和 Treg 群体上组成性表达[85]。

通过其配体（4-1BBL）或激动抗体对 4-1BB 的刺激，可增强多种免疫细胞的活化，包括 T 细胞、树突状细胞（上调 B7 分子和免疫刺激细胞因子的产生）、单核细胞和中性粒细胞，并诱导 B 细胞和 NK 细胞产生一系列效应[86]。

临床前试验表明，用激动剂抗体靶向 4-1BB 可以促进一些临床前模型中的肿瘤控制，并且通常与增加细胞毒性 T 淋巴细胞效应能力有关[87, 88]。

Cepowicz 等报道了外周血样本中 4-1BB 阳性与结直肠癌分期和侵袭深度的相关性[89]。此外，与配对的正常组织相比，其配体在恶性结肠组织中的表达降低[90]。4-1BB 激动剂治疗肝转移的结直肠癌的疗效已在临床前动物模型中得到证实[91]。

目前有 2 种激动性抗体正在进行 I 期试验的临床开发，即 urelumab 和 PF-05082566。在转移性黑色素瘤的试验中，有一例使用 urelumab 发生致命性肝毒性的报告，所以这项研究被终止。对于 PF-05082566，迄今尚未有明显的肝毒性报告[92]。

当人类 NK 细胞遇到抗体结合的肿瘤细胞时，会上调 4-1BB。此外，循环和瘤内 NK 细胞的 4-1BB 水平增加与表皮生长因子受体（EGFR）特异性 CD8 T 细胞的增加直接相关，与西妥昔单抗的联用具有明显的协同作用，表现为肿瘤的完全缓解和生存期的延长[93, 94]。

在 NCT00309023 研究中，显示了抗 4-1BB 抗体的活性。然而，由于毒性较高，II 期研究提前终止。NCT02253922 试验仍在测试较低剂量的该药与 PD-1 阻断剂的联合使用。

九、CD40

CD40 是肿瘤坏死因子受体超家族的成员之一，最初在 B 细胞上表征，也在树突状细胞、单核细胞、血小板、巨噬细胞以及非造血细胞（如肌成纤维细胞、成纤维细胞、上皮细胞和内皮细胞）上表达。其配体称为 CD154 或 CD40L，主要由活化的 T 细胞以及活化的 B 细胞和血小板表达[95]。

与其配体 CD40L 在活化的 Th 细胞上的相互作用增强了共刺激分子的提呈和表达，使树突状细胞成熟并获得有效地触发 T 细胞活化的所有必要特征。在动物模型中，与 CD40L 的结合促进了细胞因子的产生，并使 T 细胞有效地激活和分化[96, 97]。

在结直肠癌中，CD40 的表达已被证实[98]。CD40 作为预后工具在其他恶性肿瘤中的应用已经得到证实，尽管有必要进行更多的研究来阐明其在结直肠癌中的作用[99]。

激动性 CD40 单克隆抗体的临床试验表明，在没有相关毒性的情况下，具有临床活性。但缓解率仍为 20% 或更低，因此 CD40 激动剂与化疗、疫苗或抑制性检查点分子（如抗 CTLA-4 或抗 PD-L1 单克隆抗体）联合使用可能更有效[100]。

第五节　结直肠癌生物标志物在免疫调节中的作用

尽管近年来结直肠癌的治疗新策略不断发展，对个体肿瘤进行基因谱分析，新的药物也具有较好的毒性特征，但患者的选择和个体化治疗仍然具有挑战性。在这种情况下，识别可能影响肿瘤微环境的遗传因素对于改善特定治疗策略的选择至关重要。

Lal 等人对《癌症基因组图集》（The Cancer Genome Atlas）中的结直肠癌症数据进行了生物信息学分析，涉及二维层次聚类，以定义免疫特征，用于描述关键患者群体的免疫应答[101]。在整个患者群体中，一个由 28 个基因组成的"协调免疫反应群"（CIRC）的免疫特征被协调调节。这基本上包括所有的Ⅱ类 MHC 位点，而Ⅰ类 MHC 的表达则被排除在外。此外，主要的免疫检查点分子（PD-L1、PD-L2、LAG-3、TIM-3、CTLA-4）也被包括在内[101]。

一、微卫星不稳定

高度微卫星不稳定（MSI-H）是 DNA 错配修复系统缺陷的分子指纹，与高突变负荷有关，与 Th 细胞和Ⅱ类相关基因、趋化因子和免疫抑制检查点分子的高免疫浸润有关。同样，POL 突变也与高突变负荷和高免疫浸润有关，但观察到的抑制通路的协调表达表明，可能需要联合检查点阻断疗法来提高疗效[101]。

MSI-H 组患者可从免疫检查点抑制中获益；但在微卫星稳定的患者中，可能只有少量获益。此后，除了 MSI 状态外，人们还在努力寻找更好的有预测性的靶向生物标志物。在此背景下，"免疫评分"应运而生。免疫评分是根据肿瘤中心和浸润边缘的 CD3、CD8 阳性 T 细胞和 CD3/CD45RO 阳性 T 记忆细胞的密度进行评分的系统。采用从低浸润密度（分值：0）到最高免疫浸润（分值：4）的评分方式。较高的分数与较高的 PD-L1 水平相关，并从标准化疗中获得益处。此外，免疫评分比 MSI 状态更能预测对化疗的反应。最近的研究表明，免疫疗法也有同样的预测性[102]。同时，免疫评分为 3~4 的患者具有与 MSI 状态无关的较高的免疫浸润和更长的疾病特异性无复发间隔[102, 103]。

二、KRAS

Ras 突变预示着相对较差的免疫浸润和低抑制分子的表达。KRAS 和 NRAS 突变的结直肠癌的 CD4 T 细胞水平降低。在这种情况下，使用检查点阻滞剂的治疗可能疗效较差，突显了该患者群体对新型策略的需求[101]。

三、BRAF

在 5%~15% 的结直肠癌患者中描述了 BRAF 的突变，并且经常在高 MSI 的肿瘤中发现。BRAF 突变与微卫星稳定性肿瘤中更差的生存相关，但其在高 MSI 肿瘤中的作用尚不确定。可能预后不良不仅仅取决于 BRAF 状态，根据产生突变的遗传途径的类型，该突变可能具有不同的作用[104]。最近的数据表明，携带突变 BRAF 的黑色素瘤也可能改变免疫应答，为这些患者提供了治疗的新途径[105]。BRAF 抑制剂联合新的免疫疗法（如免疫检查点抑制剂）可能会进一步增强免疫激活。

第六节　总　结

在过去的几年中，人们对免疫系统在抗癌中的作用的认识取得了重要进展。这些最新的进展为一系列治疗方案打开了大门，为患有这种恶性疾病的患者带来了重要的获益。免疫系统在消化系统，特别是结肠和小肠中的复杂作用及其特殊的生理分布，是研究和开发有效的癌症新疗法的挑战。也许，考虑到肿瘤细胞、免疫系统和肿瘤微环境之间的重要相互作用，最佳的治疗策略将是细胞毒性治疗、生物制剂和免疫调节药物的联合疗法，也许包括疫苗与这些药物相结合的治疗策略。有许多正在进行的试验将帮助我们了解免疫系统与癌症之间复杂的相互作用，因此我们应该毫不犹豫地继续研究，为患者提供更好的治疗策略和生活质量。

第二十七章　胰腺癌的新型靶向治疗方法

Maria Diab, Muhammad Saad Hamid, Ramzi M. Mohammad,

Philip A. Philip 和 Asfar S. Azmi

第一节　前　言

胰腺导管腺癌（PDAC）仍然是美国癌症相关死亡的第四大原因。手术仍然是胰腺癌的唯一潜在根治性治疗方法。然而，只有 20% 的患者是可切除的 [1]。即使在根治性切除后，80% 的患者仍会出现复发和转移，因为尽管疾病看似可切除，但已经发生了微转移 [2]。

自从 1997 年标志性的临床试验显示吉西他滨（GEM）比 5-氟尿嘧啶有更好的疗效以来，吉西他滨一直是治疗 PDAC 的主要药物，无论是单药还是与其他治疗方法联合使用 [1]。手术后，与单纯观察相比，吉西他滨辅助化疗与更长的无进展和总生存相关 [3]。对于局部晚期和转移性（LA/M）疾病的患者，2 种主要的治疗方案是 FOLFIRINOX（亚叶酸、氟尿嘧啶、伊立替康和奥沙利铂）[4] 和吉西他滨 / 白蛋白结合紫杉醇（n-PC）联合治疗 [5]，无进展生存期（PFS）和总生存期（OS）分别为 5.5~6.4 个月和 8.5~11 个月。

白蛋白结合紫杉醇（n-PC）是一种纳米颗粒（130 nm）白蛋白结合的紫杉醇制剂，其水溶性使其具有穿透肿瘤微环境的能力，从而使瘤内的吉西他滨（GEM）含量增加 [6]。这可能与白蛋白结合紫杉醇通过产生活性氧从而抑制 GEM 分解酶（胞苷脱氨酶）有关 [6]。吉西他滨联合白蛋白结合紫杉醇在转移性 PDAC 中显示出改善的结局；GEM/n-PC 的 PFS 和 OS 分别为 5.5 个月和 8.5 个月，而单用 GEM 为 3.7 个月和 6.7 个月，缓解率为 23%。发生 3~4 级疲劳、中性粒细胞减少、周围神经病变和腹泻的患者分别有 17%、38%、17% 和 6%[5]。最近，口服氟嘧啶衍生物 S-1 的单药治疗证明了其疗效非劣于吉西他滨 [7]。

在下面的章节中，我们将讨论 PDAC 治疗的一些临床前和临床进展。

第二节　胰腺导管腺癌核心信号通路的靶向性研究

KRAS 和 CDK2NA 是最常见的基因突变，在 90% 以上的病例中发现 [8, 9]，其次是 TP53[10] 和 SMAD4[11] 的突变，分别在 75%~85% 和 60% 的病例中观察到。突变的 KRAS 和 CDK2NA 与 PDAC 的发展有关，而 TP53 和 SMAD4 的突变则与 PDAC 的进展有关 [12]。表观遗传失调也增加了 PDAC 的基

·462·

因组异质性。即使没有肿瘤抑制基因的失活突变，也可以通过甲基化使其沉默[13]。

已针对 PDAC 生物学中的主要信号通路进行了多种艰苦的研究，包括 KRAS 和 EGFR 通路、靶向肿瘤干细胞（CSC）和肿瘤基质。在过去的十年中，大型癌症测序计划使人们对 PDAC 进化有关分子机制的理解进一步加深[12, 14, 15]。然而，尽管做出了这些艰苦的努力，但几乎所有的靶向药物都未能在后期临床试验中显示出生存获益。

一、HER1/EGFR 通路

表皮生长因子受体（EGFR）是 ErbB 家族的跨膜受体成员，与细胞周期调节、细胞分化、黏附和生存有关。它在 90% 的 PDAC 病例中过度表达[16]。它的酪氨酸激酶结构域被多种配体激活，包括表皮生长因子（EGF）、转化生长因子 α（TGF-α）和 β 细胞素。通过激活 EGFR 以及多个下游通路，最终发挥其功能。这些通路包括 Ras/MAP 激酶、磷脂酰肌醇 3'- 激酶（PI3K）/Akt、Janus 激酶 /Stat 和磷脂酶 / 蛋白激酶 C 通路。

靶向 EGFR 的 2 种策略是小分子酪氨酸激酶抑制剂（TKI）和单克隆抗体。EGFR 抑制剂与三磷酸腺苷（ATP）竞争结合激酶结构域，从而阻断下游信号转导，阻止 EGFR 的生物学作用。在这些药物中，厄洛替尼是唯一一个显示出非常微弱但具有统计学意义的生存获益的药物。它被美国食品与药物监督管理局（FDA）批准用于局部晚期和转移性（LA/M）PDAC 的未曾化疗患者的一线治疗[17]。不过，目前临床上还没有使用。Moore 等人的 III 期试验纳入了 569 例 LA/M PDAC 患者，随机接受吉西他滨（GEM）单药或与厄洛替尼联合治疗。联合治疗组患者的无进展生存期（PFS）和总生存期（OS）分别为 3.75 个月和 6.24 个月，而 GEM 组为 3.55 个月和 5.91 个月[18]。这种生存获益与 EGFR 状态无关[19]。吉非替尼是另一种 EGFR 抑制剂，在与 GEM 联合治疗既往无法手术的 PDAC 的患者的 I ~ II 期试验中显示出耐受性[20]；在与 GEM 联合的 II 期试验中，观察到中位 PFS 和生存期分别为 4.1 个月和 7.3 个月[21]。

西妥昔单抗是一种与 EGFR 胞外域结合的单克隆抗体（MAB），最初在 LA/M PDAC 与 GEM 联合进行的 II 期试点试验中显示出一定的前景[19]。但在进一步的研究中，没有发现生存获益[22-25]。马妥珠单抗在未化疗的晚期疾病患者中表现出耐受性[26]，但缺乏进一步的疗效证据。尼妥珠单抗是一种人源化的单克隆抗体，单药治疗用于既往治疗失败的晚期疾病患者时是安全且可耐受的[27]。当其与 GEM 联合用于晚期疾病的一线治疗时，尼妥珠单抗的缓解率为 55.6%，PFS 和 OS 分别为 3.71 个月和 9.29 个月[28]。尼妥珠单抗目前在美国还没有上市。

二、HER2 通路

人表皮生长因子受体 2（HER2）是 ErbB 家族的另一个跨膜酪氨酸激酶受体成员。它在 11%~45% 的 PDAC 病例中过度表达，与较差的预后有关[29-31]。曲妥珠单抗是一种单克隆抗体，在临床前模型中与 GEM 联合显示出一定的获益 [29]。在临床上，测试曲妥珠单抗与 GEM[30] 以及卡培他滨 [32] 联合治疗的效果。在免疫组化证实了 HER2/neu 的过表达的转移性 PDAC 中，曲妥珠单抗 /GEM 组合与单药 GEM 相比产生了类似的结果 [30]。曲妥珠单抗 / 卡培他滨联合治疗虽然在转移性 PDAC 被证明是可以耐受的，但与标准化疗相比，在 PFS 和 OS 方面表现并不理想 [32]。

拉帕替尼是一种可逆的小分子 TKI，可同时结合并抑制 EGFR 和 HER2[33]。它最初被 FDA 批准用于联合卡培他滨治疗 HER2 阳性晚期乳腺癌 [34]。在 PDAC 患者中，一项 I 期试验最初显示出与 GEM 或 GEM/ 奥沙利铂联合治疗 LA/M 疾病的良好效果 [35]。然而，一项拉帕替尼 /GEM 联合治疗的 II 期研究未能显示出生存获益 [36]。最近，拉帕替尼与卡培他滨联合二线治疗 GEM 难治性转移性 PDAC，结果显示 PFS 和 OS 分别为 2.6 个月和 5.2 个月 [37]，无患者出现部分缓解。

三、KRAS 通路和下游信号通路

KRAS 是一种 GTP 酶蛋白，属于 Ras 家族，具有致癌活性。KRAS 基因位于 12p 染色体上，通过下游通路 RAF/MEK/ERK 和 PI3K/AKT 促进增殖，抑制凋亡。在超过 90% 的 PDAC 病例中观察到 KRAS 激活突变 [8]。到目前为止，尽管有各种尝试研发有效阻断 KRAS 活性，但还未开发出 KRAS 的抑制剂 [12]。法尼基转移酶抑制剂替比法尼在临床前研究中显示出一些令人鼓舞的结果 [38]。遗憾的是，它在临床试验中并没有带来生存获益 [39]。因此，研究重点转向靶向 KRAS 下游的通路。

RAF/MEK/ERK 信号级联在调节细胞增殖和分化以及炎症和生存方面发挥着重要作用。在 PDAC 中常因 Ras 或 BRAF 癌基因的功能获得性突变而失控 [40, 41]。丝裂原活化蛋白激酶 1 和 2（MEK1/2）代表了该通路的核心成分，是抑制的靶标 [42-44]。目前已发现 2 种口服的 MEK1/2 小分子抑制剂。与卡培他滨相比，在晚期疾病的情况下，对司美替尼进行了测试 [45]。虽然司美替尼组的 OS 长于卡培他滨臂（5.4 个月 vs. 5.0 个月），但差异无统计学意义 [45]。在一项 II 期随机多中心试验中，研究了曲美替尼与 GEM 联合治疗用于未化疗的转移性 PDAC，但没有产生任何生存获益 [46]。

激活后，KRAS 会磷酸化磷酸肌醇 3 激酶（PI3K），进而激活 PDAC 中过表达的丝氨酸 / 苏氨酸激酶 Akt[44, 47]。与 RAF/MEK/ERK 通路类似，PI3K/AKT 信号级联在细胞增殖、代谢和存活中也有重要作用 [44]，并通过下游信号靶点，包括哺乳类西罗莫司靶蛋白（mTOR）来实现。PI3K 的药理抑制作用增加了 PDAC 细胞系对化疗和肿瘤坏死因子 α（TNF-α）诱导的细胞凋亡的敏感性 [48, 49]。Rigosertib 是一种首创的 Ras 模拟和小分子抑制剂，可抑制包括 polo 样激酶 1（PLK1）和磷酸肌醇 3 激酶（PI3K）在内的多种信号通路。曾有研究将其与 GEM 联合用于既往未治疗的转移性疾病患者。然而，它未能证明生存率的改善 [50]。还研究了曲美替尼与 pan-PI3K 抑制剂 buparlisib（BKM120）联合治疗，但联合治疗未能显示出生存获益 [51]。Enzastaurin 是 PI3K/AKT 和 PKCβ 的抑制剂，曾与 GEM 联合用于 LA/M PDAC，但与单药 GEM 相比并没有显示出优势 [52]。其他试验还包括 RX-0201（一种 Akt 反义寡核苷酸）与 GEM 联用 [53]，BEZ235（PI3K 和 mTOR 的抑制剂）与 MEK 抑制剂 MEK162 联用 [54]，以及 buparlisib（BMK120）与 mFOLFOX-6 联用 [55]，结果尚未公布。

抑制 mTOR 被证明可以阻碍多种 PDAC 细胞系的生长 [56]，以及 PDAC 异种移植物的生长和转移，可能是通过诱导内皮细胞死亡和肿瘤血管血栓形成来实现的 [57]。单药依维莫司是一种口服 mTOR 抑制剂，在 GEM 难治性转移性 PDAC 患者中近乎无效 [58, 59]。将依维莫司与卡培他滨联合使用，PFS 和 OS 分别为 3.6 个月和 8.9 个月 [60]。另一种 mTOR 抑制剂坦罗莫司与厄洛替尼联用也显示出令人沮丧的结果，推测 mTOR 抑制导致的负反馈循环可能是研究中观察到的疾病进展的原因 [59]。

四、胚胎通路

Hedgehog（HH）和 Notch 信号级联在胚胎发育过程中在细胞增殖和胰腺器官发展中起着关键作用，它们都被新的治疗方法所靶向。哺乳动物 Hedgehog 家族的分泌信号蛋白包括 Sonic、Indian 和 Desert（分别为 SHH、IHH 和 DHH）[61]。在正常情况下，Hedgehog 通路受 Patched 抑癌蛋白的负调控，使 Smoothened 蛋白失活 [61]。当 Hedgehog 配体与 Patched 蛋白的胞外结构域结合后，会破坏 Smoothened 蛋白的抑制作用，并上调转录调节子 Gli 家族 [62, 63]。Hedgehog 通路的病理改变包括 Patched 蛋白的丢失、Smoothened 蛋白的活化突变、Hedgehog 配体和 Gli 蛋白的上调 [64]。Hedgehog 通路的激活与 PDAC 的进化和维持有关 [64, 65]，并且已经被证明在 70% 以上的胰腺癌中过表达 [64]。具体来说，发现 Hedgehog 分泌的信号蛋白在 PDAC 基质、癌干细胞（CSC）基质和癌干细胞池中过表达，这意味着 Hedgehog 在胰腺癌主隔室中的异常激活 [66]。此外，Hedgehog 还导致了促结缔组织增生反应（胰腺癌的一个重要特征），限制了治疗药物向胰腺癌细胞的递送 [67]。这使得 Hedgehog 通路成为一个活跃的研究领域。目前已经发现了 2 种作用顺畅的小分子抑制剂：维莫德吉（GDC-0449）[68] 和 saridegib（IPI-926）[69]。维莫德吉正在多个试验中进行新辅助治疗 [70]，以及作为单药（无缓解 [71]）和联合 GEM[72, 73]（无生存获益 [74]）、GEM+ 白蛋白结合紫杉醇 [75]、GEM+ 厄洛替尼 [76] 和西罗莫司 [77] 治疗 LA/M PDAC。Saridegib 正在与 GEM[78] 以及 FOLFIRINOX[79, 80] 联合评估在晚期疾病中的使用。第三种 Smoothened 抑制剂索尼德吉（LDE-225）在其他恶性肿瘤中进行了评估 [81, 82]，目前正在一项临床试验中用于 PDAC 的新辅助治疗的研究 [83]。

Notch 通路在异常上调时也有助于肿瘤发生 [84]。膜结合的 Notch 受体（Notch 1~4）与其配体（Delta-like 和 Jagged）结合后，通过 γ 分泌酶（早老蛋白）的介导，导致 Notch 受体的蛋白酶解，其活化的形式（即 Notch 胞内结构域）易位至细胞核，在核内调节一些参与增殖和分化的靶基因的转录，并与包括 KRAS 在内的其他通路相互作用 [85]。Notch 及其配体在 PDAC 中过表达 [86]，已经有大量对其进行靶向治疗的研究。RO4929097 是一种口服的 γ 分泌酶抑制剂，在一项 II 期试验中，在先前治疗过的转移性 PDAC 中显示出一些有希望的结果 [87]，也有与 GEM 联合使用的研究 [88]。RO4929097 也在新辅助环境下进行了研究，但该研究被终止 [89]。MK0752 是另一种 γ 分泌酶抑制剂，在 I 期试验中显示出耐受性 [90]，并与 GEM 联合治疗无法手术的疾病 [91]，但其疗效还需要更多的信息。

Demcizumab（OMP-21M18）是一种靶向 Delta 样配体 4 的人源化免疫球蛋白 G2（IgG2）单克隆抗体，在一项 I 期试验中与疾病稳定相关[92]，目前正在 2 项 LA/M PDAC 临床试验中进行研究[93, 94]。

五、PARP 通路

抑癌的 BRCA2 基因位于染色体 13q 上，在不到 10% 的 PDAC 中失活[95]。BRCA2 的种系突变与乳腺癌、卵巢癌和胰腺癌的遗传倾向有关[96]，通过 DNA 损伤修复的缺陷。多腺苷二磷酸核糖聚合酶（PARP）家族是一组核酶，参与细胞从 DNA 损伤中恢复的机制[97]。在正常情况下，抑制 PARP 成员会导致双链 DNA 断裂的积累，然后通过 BRCA 依赖的同源重组机制进行修复[97]。这将使 BRCA1/2 突变的肿瘤，至少在理论上，更容易受到 PARP 抑制剂与 DNA 破坏性治疗联合的影响。奥拉帕尼是一种口服 PARP 抑制剂，已在乳腺癌和卵巢癌中进行了研究[98-100]。在晚期吉西他滨难治性 PDAC 中，单药奥拉帕尼的缓解率为 21.7%[101]。奥拉帕尼和 veliparib 与其他治疗方法（如吉西他滨）联合治疗的试验正在进行中[102, 103]。

六、IGFR 通路

胰岛素样生长因子 1 受体（IGF1R）及其配体（胰岛素样生长因子 1 和 2）在胰腺细胞中过表达[104, 105]。临床前研究表明，IGF1R 具有促癌作用[106]。当与配体结合后，它会触发参与细胞增殖和生存的下游通路，如 PIK3/AKT[106]。其阻断作用可抑制胰腺癌细胞（包括 KRAS 突变的细胞）的生长和存活[106]。

多项试验通过单克隆抗体对其阻断作用进行了评估。在一项转移性 PDAC 一线治疗的 II 期试验中，ganitumab 与 GEM 联用初步显示出毒性可耐受[107]，但在具有标志意义的 GAMMA 试验中，该组合未能改善生存率，并且根据预先计划的无效性分析结果停止了该研究[108]。在 LA/M PDAC 患者中测试了 ganitumab 与 conatumumab（死亡受体 5 单克隆抗体激动剂）联合治疗方案[109]。死亡受体 5 是 TRAIL 受体家族的成员，它的激活会导致细胞凋亡[110]。遗憾的是，虽然联合疗法是可以耐受的，但并没有产生客观缓解[109]。通过将另一种 IGF1R 单克隆抗体拮抗剂西妥木单抗与厄洛替尼和 GEM 联合使用，双重阻断 EGFR 和 IGF1R 信号传导，但未能在未经治疗的转移性疾病中显示出生存获益[111]。

七、Wnt-β- 联蛋白通路

Wnt-β- 联蛋白通路在胰腺癌的进展和癌症干细胞的维持中起着核心作用[112]。PRI-724 是一种环 AMP 反应元件结合蛋白 /β- 联蛋白调节剂，可诱导干细胞分化[113]。目前正在研究其与吉西他滨联合治疗转移性疾病的方法[114]。

第三节　抑制血管生成

血管内皮生长因子（VEGF）在新血管生成中起着关键作用，是肿瘤生长和转移的重要机制[115]，在 PDAC 中过表达[116]。贝伐单抗（BV）是一种抗 VEGF 的单克隆抗体，与转移性结直肠癌的生存期延长有关[117]，许多试验评估了其在 PDAC 中的疗效，但多数未能显示出生存获益。尽管 BV/GEM 联合疗法在转移性 PDAC 患者中取得了初步的可喜结果[118]，但一项Ⅲ期试验中未能显示该组合的生存获益[119]。此外，对转移性疾病，厄洛替尼/BV[120] 和 GEM/厄洛替尼/BV[121] 联合疗法没有观察到生存获益。一项研究西妥昔单抗加 BV 联合或不联合 GEM 的Ⅱ期试验因 2 个治疗组缺乏足够的疗效而提前终止[122]。化疗双联（GEM 加卡培他滨）与生物双联（BV 加厄洛替尼）组合取得令人鼓舞的结果后[123]，一项Ⅰ～Ⅱ期试验显示中位 PFS 和 OS 分别为 8.4 个月和 12.6 个月，确诊放射学缓解率为 23%[124]。在一项Ⅰ期试验中，BV 与 PARP 抑制剂奥拉帕尼的联合治疗具有良好的耐受性，但缺乏更多关于其疗效的证据[125]。

阿西替尼是另一种强效的、选择性的 VEGF 受体 1、2、3 抑制剂。在 LA/M PDAC 中，在 GEM 的基础上加入阿西替尼并不能改善生存率[126]。同样，索拉非尼是 B-raf、VEGF 受体 2 和血小板源性生长因子（PDGF）受体 β 的多激酶抑制剂，在晚期 PDAC 中与 GEM 联合并不具有生存获益[127]。阿柏西普是一种全人源重组融合蛋白，由 VEGF 受体 1 和 2 的胞外结构域与人免疫球蛋白 G1 的 Fc 部分融合而成[128]。它与 VEGF-A、VEGF-B 以及胎盘生长因子 1 和 2（PlGF）-1 和 PlGF-2 结合，从而阻止这些配体与 VEGF 受体结合[128]。在临床前模型中，它被证明可以抑制肿瘤生长[128]。然而，一项评估阿柏西普联合 GEM 作为转移性 PDAC 一线治疗的Ⅲ期试验，在计划的中期分析后，因无效而终止[129]。Vatalanib 是一种口服多酪氨酸激酶抑制剂，对 PDGF 和 VEGF 受体有很强的亲和力。在 GEM 难治性 LA/M PDAC 中作为单药治疗进行试验，6 个月生存率为 29%[130]。

其他试验研究了非甾体抗炎药（如塞来昔布和 TL-118）的作用。在 LA/M PDAC 中，塞来昔布与 GEM 联合治疗并未显示出可测量病灶的显著改善。25 例入组患者中，4 例部分缓解，7 例病情稳定[131]。TL-118 与 GEM 联合的试验仍在进行中[132]。

第四节　靶向肿瘤基质

肿瘤基质最初被认为是保护宿主的机械屏障[133]，最近，肿瘤基质成为 PDAC 对化疗耐药的关键角色之一。基质是由促结缔组织增生反应形成的，形成肿瘤结构的主体，占肿瘤解剖结构的 90%，由胰腺星状细胞/肿瘤相关成纤维细胞、内皮细胞、免疫细胞和肿瘤细胞组成，此外还有细胞外基质（ECM）蛋白和生长因子[134]。胰腺星状细胞/肿瘤相关成纤维细胞在被各种细胞因子、生长因子和氧化应激激活之前一直处于静止状态，之后转变为肌成纤维细胞样细胞，并分泌大量细胞外基质（ECM）蛋白和生长因子，这些都促进胰腺癌细胞的增殖 [133]。此外，这种 ECM 蛋白的堆积会增加间质压力，造成毛细血管的压迫和随之而来的血流灌注障碍，这一方面减少了药物的输送，另一方面通过低氧诱导因子 1-α 对一系列基因的激活和诱导上皮 - 间质转化（EMT），诱导了低氧状态，进一步促进肿瘤的生存和侵袭 [135]。

由于胰腺星状细胞在胰腺细胞的存活和化疗耐药中发挥着多种作用，因此，胰腺星状细胞一直是一些治疗药物的目标。多韦替尼（TKI258）是一种小分子、强效的多激酶抑制剂，可抑制胰腺星状细胞上表达的 VEGF1、2、3，成纤维细胞生长因子受体 1、2、3（FGFR）和血小板源性生长因子 β（PDGFR）[136]。它在 I 期研究中被评估用于治疗各种实体瘤 [136, 137]，并已在与 GEM 和卡培他滨联合治疗晚期 / 转移性 PDAC 中进行了研究 [138]。另一种与 PDAC 预后不良有关的细胞类型是肥大细胞。马赛替尼是一种能有效抑制肥大细胞功能的选择性 c-Kit 抑制剂。目前，有一项 III 期试验正在研究马赛替尼与 GEM 联合治疗 LA/M 疾病 [139]。

也有人尝试靶向基质结缔组织进行治疗。虽然与单药 GEM 或与 GEM 联合使用相比，基质金属蛋白酶抑制剂的使用没有显示出额外的获益 [140, 141]，但 PEGPH20（聚乙二醇化的重组透明质酸酶）与 GEM 联合使用，尤其是在富含透明质酸的肿瘤中，与生存获益有关 [142]。有多个正在进行的试验，对其在转移癌中的应用进行研究 [143-145]。

第五节　利用给药系统

脂质体给药系统由基于磷脂的囊泡组成，该囊泡含有靶向表面受体的抑制剂，导致参与和随后通过内吞途径进行内化，并由于低 pH 值暴露而释放到胞质溶胶中。可以通过这种方式递送多种抑制剂，通过提高其在特定靶细胞中的细胞浓度来发挥其细胞效应。脂质体递送香叶基转移酶抑制剂（GGTI）和法尼基转移酶抑制剂（FTI）导致 MiaPaCa-2 细胞系中膜信号蛋白和 KRAS 信号的协同抑制，而自由形式的组合物导致更大的细胞毒性作用 [146]。同一研究组成功地靶向了在癌细胞中过表达的转铁蛋白受体。另一种纳米颗粒可以进一步提高药物输送，帮助克服由促纤维增生基质反应引起的耐药性。在一种新的方法中，引入了含有 LY364947（一种选择性的 TGF-β 型受体）的脂质体，它可扰乱负责周细胞分化、内皮细胞覆盖和血管稳定的分子级联，从而通过开放的血管开窗术改善血管通路。该技术增加了第二次脂质体传递吉西他滨的利用度 [147]。聚乙二醇修饰的脂质体可通过改善药物循环时间来改善药代动力学。另外，将有效载荷与同时具有内侧的、非极性的、疏水性区域和外侧的、极性的、亲水性区域的两亲性分子结合起来，可以增加非有效抑制剂的溶解度。在一项无胸腺裸鼠皮下肿瘤的体内研究中，将维莫德吉（一种疏水性 Smoothened 细胞表面受体拮抗剂）包裹在与高可溶性寡核苷酸 KRAS 抑制剂 miR-let7b 复合的共聚物胶束中。该组合使 miR-let7b 的平均停留时间更长，在植入的异位 MIA PaCa-2 细胞中具有相似的生物分布[148]。在另一项体内研究中，将 AKT/PDK1 抑制剂 PH-427 包裹到聚乳酸 - 乙醇酸（PLGA）生物可降解聚合物中形成 PH-427-PNP 复合物，通过掩盖 PH-427 的疏水性得以静脉注射的方式递送该抑制剂，从而改善了药物的输送[149]。由于药物负载的 PLGA 分子表现出双相释放模式，首先是松散结合的表面有效载荷的爆发释放，随后是较缓慢的消散阶段[150]。在一项体内研究中，通过对纳米颗粒进行进一步的修饰，在聚合物上补充额外一层，以获得更延迟和持续的药物释放[151]。可以对纳米颗粒进行改造，使其以较低的剂量递送药物，以减少药物的中断和停止。在一种新的组合方法中，首先利用光动力疗法照射含有 AsPC1 细胞的肿瘤部位，随后输送光敏的苯并卟啉连接的纳米脂质体，并含有卡博替尼（一种靶向 VEGFR 和 MET 信号的酪氨酸激酶抑制剂）。这种抑制剂的光致释放作用增强了 PDT 的抗血管作用，同时也防止了通过 MET 通路的转移性逃逸[152]。

第六节　微 RNA

微 RNA（miRNAs）是一种小的（19~25 个核苷酸）非编码核糖核酸（RNA），它与信使 RNA（mRNA）相互作用，通过与目标信使 RNA（mRNA）3' 非翻译区的不完全互补区结合，抑制其翻译或导致其降解，起到基因表达的负向调节作用[153, 154]。它们已被证明能影响细胞分化、增殖和凋亡[155]。它们仅占人类基因组的 3%，但却调控着 20%~30% 的蛋白质编码基因[156, 157]。已经获得了它们在多种不同的恶性肿瘤中的分子谱，包括乳腺癌[158]、肺癌[159] 和结直肠癌[160]，并在这些恶性肿瘤中检测到了差异性表达，这些都使 miRNAs 成为 PDAC 筛查、诊断、治疗和预后中很有希望的生物标志物。与其他非胰腺癌以及正常胰腺组织相比，发现以 KRAS 为靶点的 miR-96、miR-126 和 miR-217，在 PDAC 中被下调[161-163]。此外，miR-96 和 miR-217 的再表达抑制了 KRAS 的活性，使肿瘤的迁移和侵袭减少，说明它们具有抑制肿瘤的作用[162, 163]。观察到几个 miRNAs 谱可将腹膜癌从良性胰腺病理和健康样本中区分出来。与乳头内黏液性肿瘤和健康对照组相比，PDAC 中循环 miR-483-3p 水平过表达[164]。与健康对照组相比，胰腺癌和慢性胰腺炎患者血清 miR-200a 和 miR-200b 水平升高与 SIP1 的沉默和上皮钙黏素的过表达有关[165]。由于 miRNAs 调控多个基因的表达和信号通路，基于 miRNAs 的疗法比单基因疗法更有优势。至少在假设上，靶向 miR-NA 有望产生更有效的抗癌活性。用 miR-200c 模拟物转染胰腺癌干细胞，通过调节 EMT 降低胰腺癌干细胞的集落形成、侵袭和化疗耐药[166]。Lu 等人用转染 miR-200a 也达到了类似的结果[167]。同样，用 miR-205 和 miR-7 转染吉西他滨耐药的胰腺细胞，分别降低了 TUBB3 和 Pak-1 的表达，减少了癌干细胞的数量[168]。尽管它们在疾病生物学中发挥着重要作用，但 miR-NA 尚未被纳入胰腺导管腺癌的治疗性临床试验中。到目前为止，与荧光原位杂交（FISH）和 CA 19-9 等更常规的检测相比，很少有观察性的临床研究来研究 miRNAs 在 PDAC 诊断中的作用（ClinicalTrials.gov Identifier：NCT02531607）。

第七节　PDAC 的其他值得注意的疗法

一、脂质体伊立替康

PEP02（MM-398）是一种纳米颗粒脂质体伊立替康，与传统的伊立替康相比，具有更强的生物分布和更优异的药代动力学[169]。PEP02 已在晚期 GEM 难治性 PDAC 中作为单药以及联合疗法进行了研究。在 40 名入组患者中，单药 PEP02 的 PFS 和 OS 分别为 2.4 个月和 5.2 个月。在Ⅲ期 NAPOLI-1 试验中，417 例既往接受过 GEM 为基础的治疗方案的转移性 PDAC 患者随机化分为单药 PEP02 组、PEP02+5-氟尿嘧啶（5-FU）/亚叶酸钙组或单用 5-FU+亚叶酸钙组[170]。PEP02+5-FU+亚叶酸钙组的 OS 优于 5-FU+亚叶酸钙组（6.1 个月 vs. 4.2 个月，$P = 0.012$），单药 PEP02 和 5-FU+亚叶酸钙组之间的 OS 没有差异。NAPOLI-1 试验没有将传统的伊立替康与 PEP02 进行比较。

二、TH-302

TH-302 是一种缺氧激活的前药，在缺氧环境中会释放出 DNA 烷基化剂溴异环磷酰胺。TH-302/GEM 联合作为 LA/M PDAC 的一线治疗进行了研究[171]。在 214 例患者中，无论是单药 GEM、GEM 联合 TH-302（剂量为 240 mg/m²）（G+T240），还是 GEM 联合 TH-302（剂量为 340 mg/m²）（G+T340），与单药 GEM 相比，联合治疗的 PFS 更长（5.6 个月 vs. 3.6 个月，$P = 0.005$）。G+T240 和 G+T340 的 PFS 率分别为 5.6 个月和 6.0 个月。单药 GEM、G+T240 和 G+T340 的中位 OS 时间分别为 6.9 个月、8.7 个月和 9.2 个月，但结果无统计学意义。

第八节　胰腺导管腺癌的新疗法

核 - 胞质运输是正常组织和异常组织的基本过程，其失调在一些血液学和实体恶性肿瘤中已被阐明[172]。癌细胞利用这些过程来刺激肿瘤生长，并有效地逃避凋亡机制[172]。输出蛋白 1（XPO1，也称为Ⅰ型染色体区域维持蛋白）代表了许多细胞类型中核出口的主要介质，并通过多种通路介导细胞增殖[173]。XPO1 与核孔复合物中的核孔蛋白（NUP214 和 NUP88）相互作用[173]，并将含有核输出信号（NES）的货物蛋白运输出细胞核[174]。NES 是富含亮氨酸的短序列，可以在多种穿梭蛋白中发现，包括许多抑癌因子和癌基因[174]。癌细胞中 XPO1 输出到细胞质中的核蛋白包括药物靶标[175, 176]，如拓扑异构酶Ⅱα，以及肿瘤抑制蛋白[177-181]，如 p53、Rb 和 APC。这使得核输出成为小分子出核转运抑制剂对癌症进行治疗干预的潜在目标[182]。Selinexor 是一种选择性的出核转运抑制剂，最初被称为 KPT-330，在 189 例患者的Ⅰ期试验中显示出安全性和耐受性，其中包括Ⅱ例胰腺癌患者[183]。3~4 级不良反应包括的毒性有血小板减少（16%）、疲乏（15%）和低钠血症（13%）[183]。目前正在进行一项 Selinexor 与

GEM 和 n-PC 联合治疗转移性 PDAC 患者的 I b~II 期试验[184]。

第九节　总　结

尽管在治疗 PDAC 方面做了很多努力，但它仍然是癌症相关死亡的第四大原因。它的化疗耐药源于其关键特征，包括其基因组的异质性、致密的基质以及在其生存中起关键作用的癌症干细胞。晚期疾病的主流治疗方法是 GEM 联合白蛋白结合紫杉醇或适用于体能状况良好患者的 FOLFIRINOX。尽管在过去的十年中揭开了促进 PDAC 发展和生存的新的分子通路，但大多数靶向治疗的努力都未能显示出生存获益（表 27.1 和表 27.2[4, 5, 18]）。例外的是厄洛替尼联合 GEM，它的生存获益不大，但有统计学意义。90% 以上 PDAC 患者有 KRAS 突变，但靶向 KRAS 的研究一直没有获得成功，于是将重点转移到了靶向其下游通路。靶向多个核心信号通路可能是一种更可行的方法。迫切需要创新的方法靶向阻断这种恶性疾病的各种通路。

表 27.1　局部晚期和转移性胰腺导管腺癌的标志性阳性试验

治疗组	对照组	患者数	缓解率	无进展生存期（个月）	总生存期（个月）	参考文献
FOLFIRINOX	吉西他滨	342	32% vs. 9.4%	6.4 vs. 3.3	11.1 vs. 6.8	[4]
白蛋白结合紫杉醇联合吉西他滨	吉西他滨	861	23% vs. 7%	5.5 vs. 3.7	8.5 vs. 6.7	[5]
厄洛替尼	吉西他滨	569	8.6% vs. 8%	3.75 vs. 3.55	6.24 vs. 5.91	[18]

表 27.2　正在进行的试验

试验标识符	药物	靶点
NCT01728818	阿法替尼	EGFR、HER2、HER4
NCT01571024	BKM120	PI3K/AKT 和 mTOR
NCT01028495	RX-0201	PI3K/AKT 和 mTOR
NCT01337765	BEZ235+MEK162	PI3K/AKT、mTOR 和 MEK
NCT01096732	GDC-0449	Hedgehog 通路
NCT01195415	GDC-0449 联合吉西他滨	Hedgehog 通路
NCT00878163	GDC-0449 联合厄洛替尼	Hedgehog 通路
NCT01431794	LDE-225	Hedgehog 通路
NCT01576666	LDE225	Hedgehog 通路
NCT00515866	KU-0059436	PARP 通路
NCT01296763	AZD2281	PARP 通路

续表

试验标识符	药物	靶点
NCT01764477	PRI-724	Wnt-β-catenin 通路
NCT01621243	necuparanib	血管生成
NCT01509911	TL-118	血管生成
NCT01497392	多韦替尼	肿瘤基质
NCT00789633	马赛替尼	肿瘤基质
NCT01453153	PEGPH20 联合吉西他滨	肿瘤基质
NCT01839487	PEGPH20、白蛋白结合紫杉醇联合吉西他滨	肿瘤基质
NCT02241187	PEGPH20 联合西妥昔单抗	肿瘤基质

第二十八章　改进胃肠道肿瘤的临床试验设计

Ajlan Atasoy 和 Murielle Mauer

第一节　引　言

胃肠道（GI）恶性肿瘤是全世界最常见的癌症[1, 2]。几十年来，国际上大规模的细胞毒性疗法随机临床试验使患者的生存率有了实质性提高，尤其是在可切除的胃肠道癌患者中[3-7]。然而，尽管在多学科治疗管理和个性化医疗方面取得了进展，但大多数患者的疾病都是无法治愈的。

将快速发展的癌症诊断和治疗方法融入胃肠道试验设计中，并将结果更快地转化为患者治疗，同时保持研究结果的可靠性和可重复性也是至关重要的。这些目标要求临床医生、基础科学家和方法学专家紧密合作，开发出精致、可靠、可行的临床试验设计。

高质量临床试验的关键步骤是在精心编写的方案中预先描述所有的关键环节[8]。这一步既是体现科学严谨（性）的关键，也是成功招募受试者和开展试验的关键。试验方案应详细说明所有目标。统计设计应预先明确定义。在特定的试验方案中，重要的部分根据治疗模式和特定试验中使用的统计设计而有所不同。所有相关的治疗方式、毒性指南和转化研究都应在指定的章节中说明。在大型多中心国际试验中，保证数据质量可能是很有挑战性的，但可以通过缜密设计的试验方案来提高数据质量。良好的数据质量不仅对研究的可信度至关重要，更重要的是，它是一项伦理义务[9, 10]。然而，尽管为保护结果的完整性和有效性以及在临床试验过程中保护试验参与者而制定的程序有所改进，例如通过独立的数据监测委员会（IDMC）对积累的数据进行监测，但在临床研究领域还有其他的挑战。

自人类基因组测序以来，正在开发的化合物数量增加了62%，研发总支出翻了一番。临床试验的复杂性和成本的增加并不一定意味着更高的成功率。英国医药研究中心的分析得出的结论是，自2008年以来，Ⅱ期和Ⅲ期药物临床试验的失败率一直在上升[11, 12]。自2003年以来，尤其是抗肿瘤的在研药物，其整体临床试验成功率在所有在研的治疗领域中是最低的。因此，在预算紧张的环境下，健康福利增量因收益成本上升而不可持续[13]。最近，生物标志物驱动的方法在不同的疾病亚群中取得了一些成功。2017年是美国食品与药物监督管理局（FDA）批准肿瘤药物数量最多的一年，并将免疫检查点抑制剂引入某些生物标志物定义的胃肠道癌症的临床实践中。这一年也是组织学不明肿瘤的一个里程碑，FDA批准了检查点抑制剂帕博利珠单抗用于治疗携带高度微卫星不稳定性/错配修复缺陷（MSI-H/dMMR）的转移性实体瘤。此后不久，单药纳武单抗用于经治的MSI-H/dMMR转移性结直肠癌（mCRC）患者获得了加速批准。胃癌和肝细胞癌的治疗也见证了在全球范围内的转变，美国和东亚地区的胃癌和肝细胞癌的治疗获得了新的批准 [14]。

新药从早期开发到临床实践的延迟，越来越受到患者和医生的关注。据报道，研发一种新的抗肿瘤药物的平均时间约为 7.6 年 [15]。这个时间包括了临床试验和新药注册。

设计能给社会和患者带来更多价值的临床试验，需要使用适当的研究终点，并以更大的治疗获益为目标。降低 II 期和 III 期试验失败率的主要策略包括改善患者选择，开展早期临床试验以证明靶点参与或疗效（所谓的"概念验证"试验），以及尽早终止不具备所需活性的分子的试验 [16, 17]。有人提出了创新的、灵活的试验设计，可以对手中的数据进行实时学习和调整（其中有所谓的"自适应"设计），使研究方法更加稳健，更不易失败 [18]。

适应性许可例如欧洲药品管理局（EMA）的适应性路径方法，可能会大大提高患者在高医疗需求领域对新药的及时获取 [13]。这种方法要求在基于早期数据（使用替代终点）获得有条件批准后，对真实生活数据进行收集、分析和解释，以补充临床试验数据，并确认产品的效益 - 风险平衡。它们还要求患者和卫生技术评估机构尽早参与药物研发的讨论。

最后，需要建立新形式的多学科伙伴关系以及学术界和工业界之间的伙伴关系，以便从多个合作伙伴的专门知识中获益，并努力与成本分担模式整合起来 [19, 20]。

第二节　有意义的临床获益和研究终点的量级

美国临床肿瘤学会（ASCO）和欧洲肿瘤内科学会（ESMO）都认为，在癌症治疗和药物研发中，定义价值和临床获益是非常重要的。ASCO 癌症研究委员会已经提请大家注意，需要通过定义有临床意义的结果来提高临床试验的标准。在胃肠道肿瘤学方面，分别由胰腺癌和结肠癌专家组成的 2 个工作组提出了界定认为有临床意义的获益的量级 [21]。对于转移性胰腺癌的 III 期试验，相对的目标是将符合使用吉西他滨或吉西他滨联合白蛋白结合紫杉醇条件的患者 8~9 个月的中位生存期提高 3~4 个月（HR 0.6~0.75），将符合使用 FOLFIRINOX（亚叶酸、5-氟尿嘧啶、伊立替康和奥沙利铂）条件的患者 10~11 个月的生存期提高 4~5 个月（HR 0.67~0.69）。对于转移性结直肠癌的 III 期试验，临床相关的目标是既往治疗后出现疾病进展的患者或不适合标准二线或三线方案的患者的 HR 达到 0.67。

ASCO 的癌症治疗价值工作组在 2014 年发起了一项倡议，将价值定义为癌症治疗护理的 3 个因素的组合：临床获益、毒性和成本。最近发布的 ASCO 价值框架，评估癌症护理的价值，并说明价值如何由患者、医疗服务提供者和支付方定义 [22]。

欧洲肿瘤内科学会（ESMO）在 2015 年 ASCO 年会上公布了其工具，即临床效益量表（ESMO-MCBS）。ESMO-MCBS 是第一个提供结构化和一致的方法对药物的临床意义获益进行分级的标准工具。第一版的量表在欧洲的各种环境和场景中对 10 种癌症类型的 77 种癌症药物进行了现场测试 [23]。ESMO-MCBS 如何解决效益和终点问题的要点如下：

- 治愈被认为比推迟死亡更重要。

- 生存和生活质量等直接终点指标优先于无进展生存或客观缓解率等替代指标。

- 潜在可治愈的疾病的无病生存期是比非治愈性疾病的无进展生存期或缓解率更有效的替代指标。

- 对来自替代指标（如无进展生存期）的获益证据的解释可能受到次要结果数据的影响。

　　针对可治愈性疾病和非治愈性疾病分别创建了评估算法，其中一些算法后来在 ESMO-MCBS 1.1 版本中进行了更新 [24]。由于欧洲各地的成本差异很大，ESMO-MCBS 没有考虑成本。目标是将最高等级分配给具有足够统计学效力的相关获益幅度的试验，并进行等级调整以反映观察到的获益幅度。通过模拟计算，对 HR 和生存期、无进展生存期（PFS）和无病生存期（DFS）的绝对收益进行了不同的阈值讨论，以充分反映肿瘤学界的专家意见。风险比和最低观测效益的综合阈值见表 28.1。本工具的设计是为了定期更新临床试验的更成熟数据。在制定试验设计和方法学时应考虑到最新情况。

表 28.1　初始评分阈值

治愈性意图的治疗

　　大于 3 年的随访中生存率改善 5%

　　在没有成熟生存数据的研究中，单纯 DFS 的 HR 改善小于 0.60（主要的终点指标）

非治愈性意图的治疗

　主要结局 OS

　　对照≤12 个月

　　　HR≤0.65 且获益≥3 个月

　　　或

　　　单纯 2 年生存率增加≥10%

　　对照＞12 个月

　　　HR≤0.70 且获益≥5 个月

　　　或

　　　单纯 3 年生存率增加≥10%

　主要结局 PFS

　　对照≤6 个月

　　　HR≤0.65 且获益≥1.5 个月

　　对照＞6 个月

　　　HR≤0.65 且获益≥3 个月

注：取得许可改编自 Cherny 等的表 2[23]

　　　DFS 无病生存期，HR 风险比，OS 总生存，PFS 无进展生存

　　虽然 ASCO 和 ESMO 考虑了类似的临床获益方面，如总生存期（OS）、PFS、缓解率（RR）、毒性和生活质量（QoL），但这些方面的评估方式不同。ASCO 框架优先考虑 OS、PFS，然后是 RR 的等级体系进行评分，而 ESMO-MCBS 则优先考虑主要终点。因此，各框架对临床获益的建构不完全相同 [25]。在每个框架中，治疗毒性的核算方式也不同。例如，根据 ESMO 量表，显示出 QoL 改善

的疗法将获得更有利的评价。ASCO 框架有意排除了 QoL 测量，这些通常来自患者报告的结果，因为 ASCO 的癌症护理价值工作组认为这些数据是主观的，而且可能不一致。相反，如果一项临床试验将 QoL 改善作为次要终点，则可提高 ESMO 评分。另外，如果将生活质量指数作为次要衡量标准进行报告，但未显示出改善，则 ESMO 评分可能会降低。

一、老年人口的终点指标

虽然通过使用有效的患者报告结果，QoL 评估已经成为临床试验的标准，但将 QoL 终点纳入试验设计仍然非常具有挑战性。在人口老龄化的背景下，由于死亡的竞争风险和治疗对整体功能和生活质量的潜在影响增加，临床研究的既定终点可能与老年癌症患者不那么相关[26]。共同主要终点或复合终点可以被认为比单独的疗效更重要。然而，根据不同的目标，要获得至少一个或所有共同主要终点的阳性结果，Ⅰ 型或 Ⅱ 型误差必须调整为多次测试，这就需要增加样本量。复合终点允许将除疗效外的多个维度（如 QoL、功能的改变）整合到治疗益处的定义中。复合终点由多个单一终点组成，这些终点被组合在一起，如果发生其中任何一个终点，就说明事件发生。复合终点在涉及老年癌症患者的随机对照试验中具有优势，如使用单一终点（即复合终点）的简单性，以及与多个综合终点相关的较多事件增加了统计学效力。

复合终点并不是在所有疾病中都可行，但如果复合终点的各个组成部分具有临床意义，并且对临床护理具有类似的相对重要性，则复合终点是合理的。QoL 和保持功能能力以及独立性对老年人群很重要，应更多地将其作为临床试验的终点。欧洲癌症研究与治疗组织（EORTC）已经制定了一套用于临床试验的老年病评估的最小数据集。同样，癌症和白血病 B 组（CALGB）也在其试验中证明了自我管理工具的可行性[27, 28]。其他的老年病评估方案也是可用的，重要的是要继续进行该主题的国际讨论[29, 30]。

二、替代终点指标

（一）总生存期

对于后期的验证性试验来说，总生存期显然是最直接和最有临床意义的终点。然而，它需要大规模的研究和随访时间，当选择 OS 作为主要终点时，这可能会延迟试验结果对临床实践和药物研发的影响。此外，OS 还包括非癌症死亡，目前还在争论它是否可能受到交叉和二线及后续治疗中越来越多的治疗活性药物选择的潜在影响[31]。

除了更好地选择患者和使用创新的临床试验设计外，确定适当的替代终点已被监管当局作为加快药物审批过程的一种手段[32]。临床医生将替代终点定义为替代性终点（如肿瘤缩小或较低的生物标志物水平或前驱事件），它可以作为治疗有效的指标或标志，可以用来替代直接衡量生存、功能或生活质量的具有临床意义的终点[33]。然而，对替代终点的治疗效果，如肿瘤缩小（很可能是暂时的），并不总是转化为患者症状的缓解或生存期的延长。已经制定了严格的标准来验证替代终点指标[34]。除了替代指标在生物学上的合理性外，还需要对替代指标的证据强度进行量化评估。必须证明替代指标的预后价值，以及替代指标的治疗效果可以可靠地预测临床结果的治疗效果的证据。

（二）无病生存期和无进展生存期

复发 / 无病生存期和 PFS 已被用作 OS 的替代指标，以确定随访时间较短的有效治疗。例如，通过使用 DFS 作为主要终点，MOSAIC 试验（奥沙利铂 /5-氟尿嘧啶 / 亚叶酸钙在结肠癌辅助治疗的多中心国际研究）能够在 OS 获益被证实前 6 年就建立起目前结肠腺癌的标准辅助治疗方法[7, 35]。后来更新的 10 年分析证实了 OS 的获益[36]。美国国家外科辅助乳腺和肠道项目（NSABP）C-07 试验也将 3 年 DFS 作为主要终点，结果表明获益的幅度相似[37, 38]。然而，即使在最初的 OS 分析中，OS 有改善的趋势[39]，但随访时间更长的更新分析显示，治疗组之间的 OS 相似（HR 0.88，95%CI 0.75~1.02，$P = 0.08$）。因此，DFS 或 PFS 的"早期"治疗获益可能不会在所有环境中转化为 OS 的明确获益。替代结果的使用应仅限于替代指标已显示出强大的预测有意义效益的能力的情况，或病例严重、罕见或治疗选择少的情况。在这 2 种情况下，只有已经充分研究了硬性终点的继续研究时，才可以使用替代终点[40]。

过去几十年来，专家组一直在评估在胃肠道癌症中选择替代终点是否合适。2005 年，Sargent 等报道了对 20898 例结肠癌辅助试验患者个体数据的汇总分析结果，证明 3 年 DFS 和 5 年 OS 这 2 个终点之间存在"一致的强关联"[41]。这项分析被称为辅助结肠癌终点（ACCENT）分析，共包括 18 项随机Ⅲ期临床试验，包括 43 个不同的治疗组。这些试验的时间范围从 1977 年到 1999 年。在 8 年的随访期间，80% 的复发记录在前 3 年内。在总共 43 个研究组中，有 33 个研究组的 3 年 DFS 和 5 年 OS 的差异小于 3%。发现 DFS 和 OS 在患者内部和不同试验中均高度相关。应该记住，在本研究所包含的时代（1997—1999 年）姑息性系统治疗方案对生存率的影响并不像今天这样有意义。

然而，目前尚不清楚 PFS 作为消化道晚期恶性肿瘤的替代终点是否同样可靠。一项基于早期文献的分析来自 39 项晚期结直肠癌一线化疗的随机对照试验，评估了转移性结直肠癌一线治疗中 PFS、进展时间（TTP）、缓解率与总生存率之间的相关性，认为 PFS 的改善与这种情况下 OS 的改善密切相关[42]。Buyse 等也研究了使用 PFS 作为 OS 替代指标的有效性，并报道了这些终点之间的强相关性[43]。然而，重要的是要记住，疾病进展的定义和评估已经随着时间的推移而发展，使用更敏感的成像技术进行更频繁和更仔细的影像学和代谢评估[44]。此外，医疗服务和分期程序的改善也有助于降低诊断时的肿瘤负担，再加上疾病进展后更好的临床选择，可减少症状并延长生存期。统计模型表明，在进展后生存期较长的疾病中，OS 和 PFS 之间的关联性会变得更弱[45]。因此，目前还不清楚 PFS 是不是转移性结直肠癌（mCRC）在后期试验中 OS 的可靠替代指标，尽管近年来 FDA 发现它原则上是可以接受的。

这些替代终点在精准医学时代的价值尚待确立，尤其是在免疫肿瘤学（IO）试验中。免疫检查点抑制剂在 IO 敏感的胃肠道癌症中缓解的持续性是否能可靠地转化为 OS 获益还有待观察。

（三）客观肿瘤缓解和肿瘤缩小

除了 PFS 和 DFS 外，客观缓解率也被作为替代终点进行探讨。在 mCRC 中，抗 EGFR 治疗的一些关注终点是早期肿瘤缩小（ETS）和缓解深度（DpR）。虽然 ETS 和 DpR 最近被提议作为 OS 的替代终点而非 PFS，但根据一些回顾性分析，它们似乎与特定临床结局相关[46]。在开始治疗 6 周时测量的早期肿瘤缩小被认为是高治疗敏感性的早期指标[47-50]。虽然这些指标并不适合作为主要终点，尤其是在后期阶段的试验中，但在 mCRC 靶向治疗的试验中，将这些终点保留在次要终点中，可能有助于收集更多的终点数据。

显然，确定性试验中的主要结果的衡量标准仍应是与患者相关的临床事件，或直接测量患者感觉、功能或生存情况的终点。同时，建立更可靠的早期终点来评估治疗反应和长期获益，将保证在药物研发的早期阶段就做出适当的决定，并确保各期临床试验之间的及时过渡。这些早期指标不必达到与抗癌药物审批终点一样的要求。

实体瘤疗效评价标准（RECIST）由于其简单性和可重复性，以及需要对不同的临床试验进行标准化的评估，已被广泛用于肿瘤负荷变化的早期评估。然而，随着新型靶向制剂和免疫调节剂的使用越来越多，以及高成像技术的发展，RECIST 1.1 版的局限性已经显露出来，该版本主要是为细胞毒性药物和解剖学成像而开发的。已确定的潜在弱点包括：①缺乏潜在的早期反应指标，如功能成像；②缺乏对较罕见肿瘤类型的验证；③缺乏对新型（靶向）药物和免疫疗法的验证[51]。为了结合更多现代的、基于影像学的反应评价，有人提出了实体瘤的正电子发射断层扫描（PET）反应标准（PERCIST）1.0[52]，但仍需要适当的验证。因此，RECIST 工作组扩大了 RECIST 数据库，将靶向药物的试验以及包括功能显影在内的试验纳入其中。PET 成像指南的可用性允许将这种功能性肿瘤成像技术纳入大型多中心试验中。

免疫相关缓解标准（irRC）的制定基于世界卫生组织（WHO）标准和 RECIST 标准的适应性修订（irRECIST 标准），以限制在给定患者中过早地宣布治疗失败（表 28.2）[53]。如 Nishino 等人所述，irRECIST 标准是基于适用于一维测量的 irc 标准[54]。这些标准缺乏适当的验证。因此，RECIST 工作组制定了一个共识指南 iRECIST[55]。该指南不仅提供了用于免疫治疗试验的反应标准，而且还旨在确保数据收集的一致性，以便于进一步验证或未来根据需要对 iRECIST 进行修订。该指南不仅为免疫治疗试验提供了评价标准，而且旨在确保数据收集的一致性，以促进进一步验证或在需要时对 iRECIST 进行修订。

表 28.2　RECIST、irRECIST 和 iRECIST 标准摘要

	RECIST 1.1	irRECIST	iRECIST
靶点病变和非靶点病变	靶点病变最长直径之和（一维）可测病变的直径≥10 mm（淋巴结病变≥15 mm）最多 5 个病变（每个器官两个）		
新病变	代表 PD	不代表正式的进展 最长的直径将被添加到基线时所有靶点病灶的总测量肿瘤负荷中	不代表正式的进展 未纳入肿瘤负荷

续表

	RECIST 1.1	irRECIST	iRECIST
CR	所有靶点和非靶点病变消失 淋巴结短径小于 10 mm 无新病变		
PR	肿瘤负荷相对于基线降低≥30% 非靶点病变无明确进展 无新病变		
SD	既不是 PR 也不是 PD		
PD	LD 总和与基底值（最小 5 mm）相比增加≥20% 或非靶点病变或新病变进展	irPD TMTB 与基底值相比增加≥20%（最小 5 mm），或非靶点病变或新病变的进展 建议在首次 irPD 评估后至少 4 周确认进展情况	iUPD LD 总和与基底值相比增加≥20%（最小 5 mm），或非靶点病变或新病变进展 建议在首次 iUPD 评估后至少 4 周确认进展情况。
确认 PD	非必需	初次 PD 后出现新的明确进展或恶化进展 出现新病变	iCPD 靶病变或非靶病变的大小增加 新的靶病变总和增加大于 5 mm 出现新病变

注：改编自 [53]

　　RECIST 实体瘤疗效评价标准，CR 完全缓解，PD 疾病进展，PR 部分缓解，SD 疾病稳定，iUPD 未证实的疾病进展，iCPD 证实的疾病进展，LD 最长径，TMTB 总测量肿瘤负荷

（四）病理学缓解

　　在新辅助治疗中病理学缓解也需要进一步验证。在胃腺癌中，Becker 消退分级是基于原发肿瘤部位的可存活肿瘤面积与可识别的瘤床面积的百分比。患者分为以下几类：

- 消退评分 1a（完全缓解）：无残余肿瘤。
- 消退评分 1b（次全消退）：残余肿瘤小于 10%。
- 消退评分 2（部分肿瘤消退）：10%~50% 残余肿瘤。
- 消退评分 3（极小或无消退）：残余肿瘤超过 50%。

　　在对肿瘤消退、ypT/N/L 类别、切除状态、分级和 Lauren 分类的多变量分析中，发现肿瘤消退（消退评分 1a 和 1b）是生存的独立预后因素 [56]。虽然有报道称新辅助化疗后的病理完全缓解表明了有利的生存结局 [57]，但与较小程度的肿瘤消退相比，次全消退（<10% 残余肿瘤细胞）并未显示出结局的差异 [58]。在胃癌中，其组织病理学的肿瘤消退的预后价值仍未得到很好的证实。

第三节　临床试验中的精准医学

　　随着精准医学研究的发展，基于分子生物标志物对患者群体进行前瞻性定义具有重要意义。这种选择性治疗的目的是改善获益 - 风险平衡，通过治疗可能从新的治疗策略中获益的患者，并允许

更个性化的治疗方法，从而提供更好的临床价值。此外，生物标志物驱动的设计允许使用更少的受试者进行更有效的临床试验。

"组学"技术的最新发展为更好地描述疾病特征带来了希望，它可以提供预后和预测信息，从而选择最有益的疗法。基于组学的检测被定义为"由多个分子测量结果组成或衍生的检测，并由一个完全指定的计算模型进行解释，以产生临床可操作的结果"[59]。它指的是广泛应用于癌症检测、疾病风险分层和治疗反应预测的一系列技术。这些包括基因组学、蛋白质组学、表观基因组学和转录组学。然而尽管数据量迅速增长，但这些进展的临床转化却十分缓慢。将组学从实验室转化到临床的过程中，需要在研发和验证方面做出严格的努力。

重要的是要记住，并不是所有目前用于临床试验的检测方法都得到了适当的验证，这反过来又影响了纳入到药物试验中某些生物标志物的有效性。美国国家癌症研究所（NCI）与组学专家合作，根据医学研究所提出的原则，制定了一份标准清单，作为促进将用于临床试验的组学技术质量的指南[59]。这份 30 点清单的制定者建议，这些标准应适用于将肿瘤生物标志物检测纳入任何前瞻性的临床试验评估其临床效用，而且它们也应被用于评估研究质量和证据强度的资助机构和评估此类研究的期刊。该清单被用于评估 NCI 资助的临床试验方案，其中组学将用于指导治疗。它包含以下领域的具体建议：

- 标本的收集、处理和储存。
- 与基于组学的测定有关的技术问题（如试剂、标本、仪器、评分方法）。
- 数学预测模型的开发、规范和初步性能评估。
- 临床试验的设计和进行（如统计设计的严谨性、数据的信息学计划、组学测试的完整规范）。
- 伦理、法律和监管问题（患者的安全和隐私、知识产权问题）。

第四节　生物标志物鉴定的伦理：临床试验期间的强制性活检

学术研究者和制药行业在研究新型干预措施时对将组织取样纳入临床试验设计越来越感兴趣。然而，带有强制性研究活检的试验设计引起了伦理方面的关注，因为存在伤害受试者和自愿知情同意充分性的风险。考虑到这些问题，癌症和白血病 B 组（CALGB）伦理委员会提出了涉及强制性研究活检的临床试验指南[60]。任何有强制性研究活检的癌症临床试验必须精心设计，以解决科学问题，以受试者风险最小化的方式获得活检，并确保受试者充分了解研究的风险、原理和要求，以及治疗方案。这些基本原则经常被伦理委员会应用。首先，研究方案要前瞻性地明确规定强制活检的理由，并确定这些活检计划的研究内容，终点是什么，是否制定了合适的统计分析计划。此外，知情同意必须是标准的可接受和可理解的语言。此外，显然需要关于解剖部位的数据，这些数据可能更容易获得，以便为研究者和潜在的试验受试者提供现实的安全性估计。Overman 等 [61] 的研究结果中概述了改善这些方面的迫切性。他们报告说，在他们的介入放射学数据库中确定的 38 项需要强制研究活检的临床试验中，68% 的试验的主要适应证是有关科学，只有 26% 的试验在研究方案中提供了统计学分析计划。仅有 5 项研究的同意书中解释了部位分层活检风险，总体并发症发生率为 5.2%，其中 0.8% 为重大并发症。他们认为，需要在研究方案和知情同意书中更好地体现研究活检的风险和益处。

第五节 传统临床试验设计与创新方法

传统的药物的临床试验通常分为Ⅰ期到Ⅳ期。早期研究（Ⅰ期、Ⅰ~Ⅱ期和Ⅱ期）旨在产生数据，以支持和规划后期确认性研究，这些研究提供了更明确的信息，有可能影响治疗标准。然而，传统的以连续不同阶段为基础的临床试验方法，可能不是最有效或最具成本效益的药物研发路径。推进临床试验设计并使用适应性设计工具来增加灵活性和最大化的更综合的观点，使用积累的知识已经被认为是未来药物研发的重要步骤[18]。

一、Ⅰ期临床试验

传统上，Ⅰ期试验的主要目的是寻找剂量和确定药物或药物组合的副作用[8]。在这一阶段的药物测试中，要研究药物的药代动力学和药效学。经典的Ⅰ期试验设计依靠单一的剂量 - 毒性关系来确定最大耐受剂量（MTD）。通常初始剂量很低，在随后的患者中根据预先计划的步骤增加剂量，并考虑到剂量限制性毒性（DLT）。在每个剂量水平上，对 3~6 名患者进行队列治疗。决定是否增加下一个队列的剂量取决于在给定剂量水平下是否出现任何剂量限制性毒性（DLT）。根据该系统确定Ⅱ期试验的推荐剂量，通常 6 个或更多的患者以推荐剂量进行治疗，以达到确认的目的。这些都是小规模的试验，通常包括不同类型的肿瘤患者。

标准的 3+3 剂量递增设计已在许多方面受到挑战[62]。有人对这种设计的操作特点表示担忧。首先，3+3 队列法并没有明确的目标，只是想找到一个剂量，使观察到的 DLT 率不超过 33%。因此，3+3 队列法产生的数据，对任何一个剂量水平的实际 DLT 率都没有置信度，因此对所选的 MTD 置信度不足[63]。这种 3+3 设计的另一个主要缺点是可能涉及过多的递增步骤，这可能会导致很大一部分患者以亚治疗剂量进行治疗，而只有少数患者实际接受的剂量达到或接近Ⅱ期试验的推荐剂量[64]。因此，如果治疗窗口较宽且预期毒性较低，则应采用新颖的规则或模型设计进行快速剂量递增。与 3+3 设计相比，已经提出了几种创新的Ⅰ期阶段设计来提高效率，表 28.3 中总结了这些设计[63, 65]。这类策略的例子包括加速滴定设计[66]，基于贝叶斯模型的设计，如连续重新评估法[67]，或控制过量用药的剂量递增方法（EWOC）[68, 69]，该方法本质上是一种改良的连续重新评估法，并在其中加入额外的安全措施，以避免患者接触到潜在毒性过高的剂量。

表 28.3　I 期试验设计分类和主要参考资料摘要

类别	具体设计	主要特点	局限性
算法设计	3+3 队列 A+B 队列	使用简单	可能高估 MTD 没有明确的目标 DLT 率 样本量小导致数据不足 不容易扩展到更复杂的情况
非参数化设计	偏币法（BCD）	计算简单	不容易扩展到更复杂的情况
	累积队列（CCD）	比算法设计更可靠地识别 MTD	
参数化设计	连续重新评估法（CRM）	提供已发布的软件	计算密集型
	控制过量用药的剂量递增方法（EWOC）	比算法设计更可靠地识别 MTD	需要统计建模知识
	改良的毒性概率区间方法（mTPI）	可轻松扩展到更复杂的情况	

改编自 [63]；MTD 最大耐受剂量，DLT 剂量限制性毒性

与以往相比，在药物研发的早期阶段，分子靶向药物的数量不断增加，以及肿瘤生物学信息的丰富，提出了一种更有效的早期阶段试验方法的需求 [70]。在涉及细胞毒性药物的 I 期癌症临床试验中，传统的主要终点是毒性，而毒性随着药物剂量的增加而增加。分子靶向药物可以调控癌细胞中特定的异常通路，而不影响正常组织，因此这些新型药物的毒性和疗效在一定水平以上可能不具有剂量依赖性 [64]。有人建议在肿瘤中有效的靶点抑制可作为一个替代终点，但这种类型的评估是非常具有挑战性的。此外，传统的剂量递增设计确定 MTD 或生物活性剂量（BAD）的方法可能不适用于癌症疫苗，因为治疗性癌症疫苗的严重毒性风险极低，而且毒性与剂量水平无关 [71]。

通过更周密的设计，I 期阶段可能会带来更多的信息，而不仅仅是毒性 [72]。在这个阶段，一个有希望的标志甚至可能导致在监管审批过程中进入快速通道。自 1997 年 ASCO 首次强调 I 期试验在癌症治疗中的重要性以来，肿瘤研究的格局发生了巨大的变化 [73]。

随着试验设计的进步，分子靶向药物和免疫疗法的数量迅速增加，ASCO 发布了 I 期试验的政策更新 [74]。通过较新的 I 期设计，研究人员和药物申办者可以在评估毒性的同时研究抗肿瘤活性的信号。新的 I 期试验设计通过限制可能暴露于亚治疗剂量的患者数量而更加符合伦理。

二、Ⅱ 期临床试验

通常在 I 期试验中确定 MTD 后，进行Ⅱ期试验旨在评估药物或药物方案的抗肿瘤活性，对毒性进行更详细的描述。Ⅱ期试验的结果将导致一个明智的决定，是否继续药物研发，以及是否进行大型的验证性Ⅲ期试验。剂量范围研究通常在Ⅱ期研究中进行，其目的是确定未来试验中使用的一个或多个剂量。Ⅱ期试验本质上是探索性研究，其目的是为Ⅲ期试验提供主要设计要素的信息（统计变异性），并预测治疗效果的大小。

鉴于失败率高，肿瘤Ⅲ期试验成本增加，以及早期开发新药数量的增多，故考虑采用更好的设计方案，以优化资源的使用。在这种情况下，适应性设计方法给临床试验设计领域带来了革命性的变化。在试验过程中实时学习，可以适应输入的数据。适应性方法也很有希望通过将Ⅱ期和Ⅲ期试验有效地结合成无缝的Ⅱ～Ⅲ期试验来加快药物研发计划[18]。

（一）适应性Ⅱ期临床试验

在"药物和生物制品临床试验的适应性设计"（2010年2月）"行业指南"中，FDA承认适应性设计试验所提供的灵活性在开发的探索阶段可能特别有用，并鼓励申办者在这种情况下获得更多的适应性设计方法的经验。FDA对适应性设计临床研究的定义是：一项研究包括对研究设计和假设的一个或多个特定方面进行前瞻性计划修改的机会，这种修改是基于对研究对象的数据（通常是临时数据）的分析。鉴于最新的设计趋势是具有某些不同寻常的特性，因此区分有计划的适应和无计划的适应是很重要的。起初，"适应性设计"的定义不明确是造成混乱的原因之一，并对其使用产生了争议[75]。为了有效地实施适应性试验设计，所有适应关键临床试验设计参数的标准都应事先充分规定。

对于调查剂量 - 效应关系的剂量范围研究，使用自适应剂量分配——使用试验中受试者反应的精确数据来分配对剂量 - 反应曲线更有参考价值的剂量——可以让研究人员收集更多关于最小有效剂量和最高剂量之间剂量 - 效应曲线"有趣部分"的信息。因此，自适应剂量范围研究设计已经相当普遍，可能会带来检测剂量反应的统计效力的提升，在估计目标剂量和剂量 - 反应曲线方面有更高的精度[76]。此外，通过使用结果适应性随机化来支持基于中期数据具有更有利结果的治疗组，他们也可以减少随机到潜在的无效治疗的受试者数量。

在多组临床试验中使用结果自适应随机化的所谓"胜者为王"设计，可以根据中期疗效结果将患者分配到多个试验组。这样的设计在肿瘤学中已经进行了实验[77]。其优点是可以减少分配到劣效治疗组的患者数量。然而，关于其操作特点的争论一直在进行，因为有人会认为，在进行这种试验的过程中，没有保持均衡，而且随着早期停止规则的使用，相对于等额分配而言，反应适应性设计的收益会大大降低。此外，与等额随机化相比，他们可能会有更低的概率选择优效治疗[78]。此外，有可能收集到的劣效试验臂信息不足，这可能会给治疗效果的估计带来偏差[79]。

（二）创新性生物标记物驱动的Ⅱ期临床试验：主要方案

精准医学最常用的2种设计是篮式试验和伞式试验[80]。

1. 篮式试验

在临床试验设计中加入了独立于组织学的、以生物标志物驱动的方法。它们的假设是某一分子标志物可预测对靶向治疗的反应，而与肿瘤类型无关[81]。目的是进行多项并行的Ⅱ期试验。篮式试验要想成功，基础分子假说应该有强有力的数据支持。

胃肠道肿瘤学中篮式试验的例子有 V-BASKET 试验（NCT01524978）评价 BRAF 抑制剂威罗非尼在非黑色素瘤肿瘤中的应用，以及 KEYNOTE-028 试验（NCT02054806）[82]，这是一项多队列、非随机的Ⅰb期篮式试验，评价检查点抑制剂帕博利珠单抗在生物标志物阳性晚期实体瘤患者中的应用。

这些设计的挑战包括特定组织学亚型中某些突变的低发生率的可行性问题。例如，CUSTOM研究评估了晚期胸腔恶性肿瘤的分子谱和靶向治疗，但在计划的15个组中，只有2个组成功入组[83]，这就对方法的可行性提出了质疑。此外，重要的是要记住，如果不对Ⅰ类错误进行适当的调整，那么拥有多个试验臂就会增加仅靠偶然性而获得统计学上显著结果的机会。

2．伞式试验

篮式试验根据特定癌症类型的特定生物标志物或分子改变的存在来招募患者，而伞式试验的目的是评估单一组织学中的多种治疗方法。通常，在伞式试验中，使用主方案对指定癌症类型的肿瘤患者进行筛查，并将其分配到几个分子定义的子方案中的一个，进行匹配的靶向治疗。FOCUS4试验（EudraCT 2012-005111-12）和MoTriColor计划是胃肠道癌症主方案的例子[84]。

与篮式试验类似，这些设计的挑战包括特定组织学亚型中某些突变的低发生率的可行性问题。这种研究是复杂的，因为它们有时依赖于几种靶向同一组织学内不同突变的药物的平行开发。在研究进行过程中，可能会根据内部或外部数据的可获得性和新药的出现而增加或删除各试验组。此外，分配到各试验组的患者的肿瘤携带几个突变它并不特别清楚。理想的情况是，协议中应明确说明分配给不同试验组的规则。

结论是，篮式和伞式试验都可以提供具有预测性生物标志物的药物的有效的解决方案。然而，这些设计的可行性问题和复杂性不容小觑[85]。此外，虽然这些设计可以提供高效的操作策略，但许多篮式和伞式试验中的基本统计设计往往没有创新，通常只是简单地应用经典的Ⅱ期试验设计（如A-Hern设计或两阶段Simon设计）[82]。目前，更完善的统计设计正在开发中[86]。

三、Ⅲ期临床试验

Ⅲ期试验是调查新治疗方法与标准治疗方法相比的临床疗效的确认性试验。大型前瞻性Ⅲ期随机对照试验（RCT）传统上被认定为最高级别的证据，重点是对试验设计和实施的审查。它们可能会引入新的治疗标准，进而带来更好的临床效果。它们可能会导致监管机构批准一种新药的上市。与前文所述的探索性试验设计不同，验证性试验或证据确定试验的设计需要承诺带来科学上有效的结论。因此，控制统计学误差和操作性偏倚至关重要。在监管应用中，需要对Ⅰ类错误进行严格控制。

在Ⅲ期试验中，通常使用5%的双测Ⅰ类错误α，所需样本量经过计算，以达到足够的统计学效力1–β（通常选择80%~90%），以找到一个预先指定的目标治疗效益，并认为该效益具有临床意义。当生存终点被用作Ⅲ期试验的主要终点时，治疗获益通常用风险比（HR）表示，假设通过指数分布在对照组和实验组中随时间的推移存在恒定的危险。对于给定的HR，每个治疗臂所需的事件数E约为[87]：

$$E = \frac{2\left(Z_{1-\alpha/2} + Z_{1-\beta}\right)^2}{\left(\log HR\right)^2}$$

表 28.4 说明了事件数量如何随目标 HR 的函数而增加。

表 28.4　双侧 5% 的显著性水平和 90% 的统计学效力下，不同风险比的事件数

风险比	事件数
0.6	81
0.7	166
0.8	423
0.9	1894

如前所述，ASCO 和 ESMO 都提醒人们注意需要提高临床试验的标准，并超越传统干预措施的适度增加的疗效。希望通过精准医疗和更好地识别真正受益于特定治疗的患者来实现这一目标。然而，虽然通过在受限的患者群体中通过实现更大的治疗收益来减少样本量，但这些新方法带来了其他挑战。在一个设计为低发生率的分子改变的试验中，为了纳入足够数量的携带特定分子改变的患者，将需要巨大的筛查工作。例如，使用曲妥珠单抗或曲妥珠单抗与帕妥珠单抗联合治疗胃或胃食管交界处腺癌的新辅助研究，即 INNOVATION 试验（NCT02205047），正在研究在这种情况下将这 2 种 HER2 靶向药物与围手术期化疗联合使用的附加价值。在 4 年的入组期内，225 名 HER2 阳性癌症患者将被集中随机化。鉴于预计有 10%~20% 的胃癌患者会出现 HER2 阳性肿瘤[88-90]，总共需要筛查 2250 名患者。在这种情况下，建立有效的筛查基础设施将是成功的关键因素。

与学习阶段相比，在后期验证性阶段使用适应性设计的争议更大。在验证性阶段使用适应性试验的动机是在试验过程中适应输入的数据，这可能会减少试验"失败"的机会。此外，将"合理学习"与确认结合在一个试验中（无缝的 Ⅱ ~ Ⅲ 期试验），有助于缩短药物研发的时间，并使样本量得到更有效的利用。后者在罕见病或罕见分子改变的情况下尤为重要。

原本，围绕适应性设计的争议主要集中在后期阶段性试验过程中学习的内在悖论，只有在预先明确的假设和统计计划的情况下，才能认为是验证性的。随着 FDA 指南的出台，以及越来越多的监管机构接受使用更灵活的设计，最近的争论集中在这些设计的特性和操作特点上。监管部门接受这种设计的前提条件是保证适应性修改不会导致偏倚，不会增加治疗有效的错误结论的机会（Ⅰ类错误），不会导致阳性的研究结果，无论是否有 Ⅰ 类错误的控制，都难以解释。

FDA 将适应性设计分为两大类：

1）具有可验证方法的明确的适应性设计，分类包括：

（1）基于对治疗前（基线）数据的分析，适应性调整研究资格标准：对积累的研究人群的基线特征进行检查，可能会发现预期的人群没有被纳入或没有达到预期的速度。修改一些非关键性的入选标准可能有助于纳入具有所需特征的人群，或使更多的患者符合条件。

（2）基于盲法的中期分析，适应性地保持研究的效力。为了观察所需的事件数量和保持统计学效力，可能需要调整样本量或总研究时间。

（3）基于与疗效无关的结局的中期结果，做出适应性调整，如停止毒性过强的治疗组。

（4）适应性使用群序贯法和非盲法分析，提前终止缺乏获益或显示出疗效的研究。基于群序贯法的有效或无效的早期停药规则，是目前许多现代临床试验中的标准做法。从某种意义上说，这是一种适应性设计，即在研究样本量减少到中期分析时积累的样本量的情况下，提供提前终止研究的可能性。为了保护试验不受操作性偏倚的影响，在不符合提前终止标准的情况下，应避免任何关于中期结果的信息泄露。这是通过将监测疗效和（或）安全性结果比较的责任分配给独立的数据监测委员会（IDMC）来实现的（ICH E9 指南）。

⑤适应性调整数据分析计划，独立于研究内、组间结果差异。由于不知道最终结果数据的相关特征，统计分析的完整细节有时难以事先明确。如果数据分析计划的修改是基于对整个研究人群中这些特征的审查，那么以盲法的方式就不会引入偏倚。

2）性质不很明确的适应性研究设计。根据 FDA 的分类体系，任何不属于上述主要类别的适应性设计方法都被认为是"性质不很明确"。

四、无缝式 Ⅱ～Ⅲ 期临床试验

无缝式 Ⅱ～Ⅲ 期试验将"合理的学习"与确认结合在一个验证性试验中。可以列举以下例子：

- 首先根据中期数据在几个试验中选择最佳剂量方案或更有希望的试验性治疗，然后确认所选方案相对于标准治疗的优越性（多方案多阶段试验或 MAMS 试验）[91]。

- 开始调查实验性治疗在总体人群中的疗效，然后选择目标人群（总体人群或预定的亚组），即根据中期数据和下一个证实有效的治疗标准选定的人口（适应性人群富集试验）[92]。

基于中期效应大小的适应样本量重估的策略是，在临床试验开始时，在乐观的治疗效果下规划较小的样本量，并根据中期分析时观察到的治疗差异决定是否在临床试验过程中增加样本量。事实上，如果在中期观察到的治疗效果低于预期，但仍被判断为有希望和临床相关，人们可能愿意增加样本量，以获得检测这种治疗效果的统计学效力。FDA 强烈反对在临床试验过程中减少样本量，因为这将降低治疗获益估计的精确度。

样本量再估计的例子是 Mehta 和 Pocock 开发的有希望区设计，它将把中期结果分为 3 个区域：①不利区；②有希望区；③有利区。用观察到的 HR 或估计的有条件效力等价表示[93]。有条件效力是指根据迄今为止观察到的数据，并假设仍将到来的数据将遵循当前数据所估计的效果，最终研究结果将具有统计学差异。如果结果落入不利区，则不增加样本量，因为判断结果没有希望，不会改变设计。如果结果属于有利区，则不改变设计，因为初始样本量被认为足以在最终分析时达到预期的功率。但是，如果结果落在有希望区，则增加样本量，以提高对不太乐观的 HR 的效力。以这种方式增加样本量的不利风险是明显的，较大的样本量将允许检测更小的治疗效果，甚至那些可能与临床无关的效果。治疗方法之间总是存在差异，即使是微不足道的差异，也有可能通过在临床试验中纳入大量的患者来证明这种微小的差异。因此，为了增加成功的机会，试验的最终结果可能只有极微小的治疗效果，导致许多患者接受无效的治疗[94]。

总之，适应性设计可节省时间和资源。然而，它们需要广泛地组织和统计资源。前期需要进行广泛的模拟，以保证在验证性试验的情况下，有足够的可操作性和对Ⅰ类错误的有力控制，以及评估适应性设计与更易理解的方法（如提前停止规则）相比的优点。最后，需要在前期建立流程和防火墙，以保护中期结果的保密性，避免中期结果的反向计算风险。

五、Ⅳ期临床试验

经过Ⅰ期到Ⅲ期试验结果获批的药物，往往需要在Ⅳ期研究中进行较长时间的观察。通过这些上市后的研究，可以更容易地了解这些药物在真实生活中的真正价值，这些研究与最初为药物上市提供信息的早期阶段性试验一样，值得投入资源和精力。事实上，最近的 EORTC 方法表达了这样一个信息：将资源集中在早期的阶段性试验和收集基于人群的真实世界数据，可能是 21 世纪高效推进癌症治疗所需要的方法（图 28.1）[95]。将更多的现实生活的数据融入药物研发中，可能有助于解决疗效和有效性之间的差距，以及利益和风险之间的平衡。

尽管有明显的优势，但将真实生活的临床数据带入药物研发对制药公司、监管机构和卫生当局来说是一个重大挑战。欧盟创新药物计划（IMI）正式启动了价值 1630 万欧元的多利益相关方的 GETREAL 项目，该项目正在研究将现实生活中的数据整合到药物研发中的新方法。真实生活中的数据不可避免地存在着结果偏倚的风险，因为有许多混杂因素，可能会扭曲结果。GETREAL 联盟的目标之一是就如何设计能够提供关于药物在真实世界的有效性（包括相对有效性）信息的研究，并提出最适合产生无偏见结果的分析方法。

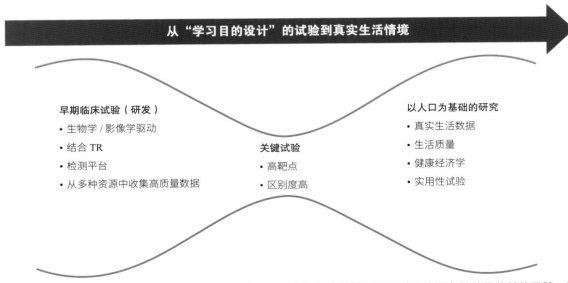

图 28.1　通过更加重视基于人群的研究来推进癌症治疗。现实生活中的数据不可避免地存在着结果偏差的风险，因为有许多混杂因素，可能会扭曲结果

第六节 总 结

胃肠道癌症仍是癌症相关死亡的首要原因。尽管多学科治疗有所改善，但仍有相当一部分看似可治愈的患者面临复发，而且转移性胃肠道癌症仍然无法治愈。精准医疗的快速发展带来了希望，但也带来了更多的问题，这增加了征服消化道癌症的复杂性。此外，随着每一次的进步，可靠地证明有意义的增量效益变得越来越困难。

在精准医学时代，创新设计和生物标记物的选择或富集是癌症研究者的重要工具之一。然而，应仔细审查应用这些先进工具时的复杂性和挑战性。此外，虽然"概念验证"试验的进展使得药物批准和临床试验的数量大幅增长，但为了支持这种快速增长的可靠性，确证试验和真实世界数据的价值也比以往更加重要。

电子病历系统不断发展，具有产生大量真实生活临床数据的潜力。需要精心策划以理解这些信息，才能准确地给癌症治疗指明方向。

第二十九章　胃肠道肿瘤的预防：饮食、生活方式和治疗性预防

Phu N. Tran 和 Jason A. Zell

第一节　前　言

胃肠道（GI）恶性肿瘤是指发生在胃肠道的多种肿瘤，包括胃、食管、肝、胆管、胰腺、壶腹、小肠、阑尾、大肠（结肠、直肠）和肛门的癌症。大多数胃肠道肿瘤是腺癌，但也常遇到其他组织学亚型，包括鳞状细胞癌、神经内分泌肿瘤（NET）（低分化的 NET 和高分化的类癌）、胃肠道间质瘤（GIST）、肉瘤、淋巴瘤和黑色素瘤。总的来说，胃肠道癌症是全球公共健康的主要负担。数据说明了问题的严重性：全球每年约有 250 万例新发胃肠道癌症患者，其中胃癌、肝癌、结直肠癌（CRC）和食管癌占了十大癌症中的 4 个。这 4 种恶性肿瘤加上胰腺癌在癌症死亡的前 10 位原因中占了 5 位，每年大约有 190 万人死亡[1]。在美国，无论男女，CRC 的发病率均居所有癌症第二位，是第三位最常见的癌症死因[2]。因此，人们非常重视预防工作，以减少这种异质性胃肠道癌症的风险。然而，关于上述胃肠道恶性肿瘤明确的预防建议很少。本章的重点将是描述有高质量证据支持的胃肠道恶性肿瘤的防癌措施，尤其是饮食、生活方式（体力活动、避免肥胖）和治疗性预防（化学预防）策略，涵盖了癌症预防的各个领域：从正常人，到那些有肿瘤前病症的个体，再到癌症幸存者。

为了描述当前的癌症预防策略，必须首先讨论致癌因素（癌症形成），因为癌症预防策略和致癌因素密切相关。众所周知，癌变的发生要经过启动、促进和进展等经典步骤。值得注意的是，在整个过程中，表观遗传学影响减少，组织病理的改变增加，而许多癌症预防策略（如戒烟）在整个致癌过程中都是有效的。许多胃肠道肿瘤的致癌模型都证明了这一点，包括最典型的结直肠癌的致癌模型。30 年前由 Fearon 和 Vogelstein 描述了这种结直肠癌发生的遗传模型，在这个模型中（图 29.1a），组织病理事件演变是，伴随着一系列的遗传和表观遗传事件，从正常上皮转变为不典型增生再到早期腺瘤、晚期腺瘤、显性的恶性肿瘤和转移。除了重要的致癌模型，对于胃肠道内（表 29.1）的其他肿瘤以及非胃肠肿瘤（最值得注意的是宫颈癌，CIN Ⅰ、Ⅱ、Ⅲ代表了宫颈上皮内瘤样病变的不同阶段）知之甚少。在这些致癌模型中，每个模型的关键点是在癌症发生之前发生在中期和临床上可识别的组织学变化，统称为 IEN。

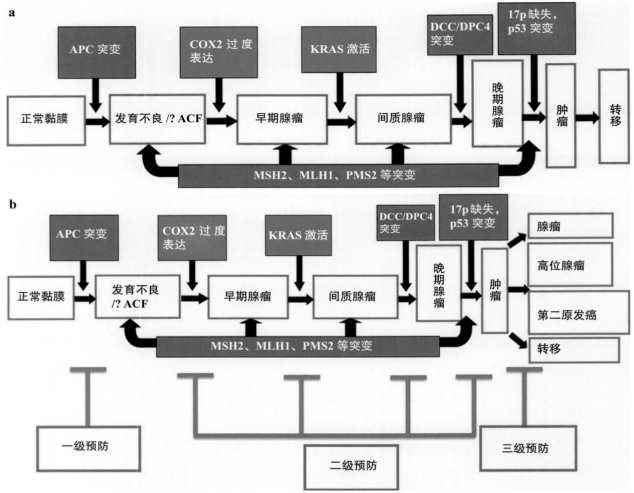

图 29.1 （a）结直肠癌发生的遗传模型，改编自 Fearon 和 Vogelstein 最初提出的模型[3]。（b）以结直肠癌发生模型为基础，指导防癌干预。ACF：畸形隐窝灶

表 29.1 胃肠道癌症的癌前状况和现行治疗指南

癌症	癌前症状	当前的治疗实践
结直肠癌	管状腺瘤＜冠状绒毛状腺瘤＜绒毛状腺瘤	息肉切除术和结肠镜监测 无息肉或小的（＜10 mm）增生性息肉：10 年 1~2 个小的（＜10 mm）管状腺瘤：5~10 年 3~10 个管状腺瘤：3 年 大于 10 个腺瘤：少于 3 年 至少 1 个大的（＞10 mm）腺瘤：3 年 1 个或多个绒毛状腺瘤：3 年 腺瘤伴高度不典型增生：3 年 小的（＜10 mm）无蒂息肉伴不典型增生：5 年 大的无蒂息肉或无蒂息肉伴不典型增生：3 年 锯齿状息肉综合征：1 年
食管癌	巴雷特食管	无不典型增生：每 3~5 年行 EGD 监测 不确定的不典型增生：抗反流治疗 3 个月后重复 EGD 监测 低度不典型增生：每 6~12 个月 EGD 监测与内镜下根除 高度不典型增生和黏膜内癌：内镜下根除
胃癌	慢性萎缩性胃炎，肠化生	检测和治疗幽门螺杆菌 每 2~3 年对高危人群进行多点活检 EGD 监测

续表

癌症	癌前症状	当前的治疗实践
胰腺癌	导管内乳头状黏液腺瘤（IPMN） 胰腺导管上皮内肿瘤（PanIn） 黏液性囊状肿瘤（MCN）	高危 IPMN 患者行手术治疗（有症状性，CBD 梗阻，胰管扩张＞10 mm，囊肿内固体成分增强） 如果主胰管 IPMN 与胰管扩张 5~9 mm 相关，则行 EUS-FNA 如果主胰管 IPMN 与胰管扩张＜5 mm 相关，则 2 年内 MRCP/CT 检查 中危的分支胰管 IPMN 患者（囊肿＞30 mm，囊肿壁增强，主胰管尺寸 5~9 mm，无壁结节增强，胰管口径突变）行 EUS-FNA 如果 EUS-FNA 显示细胞学阳性、壁结节、囊肿壁增厚或导管内黏蛋白，则应考虑切除 PanIn 或 MCN 的临床治疗处理不可用
肝癌	肝硬化	每 6 个月行腹部超声和甲胎蛋白检测 如果 MELD 评分大于 15 分，可行移植
胆囊癌	陶瓷样胆囊	胆囊切除术
肛门癌	肛门上皮内瘤（AIN） 低级别鳞状上皮内病变（LSIL）：AIN I 高级别鳞状上皮内病变（HSIL）：AIN Ⅱ 和 Ⅲ 原位癌（CIS）	ISIL：进展为恶性的风险很低，可以酌情选择治疗 HSIL：需要进行局部治疗以预防恶化

注：EGD 食管胃十二指肠镜，CBD 胆总管，EUS-FNA 超声内镜引导下细针抽吸活检，US 超声，MELD 终末期肝癌

重要的是，致癌程序不是预先确定或自动不变的，而是可以在该过程的不同阶段中被中断。用癌症预防研究者 Frank Meyskens 博士的话说："对恶性疾病最好的治疗就是预防。要预防的疾病是癌变，而不是癌症。"例如，在癌症发生之前，临床上就已经认识到结直肠腺瘤是结直肠的 IEN，这些腺瘤比较容易治愈。这些癌变和 IEN 的概念为 GI 和非 GI 恶性肿瘤中 3 种主要类型的癌症预防工作提供了讨论框架：①一级预防；②二级预防；③三级预防（图 29.1b）。

一级预防是针对没有癌症史或任何肿瘤前病症的患者的癌症预防。例如，旨在降低正常人群的癌症风险的努力就属于此类。调整不合理的饮食、体育锻炼、戒烟和减少酒精摄入量是常见的一级预防建议。胃肠道恶性肿瘤的一级预防措施公共卫生建议包括避免过多食用加工肉食，以降低患 CRC 的风险。当然，一级预防的优势在于，这种建议（当有证据支持时）很有希望减少癌症的个体平均风险。虽然从公共卫生的角度来看，一级预防是最终目标，但获取高质量的以产生基于证据的建议的数据是一项重大挑战。一级预防的临床试验很少，因为事件发生率低（即癌症发生率），需要在极长的干预期（几十年）内招募极多的受试者。同时，一级预防临床试验费用高、时间长，而且不一定可行。

二级预防是指针对肿瘤前、临床上可识别的进展，但不伴有明显恶性肿瘤（IEN）的患者的癌症预防工作。识别和切除结直肠腺瘤是二级预防的一个例子。一个主要的优势是可以选择 IEN 的个体作为高危人群，针对性给予干预措施（饮食、体力活动、治疗预防），终点明确，随访时间比一级预防临床试验短。

随着筛查、早期检测、诊断和治疗的进步，今天活着的癌症幸存者比历史上任何时候都多。据估计，仅在美国，2014 年就有 1450 万癌症幸存者，到 2024 年，估计癌症幸存者人数将突破 1900 万[4]。

三级预防的重点是努力防止已经治愈的患者（即癌症幸存者）的癌症形成。正如本章将讨论的那样，过去十年，胃肠道恶性肿瘤，特别是 CRC 的三级预防工作取得了重大有意义的进展。在这一章中，我们将根据这些主要的预防策略来确定每个胃肠道恶性肿瘤的现有癌症预防工作：一级、二级和三级预防。

第二节　胃肠道恶性肿瘤的饮食和预防

一、结直肠癌

（一）一级预防

饮食被认为在 CRC 的发病机制中起着重要作用，普遍的共识是推荐少吃红肉和脂肪，多吃水果和蔬菜。许多流行病学研究已经确定了食用红肉和加工肉类与 CRC 之间的关系。一项对 10 个队列研究的荟萃分析发现，食用红肉（每天 100 g）或加工肉（每天 50 g）发生 CRC 风险分别为 17% 和 18%[5]。有人提出了几种机制来解释这种关联。高温烹调红肉会产生杂环胺和多环芳烃，对细胞有害。据报道，这些化合物的解毒途径中的遗传多态性改变了红肉和加工肉摄入量与 CRC 风险之间的关系[6, 7]。此外，来源于精氨酸（一种半必需氨基酸，主要从非蔬菜类食物中的肉类中发现）的多胺类物质与结直肠癌的发生有关，并且在肉类等食物中发现了大量的多胺类物质。例如，临床前研究表明，饮食中的精氨酸会增加 ApcMin/+Nos2+/+ 小鼠的总的和高级别的结肠腺瘤的发生率[8, 9]。红肉中的血红素化合物会增加活性氧自由基的种类，而烟熏、腌制和加工肉制品中的亚硝酸盐可能会在结肠中形成致癌的 N-亚硝基化合物[10]。因此，国际癌症研究机构将红肉列为"可能对人类致癌"（2A 组），将加工肉列为"对人类致癌"（1 组）[11]。

水果和蔬菜由于含有抗氧化剂，如维生素、类胡萝卜素、黄酮类化合物和纤维素等，一直受到癌症预防研究人员的极大关注。可能的机制包括调控 DNA 甲基化、保护和修复 DNA 损伤、诱导解毒 II 期酶和促进细胞凋亡[12]。水果和蔬菜中的膳食纤维有助于降低胰岛素样生长因子 1（IGF-1）的活性和炎症细胞因子，改变肠道菌群，对结肠黏膜发挥稀释致癌物和胆汁酸等局部作用[13]。与较早的病例对照研究的阳性结果相反，最近的队列研究报告了大量的水果和蔬菜摄入量与 CRC 风险降低之间的关联性不强。14 项队列研究的汇总分析（$n > 75$ 万）发现，与每天摄入量少于 200 g 相比，每天摄入 800g 水果和蔬菜可降低远端结肠癌的风险（RR 0.74），但不会降低近端癌的风险（RR 1.02）[14]。随后对 19 个队列研究进行的荟萃分析证实了这种微弱的关联，并提示每天水果摄入量超过 100 g 几乎没有额外的益处[15]。综上所述，增加摄入超过均衡饮食水平的水果和蔬菜，似乎没有提供什么额外的预防癌症的好处。

（二）二级预防

包括大量的水果和蔬菜高纤维饮食似乎并不影响腺瘤患者的腺瘤复发率。来自息肉预防试验的数据显示，与包括至少每天 200~400 g 水果和蔬菜的美国普通饮食相比，含大量的水果和蔬菜（以及高纤维和低脂肪）的饮食未能降低复发腺瘤的风险，即使在 8 年的随访中也是如此 [16, 17]。同样，Ⅲ期麦麸纤维试验显示，服用高纤维补充剂（13.5 g/d）与低摄入量（2.0 g/d）的患者腺瘤复发率没有差异 [18]。然而，在息肉预防试验中，饮食中大量食用豆类，与腺瘤复发率较低有关。干豆摄入量最高的四分位数的个体与最低的四分位数的个体相比，晚期腺瘤的复发率降低 65%（OR = 0.35）[19]。干预组（高摄入低脂、高纤维、高水果、蔬菜的饮食）干豆的总摄入量为 39 g/d，远高于美国男性（21 g/d）和女性（13 g/d）的平均摄入量。也许豆类中的某些黄酮类化合物亚型有助于预防腺瘤。对息肉预防试验的饮食数据进行亚组分析发现，高的黄酮醇和异黄酮类化合物的摄入量，而不是总的黄酮类化合物的摄入量，与腺瘤复发风险的降低有关（豆类摄入量第 4 与第 1 四分位数组）[20]。黄酮醇常见于豆类、洋葱、苹果和茶叶中。相反，高的二氢黄酮的摄入量与腺瘤复发风险较高相关。

（三）三级预防

强有力的观察证据表明，持续摄入大量红肉的幸存者有结肠癌复发风险。国家临床试验网络（NCTN）试验 C89803（一项针对Ⅲ期结肠癌患者的辅助化疗研究）的观察数据显示，与最低五分位数的患者相比，诊断后处于最高西方饮食模式（以较高摄入量的红肉和加工肉、甜食和甜点、薯条和精制谷物为特征）的结肠癌幸存者的复发风险增加了 3 倍，全因死亡风险增加了 2.3 倍 [21, 22]。令人惊讶的是，在这项研究中，谨慎的饮食（大量的豆类、鱼类和蔬菜）与死亡率结果无关。根据癌症预防研究Ⅱ营养队列研究，结肠癌诊断后每周食用 4.1 份以上红肉 CRC 死亡风险增加 79% [23]。食用加工肉品与更高的癌症复发率和更低的总生存率有关，且对结肠癌的不利影响大于直肠癌。在一项对纽芬兰 529 名新诊断的 Ⅰ 期到Ⅲ期 CRC 患者进行的队列研究中，高加工肉食摄入量与结肠癌患者更差的无病生存期（DFS）相关（HR 2.29），但与直肠癌无关（HR 0.97）[24]。没有观察到谨慎的蔬菜或高糖饮食模式与 DFS 之间相关。在加州大学欧文分校的一项基于人群的 CRC 患者流行病学研究分析中，大量的各类肉类总体消费与家族性（但非散发性）CRC 患者死亡风险增加有关，提示遗传学与饮食之间存在复杂关系 [25]。相反，在加州教师研究中，704 名 CRC 患者诊断前的肉类消费与 CRC 特异性死亡率无关。然而，定期使用非甾体抗炎药（NSAIDs）（1~3 次 / 每周，4~6 次 / 每周，每天）与不用药在最低肉食量三分位数的患者 CRC 特异性死亡率降低有关（HR 0.22），但在较高肉食量分位数的患者中则没有 [26]。据推测，从肉类消费中摄入的大量多胺会抵消非甾体抗炎药的保护作用，已知非甾体抗炎药通过诱导精胺乙酰转移酶和由此产生的细胞多胺输出来调节细胞的多胺池 [26]。

高血糖负荷和总碳水化合物摄入量可能与结肠癌复发和死亡率有关。据报道，碳水化合物摄入量最高五分位数组的结肠癌幸存者与最低五分位数的个体相比，疾病复发和全因死亡率的风险增加了 2 倍 [27]。同样，结肠癌诊断后每天饮用 2 种含糖饮料与每月饮用 2 种的人相比，前者的复发风险增加 75% [28]。

新出现的数据表明，结肠癌患者饮用咖啡可能会降低复发风险和结肠癌特异性死亡率。饮用咖啡与降低 Ⅱ 型糖尿病（DM）的风险、降低血浆 C 肽和增加血浆脂联素（一种内源性胰岛素增敏剂）

有关。根据 C89803 的数据，每天饮用 4 杯咖啡的Ⅲ期结肠癌幸存者，其结肠癌复发风险低于从不饮咖啡者（HR 0.58）和戒酒者（HR 0.48）[29]。获益似乎与咖啡的摄入量成正比。没有观察到饮用非草药茶或无咖啡因咖啡可以获益。

二、非结直肠胃肠道肿瘤

饮食摄入量与其他胃肠道癌症之间的关系研究较少，且大多集中在一级预防上。饮食被认为是胃癌的重要病因，饮食的改变与近来发达国家胃癌发病率下降有关。病例对照研究数据表明，传统腌制食品，尤其是咸肉和腌菜的高摄入量会增加风险，而水果和蔬菜的高摄入量会降低风险[30]。在韩国和中国，咸菜和腌制蔬菜或食品的高摄入量使胃癌风险增加 50%[31]。

关于水果和蔬菜对胃癌的保护作用，前瞻性研究的报告结果不一[32-34]。尽管临床前期研究中绿茶具有抗癌作用，但多数前瞻性观察研究报告称，饮用绿茶与降低胃癌风险没有关联[35]。需要进行精心设计的研究，以检查饮食与胃癌之间的关联是否受到幽门螺杆菌等因素的干扰。与胃癌类似，含有 N-亚硝基化合物的食物与食管癌的发生有关。被谷物和花生中的地方性真菌污染的食物中的黄曲霉毒素可能通过将硝酸盐还原为亚硝基化合物而发挥其致突变潜力[36]。经常摄入热食可能造成慢性黏膜损伤，从而增加食管癌风险[37]。多项研究一致观察到，高水果和蔬菜摄入量与食管癌的发展呈负相关[30, 38]。对于肝细胞癌来说，在西方社会，过量的酒精摄入仍然是最重要的病因，可能由肝硬化发展而来。在发展中国家，尤其是慢性病毒性肝病患者中，暴露于黄曲霉素是一个重要的危险因素[39]。纤维、水果和蔬菜与 HCC 的关系尚无定论。有趣的是，咖啡一直被证明与较低的 HCC 风险有关。最近 3 项包含数千名患者的荟萃分析表明，咖啡摄入量与 HCC 风险成反比[40-42]。新的观察数据表明，咖啡以剂量反应的方式降低肝硬化的风险从而有助于预防 HCC。在一项涉及 40 多万名参与者的荟萃分析中，每天摄入 2 杯咖啡可以使全因肝硬化和酒精性肝硬化的发生分别减少 44% 和 38%[43]。关于胰腺癌，世界癌症研究基金小组认为，有限的证据表明，摄入富含红肉、加工肉或饱和脂肪的食物会增加胰腺癌风险。虽然中度饮酒与胰腺癌之间没有明确的关联，但重度饮酒者（每天饮酒 3 杯以上）的风险显著增加[44]。

第三节　预防胃肠道恶性肿瘤的相关生活方式因素

一、体育锻炼

（一）结直肠癌

1．一级预防

缺乏运动对公共健康有重大影响，因为它是美国可预防死亡的第二位主要原因（仅次于吸烟）。约 37.7% 的美国人口没有足以获得健康益处的运动量，另外 14.2% 的人平均每周运动时间不超过 10 min[45]。

根据 52 项研究的荟萃分析，体力活动与 CRC 风险成反比（RR 0.76）[46]。进一步的荟萃分析估计，由于体育锻炼，结肠息肉的风险降低了 15%，结肠癌的风险降低了 27%[47, 48]。运动可能的保护机制包括改善水的摄入量，减少 IGF-1 和前列腺素等炎症标志物，改变胆汁酸分泌和肠道菌群[49, 50]。虽然降低癌症风险所需的最佳体力活动强度、持续时间和频率尚不清楚，但美国癌症协会建议每周至少 5 d 进行 30 min 左右的中度至剧烈运动[51]。

2. 二级预防

很少有研究探讨体育锻炼在结肠癌二级预防中的作用。来自 2 项随机试验（包括 1730 名参与者）的汇总分析认为，久坐与男性结直肠腺瘤复发的风险较高有关，但与女性无关。与久坐时间最少的四分位数相比，男性中第二、三、四分位数的优势比分别为 1.23、1.41、1.47[52]。息肉预防试验发现，无论是男性还是女性，在试验开始时，中度、剧烈或总的体力活动与总体息肉复发之间均无显著的关联[53]。持续剧烈活动也与晚期或多发性息肉，以及大肠任何特定解剖位置的息肉复发没有显著关联。

3. 三级预防

一般来说，癌症幸存者在治疗后活动量很少恢复到诊断前的水平[54, 55]。癌症、治疗和康复的综合不利影响阻碍了幸存者增加体力活动。众多研究表明，运动可以改善癌症幸存者的生活质量，但很少有研究评估运动对无病生存和癌症特异性死亡率的作用。在结肠癌患者中，值得注意的是，即使是少量的体力活动也可能影响疾病的结果和复发。在由 526 名 CRC 患者组成的墨尔本合作队列研究中，研究者发现，与没有定期活动相比，有规律的体育活动，即便少到每周一次，也能使 5 年后的总生存期（OS）绝对改善 14%，疾病特异性生存期改善 12%。获益主要体现在 II 期到 III 期结肠癌患者身上，总死亡率降低 39%，疾病特异性死亡率降低 51%。直肠癌亚组未发现对生存率的影响[56]。根据护士健康研究（NHS）队列的观察数据，高水平的活动比低水平的活动有更好的结局。在这项研究中，每周从事活动至少 18 个代谢当量（MET）-小时的女性与每周从事 3 个 MET-小时的女性相比，CRC 特异性发病率（HR 为 0.39）和总死亡率（HR 0.43）更低[57]。同样，进行 27 个 MET-小时 / 周的体力活动的男性，其 CRC 特异性死亡率（HR 0.47）低于那些少于 3 个 MET-小时 / 周的男性。无论年龄、分期、体重指数（BMI）、肿瘤位置、诊断前体力活动情况如何，都能从体力活动中获益[58]。将 MET-小时 / 周的类别预设为小于 3、3~8.9、9~17.9、18 以上，以对应于每周平均步行小于 1、1~3、3~6、大于 6 h[57]。体力活动可能在复发率和生存率方面提供额外的获益，高于手术和辅助化疗的获益。在一项对 832 例接受国家临床试验网络（NCTN）C89803 试验辅助化疗的 III 期结肠癌患者的前瞻性观察性研究中，相对于运动少于 3 MET-小时 / 周的患者，运动 18~26.9 MET-小时 / 周和大于 27 MET-小时 / 周的患者 DFS 有所改善，HR 分别为 0.51 和 0.55[59]。这项研究还表明，体育活动的保护作用可以在 6 MET-小时 / 周时看到。

有人提出了特定分子标记与体力活动的益处之间的联系。p27 丢失和 WNT-CTNNB1 的肿瘤患者从事 18 MET-小时 / 周的体力活动，发现癌症特异性死亡的风险降低 67%[60, 61]。此外，前列腺素内过氧化物合成酶 2（PTGS2）阳性的肿瘤患者，如果进行最高四分位数的体力活动，与最不运动的人相比，结直肠癌特异性死亡风险降低 82%[62]。PTGS2 阴性肿瘤患者确诊后的体力活动与生存期之间没有关联。这些研究阐明了体力活动对 CRC 进展和复发风险的积极影响，部分是通过调节能量代谢和炎症信号。

虽然观察性研究在结肠癌幸存者中显示了体力活动和预后改善有强烈关联，但需要随机对照试验来确定这种关联是不是因果关系。为此，加拿大国家癌症研究所开展的结肠健康和终身运动改变（CHALLENGE）试验旨在确定结构化的体力活动干预对高危的 II 期或 III 期的在过去 2~6 个月内已完成辅助治疗的结肠癌幸存者结局的影响[63]。该研究目前正在招募患者（NCT00819208）。

（二）非结直肠胃肠道癌症

总的来说，尽管已发表的报告没有定论，但运动活跃的人患非结直肠胃肠道癌的风险有降低的趋势。体育锻炼很可能通过其对胰岛素敏感性、炎症和肥胖的有益影响来降低胃肠道癌症风险[64]。大多数研究观察到体力活动与食管腺癌风险降低之间存在负相关[65, 66]。在食管腺癌中看到的身体活动的益处主要是在肥胖的人中观察到的。食管鳞状细胞癌与体力活动无明显关系[66]。由于异质性的研究设计和发现，体力活动与胃癌之间的关系仍未确定。一些病例对照和队列研究发现，体力活动与胃癌有显著的负相关，相对风险估计值在 0.32~0.79 之间，而其他肿瘤则无相关[66]。需要进一步的前瞻性研究和荟萃分析回答这些问题，大多数研究都一致地报道了较高水平的体力活动（包括总活动量、闲暇时间活动量、步行和剧烈运动）可降低肝癌风险[67]。然而，由于测量的活动类型不同，收集数据的措施也不同，因此无法进行荟萃分析。虽然大多数研究观察到肥胖者患胰腺癌的风险增加，但支持体育锻炼获益的证据是矛盾的。两项由 47000 名男性和 117000 名女性组成的美国队列研究得出结论，适度的活动（小于 6 MET）与降低胰腺癌的风险相关，尤其是在 BMI>25 kg/m² 的超重人群中[68]。日本一项针对 8 万人的前瞻性队列研究数据表明，即使是非肥胖者，体力活动也与胰腺癌、肝癌和结肠癌的风险降低有关[69]。相比之下，美国一项对 146000 人的队列研究报道，与那些报告没有娱乐性体力活动的人相比，基线时最活跃（大于每周 31 MET-小时）的男性和女性之间的胰腺癌发病率没有差异[70]。

二、控制肥胖

（一）结直肠癌

1．一级预防

肥胖症是一种主要的健康流行病，在美国，发生率从 1980 年的 15% 上升到 2005 年的 35%。据估计，肥胖者患结直肠癌的相对危险度轻度增高（RR 1.09）[71]。越来越多的证据表明，高胰岛素血症是肥胖与 CRC 的直接联系。例如，高血糖、c- 肽（胰岛素产生的标志物）和高 IGF 水平与 CRC 风险增加有关（图 29.2）[71]。相对于 BMI 正常的男性，BMI 超过 30 的肥胖男性，CRC 的风险增加 80%[72]。此外，30~50 岁男性体重增加 21 kg，结肠癌和直肠癌风险分别增加 80% 和 50%。一项由 54 项研究的 900 万个体组成的荟萃分析认为，一般肥胖和向心性肥胖都会增加男性和女性的 CRC 风险[73]。奥地利一项 65000 多名成年人的研究报告了减肥对 CRC 的影响。在研究中，体重减轻［大于 0.10 kg/（m²·年）］

与男性结肠癌风险降低 50% 相关[74]。减肥手术似乎可以降低病态肥胖个体的 CRC 风险（RR 0.32）和其他肥胖相关的癌症[75]。

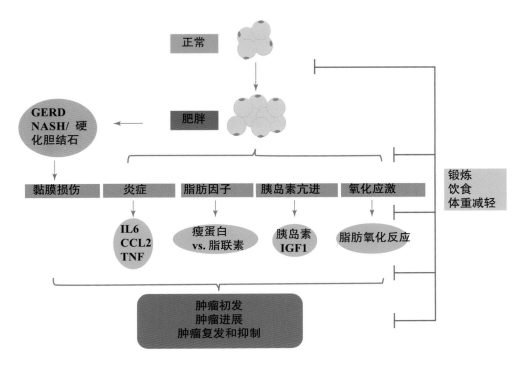

图 29.2　肥胖导致的胃肠道癌发生机制及潜在干预措施（GERD 胃食管反流病，NASH 非酒精性脂肪性肝炎，IL6 白细胞介素 6，CCL2 C-C 基团趋化因子配体 2，TNF 肿瘤坏死因子，IGF1 胰岛素样生长因子 1）

2．二级预防

肥胖与腺瘤复发率增加有关。来自 2 项随机对照试验（$n = 2465$）的汇总分析发现，BMI＞30 与男性发生腺瘤复发有关（OR 1.36）而女性无关（OR 0.90）[76]。有结直肠癌家族史的肥胖者，腺瘤复发的概率大幅增加（OR 2.25）。韩国的一项队列研究也发现，男性复发性腺瘤与代谢综合征之间存在显著关联（HR 1.33）[77]。意大利的一项病例对照研究发现，BMI＞30 是同步息肉的独立预测因子（OR 2.2）[78]。该研究还报道了 II 期 CRC 肥胖患者的癌症复发率高于非肥胖患者（$P = 0.05$）。然而，这项研究并没有进行特定性别的分析，所以不清楚肥胖女性是否有更高的复发率。尽管肥胖对腺瘤复发率有不利影响，但没有令人信服的证据表明，仅靠减肥就足以起到二级预防作用。对日本队列的回顾性分析表明，日本患者体重下降 5% 以上超过 1 年与腺瘤复发的减少有关（OR 0.47）[79]。该研究的局限性包括其回顾性和较短（1 年）的随访时间。前瞻性对照的息肉预防试验发现，体重变化与息肉复发无关（所有体重变化，RR 1.00；仅体重下降，RR 1.00；仅体重增加，RR 1.00）[80]。

3．三级预防

有令人信服的证据表明，肥胖对癌症幸存者有不利影响。在一项对 90 多万美国癌症幸存者的前瞻性研究中，由于肥胖导致的所有癌症和肥胖相关癌症的死亡率都有所增加。

该研究估计，在美国，超重和肥胖可能占男性癌症死亡人数的 14%，占女性癌症死亡人数的 20%[81]。此外，与正常体重的女性相比，基线为 Ⅱ 期到 Ⅲ 期结肠癌的肥胖女性尽管没有化疗相关毒性，但生存率较差，复发率较高 [82]。减肥对癌症幸存者的生存和复发有积极影响的证据不太确凿。澳大利亚的一项研究认为，增加体脂和腰围会降低癌症的特异性生存率，而通过增加活动量来减轻体重可以改善总的和 CRC 特异性的生存率 [56]。在 21707 名绝经后女性癌症幸存者的队列中，经历过有意减重 >9 kg 的女性，在调整其他混杂因素后，有更低的发病率，任何癌症的发病率为 11%，结肠癌为 9%，所有肥胖相关癌症为 14%[83]。相反，一项对 1053 例 Ⅲ 期结肠癌患者进行的前瞻性、观察性研究发现，有意减轻体重与无病生存期或总死亡率之间没有关联 [84]。综上所述，肥胖似乎对结肠癌的生存和复发有不利影响，但尚不明确是否仅靠减轻体重就能改善结局。

（二）非结直肠胃肠癌

肥胖占所有癌症病例的 20%，BMI 增加 5 kg/m² 与更高的食管癌（RR 1.51）、胆囊癌（RR 1.59）、胰腺癌（RR 1.12）、结肠癌（RR 1.09）、肝癌（RR 1.07）的发生率密切相关 [85]。肥胖的病理生理很复杂，可能通过不同的机制导致不同的胃肠道恶性肿瘤（图 29.2）[71]。高胰岛素状态和肥胖引起的慢性炎症可能导致结直肠癌和胰腺癌。肥胖通过引起非酒精性脂肪性肝炎（NASH）和最终的肝硬化，间接导致肝癌的发生。食管腺癌是由反流性食管炎引起，胆囊癌由分泌性胆结石的慢性刺激引起，两者都与肥胖有关。肥胖者发生巴雷特食管的风险约为 2.5 倍，巴雷特食管是食管腺癌的前驱病变 [86]。肥胖相关的标志物，包括瘦素和炎症介质，与起源于巴雷特食管的食管腺癌（EA）进展风险增加相关，而脂联素与 EA 风险呈非线性的负相关 [87]。肥胖与食管鳞状细胞癌无关，后者与烟草、酒精、人乳头瘤病毒（HPV）、失弛缓症有关。对于胃癌，最近的荟萃分析支持近端（贲门）胃癌的风险增加与体脂有关，这成为"启示"性证据。对于远端（非贲门）胃癌，肥胖和癌症风险相关的证据水平仍无定论 [88]。患肥胖相关癌症的女性减肥似乎比男性获益更大。例如，经历过意向性体重减轻 >9 kg 的女性，在调整其他混杂因素后，肥胖相关癌症的发病率降低 14%[83]。也许最令人信服地证明了减肥在降低总体癌症发病率方面的作用的证据来自一项名为"瑞典肥胖受试者"的前瞻性干预试验。在这项试验中，接受减肥手术的肥胖妇女比接受常规治疗的对照组总体癌症发病率低（HR 0.67）。男性的癌症发病率没有观察到差异（HR 0.97）。在这项研究中，男性减肥手术缺乏益处，可能是由于样本量较小（1180名男性，2867 名女性）。此外，减肥似乎对乳腺癌和内膜癌的影响最大，这很可能导致仅在女性癌症减少的原因 [75]。一项回顾性观察性研究发现，在学术机构中，减肥手术与更低的肝癌发病率之间存在关联。与没有减肥手术史的人相比，有减肥手术史的人的肝癌发病率低 61%，即使在调整了性别、种族和民族后也是如此 [89]。

第四节 预防性治疗

一、结直肠癌

支持治疗性预防胃肠道恶性肿瘤的临床试验证据大部分涉及预防 CRC（表 29.2）。CRC 筛查，包括结肠镜筛查，不在本章的讨论范围之内，其在筛查范例中是一种独特的检查模式，即检测和切除肿瘤前病变可以同时完成。在讨论 CRC 的治疗性预防之前，必须承认，过去几十年美国 CRC 发病率和死亡率的下降主要归功于 CRC 筛查项目以及治疗的进步。正如所讨论的那样，特征良好的结直肠癌发生的遗传模型已被成功地用作设计高质量的治疗预防临床试验的框架。伴随着治疗性癌症临床试验的发展，必须以风险分层的方式，明确平衡安全性与临床获益。然而，对于治疗性预防试验来说，风险阈值必然相当低，因为风险人群通常没有恶性肿瘤。

表 29.2 化学预防结直肠癌的研究

作者	研究情况	研究设计	患者数	干预措施	主要结局
阿司匹林 /NSAIDs					
Steinbach, 2000	继发性，FAP 患者	随机双盲	77	塞来昔布	平均息肉数减少 28%
Nugent, 1993	继发性，FAP 患者	随机	24	舒林酸	十二指肠和直肠息肉病减少
Higuchi, 2003	继发性，FAP 患者	随机双盲	21	罗非昔布	与安慰剂相比，在第九个月时，罗非昔布组的息肉数减少 9.9%，尺寸变小（−16.2% vs. 1.5%）
Bertagnolli, 2006	继发性	随机双盲	2035	塞来昔布	与安慰剂相比，腺瘤复发风险减少（RR 0.67），第一年时的心血管毒性增加
Chan, 2007	原发性	基于人群	130000	阿司匹林	高 COX 患者的 CRC 发病率减少（RR 0.64）
Benamouzig, 2003	继发性	随机双盲	272	阿司匹林	治疗 1 年后的结肠镜发现腺瘤复发风险减少（RR 0.73）
Sandler, 2003	继发性	随机双盲	517	阿司匹林	12.8 个月时的随访发现腺瘤复发风险减少（RR 0.65）
Ishikawa, 2014	第三级	随机双盲	311	阿司匹林	非吸烟者的癌症复发率更低（OR 0.37），亚裔吸烟者的癌症复发率更高（OR 3.44）
Chan, 2009	第三级	随机双盲	1279	阿司匹林	在 11.8 年随访时，高 COX2 患者的 CRC 死亡率降低（HR 0.39），低 COX2 患者的死亡率无降低（HR 1.22）
Liao, 2012	第三级	回顾性观察	964	阿司匹林	PIK3CA 突变患者的 CRC 生存（HR 0.18）和总生存（HR 0.54）改善
Kothari, 2015	第三级	回顾性观察	1487	阿司匹林	CRC 的 OS 无改善（HR 0.96），生存改善（HR 0.60）
Zell, 2009	第三级	基于人群前瞻性	621	NSAIDs	女性的 OS 改善（HR 0.55），CRC 特异性生存改善（HR 0.40）
Ca²⁺ 和维生素 D					
Wactawski-Wende, 2006	原发性	随机双盲	36282	Ca²⁺、维生素 D	对于绝经 7 年的妇女，Ca²⁺、维生素 D 对 CRC 的发病率无影响
Baron, 1999	继发性	随机双盲	930	Ca²⁺	减少腺瘤复发率（HR 0.85）
Baron, 2015	继发性	随机双盲	2259	Ca²⁺、维生素 D	对 3~5 年的腺瘤复发率无影响

续表

作者	研究情况	研究设计	患者数	干预措施	主要结局
他汀类药物					
Poynter, 2005	原发性	基于人群回顾性	3968	他汀类药物	结直肠癌发病率减少（OR 0.50）
Coogan, 2006	原发性	基于人群病例对照	3618	他汀类药物	CRC 总风险无减少（OR 0.92），IV期 CRC 风险减少（OR 0.49）
Lee, 2011	原发性	基于人群前瞻性	131922	他汀类药物	直肠癌风险减少（RR 0.59），结肠癌风险无减少（RR 0.99）
二甲双胍					
Hosono, 2010	继发性，生物标志物	随机对照	26	二甲双胍	与对照组相比，1 个月随访时，二甲双胍组的直肠畸形隐窝灶减少
Zell, 2014	继发性，生物标志物	随机对照	45	二甲双胍	12 周的二甲双胍不会减少直肠黏膜的 pS6 水平（PI3K 通路的替代标志物）
多胺抑制剂					
Meyskens, 2008	继发性	随机对照	375	DFMO 和舒林酸	与安慰剂相比，DFMO 和舒林酸的腺瘤复发率更低（41.1% vs. 12.3%），RR 0.30

注：NSAIDs 非甾体抗炎药，FAP 家族性腺瘤性息肉病，CRC 结直肠癌

（一）阿司匹林和非甾体抗炎药

来自实验[90-95]、流行病学[96-100]和临床试验研究[101-105]的多条证据表明，阿司匹林和非甾体抗炎药在 CRC 的主要预防中发挥了作用。阿司匹林是一种抗炎药，参与前列腺素的抑制[106]。环氧化酶(COX)-2选择性和非选择性 NSAIDs 同样通过抑制前列腺素合成来降低结肠内的致癌作用（图 29.3）[107]。在家族性腺瘤性息肉病（FAP）（主要的显性遗传性结直肠癌综合征之一）患者中，NSAIDs 明显减少了腺瘤的形成[102, 104]。此外，临床试验表明，阿司匹林可使腺瘤患者（二级预防）[108]和 CRC 幸存者（三级预防）的复发腺瘤风险降低 25%~30%[109]。各种非甾体抗炎药的临床试验表明，可使复发性腺瘤减少 40%~50%（二级预防），然而是以心血管毒性为代价的[110]。因此，美国预防服务工作组（USPSTF）不推荐 NSAIDs 用于 CRC 的一级预防[111]。

在 CRC 幸存者中进行的多项观察性研究，使我们对阿司匹林的作用和预防 CRC 进展有了更深的认识。在 CRC 幸存者中，常规使用阿司匹林和 NSAIDs 与改善总生存期和癌症特异性生存期有关[112, 113]。随后对 CRC 幸存者的研究揭示了重要的肿瘤特征，这些特征表现出阿司匹林与改善结局相关的特异性。在一项研究中，表达 COX2 的 CRC 肿瘤患者（包括 67% 的 CRC 患者），定期使用阿司匹林与死亡风险降低有关[114]。然而，在缺乏 COX2 表达的肿瘤的 CRC 患者中，阿司匹林与风险降低无关。同样，研究者已经检查了 CRC 患者肿瘤中的 PIK3CA 突变，由于磷脂酰肌醇级联在结直肠癌发生中的作用得到了很好的描述。初步报道显示，经常使用阿司匹林和肿瘤 PIK3CA 突变与更长的总生存期和 CRC 特异性生存期密切相关[115]。观察到缺乏 PIK3CA 突变的个体，常规使用阿司匹林没有生存获益。其他研究者也报告了类似的结果[116]，而第三项研究的结果未能证实这些结果[117]。值得注意的是这个有争议

的报告统计学效力低，最后，主要在非吸烟者中观察到阿司匹林在结直肠三级预防中的获益[118, 119]。吸烟者服用阿司匹林实际上与癌症复发率更高有关。鉴于癌症幸存者的风险门槛较高，2010 年通过美国 NCTN 启动了 COX2 选择性非甾体抗炎药塞来昔布在 Ⅲ 期结肠癌患者中的 Ⅲ 期临床试验。该临床试验于 2015 年秋季完成入组（NCT01150045），预计未来几年将有结果。

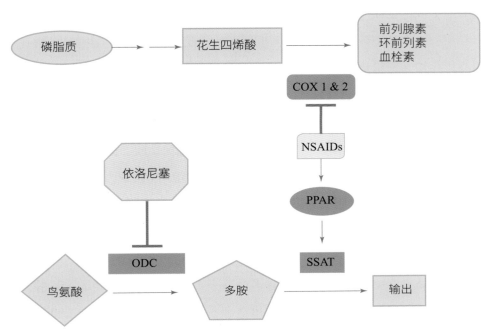

图 29.3　非甾体抗炎药（NSAIDs）和与花生四烯酸途径和多胺代谢相关的依氟鸟氨酸的机制。NSAIDs 抑制环氧合酶（COX 1 和 2），环氧合酶是花生四烯酸代谢成各种前列腺素类激素（如血栓素和前列腺素）的核心环节。NSAIDs 刺激过氧化物酶体增殖体激活受体 γ（PPAR-γ）。PPAR-γ 又能上调亚精胺 / 精胺 -N1- 乙酰转移酶（SSAT）。依氟鸟氨酸通过抑制鸟氨酸脱羧酶（ODC）降低多胺水平 SSAT 参与多胺的分解

（二）钙和维生素 D

多项临床前研究已经证实了钙和维生素 D 的抗增殖机制，钙是一种重要的微量营养素，是许多细胞途径的第二信使。与结肠中钙的保护作用明显有关的可能的生物活性包括结合胆汁酸、降低粪水的细胞毒性、抑制细胞增殖和诱导细胞凋亡[120]。维生素 D 通过部分抑制周期蛋白 D 促进细胞周期停滞，通过 β- 联蛋白参与的途径刺激细胞分化，通过上调促凋亡蛋白（BAK、BAX）和下调抗凋亡信号（BCL2）刺激细胞凋亡[120, 121]。众多观察性研究报告了定期补钙与 CRC 风险之间的关联[122-124]。已报道的维生素 D 摄入量与降低 CRC 发病率的关系是不一致的[125-127]。关于钙和维生素 D 补充剂对 CRC 二级预防的获益的报告是混合的。补钙已被证实可使腺瘤患者的腺瘤复发减少 25%~30%[128]，并且在对癌症幸存者进行的 NCTN 试验中也证实了这一点[129]。相反，最近的一项前瞻性随机试验发现，在结直肠腺瘤切除后的 3~5 年内，每天补充维生素 D、钙或两者都补充，并没有二级预防获益[130]。虽然在临床试验环境中，补钙已被证实可以减少结直肠腺瘤，但缺乏对 CRC 风险的影响。妇女健康倡议（WHI）研究是一项随机对照试验，对 36000 多名妇女给予钙和维生素 D 与安慰剂 7 年，结果显示对绝经后妇女

的 CRC 风险没有影响[131]。最近，维生素 D 重新成为一种潜在的 CRC 化学预防剂。一项新进对Ⅳ期 CRC 患者的观察性研究显示，维生素 D 与生存期延长有关[132]。当然，在预防 CRC 时，补充钙和维生素 D 要符合安全性标准。但由于报道的钙和维生素 D 的防癌作用与其他药物（如非甾体抗炎药和多胺类抑制剂）相比并不明显，因此钙和维生素 D 在 CRC 预防中的作用目前尚未确定。

（三）HMG-CoA 还原酶抑制剂（他汀类药物）

过去几十年中，由于已经证实 HMG-CoA 还原酶在结直肠癌细胞中过度表达[133]，以及他汀类药物能诱导细胞凋亡并抑制细胞生长[134, 135]，对他汀类药物的化学预防作用进行了研究。最初观察性研究表明他汀类药物与降低 CRC 总体风险[136]和晚期 CRC 风险[137]有关，但最近前瞻性研究[138-140]不一致的结果降低了最初的热情。最终，为了证明早期结肠癌幸存者（NSABP P-5，NCT01011478）补充他汀类药物可以临床获益，NCTN 启动了瑞舒伐他汀的Ⅲ期临床试验，试图证明早期结肠癌幸存者的临床获益（NSABP P-5，NCT01011478）。然而，该试验在 2014 年秋季因入组情况不佳而终止，部分原因是美国已有大量患者为了降低胆固醇服用他汀类药物。因此，目前不推荐他汀类药物在 CRC 的一级、二级、三级预防中使用。

（四）二甲双胍

虽然文献中的意见并不统一[141]，但越来越多的基于人群的研究证据显示，服用二甲双胍的糖尿病患者的癌症发病率（包括 CRC）和癌症特异性死亡水平低于使用其他治疗方法的糖尿病患者[142-144]。已经提出了 2 种不同的机制：①二甲双胍降低宿主胰岛素水平；②二甲双胍作为 AMPK 激活剂和 mTOR 抑制剂直接作用于肿瘤细胞。二甲双胍的一个关键作用是激活 LKB1/AMPK 通路（图 29.4）[145]。一项关键性的研究表明，二甲双胍在肝脏特异性 LKB1 基因敲除小鼠体内作用严重减弱[146]。有证据表明，高胰岛素血症会刺激侵袭性的癌症行为。二甲双胍对代谢综合征、肥胖症和（或）Ⅱ型糖尿病所致的高胰岛素血症患者有重要的降胰岛素和降糖活性[147]。二甲双胍具有直接的生长抑制作用[148, 149]，需要 AMPK 激活，从而抑制 mTOR 的激活和蛋白合成[148, 149]，减少增殖。多项调查表明，这些假说与 CRC 有特定的相关性[150-158]。在 CRC 小鼠模型中，用二甲双胍治疗 10 周后，抑制了结直肠息肉中 mTOR 通路的活化，从而导致肠道息肉形成减少[153]。在一项针对与患有结直肠癌发生相关的结直肠畸形隐窝灶（ACF）病人的小型临床试验中，与安慰剂相比，二甲双胍 250 mg/d，持续 30 天，可减少结直肠 ACF 和发育不良 ACF 的数量[159]。美国国家癌症研究所（NCI）癌症预防部资助的一项ⅡA 期临床试验，在肥胖的结直肠腺瘤患者中进行了二甲双胍 1000 mg po bid（3 周后上调剂量）共 3 个月的临床试验，主要终点是结直肠黏膜的 pS6（通过 IHC）是否减少（治疗前和治疗后直肠黏膜活检分析）。该试验的报告显示，在上面提出的 mTOR 下游直肠黏膜生物标记物终点（NCT0131246）没有差异[160]。目前，在其他基于二甲双胍的 CRC 预防试验中，等待这项研究的最终结果。

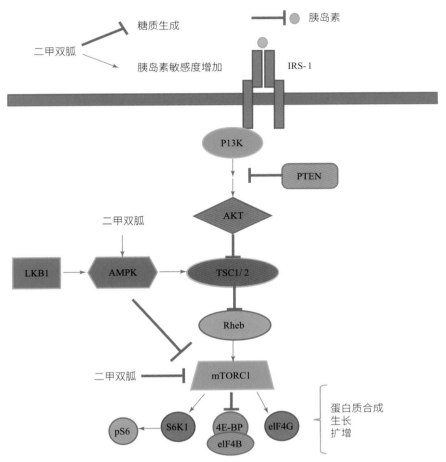

图 29.4 二甲双胍预防癌症的作用机制。二甲双胍通过抑制糖异生，增加胰岛素敏感性，间接减少胰岛素的生成。较低的胰岛素水平降低了涉及多种类型的恶性肿瘤的 PI3K/AKT/mTOR 通路的激活。此外，二甲双胍还能促进关键的细胞能量调节 5'AMP 激活蛋白激酶（AMPK）的活化。AMPK 的激活抑制了 mTOR 复合物的形成。二甲双胍也直接抑制 mTOR 复合物。

（五）多胺抑制剂

多胺是生物系统中天然存在的氨基酸衍生阳离子[161]，它们参与了许多生理过程，包括伤口修复和精子发生。然而，过量的多胺与上皮组织的癌变有关，特别是结直肠[162, 163]上皮癌变。主要的多胺包括腐胺、亚精胺和精胺。多胺本身来源于饮食，通过肠道细菌直接将鸟氨酸（尿素循环的产物）转化为多胺，或通过多胺合成中的限速步骤，鸟氨酸脱羧酶（ODC）进行转化[162]。膳食中的精氨酸和由此产生的多胺类化合物被认为与多胺类化合物相关的致癌作用有关，而膳食中的精氨酸本身是鸟氨酸的前体。在 ApcMin/+ 小鼠中，饮食中补充精氨酸导致肠道肿瘤发生依赖多胺，多胺依赖性可以被非甾体抗炎药（通过诱导精氨酸精胺乙酰转移酶和随后的细胞多胺输出），以及 ODC 抑制剂依氟鸟氨酸（二氟甲基鸟氨酸，DFMO）所抑制（图 29.3）[8, 164]。在这些研究中，依氟鸟氨酸和非甾体抗炎药联合使用可显著降低鼠肠道多胺水平和肿瘤发生率。因此，多胺抑制剂作为 CRC 化学预防剂，已经在一系列人体临床试验中进行了研究。早期临床试验显示，低剂量的依氟鸟氨酸可以抑制直肠黏膜的多胺，且治疗的耐受性良好[165, 166]。随后，一项Ⅲ期随机对照临床试验在结直肠腺瘤患者中进行了为期3年的联合依氟鸟氨酸500 mg/d加舒林达克150 mg/d与安慰剂的对照研究[167]。与2种安慰剂相比，联合依氟鸟氨酸和舒林达克可使腺瘤复发率降低70%。令人印象深刻的是，联合方案对高危腺瘤（高级别不典型增生、绒毛状腺瘤）和多发性腺瘤的疗效大于90%，且耐受性非常好。与安慰剂相比，没有观察到副作用的临床差异[167, 168]。然而，在后续的分析中，在没有临床听力损失证据的情况下，观察到听力图阈值有一个小的、非显著的、暂时的8%的差异[169]。从这项具有里程碑意义的腺瘤试验的二次分析揭示了许多关于结直肠癌发生与多胺抑制关系的重要见解。由于舒林酸同时具有抑制多胺和抑制前列腺素合成的作用，因此对母体研究中的组织多胺和前列腺素水平进行转化分析。重要的是，在母体试验中，依氟鸟氨酸／舒林酸治疗后观察到影响多胺类（但不影响前列腺素）的直肠组织生物标志物改变[170]。已知ODC1+316处的多态性可改变常规使用阿司匹林对结直肠腺瘤复发的影响[171]。在多胺抑制剂降低腺瘤风险的母体试验中，研究者观察到+316 ODC1多态性可调节依氟鸟氨酸／舒林酸对腺瘤复发的影响[172]。在母体试验中，无论基线肥胖状态如何，多胺抑制剂均有效[173]。在CRC预防时，饮食可能与多胺抑制有关。某些食物中多胺含量较高，包括肉类、加工肉、花生酱、坚果、啤酒、玉米、葡萄柚汁和橙汁等[174]。在APC Min/+小鼠中，摄入多胺食物会增加肠道组织多胺的水平[175]，降低舒林酸的抗癌作用[176]。与这些实验结果一致，在母体试验中，高多胺食物摄入量可抵消依氟鸟氨酸／舒林酸在结直肠腺瘤患者中的降瘤风险作用[177]。目前，NCTN内正在进行一项针对CRC幸存者的随机对照Ⅲ期临床试验，研究依氟鸟氨酸、舒林酸或安慰剂对高危腺瘤或第二原发CRC发展的影响（NCT01349881；S0820/PACES：用依氟鸟氨酸和舒林酸预防结肠腺瘤）[178]。此外，这些多胺类抑制剂正在FAP患者中进行随机试验评估（NCT01483144）。虽然这些多胺抑制剂有望在预防CRC中发挥作用，但必须等待正在进行的随机临床试验完成才能得出结论。

（六）结直肠癌的免疫预防

结直肠癌受到强大的免疫监视，这一点甚至可以从结肠腺瘤中发现的肿瘤特异性抗体和T细胞的存在得到证明[179, 180]。癌症疫苗接种的目的是激活前期的免疫监视，继而消除前期恶性病变。最近的临床试验显示，包括黑色素瘤[181]、前列腺癌[182]和滤泡性淋巴瘤[183]在内的几种恶性肿瘤患者的DFS和OS都有轻度改善。MUC1是在CRC恶性前细胞和恶性CRC细胞中异常表达的一种糖蛋白，其有希望成为肿瘤疫苗接种的理想靶点[184-186]。在各种动物模型中，接种MUC1疫苗会导致对MUC1+肿瘤的免疫保护[187-189]。最近，一项临床研究表明，给39例结肠腺瘤患者注射人肿瘤相关抗原（TAA）MUC1疫苗，可引起高水平的抗MUC1的IgG，并产生持久的免疫记忆。疫苗是安全的，几乎没有副作用。22/39人缺乏反应与循环髓源性抑制细胞（MDSCs）水平较高相关，但与基线调节性T细胞不相关[190]。增加的MDSC，如调节性T细胞已被证明能抑制适应性免疫系统[191, 192]，并与晚期癌症有关[193]。虽然至少在MDSC基线较低的个体中初步的免疫原性数据显得很有希望，但我们需要进一步的临床数据来确定这种疫苗是否能转化为临床获益，如减少腺瘤复发。期盼未来癌症疫苗接种将在CRC预防中承担更大的作用。

二、肛门癌

肛门癌虽然还很罕见，但发病率已大幅上升，男性增加了 3 倍，女性增加了 1.7 倍[194]。重要的危险因素包括与其他男性发生性行为的男性（MSM）、HPV 感染、人类免疫缺陷病毒（HIV）感染、HIV 感染以外的慢性免疫抑制和吸烟。感染 HIV 的男性，尤其是 MSM，肛门上皮内癌变（AIN）和肛门癌的发病率明显增高。在一份包括 34189 名 HIV 感染者和 114260 名 HIV 未感染者的 13 个队列数据的报告中，每 10 万人年未调整肛门癌发病率为 HIV 感染 MSM131，其他 HIV 感染男性为 46，HIV 未感染男性为 2[195]。因此，一些公共卫生机构建议对高危人群进行肛门癌筛查[195]。目前，没有随机试验证明肛门不典型增生筛查可以提高生存率。其他注意事项还包括 AIN 缺乏统一有效的治疗方法，AIN 到肛门癌的进展率不明[196]。新出现的证据表明，HPV 疫苗接种可以降低 MSM 男性中肛门上皮内癌变（包括 2 级或 3 级）的发生率。在一项包括 598 名 MSM 男性的Ⅲ期 HPV 疫苗接种试验中，预防 HPV 相关的所有等级 AIN 的疗效为 77.5%，针对 AIN2/3 的疗效为 74.9%[197]，没有观察到 HPV 疫苗接种的副作用。除了其他研究，这项研究的积极结果，促使免疫实践咨询委员会（ACIP）在 2011 年建议男性接种 HPV 疫苗，而此前在 2006 年只建议女性接种。HPV 疫苗对肛门癌风险和死亡率的长期影响还有待观察。

三、食管癌

食管癌是第八大常见癌症，也是第六大癌症死亡原因[198]。自 20 世纪 70 年代以来，食管腺癌的发病率从美国所有食管癌病例的 10% 急剧上升到 60% 以上[199]，同时鳞状细胞癌的发病率下降[200]。肥胖、吸烟、饮酒和胃食管反流与巴雷特食管（BE）和随后的食管腺癌有关。巴雷特食管是一种癌前病变，每年有 0.1%~0.4% 发生癌变[201-203]。因此，美国胃肠病学会（ACG）建议对不伴有不典型增生的 BE 患者每 3~5 年进行一次内镜监测[204, 205]。对于高级别不典型增生或黏膜内癌的患者，ACG 建议采用内镜下根治[204]。指南建议对低度不典型增生的患者进行监测或内镜下根除，但大多数专家倾向于内镜下消融以防止不典型增生的进展。

内镜下消融疗法采用射频、热能或光化学能量来根除异常的巴雷特黏膜。射频消融（radiofrequency ablation，RFA）是最常用的技术，它通过包含线圈电极阵列的充气球囊将射频能量传递到食管黏膜[206]。RFA 效果显著，对发育不良的巴雷特黏膜的完全根除率达 90% 以上[207, 208]。相对于其他不确切的治疗，RFA 可减少从巴雷特食管炎进展到不典型增生（3.6% vs. 16.3%）和瘤形成（1.2% vs. 9.3%）[209]。然而，RFA 后存在明显的复发风险，这突出了持续内镜监测的必要性[210]。内镜下喷雾冷冻治疗是一种较新的消融技术，用低压液氮或二氧化碳气体冷冻巴雷特黏膜。观察资料表明，冷冻治疗效果显著，对高级别不典型增生的根除率为 94%，不典型增生的根除率为 89%，黏膜癌的根除率为 77%，化生的根除率为 55%[211]。该过程是安全的，没有重大并发症。长期数据缺乏，RFA 仍然是最常用的技术。光动力疗法是另一种消融技术，利用光化学在光和 O_2 照射后产生细胞毒性。由于潜在的严重并发症，如食管狭窄和恶性肿瘤的高进展率，因此很少使用该项疗法。

内镜下黏膜切除术（EMR）是将食管黏膜切除至黏膜下层，提供大块组织标本进行组织学检查和病理分期。内镜下切除术对高级别不典型增生有效，完全根除率为 94%，对所有巴雷特黏膜有效，根除率为 89%[208]。对于大面积的病灶，EMR 应与 RFA 相结合，以降低 EMR 相关并发症如狭窄的风险。例如，有研究发现，与先做 EMR 再做 RFA 的患者相比，接受分步根治性 EMR 的患者食管狭窄程度明显更高（88% vs. 14%）[212]。

鉴于质子泵抑制剂（PPI）控制反流的临床优势和作为化学预防的潜力，推荐所有 BE 患者使用。PPI 通过抑制胃酸反流减少食管黏膜刺激，已知反流胃酸会导致巴雷特上皮细胞的 DNA 损伤[213]。一项回顾性研究发现，诊断 BE 后使用 PPI 与 75% 的不典型增生风险降低独立相关[214]。同样，一项来自 7 项研究（$n = 2813$）的荟萃分析也发现，PPI 的使用与高级别不典型增生和癌变风险降低 71% 有关[215]。由于缺乏前瞻性数据，抑酸对本病的长期后果尚不清楚。此外，事实上在整个 PPI 时代，EAC 的发生率持续上升。治疗反流症状所需的 PPI 或 H2 阻滞剂的剂量明显低于完全抑酸所需的剂量。一项关注 68 例 BE 患者进展为不典型增生的前瞻性研究显示，与轻度抑酸（雷尼替丁 150 mg bid）相比，深度抑酸（奥美拉唑 40 mg bid）可能导致肠化生的部分消退[216]。需要进行更大规模的干预试验，以评估更高的 PPI 剂量和（或）PPI 与其他药物联合使用在食管癌预防中的作用。

非甾体抗炎药和阿司匹林似乎对 BE 和 EC 都有化学预防作用。临床前研究表明，巴雷特化生和发育不良细胞过度表达 COX2[217]，在大鼠模型系统中，塞来昔布抑制 COX2 可使食管炎减少，预防化生和 EC[218]。多项观察性研究估计，摄入阿司匹林或非甾体抗炎药可降低近 40% 的 EC 风险[219-221]。他汀类药物和非甾体抗炎药联合使用似乎有累加作用（HR 0.22）[222]。然而，Ⅱb 期多中心、随机、安慰剂对照的化疗预防巴雷特食管试验（CBET）显示，48 周随访后，服用 200 mg 塞来昔布 bid 的 BE 患者与安慰剂相比，癌症进展率无差异[223]。由于潜在的不良反应，如胃肠道出血和心血管毒性，目前不推荐 NSAIDs 用于 EC 化疗预防。另外，阿司匹林与 PPI 一起使用时是一种更安全的选择，但需要更多的前瞻性数据。目前，英国正在进行一项大型多中心Ⅲ期试验，随访期为 10 年，评价埃索美拉唑（高剂量与低剂量）加或不加阿司匹林预防巴雷特食管患者 EC 的疗效和安全性[224]。

四、胃癌

胃癌（GC）表现出显著的区域性差异，在东亚、南美、东欧和中东地区观察到高发病率。美国 GC 的总体发病率较低，但在亚洲人、西班牙人和非裔美国人等少数族裔中发病率较高[225]。对早期 GC（T1 病变）进行干预，可获得 90% 以上的 5 年生存率[226, 227]，因此，韩国、日本等 GC 高发国家采用了全民筛查计划。在日本，随着筛查项目的引入，早期 GC 的比例从 15% 上升到 57%[228]。目前，由于缺乏成本效益，美国还没有提出普及 GC 筛查的建议[229]。然而，对于有萎缩性胃炎、肠化生、胃腺瘤和家族遗传综合征（包括遗传性弥漫性胃癌、家族性腺瘤性息肉病、Lynch 综合征、Peutz-Jeghers 综合征和幼年性息肉病）的高危个体，应考虑进行筛查[230-232]。

胃肠上皮化生（GIM）是胃正常组织经过一系列明确的前驱病变到胃癌形成过程中的癌前病变。这些前驱病变包括非萎缩性胃炎、多灶性萎缩性胃炎、肠化生、不典型增生和胃癌[233]。进展为癌症的风险受感染幽门螺杆菌菌株的毒力因素、环境刺激、宿主遗传和肠化生程度的影响[234]。萎缩性胃炎和肠化生患者发生恶性肿瘤的风险可高达 11%[235]。有限的研究表明，监测可能会导致 GC 的早期发现，并提高前驱病变患者的生存率[235, 236]。欧洲胃肠内镜学会建议每 2~3 年通过上消化道内镜检查和胃多点活检对恶性肿瘤前期的个体进行 GC 监测[237]。相反，美国胃肠内镜学会提示，对于大多数美国人来说，进展为癌症的风险很低，不建议进行监测，除非存在其他 GC 的危险因素，如胃癌家族史和亚洲血统[238]。

鉴于幽门螺杆菌在 GC 致癌中的重要作用，目前的指南建议对恶性肿瘤前病变者进行筛查和治疗幽门螺杆菌[237]。根除幽门螺杆菌可解决非萎缩性胃炎[239, 240]，并可使多灶性萎缩性胃炎部分消退[241]。由于拉丁美洲的幽门螺杆菌感染率和 GC 率较高，美国国家临床试验网络（NCTN）在该地区进行了研究[242]。研究者发现，在资源匮乏的国家，根除幽门螺杆菌是可能的，在抗生素治疗 1 年后仍可看到持久的效果[243]。在肠化生的患者中，根除幽门螺杆菌似乎并不能逆转肠化生，但可能延缓向肿瘤的发生[244, 245]。在一项胃不典型增生的随机化化学预防试验中，对有前驱病变的个体进行三联疗法联合抗坏血酸、胡萝卜素或安慰剂治疗[246]。所有干预措施使萎缩性胃炎（RR 4.8）和肠化生（RR 3.1）消退率的增加具有统计学差异。添加抗坏血酸或胡萝卜素并没有比三联疗法带来额外的好处。目前尚不清楚前驱病变的改善是否能预防 GC。中国的一项大规模随机试验未能证明所有幽门螺杆菌携带者在根除幽门螺杆菌 7.5 年时 GC 发病率显著下降[247]。亚组分析显示，根除幽门螺杆菌能明显降低无前驱病变的携带者的 GC 发生。随后对包含 6695 人的 6 项研究进行的荟萃分析发现，根除幽门螺杆菌可使 GC 的风险降低 35%[248]。总的来说，在非萎缩性胃炎和萎缩性胃炎的个体中，在发展为肠化生之前进行根除幽门螺杆菌的化学预防的效益是最高的。

来自 2 项观察性研究的荟萃分析的证据显示，长期摄入 NSAIDs 与 GC 的发生率降低有关[249, 250]。COX2 在胃癌发展中起着重要作用，因为 COX2 在幽门螺杆菌诱导的炎症、前体病变和胃肿瘤中上调[251]。一项对 150 名慢性塞来昔布使用者和 216 名非使用者的前瞻性队列研究发现，在根除幽门螺杆菌后，使用者的肠化生消退率高于非使用者（42% vs. 20%）[252]。一项小型、随机、安慰剂对照试验评价了塞来昔布对 60 例幽门螺杆菌根除后患者的影响，发现 3 个月后塞来昔布组前体病变的消退增加[253]。相反，一项更大的、双盲、随机化、安慰剂对照试验，涉及 213 名受试者，没有发现服用罗非昔布与安慰剂 2 年的受试者的肠化生的消退有任何差异[254]。目前，由于风险和收益比不佳，不建议将 NSAIDs 用于 GC 化学预防。

总之，根据 GC 高发国家的几项试验结果，维生素补充的化学预防作用较弱。如前所述，添加抗坏血酸或胡萝卜素在引起恶性肿瘤前病变的消退方面并没有比三联疗法带来更多的获益[246]。另外两项随机试验，一项在中国进行[255]，另一项在委内瑞拉进行[256]，未能发现维生素补充剂（抗坏血酸、维生素 E、β- 胡萝卜素和硒）和安慰剂在胃癌前病变的进展或消退方面有任何差异。

五、胰腺癌

胰腺癌是临床实践中面临的最具侵袭性的实体瘤之一。遗憾的是，对这种疾病还没有建立起有效的筛查措施，在治疗预防方面也没有取得什么成果。对超过 29000 名 50~69 岁男性吸烟者的 α 维生素 E 和 β 胡萝卜素预防癌症（ATBC）研究数据的回顾性分析表明，维生素 E 或 β 胡萝卜素对减少胰腺癌的发病率和死亡率均无益处[257]。预防胰腺癌的前瞻性临床试验少之又少。癌症预防研究人员的研究目标是癌前病症，以测试新的预防策略。尤其是导管内乳头状黏液性肿瘤（IPMN）患者，已经作为胰腺癌的高危人群进行了研究。在一项小型临床试验中，与对照组（不使用舒林酸）的 12 名 IPMN 患者相比，10 名 IPMN 患者舒林酸治疗可降低分支胰管直径和管壁厚度[258]。在 IPMN 患者中已经研究了分子靶向疗法预防胰腺癌。厄洛替尼（一种表皮生长因子受体酪氨酸激酶抑制剂）被美国食品与药物监督管理局（FDA）批准与联合吉西他滨治疗晚期胰腺癌。临床前研究表明，EGFR 通路在 IPMN 病变进展中具有重要意义[259, 260]。为了测试厄洛替尼在胰十二指肠切除前的 IPMN 患者人群中的疗效，通过美国 NCI 癌症化学预防联盟开展了 IPMN 患者应用厄洛替尼的 Ⅱ a 期研究[261]。切除术前每日口服厄洛替尼 100mg，持续 21~42 d。遗憾的是，由于入组率低，只有 6 名患者在研，试验终止。研究参与者的血浆和切除组织中都检测到了厄洛替尼，有趣的是，血清和组织中厄洛替尼水平最高的一位患者在治疗后的短时间内就出现了临床反应。这项研究揭示了在胰腺癌预防的背景下研究一种治疗性预防药物的一些挑战，包括癌前病症（IPMN）的相对罕见性，以及 IPMN 患者治疗方法的异质性，以及由此带来的入组挑战。

六、肝胆癌

肝癌是一种致命的疾病，不幸的是近年来在美国呈上升趋势[2]。肝癌的治疗预防措施一直有限，然而，在该领域已经取得了一些显著的进展。由于阿司匹林和其他非甾体抗炎药的抗炎作用，人们研究了阿司匹林和其他非甾体抗炎药与肝细胞癌（HCC）预防的关系。在一项对美国国立卫生研究院 - 美国退休人员协会（NIH-AARP）饮食与健康研究队列的回顾性研究中，使用阿司匹林与不使用阿司匹林相比，发生 HCC 的风险显著降低 41%，这与其他关键临床因素无关[262]。值得注意的是，在同一观察报告中，没有发现非阿司匹林 NSAIDs 的使用与 HCC 风险的降低有关[262]。

S- 腺苷甲硫氨酸（SAMe）已被研究用于预防 HCC。SAMe 是许多生化通路的底物，安全性好[263, 264]。动物研究显示，SAMe 缺乏会增加 HCC 风险[265-267]而补充 SAMe 则会降低 HCC 风险[268, 269]。鉴于这些特性，在一项小型随机双盲安慰剂对照的临床试验中，将晚期肝硬化的 HCV 患者作为高危组进行了 SAMe 的研究[270]。经过 24 周治疗后，干预组血液中的 SAMe 含量明显增加。但未发现对血清甲胎蛋白（AFP）有影响，也未发现对肝功能、丙型肝炎病毒水平、氧化应激或生活质量等标志物有影响，基于此未再进行随访研究。

虽然超出了本章的范围，但通过接种疫苗预防乙肝病毒（HBV）确实是 HCC 一级预防的手段。按照这样的思路，治愈丙肝病毒（HCV）感染会降低 HCC 的风险。这一点在干扰素治疗时代已经得到了证明，持续的 HCV 控制被证明可以降低 HCC 的风险[271]。较新的药物，如直接作用的抗病毒治疗（索非布韦和雷迪帕韦）与 HCV 蛋白酶抑制剂一起，对 HCV 有显著的疗效。尽管这些新的 HCV治疗方法的成本是一个主要的考虑因素，但我们对这些药物有可能治愈 HCV 感到兴奋。虽然使用新的HCV 药物治疗后对 HCC 预防的长期效果尚不清楚，但预计此类药物将显著降低治疗人群的 HCC 风险。

第五节　总　结

由于胃肠道癌症是巨大的全球性健康负担，预防胃肠道恶性肿瘤仍然是一个重要的目标。虽然还有很多东西要学，但我们已经取得了真正的进展，特别是我们对饮食、生活方式因素和化学预防剂在预防其他胃肠道癌症中的 CRC 的作用的理解上。显然，我们需要更多高质量的实验、流行病学的证据，特别是基于临床试验的证据来支持有效的癌症预防干预措施。

第三十章　内镜在胃肠道和神经内分泌恶性肿瘤的组织获取和治疗干预中的作用

James J. Farrell

第一节　前　言

自 1958 年 Basil Hirschowitz 和 Larry Curtiss 开发出软式光纤内镜以来，随着软式内镜的发展，胃肠镜在胃肠道及神经内分泌恶性肿瘤患者的诊断和治疗中已经形成了成熟而重要的作用[1]。在过去的 10 年里，内镜在胃肠道和神经内分泌恶性肿瘤的组织获取和治疗干预相关的多领域中的作用越来越大。本章将重点介绍其中几个新进展，包括超声内镜（EUS）引导下的细针活检（FNB）、内镜下黏膜切除术和内镜黏膜下剥离术、内镜下消融治疗、EUS 引导下的胆道引流和经胃入路的经自然腔道内镜手术（NOTES）。

第二节　组织获取

一、光学活检

尽管获取完整组织或细胞进行显微镜评估仍然是胃肠道恶性肿瘤诊断的金标准，但是内镜和显微镜的结合为实现原位实时评估提供了可能。激光共聚焦内镜（CLE）可通过专用内镜或通过微探头来提供活体组织学[2]。CLE 在活体组织的放大倍数超过 1000 倍，只能覆盖黏膜内有限的领域，需要广泛扫描以获得所需的更大范围胃肠道的图像。因此，CLE 更适用于聚焦相对较小的区域，协助内镜靶向活检，正确识别病变部位，跟踪治疗反应[3]。CLE 能够精准鉴别正常组织、非肿瘤组织（如炎症组织）和肿瘤组织，因此，CLE 在监测胃肠道肿瘤癌前病变如溃疡性结肠炎、Barrett's 食管（BE）等患者的异性增生中具有一定作用[4]。但是，该过程耗时长，需要注射荧光素，并且提出内镜医生无病理医生在场的情况下进行组织学诊断的要求[3]。

二、超声内镜引导下的细针抽吸和细针穿刺活检

（一）超声内镜：细针抽吸

尽管 EUS 在诊断小病变（如胰腺胆管肿瘤）以及食管癌、胃癌和直肠癌的腔内分期中作用明确，

但是其主要诊断优势在于能够安全、方便地对管腔外器官进行活检，包括胰腺、肝脏、淋巴结、肾上腺和肾脏。EUS 的研究和应用多在胰腺 EUS-FNA（细针抽吸）和最近的 EUS-FNB（细针活检），特别适用于胰腺导管腺癌和胰腺神经内分泌肿瘤[5]。

EUS-FNA 是指用于获取组织进行细胞学评价的技术，EUS-FNB 是指用于获取组织进行组织学评价的技术。两者都是使用线阵式超声内镜。通常，对于胰腺活检，线阵式超声内镜活检钩突病变需定位在十二指肠的第 2 和第 3 部分，胰头和胰颈部病变需定位在十二指肠第 2 部分和球部，胰颈、胰体、胰尾病变需定位在胃部。线阵式超声内镜和胃壁或十二指肠壁之间的贴合是必要的，需要持续的内镜抽吸，以减少空气干扰，从而改善 EUS 成像。在 EUS 的直接引导下，可将穿刺针穿入胰腺内的靶病灶，建议通过至少 4 个不同的区域进行扇形穿刺，获取最多的组织量[6, 7]。各种不同规格的针可用于 EUS-FNA，尺寸从 25 到 19 规格不等，尽管大多数超声医师使用 25G 或 22G 针。有人认为，较小的针更容易通过胰腺导管腺癌的促纤维增生组织，并引起较少的出血，但目前尚不清楚 2 种针之间的组织获得量是否有显著差异。

而 EUS 成像对诊断胰腺恶性肿瘤非常敏感（约 95%），但其特异性不强。在 EUS 出现之前，胰腺癌组织诊断是在手术探查时，通过内镜下逆行胰胆管造影术（ERCP）进行胆管刷检，或利用腹部超声引导或计算机断层扫描（CT）引导经皮活检。ERCP 刷检对胰腺恶性肿瘤诊断的敏感性为 20%~71%[8]。但目前 EUS-FNA 已取代这些方法成为原发性胰腺组织诊断的首选检查方法[5]。荟萃分析表明，EUS-FNA 在诊断胰腺癌时的敏感性为 85%~87%，特异性为 96%~98%[9, 10]。

公认的 EUS-FNA 在胰腺肿块评估中的优点包括与其他诊断方法相比，诊断率高，能够发现小病灶，种植风险低，以及总成本效果高。虽然没有明确的随机临床试验（RCT）数据，但 EUS-FNA 在非诊断性 CT 引导下的活检或 ERCP 细胞学刷片后确实有效[11, 12]。EUS 在检测和活检小胰腺肿块方面的理论优势已被几项大型研究所证实，这些研究表明对于小于 3 cm 的胰腺肿块，甚至对于多导联 CT 未见的肿块，EUS-FNA 的准确性优于 CT-FNA 或腹部超声 FNA（86% vs. 62%）[13, 14]。在胰腺肿块患者中，与经皮活检相比，EUS-FNA 相关的腹膜种植风险和临床意义更低（2.2% vs. 16.3%）[15]。总体而言，EUS-FNA 用于胰腺肿块被认为是非常安全的，总体胰腺炎发生风险率为 0.3%~0.9%，总体并发症发生率为 2.5%。与之相比，经皮活检的胰腺炎发生率高达 4%，ERCP 引导下活检的胰腺炎发生率为 5%~15%[16, 17]。胰腺的诊断性 EUS-FNA 活检已被证实可减少额外的侵入性操作，更具成本效益，特别是能够避免不必要的手术[18, 19]。

然而，EUS-FNA 仍然依赖于操作者，具有非常显著的学习曲线，除了一般的内镜培训外，还需要专门的培训[20]。胰腺癌促纤维增生反应和坏死引起的取样误差，特别是在更具侵袭性的肿瘤中，与 EUS-FNA 的次优表现有关。快速原位细胞学评估（ROSE）的使用，使病理学家在 EUS-FNA 过程中向内镜医生提供有关充分性和诊断方面的建议，从而提高了整体的准确性，减少了做出明确诊断所需的穿刺次数，减少了重复诊断性穿刺的需求[21, 22]。多项研究表明，在慢性胰腺炎的情况下，EUS

在鉴别胰腺恶性肿块方面的敏感性下降，原因是很难将肿块与周围异常的胰腺实质鉴别开来[22]。此外，即使再穿刺并且有细胞学专家在场，EUS-FNA 在慢性胰腺炎的背景下诊断恶性肿瘤的敏感性较低（53%~71%）[23, 24]。虽然最初的研究似乎表明 EUS 和 EUS-FNA 在诊断胰腺的其他非腺癌病变（如胰腺神经内分泌肿瘤、淋巴瘤或胰腺转移病变）时的诊断率较低，但最近的研究似乎表明 EUS 和 EUS-FNA 的敏感性较高，与胰腺导管腺癌的敏感性相当，这可能与 ROSE 和特殊细胞学染色剂的使用有关[25]。

（二）超声内镜：细针穿刺活检

目前 EUS-FNA 细胞学对胰腺肿块的诊断率较高，优于对非胰腺组织的诊断率，但还不理想[26-30]。诊断结果不理想的原因包括：依赖于操作者的 EUS 成像和技术，缺乏细胞学专业知识，标本细胞量少，以及组织结构和形态学的细节不足。另一个问题是，鉴别高分化的胰腺导管腺癌和正常胰腺组织，以及试图在慢性胰腺炎的背景下诊断胰腺恶性肿瘤，是特别困难的[23, 31]。通常 EUS-FNA 抽吸的组织量不足以进行额外的辅助研究，导致无法明确诊断，需要重复采集组织。

活检组织细胞量不足是造成假阴性诊断的常见原因。因此，内镜下追求胰腺组织学或穿刺活检（EUS-FNB）在理论上有几点好处。首先，当细胞学的发现（缺乏恶性肿瘤典型核深染，轻微结构紊乱和核质比轻度增加）可能与正常胰腺相似，及在慢性胰腺炎的背景下诊断恶性肿瘤时，评估组织结构可以改善诊断高分化的胰腺癌的能力。考虑组织学穿刺活检的第二个原因是需要获得一个更具代表性的胰腺肿块样本。例如，由于密集的间质增生通常见于胰腺导管腺癌，穿刺活检组织学可能有助于对间质进行进一步的研究，这些通常在常规胰腺 FNA 细胞学中未被评估。追求组织学检查的另一个原因是可以进行免疫组化或其他标记物研究。随着我们对胰腺疾病的分子基础和分子标志物（基于蛋白质、DNA 或 RNA）在诊断中的作用的理解不断加深，例如将原发性胰腺导管腺癌与类似的胰腺转移瘤区分开来，甚至预测治疗反应，需要更多的组织，以适当的方式来研究和量化这些标志物。虽然细胞学检查可能实现这些目标，但是，如果细胞学标本有限，标本通常是很小的，那就很难定量免疫组化标记物。组织学穿刺活检允许病理学家获得多个切片进行免疫组化蛋白分析，并量化基于组织的标志物。在这些情况下，可同时评估间质和上皮标记物[32, 33]。此外，通过识别有关标记物的细胞来源，显微解剖出上皮组织，可能有利于对胰腺标本进行更准确的 DNA 或 RNA 分析[34]。最后，由于 EUS-FNA 细胞学的已知局限性，胰腺组织学活检和穿刺活检可能消除了现场细胞学评估和多次 FNA 穿刺的需求。

目前还有其他策略可以克服 EUS 和 EUS-FNA 或 FNB 的局限性。对比增强 EUS 和 EUS 弹性成像是两项新的辅助成像技术，可提高 EUS 成像的诊断率，有助于更精确地定位 EUS-FNA 和 FNB。采用静脉注射含有微气泡的造影剂后，对比增强型 EUS 利用超声波振荡微气泡，以增强对内分泌肿瘤等富血供病变的成像。EUS 弹性成像通过评估组织硬度来区分恶性和非恶性肿块[35]。此外，各种分子标记物包括免疫组化标记物、荧光原位杂交（FISH）分析、DNA 突变分析（包括全外显子组测序）和 miRNAs 分析等，以提高 EUS-FNA 细胞学的诊断率，但目前大多数还没有在临床上常规使用[36]。

三、胆管镜和胰管镜引导下的活组织检查

可靠的高质量 ERCP 引导下的胆管镜检查和胰管镜检查的临床价值越来越好，可以直接观察到胆管树和胰管，增加了 ERCP 诊断的作用[37]。对于不确定的胆管狭窄（影像学上没有相关的胰腺或其他肿块），可能包括胰胆恶性肿瘤，如胆管癌或胰腺癌，利用胆管镜靶向活检可提高诊断率。虽然通常不在胰腺癌的常规评估过程中进行，但 ERCP 引导下的胰管镜可能在主胰管的癌前病变（如导管内乳头状黏液性肿瘤）的诊断和分期中发挥作用。与该病相关的乳头状突起的直接观察和活检，有助于诊断。

四、胃肠道上皮下病变的活检

胃肠道上皮下病变代表了胃肠道病理的广泛集合，包括平滑肌瘤、胃肠道间质瘤（GIST）、脂肪瘤和颗粒细胞瘤。常规内镜活检，甚至 EUS 引导下的 FNA 或 FNB 往往不足以做出组织诊断。由于需要大量组织学质量的组织来进行额外的免疫组化，这使情况更加复杂。已有各种更新的内镜组织采集技术来专门解决这些问题。

单切口针刀（SINK）活检已被推荐为上皮下病变组织采集的常规方法[38]。EUS 评估上皮下病变后，用针刀做一个 6~12 mm 的线性切口，然后用活检钳常规咬合此切口，获得 3~5 个常规内镜下活检咬合组织学检查。与 EUS-FNA 较低的诊断率（约 12% 的上皮下病变）相比，SINK 活检的诊断率据报道高达 93%。另一种诊断和可能治疗胃肠道上皮下小病变的技术包括抽吸病灶，在肿瘤下方结扎，用针刀划开覆盖在上皮下肿瘤上的黏膜，并对暴露的肿瘤进行活检。

第三节 治疗性干预

一、内镜下切除：内镜黏膜切除术和内镜黏膜下剥离术

黏膜和黏膜下异性增生以及胃肠道癌性病变的内镜下切除越来越多地成为外科治疗（通常是诊断性）的替代选择[39]。内镜下切除术确切有效的领域包括食管（巴雷特食管背景下的异性增生、浅表性食管腺癌和鳞状细胞癌）、胃（胃异性增生、早期胃癌和类癌）、小肠（十二指肠腺瘤和壶腹腺瘤）以及结肠（腺瘤性息肉、部分早期结直肠癌和部分类癌）。

（一）技术

尽管存在多种内镜切除技术，但主要有 2 种类型：内镜黏膜切除术（EMR）或内镜黏膜下剥离术（ESD）[39]。EMR 涉及套圈切除，可用或者不用事先吸入和抬高目标病灶。ESD 需要使用专用的工具和熟练的内镜黏膜下剥离，将病变从黏膜下层切除（剥离）。大多数 ESD 与 EMR 的对照研究表明，ESD 与改善预后有关，如整块切除率和根治切除率更高，以及胃肠道恶性病变和癌前病变的局部复发

率更低，特别是在早期胃癌、食管鳞状细胞癌和食管腺癌中。

内镜下黏膜切除术一般采用 2 种技术：抽吸（吸切术）和非抽吸（提切术）技术。在切除前用注射针进行黏膜下注射，可将黏膜和黏膜下病变与固有肌层分离，从而降低穿孔的风险。黏膜下注射后病灶无抬高或隆起，与肿瘤病灶向固有肌层更深层浸润有关，也可见于既往内镜下活检和切除瘢痕。通常这种情况被认为是不适合进行内镜切除术的指征。

黏膜下注射是用注射针在病灶周边一点或多点进行注射，将病灶抬高与固有肌层分离。生理盐水是黏膜下注射最常用的物质，但会很快被黏膜下吸收，从而降低效果。因此，目前更常采用高渗溶液，如高渗盐水、50% 葡萄糖、10% 甘油或透明质酸钠等，以维持更长时间的黏膜下液体垫，尤其是用于内镜黏膜下剥离术 [40]。例如，50% 葡萄糖可使黏膜下液体垫（SFC）持续时间延长达 5 min，优于生理盐水 [41, 42]。

在黏膜下层注射并将病变抬离固有肌层后，抬吸技术使用固定于内镜前端的透明帽（cap-assisted EMR，EMRC）将病变吸进透明帽内，之后使用穿过透明帽的套圈器或应用食管静脉曲张套扎器进行切除 [43, 44]。对于使用套扎器的技术，通过内镜将套圈器放置套扎环上方或下方（最好）进行切除 [43]。非抽吸式 EMR 技术也是存在的，即使用活检钳将病变拉离固有肌层，再使用套圈器切除标本。鉴于 EMR 通常用于小病变（小于 2 cm）以实现整块切除和病理学上的组织切除，分片 EMR 可用于切除大面积的病变，例如巴雷特食管的高级别异性增生（HGD）[45]。但当病变累及食管环周时，可能与狭窄形成增加有关。

内镜黏膜下剥离术采用改良的针刀，在黏膜下注射液体垫后再剥离黏膜下层，将病灶切除 [46]。无论病变大小，它都可以整块切除黏膜和黏膜下肿瘤。虽然是日本首创，但目前在北美和世界其他地区，该技术在治疗胃肠道早期肿瘤，尤其是胃癌方面的经验越来越丰富。在进行 ESD 前，可采用窄带成像（NBI）或色素内镜对病灶和边缘进行更仔细的成像，用电凝术或氩等离子凝固术对病灶外缘进行标记。

在标记处进行黏膜下注射，用 ESD 刀在标记引导下进行环行切开，形成黏膜瓣并进入行黏膜下剥离。剥离黏膜下层去除附着的黏膜是有具有挑战性的，需要避免或处理黏膜下血管出血，同时要避开固有肌层剥离以免全层穿孔。ESD 的实施需要专门的工具和先进的内镜训练和经验，并且可能会产生各种不良事件，包括穿孔、出血和肿瘤不完全切除 [47]。已有学者介绍了一种混合技术，即先采用内镜黏膜下剥离技术，按 ESD 标记和切开病灶，然后用 EMR 套圈切除病灶 [48]。这种方法的好处包括采用标准 EMR 整块切除病变，并且减少了黏膜下剥离相关的复杂性和并发症。

（二）不良事件

总的来说，内镜下切除术是一种安全的手术，可以在门诊进行。报道的食管不良事件包括狭窄形成、出血和穿孔 [49, 50]。在食管早期并发症为穿孔，据报道发生率达 3%，常表现为纵隔气肿。通常情况下，无需外科手术，但需要处理胸部气肿。据报道，达 10% 的患者即时出血，通常行内镜下处理。内镜下切除术的远期并发症包括食管狭窄，常与环周 EMR 和 ESD 有关，可通过内镜下扩张改善。内镜切除时注射类固醇可降低狭窄形成的风险。其他迟发性出血并发症（定义为 5 d 后发生）也有系列报道，多达 1% 的患者会发生。

在胃 EMR 中，有报道称，有 30% 的患者发生即时出血，高达 5% 的患者发生延迟出血[51]。对于 ESD，报道的早期出血和迟发出血率小于 3%，切除病灶的大小（＞4 cm）和抗血栓药物的使用是与出血相关的危险因素[52]。大多数与内镜下切除有关的胃出血可以内镜下处理。与 EMR 相比，胃 ESD 的穿孔更为常见，一项荟萃分析报告的穿孔率为 4.5%，而 EMR 的穿孔率为 1.0%[53]。尽管内镜下夹闭、OTSC 及内镜下缝合在小穿孔处理中有描述[54]，但穿孔的治疗通常需要开腹或腹腔镜手术。与 ESD 穿孔风险增加有关的因素包括近端胃肿瘤和肿瘤大小＞20 mm。

类似的不良事件在结肠中也有报道，包括出血（达24%）、穿孔、内镜黏膜下剥离术后电凝综合征[51]。据报道，在接受结直肠肿瘤 ESD 治疗的患者中，穿孔率高达 10%。尽管经常可以通过内镜夹闭和保守治疗来控制，但在某些情况下仍然需要手术。内镜黏膜下剥离术后电凝综合征（据报道高达 40% 的病例）发生于手术过程中，当施加的电流通过黏膜到达固有肌层和浆膜时，导致跨壁烧伤而不穿孔[55]。症状包括发热、反跳痛和白细胞显著增多。它与病变大于 3 cm 和位于直肠乙状结肠有关。

（三）技术和临床预后

食管内镜切除术常适用于早期癌症和高级别异性增生的诊断和治疗，尤其是在巴雷特食管的背景下[56-59]。对于食管癌或高级别异性增生的患者，在初次内镜切除术后，常结合内镜消融技术如射频消融术（RFA）来管理手术视野缺损。从诊断的角度来看，在内镜切除时腺癌或 HGD 仅限于黏膜层时，该治疗是充分的。然而，如果确定侵入黏膜下层，考虑到淋巴结转移率高（高达 17%），应考虑其他治疗方案。内镜黏膜下剥离术可以实现大范围的整块切除，但是标准 EMR 技术适用于直径小于 2 cm、涉及食管壁周长小于三分之一且局限于黏膜层的病变，可在切除前行 EUS 评估，或在内镜切除后通过标本边缘病理结果进行评估[60]。

对于食管的癌前病症（如巴雷特食管），内镜黏膜切除术在肠化生（59%~100%）和异性增生（86%~100%）具有较高的完全根除率[61, 62]。在一项研究中，高达 97% 的患者通过 EMR 实现了 HGD 或早期腺癌的完全根除，其中 22% 的患者发生复发，在实现完全缓解前有高达 85% 的患者需要额外的内镜治疗。EMR 后复发的危险因素包括分块切除、长段 BE、完全缓解后未对 BE 进行黏膜消融治疗、完全缓解时间较长（超过 10 个月）、多灶性肿瘤[58]。

食管癌和高级别异性增生的内镜切除术后死亡率较低，5 年生存率为 76%~100%。但是，多发性或环周病变或病变扩展到固有层以外的患者生存率较低[61, 63, 64]。3%~32% 的患者出现复发，通常可以通过追加局部内镜治疗来处理[61, 63, 64]。与接受手术治疗的同等匹配的早期食管癌（T1a 和 T1b）相比，内镜治疗的患者 30 d 生存率高于手术治疗的患者，但 5 年生存率内镜治疗组仍低于手术组（77% vs. 88%），这可能与 T1b 肿瘤的内镜治疗有关，因为 T1b 肿瘤的淋巴结受累风险更高[60]。

早期胃癌患者适合内镜下 EMR 或 ESD 切除的有利因素包括整块切除率高、肿瘤组织学（肠型腺癌、肿瘤局限于黏膜层、无血管或淋巴侵犯）、肿瘤大小和形态（直径<20 mm、不伴有溃疡、直径<10 mm 且平坦或轻度凹陷）[65-68]。肠型早期胃癌内镜下切除的"扩展标准"包括不伴有溃疡的任何大小的黏膜层肿瘤，伴有溃疡的小于 30 mm 的黏膜层肿瘤，不伴有淋巴管侵犯且局限于黏膜下层上部0.5 mm 的小于 30 mm 的黏膜下肿瘤[68]。符合"扩展标准"的患者发生淋巴结转移的风险低于不符合标准的患者，不过与符合标准的患者相比，符合"扩展标准"的患者发生淋巴结转移的风险增加（2% vs. 4%）。对于符合"扩展标准"并希望避免手术的患者，一般会首选 ESD（而不是 EMR）切除肿瘤，因为 ESD 能够实现更深的切缘和整块切除[68]。胃切除并胃周淋巴结切除术的一般适应证包括 EMR 或 ESD 进行整块切除的可能性低（即内镜下切除将是分块的）、弥漫性而非肠型腺癌病理、大于 30 mm 的黏膜下肿瘤、溃疡型肿瘤、原发肿瘤中有脉管（淋巴或静脉）浸润的证据、已知或怀疑有区域淋巴结转移。

日本一项针对 1852 例患者的大型荟萃分析显示，70% 以上的患者可进行完全切除，仅有 3% 发生癌症复发，疾病特异性生存率极高（99%）[69]。由于日本和非日本病理学家对早期胃癌和高级别异性增生的分类方式存在差异，目前还不清楚这些非常积极的结果是否可以在日本以外的地区实现[70]。由于 EMR 的分块切除术的高风险与更高的局部复发率有关，ESD 现在是这些病变的一个有吸引力的治疗选择。ESD 可以对较大的肿瘤进行整块切除，同时也允许对黏膜下受累的患者进行更深的边缘切除。当比较同等大小的病灶时，ESD 的完全切除率（83%）高于 EMR（24%）。与 ESD 相比，基本上 EMR 病灶的分块切除率更高（58% vs. 83%）[71]。

胃内镜切除术后会出现局部复发，尤其与不完全切除有关（高达 5%）。胃 EMR 或 ESD 后不完全切除的治疗管理仍有争议，因为并非所有肿瘤阳性切缘的患者都会有肿瘤残留或肿瘤复发。经常由于不能正确评估切缘（包括横向和深部），特别是对于那些接受过分块切除的患者（复发风险增加），进一步的治疗决策变得困难。通常情况下，对于不完全切除的患者，特别是对于肿瘤切缘阳性的，建议采用胃切除术，而对于手术条件差的患者，如有黏膜下受累或脉管侵犯的患者，可考虑重复内镜下切除。对于切除不完全的患者，往往需要在内镜下进行额外的局部消融治疗，以获得完全根除。

早期胃癌患者接受 EMR 后，癌症成功根除率很高（70%~85%），5 年生存率为 84%~86%[72, 73]。这个结果与外科胃切除术相似。据报道，5 年和 10 年随访的疾病特异性生存率均高达 99%。当平坦隆起病灶大于 2 cm、平坦凹陷病灶大于 1 cm 或伴有未分化腺癌时，内镜下完全切除率较低（约50%）[72, 73]。

尽管有研究指出内镜切除术和胃切除术的患者临床预后相似，目前尚无随机试验比较早期胃癌的内镜与手术治疗[74, 75]。在死亡率、复发率和并发症方面，2 种治疗方法之间没有差异。然而，接受 EMR 治疗的患者发生异时胃癌的风险更高，中位住院时间更短（8 d vs. 15 d），护理费用更低。辅助治疗（如化疗或放疗）对早期胃癌完全内镜切除术后的患者作用尚未明确，尤其是对淋巴结阴性的患者。虽然没有明确的指南，但对于复发性早期胃癌的患者，治疗方案包括手术和重复尝试内镜下切除术（通常内镜黏膜下剥离术）[76]。

结直肠内镜切除术可用于治疗结直肠癌，包括腺癌和直肠类癌[77]。据报道，采用标准的传统 EMR 注射切开的方法治疗结肠肿瘤时，整块切除率为 86%~97%。不完全切除的相关因素包括肿瘤>2 cm 和大的无蒂结构。EMR 适用于各种大小和形状的结肠肿瘤。但是，可能侵犯黏膜下层的凹陷型病灶（即使很小），深度侵犯（如用生理盐水注入黏膜下层后病灶不抬高）是 EMR 的禁忌证，因为穿孔的风险很大。ESD 也用于治疗结肠息肉和癌症。在一项针对结肠大息肉接受 ESD 治疗的荟萃分析中，75%~89% 的手术成功实现了息肉整块切除（包括腺瘤的组织学切缘阴性）[76]。

结肠 EMR 预后良好，特别是病灶被整块切除。在一项大型荟萃分析中，使用 EMR 切除的腺瘤和早期癌（黏膜侵袭或黏膜下侵袭<1 mm），分段切除复发率为 15%，整块切除复发率为 3%[76, 78]。随访内镜下的再治疗与 21% 的复发率有关。据报道，经内镜治疗的患者 3 年生存率为 100%。对结肠病变患者接受 ESD 治疗的长期预后研究表明，对于低风险的结肠病变患者，经 ESD 完全切除后，其长期预后良好[79, 80]。对于直肠病变或具有高危特征的病变患者来说，预后不理想。在一项关于结肠 ESD 的大型研究中，低危病灶（完全切除、分化良好或中等分化腺癌、无血管侵犯、黏膜下侵犯深度<1 mm）的结肠癌和直肠癌的复发率分别为 0% 和 6.3%，5 年无复发生存率分别为 96% 和 90%。对于接受 ESD 治疗的高危病变（其他所有病变），复发率分别为 1.4% 和 16%，5 年无复发生存率分别为 96% 和 77%。在接受手术治疗的高危病变者中，复发率分别为 1.9% 和 4.5%，5 年无复发生存率分别为 97% 和 95%[79]。EMR 在直肠类癌患者中也进行了评估，并取得了良好的成功率，一项大型研究指出，直径 20 mm 及以下病灶的完全切除率为 88%[81]。

二、胃肠道上皮下肿瘤的内镜治疗管理

ESD 也被用于治疗胃上皮下肿瘤，如胃肠道间质瘤和平滑肌瘤，其整块完全切除率很高，其中达 80% 切缘阴性[82, 83]。不足为奇的是，与起源于固有肌层的肿瘤相比，黏膜下层肿瘤的切除率更高，且完全切除切缘阴性的无复发[82, 83]。

经口内镜下肌切开术（POEM）的发展依赖于黏膜下隧道技术。使用该技术可以切除食管或食管胃交界处的起源于固有肌层的黏膜下肿瘤，如平滑肌瘤或胃肠道间质瘤，成功率高（86%~100%），整块切除（所有病例的侧边和深部切缘阴性），12 个月随访无局部复发或远处转移[84]。但有报道称，严重并发症发生率（气胸皮下 / 纵隔空气和气腹）高达 35%。这类手术通常时间较长，据报道平均手术时间长达 1 h[85]。

内镜下全层切除术（EFTR）是另一种内镜下肿瘤切除的新方法，针对传统上需要手术切除的肿瘤。它包括在不中断肿瘤被膜的情况下切除肿瘤，并进行主动穿孔。最后用缝合线将结肠壁黏膜缺口在内镜下闭合。一项前瞻性预试验研究表明，结肠 SMT 经 EFTR 后给予标准金属夹闭合的可行性和安全性。新开发的内镜夹闭和缝合装置，如 over-the-scope 夹子（OTSC；Ovesco AG，德国）和 OverStitch™ 缝

合装置（Apollo Endosurgery, Inc.，奥斯汀，得克萨斯州），应该会增加结肠 EFTR 手术的安全性，但需要进一步研究。

三、内镜下消融

目前有多种内镜下消融技术，包括多极电凝、氩等离子体凝固术（APC）、光动力疗法、射频消融和最近的冷冻消融。研究最广泛的是射频消融术，特别是在伴有异性增生的巴雷特食管。

（一）射频消融

通常情况下，球囊型导管可用于环形消融巴雷特食管，或桨型导管可用于巴雷特食管的短段、黏膜舌和残余异性增生岛的局灶消融。单纯 EMR 切除巴雷特食管的一个病灶区，患者仍有可能因残余的巴雷特黏膜而发生异时病变。因此，添加 EMR 的消融疗法可以降低这种风险。然而，在巴雷特食管的背景下平坦的异性增生可以单独用 RFA 消融。

一项多中心随机、假对照试验入组了 127 例患者研究 RFA 在根除巴雷特异性增生和预防疾病进展方面的疗效，其中 64 例为低级别异性增生（LGD），63 例为高级别异性增生（HGD）[86]。86% 的患者异性增生达到完全根除，LGD 组和 HGD 组之间无统计学差异。相比之下，假治疗组的 LGD 根除率为 23%，HGD 根除率为 19%。一项涉及 9 项研究、超过 429 例患者的回顾性研究发现，报道的巴雷特异性增生和化生的完全根除率分别 71%~100% 和 46%~100%，没有任何严重不良事件的报道[87]。虽然长期随访研究仍有限，但 5 年的随访数据表明，90% 以上的患者都能根除巴雷特黏膜。埋藏腺体，即巴雷特上皮在治疗后可能被"埋藏"在新鳞状上皮下，只在一例中发现[88]。最近在欧洲进行的一项多中心前瞻性研究显示，当采用内镜下切除和 RFA 联合时，对巴雷特食管的 HGD 和早期癌的根治效果极佳[89]。

BE 和 LGD 的恶性进展风险是有争议的，肿瘤进展率不一，随访 2 年后进展为高级别异性增生和浸润性癌的报道高达 27%。因此，射频消融治疗 BE 伴 LGD 的作用存在争议。一项多中心随机试验比较巴雷特食管和 LGD 患者的监测下 RFA 治疗的结果，发现在 3 年的随访中，RFA 可使肿瘤进展的风险降低[90]。RFA 在无异性增生的 BE 患者中的作用也备受争议。反对 RFA 治疗这些患者的一个理由是，恶性进展的年风险很低，而且许多 BE 患者都是老年人，患有明显的合并症。这些合并症可能会影响他们的生存和生活质量。有利于治疗的因素包括 RFA 的疗效和安全性以及潜在的成本节约。对于大多数无异性增生的 BE 患者来说，RFA 的总体健康效益可能太低，以至于目前不能表明其用途。

接受 RFA 治疗的 BE 患者后续发生食管腺癌的风险低。在一项针对 4982 例接受 RFA 的 BE 患者进行的平均随访 2.7 年的登记研究中，100 例患者发生食管腺癌（2%，发生率为 7.8/1000 例患者年）[91]。尽管大多数癌症发生在基线 HGD 患者（83 例）中，但在基线 LGD（12 例）和无异性增生的 BE（3 例）患者中也发现了浸润性癌。BE 患者 RFA 治疗后发展成癌的相关因素包括男性、年龄较大、BE 段长度较长和基线病理分级较高。RFA 后发生食管癌的最强预测指标是治疗指征，以及异性增生和肠化生的完全缓解率。

RFA 在治疗鳞状异性增生和早期 SCC 的作用研究较少，在 12 个月的随访中，RFA 的治愈率高达 84%。来自英国 HALO 登记处的一个鳞状异性增生患者的前瞻性队列显示，对 RFA 的反应仅为 50%[92]。

食管射频消融术的不良事件包括食管狭窄、上消化道出血和胸痛。非 RFA 消融技术的狭窄率从 0% 到 56% 不等，其他内镜消融技术也有描述，而 RFA 治疗巴雷特食管的研究表明，狭窄率较低（0%~6%）。在 18 项食管 RFA 研究的大型荟萃分析中，最常见的不良事件是狭窄形成（5%）、疼痛（3%）和出血（1%）[87]。RFA 后发生食管狭窄的危险因素包括既往内镜下切除术，或基线时因潜在的反流疾病而导致的食管狭窄。同样令人担忧的是消融术后残余的巴雷特食管可能隐藏在新鳞状上皮之下，但"埋藏"的巴雷特食管的临床意义仍不确定。在射频消融、光动力疗法或氩等离子体凝固术治疗后，新鳞状上皮下出现腺癌的病例，提示了埋藏腺体的隐匿性恶性进展的可能性。

RFA 的其他胃肠道治疗应用包括胆管树和胰腺。通常恶性胆管阻塞的内镜下姑息治疗包括放置塑料支架或自膨胀式金属支架（SEMS）。胆道内 RFA 已被用作不可切除的胆道恶性肿瘤的主要治疗方法，或治疗因肿瘤内突生长而闭塞的未覆膜胆道 SEMS，具有良好的疗效和安全性[93]。然而，其在这类患者中的生存获益尚不明确。既往光动力疗法（PDT）消融肝门胆管癌确实显示出生存获益[94]。但是，其适用性受到成本、可获得性、光敏性以及反复治疗需求的限制。小规模非随机历史队列研究数据确实表明，胆道内 RFA 可能对继发于不可切除胰腺癌的胆道梗阻患者有潜在的早期生存获益[93]。然而，近期另一项小型回顾性研究提示，对于不可切除的胆管癌患者，与 ERCP 引导的 PDT 组相比，接受 ERCP 引导的 RFA 治疗组没有生存获益[95]。

EUS 引导下 RFA 的胰腺适应证正在增加[96]。在一组小规模的胰腺囊性肿瘤和神经内分泌肿瘤患者中，已经证明了 EUS 引导下 RFA 治疗胰腺囊肿的安全性和有效性。使用 19G 或 22G 针，将 RFA 探头穿过针头，在 EUS 引导下用于治疗[97]。RFA 后囊肿减小（39 mm vs. 20 mm），神经内分泌肿瘤的血管或坏死区域有所改变，其中 1 例患者出现腹痛的单一并发症。已有多种 EUS 引导下消融治疗症状性胰腺内分泌肿瘤的报道，包括最近 EUS 引导下的 RFA[96, 97]。

（二）内镜冷冻疗法

冷冻疗法可以使用为内镜设计的设备用于胃肠道肿瘤。在冷冻治疗过程中，使用一种产生极低温度的物质来冷冻目标组织，反复的冻融循环使异常组织被破坏。在内镜冷冻治疗中，冷冻剂通常是一种液化气体，如氮气或二氧化碳，它可以直接应用于组织或在球囊装置内使用。内镜下冷冻治疗最早用于巴雷特食管，其他胃肠癌疾病中的应用适应证也正在不断扩大[98]。

已经评估了多种不同的内镜下冷冻治疗消融技术用于巴雷特食管治疗的效果。在一项随访 2 年的前瞻性多中心研究中，80 例不典型性增生 BE 患者每 2~3 个月完成一次内镜下冷冻治疗（液氮喷雾），直到没有内镜下 BE 证据和组织学上的不典型性增生证据。分别有 84% 和 64% 的患者完全根除了异性增生和肠化生（IM）[99]。冷冻消融后肠化生的远期复发已有研究，研究对象为高级别异性增生和黏膜内癌的患者，这些患者最初通过液氮冷冻消融达到完全根除肠化生（CE-IM）。在长达 4 年的随访中，分别有 30%~41% 和 15%~19% 的患者出现复发性 IM 和异性增生[100, 101]。内镜下冷冻消融术在 RFA 失败的难治性或复发性异性增生方面也有一定的作用，75% 的患者可以完全根除异性增生，31% 的患者可以达到 CE-IM[102]。

冷冻疗法深入黏膜下层，这使得它成为食管癌治疗的有效选择。在一项多中心回顾性研究中，79 例常规治疗失败或不符合常规治疗条件的 T1 至 T4 不同阶段的食管癌患者（虽然大多数是 T1 病灶）接受了液氮内镜冷冻治疗，作为局部疾病控制的挽救性治疗。大多数患者既往接受过包括 EMR、光动力治疗、放化疗、氩气等离子体凝固术、RFA 或上述联合治疗[103]。其中 49 名完成冷冻治疗的患者中，72% 的 T1 期肿瘤患者在内镜下获得完全缓解，对比 T2 期至 T4 期的患者只有 33% 获得内镜下完全缓解。总的来说，胃肠道尤其是食管的冷冻治疗似乎是耐受性好且安全的。不良事件多为自限性事件，包括胸痛、食管炎、咽痛、唇溃疡、食管溃疡、吞咽困难。需要内镜扩张的严重食管狭窄发生率为 3%~13%。使用液氮和液态二氧化碳系统都有胃穿孔的重大并发症的报道。目前还没有使用内镜冷冻疗法的死亡率报道[98]。

四、内镜下逆行胰胆管造影术

（一）胆道减压

虽然 ERCP 在胰胆恶性肿瘤中的诊断作用越来越小（由于 CT、MRI 以及超声内镜的改进），但它在姑息性治疗中确实发挥了关键作用，特别是对于不可切除的胰胆恶性肿瘤患者，通过胆道支架植入治疗梗阻性黄疸。但其在潜在切除胰腺恶性肿瘤术前引流中的作用尚不明确。

ERCP 胆道支架置入术治疗胰腺恶性肿瘤的技术成功率达 90% 以上。由于胰腺癌大多出现在胰头，且大多会出现梗阻性黄疸，常导致进行性肝功能异常、瘙痒、凝血功能障碍和吸收不良，因此胆道减压成为重要的治疗目标。由于这些患者中最多只有 15% 的人有可能成为手术切除的候选者，大多数需要某种形式的胆道减压。内镜下胆道减压术已被证实比外科分流术创伤更小、更安全、更方便。特别是对于不可切除的胰腺恶性肿瘤患者来说，它对于维持生活质量和持续治疗如化疗非常重要。

（二）胆道支架的类型

最初使用的塑料胆道支架大小从 7 Fr 到 11.5 Fr 不等，随着直径的增大，支架闭塞的情况也越来越少。研究表明，使用塑料支架进行胆道支架植入术优于外科胆道减压术，具有更少的并发症、更短的住院时间和更低的费用[104-106]。内镜下胆道自膨胀式金属支架的发展提供了更大的直径，可以降低堵塞风险并延长通畅时间。原有的胆道 SEMS 与肿瘤的内突生长（及相关闭塞）有关，并且不易去除。最近，部分覆盖和全覆盖的胆道 SEMS 与较少的肿瘤内突生长有关，并且被认为更容易去除（如果需要）。然而，有人担忧胆道 SEMS 会增加胆囊炎（与囊管闭塞有关）、胰腺炎（与胰管阻塞有关）和支架移位的发生率。

多项研究包括多项 RCT 的荟萃分析比较了塑料支架与未覆膜 SEMS，两者虽然在技术成功率、治疗成功率、30 d 死亡率或并发症发生率方面没有显著差异，但与塑料支架相比，未覆膜 SEMS 的 4 个月支架闭塞率和总体阻塞风险更低[107]。虽然 SEMS 成本和 ERCP 手术本身的费用影响了分析结果，但一些研究表明，如果患者的预期寿命超过 4~6 个月，那么未覆膜的 SEMS 更具成本效益[107, 108]。

由于肿瘤内突生长是未覆膜 SEMS 早期闭塞的主要原因，因此开发了完全或部分覆膜 SEMS 来解决这个问题。一项纳入 1061 例患者的荟萃分析显示，覆膜和未覆膜 SEMS 的 6 个月和 12 个月后的通畅性没有差异，胰腺炎、胆囊炎、穿孔、出血、胆管炎的发生率、住院时间或复发性胆道梗阻的发生率也没有差异[109]。然而，覆膜 SEMS 确实具有更高的迁移率和更高的肿瘤过度生长率。另一项荟萃分析纳入 5 项完全发表的 RCT 包含 781 例患者，显示支架功能障碍的发生率相似，覆膜 SEMS 有发生远期梗阻的趋势[110]，与未覆膜 SEMS 相比，其通畅时间明显延长，肿瘤生长造成的梗阻频率也较低。虽然在本分析中，覆膜 SEMS 和未覆膜 SEMS 之间胰腺炎和胆囊炎的发生率没有差异，但在覆膜 SEMS 组中，支架迁移、肿瘤内突生长和胆汁淤积的发生率均显著升高。总的来说，临床决策使用哪种类型的胆道支架需平衡迁移的风险，但必要时可重新干预并更换胆道支架以此提高通畅率，以及使用覆膜 SEMS 肿瘤更少发生内突生长。

（三）术前胆管引流

对于明确可切除的胰腺恶性肿瘤患者，术前胆管引流的作用仍有争议。临床和实验数据长期以来一直支持这样的观点，即术前高胆红素血症预示着术后并发症的增加，可能与影响营养状况和免疫功能有关。事实上，早期的研究表明，血清胆红素水平升高与术后感染、肾脏和营养性并发症以及术后死亡率的增加有关[111]。然而，最近包括一项随机对照试验在内的研究，建议在潜在可切除的胰腺癌患者中应避免术前胆管引流，因为这与并发症发病率的增加有关[112]。这项多中心随机临床试验比较了在明确可切除的患者中，术前胆道引流和早期手术未行术前引流两组患者的预后。术前内镜下胆管引流的成功率为 94%，但是并发症发生率高达 46%，包括支架闭塞和胆管炎。术后并发症的总发生率相似，但术前胆管引流组的术后严重并发症发生率显著增高[112]。随后，纳入 6 项 RCT 研究的荟萃分析进一步支持这一观点，该分析比较了在术前有或无胆管减压的情况下胆管阻塞手术的预后，结果显示，术前胆管引流组的术后严重并发症发病率明显高于直接手术组，但在术后死亡率和住院时间方面无明显差异[113]。然而，值得关注的是，这些研究中的许多研究并不包括有明显高胆红素血症的患者。例如，在 van der Gaag 主持的 RCT 研究中，严重黄疸（总胆红素 >14.6 mg/dL）的患者被排除在研究之外[112]。因此，术前胆管引流对明显黄疸患者的作用尚不明确。总的来说，如果患者黄疸严重，或有瘙痒症状，或需要推迟手术以优化医疗合并症或进行新辅助治疗，则术前胆管引流可能是合理的。

（四）胆道支架置入在胰腺癌新辅助治疗中的作用

越来越多的数据支持对潜在可切除的胰腺癌患者进行新辅助化疗或放化疗从而改善术后效果，并且其在临界可切除的胰腺癌中的作用越来越大，术前胆管减压在这一亚组患者中的作用越来越明确[114]。为预防所使用的化疗药物的肝脏毒性，可靠的胆道引流是必要的，在考虑手术之前可能需要长达3个月的时间。对于预计在3个月内进行手术的可切除的胰腺癌患者，通常放置塑料胆道支架就足够了。对于局部晚期和临界可切除的患者，新辅助治疗需要至少3~4个月后再对患者进行手术评估。这些患者需要确保长时间的胆管引流，避免因胆道梗阻或胆管炎发作而中断治疗。因此，考虑在这一群体中使用SEMS似乎是合理的。然而，由于成本问题和这些支架嵌入胆道组织的问题，使其在手术中的移除变得更加困难，需要对此进行全面权衡。虽然越来越多的证据表明，正确放置覆膜SEMS（由于它们能够防止肿瘤内突生长和增生，因此很容易移除）不会导致手术或术后并发症的增加，SEMS引起组织增生反应干扰手术切除[115, 116]。

五、介入性超声内镜

（一）超声内镜腹腔神经节阻滞术

EUS引导下的腹腔神经阻滞是目前公认的治疗胰腺癌相关疼痛的方法。虽然在技术上类似于CT或透视引导下的丛神经阻滞术，但EUS线性回声内镜能够准确识别腹腔神经丛，并直接引导局麻药（如丁哌卡因）和酒精注射，使其成为标准疼痛管理的一种简单而安全的替代方法[117, 118]。一项纳入119例患者的荟萃分析显示，EUS引导下的腹腔神经丛阻滞术（EUS-CPN）在胰腺癌患者疼痛管理中的成功率为72%[119]。EUS引导下的腹腔神经节直接注射也被用于疼痛治疗，但其优势尚不明确[120]。在一项小规模研究中，EUS引导下的直接腹腔神经节阻滞术组的阳性率和完全缓解率明显高于EUS-CPN组[120]。

（二）超声内镜细针注射

EUS-细针注射（EUS-FNI）是指使用EUS进行胰腺直接注射或植入。目前，常规使用EUS引导的基准标记植入术，以帮助引导立体定向体部放射治疗（SBRT）。基准标记是不透射线的种子，可以用19G或22G的针头置入，技术成功率达85%~100%，且无严重并发症。它们被植入肿瘤内或肿瘤附近，以界定肿瘤的边界，方便影像引导下的放射治疗，从而使健康的毗邻组织受到最少的不必要辐射[121-124]。

EUS引导下的胰腺文身术目前在临床上也得到了越来越多的应用。随着侵入性和非侵入性影像技术的改进，即使是小的胰腺癌和其他肿瘤，特别是PNET，也可以被识别。为了协助围手术期的定位，通常在腹腔镜下行这些手术时，使用印度墨汁、靛青绿和碳颗粒进行EUS引导下的文身[125-127]。由于文身的长期性，可在手术治疗前几周进行。

EUS引导下的干预措施已成为胰腺癌患者的管理和治疗选择。已经实验性地对人体进行了多种直接注射治疗，包括酒精、吉西他滨、紫杉醇（OncoGel）、溶瘤腺病毒（ONYX-015）、免疫制剂（如细胞培养剂、树突状细胞）和TNFerade。而酒精注射治疗有症状的非手术的胰岛素瘤的研究最多，在一项针对局部晚期胰腺癌患者的多中心随机临床试验中，研究最广泛的EUS-FNI治疗胰腺癌的方法是

TNFerade[128-130]。虽然多次重复注射是安全的，但并未显示出比标准治疗更有效[128]。EUS引导下消融术与射频消融、近距离植入放射治疗等更有针对性的治疗方法在胰腺癌患者中已有尝试。目前至少有两项针对不可切除的胰腺癌患者行EUS指导下植入碘125联合化疗的临床研究。2项EUS引导下的近距离放射治疗研究均显示疼痛症状有所改善，但对总生存率无影响[131, 132]。

（三）超声内镜引导下的胆管引流

最终，ERCP失败后通常采用经皮经肝胆管引流或手术减压以实现胆管引流，但有越来越多的数据证实EUS引导下胆管引流作为一种替代方案的安全性和有效性，特别是由于肿瘤浸润壶腹有3%~10%胰腺癌患者不能进行ERCP胆管减压。这些技术包括EUS引导的会师技术、EUS引导的胆总管十二指肠吻合术、EUS引导的肝胃吻合术，甚至EUS引导的胆囊引流术。通常情况下，在EUS直接引导下，用19号针识别并穿刺扩张肝外胆管或肝内胆管。穿刺道扩张后，可置入全覆盖金属胆道支架或蕈样支架进行胆管引流。该手术的技术成功率超过90%，但并发症发生风险占5%~10%，包括胆漏和穿孔，需要在专业的中心进行[133, 134]。

六、肠内支架植入术

（一）恶性食管梗阻

肠内支架在食管的主要指征是缓解吞咽困难和闭合恶性气管食管瘘。食管癌在发现时常常不可切除，用自膨胀式金属支架缓解吞咽困难症状是进一步治疗的关键。替代支架治疗吞咽困难的方法包括放射治疗（有或无化学治疗）、激光治疗（热或光动力）、酒精注射治疗、间断扩张和手术。但是，气管食管瘘的治疗方法有限。肿瘤位于食管上括约肌2cm以内的患者，由于易出现“异物感”，支架的放置受到限制。目前，食管支架大多是完全或部分覆膜。支架放置有利于缓解恶性吞咽困难和闭合气管食管瘘。

（二）胃出口梗阻和小肠梗阻

在胰腺癌患者中，15%~20%的患者会出现胃出口梗阻（GOO）[135-137]。GOO的临床症状包括呕吐、恶心、营养不良和脱水。因此，大多数GOO患者在发病时临床状况较差，如果不治疗，预期寿命较短[138, 139]。传统上，开腹胃空肠吻合术（GJJ）是这些患者的标准姑息性治疗方法。腹腔镜GJJ已作为开腹GJJ的替代选择，用于缓解恶性GOO的症状。据报道，腹腔镜GJJ与开腹GJJ相比，创伤较小，恢复较快；但是，该手术的发病率和死亡率仍然很高[137, 139-141]。

肠内支架置入是一种受欢迎的替代治疗方法[142-145]。它通常需要在恶性狭窄处放置一根导线，然后通过内镜放置一个覆膜或未覆膜支架，支架直径为18~22 mm，长度为60~120 mm。如果是胰腺恶性肿瘤，往往同时需要胆道支架和十二指肠支架。技术难度取决于十二指肠梗阻的程度。如果十二指肠梗阻的水平接近大乳头，通常十二指肠镜可以通过十二指肠狭窄处（通常伴有扩张），以便在放置十二指肠支架之前进行胆道支架置入。在这种情况下，还可以放置十二指肠支架，然后立即或在几天后，由十二指肠镜穿过十二指肠支架放置胆道支架。另外，可能需要在 EUS 引导下进行胆管引流或经皮胆道减压。当十二指肠第 2 段梗阻也累及大乳头时，用 ERCP 放置胆道支架会非常困难。在这种情况下，放置十二指肠支架，随后在 EUS 引导下经肝空肠吻合或胆总管十二指肠吻合途径再或者经皮途径行胆管引流。对于乳头远端十二指肠梗阻的情况，十二指肠和胆道支架的放置先后顺序并不重要。

多项研究表明，与胃空肠吻合术相比，SEMS 置入术能更快地恢复口腔进食，缩短术后住院时间，降低发病率，并降低费用[127, 146-148]。在一项系统性回顾中，我们比较了 GJJ 与十二指肠支架置入的预后[149]。共有 44 项研究入选，其中仅有 2 项随机试验（有 27 名和 18 名患者）[150, 151]。共有 1046 例患者接受了十二指肠支架，大多数为无覆膜肠内金属支架，支架直径为 20~24 mm，另有 297 例患者接受了 GJJ。该综述显示，支架置入后的初始临床成功率更高（89% vs. 72%）。然而，主要的并发症发生率是相似的（早期为 7% vs. 6%，晚期为 18% vs. 17%）。支架置入组复发阻塞症状更为常见，而住院时间较短。该结果提示，对于预期寿命相对较短的患者，支架置入更有利，而对于预后较好的患者，则 GJJ 更可取[149]。最近有报道称，EUS 引导下的胃空肠吻合术是一种新的替代选择，通过肠内支架放置治疗恶性胃出口梗阻。

（三）结肠梗阻

左侧结肠梗阻是由原发性或复发性结直肠癌引起的急症，在这些癌症患者中高达 33%[152]。在原发性结直肠癌中，最初的手术管理通常涉及有或无肿瘤切除的紧急结肠造口术。因此，需要行二次手术切除肿瘤，第三次手术则是在稍后行结肠造口的摘除。对于手术效果不佳的候选者或疾病复发的患者，可行姑息性结肠造口术。过去十年间，术后死亡率虽然有所改善，但估计仍为 7%。放置膨胀式金属支架作为手术结肠造口术的替代方案，用于 2 种临床适应证：①术前缓解恶性结肠梗阻，在择期一期肿瘤切除术和一期吻合前进行结肠减压和清洗；②恶性结肠梗阻的姑息治疗。

恶性结肠梗阻放置自膨胀式金属支架的技术成功率接近 100%，但有 6% 的病例未能实现立即减压。早期支架失效的原因包括扩张不良、狭窄处支架植入不完全、粪便堵塞、支架移位以及存在未识别的额外近端恶性狭窄。结肠支架置入后远期梗阻的原因通常是肿瘤内突生长或过度生长。支架通畅性可以通过激光消融、光动力疗法或插入额外支架来恢复[152]。

成本效益分析表明，在治疗完全性结直肠梗阻时，支架置入及随后进行的择期手术的费用低于急诊手术，而且当支架作为手术的过度时，中位住院时间也会缩短[152]。然而，关于放置自膨胀式金属支架（SEMS）作为择期手术的过渡治疗症状性左侧恶性结肠梗阻仍有争论。起初，决策分析是用来比较 2 种竞争战略的成本效果。结肠支架使每位患者的手术次数减少了 23%，造口需求量减少了 83%（7% vs. 43%），手术相关死亡率降低（5% vs. 11%）。该研究认为，结肠支架置入后再行择期手术似乎比急诊手术更有效，且费用更低[152]。最近一项荟萃分析和系统性回顾显示，结肠支架植入术与更低的短期总发病率和更低的暂时性和永久性造口率有关。根据当地的专业技术、临床状态（包括梗阻程度）和诊断的确定程度等多重因素，结肠支架术确实具有一定的优势，短期内对左侧恶性结肠梗阻的风险低于急诊手术[153]。

七、经自然腔道内镜手术技术

NOTES 是一种微创手术，使用内镜经自然腔道（如口腔、肛门），然后通过胃、阴道、膀胱或结肠的内部切口进行[154]。它避免了皮肤切口，并具有以下潜在的主要优势：住院时间更短，恢复更快，麻醉要求更低，避免了经腹伤口感染的潜在并发症，术后肺和膈肌功能更好。临床上，NOTES 的范围从腹膜腔的诊断性探查到复杂的器官切除，包括胰切除术、脾切除术、胆囊切除术、胃空肠造口术和肾切除术[155]。然而，与有疗效的微创手术（腹腔镜手术）相比，NOTES 的整体安全性和有效性尚不明确[156]。

第三十一章 介入放射学在胃肠道癌症和神经内分泌肿瘤治疗管理中的作用

Ali Devrim Karaosmanoglu, Mehmet Ruhi Onur 和 Okan Akhan

第一节 前 言

自 Charles Dotter 的时代以来，介入放射学（interventional radiology, IR）已经取得了长足的进步。Charles Dotter 首次利用基本导丝和导管开展血管成形术，对腿部缺血和坏疽的患者进行股浅动脉局灶狭窄的扩张[1]。在过去的 30 年里，由于介入放射科医生在临床和研究方面的积极努力，以及业界在开发广泛使用于 IR 实践的先进医疗设备方面的贡献，IR 取得了无与伦比的进步。

介入肿瘤学（IO）是指介入放射科医生对已经怀疑患有癌症的患者进行诊断和治疗的程序。介入放射科医生已经取得了很大的进步，如今他们在三级医疗中心的多学科癌症治疗管理团队中占据了不可替代的地位。

在本章中，我们旨在为读者提供 IR 在临床肿瘤学中应用的最新概述。

第二节 影像引导下的诊断性活检

胃肠道癌症的诊断一般先进行影像学检查，然后再进行组织病理学检查，但内镜下已诊断为胃食管癌或结直肠癌等腔内癌的患者除外。准确的诊断通常赖于获得一个足够的标本来代表可疑肿块。随着活检设备的进步、影像技术的发展和数据的大量积累，经皮影像引导组织取样（PITS）有可能取得大幅改善。

PITS 是一种安全、成熟、高产的技术。随着人们对分子生物学认识的不断深入和近来个体化靶向治疗的兴起，分子谱分析已成为个体化治疗的重要手段。这一因素也可能在未来增加组织采样的重要性[2-4]。

PITS 可采用细针抽吸（FNA）活检（FNAB）或核心活检（CB）的方式进行（图 31.1）。在 FNAB 中，使用小尺寸细针（22 号或更小），而在 CB 技术中使用大直径切割针（20 号和更大）用于组织采样。这些技术可以单独使用，也可以在同一个活检环节中联合使用。大多数介入放射科医生更倾向于采用同轴活检技术，即最初将一根薄壁针放置在目标病灶内或附近，随后通过该针进行 FNA 和切割针核心活检。通过使用这种技术，术者不需要沿着轨迹穿越解剖结构到达目标病灶，因此，可以最大限度地降低患者的不适感和并发症发生率。FNAB 操作安全，并能提供足以进行细胞学和组织学检查的标本 [2-4]。切割针几乎总是提供足以进行组织病理性评估的组织标本，且不增加并发症发生率 [5,6]。

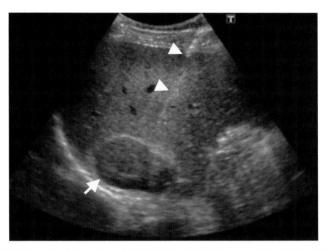

图31.1 一名患有乳腺癌的 54 岁女性，随访腹部计算机断层扫描（CT）见新发的局灶性肝脏肿块（箭头）。超声引导下经皮穿刺活检（箭头）证实为转移性乳腺癌

PITS 没有绝对禁忌证，但 PITS 术前应对患者进行全面的检查。相对禁忌证包括严重的凝血障碍、严重心肺功能受损、血流动力学不稳定、患者不配合，以及妊娠（影像导航存在电离辐射）[7]。通常，当进行全面的患者检查，且术者技术熟练的情况下，PITS 通常是安全的且并发症率低。并发症大致上可分为两大类：共同的和器官特异性的。主要的共同并发症适用于所有的活检，包括大出血、感染、空腔脏器穿孔和器官外伤 [7,8]。有临床意义的出血罕见，取决于针头的大小、切割针的使用以及活检器官的血管情况 [9,10]。只要病人准备充分且操作细心，感染作为并发症是很少发生的。相邻器官的损伤也是罕见的，只有不到 2% 的这类损伤的患者需要额外的介入治疗 [7]。严重的并发症会导致住院、非预期的护理等级增加、长期患病或死亡。轻微的并发症不会导致任何后遗症，可能需要名义治疗或短期住院，一般需要过夜观察 [7]。

第三节　胆管介入

梗阻性黄疸是胆汁淤积症的一种表现。根据定义，胆汁淤积表示胆汁形成障碍，或胆汁沿内外胆管自由流入十二指肠受阻。肝脏、胰腺和胆道系统的原发性和继发性肿瘤是引起胆管阻塞的最常见原因。恶性胆管阻塞（MBO）也可导致致命的肝功能不全和胆管炎 [11]。

经皮介入治疗 MBO 可以降低血清胆红素水平，以便某些化疗药物递送，或在某些情况下允许进行确定性或姑息性手术。胆管炎在 MBO 的情况下比较少见，但应考虑在既往接受过内镜或经皮介入治疗的患者可能会发生 [12,13]。发热、右上腹疼痛、高胆红素血症加重、精神状态改变、脓毒症等可能是胆管炎的临床表现。对于胆管解剖结构改变的患者，经皮胆管引流可能是姑息性或确定性治疗的唯一非手术选择。胆管介入手术通常为多阶段手术。对于大多数患者来说，第一次干预后，生化肝功能指标有所改善[14]。

胆管引流可采用外引流或内外引流的方式。在外引流中，引流导管放置在 MBO 的近端，而在内外引流中，导管放置越过 MBO。电解质和液体紊乱、凝血功能障碍和营养不良可能使胆道外引流更加复杂[15, 16]。基于以上原因，应尽可能将胆管外引流改为内外引流。这些引流管在胆道系统停留期间应仔细管理，每 2~3 个月更换一次。

在因恶性梗阻而放置胆管引流管的患者中，胆管炎的发生率相对较高，在放置内外胆管引流管的患者中可高达 50%。感染的可能性与导管的停留时间直接相关[4]。因此，对于留置胆管引流管的患者，应制定明确的治疗计划和明确的目标，对于不适合手术的患者，不应推迟使用金属支架。这些支架使得引流管从患者皮肤移除，提高了患者的舒适度。这些金属支架在 6~9 个月内具有较高的通畅率，可用于预期寿命有限的患者[17, 18]（图 31.2）。在进行任何胆管介入治疗之前，必须进行详细的临床检查。应检查患者的整体临床状态，并进行相关实验室检查。患者的凝血参数应进行全面评估，必要时进行治疗。术前使用抗生素并充分水化也是成功的关键。在复杂的情况下，可以咨询麻醉师。放置支架后，由于患者可能会出现疼痛、发热等症状，因此应密切照护。支架置入后 48 h 内可使用抗生素，并进行充分的药物治疗以控制疼痛。

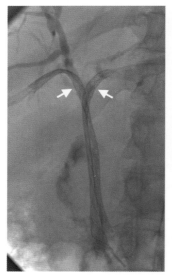

图 31.2 一位 61 岁女性患肝门部胆管癌，经临床和放射学评估后认为不可切除。经皮于左、右胆管置入金属胆管支架（箭头）呈 Y 型，用于姑息治疗

第四节　泌尿外科介入治疗

恶性原因引起的尿路梗阻并不少见，对这些患者应进行尿路改道，以防止梗阻性尿路病变和永久性肾损害。尽管泌尿系统介入用于治疗泌尿系统肿瘤和结石病，但胃肠道癌症也可能引起急性或慢性尿路梗阻，需要经皮介入治疗。引起尿路梗阻的主要原因包括盆腔和腹膜后肿块。

经皮肾造瘘术（PCN）是缓解经膀胱镜放置输尿管支架无法处理的恶性尿路梗阻的最常用手术[19, 20]。由于未感染的梗阻肾并非危及生命，PCN 是一种急需的手术，而非急诊手术。尿路梗阻时尿道压升高，导致入球小动脉血管收缩，随后通过缺血或失用性肾小管损伤而导致永久性功能丧失[21, 22]。完全梗阻 1 周内肾功能有望完全恢复，但完全梗阻 12 周后恢复就几乎无望[23]。

在合适的患者中，PCN 操作是一种相对安全的手术。据报道，主要和次要并发症发生率约为 10%，死亡率为 0.05%~0.3%[20, 24]。感染、邻近器官损伤和出血是 PCN 的主要并发症。胸膜和结肠是最常见的受损器官，然而，只要技术得当，大部分的损伤是可以避免的。新放置的 PCN 导管的轻微血尿和出血是非常常见的，且多为暂时性的。

第五节　经皮消融治疗

经皮消融疗法是指在影像学引导下应用热能和非热能治疗癌症。经皮消融术常用于治疗肝脏或肺部的原发性和转移性肿瘤。也可用于骨、软组织及淋巴转移的姑息治疗。

热消融技术包括射频消融（RFA）、微波消融和冷冻消融。必须进行适当的术前工作，包括病人的整体临床情况和实验室评估。肿瘤位置也很关键，应该进行评估。与胰腺、肠段、腹壁和胆囊相邻的肿瘤需要格外注意，因为对这些结构的附带损伤可能会使消融手术复杂化。如果采用水分离术和对患者的定位，再加上仔细的操作，这些肿瘤大多可以顺利治疗，且不会对邻近器官造成任何附带损伤。

一、射频消融

RFA 技术是利用交流电对肿瘤进行致死性加热。由此产生的摩擦热和电子运动在肿瘤组织和周围结构内会引起立即凝固性坏死和细胞死亡。RFA 除了用于原发性肝脏肿瘤（特别是肝细胞癌）外，还广泛用于转移性肝病的治疗。通常是在影像引导下将 RFA 探头插入肿瘤中传递热能。消融区的大小和格局可以随着电极的类型和数量、消融时间的长短以及组织的固有特性而改变[25]。RFA 的有效性和安全性已得到证实，目前可用于能外科的患者，其 5 年生存率与手术干预相当[26-29]。对于计划进行 RFA 治疗的患者，在术前检查中应注意几点。靠近大口径肝血管的转移性病变可能会诱发热沉效应，即所施加的热能被这些大血管中的血流所衰减。肿瘤体积大是另一个限制因素，大于 5 cm 的病灶可能难以用该技术治疗。应注意邻近器官，因为损伤消融部位邻近的胆囊和肠襻可能会导致严重的后果[4]。由于长期以来的成功率和有效性，RFA 是一项非常有吸引力的技术，用于多器官的转移癌和原发肿瘤的治疗。患者甚至可以在介入放射科恢复室观察后在消融当天出院（图 31.3a、b）。

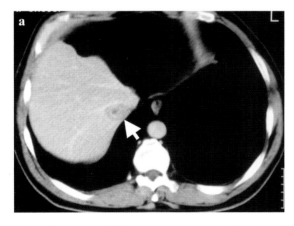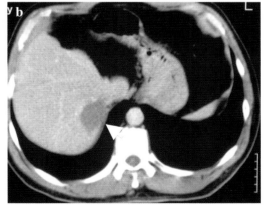

图 31.3　肝转移瘤的射频消融术。一名 52 岁的男性，新诊断为结肠癌孤立性肝转移。患者拒绝肝脏切除术。（a）射频消融前的增强 CT 扫描图像显示邻近下腔静脉低密度转移病灶（箭头）。（b）消融后 CT 图像显示消融床内无异常增强（箭头），提示残余肿瘤

二、微波消融

另一种基于热能的消融技术是微波消融（MWA）。这项技术相对于 RFA 来说是较新的技术，具有良好的前景。MWA 通过专门设计的天线促进产热，并使极性水分子在天线产生的振荡磁场中连续重新排列。这种水分子的不断重新排列会导致摩擦并产热，引起凝固性坏死和细胞死亡[30]。使用 MWA 可以规避 RFA 的几个缺点。低电导率和高组织阻抗（这是在炭化组织中应用 RFA 治疗的常见问题）不会影响微波的传播，因此用 MWA 可以获得更好的治疗效果[31]。热沉效应是 RFA 中常见的限制因素，但 MWA 技术也不存在这个问题。MWA 技术产生的治疗热谱克服了热沉效应，可以治疗靠近大口径肝血管病灶。MWA 还可以在同时将多个探头用于不同的病灶中，这样可以大大缩短治疗时间[32]。MWA 也不需要用到 RFA 中使用的回路电极。与 RFA 相比，MWA 的主动加热区更大，从而减少了 RFA 中的炭化和脱水现象。由于 MWA 的这一特点，使之可以在更短的时间内实现更均匀的消融区[30, 33, 34]（图 31.4a~d）。

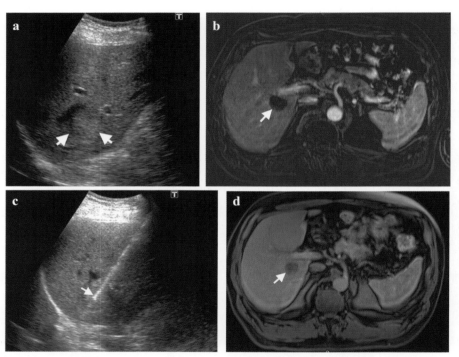

图 31.4　肝转移瘤的微波消融术。一名 45 岁的男性，活检证实为肝实质内孤立性转移瘤继发于结肠癌。患者拒绝手术切除转移灶。（a）灰阶超声图像显示异质性高回声实性转移瘤（箭头）。（b）治疗前的对比增强轴位磁共振图像证实了 US 的发现（箭头），并未显示任何其他的转移灶。（c）灰阶超声图像显示转移灶内正确放置的微波天线（箭头）。（d）治疗后减影 MR 图像显示消融床内无异常增强（箭头），治疗成功

三、冷冻消融

冷冻消融术与热消融的原理不同。在这种技术中，不需要加热，而是采用快速冷却肿瘤组织的方法进行消融。冷冻消融是基于焦耳汤姆逊效应，它的原理是高压气体通过多孔塞进入压力较低的区域时，气体会冷却并膨胀。冷冻消融获得的低温会导致细胞内和细胞外冰晶的形成，随后直接破坏细胞膜，

继而导致细胞死亡[32]。据报道，冷冻治疗对直径小于 5 cm 的肿瘤有效，但随着多探头的利用，现在可以治疗直径达 10 cm 的肿瘤[35]。在治疗周期中形成的冰球通过显像清晰可看，这一优点可以在治疗过程中实时监测治疗区。脓肿、肿瘤种植、肝脏破裂、冷冻休克和出血是低温消融术的并发症。然而，在比较 RFA 和低温消融术这 2 种技术的试验中，两者未见显著差异[36]。

四、不可逆电穿孔

不可逆电穿孔（IRE）是最新的消融方式，尽管该技术背后的理念可以追溯到 20 世纪 60 年代[37]。IRE 作为一种消融方式，其作用在 2005 年首次被描述，其可应用于肝内组织中，且没有热效应[38]。IRE 的杀伤作用是基于高电场强度导致细胞膜内形成永久性孔隙，引起细胞死亡[39]。由于 IRE 是基于非热消融，因此，在主要血管附近的肿瘤中最常见的热沉效应并不是其限制因素[40]。IRE 也不会对结缔组织产生明显影响，使其能够用于治疗靠近神经和胆管等敏感结构的肿瘤，而不会产生任何严重的长期影响[40-43]。IRE 的主要局限性是在手术过程中需要全身麻醉，因为在治疗过程中需要完全的肌肉麻痹以减少肌肉刺激。即使肌肉完全阻滞，局部肌肉刺激也很常见。心电图同步器也是必要的，以减少治疗过程中心律失常的风险[39]。IRE 可用于肾脏、肝脏、胰腺和肺部的消融治疗，但在消融胰腺癌方面的效果特别有前景[39]（图 31.5a~c）。由于 IRE 在治疗领域是一种相对较新的消融技术，目前还存在一些知识空白，在成为主流治疗方式之前还需要更多的经验和科学数据。

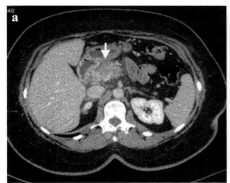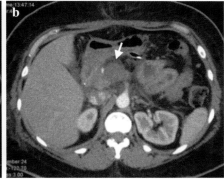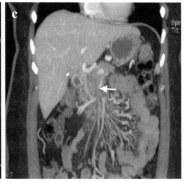

图 31.5　胰腺癌的不可逆电穿孔（IRE）。一名 67 岁的男性，表现为逐渐加重的上腹部疼痛和体重减轻。（a）轴位对比增强计算机断层扫描（CT）显示胰头肿块（箭头），后经超声内镜活检证实符合腺癌。病灶被认为是不可切除的，伴广泛的血管侵犯。IRE 治疗后轴位（b）和冠状位（c）对比增强 CT 图像显示令人满意的治疗效果，出现预期的肿瘤（箭头）血供阻断的形态学变化

第六节　水分离术

水分离术是一种非常有用的消融技术，用于靠近关键解剖结构的病灶。这种技术的基本原理是通过制造人工腹水，使邻近器官远离肿瘤本身。RFA 患者应使用 5% 的葡萄糖溶液，因为生理盐水是可以传播消融的电导体[44]。如果水分离液在 CT 中难以显影，可在液体中加入碘造影剂[45]。

第七节　经皮消融技术的比较

随着经皮消融技术的发展，选择正确的方式变得至关重要。随着这些技术的完善，治疗的成功率会上升，并发症发生率会降低。随着射频消融技术的改进，该技术对较大肿瘤的消融疗效似乎也有所提高，目前报道为 80%~90%[46]。基于微波的消融技术不易受到相邻血管热沉效应的影响，可能对于治疗大口径血管邻近的病变更为有用。IRE 是一种非热消融技术，因此不存在热沉效应的问题，而且对邻近的血管和胆道结构的损伤风险更小，可以达到更好的杀伤肿瘤的效果。基于 IRE 的这些潜在优势，在不久的将来将其应用于肝脏肿瘤也不足为奇了。冷冻消融术由于并发症发生率高，且缺乏其优于其他消融方式的可靠科学数据，在肝脏上的应用仍然有限。

第八节　门静脉栓塞术

肝切除术是原发性和继发性肝恶性肿瘤患者的标准治疗方法。然而，尽管术前、术中、术后的处理都有进步，但胆汁淤积、肝功能衰竭、合成性肝功能障碍、液体潴留等严重并发症仍是影响患者发病率和死亡率的重要因素。

肝功能不全是肝切除术的潜在致命并发症，剩余肝体积（FLR）是决定术后肝功能障碍和并发症的主要因素[47-49]。门静脉栓塞术（PVE）的原理是通过栓塞供给拟切除肝段的门静脉分支，使门静脉中的血流重新导向 FLR，从而增加 FLR 的体积。通过这种血流的重新定向，非栓塞的肝段将会增大，以降低潜在的术后肝功能不全的风险，从而增加符合手术条件的患者数量[50, 51]（图 31.6a~e）。

充分的术前规划是 PVE 成功的关键。多相腹部 CT 或肝脏磁共振成像（MRI）的横断面成像均可用于该术。通过这些研究提供的信息，可以全面评估肝脏总体积、FLR 体积、门静脉及其分支的解剖结构。为了获得安全的通道，应影像学评估门静脉的直径和远端分支。

如前所述，剩余肝体积的多少对患者术后的健康至关重要。指南指出，PVE 可能适用于预期 FLR≤20% 的健康肝脏患者，FLR≤30% 的病变肝脏患者或化疗相关脂肪性肝炎患者，以及 FLR≤40% 的肝硬化患者[52, 53]。

一些研究报告称，依据患者的身材标准化的 FLR 可能是估计功能性肝体积的可靠指标。这是由 CT 体积测量 FLR 提供的数据计算出来的，并计算其对总肝体积的贡献，该贡献比例是从患者体表面积得出的估计肝体积的比例[54]。

显著的门静脉高压、广泛或部分的门静脉肿瘤侵犯、完全的大叶性门静脉闭合、肾功能衰竭、未纠正的凝血病、肝外转移癌、缺乏安全的门静脉通路是 PVE 的主要绝对和相对禁忌证。

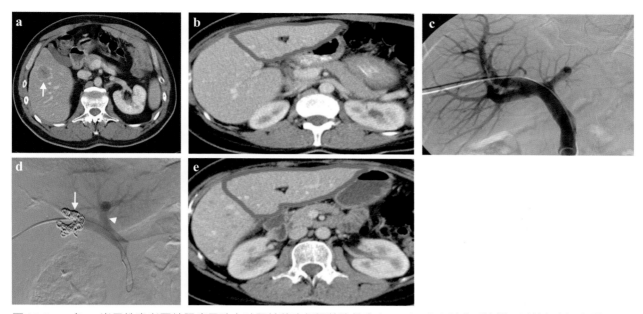

图 31.6 一名 57 岁男性患者因结肠癌导致右叶肝转移癌行门静脉栓塞（PVE）。（a）轴位对比增强计算机断层扫描（CT）显示肝右叶最大的转移灶（箭头）。肝左叶未发现转移性病变。（b）手术前轴位对比增强 CT 显示肝左叶。（c）栓塞术前的门静脉造影显示门静脉分支通畅，并勾勒出解剖结构。（d）栓塞术后的门静脉造影显示门静脉右支成功栓塞（箭头）和门静脉左支通畅（箭头）。（e）PVE 术后 4 周的轴位对比增强 CT 显示肝左叶扩大满意

PVE 是一种安全的手术，可以在清醒镇静的情况下进行，成功率高。报道的 FLR 的肥大率在 28%~46% 之间[4]。一项系统性综述评估了 44 篇文章的结果，总体包括 1791 例接受 PVE 的患者，结果显示平均肥大率为 37.9% ± 9%，成功率为 99.3%，死亡率为 0.1%[55]。

第九节 肝脏肿瘤的经动脉治疗

原发性和继发性肝脏恶性肿瘤由于其独特的优先从肝动脉而不是门静脉分支供血，可采用经动脉治疗。介入医生针对各种适应证有不同的武器，包括颗粒的单纯栓塞、载药颗粒的栓塞以及经动脉递送的钇-90（Y-90）涂层微球。

一、经动脉化疗栓塞

对于经动脉化疗栓塞（TACE），在栓塞剂中加入化疗药物。通过这种组合，可以获得肿瘤栓塞和控制、药物集中释放的协同治疗效果。多柔比星和顺铂是这种治疗中最常用的化疗药物。然而，如果需要，也可以使用其他几种药物。

基于聚合物的药物洗脱微球（drug-eluting beads，DEB）的发展显著提高了传统 TACE 的能力。通过这种技术，化疗药物可以在局部以更高的浓度递送，同时降低全身毒性[56]（图 31.7a~c）。文献中的大部分数据都是使用英国 Biocompatibles/BTG 公司生产的 DC 珠获取的[57]。这些珠子可以装载多柔

比星（DEBDOX）或伊立替康（DEBIRI）[58, 59]。这些珠子是不可生物降解的、球形的、可压缩的颗粒，可以装载多柔比星或伊立替康，尺寸范围为 75~900 μm。药物释放是逐步的和连续的，已在动物实验中证实 [56, 60]。颗粒的直径小，可以有更深的穿透，更广泛的坏死 [61]。然而，应该强调的是，颗粒并非越小越好。据报道，40~120 μm 的三丙烯酸球形微球出现了严重的并发症，因为这些小颗粒穿过位于靶肿瘤内的血窦和大动静脉短路 [62]。

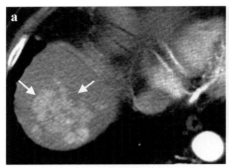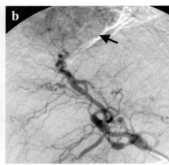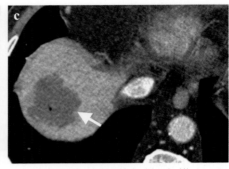

图 31.7 一名 56 岁患者患有慢性丙肝肝炎继发肝硬化行经动脉化疗栓塞。（a）动脉期对比增强计算机断层扫描（CT）显示肝穹窿处有明显增强的病变（箭头），提示肝细胞癌。同样的病变在门静脉期上表现出造影剂的洗脱（未显示）。（b）栓塞术前导管血管造影显示 CT 上相同的富血管病灶（黑色箭头）。（c）化疗栓塞术 4 周后的轴位对比增强 CT 显示肿瘤几乎完全应答，肿瘤组织内无增强（箭头）

转移至肝脏的转移性结直肠癌（mCRC）是导致结直肠癌患者死亡的重要原因。虽然手术是这些患者的标准治疗方法，但不幸的是，许多患者不符合潜在的根治性手术条件。对于这些患者，药物洗脱的 TACE 可作为一种姑息性治疗。在治疗前，预期寿命大于 3 个月，且健康状况适宜（美国东部肿瘤协作组状态为 2 级或以下）的患者合适 [63, 64]。足够的肝储备也是该手术成功的必要条件。血清胆红素 >3 mg/dL，国际标准化比值（INR）≤1.5，白蛋白 >3 g/dL，通常是肝储备充足的良好指标 [65]。术前还需要做腹部 CT 或 MRI 检查，最好是在术前 1 个月以内。TACE 可与多柔比星或伊立替康一起使用，在这些患者中报道了 TACE 与手术和系统性化疗相结合的多种组合，结果各不相同 [66]。

除 mCRC 向肝脏转移的患者，TACE 在其他肝脏转移瘤中的应用也有报道，但数据很少。TACE 在这些患者中的应用，特别是在神经内分泌肿瘤引起的肝转移患者中，似乎是很有前景的 [67-71]。在这些患者中，使用 TACE 可以获得局部疾病控制和症状缓解。

肝细胞癌（HCC）是第 6 位最常见的癌症，也是第 3 位癌症死亡原因 [72]。1974 年法国放射学家 Dominique Doyon 首次用明胶作为栓塞剂进行 HCC 的栓塞治疗 [73]。日本外科医生 Kono 首先报道了碘油在 HCC 中作为黏合剂和蓄积剂 [72]。在 1983 年进行的首次临床研究中，有报道称接受 TACE 治疗的 HCC 患者血清 α- 甲胎蛋白（AFP）水平显著降低 [74]。

根据巴塞罗那临床肝癌（BCLC）分期系统，TACE 手术的目标人群是 B 期（中期）患者。肝功能相对较好，无癌症相关症状，无血管侵犯或肝外扩散证据，Child-Pugh 阶段为 ≤B7 是最佳 TACE 手术的首选条件 [75-78]。当无法使用其他更常用的治疗方案时，TACE 也可以作为早期 HCC 患者的替代选择。晚期肝功能障碍的患者不是 TACE 手术的理想人选，因为这种治疗方法可能会出现缺血效应并导致严重的不良反应。TACE 的绝对禁忌证包括失代偿肝硬化（Child-Pugh 期≥B8）、肿瘤广泛累及双叶、门静脉血流严重减少（有或无肿瘤阻塞）、动脉内治疗的技术禁忌证和严重肾功能损害（血清肌酐 >2 mg/dL 或肌酐清除率<30 mg/dL）[79]。相对的禁忌证包括肿瘤大小>10 cm、严重的并发症、伴有高出血风险的食管静脉曲张、胆管闭塞、支架或手术导致的乳头不通畅[79]。

由于这些患者多为晚期肿瘤，TACE 手术后的长期生存率很低。肿瘤血流的中断也可能导致血管生成增强，从而促进新的肿瘤形成[80]。据报道，TACE 后缺氧诱导因子 1α 和血浆及肝血管内皮生长因子（VEGF）水平均有升高[80]。有人提出将抗血管生成剂与 TACE 联合使用作为克服这一潜在缺点的替代方案[81]。

TACE 的治疗前影像学检查应包括适当的 CT 或 MRI 检查，以初步评估肝脏肿瘤负荷。手术前还应排除肝外转移性疾病。在 HCC 患者中，TACE 最常用的首选药物是多柔比星与碘油混合。多柔比星的使用剂量可为 30~75 mg/m²，不超过 150 mg[82]。多柔比星洗脱珠（DEB）-TACE 可用于米兰标准的局限性疾病，其定义为：单发 HCC≤5 cm，或多发肿瘤（少于 3 个，且均≤3 cm）[80]。满足米兰标准的患者可按计划每次将剂量 50~75 mg 多柔比星装入 1 瓶 2 mLDC 珠进行治疗。在晚期疾病患者中，单次治疗应包括将单次剂量高达 150 mg 的多柔比星装入 2 瓶 DC 珠。巨大的或双叶状的肿瘤有必要分开治疗，间隔约 4 周[82]。如果出现与手术有关的并发症，需要延长 2 次手术的间隔时间。在后续手术前，应全面评估肝功能。

二、TACE 的并发症

PRECISION V 研究报道，TACE 术后 1 个月内相关死亡率为 4%。在该研究中，急性肝细胞衰竭（>60% 的病例）、门静脉高压所致的出血、肿瘤破裂、肝脓肿和脓毒症是最常见的 TACE 相关的死亡原因[83]。非恶性肝实质缺血是导致不良反应的主要原因之一，可表现为血清胆红素水平升高、脑病、凝血酶原比值降低、静脉曲张破裂[78]。TACE 较少见的并发症包括胆囊炎、胆道相关并发症（如胆汁瘤、狭窄和扩张）、胰腺炎和肠穿孔[84]。

三、TACE 术后的疗效评估

实体瘤疗效评价标准（RECIST）可能与 TACE 后的肿瘤疗效评估无关，因为肿瘤大小的总体下降可能无法反映真实的应答情况[85]。改良的 RECIST（mRECIST）更适合用于 HCC 的 TACE 的临床疗效评价[86, 87]。

TACE 术后的疗效评估应通过适当的对比增强 CT 或 MRI，通常在治疗后 4 周[77]（图 31.8a、b）。对再治疗固定间隔进行规划，以便进一步管理。反复 TACE 治疗可能与更高的毒性有关[79]。按需策略是指如果患者仍有存活的肿瘤组织（部分缓解、稳定或进展），可根据患者的肝储备和全身健康状况进行再次治疗[78]。对于完全缓解的患者，建议间隔 3 个月进行影像学随访。在至少 2 个疗程后未能获得客观的影像学缓解、临床或功能恶化，以及无法行 TACE 治疗的肿瘤间歇性发展，被认为是支持 TACE 无法治愈疾病进展的因素[78]。至少 2 个 TACE 疗程后无缓解，应考虑采用其他治疗方法[79, 88]。据报道，每位患者的平均 TACE 疗程为 2.5 ± 1.5 次[85]。

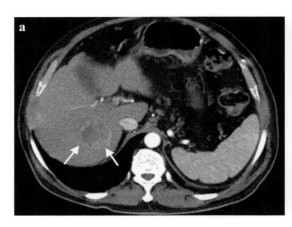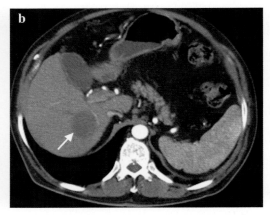

图 31.8　一位 70 岁 HCC 患者行 TACE。（a）动脉期轴位对比增强 CT 显示肝脏右叶周围明显增强的病变（箭头），病理证实为肝细胞癌。（b）DEB-TACE 术后 1 个月的动脉期轴位对比增强 CT 显示病灶无增强（箭头），提示肿瘤完全应答

四、结局

正确选择患者是临床成功的根本。传统的 TACE 术被证明对那些不能接受更激进治疗方法的患者更有利[80]。

与传统 TACE 相比，DEB-TACE 对 HCC 治疗更有价值。PRECISION V 研究是一项多中心 Ⅱ 期随机试验，揭示了多柔比星 DEB-TACE 术的优越性。该方法的肝毒性和药物相关不良事件更少[89, 90]。据报道，与 cTACE 组相比，DEB-TACE 组的完全缓解率、客观缓解率和疾病控制率更高，分别为 27% vs. 22%、52% vs. 44%、63% vs. 52%[91]。在 DEB-TACE 治疗的患者中，77% 的患者观察到肿瘤完全坏死，而单纯栓塞治疗的患者只有 27%[92]。然而，由于缺乏可靠的科学证据，DEB-TACE 相对于 cTACE 的优越性并没有得到充分证实。GIDEON 研究是一项观察性注册研究，评估了在不可切除的 HCC 患者中在服用索拉非尼前后使用 TACE 治疗的情况。在这项研究中，在服用索拉非尼之前行 TACE 治疗的患者的总生存期为 12.7 个月，服用索拉非尼之前无先期 TACE 治疗的患者的总生存期为 9.2 个月，同期和非同期行 TACE 治疗的患者的总生存期分别为 21.6 个月和 9.7 个月[93]。

最近正在研究用于 TACE 治疗的新型珠子，这些小颗粒可以导致更远端的栓塞。这些更小的颗粒能够栓塞既往疗程中新形成的侧支血管[94, 95]。关于侧支循环引起的肝外栓塞和毒性的担忧尚未得到验证[96]。一项前瞻性研究显示，分别有 33.3% 与 44.4% 的患者出现完全和部分缓解，使用的 DEB 为 70 μm 与 150 μm（M1®，BTG，英国）[97]。另一种新型药物洗脱颗粒是 HepaSphere，它是一种直径为

30~60 μmol/L 的微球。这种颗粒在生理盐水溶液中可膨胀到 166~242（197±31）μmol/L，加载多柔比星后可膨胀到 145~213（148±45）μmol/L[98]。完全缓解和客观缓解率（完全缓解＋部分缓解）分别为 22.2% 和 68.9%[99]。

栓塞后综合征（PES）是肝脏导向疗法（尤其是 TACE 术后）的常见病。一般来说，这是一个良性的过程，可以得到有效的控制。恶心、呕吐、腹痛、发热是 TACE 后常见的症状，高达 90% 的患者会出现[100]。静脉输液复苏和疼痛管理是治疗的主要手段，但症状可能持续 1 周或 10 d。

与传统的碘油为基础的 TACE 相比，使用 DC 珠的 TACE 似乎具有更好的耐受性，显著降低了肝毒性和多柔比星相关副作用[89]。

五、Y-90 选择性内放射治疗

由于肝脏组织不能耐受高剂量辐射，外照射在肝脏肿瘤的治疗中的作用历来有限。肝脏接受超过 35 Gy 的辐射剂量，通常会导致以肝大、转氨酶升高和腹水为特征的临床综合征。这些症状可能是持续的，可能需要数周甚至数月才能恢复[101-103]。这些局限性促进了人们寻找一种更好、更易耐受的肝脏肿瘤大剂量放射线输送方式。Y-90 已成为实现这一效果的可行分子。从定义上看，放射栓塞是指利用导管血管造影技术注入装载有放射性同位素的栓塞颗粒[63]（图 31.9a~c）。装载 Y-90 的微球可以将 β 射线输送到肿瘤，起到杀伤肿瘤的作用。如上所述，Y-90 随后会衰变为稳定的锆 90，同时发出 β 射线，物理半衰期为 64.2 h[101]。这些射线的平均穿透距离为 2.5 mm，最大穿透距离为 11 mm。这些射线有限的穿透能力提供了局部杀伤肿瘤的效果，而不会对健康的肝脏组织产生非靶向辐射，避免了外源性放射共同特点[104]。使用该技术，可向肝脏输送高达 150 Gy 的辐射，而不会对肝脏产生明显的放射性毒性[63]。

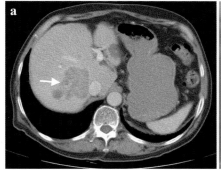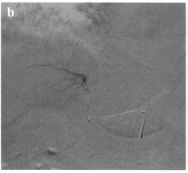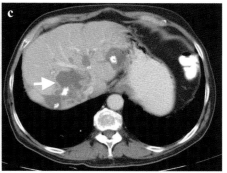

图 31.9　Y-90 放射栓塞。（a）轴位对比增强 CT 显示靠近肝穹隆的实性肿块（箭头）（经病理证实为结肠癌转移）。（b）通过肝右动脉灌注 Y-90。（c）治疗 4 周后的病灶表现为血管显著减少（箭头），符合肿瘤坏死

目前有 2 种市售的放射栓塞设备。TheraSphere 是一种玻璃微球，于 1999 年首次被美国食品与药物监督管理局（FDA）批准为人道主义豁免器械，用于治疗不可切除的肝细胞癌。第二款设备是 SIR-Spheres，于 2002 年被 FDA 批准用于氟尿苷辅助肝内动脉化疗治疗 CRC 转移瘤[63]。综合分析一线

FOLFOX（亚叶酸钙、氟尿嘧啶和奥沙利铂）化疗联合或不联合选择性内放射治疗（SIRT）的 3 项试验，表明 SIRT 对局部疾病控制有疗效[105]（图 31.10a、b）。然而，该研究显示，与单用 FOLFOX 相比，在仅有肝转移癌和以肝转移癌为主的结直肠癌患者的一线 FOLFOX 化疗联合 SIRT 并不能改善总生存期[106]。因此，不建议转移性结肠癌患者早期使用 SIRT 联合化疗[106]。

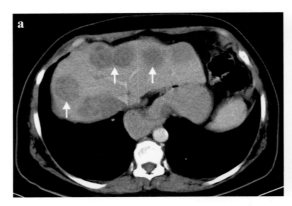 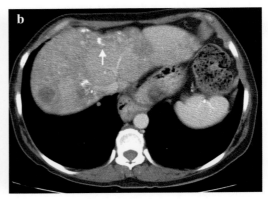

图 31.10　一位 54 岁的女性患者，患有乳腺癌伴多发性肝转移癌。（a）轴位对比增强 CT 显示肝脏内有多处增强转移病灶（箭头）。（b）SIRT 术后 3 个月的 CT 检查显示转移灶缩小（箭头）

与 TACE 相比，放射栓塞是一种两步治疗方法。首先进行血管造影了解供血情况，对在实际的放射栓塞过程中可能引起非靶向性内照射的血管进行栓塞。将锝 99m（Tc 99m）标记的大颗粒微球体（MAA）注入靶血管，以评估分流到肺部的 MAA 的比例。这种评估尤其重要，因为放射栓塞颗粒对肺部的显著分流可能会在手术后引起严重的放射性肺炎。肺分流分数被纳入剂量学计算中，以最大限度地减少对肺部的放射毒性。

放射栓塞可通过 3 种方式进行：全肝放射栓塞、序贯式（先治疗一叶，再治疗另一叶）和分叶式（只治疗一个肝叶）。对于特定的患者来说，治疗选择的决策过程是基于疾病负荷、分布、血管解剖学以及患者的整体医疗状况。对于肝储备受损的患者，可修改总辐射的剂量。

与 TACE 相比，放射栓塞引起的 PES 更温和，患者一般可在当天出院，而 TACE 则不同，患者一般要留院过夜对 PES 进行处理。非靶向栓塞和随后的辐射损伤是罕见的，通过改进技术和仔细的术前评估，可以将损伤降到最低[107]。内源性放射栓塞治疗肝脏 mCRC 的安全性和有效性已经多组研究证实[66]。

与 TACE 一样，一些研究考察了 Y-90 内源性放射栓塞联合系统性化疗的效果，并报道了可喜的结果[66]。

5-氟脱氧尿苷（FUDR）已被广泛用于肝动脉化疗栓塞（IAHC），因为该药的首过吸收率为 95%。通过这种方式，与传统的全身静脉注射治疗相比，可以将 100~300 倍剂量的 FUDR 输送到肝脏[66]。所有使用 5-FU 或 FUDR 的临床试验均显示 IAHC 的应答率优于系统性静脉注射（IV）治疗。尽管有这种明显的优势，仅有少数试验证明这种方法在总生存期中有获益[108, 109]。在一项随机试验中，与采用 5 FU/ 最佳医疗（BMT）的系统性化疗的对照组患者相比，接受 FUDR 持续肝动脉输注的患者有显著的生存获益（13.5 个月 vs. 7.5 个月，$P = 0.03$）[110]。

　　Y-90 微球治疗的绝对禁忌证非常少。在治疗过程中，当肺部暴露超过 30 Gy 时，就会发生放射性肺炎。这种潜在的并发症可以通过使用 99mTc 大颗粒微球体（MAA）进行术前准备血管造影预防。重要的是，肝脏注射 MAA 的流速和导管位置要模仿实际治疗过程中预期的 Y-90 输注速度和导管位置。对于血管解剖结构不符合安全治疗的患者，也不应进行放射栓塞治疗[111]。

　　Y-90 微球治疗的相对禁忌证包括肝储备受限、胆红素水平不可逆升高、门静脉受损（除非进行选择性或超选择性的放射栓塞），以及既往有涉及肝脏的放疗[111]。

第十节　缓解梗阻的胃肠道支架置入术

　　胃肠道支架主要用于姑息疗法或作为根治性手术过渡的手段。这些支架的主要目标是恢复和维持胃肠道系统任何阻塞段的通畅性。自首次使用以来，支架经历了重大的发展，从最初的刚性支架到如今更加灵活有效的支架。在现代实践中，可膨胀的塑料和金属支架以及可生物降解支架常用于维持胃肠道多个部位的通畅[112]。自膨胀式金属支架（SEMS）是最常用的支架，它们由不锈钢和合金（如镍钛合金或镍钛和硅胶的组合）制成[112]。为了减少支架内肿瘤的生长和随后的阻塞，这些金属支架可以用硅胶或膜覆盖[112]。

一、用于食管梗阻的支架

　　食管癌（EC）并不罕见，而不幸的是，只有不到 50% 的患者是手术切除的潜在候选者。大多数被诊断为 EC 的患者在确诊时已是晚期，吞咽困难是最常见的症状。在这些患者中，姑息治疗是至关重要的，支架通常用于此目的。

　　覆膜或无覆膜 SEMS 通常用于维持食管腔的通畅（图 31.11a~c）。覆膜支架尤其适用于食管和邻近解剖结构之间有恶性瘘管的患者[113, 114]。对于不适合手术的 EC 患者，食管支架插入可与近距离放射治疗联合，作为安全的姑息治疗方案[115]。

　　据报道，覆膜支架在长期通畅性和迅速缓

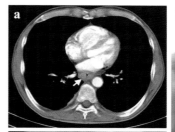
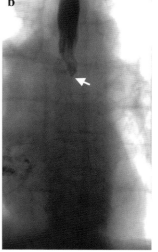
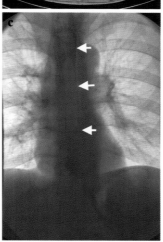

图 31.11　一位 50 岁男性患者因腹腔内广泛转移癌无法手术行食管支架置入术。（a）轴位对比增强计算机断层扫描（CT）图像显示胸段食管周壁增厚（箭头）。（b）透视图像显示肿瘤位置的钡剂通道几乎完全堵塞（箭头）。（c）支架放置后的透视检查显示，支架成功覆盖了食管狭窄段（箭头）

解恶性梗阻方面更成功，并显著减少了重复干预的需求[116]。防反流支架的并发症发生率和生活质量也与传统 SEMS 相似。然而，这些乐观的结果还需要进一步的研究来证实[117]。可生物降解支架是比较新的技术，有其独特的优势。SEMS 可能会干扰放疗计划和给药时间，但可生物降解支架没有这种影响，它们一般在 6~8 h 内溶解，与放疗时间基本一致[118-120]。在放化疗后肿瘤缩小可能会发生支架移位，对于置入金属支架的患者，可能需要进行额外的支架拆除手术。然而，对于使用可生物降解支架的患者不是个问题，因为支架在一定时间后会自发降解。

据报道，胸、腹食管癌的技术成功率极高（＞95%），死亡率为 0.5%~2%[117]。针对食管的颈部设计了特殊的支架。这些支架具有较低的径向膨胀力，带有一个小的近端项圈以减少回流，或带有近端输送系统以确保正确定位[121, 122]。有报道称，在支架位于气管隆嵴水平以上的患者中出现了气管压迫[123]。

二、胃十二指肠支架置入术

在根治性手术不可行的情况下，支架置入是维持胃十二指肠通畅的一个非常有用的姑息治疗选择[124]（图 31.12a、b）。晚期胰腺癌引起的十二指肠梗阻是胃十二指肠支架术（GDS）最常见的适应证。由于其起效快，且放置后发病率极低，GDS 是预期寿命较短的患者姑息手术的绝佳替代选择[125, 126]。在一项比较腹腔镜胃空肠吻合术与十二指肠支架术的前瞻性随机试验中，发现支架在缓解胃流出物梗阻方面，在发病率、术后疼痛、住院时间和 1 个月生活质量方面优于手术[127]。GDS 的临床成功的参数包括梗阻缓解、改善营养状况、口服喂养、提高生活质量。GDS 的成功率很高，据报道在 79%~91% 之间[128, 129]。

该术式是安全的，发病率在 11%~43% 之间[130]。出血、穿孔、胆管梗阻（在接受覆膜支架治疗的患者中）、移位为早期并发症[131]。支架移位、穿孔、十二指肠瘘、支架断裂为迟发性并发症。既往扩张、技术上难以放置支架或使用硬性导丝、同时使用皮质类固醇、化疗被视为穿孔的危险因素。

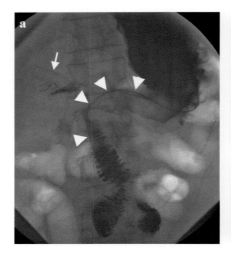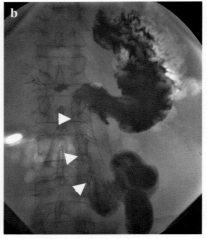

图 31.12 一位 65 岁女性患者，患有无法手术的胰腺癌，曾因胃出口梗阻行姑息性胃空肠吻合术。她现在症状复发。（a）透视图像显示，吻合口处的长段紧密性狭窄（箭头）。还请注意之前放置的胆道支架（箭头）。（b）放置支架后的透视图像显示，扩张良好的支架（箭头）覆盖了狭窄的管腔

三、结肠支架置入术

急性结肠梗阻是结直肠癌的表现症状，具有较高的发病率（40%~60%）和死亡率（8%~20%），需要立即手术[132, 133]。自 20 世纪 90 年代以来，结肠支架置入术首先作为一种姑息性疗法，然后作为根治性手术的过度以实现更好的临床效果[134]。据报道，该技术的成功率很高（90%）。然而，应该注意的是，狭窄部位无法用导丝穿过、伴有肠段过度弯曲的解剖困难、肠蠕动增加，或紧密狭窄是限制置入术技术成功的因素[134-137]。

第十一节　经皮胃造瘘术

胃造瘘术是吞咽困难患者常用的介入放射手术，尤其是头颈部癌症和神经系统疾病患者（图 31.13a~c）。营养不良是这些患者的重要临床问题，研究显示 29%~33% 的住院患者营养不良[138]。除了基本的水化和营养外，肠内营养对代谢应激患者尤为重要[139]。

自 19 世纪开始实施以来，外科胃造口术已经是一种成熟的手术。自从 20 世纪 80 年代初报道了第一例经皮胃造口术[140]，该术在此后获得了广泛应用。

经皮胃造瘘术（PGP）的绝对禁忌证非常少，包括严重的未纠正的凝血障碍、肠缺血、活动性腹膜炎和胃肠道梗阻（除非手术的目的是姑息治疗而不是营养治疗）。腹水、伴静脉曲张的严重的门静脉高压、胃部手术后、存在脑室腹膜分流、长期免疫抑或是 PGP 的相对禁忌证[141]。

据报道，PGP 的技术成功率为 95%~100%[142-144]。据报道，与内镜下放置的胃造瘘术相比，放射介入胃造瘘术患者的并发症发生率更低[145, 146]。

出血、腹膜炎和结肠穿孔被视为手术相关的主要并发症，但通过精细的技术，这些并发症可显著减少。

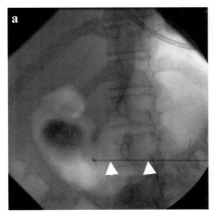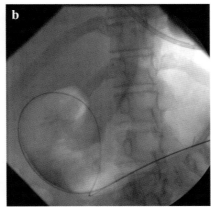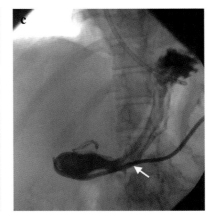

图 31.13　一位 35 岁的男性患者，新诊断为局部侵袭性下咽肿瘤，因经口摄入明显受限转诊行胃造瘘术。（a）透视图像显示，空心针成功地穿刺了扩张的胃（箭头）。（b）透视图像显示，导丝成功通过空心针。（c）最终图像显示，成功放置胃造瘘管（箭头）

第十二节　腹腔神经松解术

腹痛是腹腔癌患者常见的问题，有时会让患者感到很衰弱。该问题的处理很复杂，往往需要使用大剂量的麻醉剂，并随之产生潜在的副作用[147]。

从解剖学上看，上腹部的疼痛纤维通过内脏神经和腹腔神经丛传递。腹腔神经丛是指位于腹膜后沿腹主动脉前外侧壁的神经纤维集合[148]。腹腔神经丛为上腹部的几个器官提供感觉传入纤维，包括肝脏、胆道系统、胰腺、脾脏、肾上腺、肾脏、肠系膜、胃和肠段。有了这些解剖学信息，阻断在腹腔神经丛中的伤害感受器也就并不奇怪了，这可能是缓解上述器官癌患者顽固性腹痛的一个可行的选择。解剖学上，腹腔神经丛位于腹膜后间隙并嵌在脂肪组织中，在腹主动脉的前方，尾端在腹腔干起点水平[147]。

乙醇和苯酚是最常用的药物，手术可在透视、超声检查和 CT 下进行[149]（图 31.14a、b）。腹腔神经松解术是一种安全的手术，有报道称其并发症发生率低于 2%[150,151]。直立性低血压、背痛和暂时性腹泻在术后很常见[152]。术后卧床休息 12 h，并充分水化，是应对手术后出现的自主神经功能障碍影响的有益措施[147]。其他严重的副作用罕见。

腹腔神经松解术是一种非常有效的手术，70%~90% 的各种上腹部癌症患者可长期受益[150]。该术对胰腺癌患者特别有效。腹腔神经松解术完全消除疼痛仅存在于 10%~24% 的患者中，80%~90% 的患者还需结合其他治疗方法[153,154]。

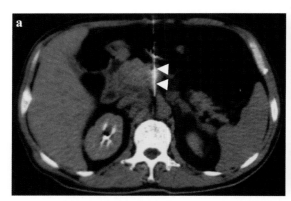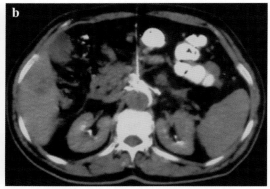

图 31.14　一位 45 岁的男性患者，由于局部侵袭性胰腺癌无法手术，出现顽固性腹痛，对足量麻醉药无反应。（a）轴位计算机断层扫描（CT）图像显示，空心针（箭头）成功放置在腹主动脉的右前方。（b）轴位 CT 图像显示，通过空心针注射造影剂后，确认了针在正确位置。在确认正确的位置后，向该位置注射无水酒精（未显示）。使用极少的麻醉剂，患者几乎完全应答

第十三节　总　结

近来，介入肿瘤学已成为肿瘤患者治疗管理的重要角色之一。在当今的现代肿瘤学实践中，介入放射科医生，尤其是在治疗癌症患者方面经验丰富的医生，在临床治疗管理和随访中发挥着不可

或缺的作用。介入放射科医生是肿瘤委员会的常任成员之一，他们为外科和内科肿瘤医生提供重要支持。不足为奇的是，随着他们不断的努力和创造力的发挥，他们将在不久的将来发挥更重要的作用。

第三十二章　胃肠道肿瘤的筛查

Fadi Antaki, Stephanie Judd, Ziad Kanaan, Suhag M. Patel 和 Kirthi K. Lilley

第一节　前　言

筛查是指在疾病尚无症状阶段，对不利状态或危险因素进行识别，从而为恶性疾病在早期、尚可治愈阶段即实施治疗提供机会。同时，筛查还可以发现并治疗部分消化道（GI）肿瘤的癌前病变，如食管腺癌（EAC）的癌前病变——巴雷特食管（BE），或可发展为结直肠癌（CRC）的腺瘤性息肉。

Wilson 和 Jungner[1] 在 1968 年提出筛查标准，并沿用至今：

（1）所筛疾病应是重要的健康问题。

（2）所筛疾病应有公认有效的治疗方案。

（3）现有设施能够诊断和治疗所筛疾病。

（4）所筛疾病应有可识别的潜伏期或早期。

（5）所筛疾病应有合适的检测或检查方法。

（6）所筛疾病的检测方法能为公众接受。

（7）所筛疾病从潜伏期到确诊的自然病史已被充分了解。

（8）筛查人群的确定标准已达成共识。

（9）疾病筛查的花销（包括诊断和治疗费用）应与整个医疗保健的可支配支出保持平衡。

（10）疾病筛查应是一个持续的过程，而非"一劳永逸"的一次性项目。

（转载的节选内容已得到 Wilson 和 Jungner 许可 [1]。）

每种胃肠道肿瘤都在不同程度上满足以上标准。其中，结直肠癌满足以上多项标准，是进行疾病筛查最理想的病种。结直肠癌是一种常见病（图 32.1）[2]，其无症状或潜伏期相对较长，早期有多种检测方法，自然病史比较清楚，早期治疗可获得极好的预后。相反，像是胰腺癌、食管癌、肝癌这些胃肠道恶性肿瘤，至少对大众而言，并非理想的筛查对象。在本章中，我们将回顾胃肠道主要恶性肿瘤，将其作为潜在的筛查候选病种，总结目前与筛查相关的建议和实践。

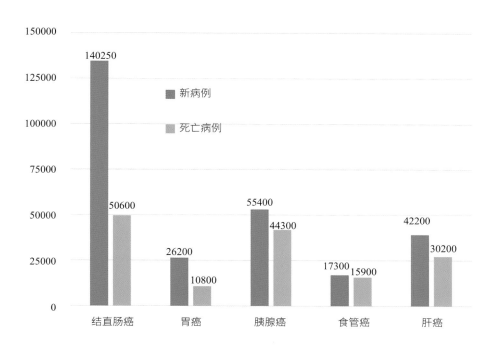

图 32.1　2018 年美国胃肠道肿瘤的发病率和死亡率[2]

第二节　食管癌

美国每年约有 17000 例食管癌新发病例[2]，有近 16000 人死于该病。食管癌的预后目前依然严峻[2]。食管癌主要有 2 种类型：鳞状细胞癌（SCC）和食管腺癌（EAC）。近年来，特别是西方国家，伴随着胃食管反流病（GERD）和巴雷特食管的患病率的上升，食管腺癌的发生率迅速上升[3]。目前，食管腺癌已经超过鳞癌，成为西方国家食管癌最常见的病理类型[4]。而在发展中国家，食管鳞癌仍是最常见的食管癌类型[5]。

一、危险因素

食管鳞癌的危险因素包括吸烟和饮酒[6, 7]、饮食因素（包括摄入含有 N-亚硝基化合物或黄曲霉毒素等产毒真菌的食品）[8, 9]、人口和社会经济因素，以及可能的遗传因素[10-12]。其中，食管癌的部分危险因素与肺癌和头颈恶性肿瘤共有。在头颈恶性肿瘤患者中，有 3%~14% 的患者同时罹患食管鳞癌[13, 14]。作为一种罕见的遗传性疾病，胼胝症患者食管鳞癌的终身发生风险为 40%~90%[15, 16]。罹患失弛缓症，以及既往有食管腐蚀性损伤史的患者，食管鳞癌的发病风险也相应增加[17, 18]。

食管腺癌的主要诱发条件是巴雷特食管（BE）。巴雷特食管系正常的食管下段黏膜发生化生，其正常的鳞状黏膜上皮被肠型柱状上皮所取代。其发生主要源于慢性胃食管反流疾病[19]，其他危险因素还包括男性、高加索人、年龄增长、肥胖和吸烟[20-22]。如果一级亲属中有巴雷特食管或食管腺癌的发生，那么该人群巴雷特食管和食管腺癌的风险也相应增加[23]。在慢性胃食管反流疾病患者中，巴雷特食管的患病率高达 15%[24, 25]。巴雷特食管可由非不典型增生化生，发展为轻度不典型增生，再至重度不典型增生，最后进展为腺癌。相较于非不典型增生的巴雷特食管（每年 0.2%~0.5%），轻度和重度不典型增生的巴雷特食管进展为食管腺癌的比率明显增加（分别为每年 0.7% 和高达 7%）[26-31]。然而，很多食管腺癌的患者，既往并没有胃食管反流疾病或是巴雷特食管的病史。这就导致巴雷特食管筛查项目效果欠佳，其对降低食管腺癌致死率的作用大打折扣[32-35]。

二、筛查方法

钡餐食管造影有助于发现较大的肿瘤病变，但对早期病变的灵敏度有限，因此，不再作为筛查检测方式。食管胃十二指肠镜（EGD）不仅可以直接观察食管黏膜，还可对其进行刷片或活检取样。它既可用于对食管鳞癌和腺癌的筛查，也可用于巴雷特食管的筛查。合并胃食管反流疾病时，对巴雷特食管组织取样有特定的建议。建议在非不典型增生的食管区域每 2 cm 取 4 个象限活检一次，而在不典型增生区每 1 cm 一次[36-39]。此外，应对任何结节、凸起或可疑区域进行单独取样。借助食管胃十二指肠镜，可进行内镜下黏膜切除术（EMR），对巴雷特食管黏膜中的可疑区域进行切除治疗，并对病变进行组织病理分期。虽然食管胃十二指肠镜和活检是筛查巴雷特食管的金标准，但仍存在很多局限性。鉴于短节段巴雷特食管者很难确定胃食管交界处，因而，准确判断巴雷特食管的范围并不容易。此外，病理学界尚未就轻度不典型增生的定义形成共识，因而，建议在进行轻度不典型增生的诊断时，需得到两位病理学家的赞同。由于胃食管反流疾病尚未控制时，合并炎症存在，这就使得对不典型增生的判定更为困难[28, 40-42]。

目前，还有许多筛查巴雷特食管的方法正在研发中，包括食管视频胶囊内镜、无镇静的经鼻内镜，以及利用一种名为"胶囊海绵"的利用明胶涂层海绵进行的细胞学分析。食管胶囊内镜（ECE）诊断胃食管反流疾病患者巴雷特食管的敏感性和特异性分别为 67% 和 87%[43]。研究显示，与传统的食管胃十二指肠镜相比，无镇静的经鼻内镜对巴雷特食管的检出率相似，但患者满意度更高[44]。胶囊海绵是一种非内镜检查方法，患者吞下带有细绳的明胶胶囊，一旦胶囊溶解，就会释放出其内的海绵，对周围黏膜进行细胞的收集和分析。最近的研究显示，胶囊海绵对检出 1 cm 以上巴雷特食管的敏感性和特异性分别为 73% 和 94%，对检出 2 cm 以上巴雷特食管的敏感性和特异性分别为 90% 和 94%[45]。

三、建议和指南

许多机构常规给予头颈恶性肿瘤患者食管胃十二指肠镜检查，以排除同时可能发生的其他疾病，如食管鳞癌[13, 46]。由于尚缺乏经济效益以及生存改善的数据支持，美国指南中目前并未支持这种做法。虽然支持数据有限，但考虑到食管鳞癌在部分人群的终生发病率较高，因而可对罹患贲门痉挛症、失弛缓症或有腐蚀性损伤史的人群，定期进行食管胃十二指肠镜检查[47]。

巴雷特食管的识别，帮助将筛查集中在食管腺癌最高危人群上。但是，并不建议对一般人群进行巴雷特食管或食管腺癌的筛查 [37, 38]。指南建议，仅对巴雷特食管高危人群进行筛查，包括患有慢性胃食管反流疾病的男性，需同时合并其他食管腺癌危险因素，如向心性肥胖、高加索人、巴雷特食管或食管腺癌家族史、吸烟等 [37-39]。合并巴雷特食管危险因素的慢性胃食管反流病女性患者也是筛查人群之一。如果经食管胃十二指肠镜初筛后，未发现巴雷特食管，则不建议进行重复筛查，除非筛查对象此时存在反流所致的食管炎 [48]。没有随机试验显示巴雷特食管的监测可降低疾病特异性致死率或总体致死率。几项病例对照和队列研究以及一项大型荟萃分析显示，在监测巴雷特食管过程中发现的食管腺癌，病情较早，存活时间较长 [31, 32, 34, 35, 49, 50]，尽管这种影响的可能部分归因于领先时间偏倚和长度时间偏倚。然而，至少一项病例对照研究发现，没有证据支持对巴雷特食管的监测可以改善食管腺癌的预后 [51]。一项评估巴雷特食管内镜监测效果的多中心试验正在进行中 [52]。尽管数据有限，但依然建议对巴雷特食管患者定期进行内镜检查和活检 [37, 38]。对于非不典型增生性的巴雷特患者，建议每 3~5 年检测一次；对于轻度或重度不典型增生者，建议提高检查频率，轻度不典型增生者每 6~12 个月一次，未切除或未消融的重度不典型增生者每 3 个月一次。对于不典型增生者或早期浅表癌的患者，建议行内镜下黏膜切除术或射频消融（RFA）等治疗，防止病情进展为浸润性腺癌 [37-39]。

第三节　胃　癌

胃癌位列美国常见恶性肿瘤的第 15 位。相较美国，胃癌在全世界的影响更大，是全球第五常见的恶性肿瘤，致死率更是位列肿瘤相关致死率的第三位 [2, 5]。在美国，每年新增约 26000 例胃癌患者，造成 11000 例患者死亡，其中男性发病率是女性的 2 倍 [2]。本章将着重对胃癌最常见的类型——胃腺癌进行阐述。胃癌预后欠佳，5 年生存率为 20%~30%。日本地区可能由于筛查检出更多的早期肿瘤病变，其预后要显著优于其他地区。有报道称，在日本，胃癌的 5 年生存率可超过七成 [2, 5, 53, 54]。过去几十年来，胃癌的整体发病率处于持续下降中，这在一定程度上归功于对幽门螺杆菌感染的控制 [55]。

一、危险因素

幽门螺杆菌感染对胃腺癌的诱发作用，已被广泛证实 [56]。因而世界卫生组织（WHO）已将幽门螺杆菌列为 I 类致癌物 [57]。据估计，在全球，约 70% 以上的胃癌病例与幽门螺杆菌感染有关 [58]。研究发现，根除幽门螺杆菌与降低胃癌风险相关（基于最近的大型荟萃分析，其风险可降低 46%）[59]。但是，不同国家之间，胃癌的发生率存在明显差异 [60, 61]。因而除幽门螺杆菌感染外，其他因素也在胃癌发生过程中发挥着重要作用，如吸烟和饮酒、社会经济地位低下、肥胖、胃癌家族史、高硝酸盐食物以及高盐饮食、既往胃切除术史等 [62]。Lynch 综合征、家族性腺瘤性息肉病（FAP）、多发性错构瘤综合征、Peutz-Jeghers 综合征和利 - 弗劳梅尼综合征等遗传性疾病也会增加胃腺癌的发生风险 [63-68]。

根据 Lauren 组织学分类标准，可将胃腺癌分为弥漫性胃癌和肠型胃癌两类[69]。Correa 级联反应对肠型胃癌的组织学发生过程进行了很好的描述。在级联反应的起始阶段，幽门螺杆菌发挥着至关重要的作用[70]。持续存在的炎症逐渐进展为萎缩性胃炎，进而导致肠上皮化生、不典型增生，最终导致胃癌的发生[71]。作为已得到广泛认可的癌前疾病，慢性萎缩性胃炎和肠上皮化生每年的疾病进展率不足 1%[72]。胃肠上皮化生（GIM）指大部分胃上皮被小肠型上皮或结肠型上皮所替代，根据 Jass 和 Filipe 提出的分类标准，可分为完全型（Ⅰ型）和不完全型（Ⅱ型和Ⅲ型）[73, 74]。虽然不完全型肠化与较高的胃癌进展风险相关，但因目前仍缺少在临床实践中进行组织学亚型分类的标准[75]，因而病理报告中多不涉及[76]。在美国，由于人群进展为胃癌的风险较低，所以，除合并如胃癌家族史或亚裔等其他危险因素外，美国胃肠内镜学会（ASGE）目前并不推荐对普通人群进行萎缩性胃炎或胃肠上皮化生状态的监测[77]。而欧洲指南则建议对广泛的胃萎缩和（或）肠上皮化生者每 3 年进行一次内镜监测[75]。

如果在组织中发现轻度不典型增生（LGD）和重度不典型增生（HGD），则提示其进展为肠型胃癌的风险增加[78, 79]。对于重度不典型增生患者，建议在诊断后 1 年内开始定期监测。连续 2 次内镜检查阴性后可考虑停止监测[75, 77, 80]。考虑到进展为胃腺癌的高风险，对于内镜下存在明确病灶的重度不典型增生患者，应考虑立即进行内镜下切除或手术治疗[78]。对于内镜下未发现明确病灶的重度不典型增生患者，应考虑再次进行广泛活检及组织学评价，后每 6~12 个月进行一次监测[75, 77]。

遗传性弥漫性胃癌（HDGC）是一种涉及 CDH1（上皮钙黏素）基因突变的常染色体显性疾病，易导致胃癌的发生[81]。由于该疾病的胃癌高外显性，因而对遗传性弥漫性胃病的患者，建议进行预防性全胃切除术，而不是筛查[82]。

恶性贫血也与胃腺癌以及胃类癌的发生风险增加有关。一项大规模病例对照研究发现，恶性贫血患者发生非贲门胃腺癌和胃类癌的风险显著增加，其比值比（OR）分别为 2.18 和 11.43[83]。由于在恶性贫血确诊的一年之内胃癌的发生风险最高，因此，目前 ASGE 指南建议，在确诊恶性贫血时，进行一次诊断性上消化道内镜检查以筛查胃癌[77]。如果恶性贫血患者出现上消化道症状，也建议行诊断性内镜检查[77]。

二、筛查方法

胃癌在北美发病率低，不建议进行筛查。在东亚胃癌发病率较高的国家，特别是日本和韩国，实行人群胃癌筛查。胃癌筛查有多种方式，既包括无创检测，也包括有创检查。目前最常用的筛查方式是上消化道内镜和以 X 线造影为代表的对比造影。无创血清学检测应用相对较少，主要包括血清胃蛋白酶原、幽门螺杆菌抗体或胃泌素 17 的检测。

有效的筛查方式，既要能够降低疾病致死率，也需要考虑进行筛查时的成本效益。大多数评估胃癌筛查方式效力的研究，都是在胃癌高发区进行的观察性研究。

三、对比造影：X 线造影（上消化道造影）

在日本，X 线造影又称上消化道造影（UGIS），是胃癌人群普查和机会筛查的入门检查。上消化道造影是吞咽钡餐，在钡餐经过上消化道的过程中进行一系列的 X 线摄影，从不同角度对胃部进行成像的检查方式。目前尚无随机对照试验，对于上消化道造影在胃癌筛查中的效力进行评估。基于日本地区为主的病例对照研究显示，上消化道造影可降低胃癌 40%~60% 的病死率[84-88]。在这些研究中，上消化道造影的敏感性和特异性分别为 60%~80% 和 80%~90%[89]。

四、内镜检查

虽然上消化道内镜或食管胃十二指肠镜（EGD）在胃癌的诊断、分期、治疗和姑息治疗等方面的应用已较为成熟，但在筛查方面的应用仍处在不断发展中。一项病例对照研究发现，与从未进行过筛查的患者相比，接受内镜筛查的患者致死率降低了 30%[90]。在比较上消化道造影和食管胃十二指肠镜的研究中发现，食管胃十二指肠镜的病变检出率更高。因此，相较于上消化道造影，食管胃十二指肠镜的敏感性、特异性和阳性预测值更高，是一种更有效的胃癌筛查方式[91, 92]。不仅如此，与上消化道造影相比，食管胃十二指肠镜还能在筛查的同时，对病变进行治疗性切除。

五、血清学检测：血清胃蛋白酶原和幽门螺杆菌抗体检测

目前，任何国际指南都不推荐将血清学检测作为胃癌的初筛检测。不过，它在识别高危人群方面可能仍有一定作用。血清学检测的方法有 3 种，包括血清胃蛋白酶原检测、幽门螺杆菌抗体筛查或两者结合检测。由于特异性低（73%），不推荐使用血清胃蛋白酶原检测进行筛查[93]。在日本，多使用组合检测，帮助识别可能受益于内镜筛查的高危人群[94]。

六、建议和指南

由于胃癌发病率较低，同时缺乏成本效益的证据支持，因而美国和欧洲尚无全国性的胃癌筛查指南，仅对来自高危地区的第一代移民，特别是有胃癌家族史的人群，考虑进行筛查[95]。日本和韩国是东亚地区仅有的 2 个开展全国性筛查的国家，主要是由于该地区胃癌患病率较高。日本指南推荐对 40 岁以上人群每年进行上消化道造影普查[89]。在对胃癌其他的筛查方式评估后，包括血清胃蛋白酶原检测、幽门螺杆菌抗体和内镜检查等，因缺少有利依据，不推荐用于人群普查，但可用于机会筛查[89]。最近，日本对胃癌筛查指南进行了修订，建议将上消化道造影或食管胃十二指肠镜作为 50 岁以上人群的初筛方式。相较 2008 年的筛查指南，本次修订将原来的每年复筛调整为每 2~3 年进行一次复筛。这主要是由于 40~50 岁年龄段胃癌发病率的下降，以及大规模筛查导致费用巨大所致[94]。

韩国于 2001 年发布胃癌筛查指南，对 40 岁以上的人群提供 2 年一次的上消化道造影或内镜检查[96]。

尽管中国的胃癌发生率也较高，但目前尚无全国性的胃癌筛查[60]。

第四节　结直肠癌

结直肠癌（CRC）是最常见的恶性肿瘤之一，其发生常呈现为一个多步发展过程，起始于癌前息肉（结肠腺瘤）[97, 98]。仅美国，每年就约有 140000 新发病例和 47500 死亡病例[2]。在世界范围内，结直肠癌是男性第三好发肿瘤（746000 例，占肿瘤总数的 10.0%），女性第二好发肿瘤（614000 例，占癌症总数的 9.2%）[5]。半数以上的病例出现在发达地区，世界范围内的发病率差异可达 10 倍[5]。

一、危险因素

尽管遗传因素也有一定的作用，结直肠癌的发生主要由后天因素所致。被研究最多的危险因素，也是被纳入到当前筛查建议中的，就是年龄和结直肠癌家族史[99]。在有家族史的人群中，有多个一级亲属有结直肠癌病史，或是亲属在相对年轻时罹患结直肠癌的群体，发病风险最高[100]。结肠癌家族史导致结直肠癌终生发病风险增高 2~6 倍[100]。在美国，相较于高加索人，非裔美国人结直肠癌的发病率和致死率更高[101]。结直肠癌的发病风险几乎不存在性别差异；但男性进展性腺瘤的患病率高于女性，男性腺瘤的发生年龄也早于女性[102-104]。

其他导致结直肠癌风险增加的因素包括肥胖和体重指数（BMI）升高、吸烟，以及饮食因素（如大量摄入红肉和加工肉类、高度精制的谷物和淀粉以及糖类）[105]。目前存在几个公认的可以降低结直肠癌发病风险的因素，例如阿司匹林[106]、COX2 抑制剂（如塞来昔布和罗非昔布）[107, 108] 和女性绝经后激素[109] 等药物。然而这些药物的使用，受限于这些药物本身的风险及不良反应[110]。

二、一般风险人群

如果不存在上述危险因素，则被确定为一般风险人群。四分之三左右的结直肠癌来自一般风险人群。尽管结直肠癌的患病率在相对年轻群体中持续增加，但约 90% 的结直肠癌发生在 60 岁之后。

三、高危人群

与一般风险人群相比，有结直肠癌病史的人群同时发生另一种原发肿瘤的危险性增加（1.4 倍左右）[111]。此外，有腺瘤性息肉病史，特别是息肉数量多、体积大或有绒毛状息肉时，结直肠的发病风险增高[112]。溃疡性结肠炎（UC）和克罗恩病（CD）患者也有较高的风险发展为结直肠癌。特别是溃疡性结肠炎，发生恶性转化的风险很高。相较普通人群，溃疡性结肠炎患者发生结直肠的风险增加 30 倍，致死风险增加 3 倍[113]。溃疡型结肠炎患者发生结直肠癌的危险因素包括病程大于 8 年、全结肠炎、活检证实的结肠不典型增生、合并影响肝功的原发性硬化性胆管炎[114]。相较一般人群，克罗恩病患者发生结直肠癌的相对风险也要高出 4.5 倍[115]。

四、高危遗传综合征

Lynch 综合征又称遗传性非息肉病性结肠癌（HNPCC），是最常见的遗传性结肠癌综合征之一，约占所有结直肠癌的 3%[101]。它是由 DNA 错配修复基因突变引起的常染色体显性综合征。罹患 Lynch 综合征的患者，结直肠癌的终生风险约为 80%，平均诊断年龄为 44 岁[101]。结直肠腺瘤通常于 20~30 岁发病；相较散发性腺瘤，其进展为结直肠癌的速度更快[101]。家族性腺瘤性息肉病（FAP）是另一种常染色体显性遗传综合征，由 APC 基因突变引起，约占所有结直肠癌病例的 1%[116]。从青春期开始，患者整个结肠内会出现成百上千个息肉[116]。该病人群的结直肠癌进展过程基本上是一致的，始于 20 岁，在 50 岁前发展为结直肠癌[116]。家族性腺瘤性息肉病还包括加德纳综合征和特科特综合征等其他形式，它们与硬纤维瘤、皮脂腺或表皮样囊肿、骨瘤（尤其是下颌骨）有关，其中纤维瘤与加德纳综合征有关[117]，脑肿瘤（主要是髓母细胞瘤和胶质瘤）与特科特综合征有关[117]。其他不太常见的综合征还包括锯齿状息肉病综合征、幼年性息肉病综合征和 Peutz-Jeghers 综合征。

五、筛查方式

如果能在定期筛查中发现癌前息肉，并在发展为侵袭性肿瘤前将其切除，那么许多结直肠癌患者的死亡是可以避免的[118, 119]。检测结直肠腺瘤等癌前病变是降低结直肠癌发病率的关键[118, 120]。目前尚不存在准确、简便、广泛适用的筛查检测方式来确定需要进行干预治疗（内镜下切除）的人群。现有的结直肠癌的筛查工具可分为：

（1）可检测早期结直肠癌及癌前息肉的结构性检测。这些检查方式主要存在用泻药进行肠道准备的缺点，不仅会使患者依从性降低，使费用增加，更有可能造成额外的并发症。

（2）基于粪便的检测。这部分检测更注重早期发现无症状结直肠癌，以降低致死率，但是其对发病率基本上没有作用。

六、结肠镜检查

结肠镜检查是一种可对整个结肠进行评估的内镜术式。它既可筛查已有的结直肠癌，也可切除癌前息肉。迄今为止，尚未在以结直肠癌发病率或病死率为主要终点的随机对照试验中，对结肠镜筛查能力及作用进行评估。然而，许多病例对照和队列研究发现，结肠镜检查与结直肠癌病死率的降低存在相关性（表 32.1）[119, 121-128]。美国退伍军人事务部的一项研究显示，进行结肠镜检查可降低结直肠癌的发病风险［OR 0.43（0.30~0.63）］[119]。此外，加拿大的两项大规模研究发现，结肠镜检查与结直肠癌病死率降低相关，安大略省病例对照研究的 OR 值为 0.69（0.63~0.74）[122]，马尼托巴省的回顾性队列研究中，风险降低了 29%[123]。这些回顾性研究还发现，结肠镜检查对左半结肠肿瘤的有效性较强，但对右半结肠肿瘤的有效性偏低[122, 123]。迄今为止最大规模的前瞻性研究显示，结肠镜检查可使结直肠癌发生率降低53%[125]。因而，它被认为是结直肠癌筛查的"金标准"[118, 125, 129]。但结肠镜检查也存在一些不利之处，包括患者依从性差、镇静剂的需求、结肠穿孔等并发症[130]、肠道清洗，以及高花费[131]。与结肠镜检查相关的不良事件随年龄增长而增加[132]。目前，建议每10年进行一次结肠镜筛查。如果进行了癌前息肉的切除，则需要以更短时间间隔进行随访[133]。

表 32.1　对结直肠癌（CRC）结肠镜检筛查的研究

研究	年份	试验设计	筛查例数	对照组	随访时间（年）	对结直肠癌的影响
Baxter 等[122]	2009	病例对照	10292	51460	8	降低结直肠癌病死率
Kahi 等[126]	2009	前瞻性	715	SEER 数据库	18	降低结直肠癌发生率 未显著降低结直肠癌病死率
Singh 等[123]	2010	回顾性队列	54803	普通人群	10	降低结直肠癌病死率
Brenner 等[127]	2010	回顾性队列	586	2701	10	降低进展期肿瘤的发生率
Brenner 等[128]	2011	病例对照	1688	1932	10	降低结直肠癌发生率 未显著改变结直肠癌病死率
Manser 等[124]	2012	前瞻性对照	1912	20774	6	降低结直肠癌发生率和病死率

SEER 监测、流行病学和最终结果

七、乙状结肠镜检查

乙状结肠镜检查是利用内镜对远端结肠（从直肠到脾曲）的检查。用于筛查时，一般每3~5年重复一次。如果乙状结肠镜下发现腺瘤，建议行结肠镜随访。随机对照试验显示，通过进行乙状结肠镜检查，可降低结直肠癌（主要是远端结直肠癌）的相关病死率（表32.2）[134-140]。即使如此，由于其大多被筛查性结肠镜检查所取代，因而其在美国的应用已明显减少[141-143]，但世界上仍有许多地区使用。

表 32.2　结直肠癌（CRC）的随机对照乙状结肠镜筛查的研究

研究	年份	筛查例数	对照组	随访时间（年）	对结直肠癌的影响
Selby 等[134]	1988	5156	5557	16	降低结直肠癌病死率 OR = 0.41（95%CI 0.25~0.69）
Kavanagh 等[135]	1998	3195	21549	8	降低结直肠癌发生率 未显著改变结直肠癌病死率
Thiis-Evensen 等[136]	1999	400	399	13	降低结直肠癌发生率 未显著改变结直肠癌病死率
Hoff 等[137]	2009	13653	41092	7	未显著改变结直肠癌发生率或病死率
Atkin 等[138]	2010	57099	112939	11	降低结直肠癌病死率 HR = 0.69（95%CI 0.59~0.82）
Segnan 等[139]	2011	17148	17144	11	降低结直肠癌发生率 未显著改变结直肠癌病死率
Schoen 等[140]	2012	77445	77455	12	降低结直肠癌发生率 降低结直肠癌病死率，RR 0.74（95%CI 0.63~0.87）

OR 比值比，CI 置信区间

八、双重对比钡剂灌肠检查

双重对比钡剂灌肠（DCBE）的应用已明显减少，仅在不能接受结肠镜检查的，或无法完成至盲肠的全结肠镜检查的患者中，作为一种替代选择[144]。

九、计算机断层扫描结肠造影

计算机断层结肠造影（CTC）又称虚拟结肠镜，具有无创、无需镇静的优点，引起检测相关并发症的风险也非常低[145, 146]。虚拟结肠镜对 10 mm 以上腺瘤的敏感性可达 91%，特异性达 85%。其灵敏度和特异性均随着息肉体积的减小而降低[147]。虚拟结肠镜仍存在许多局限性，主要包括需进行肠道准备、阳性发现病例后续需进行结肠镜随访、高发的结肠外阳性发现（高达 16%），以及可能致癌的辐射暴露风险[148]。在美国，由于尚未纳入医疗保险覆盖范畴，因而虚拟结肠镜并未被广泛用于筛查。

十、粪便潜血试验

粪便潜血试验（FOBT）可用于检测早期癌症，从而降低结直肠癌特异性病死率。粪便潜血试验包括以愈创木脂为基础的化学法（gFOBT）和粪便免疫化学检测（FIT）[148]。这些检测费用低廉，易于操作，且不需肠道准备。早期的几项大规模随机对照试验显示，每年进行 gFOBT 可以显著降低结直肠癌的病死率（高达 30%）（表 32.3）[149-152]。在其中一项研究的随访中发现，即使在随访的 30 年后，gFOBT 筛查对结直肠癌病死率的影响依然存在[153]。饮食因素会影响 gFOBT 的结果，导致假阳性和假阴性；而 FIT 因其对人血红蛋白的特异性更强，结果也更为准确。目前，FIT 是检测粪便潜血的首选方法，建议每年进行一次。与所有其他筛查检测一样，粪便潜血试验阳性的人群需要进一步行结肠镜检查。FIT 对结直肠癌的识别具有良好的敏感性和特异性（分别高达 91% 和 94%），但对腺瘤性息肉的识别敏感性较低，仅为 20%~67%[154, 155]。

表 32.3　以愈创木脂粪便潜血检测（FOBT）进行结直肠癌（CRC）筛查的随机对照试验

研究	国家	年龄范围（岁）	年份	队列例数	随访时间（年）	频率	对 CRC 病死率的影响 RR 和 95%CI
Mandel 等[149]	美国	50~80	1993	46551	13	每年一次	0.67（95%CI 0.50~0.87）
						两年一次	0.94（95%CI 0.68~1.31）
Kewenter 等[150]	瑞典	60~64	1994	68308	8.3	2 次筛查 a	0.88（95%CI 0.69~1.12）
Hardcastle 等[151]	英国	45~74	1996	152850	7.8	两年一次	0.86（95%CI 0.74~0.99）
Kronborg 等[152]	丹麦	45~75	1996	61933	10	两年一次	0.82（95%CI 0.68~0.99）

RR 相对风险，CI 置信区间

a 相隔 16~24 个月

十一、粪便 DNA 检测

通过检测粪便中结肠脱落细胞，识别与结直肠癌有关的 DNA 突变的检测，目前已有应用。早期的检测方式，因其敏感性和特异性均较低，应用十分受限[156]。第二代结直肠癌多靶点 DNA 检测（Cologuard®，Exact Biosciences，麦迪逊，威斯康星州）对 I 至 IV 期癌症的检测均具有较好的灵敏性（92.3%）和特异性（87%）[157]。虽然，目前尚无长期的随机试验，评估其有效性。但 Cologuard 已在美国上市的，并被 Medicare 批准，用于一般风险患者每 3 年一次的筛查。

十二、其他筛查方式

癌胚抗原（CEA）是临床监测中最常用的检测指标，已被用于术后和治疗效果的监测。然而，由于缺乏足够的敏感性和特异性，CEA 尚不足以用于进行筛查[158]。甲基化的 Septin 9 被发现对检测结直肠癌具有较好的敏感性和特异性（分别为 72% 和 80%），但对结直肠腺瘤的检测能力有限[159]。2016 年 4 月，美国食品与药物监督管理局（FDA）批准了测量血清甲基化 Septin 9 DNA 的 Epi proColon®（Epigenomics AG，西雅图，华盛顿州），作为一种无创性结直肠癌筛查检测，适用于不愿意接受结肠镜或粪便免疫化学筛查的一般风险患者。

其他正处于研发中的筛查标志物还包括 CSA（结肠癌特异性抗原）-1、2 和 3，结肠癌分泌蛋白（CCSP）-2[160]，半乳凝素 -3- 配体，以及触珠蛋白相关糖蛋白。近来涌现的 CA11-19，因其敏感性可达 98%，特异性可达 84%，有望成为诊断结直肠癌的血清学标志物[161]。

十三、筛查方式的比较

迄今为止，尚无比较不同结直肠癌筛查方式的回顾性研究公开发表。不过有两项大规模随机实验正在进行中，主要是比较粪便免疫化学检测（FIT）和结肠镜筛查在降低结直肠癌病死率上的效力。有研究发现，比起直接给予单一的筛查方式，当人群面对粪便潜血试验和结肠镜筛查等多个选项时，其进行结肠癌筛查的依从性最好[162]。

十四、未来方向

未来的任一筛查方式，都需要致力于在进展为侵袭性肿瘤之前检测出疾病，如发现腺瘤。最近，很多研究都在探索，是否可将 miRNAs 作为筛查和肿瘤早期发现的标志物。miRNAs 是一种非编码小 RNA 分子，通过与靶信使 RNA 的 3′ 端非翻译区结合，调节基因转录后表达，进而在调节蛋白质表达方面发挥至关重要的作用。miRNAs 参与许多细胞过程，与多种疾病的发生有密切关系，其中就包括肿瘤[163]。截至目前，关于 miRNAs 和结直肠癌的相关性尚无定论，研究间有时甚至得出相互矛盾的结论。部分研究发现血浆 miRNAs 是有参考价值的，但在另一些研究中则没有意义。结果的不一致，可能与研究样本体积较小，标准化方式不同，分析方法差异以及研究标本库不同存在一定关联[164-167]。

十五、筛查指南

（一）一般风险群体

美国最重要的两项指南分别由美国癌症协会（ACS）和结直肠癌多学会工作组（MSTF），以及美国预防与服务工作组（USPSTF）于 2008 年发布[168, 169]。其他还包括美国胃肠病学学院（ACG）指南和美国内科医生学会（ACP）指南。所有指南均建议，一般风险群体应从 50 岁开始进行结直肠癌筛查，直至 75 岁（USPSTF）或预期寿命不足 10 年时。尽管尚未被正式采纳，但部分建议非裔美国人应从 45 岁起进行筛查[170]。大多数美国指南都建议用前文讨论的方法之一进行筛查，即粪便潜血试验、乙状结肠镜或结肠镜检查。在美国癌症协会（ACS）和结直肠癌多学会工作组（MSTF）发布的指南中，还包括了粪便 DNA 和循环肿瘤细胞（CTC）。美国胃肠病学学院指南则建议将结肠镜作为筛查的首选方式。

（二）高危人群

高危人群指存在以下风险因素的人群，包括有结直肠癌的病史、既往有结直肠癌前息肉（腺瘤或广基锯齿状息肉）、炎性肠病（IBD）（溃疡性结肠炎或克罗恩病）、结直肠癌家族史或存在结直肠癌易感性的遗传综合征。对于既往有结直肠癌病史的患者，建议定期行结肠镜检查监测病情[171]。对于有癌前息肉病史者，根据息肉的数量、大小和组织学情况，建议以每 1 年、3 年、5 年或 10 年的频率复查结肠镜[133]。对于炎性肠病（溃疡性结肠炎或克罗恩病）患者，建议在确诊后的第 8 年起进行结肠镜检查监测病情，后每 1 至 2 年复查一次[168]。对于有确定家族史或有结直肠癌遗传倾向的患者，筛选检查首选结肠镜[168]。一般来说，高危人群的结肠镜检查应比一般风险人群开始时间更早，间隔时间更短。

综上所述，对于 50~75 岁之间的一般风险人群，以一种可行的方式进行结直肠的筛查，已得到业界广泛共识。

第五节　肝　癌

肝癌是全球肿瘤病死的第三大原因。在世界范围内，每年约有 700000 新发肝癌病例，约有 600000 名患者因肝癌去世[5, 172]。据估计，美国 2018 年将增加约 42000 例肝癌病例，约有 30000 人死于原发性肝癌和肝内胆管癌[2]。肝细胞癌（HCC）的发病率在世界各地存在着巨大差异。在发展中国家，肝细胞癌的发病率在逐步上升；而基于最近的研究，美国的肝细胞癌的发病率未见明显增长。但肝细胞癌的病死率，无论是在美国，还是世界其他地区，均处于持续增长中[173, 174]。

一、识别高危人群

肝细胞癌由慢性肝病为发展而来。其常见的危险因素包括慢性病毒性肝炎（乙型肝炎病毒和丙型肝炎病毒），酒精性肝硬化，如遗传性血色素沉着病和 α-1 抗胰蛋白酶缺乏症的遗传性代谢缺陷，肝豆状核变性，原发性胆汁性肝硬化 4 期和黄曲霉素暴露[175-177]。

是否将慢性肝病患者纳入筛查人群，取决于其肝细胞癌的发病风险，取决于肝细胞癌的发生率。理想情况下，任何筛查干预措施都应具有成本效益。基于现有研究，肝细胞癌的监测是有成本效益的，特别是当肝细胞癌发生率超过一定阈值时[178, 179]。

二、慢性乙型肝炎

即使不经历肝硬化，乙肝病毒携带者也可发展为肝细胞癌。事实上，有 30%~50% 的慢性乙型肝炎患者，跳过肝硬化阶段，直接发展为肝细胞癌[180]。考虑到成本效益，美国肝病研究协会（AASLD）指南建议，将肝细胞癌发病率超过每年 0.2% 的慢性乙型肝炎患者，纳入筛查项目[181]。筛查人群主要包括以下慢性乙型肝炎患者：40 岁以上的亚裔男性、50 岁以上的亚裔女性、有肝细胞癌家族史的乙型肝炎病毒携带者、非裔以及非裔美国人、已发生肝硬化者[181]。这部分乙型肝炎患者都超过了每年 0.2% 的阈值，因此其进展为肝细胞癌的风险较高。

慢性乙型肝炎病毒携带者发生肝细胞癌的危险因素包括男性、年龄增长、高乙肝病毒载量、HBeAg 和 HBV DNA 阳性、核心启动子突变、合并感染人类免疫缺陷病毒（HIV）、肝硬化等。为识别高危人群，业界制定了许多风险评分系统，但目前尚未被验证或用于临床实践[182, 183]。

携带乙型肝炎病毒的亚裔，即使在血清转化后（HbeAb 阳性或 HbsAg 阴性），仍存在发生肝细胞癌的风险，因此，应该继续进行肝细胞癌的筛查[182, 184]。而在携带慢性乙肝病毒的非亚裔人群中，如果长期处于非活性复制状态或 HbsAg 阴性者，肝细胞癌的发病风险则显著下降[185, 186]。目前尚无足够数据来确定，是否应继续对这部分人群进行肝细胞癌筛查。

三、慢性丙型肝炎

与慢性乙型肝炎相比，慢性丙型肝炎患者只有在出现肝硬化后才会发展为肝细胞癌。然而，有限的研究结果显示，即使在没有肝硬化的情况下，存在桥接纤维化的慢性丙型肝炎患者也有可能发生肝细胞癌[187]。AASLD 建议，一旦肝细胞癌发病率超过每年 1.5% 的阈值，将慢性丙型肝炎患者纳入肝细胞癌的筛查，就是具有成本效益的[181]。慢性丙型肝炎合并肝硬化患者会超过这一阈值，但无肝硬化的慢性丙型肝炎患者则不会超过[187]。已清除丙肝病毒的肝硬化患者仍应继续进行肝细胞癌监测[181]。

因此，在判读是否将慢性丙型肝炎患者纳入筛查项目时，就需要准确评估肝纤维化程度和肝硬化情况。为了在不进行肝活检（现有的金标准）的情况下，预测肝纤维化和肝硬化，科学家们已经研发出几种无创性标志物、公式和成像技术。但这些方式尚未完全验证，因而应谨慎使用。其中，瞬时弹性成像被越来越多地用于预测肝硬化或晚期纤维化[194-196]。然而，在对这一技术的使用提出任何确定性建议之前，还需要更多的研究与数据支持。

四、酒精性肝病

过量饮酒所致的肝硬化，会增加肝细胞癌的发病风险[197]。旨在确定酒精性肝硬化肝细胞癌发病率的研究可能高估了真实发病率，因为当时并不能识别丙型肝炎病毒。2000年发表的一项研究指出，35.1%的肝细胞癌患者存在酒精性肝病[198]，而另一项研究表明，酒精性肝硬化患者5年累计肝细胞癌风险约为1%[199]。这些研究显示，在不同患者群体中，肝细胞癌的发生存在很大差异。酒精性肝硬化患者中肝细胞癌的真实发病率目前仍不得而知，但它可能很高，足以纳入肝细胞癌的筛查。

五、其他原因导致的肝硬化

总体而言，肝硬化会增加肝细胞癌的风险。无论何种原因导致的肝硬化患者，发生肝细胞癌的危险因素，除包括前文提及的外，还包括年龄大于40岁、男性、肥胖、糖尿病、吸烟、肝细胞癌家族史、肝静脉流出道梗阻、黄曲霉毒素暴露等[200-202]。

除乙型病毒性肝炎外，其他任何原因导致的肝硬化患者，如果其肝细胞癌年发病率超过1.5%，均建议纳入筛查项目。但是，由于缺乏准确的数据支持，在部分地区，这个观点并未形成共识性建议。例如，在NAFLD（非酒精性脂肪性肝病）相关的肝硬化患者中，肝细胞癌的真实发生率尚不清楚。同样，在自身免疫性肝炎相关的肝硬化患者中，肝细胞癌的发生率约为每年1.1%，低于建议阈值[203]。鉴于数据有限，建议对任何原因引起的肝硬化患者进行肝细胞癌筛查。

六、筛查方式

（一）血清学检测

现有多种血清学检测可用于肝细胞癌的筛查。其中一个是α-甲胎蛋白（AFP）。AFP对肝细胞癌筛查的敏感性取决于阈值的选择。当阈值设定为20 ng/mL时，AFP的敏感性只有60%左右[204]，如果阈值进一步提供（以提高特异性），则敏感性会进一步降低，从而起不到筛查的作用。此外，体积较小的肝细胞癌可能无法分泌临床可检测水平的AFP，如果仅用AFP进行筛查，可能会漏掉早期肿瘤[205]。AFP显著升高可能提示低分化癌症，这些癌症多已进展为晚期，以致无法考虑任何切除性治疗。研究表明，无论是AFP或γ-羧基凝血酶原，单一指标的监测都不是筛查肝细胞癌的最佳选择[206]。由于AFP水平也可在某些非恶性疾病中升高，同时部分肝细胞癌患者中AFP水平可能是正常的[207]，因而AASLD不再推荐使用AFP作为肝癌筛查检测方式。

其他被用于肝细胞筛查的生物标志物包括糖基化AFP与总AFP的比值、磷脂酰肌醇蛋白聚糖-3（glypican-3）、α-岩藻糖苷酶、血管内皮生长因子（VEGF）、骨桥蛋白、前列腺素E2、HSP-70和血浆miRNAs。由于数据有限，目前尚未做出明确推荐。

（二）放射学检查

肝细胞癌筛查最常用的放射学工具是超声（US）。对于肝细胞癌的筛查而言，肝脏超声的敏感性高达 94%，特异性接近 90%。但是，肝脏超声对早期肝细胞癌的敏感性较低[208]。联合使用超声和 AFP 可以提高检出率，但同时也提高了医疗成本，增加了假阳性率。如 CT 和 MRI 等成像技术的效能已在诊断性研究中得到证实，但是其在肝细胞癌筛查中的具体表现及特点仍不清楚。一般来说，CT 扫描，特别是动态 CT 扫描（"三期"），对肝细胞癌有很高的敏感性；但因其费用较高，以及反复暴露于辐射中，限制了其在筛查上的应用。最近发表的一项小型随机对照试验，将每年 2 次超声检查与每年一次动态 CT 扫描的效能和费用进行了比较[209]。试验发现，相较每年一次的 CT 扫描，每年 2 次的超声检查对早期肝细胞癌检测的灵敏度略高，成本略低；但是，肝细胞癌病死率仍然维持在很高水平。磁共振成像对肝细胞癌检测的灵敏度很高，但作为筛查的性价比不高，目前主要用于对超声可疑诊断的确诊。

（三）筛查时间间隔

筛查时间间隔一般根据肿瘤的生长速率来确定。基于肿瘤倍增时间，建议时间间隔为 6~12 个月。一项基于社区的随机试验，对慢性病毒性肝炎人群的不同筛查时间间隔进行了比较（4 个月 vs. 12 个月），发现筛查时间间隔设置为 4 个月时，可以发现更多的极早期肝细胞癌患者，但组间总生存率并无差异[210]。欧洲的一项多中心随机试验，以超声作为筛查方式，对肝硬化患者分别进行 3 个月或 6 个月为间隔的筛查，并未在两组肝细胞癌的总体检出率上发现差异[211]。意大利的一项多中心研究报道，无论是间隔6 个月，还是间隔 12 个月筛查，肝硬化患者的生存率相似[212]。一项回顾性研究报道，相较一年一次的筛查，半年一次的筛查提高了早期肝细胞癌的检出率，提高了患者的生存率[213]。AASLD 建议，肝细胞癌监测应每 6 个月一次，监测方式主要为超声检查，可加入 AFP 检测。

（四）筛查获益的证据

如果能够早期发现肝细胞癌，进行肿瘤切除或肝移植治疗，可将肝细胞癌 5 年生存率提高至 60% 以上；相反，进展期肿瘤患者的 5 年生存率仅有 32% 左右[214]。肝细胞癌筛查获益的证据来自中国的一项大规模随机对照试验。该试验共纳入 18 816 例当前或既往有乙型肝炎的患者。该试验将每 6 个月进行一次 AFP 和肝脏超声联合监测组与不监测组进行了比较，发现即使在监测组对推荐的监测方式依从性不理想（低于 60%）的情况下，相较不监测组，肝细胞癌病死率仍有 37% 的降幅[215]。

七、总结和建议

综上所述，建议对肝细胞癌高危人群进行筛查（图 32.2）。筛查首选超声，应每 6 个月进行一次。此外，等待肝移植的患者也应进行筛查，因为在包括美国在内的许多国家，肝细胞癌患者可优先进行肝移植。

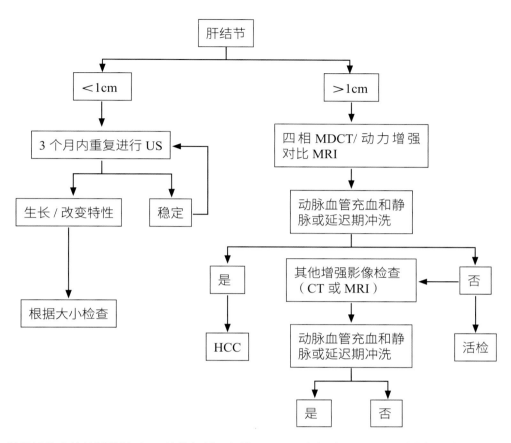

图 32.2　可疑肝细胞癌的诊断算法（CT 计算机断层扫描，MDCT 多探头 CT，MRI 磁共振成像，US 超声）（根据 Bruix 等修改[181]）

第六节　胰腺癌

全球共有胰腺癌患者 330000 例，约占全部肿瘤确诊人群的 4%[5]。它是消化系统第二常见的恶性肿瘤。美国 2016 年新增确诊病例 55300 例[2]。胰腺癌的发病率在 45 岁以后急剧上升，不存在明显的性别差异[2]，但黑人（14.8/10 万）似乎略高于白人（8.8/10 万）[216]。胰腺癌的预后严峻，预计 2018 年约有 44300 人死于该病[2]。胰腺癌是导致癌症相关死亡的主要原因之一，在美国位列第四，在全球位列第七[2, 5]。

一、风险因素

胰腺癌在男性中的发病率略高于女性，诊断时间通常为 45 岁以后，在非裔美国人、阿什肯纳齐犹太人和太平洋岛民等种族中发病率较高[217]。与许多胃肠道恶性肿瘤一样，胰腺癌的发生风险也与遗传因素、环境因素和生活方式交互影响所致的综合因素有关。遗传危险因素包括家族性胰腺癌、遗传性胰腺炎和其他遗传综合征。其他危险因素还包括非遗传性慢性胰腺炎、胰腺癌前囊肿，以及吸烟、肥胖、糖尿病、缺乏体育锻炼等生活方式。

虽然绝大多数胰腺癌是散发的，但有 5%~10% 的患者有一级亲属胰腺癌的病史[218]，高达 17% 的胰腺癌可能存在遗传因素影响[219]。家族性胰腺癌是指，在没有已知的基因突变或癌症综合征的情况下，2 个或 2 个以上的一级亲属患有胰腺癌的遗传易感性。据估计，有家族性胰腺癌病史的个体胰腺癌风险增加 13%，若一级亲属在 50 岁前确诊，胰腺癌风险最大[220]。根据全国家族性胰腺肿瘤登记处的数据，有 2 个亲属患病的个体，其胰腺癌的观察与预期比为 6.4，如果有 3 个亲属患病，则观察与预期比增加至 32[221]。

常染色体显性遗传性胰腺炎是一种罕见疾病，由编码阳离子型胰蛋白酶原的丝氨酸蛋白酶 1 基因（PRSS1）突变所致。约三分之二的病例由 R122H 和 N29I 突变引起[222]。据估算，该病患者发生胰腺癌的终生风险为 40%[223]；另有研究发现，在 75 岁时风险为 54%[224]。若罹患该病患者为吸烟者，其胰腺癌发病风险更明显增加[225]。欧洲遗传性胰腺疾病登记处的协商委员会建议该病患者应从 40 岁起进行胰腺癌筛查，但是并未就筛查间隔时间和筛查方式给出具体指导建议[226]。

许多罕见遗传综合征也与胰腺癌有关。Peutz-Jeghers 综合征（PJS）以 STK11 基因的胚系突变为特点。罹患该综合征的人群胰腺癌发生风险最高，其终生发病风险高达 36%，相对风险为 132[227]。像是 Lynch 综合征、家族性腺瘤性息肉病（FAP）和毛细血管扩张性共济失调综合征等其他遗传综合征，胰腺癌的发病风险也适度增加[228-230]。囊性纤维化是一种由囊性纤维化跨膜传导调节子（CFTR）基因突变引起的常染色体隐性疾病，也可能与胰腺癌发病风险增加有关，不过目前尚无定论。有研究发现该病人群罹患胰腺癌风险增加，比值比高达 61[231]；但一项包括近 29000 例囊性纤维化患者在内的多项研究发现，其风险仅增加 2.6 倍[232]。

除了遗传性因素和遗传综合征外，慢性胰腺炎也是胰腺癌的一个危险因素，不过在不同研究中，估算风险存在较大差异。法国的一项前瞻性研究显示，慢性胰腺炎患者的胰腺癌相对风险为 19.0[233]；而在意大利进行的一项为期 10 年的病例对照研究中，慢性胰腺炎患者的相对风险为 5.7[234]。慢性胰腺炎患者的危险因素，以及慢性炎症转变为侵袭性肿瘤的机制，目前仍在探索和确立中。可知慢性胰腺炎的危险因素主要包括①毒性代谢因素，如酗酒、吸烟、高钙血症、慢性肾功能不全等；②遗传因素，如遗传性胰腺炎；③自身免疫因素，如孤立的自身免疫性慢性胰腺炎；④复发性和严重的急性胰腺炎，包括辐射后暴露和血管疾病；⑤阻塞性因素，如肿瘤或创伤引起的管道阻塞，或特发性。

患有肿瘤性胰腺囊肿的个体，特别是黏液性囊性肿瘤（MCN）和导管内乳头状黏液腺瘤（IPMN），既有可能因囊肿恶变而发生胰腺癌，也可能在非囊性病变区形成新发胰腺癌。由于断层成像应用的普及，胰腺囊肿的患病率比过去明显增加，其中许多是具有恶性转化潜能的黏液性囊肿（MCN 或 IPMN）。恶变风险较大的胰腺囊肿主要包括以下特征：尺寸大于或等于 3cm，囊肿中存在实性成分，以及主胰管扩张[235]。目前最佳证据建议，具有 2 种或 2 种以上胰腺囊肿高危特征的个体，应通过超声内镜（EUS）与细针抽吸（FNA），对囊肿进行细胞学检查和生化分析，评估病情。

胰腺癌的环境和宿主危险因素包括吸烟、肥胖、饮食和缺乏运动。吸烟是目前公认的高危险因素。

一项大型前瞻性研究发现，仍在吸烟者胰腺癌发生的相对风险为 2.5[236]。不出所料，吸烟史的长度似乎与风险直接相关，40 年吸烟史的人群胰腺癌发生风险增加了 3~5 倍[237]。早发性糖尿病似乎也与胰腺癌有关，约 80% 的胰腺癌患者在诊断时合并糖尿病或有糖耐量受损情况[238]。但尚不清楚是糖尿病易诱发胰腺癌，还是胰腺癌本身会加剧糖尿病的进展[239]。此外，部分研究发现，肥胖与胰腺癌的进展有关。卫生专业人员随访研究和护士健康研究的结果显示，体重指数（BMI）高于 30 kg/m^2 时，胰腺癌相对风险为 1.72[240]，更高的身高似乎也会导致胰腺癌风险增高（相对风险为 1.81）[240]。体力活动则似乎具有保护作用。中等量的体力活动，特别是对超重或肥胖人群而言，可降低其胰腺癌发生风险（相对风险为 0.45）[240]。大多数研究发现，饮食中摄入大量饱和脂肪和肉类，与胰腺癌发生呈正相关[237, 241]。而病例对照研究发现，富含水果和蔬菜的饮食对人群具有保护作用，但这一点并未在前瞻性研究中再现[242, 243]。氯化物和多环芳烃等职业暴露也可能增加胰腺癌的发生风险[244, 245]。

二、筛查

尽管胰腺癌的治疗方案在不断发展和创新，但能在尚可治愈阶段实现对胰腺癌的诊断，仍存在巨大挑战。胰腺癌的筛查方式包括影像学检查，如计算机断层扫描（CT）、磁共振成像（MRI）/磁共振胰胆管造影（MRCP）；内镜检查，如超声内镜（EUS）和经内镜逆行胰胆管造影（ERCP）；及肿瘤标志物，如 CA 19-9。以分子为基础的基因标志物已初露端倪，但尚未用于临床实践。尽管现有的筛查方式多种多样，但仍没有最近选项。CT 扫描是一种无创便捷的影像学工具，但在所有筛查方式中，其灵敏度最低，尤其是在胰管未扩张的情况下[246]，而且辐射量较大，特别是进行经年累月的重复监测时。由于 MRI 和 MRCP 是无创的、无辐射的，不造成并发症，同时比 CT 或 ERCP 诊断导管内乳头状黏液腺瘤的准确率相同甚至更高，因而是目前最有可能成为首选的影像学检查[247, 248]。虽然仅在少数医学中心应用，但促胰液素增强型 MRCP（SMRCP）可以很好地评估小导管病变。超声内镜不仅能够出色地筛查胰腺癌和胰腺导管上皮内肿瘤（PanIN），还可以检测导管内乳头状黏液腺瘤内的壁结节，预测这些囊肿的恶性转化[249]。但是，超声内镜仍存在很多缺点，如花费高，可能会导致手术并发症，在慢性胰腺炎患者中敏感性降低，以及存在不同观察者间的结果差异。经内镜逆行胰胆管造影也是一种内镜方法，但由于其并发症的风险，限制其在筛查上的应用[247]。CA 19-9 等血清标志物，由于其敏感性和特异性都不理想，目前不推荐用于筛查，仅用于在治疗前对患者进行风险分层，以及作为治疗后病情监测的一个组成部分[250]。此外，还有多种利用 DNA 芯片技术的分子检测方法，以及新的生物标志物，但这些方法在胰腺癌筛查和监测中的实用性尚未得到证实[251]。

三、支持筛查的证据

唯一可能治愈胰腺癌的治疗方式为手术治疗。但是，仅有 10%~20% 的患者有机会进行手术[252]；即使接受手术治疗，也仅有约 15% 的患者存活时间可在 2 年及以上。因此，在更早、更可手术、更可治愈的阶段发现胰腺恶性肿瘤是筛查的主要目标。然而，由于胰腺癌的发病率低，筛查费用高，筛查方式的敏感性和特异性欠佳，以及内镜筛查的并发症，使得常规筛查在一般危险人群中难以开展。尽管如此，仍有主张对高危人群进行筛查，以识别包括导管内乳头状黏液性肿瘤（IPMN）和高级别胰腺导管上皮内肿瘤（PanIN）在内的非侵袭性肿瘤。但目前几乎没有前瞻性研究，对高危人群的筛查进行评估 [251]。

为了支持对高危人群开展筛查，Brentnall 团队在有家族聚集性胰腺癌的人群中评估了 ERCP、EUS、CT 扫描和以癌胚抗原（CEA）、CA 19-9 为代表的肿瘤标志物的筛查成效。参与研究的人群家族中包含 2 个及 2 个以上的亲属罹患胰腺癌，这些亲属在代际上跨越 2 代及 2 代以上 [219]。在 14 例患者中，7 例检查结果异常，手术切除治疗后，发现均为高级别胰腺导管上皮内肿瘤。在美国胰腺癌筛查（CAPS）联盟主持的一项前瞻性研究中，给予 225 例无症状的高危人群 CT、MRI 或 EUS 的单一筛查检查，发现 42% 的研究人群存在胰腺病变或导管扩张等异常情况，这其中绝大多数有导管内乳头状黏液性肿瘤 [253]。EUS 是该研究中最敏感的检查方法，检测出 42.6% 的研究人群有胰腺病变，而 MRI 和 CT 扫描分别检出 33% 和 11% 的人存在异常 [253]。

四、指南

鉴于胰腺癌的发生率较低，缺乏准确的无创检测方式，且没有证据表明筛查能改善生存，因此各大学会均不推荐对无症状的一般风险人群进行胰腺癌筛查。美国预防服务工作组不建议对无症状成年人进行胰腺癌筛查 [254]。是否对高危人群开展筛查也仍存在争议。目前仅有欧洲遗传性胰腺疾病登记处、中西部多中心胰腺研究组和国际胰腺病学协会的共识委员会联合撰写的一份指南中，支持对高危人群进行胰腺癌筛查。他们建议仅对 40 岁及以上的遗传性胰腺炎患者进行筛查 [226]。而在 2012 年，国际胰腺癌（CAPS）联盟建议对胰腺癌发生风险增加超过 10 倍的所有个体进行 EUS 或 MRCP 筛查 [255]。这些人不仅包括遗传性胰腺炎患者，还包括 Peutz-Jeghers 综合征患者，有一个或多个一级或二级亲属患胰腺癌，且携带 BRCA1、BRCA2 或 p16 等基因突变者或被诊断为 Lynch 综合征的患者，或者有 3 个或 3 个以上一级、二级或三级亲属患胰腺癌，至少包含一个是一级亲属者 [256]。有 2 个一级亲属患有胰腺癌的人群也可考虑进行筛查 [256]。然而，美国国立综合癌症网络（NCCN）和美国胃肠病学协会（AGA）均不建议进行任何筛查，即使是高危人群，因为筛查并未被证明可以提高生存率 [257]。最近，一项来自欧洲 3 个专家中心的前瞻性研究显示，对有家族胰腺癌病史的患者进行监测的收益仍模棱两可 [258]。在筛查具体细节上，对于最佳的筛查方式、筛查起始时间、筛查间隔，以及通过筛查发现病变者的最佳处治方案，目前也未达成共识。

第七节　总　结

　　总之，胃肠道恶性肿瘤的筛查意义，因疾病的发生率、筛查的成本和收益的不同而不同。对于普通人群，最推荐选用一种方式进行结直肠癌的筛查。就肝细胞癌和食管癌而言，仅推荐对存在确定风险（分别是乙肝和肝硬化，以及巴雷特食管）的人群进行筛查。当前，不推荐开展胃癌和胰腺癌的筛查。目前，许多研究正在积极寻找、研发针对这些疾病的精确无创的筛查方式。希望通过这些研究，能为这些常见恶性疾病的早期发现和治疗提供更多选择。

第三十三章　遗传性胃肠道肿瘤

Selvi Thirumurthi, Eduardo Vilar 和 Patrick J. Lynch

第一节　前　言

肿瘤内科医生的主要工作是确诊癌症，保证恶性肿瘤的适当分期，并制定最先进的治疗方案，通常是对晚期肿瘤进行化疗或对局部晚期肿瘤进行辅助化疗。本章的任务是重点阐述这些功能与具有遗传易感性的癌症的交叉作用。

胃肠道恶性肿瘤中，有明确遗传基础的不超过 3%~5%。我们将看到，只有少数情况下，潜在的遗传易感性的存在对预后或化疗的选择有重要影响。然而，肿瘤内科医生作为医疗机构在癌症领域的专家，经常会被要求帮助制定和协调用于识别和治疗管理遗传性癌症易感性的计划。

在本章中，我们将从历史的角度出发，将更广泛的疾病治疗管理问题与选择性地影响肿瘤内科医生的具体领域相结合。正如我们所看到的，分子技术的持续快速进步正在改变癌症患者的个性化治疗和潜在易感性的诊断方法。在我们描述特定的遗传性综合征时，重点将是传统的识别癌症患者的特征性疾病表达（表型），以及家族中的表达模式，二者的组合可能暗示了一个非常狭窄的条件范围。在对突变检测的优势和局限性咨询后进行突变测试。检测到致病性突变可能会影响癌症的治疗护理和生存监测，以及对高危亲属的直接预测性检测。虽然所有这一切对大多数不在临床肿瘤遗传学领域工作的临床医生可能具有挑战性，但即使是这种模式也被更广泛和更强大的种系遗传"panels"的使用所取代。Panels 是可以从一些临床基因检测实验室随时订购的测试芯片，可提供结直肠癌（CRC）/腺瘤、乳腺癌、内分泌肿瘤等基因易感性的鉴定。其他 panels 甚至不限于特定的癌症。目前正在开发一套完整的著作，以帮助指导临床医生进行现在可用的选择范围的基因检测[1, 2]。关于 panels 的好消息是，临床医生不需要很了解癌症遗传易感性就能安排可清楚了解患者癌症风险基础的测试。坏消息是，这样的测试（无论是否提供有用的信息）通常会带来一系列问题，这些问题可能需要由一个在遗传性癌症风险管理方面具有专业知识的团队来解决。强大的工具如果使用得当会带来非常有利的后果，而如果使用不当也会带来同样恶劣的后果。

第二节　家族性腺瘤性息肉病

最先在家族性腺瘤性息肉病（FAP）中证明遗传易感性可能有助于 FAP 相关癌前腺瘤的形成并

最终导致结直肠癌。由于非常独特的表型，存在数百到数千个腺瘤，这种疾病表型的存在清晰地表征了受累个体。随着现代孟德尔遗传概念的发展，FAP 很明显是一种常染色体显性遗传病。在发现导致 FAP 的 APC 基因之前，对受影响个体的孩子的筛查由乙状结肠镜检查构成。在发现息肉后，预防性手术的时代开始了，即进行结肠切除术（回肠直肠吻合术或 J 袋重建术）或直肠切除术联合回肠末端造口术。因此，通过监测和早期手术干预的方式有可能早期预防恶性肿瘤。遗憾的是，大约 30% 的 FAP 病例是新发性病例，没有明显的前例家族史。这类病例往往在幼年时就出现了出血、贫血或梗阻的症状，并且通常会延迟诊断并存在晚期疾病。

与散发性腺瘤性息肉病相比，没有证据表明 FAP 具有独特的自然史、预后，或对化疗或放疗的反应模式。

假设某位患者能够从手术中获益，并从最初的结直肠癌中存活下来，那么他或她残余直肠仍有患癌的风险。另外，结直肠癌存活者和接受预防性结肠切除术者仍有发生十二指肠癌的风险。对于初次结肠切除术或直肠切除术后的胃肠道新发肿瘤，其治疗方法一般与此类散发性肿瘤相同。然而，值得注意的是，约有 10% 的 FAP 患者和家属有发生腹腔内硬纤维瘤病的重大风险。常见的是，结肠切除术后数年内发生硬纤维瘤，可能会影响对直肠或上消化道新发癌的进一步手术尝试。硬纤维瘤大多是良性的，但其局部浸润性生长模式通常会导致肠道、输尿管或其他重要结构的梗阻。硬纤维瘤的自然史极其难以预测，因此很难预测其对干预措施的反应。有些硬纤维瘤发生在陈旧的手术伤口处，以单个占位性肿块的形式出现，因此通常能被外科切除。然而，不幸的是，硬纤维瘤病通常是小肠系膜的浸润性边界不清的肿块。切除这类硬纤维瘤的手术通常非常血腥，需要牺牲小肠导致短肠，而且随时可能复发硬纤维瘤。

尽管硬纤维瘤的自然史不可预测，但一直有其医疗管理的尝试。小规模、对照性差的试验采用了舒林酸、常见的非甾体抗炎药（NSAIDs）和（或）抗雌激素化合物（它莫昔芬和托瑞米芬）等药物。当上述药物无效时，那么更积极的化疗措施可能包括使用多柔比星（Adriamycin®）。在某些情况下，可对化疗有良好的反应的病例可进行外科手术切除。我们的经验是，即使是稳定的、相对无症状的肠系膜硬纤维瘤病，也会妨碍十二指肠严重不典型增生或浸润癌患者完成十二指肠切除术。在本院，所有有与 FAP 有关的腹腔内硬纤维瘤证据的患者都要咨询具有软组织肉瘤专业知识的肿瘤内科医生。

根据医疗机构的设置，肿瘤内科医生还可以参与监督肠外疾病的监测计划。掌握 FAP 的肿瘤谱在这方面会有所帮助 [3]。FAP 患者患甲状腺癌和脑肿瘤（主要是髓母细胞瘤）的风险增加。对于甲状腺筛查在 FAP 中的作用，目前还没有明确的共识。现有的临床实践指南，如美国国立综合癌症网络（NCCN）[4] 或欧洲肿瘤内科学会（ESMO）提供的指南，除了提供广泛且详细的 FAP 管理策略的概述外，还提供了相关诊疗指导 [5]。

除了对 FAP 患者进行即时肿瘤管理外，还有一些重要的问题，如预测性检测和监测的协调。并非所有结肠癌和多发性息肉患者都有 APC 突变。现在清楚的是，在 MUTYH 双等位基因突变（即 MYH 相关息肉病或 MAP）的患者中也会出现类似的表型。这种情况是常染色体隐性遗传。患者的兄弟姐妹因有 25% 的风险是双等位基因携带者而需要进行监测，但临床上 MUTYH 双等位基因突变患者的父母亲很少有患病。因此，可提示患者亲属的患病风险的遗传咨询是非常重要的。与 FAP 相比，检测的好处有很大的不同。通常情况下，MAP 患者要么是少息肉病的情况下出现结直肠癌，要么在基线筛查结肠镜检查时出现息肉病表型。Grover 等人的数据显示，当患者出现一千多个腺瘤时，有 APC 突变的可能性接近 90%。然而，对于腺瘤数量不多（20~99 个）的腺瘤患者，APC 或 MUTYH 双等位基因突变的可能性在 3%~5% 之间[6]。通常将 5% 的先验概率作为考虑进行突变检测的阈值。因此，一个有 20 个或更多腺瘤的患者，无论是否有癌症，都可以被认为是 APC 和 MUTYH 检测的合适人选。如果诊断为 MAP，那么这类患者有明确的发生上消化道恶性肿瘤的风险，虽然目前还不清楚 MAP 患者发生硬纤维瘤病的风险是否增加。在 MAP 中，一个持续的争议是单等位基因携带者的癌症风险的问题。目前还没有明确的指南提示是否筛查患者的携带一个突变等位基因的兄弟姐妹和孩子。当为有 MUTYH 双等位基因突变的患者提供遗传咨询时，一种常见方法是对该患者的配偶进行突变检测。如果配偶没有 MUTYH 突变，那么可以肯定地得出结论，所有的孩子都是单等位基因携带者。一项西班牙队列研究描述了 7% 的存在 10 个或更多结肠息肉的患者携带 MUTYH 双等位基因突变。最常见的突变是 c.536A＞G，p.Y179C 和 c.1187G＞A、p.G396D。作者继续提议寻找这些常见的突变，作为他们基因检测策略的第一步。具有其中一个突变的杂合子患者随后进行全基因测序。在西班牙高加索人群中使用该策略时，具有良好的敏感性和特异性[7]。在 MUTYH 全基因检测分析的第二步中，Borras 等人建议通过加入适合各国主要突变的检测把这项检测策略推广到其他高加索人群[8]。

第三节　遗传性非息肉病结肠癌 /Lynch 综合征

一、术语问题

20 世纪初，美国密歇根大学病理学家 Aldred Warthin 报告了现在著名的"G 家族"病例，即早发型结直肠癌、子宫癌、胃癌的过度聚集。这些发现基本上一直处于无人关注的状态，直到 20 世纪 60 年代，接受过医学遗传学培训的肿瘤学研究员 Henry Lynch 开始追踪另一个具有类似特征的中西部家族。除了重温 G 家族的系谱外，他和同事们在接下来的 20 年里，建立了一个具有相似特征的家族登记表。最初被称为"癌症家族综合征"，具有早发性结直肠癌、早发性子宫内膜癌、常染色体显性遗传、生存率高于散发性病例、肿瘤谱更广（包括卵巢癌、尿路上皮癌和皮肤肿瘤）的临床表现。为了避免与 Li 和 Fraumeni 所谓的癌症家族综合征（现在称为 Li-Fraumeni 综合征，涉及 TP53 抑癌基因的突变）相混淆，Lynch 和 Warthin 癌症家族综合征的术语被改为"遗传性非息肉病结肠癌"或 HNPCC（hereditary nonpolyposis colon cancer），以区别于家族性腺瘤性息肉病。这个 HNPCC 的术语有些笨拙和过长，但更不幸的是，也许会让人以为结直肠癌是唯一重要的肿瘤。由于这些原因，Boland 建议使用"Lynch 综合征"这一术语，以表彰 Henry Lynch 的早期工作。虽然这个术语已经得到相当广泛的接受，但也存在问题。Lynch 综合征仅限于发现了致病性错配修复（MMR）变异的家族。旧的术语 HNPCC 仍然常用来描述那些临床上看起来或多或少有临床综合征，但没有检测到突变的家庭。这又很容易与所谓的家族性癌症综合征"X"相混淆，根据定义，"X"是指符合阿姆斯特丹标准的 HNPCC 家族，但没有证据表明他们的结直肠或其他肿瘤存在的微卫星不稳定性（MSI），并且未检测到 MMR 突变。使事情更加复杂的是，人们创造了"Lynch 样"这一术语，通常指的是患有 MSI 肿瘤但没有检测到 MMR 突变的家庭。术语的泛滥对专家来说是个问题，对普通人来说可能也是个困惑。读者请原谅这些不幸的术语，直到有更好的反映基本分子基础的术语出现并成为通用术语之时。同时，为便于讨论，我们将笼统地使用 HNPCC 一词，必要时用明确的修饰词加以补充。

二、早期工作组

20 世纪 70 年代，对 FAP 感兴趣的欧洲研究人员在英国参加了一个研讨会，目的是协调现存的用于跟踪和管理 FAP 的各登记处的数据收集。其中一些，如丹麦的登记处，是真正的国家级登记处，而另一些则是单一或多机构的登记处。这个所谓的利兹堡息肉病小组（LCPG）的成员继续每 2 年举行一次会议，并开始制定 FAP 治疗管理的指南。由于 LCPG 只关注 FAP，对 HNPCC 感兴趣的研究者组成了一个平行的协会，称为 HNPCC 国际协作组（ICG）。该小组成立于 1990 年，每年举行一次会议。21 世纪开始后不久，LCPG 和 ICG 合并，他们的工作组现在叫国际胃肠道遗传性肿瘤学会（InSiGHT）。该小组继续每半年举行一次会议。研究 FAP、HNPCC 和其他新出现的胃肠道息肉病和非息肉病胃肠道癌症的区域性小组在美洲（美洲遗传性结肠癌协作组或"CGA-ICC"）和欧洲组建了所谓的"Mallorca"小组。这些工作组可望合作设计未来的研究。

三、遗传性非息肉病结肠癌的分子基础：肿瘤中的错配修复基因突变和微卫星不稳定性

在了解 HNPCC 的遗传基础方面的重大突破是发现了第一个包含 MMR 基因的基因座，该发现最终指导了治疗管理的许多方面。这是基于全基因组范围内搜索 HNPCC 谱系典型疾病表达与其他匿名基因之间存在关联的证据。这种方法与建立乳腺癌／卵巢癌与 BRCA 基因之间的遗传连锁的基础不谋而合。只有在连锁到 2 号染色体上的一个基因座，并在该区域内发现一个致病基因突变（MSH2 基因）后，MMR 系统才明显是 HNPCC 的基础。在很短的时间内，MMR 家族内的其他基因（MLH1、MSH6 和 PMS2 基因）被发现。自从这些基因被发现以来的过去 20 年中，已经得出了一系列重要的关联性。

四、病理学

一段时间以来，人们已经知道真核生物中会发生 DNA 错配，在酵母物种中对这种错配的识别和修复机制的研究正在进行。在定义 HNPCC 肿瘤的特征性病理方面已经取得了相当大的进展。由潜在的 MMR 突变导致的结直肠癌通常是低分化的，同时仍为二倍体。它们的特征是"肿瘤浸润淋巴细胞"，即恶性上皮细胞被成熟淋巴细胞浸润。此外，还会出现所谓的克罗恩病样反应（Crohn's Reaction），涉及瘤周淋巴细胞浸润。事实上，精明的消化道病理学家只要根据这一特征性病理，就可以提高对 HNPCC 可能性的怀疑指数。大量的实验室转化研究已经逐渐披露了 MMR 基因的正常和异常工作以及调控的复杂细节[9, 10]。

五、基因型／表型相关性

来自大型登记处（包括基于人群的登记处）的大量信息，提供了大量关于潜在 MMR 突变患者的基因型／表型相关性的信息。在大多数临床系列中，MLH1 和 MSH2 基因是 HNPCC 中最常见的突变基因，各占所有突变阳性病例的 40% 左右。MLH1 与相对严重的表型有关，通常发病年龄早。MSH2 也与严重的表型有关。此外，MSH2 携带者的结肠外肿瘤范围最广。MSH6 基因往往与较晚的发病年龄、较高的直肠癌倾向以及较高的子宫内膜癌风险有关。

PMS2 似乎是外显率最低的 MMR 基因。在相对或完全没有恶性肿瘤家族史的情况下，在 50 多岁、60 多岁或以上的患者中发现有 PMS2 突变的情况并不少见。事实上，已有 PMS2 中罕见的双等位基因突变的报道[11-13]。该表型的病情相当严重，在十几岁或更小的年纪就会发病。当存在双等位基因突变时，即使在正常组织中也没有 PMS2 的免疫组化表达，因此称为"组成性"错配修复缺陷或"CMMRD"。由于在非常小的年纪发生恶性肿瘤，偶尔包括脑肿瘤和血液系统恶性肿瘤，这样的患者是小儿肿瘤科医生经常遇到的。尚未有 MLH1 和 MSH2 携带者的双等位基因突变的报道，很可能在子宫内就是致命的。

已开展的人群研究中，所有结直肠癌病例都要通过基于聚合酶链反应（PCR）的检测或使用免疫组化（IHC）来检测 MSI 的证据。然后通过直接的外显子测序来检测是否存在潜在的 MMR 突变，并辅以检测更复杂的重排，包括测序无法检测到的缺失，或者研究 MLH1 基因的启动子是否存在体细胞甲基化。随着更强大、更细致的技术的出现，这些研究变得更加稳健。最近的研究表明，潜在的 MMR 突变只占所有结直肠癌症的 1%~3%[14, 15]。

六、遗传性非息肉病结肠癌的微卫星不稳定性（MSI）和散发性 MSI 的鉴别

微卫星不稳定性（MSI）是 HNPCC 肿瘤的标志。众所周知，微卫星是指广泛存在于整个基因组编码区和非编码区的单核苷酸、双核苷酸、三核苷酸甚至四核苷酸（如 ACACACACACAC）的短重

复序列。在由潜在的 MMR 基因突变引起的恶性肿瘤中，通常会出现这些重复序列长度的增加或减少，可以很容易地通过凝胶电泳检测到，与正常组织相比，肿瘤在凝胶电泳中出现了额外的条带。正常参考组织的来源通常是在手术切缘处取正常黏膜，尽管我们更倾向于在距离肿瘤边缘较远的地方取正常黏膜的内镜下活检进行 PCR 检测。在某些情况下，如存档的肿瘤材料，可以使用显微解剖的正常基质进行相关检测。当然，外周血或其他正常组织都可以作为参照。通常，当至少几个不同的含微卫星区域的基因发生突变时，就会出现 MSI。使用 MSI 标记物的 panels 检测时，几乎所有 HNPCC 肿瘤病例中都有这些基因突变。如果微卫星的移码长度没有改变，则认为肿瘤是微卫星稳定（MSS）。如果发现一个突变，则肿瘤为低度 MSI，如果检测到 2 个或 2 个以上的微卫星突变或移码长度改变，则肿瘤为高度 MSI。

使用这种 panels 提供了一种鉴别 HNPCC 肿瘤和散发性病例的简单方法。HNPCC 肿瘤总是显示存在 MSI 的证据，而散发性病例则没有。这种差异有一个非常重要的注意事项。MSI 不仅可以由 MMR 突变的存在引起，也可以由 MLH1 启动子的获得性甲基化引起。在大型未选择的 CRC 系列中，检测到的 MSI 频率约占 Ⅱ 期和 Ⅲ 期结直肠癌的 12%~15%[16, 17]。如果在一个特定的 CRC 人群中，15% 的人有 MSI，但只有 3% 的人有 MMR 突变，那么多达 80% 的 MSI 病例是散发性的。现在，这些病例大多会比较年长，而且没有明显的癌症家族史。但如果一个医疗机构的临床策略是查询所有 CRC 的 MSI 证据（见本章“普遍检测”部分），那么必须找到一些方便的方法来鉴别可能的 HNPCC 和可能的散发性 MSI。幸运的是，有一些特征可以可靠地将散发性微卫星不稳定肿瘤与真正的 HNPCC 肿瘤鉴别开来。这就是前面提到的，在散发性病例中存在 MLH1 高甲基化。这通常涉及 MLH1 基因启动子区域的甲基化。HNPCC 肿瘤几乎从未出现过高甲基化。在我们的机构，我们常规使用的临床申请表规定了在检测到 MSI 的情况下进行甲基化检测。高甲基化的替代指标涉及 BRAF 突变的存在。实际上，所有散发性和表现为高甲基化的 MSI 不稳定肿瘤也有 BRAF 突变的证据。相反，种系突变阳性的 HNPCC 病例几乎都是体细胞 BRAF 突变的野生型（WT）。

MSI 的替代指标测量涉及免疫组化，将在后面讨论。依赖 MSI 的一个问题是大约 15% 的结直肠癌表现出微卫星不稳定的证据。如前所述，在大多数人群系列中，约 80% 的此类肿瘤发生在无家族史的老年患者中。这些确实是散发性的，无法检测到错配修复突变。对所有结直肠癌进行 MSI（或将 IHC 作为替代指标）的人群研究表明，在这 15% 的病例中只有 20% 左右的病例检测到 MMR 突变，显示出微卫星不稳定性，因此最终只有 2%~3% 的肿瘤是 HNPCC。

七、免疫组化的作用

评估 MSI 的一种更简单、更便宜且更有用的方法是进行 MMR 相关蛋白的 IHC 染色。在实践中，这和其他 IHC 的操作是一样的。在肿瘤载玻片上，对 MLH1、MSH2、MSH6 和 PMS2 基因对应的蛋白质进行染色。所有蛋白质的完整染色表示微卫星稳定的肿瘤。这些蛋白之一的染色丢失表明相应基因的表达丧失和潜在种系突变的可能性。这是特别有帮助的，因为 IHC 的表达模式可以帮助确定优先次序和限制昂贵的种系检测。

依靠 IHC 时有几个重要的注意事项。首先，MLH1 蛋白的丢失很可能是自然的体细胞表观遗传变化。它表示与引发 MSI-H 肿瘤相同的高甲基化导致 MLH1 失活。其次，重要的是，有非肿瘤性阳性对照细胞，典型的组织切片中的基质元素显示 MMR 表达的损失。第三，在真正的突变携带者中（尤其是 MSH6），染色可能是不均匀的或至少部分残留的。MLH1 突变的携带者有时可能会残留染色，这表明存在具有免疫反应但无功能的蛋白质。最后，由于 MLH1 与 PMS2 和 MSH2 与 MSH6 的功能性异二聚体，失去 MLH1 表达的肿瘤一般会有 PMS2 的必然性、伴随性丢失，而 MSH2 丢失的肿瘤会有相应的 MSH6 丢失。值得注意的是，人口研究（如西班牙 Epicolon 研究）表明，用 PCR 为基础测定的 MSI 与用 IHC 蛋白质缺失情况测定的 MSI 之间的相关性并不完美。使用 PCR 检测的 MSI 的病例中，有 5%~10% 的病例显示正常的 IHC，而用 IHC 检查蛋白表达缺失的患者中，也有类似比例的患者显示 MSI 正常。这一点在 Epicolon 等基于人群的系列中最为明显，总体而言，异常的总体先验概率很低，因此，假阳性可能更为普遍。

尽管 IHC 有一些局限性，但它确实已经成为面向临床的主要检测方案。最后，在使用 IHC 时的注意事项是：如果患者有较高的"先验概率"或发生种系 MMR 突变（如年轻、强家族史、无息肉病证据）的可能性，但 IHC 染色正常，应对染色做第二次病理意见和（或）准备做基于 PCR 的 MSI 检测。同样，当临床表现令人信服，但初始 PCR-MSI 正常时，可考虑做 IHC。另外，如果在令人信服的临床情况下，肿瘤检测是正常的，则继续进行所有 MMR（EpCAM 稍后说明）基因的种系突变检测，但在 MSI/IHC 正常的情况下突变检测的可能性很低。

还有几点值得一提。当考虑肿瘤检测时，假设肿瘤事实上是浸润性腺癌。在无法获得恶性组织的情况下，良性肿瘤可能具有参考价值。例如患者可能由于父母患有早发结直肠癌而接受临床结肠镜筛查。在这种情况下，通常不会有患病父母的肿瘤组织可用于检测。父母可能已经死亡，因此无法进行直接的种系突变检测。如果我们的患者在做结肠镜检查的时候发现有腺瘤，但是没有侵袭性恶性肿瘤，那么问题就变成了对该腺瘤组织做 PCR-MSI 或者 IHC 的获益。对这个问题的关注很少，但至少有一份报告表明，至少对于大的腺瘤和严重的不典型增生腺瘤来说，具有合理的获益[18]。

八、关于测试对象的临床决策

有 3 种基本策略可以确定哪些患者值得进行种系 MMR 突变检测。

（1）利用临床标准，以最大限度地提高患者选择肿瘤组织进行 MSI/IHC 的可能性（例如"Bethesda 指南"，见下一节）。

（2）对所有的 CRC 或所有的子宫内膜癌进行 MSI/IHC 检测（"普遍"检测）。

（3）与其依靠肿瘤检测来选择患者进行进一步的种系突变检测，不如简单地使用风险预测模型来得出一个可接受的阈值，超过这个阈值就提供突变检测（如 PREMM1、2、6 和相关模型）。

九、Bethesda 指南

在相对早期的 HNPCC 检测中，评估肿瘤是否有 MSI 证据的重要作用是明显的。在没有确切的数据表明对所有肿瘤进行 MSI 检测或对所有患者进行种系 MMR 基因突变检测的获益率的情况下，专家小组提供了推荐的 MSI/IHC 的临床阈值标准。这些是 Bethesda 指南（表 33.1）[19]。

该专家组具体说明了被认为最适合基于 PCR 的 MSI 检测的单核苷酸和二核苷酸标记物（MLH1、MSH2、MLH6、PMS2）。在编写本报告时，尚未直接考虑使用 IHC 作为 PCR-MSI 的替代指标的可能性。在不违反上述警示性说明的前提下，很可能建议将 IHC 作为一种合适的替代方法（表 33.2）[7]。

一些报告表明，当在临床实践中应用 Bethesda 指南或对其进行一些简化修改时，会有很好的获益。然而，临床指南往往可以有很高的检测疾病的灵敏度，但却以低特异性为代价。

表 33.1　Bethesda 指南修订版：何时对结直肠肿瘤进行 MSI 检测

50 岁以下的被诊断为结直肠癌的患者
如果存在同步、异时的结直肠或其他 HNPCC 相关肿瘤，无论几岁
60 岁以下的伴有 MSI-H 组织学的结直肠癌患者
一个或多个一级亲属中在确诊结直肠癌时伴有一种 HNPCC 相关肿瘤，且小于 50 岁
2 个或 2 个以上的一级或二级亲属确诊为 HNPCC 相关肿瘤的结直肠癌，无论几岁

注：改编自 [19]；HNPCC 遗传性非息肉病结肠癌，MSI-H 高微卫星不稳定性

表 33.2　阿姆斯特丹标准 II [4]

至少有 3 名亲属患有 HNPCC 相关癌症（结直肠癌、子宫内膜癌、小肠癌、肾盂癌或输尿管癌），并符合以下所有标准：
其中一人必须是另外两人的一级亲属
至少连续两代受影响
至少有一名亲属在 50 岁前被诊断为 HNPCC 相关癌症
排除 FAP
尽可能核实肿瘤

注：HNPCC 遗传性非息肉病结肠癌，FAP 家族性腺瘤性息肉病

十、普遍检测

无论应用临床标准选择患者进行肿瘤和（或）种系检测时获益的阳性率如何，一个持续存在的问题是："应用临床选择标准时，是否会遗漏有 HNPCC 种系 MMR 突变患者？如果有遗漏，有多少，能用其他方法预测吗？"

这种问题顺理成章地导致了几项非常重要的人口研究的开展。这些基本上表明，有一小部分病例具有 MMR 突变，但不会被 Bethesda 或甚至"放宽"的 Bethesda 样的指南所识别。最近的系列研究表明，这类病例中有较高比例的患者有 MSH6 和 PMS2 突变。这并不令人惊讶，因为这些基因的外显率较低。

十一、预测模型

基于肿瘤检测的临床决策的一个主要缺点是需要这样的肿瘤以及与 PCR-MSI 或 IHC 相关的费用。如果存在合适的选择标准，可以据此在没有肿瘤可供检测的情况下预测突变的可能性，这些问题就消失了。其中一个决策模型（PREMM1、2、6）进行了进一步的建模，得出的结论是：对突变的先验概率≥+5% 的患者进行种系突变检测具有成本效果[20]。PREMM1、2、6 模型没有使用任何肿瘤检测的数据[21]，而是基于 HNPCC 谱系中肿瘤的个人或家族史，并考虑发病年龄和人数或受影响的亲属。

在临床上，当有结直肠癌和其他癌症家族史的其他健康患者来咨询时，使用预测模型是有帮助的。床旁快速风险计算的结果通常是很低的，并有助于减少获益率很低的突变检测。

十二、遗传咨询师的检测算法和操作问题

无论采用选择性或普遍肿瘤检测，还是基于风险评估模型的检测，对可能有 HNPCC 的结直肠癌患者都有合理直接的算法。检查的细节很重要，但临床实践模式也很重要。

第一步是确定是否要对某一恶性肿瘤进行 MSI 检测。大多数临床实践指南确实倾向于使用基于肿瘤的 PCR-MSI 或 IHC 检测。这越来越多的是普遍检测（检测所有 CRC），或者是对普遍检测的简单修改（根据当地医疗资源的情况，检测 70 岁以下、60 岁或 50 岁以下的所有病例）。在另一些情况下，可以采用更窄的临床选择标准（Bethesda 指南的修改版）。在所有这些情况下，临床科室必须制定程序，以进行常规检测。这就需要明确检测的标准（如果不是严格意义上的统一标准），检测顺序的责任分配，并了解遗传咨询师（或经过适当培训的人员）的作用。后一点很重要。并非所有接受肿瘤检测的患者都一定需要看遗传咨询师。咨询师最好可以审查所有相关问题：患者的年龄、是否有家族史、是否有多发性息肉以及 MSI/IHC 的结果。为了提高效率，通常可以通过对病历的简单翻阅来完成。因此，一个年龄较大的患者，如果没有明显的家族史，并且 MSS 的肿瘤或 MSI-H 伴有高甲基化或 BRAF 突变的肿瘤，则无需考虑潜在的遗传易感性。

临床标准的选择性越少，给定的 MSI 病例是散发性的可能性就越大，因为 80% 的 MSI-H 病例都是散发性的。因此，进一步区分这些的简单手段很重要。大多数常规进行低阈值 MSI/IHC（普遍或接近普遍检测）的医学机构也常规进行甲基化检测或 BRAF 突变检测。只有没有甲基化和野生型 BRAF 的病例，才会被转入遗传咨询，并做突变检测。

十三、遗传性非息肉病结肠癌和微卫星不稳定性肿瘤的预后和对化疗的敏感性不同于微卫星稳定的肿瘤

HNPCC 中较早的观察结果之一是生存率有提高的趋势[10, 22]。甚至在任何 MMR 基因被发现之前，情况就已经如此。最早的观察确实是在任何通过早期诊断改善生存率的有组织的筛查工作开始之前[23]。此外，通过筛查的早期诊断会使诊断时的平均分期更早，但即使是最初的生存报告也会根据诊断时的分期进行调整。

目前，大型合作试验的事后分析一致表明，与微卫星稳定的肿瘤相比，高度微卫星不稳定（MSI-H）肿瘤患者的分期生存率更好[17, 24, 25]。其中一些相同的试验已经证明，MSI 和 MSS 肿瘤之间对 5-氟尿嘧啶（5-FU）治疗的反应存在期内差异[24]。

这些试验的事后分析未能区分的是 MSI 组内是否存在预后或治疗反应的差异。换句话说，我们不知道突变阳性的 HNPCC 患者和散发性患者之间是否存在差异，因为试验数据库没有可靠地区分这些人群。与 MMR 基因正常的患者相比，MMR 基因缺陷的结直肠癌患者在接受 5-氟尿嘧啶治疗时，肿瘤复发率更低，肿瘤复发时间更长，生存率更高[24]。

MOSAIC 辅助治疗试验（奥沙利铂、氟尿嘧啶、亚叶酸）对 Ⅱ 期和 Ⅲ 期 CRC 的试验表明，加入奥沙利铂可改善 3 年无病生存（DFS）和 6 年总生存（OS）[26]。一项关注错配修复状态和 BRAF 突变的 10 年 OS/DFS 的更新显示，虽然 BRAF 突变状态并不能独立预测生存获益，但与单用 5-FU+亚叶酸治疗的 MSI 肿瘤患者相比，接受奥沙利铂治疗的 MSI 患者获得了有利的 OS（$P = 0.014$）[27]。与其他类似的试验分析一样，MSI 肿瘤患者的低患病率（本系列中只有 9.4%）限制了检测治疗差异的统计学效力。

十四、高危亲属的遗传咨询和检测

对治疗现有肿瘤的临床医生来说，重点理所当然地放在了肿瘤的治疗上，我们对手术决策范围、生存特征和化疗反应性的评论已经解决了这个问题。我们还解决了与新的结直肠、其他胃肠道和肠外肿瘤的临床监测有关的生存问题。然而，我们有责任考虑到这样一个事实，即出于家族管理的目的，我们发现的具有 MMR 突变的 CRC 指标病例只是该家族中发现的第一个病例。根据家族的规模和组成，可能有几十到几百个个体有潜在的风险，携带相同的致病变异。这些可识别的个体亲属将受益于对其风险的了解、预测性基因检测以及基本与为指示病例的生存计划提供的相同的临床监测。临床实践指南非常明确地指出，应向亲属提供遗传咨询和检测。最熟悉风险评估、咨询、预测性实验室检查和监测的临床医生可以而且应该参与这些过程。但这些过程是非常耗时的，每次讨论也会非常耗时。因此，遗传咨询师在教育高危患者了解其风险和基因检测的利弊方面提供了宝贵的帮助。如果执行得当，接受基因检测的知情同意的要素需要进行必要的讨论[28]。在美国，有众多的商业实验室可供选择，通常

需要解决保险理赔范围的问题。无论好坏，遗传咨询师都非常熟悉这些问题。

从受疾病影响的患者开始，检测并发现疾病相关的突变，然后再对高危亲属进行预测性检测，这种概念被称为"级联"检测。前面提到的涉及高危亲属遗传咨询/检测过程的要点应该是合理的，即使有些涉及并超出了个体从业者的执业范围。然而，与确定家庭中哪些人面临风险并向他们传达这种风险的存在相比，这个过程就显得非常容易了。

在美国和其他西方国家，风险通知的照护标准基本上是由咨询师告知先证者，让他们向高危亲属传达接受咨询/检测的重要性。这通常是通过向先证者提供有关情况的印刷材料，以便他们将这些材料传递给高危亲属。现实情况是，即使达到这一标准，通常也无法有效地将材料交给许多亲戚。

存在一系列障碍。尽管进行了咨询，但先证者可能会觉得不理解技术信息，担心在传达时会遗漏很多内容。很多家庭都存在沟通模式失调的问题，无论是先证者或高危患者都可能彼此失去了联系。即使是在教育程度高、沟通能力强的家庭中，更远的亲戚（表亲等）也可能几十年都没有联系过，甚至可能根本就不认识。

如果认识到先证者可能不适合向亲属传达如此危急的信息，那么医疗服务提供者是否可以在这方面发挥作用？正如患者存在沟通障碍一样，服务提供者也存在沟通障碍。最明显的障碍是，我们的临床实践模式并没有真正提供先证者以外的护理，除非一个或多个亲属恰好成为我们的病人。我们根本没有时间或支持结构，将此作为常规临床服务的一部分。一些拥有注册登记处的医疗机构有可能对大家庭进行跟踪调查。但在诸如 HNPCC 等情况成为"主流"之前，很难有资源去完成这些工作。任何这样的努力都是在研究的概念下进行的，但坦率地说，要解决的问题是临床管理的问题。不管是研究还是临床工作，对保密性和隐私的普遍和适当的关注，即使是意图最良好的工作，也会产生寒蝉效应。另一个令人寒心的影响是"基因例外论"。这是一种被本领域中大多数人不认可，但在某些圈子里却很流行的观念，这种观念预设了遗传信息是某种禁忌，不能以常规的临床方式来处理，这与人们有时对精神病记录的看法没有不同。

在许多方面，高危亲属的需求与我们解决这些问题的能力之间的差距表明，需要从公共卫生模式的角度重新规划整个对话。幸运的是，有一些模式可以参考。Suthers 在 2008 年代表南澳大利亚州（Adelaide）临床遗传学服务部门撰写的文章中描述了一种方法，即咨询师提出直接联系 MMR 和 BRCA 突变患者的高危亲属[29]。先证者只需填写一份表格，列出高危亲属的姓名和邮编。然后，临床服务单位与亲属联系，提供总结患病风险的表格信函，并提供南澳大利亚州内的咨询或转介到澳大利亚其他州的服务提供者。该方案能够将确定和检测的高危亲属人数增加近 1 倍。很少有人因"强加洞察力"或其他类似问题而提出投诉。鼓励先证者以其认为最好的方式与亲属交谈，但这种交流应被视为遗传服务单位交流的"补充"而不是"替代"。很少有先证者明确要求不与亲属联系的情况。该方案的基本特点一直延续到现在（Nicola Pawlowski，个人通信）。新西兰目前正在国家层面开展一个非常类似的项目（Susan Parry，个人通信）。的确，在这些国家，这些单位是作为各自卫生部门的一个组成部分，它们的预算也是如此，并享有卫健委所拥有的尊重和权力。因此，确切的模式可能无法准确地转化到美国或其他司法管辖区。南澳和新西兰的项目提供了可供考虑的模式。它们展示了"可能的艺术"，因此对我们这些身处其他国家的人提出了挑战，因为在这些国家，缺乏合适的保健服务模式或缺乏意愿将继续影响到以有效的方式向有需要的人提供服务。

十五、临床监测和临床实践指南

我们以2个MMR突变携带者为例：先证者已经进行了根治性切除，并联合或不联合进一步的化疗，根据MSI状态或其他需要进行突变检测临床表现进行突变检测，而在先证者的诊断触发预测性检测的情况下，发现其高危亲属有同样的突变。根据年龄的不同，会考虑对这2个患者进行基本相同的临床监测。现有的临床实践指南来自多个独立的来源，包括美国国立综合癌症网络（NCCN）以及美国胃肠病学协会（AGA）、美国胃肠内镜学会（ASGE）、欧洲肿瘤内科学会（ESMO）、美国临床肿瘤学会（ASCO）和美国结直肠外科学会（ASCRS）。虽然确实存在一些细微的差异，但基本上是非常一致的。他们提供了评估癌症患者MSI的算法（一些人引用EGAPP推荐的普遍检测，而另一些人则为临床决策做了更宽松的规定）。他们都认可预测性检测。

各种临床实践指南对存活者和无症状突变携带者（有时被倡导者称为"癌症基因携带者"）的临床监测提出了建议。基本上，所有这些都为建议的监测策略提供了一定程度的证据。唯一有良好的观察性试验支持的监测策略（对于监测策略或间隔时间，尚无随机对照试验）是光学结肠镜检查[30]。通常建议MLH1和MSH2突变携带者从20~25岁开始，每隔1~2年进行结肠镜检测。请注意，基于各种临床考虑，推荐的起始年龄和间隔时间都为医疗提供者提供了一定程度的自由决定权。鉴于MSH6，特别是PMS2的外显率较低，有越来越多的倾向放宽起始年龄（30~35岁），而非更长的时间间隔，因为没有足够的按基因分类的数据用以了解从腺瘤到癌变的历程。支持这些方法的小型观察性试验本身也得到了来自国际合作家族登记处（CFR）的部分回顾性、部分前瞻性队列观察和欧洲合作数据集的支持，这些数据描绘了在或多或少按照上述指南进行调查的群体中的短期癌症风险[31, 32]。尽管在这些间隔期进行监测，但是欧洲的研究尤其对间隔期癌症的发生率相对较高表示关注。然而病例数量少到很可能无法分析结肠镜检查质量（准备质量、术者的腺瘤检出率或ADR等）与肿瘤生物学（侵袭性生长）的问题。这样的研究结果肯定会在检测工具（CT结肠造影、粪便中的突变DNA）和间隔时间方面有所创新，最好是采用随机试验。

如果对结肠肿瘤监测的最佳方法存在争议，那么对结肠以外的监测提出任何建议的依据就更少了。结肠外筛查的建议是基于终生的癌症风险和临床审慎，而不是严格的观察性试验，更不是随机试验。

十六、上消化道的监测

在没有任何有意义的观察性数据的情况下，NCCN建议对胃部幽门螺杆菌感染进行检测和治疗，对来自高危地区的人群和有直系亲属上消化道（UGI）癌症病史的人群定期 UGI 内镜检查。有研究表明，胃癌和小肠癌的风险主要是对于 MSH2 携带者来说是可观的，而对 MLH1、MSH6 和 PMS2 携带者的风险要小得多。我们的做法是为 MSH2 携带者提供 UGI 内镜检查，努力至少达到近端空肠，在交替结肠镜检查时进行，因此时间间隔为 2~4 年。特别是在非 MSH2 携带者中，任何对 UGI 的监测都必须基于个体考虑。

因为小肠肿瘤的风险增加，故提出了关于空肠和回肠的可能方法的问题，超出了常规 UGI 内镜的范围。如果要做这样的评估，胶囊肠镜将是首选工具。事实上，确实存在一项临床试验，尽管基本上是阴性结果[33]。

HNPCC 中患胰腺癌的风险至少略有增加。然而，即使是高危人群的筛查也存在很大的局限性，如对 Peutz-Jeghers 综合征和 CDKN2A 突变携带者使用磁共振胰成像（MRP）和超声内镜检查[34]。因此，目前还不能推荐对 MMR 突变携带者进行胰腺筛查。对于那些有胰腺癌直系家族史的人可能存在例外，但即使在这里，任何支持的决定都必须完全是经验性的，很可能是为了应对患者的严重焦虑。

十七、妇科监测

在 HNPCC 中，子宫内膜癌的风险仅次于结直肠癌。事实上，很多 HNPCC 患者会以子宫内膜癌为其前哨事件。因此，无论是对高危患者的监测，还是对子宫内膜癌患者的普遍肿瘤检测，子宫都应成为临床关注的重要目标。HNPCC 的卵巢癌风险也会增加，一般来说是比子宫内膜癌更可怕的恶性肿瘤。子宫癌的累积风险随着特定 MMR 突变的存在而变化，范围为 15%~70%（在风险最低的 MSH6 患者中）。卵巢癌的累积风险可高达 22%（MSH2 和 MSH6 患者风险更高）[35]。这 2 种疾病最常用的筛查工具是每年一次的经阴道超声检查（TVUS）。然而，对于绝经前的妇女的解释可能是一个挑战，导致这种模式的敏感性和特异性较差。

建议对符合 Bethesda 标准的或已确定存在 MMR 突变的子宫内膜癌患者，采用每年一次的联合成像和活检的方法进行检测。卵巢癌筛查的最佳数据来自 BRCA 突变携带者的试验，其中卵巢癌的风险远高于 HNPCC 患者。一些观察性研究评估了 HNPCC 患者卵巢癌和子宫内膜癌筛查的影响，数据令人失望。让我们举一个例子：175 名 HNPCC 的妇女参加了一个筛查项目。通过筛查诊断出 11 例子宫内膜癌，只有 9 例经活组织检查确诊 / 疑似，而 4 例在 TVUS 上发现可疑结果。4 名女性被确诊为卵巢癌，但筛查没有检出 1 例[36]。参加筛查项目，应该可以转化为患者的生存获益。但是，这一点在子宫内膜癌上还没有得到证实，甚至连评价卵巢癌筛查效果的研究都很少。

当然，组织采样是金标准。为了这个目的，我们已经试行了所谓的"联合筛查"计划。邀请有 MMR 突变的妇女在接受定期结肠镜检查的同时接受子宫内膜活检，同时在结肠镜检查过程中使用镇静剂，无需单独就诊和手术，并提供镇静剂。我们的数据显示，参与该方案的妇女对此非常欢迎。活检获益数据尚未成熟，但早期的研究结果表明，增生和非典型增生的获益较好。目前还没有发现癌症，但也没有观察到间隔癌[37]。

鉴于子宫内膜癌和卵巢癌监测的局限性，一个显而易见的问题是预防性全腹子宫切除术 / 双侧输卵管卵巢切除术（TAH/BSO）的作用。由于原发性腹膜癌的风险在 HNPCC 中并不像在 HBOC 中那样受到关注，因此我们机构系列接受 TAH/BSO 的妇女的结果数据显示，术后没有发生子宫内膜癌或卵巢癌的风险。目前的建议是，MMR 突变携带的妇女在完成生育后行 TAH/BSO。

第四节　家族性腺瘤性息肉病以外的息肉病综合征

一、Peutz-Jeghers 综合征

Peutz-Jeghers 综合征（PJS）是一种常染色体显性遗传性疾病。它比 FAP 罕见得多，千万不要与 FAP 混淆。它是由 STK11 基因引起的，绝大部分患者会发现有该基因的致病变异。最具特征性的鉴别性临床特征是嘴唇和颊黏膜或手指上出现小的色素性雀斑。由于这些症状在大多数情况下相当微妙，而且不会引起任何症状，因此通常会被忽视。这些患者有患乳腺癌、胰腺癌、结肠癌、小肠癌和胃癌的风险。

最常见的表现症状通常涉及胃肠道。典型的表现是在十几岁或更小的时候，由于梗阻而引起的腹痛，常常是与大息肉相关的小肠肠套叠导致的。这些息肉，即错构瘤，是 PJS 除了雀斑以外的另一个特征性的特征。这些错构瘤有时很难与幼年性息肉区分开来（见下一节"幼年性息肉病"），但病理特点是平滑肌带以指状突起延伸，交错在旺盛的腺体之间。腺上皮本身可出现类似于幼年性息肉的囊性扩张区域，与幼年性息肉一样是非发育不良的。然而，在结肠、小肠或胃的任何部位都可能出现不典型增生的病灶，并形成腺癌风险的基础。息肉可累及胃肠道的任何部位。同一家族成员之间在息肉受累的严重程度和受累的肠道区域方面可能存在相当大的差异。

Peutz-Jeghers 错构瘤通常有很长的蒂。这使得即使是非常大的息肉也相当容易在内镜下切除。除非小息肉的数量很少，否则我们一般不进行积极的清除，而是专注于已经形成蒂的大息肉。无论在结肠还是小肠，这都是一种合理的方法。

对肿瘤医生来说，特别重要的是肠外恶性肿瘤的风险，最主要的是累及乳腺、胰腺和生殖器官。虽然如前所述，大多数 PJS 患者会由关注胃肠道息肉的内镜医生随访，但这类患者的护理确实需要多学科的方法，可能由肿瘤医生来协调这种护理。

PJS 的监测指南确实存在，而且相当严谨（表 33.3）[35, 38]。监测最好由高遗传风险的乳腺和妇科门诊的临床医生监督，通常包括积极的乳腺和盆腔影像学检查。目前还没有关于乳房切除术的建议。然而，基于类似 BRCA 突变女性的考虑，对于癌症风险增加、死亡率高，及早期检测措施不理想的患者可以考虑进行卵巢切除术。

表 33.3　Peutz-Jeghers 综合征患者的监测指南

器官	筛查启动年龄	监测时间间隔	监测方法
结肠	8 岁（如果 18 岁时无息肉复发）	3 年	结肠镜检查
胃	8 岁（如果 18 岁时无息肉复发）	3 年	EGD
小肠	8 岁（如果 18 岁时无息肉复发）	3 年	胶囊内镜
胰腺	30 岁	1~2 年	MRCP 或 EUS
乳腺	25 岁	1 年	乳房 MRI 和 MMG
子宫内膜 / 卵巢	25 岁	1 年	盆腔检查和超声检查（经盆腔或经阴道）
子宫颈	25 岁	1 年	子宫颈抹片检查
睾丸	出生至十几岁	1 年	年睾丸检查，如检查异常，则行超声检查
肺	N/A	N/A	戒烟

注：改编自 [35, 38]；EGD 食管胃十二指肠镜检查，MRCP 磁共振胆胰管造影，EUS 超声内镜检查，MRI 磁共振成像，MMG 乳腺 X 射线摄影

　　胰腺癌的监测面临特殊的挑战。PJS 患者终生中患胰腺癌的风险可能高达 20%[39]。预防性胰切除术的概念提出了手术风险和术后糖尿病和外分泌胰腺功能不全的非凡问题。从历史上看，早期胰腺癌的检测措施完全不尽如人意。最近在成像方面的改进，包括磁共振靶向胰腺，辅以超声内镜，已经显示出一些希望[34]。

　　综上所述，PJS 的治疗管理的主要原则包括定期进行内镜监测，并辅以多学科方法监测肠外高危器官，以利于早期发现和预防癌症。目前尚无任何数据表明，PJS 肿瘤的局部或晚期恶性肿瘤的自然史或治疗管理与散发性病例有明显不同。

二、幼年性息肉病

　　幼年性息肉可散发性发生于婴儿、儿童和成人。幼年性息肉和炎症性息肉在组织学上存在相当大的重叠，主要特征是非发育不良性但旺盛腺体的明显囊性扩张。当数量足够多，延伸到幼儿期以后，或特别是与任何类似的家族史相关联时，应怀疑是否存在幼年性息肉病综合征（JPS）。JPS 最常见的原因是 SMAD4 基因的病理性突变。较少见的是，BMPR1A 基因的突变会引起几乎相同的临床表现。其他尚未确定的基因很可能也会引起 JPS。与 Peutz-Jeghers 综合征一样，同一家族内可能存在明显的严重性差异（发病年龄、息肉数量）。和 PJS 一样，息肉本身是非发育不良的，但可能会出现伴有癌症风险的不典型增生灶。在一些家族中，息肉的不典型增生和癌症的倾向似乎比其他家族更典型。

　　虽然息肉可能累及小肠，但发生肠套叠的风险似乎比 PJS 低得多。近年来出现了一些重要的临床表现，为那些治疗管理 JPS 患者的医生所关注。部分患者胃部幼年性息肉的数量、大小、汇合情况与难治性贫血有关。在这种情况下，可能需要进行预防性胃切除术。虽然尚不清楚胃癌风险是否仅限于

这种严重胃息肉病的情况，但对已经引起贫血问题的息肉进行积极取样的困难，使得做出支持预防性胃切除术的决定变得更加容易。

在一些 JPS 家族中，另一种临床并发症是同时存在遗传性出血性毛细血管扩张。克利夫兰诊所小组已撰写了一份关于该关联和将要采取的监测和治疗管理措施的精彩的评论 [35, 40]。

第五节　遗传性胃癌

胃癌在世界范围内比在北美更常见，并与几种环境风险因素有关，最公认的是幽门螺杆菌感染。在普通人群中，在 10% 的病例中可见胃癌的家族性聚集，其中一级亲属的胃癌会给个体带来 2~3 倍的风险 [41]。高达 3% 的家族性胃癌发生在遗传性弥漫性胃癌（HDGC）的背景下 [42]。HDGC 与编码上皮钙黏素的 CDH1 基因突变有关。上皮钙黏素是一种负责细胞间黏附和上皮完整性的蛋白质。当多个家族成员在 50 岁以下患有弥漫性胃癌时，突变检出率可高达 50% [43]。CDH1 基因突变赋予胃癌的累积风险，到 80 岁时为 80%，平均诊断年龄为 40 岁 [44]。CDH1 突变的女性患有小叶乳腺癌的风险极高，终身风险为 60% [44]。已经有描述检测个体 CDH1 基因突变的临床标准 [44]。

在 CDH1 突变的患者中，消除胃癌风险的唯一方法是预防性的全胃切除术。转诊给外科医生的时间是根据每个特定患者的具体情况而定的。大体上正常的胃切除标本在组织病理学上常常会出现印戒细胞的微小病灶。患者在考虑做胃切除术的同时，可以选择每年做一次监测内镜检查。上内镜检查应该由有经验的胃肠科医生进行，并有足够的时间检查胃体和胃窦的所有部分。根据我们的经验，应从胃的不同部位获取 50 个以上的活检标本，并特别注意是否有黏膜异常。即使是完全正常的检查，在组织病理学上也可能发现印戒腺癌，促使转诊手术。

除 HDFC 外，许多其他遗传性癌症综合征，包括 HNPCC、FAP、PJS、Li Fraumeni 综合征和 Cowden 综合征，也有增加胃癌（包括弥漫性和肠型）的风险（表 33.4）。受这些综合征影响的患者如果生活在胃癌高发地区，则风险更大，这说明可能存在环境因素的影响 [42]。

表 33.4　有胃癌风险的遗传综合征

综合征（降低胃癌风险）	基因突变
遗传性弥漫性胃癌	CDH1/CTNNA1
Li Fraumeni 综合征	TP53
Peutz-Jeghers 综合征	STK11
家族性腺瘤性息肉病	APC
遗传性乳腺癌 / 卵巢癌综合征	BRCA1/BRCA2
遗传性非息肉病结肠癌	MLH1、MSH2、MSH6、PMS2
幼年性息肉病综合征	SMAD4/BMPR1A

第六节　遗传性胰腺癌

与胃癌一样，大多数胰腺癌病例是散发性的，有 5%~10% 与家族性聚集、胰腺炎的遗传风险使人易患癌症或遗传性癌症综合征有关。有 2~3 个亲属患胰腺癌（其中 1 个为一级亲属）或有 2 个一级亲属患胰腺癌的个体应自行接受筛查[34]。目前对开始筛查的适当年龄还没有达成共识。但建议从 40 岁开始，或比最年轻的受影响亲属小 10 岁时开始。胰腺癌与许多遗传性癌症综合征有关，如 PJS（具有最高的终生风险）（36%），家族性非典型多发性痣黑色素瘤综合征（16%）和 HNPCC（9%）[45-47]。家族性乳腺癌和卵巢癌与 BRCA1 和 BRCA2 的种系突变有关，并有患胰胆癌和胃癌的风险。具体来说，BRCA2 携带者患胰腺癌的风险（高达 10 倍）比 BRCA1 携带者更高（高达 4 倍）[48]。遗传性胰腺炎患者有 PRSS1 突变，易患早发性和慢性胰腺炎，以及到 75 岁时有高达 50% 的终生风险[49]。

虽然人们认识到胰腺癌筛查对早期发现的重要性，但目前还没有一种理想的筛查方法。常用的是每年一次的超声内镜检查或 MRI 联合磁共振胰胆管造影（MRCP）。虽然超声内镜依赖于操作者，但在一些研究中，它已显示出较高的诊断率[48]。虽然可以使用腹部 CT 扫描，但这种方式的灵敏度比其他方式低，而且在筛查项目中使用时可能会有累积的辐射暴露[50]。应鼓励患者消除可改变的胰腺癌危险因素，包括戒烟和遵循低脂饮食[35]。

第三十四章　胃肠道肿瘤个体化治疗中的分子诊断学和基因组谱分析

Mandana Kamgar 和 W. Michael Korn

第一节　前　言

2003 年完成的人类基因组项目为整个人类基因组提供了第一张参考图谱，并刺激了测序技术的巨大进步，使基础科学研究人员以外的人也能轻易获得全面的基因组信息。这些技术使得对癌症（包括胃肠道癌症）分子景观的描述越来越详细，并得到了大型协作项目的推动，如英国的癌症基因组计划（CGP）和美国的癌症基因组图谱（TCGA）项目。此外，二代测序（NGS）的广泛使用，导致了这种方法在临床和个体患者中的广泛使用。

癌症基因组学在临床上的应用潜力明显。深入的分子知识可以为探索癌症发病机制、种系突变遗传和早期癌症检测提供独特的机会。NGS 具有识别个人癌症独特特征的能力，因此具有制定个性化诊断和治疗策略的潜力。在接受多线治疗后，长期监测患者的癌症基因组，有可能揭示潜在的耐药机制。这些信息反过来又可能导致设计新的治疗方法来克服耐药性。

尽管有潜在的获益，但将癌症基因组学整合到治疗中，特别是在实性癌症治疗领域，包括胃肠道（GI）恶性肿瘤，仍是一项挑战。这主要是由于癌症基因组学的复杂性。如果癌症是一个显著驱动突变或基因畸变的产物，那么针对该驱动突变 / 畸变的药物设计将有效控制该癌症类型。一个典型的例子是费城染色体阳性的慢性粒细胞性白血病（CML）。9 号染色体和 22 号染色体之间的平衡染色体易位导致 BCR-ABL1 融合基因的形成。这导致具有酪氨酸激酶活性的异常蛋白表达，导致携带这种易位的细胞获得增殖和生存优势。伊马替尼可降低 BCR-ABL 蛋白的酪氨酸激酶活性，或在胃肠道间质瘤（GIST）的情况下，降低 cKIT 受体酪氨酸激酶的活性。与 CML 相比，除少数例外，胃肠道癌症主要是由于涉及多种分子途径的复杂的体细胞突变引起的。因此，使用靶向一种通路的疗法并没有导致胃肠道癌症的长期的和临床相关的控制，因为它们很少仅仅依赖于单一通路的激活。此外，在存在多种突变 / 基因改变的情况下，很难确定每个突变的临床重要性，并根据这些突变确定优先治疗方案。肿瘤的时间和空间异质性，缺乏足够的组织，临床试验的机会有限，以及非标签治疗都是在临床实践中利用临床基因组学时面临的挑战。

第二节　癌症基因组学基础知识

一、方法学

二代测序（NGS）技术带来了癌症基因组学最显著的进展，并彻底改变了我们所知道的个性化医疗。与传统方法相比，这些技术以更快的速度、更高的准确度和灵敏度及更低的成本对整个基因组或特定的 DNA 片段进行测序。也许最著名的 NGS 技术是边合成边测序（SBS），这种方法将荧光标记的核苷酸加入 DNA 链中，通过发射荧光团信号进行可视化[1]。当 DNA 从标本中分离出来并进行碎片化时，就会发生文库制备。然后将特殊的接头连接到 DNA 片段的两端，将它们变成测序文库。然后将测序文库加载到流动池中，其中接头片段与表面结合的寡核苷酸结合。扩增产生的克隆簇可以进行测序。可逆终止子结合的脱氧核苷酸三磷酸酯（dNTPs）被设计成在每个测序周期中与互补碱基相匹配。拍摄图像，每个碱基对应的荧光信号表示已添加了一个核苷酸。最后，数据分析使用生物信息学软件将序列与参考基因组对比，以确定任何差异。从个体样本中检测到的单核苷酸变异（SNV）、插入 / 缺失（indels）和拷贝数变异（CNV）突出了 NGS 在肿瘤学中的临床应用。

基因组测序可在肿瘤组织、邻近正常组织和非邻近正常组织（如正常血液样本）中进行。与仅进行肿瘤分析相比，肿瘤和正常 DNA 的配对分析识别无害的基因变异的精确度明显提高。此外，这种方法已被证明经常揭示出与癌症易感综合征相关的种系突变，并且在家族史未提示癌症潜在遗传原因的临床情况下也是如此[2]。

除了 DNA 测序，RNA 的 NGS 也越来越具有临床意义。这在一定程度上是基于这样一个事实，即信使 RNA（mRNA）包含了 RNA 剪接后的基因组信息（在这个过程中，内含子被移除，外显子相接并形成成熟的 mRNA）。这对于基因融合的分析尤为重要，因为染色体断裂点经常位于内含子基因区域的不同位置。由于内含子区域的不完全覆盖，这些很容易被 NGS 基因测序所遗漏，但可以在 RNA 水平上可靠地识别，因为剪接的 RNA 中不包含内含子序列。RNA 分析可以通过锚定的多重聚合酶链反应（PCR）随后 NGS 或诱饵捕获来完成。后者是目前的金标准，因为锚定多重 PCR 的灵敏度较低。此外，使用诱饵捕获下拉分析的 RNA 测序可以评估基因表达水平，从而提供有关因基因扩增和 RNA 形式突变等位基因存在导致的基因表达增加的信息。这对于突变的解释是很重要的，因为已知约 30% 的基因突变体没有表达[3]。最后，先进的分析方法可以检测人白细胞抗原（HLA）亚型和同源重组缺陷（HRD），这 2 个特征与临床直接相关。

二、基于 NGS 的胃肠道肿瘤学临床决策原则

（一）直接靶向激活的致癌基因

在胃肠道癌症 / 肿瘤中，胃肠道间质瘤（GIST）治疗的进展表明癌症基因组学如何揭示关键信息，

允许设计出特定疾病的治疗方法。与大多数胃肠道肿瘤不同，这些罕见的肿瘤被认为起源于卡哈尔间质细胞[4]。这些肿瘤对化疗和放疗的反应极差。手术切除可以暂时控制病情，尽管很多患者最终会复发[5]。基因组研究显示，KIT（约 80%）和血小板源性生长因子（PDGFR）基因（约 10%）的功能获得性突变是大多数 GIST 肿瘤生长的驱动因素[6]。这些癌基因的活化突变导致具有构成性活性酪氨酸激酶活性的受体的产生，从而作用于下游通路，使受影响的细胞具有生存优势[7]。高特异性的强效酪氨酸激酶抑制剂，如伊马替尼，可以有效抑制激活的通路，导致细胞死亡[8]。伊马替尼治疗诱导的客观缓解率高达 50%~75%，有一部分患者达到持久缓解[9]。GIST 的基因分型对治疗方法的选择和所用的剂量有影响。例如，KIT 外显子 11 突变的 GIST 肿瘤大多对 400 mg/d 的伊马替尼敏感，而 KIT 外显子 9 突变的肿瘤对伊马替尼的敏感性较低，可能需要更高的剂量（800 mg/d）。KIT 外显子 17（D816V）突变的存在意味着对伊马替尼的耐药，PDGFRA 外显子 18 突变（D842V）也是如此[10]。因此，只要考虑使用酪氨酸激酶，基因分型是 GIST 治疗的标准部分。

（二）靶向多种疾病类型的分子主题

与 GIST 不同的是，大多数胃肠道癌症是复杂的基因组和表观遗传学变化的产物，其中许多是个别癌症类型所特有的。然而，基因组研究已经揭示了 GI 和非 GI 癌症之间共有的改变，并且可以在不同的肿瘤类型中加以利用。某些融合基因的发生和 DNA 修复通路的改变，证明了癌症类型非依赖性、纯分子驱动的治疗方法的潜力。

（三）基因融合

涉及激酶的基因组易位可导致具有组成性激活激酶功能和致癌潜能的嵌合蛋白的形成。这种肿瘤基因激活机制的一个突出的例子是涉及原肌球蛋白受体激酶（Trk）家族的基因融合，该家族编码 3 次跨膜酪氨酸激酶蛋白（NTRK1-3）。Trk 在神经元组织的发育和功能中起着重要作用[11]。致病性 NTRK 基因融合导致组成性活性激酶，在 0.5%~2.7% 的结直肠癌[12-14] 和约 3% 的肝内胆管癌[15] 中发现，在胃癌和胰腺癌中也很少发现，但会反复出现[16]。基于 75% 的总缓解率，拉罗替尼于 2018 年 11 月被美国食品与药物监督管理局（FDA）批准用于任何携带此类基因融合的肿瘤类型。恩曲替尼和 LOXO-195 是 TRK 抑制剂的实例，在早期试验中取得了可喜的结果，偶有持续 2 年以上的持久缓解[17-19]。在胃肠道癌症中，NTRK、ROS 和间变性淋巴瘤激酶（ALK）重排的情况可以通过两步免疫组化 / 聚合酶链反应（IHC/PCR）方法[16] 或通过 RNA 测序进行有效评估。

（四）错配修复（MMR）

对 Lynch 综合征患者的基因组评估显示，DNA 错配修复（MMR）缺陷是诱发受影响患者患不同癌症的致病机制，包括结直肠癌和子宫内膜癌[20]。MMR 是一种 DNA 修复机制，它能识别 DNA 复制、重组和修复过程中形成的 DNA 碱基错配和异常 DNA 环，并纠正这些错误[21]。Lynch 综合征的 MMR 缺乏症（MMR-D）多是由于 mutL 同源基因 1（MLH1）、mutS 同源基因 2（MSH2）、MSH6 或后减数分裂分离增加基因 2（PMS2）的功能性丧失突变所致[22]。这些蛋白质中任何一种的缺失都会导致微卫星不稳定性。微卫星是 DNA 的小重复序列，在个体间存在差异，但在个体的生命周期内高度保留[23]。MMR-D 患者容易发生体细胞突变，导致微卫星长度变化，这种状态称为高微卫星不稳定性（MSI-H），也容易发生大量具有较长单核苷酸如腺苷酸延伸的基因突变。MMR-D 的检测目前是通过 IHC 评估 MMR-D 相关蛋白（MLH1、MSH2、MSH5 和 PMS2）的表达或基于 DNA 的微卫星不稳定性评估来完成的。并非每个具有 MSI-H 表型的肿瘤都携带上述的基因突变[21]。基因组和表观遗传学评估表明，MMR-D 在非 Lynch 综合征患者中也存在。例如，CpG 岛甲基化是一种常见的沉默基因机制，包括肿瘤抑制基因[24]。MLH1 基因的高甲基化是结直肠癌中 MMR-D 的常见机制[25]。微小 RNA（miRNAs）是参与多种人类基因表观遗传控制的非编码 RNA，miR-155 在 MSI-H 结直肠肿瘤中过表达[26]，可沉默 MMR 基因，导致 MMR-D 表型。此外，有的 MSI-H 肿瘤尚未描述与 MMR-D 相关的特定突变 / 表观遗传学变化。

无论发病机制如何，MSI-H 肿瘤中存在的大量突变导致免疫原性新抗原（在肿瘤细胞中特异性表达并被免疫系统识别为"外来"的蛋白质）的高表达率。这些新抗原的表达促进了 MMR-D 癌症对免疫治疗的敏感性[27, 28]。临床试验已经确定了免疫检查点抑制剂的作用，如程序性死亡蛋白 1（PD-1）抑制剂（帕博利珠单抗和纳武单抗）[29, 30]。

（五）DNA 双链修复（DDR）

虽然 Lynch 综合征为探索错配修复提供了临床背景，但遗传性乳腺癌和卵巢癌综合征揭示了突变在乳腺癌 1/2 基因（BRCA 1/2）中的关键作用。这 2 个基因都是通过同源重组（HR）参与修复 DNA 双链断裂的酶机制的关键成分。由于 DNA 完整性的维持是细胞生存的关键，因此存在冗余机制。BRCA 蛋白通过 HR 通路在 DNA 双链修复（DDR）中发挥重要作用。在 HR 缺失的细胞中，双链损伤修复依赖于非同源末端连接（NHEJ）。这种机制容易出错，有可能会出现删减或少量插入的情况。因此，缺失 BRCA1/2 的细胞容易长期积累 DNA 错误和基因组不稳定，导致恶性转化风险增加[31]。具有 HR 突变导致 HR 缺陷的细胞的一个关键特征是发现了全基因组杂合性丢失的现象，这种现象越来越多地用于检测功能性 HR 缺陷[32, 33]。值得注意的是，HR 是一个复杂的机制，依赖于多种酶。毛细血管扩张性共济失调综合征突变（ATM）、ATM 和 rad3 相关（ATR）、BRCA2（PALB2）、检查点激酶 2（CHEK2）的伴侣和定位器，以及其他约 30 种酶是顺利进行 HR 所必需的。越来越多的人认识到，编码这类蛋白的基因突变除了引起 BRCA1/2 改变外，还会引起一种被称为 BRCAness 现象的 HR 的缺陷[34]。

Ashworth 和 Helleday 小组进行的关键性工作表明，BRCA1/2 的突变和具有 BRCAness 特征的细胞可以通过诱导合成致死性进行靶向治疗[35, 36]。这个概念最初是在酵母遗传学中描述的，并用于发现补偿途径。它基于至少存在 2 个对细胞生存至关重要的基因，并且能够弥补另一个基因的缺失。其中一个基因的失活不会导致细胞死亡，因为补偿基因可以弥补第二个基因丧失后的功能缺失。然而，两者的缺陷会导致细胞死亡，因此导致合成致死性。多腺苷二磷酸核糖聚合酶 1（PARP1）和 BRCA 就表现出这种行为。PARP1 负责识别和修复单链 DNA 断裂。如果 PARP 功能缺陷，这些单链断裂会在

DNA 复制过程中变成双链断裂，并可通过 HR 进行修复。因此，携带 BRCA1/2 突变或 BRCAness 分子特征的细胞容易受到 PARP 的抑制。虽然 BRCA1/2 的体细胞突变通常导致肿瘤中 BRCA1/2 的单等位基因丢失，但 BRCA1/2 突变的种系携带者容易出现野生型 BRCA 基因的双等位基因丢失。这是由于在 BRCA1/2 突变的种系携带者的肿瘤中，经常发生基因座特异性的杂合性丢失。这类肿瘤对 PARP 的抑制非常敏感[37, 38]。在一项 Ⅱ 期试验中，评估了 PARP 抑制在具有种系 BRCA 突变的晚期癌症（包括乳腺癌、卵巢癌、前列腺癌和胰腺癌）中的作用[39]。单药奥拉帕尼使 42% 的患者总缓解率达到 26%，疾病稳定持续 8 周以上。多个临床试验正在进行，以评估 PARP 抑制在种系 BRCA 突变（更重要的是 BRCAness）背景下的临床效用（NCT02184195、NTC02677038）。ATM、ATR 和 CHEK1/2 也是 BRCA 突变背景下具有潜在合成致死性的基因[40]。一项正在进行的 Ⅱ 期临床试验（NCT02873975）正在评估直接 CHEK 1 抑制剂 prexasertib 对晚期肿瘤和同源修复缺失患者的疗效。

（六）匹配治疗和分子异常

个体水平上基因组评估的可用性使合理匹配治疗和个体患者的目标得以实现，越来越多的胃肠道恶性肿瘤患者可能从基因组测序中获益。多项大规模的临床试验正在进行，以探索分子匹配疗法的作用。多臂多期 FOCUS4 试验是一项以生物标志物分层的前瞻性研究，开放给英国适合一线化疗的转移性结直肠癌患者[41]。符合条件的患者开始接受 16 周的标准化疗，在化疗期间，肿瘤的分子特征被划分出来。在第二部分中，对化疗的有反应者被分层到生物标志物定向"维持"靶向治疗或安慰剂治疗的队列中。如果看到有希望的临床活动信号，则将队列扩大到 Ⅲ 期临床试验。由美国临床肿瘤学会（ASCO）发起的靶向药物和分析利用注册（TAPUR）研究是一项采用直接匹配治疗设计的 Ⅱ 期临床试验。到目前为止，已经建立了 16 个试验臂，每个臂都有不同的靶向疗法（NCT02693535）。美国国家癌症研究所的治疗选择的分子分析（NCI-MATCH）试验是一项 Ⅱ 期研究，旨在探索基因检测指导疗法在淋巴瘤、多发性骨髓瘤和实体瘤中的有效性和安全性。截至 2018 年 2 月，这项研究有 30 个试验臂，打算使用 23 种不同的药物。这项研究还旨在寻找可能的耐药机制和预测性生物标志物（NCT02465060）。

（七）通过诱导合成致死性，利用癌细胞的弱点

这种策略主要依赖于寻找肿瘤细胞的弱点，并尝试利用该弱点的治疗方法。应用具有诱导 DNA 损伤潜力的治疗方法，对 DNA 损伤修复机制有缺陷的肿瘤进行治疗，是癌症基因组学的一种用途。铂类药物被认为是通过 DNA 损伤来发挥其细胞毒性作用。因此，包括 PARP 抑制剂在内的已知损害 DNA 修复机制的药物与基于铂类药物的化疗联用，以增强对癌细胞的细胞毒性和致死性。将其应用于已经存在 DNA 修复受损的细胞（如携带 BRCAness 的细胞），可能会有更有效的癌症致死性。ATM、ATR、PARP、WEE1、CHEK1/2 抑制剂和铂类药物的联合是多个临床试验的研究对象[42]。

（八）二代测序作为诊断工具的作用

基因组谱不仅具有指导治疗的潜力，而且还增加了癌症诊断的能力。利用分子图谱技术识别原发灶不明肿瘤（CUP）的起源组织，突出了这一方面。CUP 是由多种癌症组成的异质的混合体。在完成

标准化／充分的诊断工作后，这些肿瘤的共性是存在转移性疾病，而无法明确原发肿瘤。传统的诊断工作包括组织活检的影像学和免疫组化研究[43]。分子谱的应用为识别 CUP 的起源开辟了新的潜力。在一项前瞻性试验中，在 289 个 CUP 样本中使用 92 个基因逆转录（RT）-PCR 检测，可以预测 85% 的被测肿瘤的起源组织。有人认为，应用部位特异性的治疗方法可能会转化为更好的临床效果[44]。在预估原发部位中，最常见的是胆道癌（18%）和结直肠癌（10%）。液体活检和循环肿瘤 DNA（ctDNA）或循环肿瘤细胞（CTC）的评估，可能会进一步提高明确起源组织和寻找驱动突变的能力[45]。需要进一步的前瞻性研究，以建立 CUP 中分子图谱的诊断作用和治疗效用。

（九）种系评估

Lynch 综合征和 BRCA1/2 是基因组测序在种系评估中的应用实例。在个体水平上的种系评估可以确定癌症的易感性突变，并为受影响的个人及其亲属的强化的筛查／预防方案的登记奠定基础。此外，种系评估可以为癌症的发病机制增加有价值的知识，为临床带来新的治疗方案。到目前为止，这样的例子已经在上文的遗传性乳腺癌和卵巢癌（HBOC）以及 Lynch 综合征中进行了讨论。另一个在临床上越来越重要的例子是，人们越来越认识到胰腺癌的遗传基础。除 HBOC 和 Lynch 综合征外，受家族性黑色素瘤（FM）、家族性腺瘤性息肉病（FAP）、Peutz-Jeghers 综合征（PJS）和 Li Fraumeni 综合征（LFS）影响的家庭成员发生胰腺癌的风险也增加[46]。胰腺癌患者的种系测序发现了胰腺癌发病的突变：BRCA1/2、PALB2、ATM、细胞周期蛋白依赖性激酶抑制剂 2A（CDKN2A；在 FM 发病中的作用）、MLH1/2、MSH6、PMS2、上皮细胞黏附分子（EpCAM；在 Lynch 综合征发病中的作用）、腺瘤性结肠息肉病（APC）、丝氨酸 - 苏氨酸激酶 11（STK11；在 PJS 发病中的作用）、蛋白酶丝氨酸 1（PRSS1；在遗传性胰腺炎发病中的作用）和肿瘤蛋白 53（TP53；在 Li Fraumeni 综合征发病中的作用）[47]。

胃肠道和胰胆神经内分泌肿瘤也可在遗传性综合征的情况下发病。多发性内分泌肿瘤 1 型（MEN1）、脑视网膜血管瘤病（VHL）、Ⅰ型神经纤维瘤病（NF-1）、结节性硬化症（TSC）均为常染色体显性综合征，导致胃肠道和胰腺胆管神经内分泌肿瘤风险增加[48]。

胃癌多为散发性疾病，有 1%~3% 的病例发生在遗传性综合征的情况下。遗传性弥漫性胃癌（HDGC）是一种公认的遗传性胃癌。具有种系致病性上皮钙黏素基因（CDH1）突变的个体，患小叶性乳腺癌和弥漫性胃癌的风险都会增加。然而，CDH1 的致病性种系突变仅在 40% 的家族中发现符合临床诊断的 HDGC。基因组研究发现，其他多个基因的突变是导致 HDGC 发病的罪魁祸首。这些突变大多只在单个家族中报道[49]。

（十）了解导致特殊治疗反应的基因组特征

MMR 缺陷作为结直肠癌免疫治疗反应的预测性生物标志物的发现，突显了癌症基因组测序在对治疗有特殊反应的患者中的实用性。一项针对晚期实体瘤的免疫检查点抑制剂治疗安全性评价的Ⅰ期研究显示，一名 CRC 患者出现了特殊的反应[50, 51]。该患者的基因组评估显示错配修复缺陷（MMR-D；MSI-H 基因型）。基于错配修复缺陷可能继发肿瘤对免疫检查点抑制剂的敏感性的假说，设计了一项

Ⅱ期研究[29]。该研究显示，与错配修复精通 CRC 组相比，MMR-D CRC 队列的缓解率和无进展生存率显著提高。随后公布的携带 MMR-D 的非 CRC 队列的数据显示，在跨肿瘤类型的 MMR-D 癌症对 PD-L1 抑制具有极高的敏感性[28]，并促使美国 FDA 批准帕博利珠单抗用于携带 MMR-D 的晚期实体瘤。纳武单抗也获得了 FDA 对携带 MMR-D 的晚期结直肠癌的批准，有待进一步的前瞻性试验[30]。

第三节　按肿瘤部位划分的胃肠道癌症基因组学研究

关于胃肠道癌症分子特征的基因组学数据越来越多，这有助于确定可细分胃肠道癌症经典组织学类型的复发性分子特征。这些日益成为临床科学的依据，并为制定合理的治疗策略奠定了基础。我们将回顾主要的研究结果并讨论临床意义。

一、食管癌 / 胃癌

（一）分子分类

虽然长期以来一直观察到食管鳞癌和腺癌的不同的临床表现，但最近的一项食管癌 TCGA 研究建立了 2 个亚型之间的分子区别。鳞状细胞组织学类似于其他器官的鳞状细胞癌（SCC），而不是同一器官的腺癌。这项研究确定了 3 种 SCC 亚型。亚型 1 的 NRF2 通路（调节对氧化应激物的反应）经常发生改变，并且有 SOX2 和 TP63 的扩增。该亚型的基因表达与经典的肺 SCC 和头颈部 SCC 相似。亚型 2 有较多的白细胞浸润，更高的免疫调节蛋白 BST-2 的表达，以及高水平的裂解 caspase-7。这表明在这一亚型 SCC 中，免疫导向和细胞凋亡调节疗法可能有作用。亚型 3，仅包括少数食管 SCC（4 例肿瘤），TP53 突变相对较低（25%），但有 PI3K（100%）和混合系白血病蛋白 2（MLL2）（75%）途径的频繁改变。而食管腺癌则与具有 ERBB2/HER2 和血管内皮生长因子 A（VEGFA）扩增和 TP53 突变的胃腺癌的染色体不稳定变异有很多共同点[52]。

2014 年公布了胃癌的 TCGA 结果[53]。根据对 295 份样本的综合分子评价，确定了 4 种主要的肿瘤亚型。Epstein Barr 病毒（EBV）相关肿瘤（9%）富含 DNA 甲基化（虽然缺乏 MLH1 的高甲基化），并有频繁的 PI3K 突变（80%）以及 JAK1 和 PD-L1 的高扩增。MSI-H 肿瘤（22%）具有高突变负荷的特点。其余病例按非整倍性程度分为基因组稳定肿瘤（20%）和染色体不稳定肿瘤（50%）。基因组稳定肿瘤携带 CDH1 突变的比例最高。该基因编码的是一种钙依赖性的细胞 - 细胞黏附糖蛋白（上皮钙黏素）。上皮钙黏素缺乏表达，导致产生的肿瘤不会形成实性肿块，而是在胃壁下形成片状的癌细胞，因此被称为"弥漫性胃癌"。染色体不稳定（CIN）亚型表现为高度的非整倍性，高比例的 P53 突变，以及受体酪氨酸激酶的扩增。EBV 相关肿瘤多位于胃底和胃体，而 CIN 肿瘤则位于胃食管交界处（GEJ）或胃的贲门。

亚洲癌症研究组（ACRG）对从韩国一个医学中心获得的 300 个胃腺癌样本进行了基因组分析[54]。

样本的全外显子组测序显示了 4 种不同的亚型：MSI-H（22%）、微卫星稳定 / 上皮 - 间质转化（MSS/EMT：15%）、MSS/TP53+（26%）和 MSS/TP53−（35%）。将亚型与临床结果联系起来，这种分类在总生存期方面具有预后价值：MSI-H＞MSS/TP53+＞MSS/TP53−＞MSS/EMT。MSS/TP53− 具有较高比例的人表皮生长因子受体 2（HER2）扩增率（17.4%，其他组为＜3%）。与其他所有组别相比，MSI-H 亚型的 ARID1A（44%）、PI3K-PTEN-mTOR（42%）、ALK（16%）、ERBB2 和 KRAS（16%）体细胞突变率显著升高。MSS/TP53+ 的 EBV 相关肿瘤比例最高。MSS/EMT 患者的年龄较小，大部分患者为弥漫性胃癌。该分类系统的预后价值在独立队列中得到了验证 [54]。

（二）分子分析在食管胃癌中的临床应用

1. 免疫检查点抑制剂

ACRC 和 TCGA 的分析都表明，22% 的胃癌存在错配缺陷。MMR 状态和 PD-L1 表达都可以作为对免疫检查点抑制剂反应的预测性生物标志物。利用 PD-L1 作为治疗反应的预测指标，Ⅰ～Ⅱ期胃癌研究表明，帕博利珠单抗和纳武单抗治疗的反应率在 16%~22% 之间 [55, 56]。KeyNote-059 是一项帕博利珠单抗在晚期胃 /GEJ 肿瘤患者中的 Ⅰ 期研究。在这项研究的参与者中，55% 患者的 IHC 显示 PD-L1 表达阳性（≥1%）。据报道，MMR 状态或 MSS 状态不明的 PD-L1 表达者的客观缓解率为 13.3%。近 60% 有缓解的患者缓解持续时间超过 6 个月。这项研究导致 FDA 批准帕博利珠单抗用于 IHC 中 PD-L1 表达≥1% 的晚期胃 /GEJ 癌症患者（NCT02335411）。在本研究入组的患者中，只有 3%（7 名患者）患有 MSI-H 肿瘤。这些患者对帕博利珠单抗的反应率为 57%。上述帕博利珠单抗在 MMR-D 晚期实体瘤中的研究还包括 5 例胃食管癌，其中 3 例胃食管癌对治疗有完全反应（60%）[28]。根据这项研究的结果，帕博利珠单抗被 FDA 批准用于一般具有 MMR-D 状态的晚期实体癌，包括胃癌和 GEJ 肿瘤。

2. HER2 抑制剂

HER2 是第一个被广泛接受的用于胃癌的个性化治疗的生物标志物。据估计，有 12%~20% 的美国胃 /GEJ 肿瘤患者有 HER2 过表达和（或）扩增，分别由 IHC 或荧光原位杂交（FISH）确定 [57, 58]。与单纯化疗相比，在 HER2 过表达 / 扩增的胃癌患者中，使用曲妥珠单抗（一种针对 HER2 的单克隆抗体）联合化疗作为一线治疗可以提高缓解率和总生存率 [59]。HER2 的扩增可以通过二代测序可靠地确定。在一项 Ⅱ 期研究中，在曲妥珠单抗一线治疗 HER2 阳性胃 /GEJ 肿瘤的基础上，加入帕妥珠单抗（另一种针对 HER2 的单克隆抗体），显示出良好的耐受性 [60]。2017 年在欧洲肿瘤内科学会（ESMO）上展示的一项探索该联合疗法的 Ⅲ 期试验（NCT01774786）并未显示出总生存获益 [61]。在一项 Ⅰ 期试验（NCT01702558）中评估了 TDM-1（HER2/ 化疗药物缀合物）与化疗联合治疗胃癌的实用性，结果显示该药物的耐受性一般。然而，比较 TDM-1 与基于紫杉烷类的化疗在晚期 HER2 阳性胃癌中的作用的临床Ⅱ～Ⅲ期的 GATSBY 试验（NCT01641939）因无效而终止。

一些胃癌携带活化的 HER2 突变。来那替尼是一种口服不可逆的 HER2 酪氨酸激酶抑制剂。SUMMIT 是一项 Ⅱ 期篮式试验，评估了来那替尼治疗 HER2 激活突变的实体瘤（包括胃 /GEJ 肿瘤）

的疗效。虽然胆管癌偶尔会有缓解，但胃癌和结直肠癌对这种治疗没有明显的持久缓解[62]。

3．血管内皮生长因子受体阻断剂

IHC 测定的 VEGF 过表达是胃 /GEJ 肿瘤中常见的发现（约 60%）[63]。与此一致，TCGA 数据集显示胃癌中编码 VEGFA 的基因反复扩增，尤其是在 CIN 亚型中。雷莫芦单抗是一种 VEGF 受体 -2（VEGFR2）抗体，联合或不联合紫杉醇被批准用于胃 /GEJ 癌在化疗出现进展的二线治疗[64, 65]。雷莫芦单抗已在一线环境下与卡培他滨 / 顺铂联合进行了测试（RAINFALL Ⅲ 期研究）。虽然联合用药改善了无进展生存期，但这种联合用药并没有显著增加总生存获益[66]。尚未成功将 VEGF 表达水平作为对 VEGF 抑制剂反应的生物标志物。因此，迫切需要确定对 VEGF 抑制有反应 / 耐药性的预测性生物标志物。

4．成纤维细胞生长因子受体 2 抑制剂

成纤维细胞生长因子受体 2（FGFR2）基因编码 FGFR2 酪氨酸激酶。该蛋白在细胞增殖和血管生成中起重要作用。据报道，约 15% 的弥漫性胃癌中存在 FGFR2 扩增[67]。AZD4547（FGFR2 抑制剂）已作为单药在 FGFR2 扩增的晚期胃癌中进行了试验。与紫杉醇相比，AZD4547 并不改善生存期[68]。多韦替尼（抗 FGFR、VEGFR、PDGFR、FLT-3、KIT、CSF1 的多激酶抑制剂）+/– 化疗在 FGFR2 扩增的晚期胃癌患者中的作用正在积极研究中（NCT01719549、NCT01921673）。抗 FGFR2b 抗体 FPA-144 的初步研究显示了有希望的结果[69]。目前正在进行一项联合化疗的研究（NCT03343301）。

5．PI3K-AKT-mTOR 抑制剂

正如 TCGA 研究所示，PI3K-AKT-mTOR 通路在胃癌中经常受到影响。PI3K 抑制剂与其他靶向药物联合治疗晚期实体瘤的研究正在进行早期临床试验（NCT01613950、NCT01576666）。AZD5363 和 GDC-0068 是 AKT 抑制剂的例子，其与化疗联合治疗胃癌的作用正在研究中（NCT02451956、NCT02449655、NCT01896531）。与安慰剂相比，依维莫司（mTOR 抑制剂）作为治疗晚期胃癌的单药，尚未证实可以改善总生存率[70]，尽管观察到在通路中有多种分子改变的病例中有特殊的缓解者[71]。

二、小肠腺癌

小肠腺癌（SBA）是一种比较罕见的胃肠道恶性肿瘤。目前，本病的治疗与结直肠癌（CRC）的治疗类似。但与 CRC 各期相比，SBA 的结局一般更差[72]。最近的一项研究显示，与 CRC 相比，SBA 具有独特的基因组特征[73]。SBA 中最常见的突变是 TP53（58%）、KRAS（54%）、APC（27%）、SMAD4（17%）和 PI3K（16%）。与 CRC 相比，SBA 中 APC 和 TP53 突变的频率较低，而 SBA 中 CDKN2A 的突变频率较高（14% vs. 3%）。表 34.1 所示为 SBA 中经常出现的潜在可靶向突变。

经 IHC 检测，在 SBA 肿瘤中，7.6% 为 MSI-H 型，7.9% 为 IMR-D 型。接近 10% 的 SBA 具有高突变负荷。这些特点表明免疫治疗在 SBA 中具有潜在的作用。

表 34.1　SBA 中最常见的潜在可靶向突变

基因	突变频率（%）
PI3K	16
HER2	9.5
BRAF	9.1
ATM	7.6
FBXW7	6.9
ERBB3	6.3
NF1	6.0
CTNNB1	5.7
MDM2	5.7
PTEN	5.7

注：PI3K 磷酸肌醇 3 激酶，HER2 人表皮生长因子受体 2，ATM 毛细血管扩张性共济失调综合征突变，FBXW7 F-box/W 7，NF1 神经纤维瘤病 1 型，CTNNB1 联蛋白 β1，MDM2 小鼠双微体 2，PTEN 磷酸酶和张力蛋白

三、结直肠癌

（一）分子分类

2012 年公布了结直肠癌（CRC）测序的 TCGA 数据[74]。分析发现了 24 个显著的突变基因，其中 APC、TP53、SMAD4、KRAS 和 PIK3CA 是最常见的突变基因。在 TCGA 结直肠癌分析的一部分进行评估的样本中，16% 为超突变，其中 75% 具有高微卫星不稳定性（MSI-H），其余的样本在一个或多个错配修复基因中存在体细胞突变。

如表 34.2 所述，超突变与非超突变肿瘤的突变频率有显著差异。

表 34.2　结直肠癌（CRC）中最常见的突变，按突变负荷划分

超突变 CRC（%）	非超突变 CRC（%）
ACVR2A（63）	APC（81）
APC（51）	TP53（60）
TGFBR2（51）	KRAS（43）
BRAF（46）	TTN（31）
MSH3（40）	PI3K（18）
MSH6（40）	SMAD4（10）

注：ACRV2A 活化素受体 2A 型，APC 腺瘤性结肠息肉病，TGFBR 转化生长因子 β 受体 2，BRAF B-raf，MSH3 mutS 同源物 3，MSH6 mutS 同源物 6，TP53 肿瘤蛋白 53，KRAS Kirsten 大鼠肉瘤，TTN 肌巨蛋白，PI3K 磷酸肌醇 3 激酶

此前已有不同小组提出了 CRC 的其他分子分类系统[75, 76]。CALGB 80405、CRYSTAL 和 FIRE-3 研究结果强调，右侧和左侧结肠癌表现出不同的临床行为[77, 78]。这可能是由右结肠（中肠）与左结肠

（后肠）的胚胎学起源不同来解释的。与此相一致，基因组学研究已经建立了两者之间的多种分子差异。右侧病变常为超突变，MSI-H，表现出免疫浸润，并携带 BRAF 突变[79]。右侧肿瘤中 BRAF 突变的高频率与高 CpG 岛甲基化表型（CIMP）有关。CIMP 相关的 MLH1 启动子甲基化是这些肿瘤中 MSI-H 状态的主要原因[80]。左侧肿瘤多为表皮生长因子受体（EGFR）扩增 / 过表达、WNT/MYC 通路激活、TP53 突变的 MSS 肿瘤[81]。因此，基于肿瘤位置的不同，看到对包括 EGFR 抑制剂在内的各种治疗方法的反应差异并不奇怪。

（二）临床效用

1. WNT 信号通路

不受抑制的 Wnt 信号是结直肠癌的发生和肿瘤维持的标志。在大多数结直肠癌中（50%~80%），腺瘤性结肠息肉病（APC）基因发生了突变。肿瘤抑制基因 APC 基因的双等位基因失活突变，导致 APC 蛋白的生成减少。这反过来又导致 β 联蛋白依赖性 Wnt 信号的激活不受抑制[82]。APC 突变并不是 Wnt 信号传导不受抑制的唯一机制。Wnt 基因本身或 APC 以外的 Wnt 信号转导的调节子的突变也可导致同样的不受抑制的信号通路级联激活：APC 50%、FBXW7 10%、β 联蛋白 5%、TCF7L2 4%、AXIN1 3.5%[83]。此外，表观遗传失调可导致这些基因的过表达或表达不足，并作为结直肠癌中 Wnt 信号异常的另一种机制。因此，抑制 Wnt 信号通路的治疗一直是一个长期的目标[84]。然而，这种途径的特异性和强效抑制剂的开发一直具有挑战性。Wnt 信号在肠干细胞的再生和维持健康肠组织中起着重要作用。因此，有效抑制该通路可能会导致严重的胃肠道毒性。Wnt 信号通路与多种其他信号通路相互连接。因此，抑制该级联反应的效果可以通过激活代偿通路来抵消。尽管早期令人失望，但对该通路抑制剂的研究仍在进行中，当前尚无明显有前途的化合物[85]。

2. BRAF 突变

Ras-RAF-MEK-ERK 信号通路在细胞生长、分化和生存中起着重要作用。在近 10% 的结直肠癌患者中发现 BRAF 癌基因的活化突变，尤其是 BRAF V600E 突变。这种突变与预后不良和对常规化疗反应不良有关。与黑色素瘤不同，单药 BRAF 抑制剂在 BRAF 突变型结直肠癌中的应用一直是无效的。EGFR 通路的反馈激活被认为是威罗非尼（一种 BRAF 抑制剂）对结直肠癌无效的原因之一。因此，建议将 EGFR 抑制剂和 BRAF 抑制剂联合起来作为克服这种耐药性的机制[86]。在伊立替康和西妥昔单抗的基础上加用威罗非尼已经在 II 期临床试验中进行了评估，2017 年 ASCO 年会上公布的初步结果提示无进展生存期得到了改善[87]。BGB283 是 EGFR 和 BRAF 双重抑制剂，在 BRAF 突变的结直肠癌临床前模型中显示出有效的抗肿瘤活性[88]，并正在评估其在具有 BRAF 突变的实体瘤中的作用（NCT02610361）。对 BRAF、EGFR 和 MEK 的三重抑制的研究也取得了可喜的成果[89-91]。目前，BRAF、EGFR 和 MEK 抑制剂的三联抑制已被美国国立综合癌症网络（NCCN）推荐用于 BRAF V600E 突变的结直肠患者[92]。

3．HER2 扩增

约 5% 的 Ras 野生型结直肠癌中可发现 HER2 扩增。在意大利进行的一项Ⅱ期临床试验 HERACLES-A 显示了拉帕替尼（一种 HER 家族酪氨酸激酶抑制剂）与曲妥珠单抗（单克隆抗 HER2 抗体）联合治疗 HER2 表达（经 IHC 证实的）或基因扩增阳性（经 FISH 证实的）的重度治疗前转移性结直肠癌患者的有效性[93]。

4．罕见的突变

MMR 状态作为转移性结直肠癌免疫治疗反应的预测性生物标志物，已经在本章前面讨论过。目前正在评估 MMR 状态作为预测对辅助治疗中检查点抑制剂反应的作用（NCT02912559）。MMR-D 状态已被提出可预测早期结肠癌患者对基于 5-氟尿嘧啶（5-FU）的辅助化疗缺乏反应[94, 95]。除了作为预测性生物标志物，MMR-D 还可以作为不同阶段的结直肠癌，特别是Ⅱ期结肠癌的预后生物标志物[96-99]。基于这些研究，对于携带错配修复缺陷的低危特征的Ⅱ期 CRC 患者，不建议进行辅助化疗。

NTRK 基因融合 NGS 的普遍使用让罕见但反复出现的突变／基因改变的检测成为可能。这些突变有时可作为靶向治疗的预测性生物标志物。神经营养原肌球蛋白受体激酶（NTRK）基因融合是结直肠癌中发现的此类重排（0.5%~2.7%）。TRK 抑制剂的可用性吸引了人们对这些基因融合作为治疗靶点的关注。拉罗替尼是一种 TRK 抑制剂，在儿童和成人 NTRK 基因融合的晚期实体瘤的Ⅰ~Ⅱ期试验中取得了可喜的结果，偶尔能够有持久的缓解[18]。恩曲替尼（一种 pan-TRK、ROS-1 和 ALK 抑制剂）在包括结直肠癌在内的各种转移性实体瘤患者中的 2 个Ⅰ期临床试验中被证明是安全的[17]。在一项Ⅱ期试验（STARTRK-2）（NCT02568267）中进一步评估了恩曲替尼的疗效。LOXO-195（第二代 TRK 抑制剂）正在进行早期临床试验（NCT03215511）。对上述抑制剂的有反应者的总体耐受性和持久缓解突出了这些抑制剂的治疗潜力。最近，有数据表明，错配修复缺陷和 NTRK 基因融合共同存在。潜在的生物学基础仍不清楚，需要确定 NTRK 抑制剂和免疫检查点抑制剂的最佳治疗顺序。

除治疗目的外，罕见突变有时可作为遗传性结直肠癌存在的生物标志物。约有 1% 的结直肠癌患者发现 MUTYH 的双等位基因突变。它与假息肉病表型以及 CRC 风险增加 28 倍有关[100]。MUTYH 基因的种系突变导致碱基切除修复缺陷（BER）和其他基因突变的累积，最终导致癌症的发生。通过 NGS 检测这类突变可以改善监测，从而改善这类种系突变家族的结局。

5．抑制 EGFR

EGFR 单克隆抗体在转移性结直肠癌的治疗中具有确定的作用。2006 年，发现 KRAS 外显子 1 的突变与西妥昔单抗耐药有关[101]。在 2013 年下半年，作为 PRIME 临床试验的一部分，扩展的 Ras 突变（KRAS 和 NRAS 外显子 2、3 和 4）对帕尼单抗的反应的预测作用被建立[102]。在开始用 EGFR 单克隆抗体治疗之前，常规评估 Ras 扩展突变已成为标准治疗步骤。关于 BRAF 除了作为预后不良的生物标志物，其是否还能够作为对抗 EGFR 抗体反应的预测性标志物的争论仍在继续。9 项Ⅲ期和 1 项Ⅱ期试验的荟萃分析，评估了西妥昔单抗／帕尼单抗作为一线或二线治疗的作用，结果表明，在 15 号外显子 BRAF 突变携带者中，任何一种治疗都没有获益[103]。2015 年 ASCO 年会上发表的一项研究表明，系统性的 BRAF 突变分析可以进一步优化对 EGFR 单克隆抗体反应的预测[104]。NCCN 治疗指南（2017 年第 2 版）推荐评估结直肠癌的 BRAF 外显子 15。在存在这种突变的情况下，几乎不可能对西妥昔单抗 / 帕尼单抗治疗有反应。有人提出 PIK3CA 和 PTEN 突变具有预测作用，但没有得到普遍应用[105]。

四、胰腺癌

（一）分子分类

早已知道 KRAS 突变是胰腺导管腺瘤（PDAC）中最主要的分子改变，发生在 90% 以上的病例中。除了 KRAS 之外，还有其他的复发发现，并且，与结直肠癌一样，已经有基于分子亚型的胰腺癌的不同分类标准。虽然其中一些分类依赖于外显子组测序[106, 107]，但其他分类依赖于肿瘤转录组[108-110]。TCGA 研究还进一步涉及非编码 RNA 表达和蛋白质组学，作为整合基因组图谱的一部分[111]。虽然这些分类有共同的亚群，但它们之间存在差异。推测这些差异部分是由于肿瘤细胞结构 / 肿瘤中非恶性细胞污染、实验和分析模型的差异以及数据质量的差异所导致的。

一种根据 PDAC 转录组的分类方法，提出了鳞状细胞、胰腺祖细胞、免疫原性和异常分化内分泌外分泌（ADEX）4 个亚型。除了 KRAS 的激活突变（92%），还描述了影响 10 种不同途径的突变，导致 G1/S 检查点机制（78%）、TGF-B 信号通路（47%）、组蛋白修饰（24%）和 BRCA 突变（BRCA1、BRCA2、ATM 和 PALB2，5% 种系和 12% 体细胞）的破坏[108]。Wadell 等人提出了一种根据结构变化事件的分类机制[106]。不稳定亚型（亚型 4），占本研究样本的 14%，为携带 BRCAness 的胰腺癌肿瘤的典型特征。

此外（如上一节关于结直肠癌的概述），识别遗传性胰腺癌综合征的患者可以推动受影响家族的个性化筛查模式，并可能为受影响个体提供个性化的治疗方案。

（二）分子分析在胰腺癌中的临床作用

1. KRAS 突变

KRAS 的活化突变见于约 90% 的胰腺癌患者。迄今为止，尽管一直在寻求有希望的新方法，但直接靶向 KRAS 突变的尝试都是失败的[112]。通过 MEK 和 EGFR 或 HER3 抑制剂的联合疗法间接靶向该突变，在临床前研究中显示出了可喜的结果[113]。临床研究表明，这些组合具有抗肿瘤活性，但与广泛的毒性有关[114, 115]。胰腺癌的其他常见突变是抑癌基因的突变，如 CDKN2A、TP53、SMAD 和 BRCA。其中一些改变可能适合于合成致死性策略。

2. BRCA1/2 突变 /BRCAness

如前所述（见小肠腺癌一节），在 BRCAness 的背景下，DNA 损伤修复缺陷包括 DDR 缺陷可能使胰腺癌细胞对铂类化疗和 ATM/ATR/PARP 抑制剂敏感。一项单药 veliparib（PAPR 抑制剂）作为二线治疗既往治疗过的 BRCA 突变胰腺癌（PAC）患者的 II 期研究显示令人失望的数据，4 个月时没有患者部分缓解，且只有25%的疾病稳定[116]。抑制PARP与化疗联合使用或作为维持治疗的作用是正在进行的研究的主题。虽然既往的研究表明BRCA突变的PAC对铂类化疗有反应，但它们也显示出对其他化疗（包括吉西他滨）的反应。因此，目前尚不清楚疗效的改善是不是铂类药物特有的[117]。

3．错配修复缺陷

错配修复缺陷仅出现在约2%的所有胰腺癌中。使用NGS进行检测，可以发现这一特征，对免疫检查点抑制剂的疗效具有很高的预测性。

4．代谢通路

代谢通路基因的突变（包括PI3k、HIF、MYC和P53）在胰腺癌中很常见。CPI-613是α-酮戊二酸脱氢酶（KGDH）的有效抑制剂，其是关键的糖酵解酶之一[118]。CPI-613与FOLFIRINOX（亚叶酸、5-FU、伊立替康、奥沙利铂）联用的耐受性已经确立[119]。CPI-613与FOLFIRINOX联合治疗胰腺癌的效果正在积极评估中（NCT03374852）。

5．出核转运因子

在临床前模型中，已经证明了肿瘤抑制蛋白的出核转运过度激活能够抑制这些蛋白的功能，而不需要对其相应基因突变进行灭活。特别是对于核输出蛋白1或染色体区域维持蛋白1（CRM1）的过表达，这一点已经得到了确证[120]。Selinexor是CRM1的可逆抑制剂，旨在使诸如APC、P53、Rb、BRCA1和P27等肿瘤抑制子在细胞核内保留。胰腺癌的临床前研究显示，Selinexor和吉西他滨的联合治疗有早期有希望的前景[121]。一项关于Selinexor联合吉西他滨/白蛋白结合型紫杉醇的Ib/Ⅱ期试验（NCT02178436）正在进行中。

五、肝细胞癌

（一）分子分类

TCGA对363例肝细胞癌（HCC）的基因组综合分析提示存在3种对预后有影响的主要的HCC亚型[122]。突变分析表明，IDH 1/2突变的亚组与胆管癌所见的情况非常相似。HCC的免疫表型揭示了一种具有高度免疫浸润的亚型，具有潜在的对免疫检查点抑制剂的反应力。突变和通路分析表明，WNT、MDM4（在细胞凋亡调控中发挥作用）、MET、VEGFA和TERT（端粒酶逆转录酶）抑制剂具有潜在的治疗作用。甲基化谱表明存在4个高甲基化簇。第1簇与乙肝病毒（HBV）感染显著相关。HBV相关肿瘤更容易发生P53突变，更不容易发生TERT突变。第4簇与丙肝病毒（HCV）感染显著相关。该簇中的肿瘤普遍具有CDKN2A（一种抑癌基因）表观遗传沉默、CTNNB1（编码β联蛋白的基因，在细胞-细胞黏附和蛋白质转录调控中发挥作用）突变和TERT启动子突变。第3簇包含所有IDH1/2（在细胞代谢中起关键作用）突变的样本。因此，HBV和HCV感染患者中不同的突变景观和甲基化谱提示了基于HCC病因进行差异化治疗的可能性。

（二）分子分析在肝细胞癌中的临床应用

由于肿瘤中存在免疫浸润，怀疑可能对免疫疗法有反应。这一怀疑在 CheckMate 040 试验后得到证实，该试验确立了纳武单抗对 HCC 二线治疗（在索拉非尼之后）的作用[123]。帕博利珠单抗在治疗 HCC 中的作用正在评估中（NCT02702401）。基因组研究进一步提出了靶向 WNT、MDM4、MET、VEGFA 和 TERT 的潜力。因此，测试了多靶点 TKI 对 HCC 的疗效。索拉非尼、乐伐替尼和瑞戈非尼是此类多靶点 TKI 治疗 HCC 的实例。特异性 TKI（如 c-MET 抑制剂）的作用正在积极评估中[124]。与安慰剂相比，卡博替尼已被证明在二线或三线治疗下对晚期 HCC 患者有生存获益[125]。

成纤维细胞生长因子（FGF）是具有 20 多个成员的人生长因子家族，由不同的基因编码。FGF 具有与成纤维细胞生长因子受体（FGFR）结合的能力，导致其细胞内酪氨酸激酶结构域的激活[126]。不同的 FGF 和 FGFR 与 HCC 的肿瘤发生和转移有关[127-129]。FGF 信号通路还与 HCC 中索拉非尼的耐药性有关[130]。布立尼布是一种 VEGF 和 FGF 的联合抑制剂，在索拉非尼治疗后的 HCC 中进行研究，与安慰剂相比，生存率没有明显改善[131]。在不同的 FGF 信号通路中，FGF19/FGFR4 信号被怀疑在对索拉非尼的耐药性中起主要作用[132]。通过 IHC 对 FGFR4 或 FGF19 高表达的 HCC 亚群进行特异性 FGFR4 抑制剂的研究。BLU-554（FGFR4 抑制剂）在已经重度治疗且经 IHC 证实的 FGF19 阳性的 HCC 中进行的 I 期研究中显示出良好的耐受性和有希望的反应[133]。一项 II 期试验（NCT02325739）正在探讨 FGF401（FGFR4 抑制剂）与 PDR001（PD-1 抑制剂）联合治疗 FGFR4 阳性 HCC 患者的疗效。

六、胆管癌

（一）分子分类

TCGA 通过对 38 个肝吸虫阴性肝内和肝炎阴性的胆管癌（CCA）样本的分析表明，4 种分子上不同的亚型与解剖位置有关。在 4 种亚型中，携带 IDH1/2 基因突变的 CCA 具有异常的线粒体和染色质调节基因表达且倾向于位于肝内位置。该研究还测试了该亚型与 IDH 1/2 突变 HCC 亚型之间的相似性，表明存在类似治疗管理的可能性。据推测，在其他危险因素（包括肝吸虫、乙肝和丙肝感染）的情况下发生的胆管癌可能具有不同的分子谱系。此类样本不包括在该项 TCGA 研究中[134]。

在另一项对 260 例胆道癌的研究中，不同解剖位置的癌症之间具有明显不同的分子特征。肝内 CCA 样本中频繁出现 FGFR2 融合基因和 IDH1/2 突变，肝外癌则更频繁出现 PRKACA 或 PRKACB 基因融合。胆囊癌经常携带 EGFR、ERBB3 和 PTEN 突变。胆总管癌富含 BRCA1、BRCA2 和 PI3K 突变。近 40% 的胆道癌存在基因改变。一种肿瘤亚型具有大量的可能与免疫检查点抑制剂作用有关的体细胞突变[135]。

（二）分子分析在胆管癌中的临床应用

基因组评估显示，胆管癌具有多个有靶向治疗潜力的突变[136]。

1. FGFR 基因融合

据报道，11%~45% 的肝内 CCA 患者存在 FGFR2 基因融合[137]。BGJ398（小分子酪氨酸激酶，

pan FGFR 抑制剂）的 II 期研究初步结果显示，其在 FGFR 融合或 FGFR 基因改变的 CCA 患者中取得了良好的效果[138]。其他多个靶向 FGFR 的小分子 TKI 是早期试验的目标。

2．IDH1/2 抑制剂

与其他 CCA 相比，IDH1/2 突变在肝内 CCA 中很常见（约 25% 比 5%）[137]。在一项 I 期研究后，AG-120（口服 IDH1 小分子抑制剂）正在进行一项 III 期研究（NCT02989857），用于治疗具有 IDH-1 突变的既往治疗的晚期 CCA。AG-221 是一种口服的 IDH-2 抑制剂，目前也正在对包括肝内 CCA 在内的含有 IDH-2 突变的晚期实体瘤进行早期 I / II 期研究（NCT02273739）。

3．免疫检查点抑制剂

作为 KEYNOTE-028 I 期研究的一部分，评估了帕博利珠单抗在可检测 PD-L1 表达的晚期胆道癌患者中的作用。近 1/3 的患者实现了疾病控制（部分缓解或病程稳定）。

4．其他靶向治疗

靶向 PRKACA 和 PRKACB 融合、EGFR/HER2（ERBB2）/ERBB3、PI3K-AKT-mTOR、RAF/MEK/ERK 和 Hedgehog 信号通路的药物也在不同阶段的临床试验中进行积极探索[137]。

总的来说，胆道恶性肿瘤具有丰富的潜在可靶向性分子病变。鉴于化疗方案有限，强烈建议考虑使用二代测序进行早期分子检测。

七、胃肠胰腺神经内分泌肿瘤（GEP-NET）

（一）分子分类

胃肠道神经内分泌肿瘤（NET）是起源于肠嗜铬细胞的一组异质性肿瘤。胰腺神经内分泌肿瘤（PanNET）通常起源于朗格汉斯岛。NET 可根据激素分泌分为功能性和非功能性，解剖学上可分为前肠、中肠和后肠肿瘤。但更重要的是，根据分化程度和组织学等级，这些肿瘤被分为高分化（低级和中级别）和低分化（高级别）。后一种分类具有预后和治疗价值[139]。然而，基于分级的临床实用性一直是个挑战。尽管病理上相似，但每一类肿瘤都有不同的预后和生物学行为。对这些肿瘤的扩展分子分析可能会改善预后分类和指导治疗干预。

小肠神经内分泌肿瘤（SI-NET）是最常见的 NET。在两项单独的研究中对 SI-NET 的基因组景观进行了评估。Banck 等人的研究表明，SI-NET 总体上具有较低的体细胞突变负荷[140]。观察到的体细胞基因突变多为非复发性。然而，这些突变有聚集成不同分子通路的趋势。在约 46% 的研究中，SI-NET 的 SMAD 基因发生突变或缺失，23% 研究中 SRC 基因发生扩增，29% 的研究中 PI3K/AKT/mTOR 通路有基因改变。AURKA 扩增（19%）和 PDFGR 的改变（20%）也很常见。总的来说，该研究中 72% 的患者有潜在的可能起作用的基因改变[140]。Francis 等证实 SI-NET 中缺少反复出现的体细胞基因改变。CDKN1B 是该研究中发现的最常见的体细胞复发性基因改变（10%）。在这些肿瘤中经常发现染色体臂水平的拷贝数增加或丢失[141]。

PanNET 是仅次于 SI-NET 的第二大最常见的 NET。Scaroa 等研究表明，17% 的临床散发性胰腺 NET 中存在 MUTYH、CHEK2、BRCA2、MEN1 和 VHL 的种系突变。体细胞基因突变和缺失主要集中在 4 种通路：染色质重塑、mTOR 信号通路、DNA 损伤修复和端粒酶维持[142]。MEN1（35%）、激活的 mTOR 信号通路（14%）、DAXX（凋亡调节子）或 ARTX（染色质修饰）（40%）的体细胞突变是 PanNET 中最常见的体细胞突变[143-145]。不到 10% 的 PanNET 是家族性癌症综合征的一部分。VHL、MEN1、TSC1、TSC2 和神经纤维瘤病 1 型（NF1）基因突变占这些病例的大多数[146-148]。值得注意的是，低分化的 PanNET 是一种独特的 PanNET 类别，其生物学和基因表达完全不同，并非上述研究的重点。低分化的神经内分泌肿瘤具有较高的突变负荷。该组最常见的突变包括 TP53（53%）、KRAS（30%）、PI3K/PTEN（22%）和 BRAF（13%）突变[149]。

如上所述，SI-NET 中复发性体细胞基因突变是罕见的。MEN1、DAXX 和 ARTX 是 PanNET 中最常见的 3 个突变基因，在染色质重塑和表观遗传调控方面具有重要作用。因此，失调的表观遗传机制对胃肠胰腺 NET（GEP-NET）的潜在调控作用一直是研究的焦点。DNA 甲基化、组蛋白修饰和非编码 RNA 转录后修饰是表观遗传调节机制中的 3 种。How Kit 等用 DNA 甲基化谱作为区分 GEP-NET 不同亚型的工具[150]。他们发现每种 PanNET 都有不同的甲基化谱，并为 SI-NET 提出了 2 种不同的甲基化谱。DNA 甲基化模式和组蛋白修饰，以及非编码 RNA 的表达模式作为预后因素或转移病灶预测因子的作用已有研究，但尚未获得有意义的临床应用[151-153]。

（二）分子分析在 GEP-NET 中的临床实用性

mTOR 通路是细胞增殖、凋亡、血管生成和代谢的重要调节因子[154]。如前所述，mTOR 通路基因的活化突变是 PanNET（14%）和 SI-NET（29%）中的常见发现。PanNET 的表达谱显示，在 2/3 的研究肿瘤中，结节性硬化症-2（TSC-2）、磷酸酶和张力蛋白同源物（PTEN），这 2 个 mTOR 通路的抑制性调节因子被下调[145]。MEN1 的失活突变经常在遗传性和非遗传性的 PanNET 中观察到。这些突变导致 mTOR 通路的关键抑制剂被移除，因此组成性激活了该通路[155]。因此，抑制 mTOR 通路一直是 NET 中值得关注的治疗方法。基于一项 III 期研究（RADIANT-4），依维莫司（一种 mTOR 抑制剂）已获得 FDA 批准用于治疗胰腺和肺的进行性高分化非功能性 NET[156]。依维莫司对 III 级肿瘤的作用的研究正在进行中（NCT02113800、NCT02687958、NCT02695459、NCT02248012）。Sapanisertib 是一种小分子 mTOR 抑制剂，是难治性 G1-2 PanNET 的 II 期研究对象。

如前所述，表观遗传机制失调，是 NET 的一个活跃的研究领域。组蛋白去乙酰化酶（HDAC）是一种对染色体重塑至关重要的调节酶。临床前研究表明，HDAC 抑制剂在抑制 NET 细胞生长方面有一定作用。HDAC 抑制剂帕比司他的用于控制转移性低级别 NET 的 II 期临床试验研究的结果显示缓解率低，但疾病稳定率高[157]。贝利司他（另一种 HDAC 抑制剂）与顺铂和依托泊苷联合治疗 III 级 NET 的 I 期试验（NCT00926640）正在研究中，结果尚未公布。靶向 DNA 甲基化在 NET 中的治疗作用尚未建立。

第四节　挑战和未来展望

一、基因组的复杂性、优先次序和共存突变

对癌症基因组的综合分析发现，即使在单一类型的癌症中，也存在着不同的基因异常。单个肿瘤经常携带多个突变，并不是所有的突变都在推动癌症的发展方面发挥相同的作用。在具有相同癌症类型的个体中，某些驱动癌症进展的突变可能是可靶向治疗的，但发生频率很低。因此，通过常规试验建立这种突变在特定肿瘤类型中的作用是具有挑战性的。新颖的临床试验方法（如篮式试验和伞式试验）以及分子谱分析实验室和临床试验机构之间的系统性联系，将是克服这一局限性的关键。已经明确，共存的突变可能调节对靶向治疗的敏感性[158]。

现在普遍的做法是获得胃肠道癌症的 NGS 结果，经常会发现不止一个的可靶向突变。假设所有可能有作用突变的靶向治疗是可用的，选择治疗的优先次序是一个挑战。虽然机构的分子肿瘤委员会可能会在这种情况下有所帮助，但使用临床前动物模型和（或）计算平台可能会有越来越多的相关帮助[159, 160]。

二、动态变化

尽管在药物研发过程中，分子通路大多被认为是线性的，但真实生活中存在的是复杂的通路网络。因此，对单一通路的阻断会导致转换到其他通路或被任意通路绕开，从而导致该类药物缺乏疗效或产生耐药性[161]。随着高通量二代测序的进步，现在可以同时评估多个"组学"。然而，我们对如何解读所有可用信息的知识仍然有限。因此，需要对系统生物学进行研究以理解复杂的生物系统[162, 163]。

三、未来展望：利用循环肿瘤 DNA（ctDNA）进行治疗监测

肿瘤组织活检仍然是诊断和评估肿瘤特征（包括肿瘤基因组改变）的金标准。"液体活检"作为一种可能取代传统肿瘤活检的替代方法 / 辅助方法，正在被越来越多地研究。液体活检包括研究循环肿瘤细胞（CTC）、循环肿瘤 DNA（ctDNA）、循环外显子组、miRNAs、mRNA 等。由于无创、廉价、易操作，这种活检模式理论上是长期监测肿瘤特征的理想选择。最近的一项研究确立了 NGS 大规模 ctDNA 谱分析在建立结直肠癌基因组景观中的价值。在这项研究中，比较了 ctDNA 谱和直接组织样本谱，发现基因组改变的频率相当。此外，该研究还发现了 EGFR 细胞外结构域的新突变，它预测了对 EGFR 抗体治疗的耐药性[164]。既往的研究表明，ctDNA 谱通过监测 KRAS、NRAS 和 BRAF 基因，在评价 / 预测 EGFR 抑制的耐药性出现方面具有价值[165, 166]。需要进一步的前瞻性试验来确定液体活检在结直肠癌治疗监测中的临床实用性。

四、肿瘤的异质性

肿瘤细胞空间和时间异质性的概念早已为人所知[167,168]。临床相关的问题仍然存在：

* 在分子水平上，肿瘤的活检切片在多大程度上代表了整个肿瘤[169,170]？
* 原发肿瘤和转移瘤的分子特征是否相同？
* 肿瘤的分子特征如何随时间变化？
* 肿瘤的异质性如何影响克隆进化和抗药性的获得？

这些概念都无法通过传统的手术/穿刺活检解决。ctDNA 的分析可能有助于解决这些问题，因为血液中的肿瘤 DNA 可能代表了与临床相关的克隆[171,172]。

五、组织的获取

为了进行实体瘤的体细胞突变分析，需要足够的高质量样本。通常，这些都是在术中或通过影像引导下的细针活检获得的。后者经常只提供少量细胞，特别是在胰腺癌中。此外，随着基因组学研究在监测肿瘤随时间发生的克隆变化方面的潜在作用不断扩大，使得连续侵入性活检的实用性受到限制。评估循环肿瘤细胞（CTC）和无细胞肿瘤 DNA（ctDNA）可以提供有意义的见解[164,173,174]。然而，ctDNA 和基于组织的二代测序 DNA 分析结果之间存在差异[175]。此外，由克隆性血细胞发生而非癌细胞引起的突变经常被 ctDNA 分析检测到，可能导致假阳性结果[176]。因此，ctDNA 在胃肠道癌症治疗管理中的确切作用仍有待确定。

六、临床实用性的挑战

NGS 可以检测到癌细胞中潜在的可能起作用的突变。靶向治疗的临床实用性仍然是一个实际的临床挑战，因为经常建议将药品用于其批准的适应证之外的情况。在这种情况下，药物仅限于临床试验或靶向治疗的超说明书用药。然而，驱动/可能起作用突变的罕见性阻止了临床试验中对多种突变/药物配对进行测试。最近 FDA 提出的以不断生成证据的方式批准 NGS 检测的方法，可能会加速这一研究进程[177]。

第五节　总　结

癌症基因组学的进展使我们对癌症生物学的认识迅速地加快加深，并为开发出越来越有效的胃肠道癌症个体化的治疗方法带来了希望。高通量技术、组织获取和系统生物学的进一步发展将为改善癌症诊断和治疗奠定基础。基于生物标志物的篮式试验，如 FOCUS、TAPUR 和 NCI-MATCH 的结果将为未来的胃肠道恶性肿瘤及其他疾病的精准肿瘤学提供信息。

第三十五章　保留胃肠道肿瘤患者的生育能力

Didem Tunalı, Sule Yildiz Oǧuz, Ugur Selek, Emre Balik, Senol Tonyali,

Sertac Yazici 和 Özgür Öktem

第一节　前　言

每年有数百万的年轻女性被诊断为癌症，并暴露在细胞毒性化疗方案和放射治疗中[1]。不幸的是，现代化疗和放疗的联合疗法对女性和男性的生殖功能和生活质量都会产生负面的影响。

性腺早衰、不孕不育和后续癌症治疗的其他不良生殖结果被认为是癌症治疗的长期后果。因此，保留性腺功能和生育能力已成为关系到育龄期癌症幸存者生活质量的主要问题之一。此外，括约肌功能障碍和其他与永久性结肠造口术相关的问题也是严重影响结直肠癌存活患者日常生活和性生活的因素。在本章中，我们将回顾治疗方式对男性和女性胃肠道癌症患者生殖功能的影响，并对已经公认的或者还处于实验阶段的保留生育能力和生殖功能的策略进行总结。

第二节　胃肠道癌症的发病率和现状

表 35.1[2] 显示了美国 2017 年预期新发胃肠道系统侵袭性癌症（GIS）按性别分列的病例数以及估计的新发诊断数和估计的死亡病例数。

表 35.1　2017 年的癌症统计数据

	估计新发例数			估计死亡例数		
	合计	男性	女性	合计	男性	女性
消化系统	310440	175650	134790	157700	92350	65350
食管	16940	13360	3580	15690	12720	2970
胃	28000	17750	10250	10960	6720	4240
小肠	10190	5380	4810	1390	770	620
结肠	95520	47700	47820	50260	27150	23110
直肠	39910	23720	16190			
肛门、肛管、肛肠	8200	2950	5250	1100	450	650
肝和肝内胆管	40710	29200	11510	28920	19610	9310

续表

	估计新发例数			估计死亡例数		
	合计	男性	女性	合计	男性	女性
胆囊和其他胆道疾病	11740	5320	6420	3830	1630	2200
胰腺	53670	27970	25700	43090	22300	20790
其他消化器官	5560	2300	3260	2460	1000	1460

根据美国 2017 年的癌症统计数据，新诊断的胃肠道癌症人数估计为 310440 人，胃肠道癌症死亡人数估计为 157700 人[2]。在男女两性中，结直肠癌是最常见的胃肠道癌症，其次是胰腺癌和肝胆道癌。男性和女性的估计死亡率相当。因此，将更加注重结直肠癌的治疗。

新诊断的癌症患者认为保留生育能力是一个关键问题[3, 4]。一项在男性中进行的试验表明，尽管精子样本从未用于部分患者，但精子库对与癌症作斗争是一个积极的情感因素[4]。美国的总统癌症小组建议，所有处于生育期的癌症患者都应该被告知与治疗相关的不孕不育风险。

在一项针对 20~40 岁被确诊为结直肠癌的患者的试验中，仅有 34% 的患者被告知了治疗带来的生育风险以及保留生育能力的方案[5]。由于众所周知的放射治疗对生殖器官的风险，保留生育的措施会更多地给予接受放射治疗的患者。年龄是本次讨论的一个重要因素，在男性中具有统计学意义；但虽然在女性中没有得出统计学意义，年龄依然也很重要[5]。

因此，应与患者讨论保留生育能力的方案，并根据需要转诊给生育专家。

第三节　胃肠道肿瘤的治疗方式对生殖器官的影响

一、女性

化疗引起的卵巢损伤的临床表现取决于卵巢卵泡池的损伤程度，可能是暂时性的月经不调，也可能是闭经、不孕或卵巢功能早衰。占卵泡池（卵巢储备）的 90% 的是静止期原始卵泡，这也是卵泡的最早形态，其余 10% 是属于初级阶段及以后的生长卵泡[6]。出现这种不良生殖结果的概率取决于多种因素，如患者的年龄和卵巢储备，以及化疗方案的类型、剂量和持续时间。年轻患者（小于 40 岁）的卵巢储备量较大（卵巢中原始卵泡数量较多），因此在接触化疗药物后比 40 岁以上的患者更容易保留或恢复月经功能（22%~56% vs. 11%）[7]。优先靶向原始卵泡的化疗药物，根据其毒性、剂量和治疗持续时间不同，可能导致卵巢储备减少或完全衰竭。如果卵巢功能的丧失在癌症治疗期间或结束后不久出现，则称为急性卵巢功能衰竭（AOF）。AOF 一般反映了生长中的卵泡部分的破坏，尤其是次级卵泡和排卵前卵泡，它们是性激素分泌的主要来源。AOF 可能是可逆的，取决于卵泡储备的损害程度。

但是应该记住，由于原始卵泡的丧失可能在没有任何预警信号或月经异常的情况下隐匿地发生，月经的恢复并不能保证正常的生育期。这也解释了为什么卵巢储备严重减少的女性可能会继续定期来月经。对于在癌症治疗结束后保留或恢复卵巢功能的幸存者，有一部分人将在 40 岁之前经历更年期，并被归类为更年期提前。

二、男性

化疗、手术和放射治疗通过各种机制对睾丸功能产生不利影响，如对生殖细胞的直接细胞毒性作用，对睾丸及其血管结构和神经支配的创伤性损伤[8]。有研究表明，在癌症诊断时，有 40%~63% 男性的精子质量受损（如数量少、运动能力差或形态异常）[9]。在男性一生的所有阶段，睾丸都极易受到化疗和放射线的毒性作用。睾丸功能障碍或衰竭的风险取决于化疗药物的类型和剂量以及照射时间，其表现取决于损害程度，从暂时性少精子症到永久性无精子症不等。

男性青春期后性腺毒素治疗的细胞毒性作用是一个被广泛研究的问题。然而，关于这些治疗方式对未成熟睾丸的影响的资料很少。增殖最活跃的细胞更容易受到性腺毒素治疗的细胞毒性作用，因此分化的精原细胞最容易受到这些治疗的影响。也有报道称，活跃度较低的干细胞也可能会被消耗。癌症治疗后精子生成的恢复与精原干细胞群体及其分化能力有关。如果治疗没有杀死精原干细胞，通常在癌症治疗后 3 个月内就能达到正常的精子生成。

癌症（淋巴瘤、睾丸癌、结直肠癌等）的长期存活者会受到化疗的长期影响。

化疗对精子发生的影响比对睾酮的产生更大，因为睾丸的生殖上皮比睾丸间质细胞更容易被化疗破坏。睾丸生殖上皮的损伤程度受睾丸性成熟阶段的影响。与青春期前的睾丸相比，青春期后的睾丸对化疗的恶化更为敏感[10]。化疗对精子生成的影响取决于药物种类和药物剂量[11-16]。

生殖上皮的生精小管细胞的有丝分裂指数和减数分裂指数最高，因此它们是受化疗毒性作用影响最大的细胞[12, 17]。由于精子发生的动力学，在化疗后几周内精子数量开始减少，2~3 个月内发生无精症[18, 19]。因为化疗药物在细胞分裂过程中作用于精子细胞，化疗对快速增殖的 B 型精原细胞毒性最大。B 型精原细胞可以从生发干细胞层繁殖出来。

但性腺损伤的严重程度和持续时间与受损干细胞（又称 A 型精原细胞）的数量最为相关[20]。破坏干细胞的药物会导致永久性不育。当小管内的干细胞保持完整时，精子发生可能在化疗后约 12 周恢复。

睾丸间质细胞是产生睾酮的细胞，它们受化疗的影响较小[11, 21, 22]。当睾丸间质细胞异常时，我们观察到睾酮水平低，黄体生成素（LH）水平高[22]。在一项对 35 例化疗后患有轻度睾丸间质细胞损伤的男性患者进行的临床试验中，补充睾酮 12 个月对生活质量、血脂或骨矿物质密度（BMD）均无有益影响[23]。然而，对于性腺功能减退患者，睾酮替代是一个合理的选择。

第四节　化疗和其他系统性治疗

一、女性

化疗药物因其类别和作用方式不同，具有不同的性腺毒性潜能。环磷酰胺等烷化剂毒性最大，紧随其后按照细胞毒性从高到低依次为铂类药物、拓扑异构酶抑制剂、紫杉烷类、蒽环类和抗代谢药物（表35.2）[24-27]。这些药物中有些是细胞周期特异性的，有些则不是。在前一类药物中，甲氨蝶呤和5-氟尿嘧啶（5-FU）在DNA复制过程中的S期发挥细胞毒作用，而长春瑞滨和紫杉烷类（又称有丝分裂抑制剂）分别通过破坏有丝分裂纺锤体的聚合和解聚而损害有丝分裂细胞的分裂。相反，细胞周期非特异性药物如环磷酰胺、拓扑异构酶抑制剂、抗肿瘤抗生素（蒽环类）等在细胞周期的每个阶段都会损伤细胞，造成更广泛的卵巢损伤。静止期原始卵泡对环磷酰胺诱导的性腺毒性似乎比初生期及以后的生长卵泡更敏感[28]。以细胞周期特异性方式作用的化疗药物，如5-FU和甲氨蝶呤，对原始卵泡的伤害较小，更容易损伤卵巢内代谢需求较高的生长卵泡的部分，如卵巢的窦前卵泡和次级卵泡。遗憾的是，文献中评估用于治疗GIS肿瘤的化疗方案的性腺毒性潜力的数据很少。

奥沙利铂、5-FU、卡培他滨、伊立替康、西妥昔单抗、贝伐单抗、帕尼单抗或阿柏西普等用于结直肠癌的术前或术后治疗[29-32]。

表 35.2　化疗药物对卵巢功能的影响（按作用机制分类）[24-27]

类别	组别	性腺毒性
抗代谢药物	叶酸拮抗剂（氨基蝶呤、甲氨蝶呤、培美曲塞、雷替曲塞） 嘌呤类似物（克拉屈滨、氯法拉滨、氟达拉滨、巯嘌呤、喷司他丁、硫鸟嘌呤） 嘧啶类似物（阿糖胞苷、地西他滨、氟尿嘧啶/卡培他滨、氟尿苷、吉西他滨、依诺他滨、沙帕他滨）	轻度毒性 阻断DNA合成 细胞周期特异性（S期，DNA合成） 由于窦前期卵泡的有丝分裂率和代谢需求较高，可能对卵泡池中生长中的部分有更强的毒性
烷化剂	氮芥类药物（苯丁酸氮芥、氮芥类药物、环磷酰胺、异环磷酰胺、美法仑、苯达莫司汀、曲磷胺、乌拉莫司汀） 亚硝基脲类药物（卡莫司汀、福莫司汀、洛莫司汀、尼莫司汀、泼尼莫司汀、雷莫司汀、司莫司汀、链脲霉素） 铂类药物（烷基化类）（卡铂、顺铂、奈达铂、奥沙利铂、四硝酸三铂、沙铂） 烷基磺酸盐（白消安、甘露舒凡、曲奥舒凡） 肼类（丙卡巴肼） 三氮烯类药物（达卡巴嗪、替莫唑胺） 氮丙啶类药物（卡波醌、噻替哌、三亚胺醌、曲他胺）	烷基化化疗是最具有性腺毒性的药物 以处于细胞周期不同阶段的细胞作为靶细胞（不是细胞周期特异性的） 它们选择性地对静止的原始卵泡产生更大的毒性（环磷酰胺） 大剂量环磷酰胺（200 mg/kg）常用于骨髓移植（BMT）前的调理治疗 用于白血病、淋巴瘤和其他小儿肿瘤的一线治疗
纺锤体毒素 有丝分裂抑制剂	紫杉烷类药物（多西他赛、larotaxel、ortataxel、紫杉醇、替塞他赛） 长春花类药物（长春碱、长春新碱、长春氟宁、长春地辛、长春瑞滨、伊沙匹隆）	与烷化剂和铂类药物相比，其细胞毒性较小 紫杉烷类药物通过稳定微管，从而干扰细胞分裂过程中微管的正常分解，起到抑制有丝分裂的作用 长春花生物碱能抑制微管结构的组装。微管的破坏使有丝分裂在中期停止 因此，长春花生物碱影响所有快速分裂的细胞类型，包括癌细胞，但也影响肠上皮和骨髓细胞 少数接受长春新碱的女性未发现卵巢毒性[24]

续表

类别	组别	性腺毒性
细胞毒性抗肿瘤抗生素	蒽环类家族药物（阿柔比星、柔红霉素、多柔比星、表柔比星、伊达比星、氨柔比星、吡柔比星、米托蒽醌、匹克蒽醌、戊柔比星、佐柔比星） 链霉菌类药物（放线菌素、博来霉素、丝裂霉素、光神霉素）——羟基脲	蒽环类药物通过嵌入 DNA/RNA 链的碱基对之间来抑制 DNA 和 RNA 的合成，从而阻止快速生长的癌细胞的复制 它们还会产生铁介导的游离氧自由基，破坏 DNA 和细胞膜 它们在卵巢毒性方面与烷基化和铂类药物一致 它们通过在转录起始复合物上结合 DNA 并阻止 RNA 聚合酶的伸长来抑制转录 它们的性腺毒性特征与蒽环类药物相似
拓扑异构酶抑制剂	喜树类药物（喜树碱、托泊替康、伊立替康、卢比替康、贝洛替康） 鬼臼类药物（依托泊苷、替尼泊苷）	它们与 DNA 和拓扑异构酶 I 酶形成三元复合物，防止 DNA 链的重新连接 这会导致 DNA 合成错误，促进癌细胞的凋亡 有限的数据表明有中度的卵巢毒性[25-27]
单克隆抗体	受体酪氨酸激酶抑制剂（西妥昔单抗、帕尼单抗、曲妥珠单抗）—— CD20（利妥昔单抗） 其他（阿仑单抗、贝伐单抗、依决洛单抗、吉姆单抗）	无卵巢毒性数据
酪氨酸激酶抑制剂	阿西替尼、博舒替尼、西地尼布、达沙替尼、厄洛替尼、吉非替尼、伊马替尼、拉帕替尼、来他替尼、尼洛替尼、司马沙尼、索拉非尼、舒尼替尼、凡德他尼	无卵巢毒性数据
细胞周期蛋白依赖性激酶抑制剂	alvocidib、seliciclib	无卵巢毒性数据
其他	融合蛋白（阿柏西普）、地尼白介素	无卵巢毒性数据
光增敏药	氨基乙酰丙酸、乙丙昔罗、氨基乙酰丙酸甲酯、卟吩姆钠、他拉泊芬、替莫泊芬、维替泊芬	无卵巢毒性数据
未分组	类视黄醇类物质（阿利维 A 酸、维 A 酸）、阿那格雷、三氧化二砷、天冬酰胺酶（培门冬酶）、阿曲生坦、硼替佐米、卡莫氟、塞来昔布、地美可辛、伊利司莫、依沙芦星、依托格鲁、氯尼达明、甲硫蒽酮、马索罗酚、二溴甘露醇、米托胍腙、米托坦、oblimersen、高三尖杉酯碱、塞西马集、替加氟、睾内酯、噻唑呋林、替比法尼、伏立诺他	无卵巢毒性数据

（一）细胞毒性药物

在上述药物中，奥沙利铂比其他药物对卵巢的伤害更大。奥沙利铂和其他含铂类抗癌药物如顺铂（顺铂广泛用于胃癌治疗）会使 DNA 链发生交联，从而损害 DNA 复制和有丝分裂，最终诱导细胞凋亡。

5-FU 及其口服前药卡培他滨的卵巢毒性极小或完全没有[1]。奥沙利铂在 FOLFOX 方案中与 5-FU 和亚叶酸联合使用。在一项对 73 名 50 岁以下接受该方案治疗的女性进行的研究中，41%（$n = 20$）的女性在化疗期间出现闭经，16% 的女性在化疗结束 1 年后出现持续闭经[33]。与 40 岁及以下的患者相比，40 岁以上的患者在化疗期间闭经的发生率呈上升趋势（59% vs. 31%，$P = 0.075$）。2 个年龄组之间的持续性闭经的发生率无统计学差异（24% vs. 13%，$P = 0.42$）[33]。一项类似的研究比较了 95 名结肠癌绝经前妇女和 67 名 40 岁以下直肠癌绝经前妇女的闭经发生率[34]。

FOLFOX（5-氟尿嘧啶、亚叶酸钙、奥沙利铂）、XELOX（卡培他滨、奥沙利铂）或单用卡培他滨被用于结直肠癌患者手术后的辅助治疗。Ⅱ期或Ⅲ期直肠癌患者接受应用 5-FU 或卡培他滨的新辅助或辅助放化疗。接受 FOLFOX 和 XELOX 辅助化疗的妇女之间闭经的发生率没有区别（4.9% vs. 5.6%，$P = 0.913$）。在 51 例直肠癌患者中，48 例（94.1%）患者在放化疗期间出现了停经现象，没有患者在放化疗结束后恢复月经。只有 3 名（5.9%）患者在治疗结束后维持月经。因此，与直肠癌患者（94.1%，51 例中的 48 例）相比，结肠癌患者闭经的发生率明显更低（4.2%，72 例中的 3 例）（$P < 0.01$）[34]。

关于伊立替康和其他拓扑异构酶的性腺毒性的有限数据表明，它们对卵巢的毒性比抗代谢药物更大。伊立替康通过上调 FasL 的表达，诱导卵巢卵泡颗粒细胞的凋亡[35, 36]。

多西他赛、顺铂、奥沙利铂、5-FU、卡培他滨、表柔比星、伊立替康等常用于胃癌的术前或术后治疗[37]。与其他药物相比，顺铂和奥沙利铂对卵巢造成更大风险。多西他赛的卵巢毒性数据主要来自接受紫杉烷类为基础的化疗方案的乳腺癌患者。例如，PACS01 试验比较 6 个周期的氟尿嘧啶、表柔比星和环磷酰胺（6FEC）与 3 个周期的 FEC 和 3 个周期的多西他赛（3FEC/3D），结果显示，接受 6FEC 与 3FEC/3D 的患者在化疗结束时闭经率相似（93% vs. 92.8%）[38]。然而，1 年后，3FEC/3D 组比 6FEC 组有更多的患者恢复了月经（35.5% vs. 23.7%，$P < 0.05$），并且恢复绝经前激素水平（43% vs. 29%）。年龄超过 40 岁的患者，含紫杉烷类药物组可逆性闭经（即恢复月经或恢复绝经前激素值）的发生率增加（20.5% vs. 10.5%，$P = 0.025$），而 40 岁以下的患者则没有差异，这说明在 FEC 方案中加入多西他赛可能会增加对老年患者的性腺毒性。乳腺癌国际研究组（BCIRG）01 试验显示，与氟尿嘧啶、多柔比星和环磷酰胺（FAC）组相比，多西他赛、多柔比星和环磷酰胺（TAC）组的闭经发生率更高（51.4% vs. 32.8%）[39]。根据这些数据，可以得出结论，多西他赛具有中等程度的性腺毒性。

与其他蒽环类药物类似，表柔比星也是通过插入 DNA 链起作用。嵌入会导致复合物形成，抑制 DNA 和 RNA 的合成。它还会引发拓扑异构酶Ⅱ切割 DNA，从而导致细胞死亡。与细胞膜和血浆蛋白的结合可能参与该化合物的细胞毒性作用。表柔比星还会产生自由基，造成细胞和 DNA 损伤[1]。蒽环类药物的毒性远低于烷化剂和铂类药物。据报道，接受蒽环类药物治疗乳腺癌的绝经前患者中有 80% 发生闭经。30 岁以下的患者无一例出现月经异常，而 40~49 岁的患者中 96% 出现闭经。大多数 40 岁以上的妇女闭经是永久性的，但 50% 的 40 岁以下患者的闭经是可逆的[40]。

（二）单克隆抗体

单克隆抗体用于胃肠道癌症的转移期。西妥昔单抗和帕尼单抗是抑制表皮生长因子受体（EGFR）的单克隆抗体。贝伐单抗和阿柏西普是血管内皮生长因子（VEGF）通路的抑制剂。2011 年，因为药物的开发公司进行的一项前瞻性研究显示它具有卵巢毒性，美国食品与药物监督管理局（FDA）给贝伐单抗增加了一个警告标签。在该研究中，179 名绝经前妇女随机接受有或无贝伐单抗的化疗；与对照组（2%）相比，贝伐单抗组的卵巢功能衰竭发生率更高（34%）。在停用贝伐单抗和化疗后，这些贝伐单抗治疗的患者中有 22%（7/32）出现了卵巢功能的恢复[41]。

（三）受体酪氨酸激酶抑制剂

甲磺酸伊马替尼是一种靶向 BCR-ABL 和 c-kit 的小分子酪氨酸激酶抑制剂（TKI），用于治疗胃肠道间质瘤（GIST）。有一些病例报告显示该药对人卵巢有性腺毒性作用[42, 43]。但两项动物研究评估了该药对顺铂诱导的卵巢毒性的保护作用，得出了相互矛盾的结果[44, 45]。最近一项利用人卵巢组织样本和卵泡颗粒细胞的体外研究表明，伊马替尼对人卵巢有性腺毒性作用，对顺铂诱导的卵泡死亡没有任何保护作用[46]。需要精心设计的临床研究以测试其性腺毒性作用。

二、男性

对男性生育危害最大的化疗药物是烷化剂（环磷酰胺、苯丁酸氮芥、顺铂和白消安）。在这些药物中，顺铂是我们最常用于胃肠道癌症的药物，尤其是在胃癌、胰腺癌和胆道癌中。奥沙利铂广泛用于结直肠癌、胃癌、胰腺癌和胆管癌的治疗方案。这些药物在累计剂量范围内具有永久不孕的风险[11, 17, 21, 47, 48]。使用烷化剂导致的不育症与剂量和年龄有关。下面我们将对每种药物进行讨论。

对于许多病例来说，无精子症或精子减少症在化疗后是暂时性的，精子的生成在治疗后数月至 4 年内会恢复。化疗后精子数量确实会降低，而且化疗后精子的 DNA 可能会受损。尽管尚不清楚确切的修复时间，但这种损伤可在治疗后 2 年得到修复。所以一般会建议男性在治疗后等 2 年再做父亲。

在青春期前的男性中，一些化疗药物会损害生育能力；幸运的是，在许多情况下，无精子症并不是永久性的，经过一段时间后，精子发生会恢复[20, 49]。但关于化疗对精子发生影响的数据大多来自包括成年患者的研究[50, 51]。

（一）细胞毒性药物

对男性不育风险最高的化疗药物有放线菌素 D、白消安、卡铂、卡莫司汀、苯丁酸氮芥、顺铂、环磷酰胺（Cytoxan®）、阿糖胞苷、异环磷酰胺、洛莫司汀、美法仑、氮芥（二氯甲基二乙胺）和丙卡巴肼（表 35.3）[52]。较高剂量的这些药物可能会导致永久性不育，联合用药方案可能会导致生育能力进一步恶化。男性在腹部或盆腔进行化疗和放疗的综合治疗时，发生永久性不育的风险更高。

表 35.3　导致男性不育风险最高的化疗药物

化疗（产生效果的剂量）	已知对精子数量的影响
苯丁酸氮芥（1.4 g/m²）	长期或永久性无精子症
环磷酰胺（19 g/m²）	
丙卡巴肼（4 g/m²）	
美法仑（140 mg/m²）	
顺铂（500 mg/m²）	
BCNU（1 g/m²）	如果在青春期前用药治疗，则成年后发生无精子症
CCNU（500 mg/m²）	

续表

化疗（产生效果的剂量）	已知对精子数量的影响
白消安（600 mg/m²） 异环磷酰胺（42 g/m²） BCNU（300 mg/m²） 氮芥 放线菌素 D	可能发生无精子症，并且这些药物往往与其他高度绝育剂一起使用，增加了它们的效果
多柔比星（770 mg/m²） 噻替哌（400 mg/m²） 阿糖胞苷（1 g/m²） 长春碱（50 g/m²） 长春新碱（8 g/m²）	单独使用时，只引起精子数量的暂时减少。与上述药物合用，可能增加发生无精子症的概率
安吖啶 博来霉素 达卡巴嗪 柔红霉素 表柔比星 依托泊苷 氟达拉滨 氟尿嘧啶 6- 巯嘌呤 甲氨蝶呤 米托蒽醌 硫鸟嘌呤	在常规治疗方案中使用时，只引起精子数量的暂时减少。与上述药物合用，可能增加发生无精子症的概率

注：改编自 [52]

有些药物在中低剂量时，导致男性不育的风险较低，比如 5-氟尿嘧啶（5-FU）、6- 巯嘌呤（6-MP）、博来霉素、阿糖胞苷（Cytosar®）、达卡巴嗪、柔红霉素（Daunomycin®）、多柔比星（Adriamycin®）、表柔比星、依托泊苷（VP-16）、氟达拉滨、甲氨蝶呤、米托蒽醌、硫鸟嘌呤（6-TG）、噻替哌、长春碱（Velban®）和长春新碱（Oncovin®）。

顺铂、奥沙利铂、5-FU、卡培他滨、伊立替康是我们治疗胃肠道癌症的药物。方案为 FOLFOX、XELOX、FOLFIRI（亚叶酸、5-FU、伊立替康）、FOLFIRINOX（亚叶酸、5-FU、伊立替康、奥沙利铂）、DCF（多西他赛、顺铂、5-FU）是比较常用于胃肠道癌症的联合治疗方案。

奥沙利铂和顺铂一样是一种周期非特异性的烷基化类铂类药物。在一项试验中，8 名男性患者接受了含有奥沙利铂的 XELOX 或 FOLFOX 方案化疗（2 名为转移性患者且还接受贝伐单抗治疗）。其中位年龄为 38 岁（33~41 岁）。治疗后男性患者卵泡刺激素（FSH）升高，抑制素 B 减少，这意味着精子发生受到影响。然而，他们的睾酮水平短暂升高，性激素结合球蛋白（SHBG）水平没有改变，说明其睾丸间质细胞是有功能的 [53]。

5-FU 是一种细胞周期特异性（S 期、DNA 合成）药物，与其他药物联合使用，广泛用于几乎所有的胃肠道癌症治疗方案。对大鼠的试验表明，5-FU 以时间和剂量依赖的方式减少精子数量。5-FU 通过抑制细胞繁殖和干扰精子分化过程，减少精子数量 [54]。精子数量与 5-FU 暴露之间呈负线性相关。精子数量下降最多的时间是在服用 5-FU 的第 35 d。这说明对 5-FU 最敏感的细胞是属于精原细胞群的细胞，5-FU 的毒性会随着时间的推移而上升 [54]。

伊立替康是 S 期特异性的拓扑异构酶 I 抑制剂，伊立替康通过与拓扑异构酶 I-DNA 复合物结合，阻止 DNA 链的连接，导致双链 DNA 断裂和细胞死亡，从而影响细胞增殖。在体内，伊立替康转化为其活性代谢产物 7-乙基-10-羟喜树碱（SN38），其细胞毒性是伊立替康本身的 1000 倍 [55]。一项小鼠模型试验表明，伊立替康代谢产物 SN38 会对睾丸造成损害，在接触到临床相关浓度的 SN38 后，会对生殖细胞产生显著影响。有意思的是，与此相反，它对卵巢只有轻微的影响，即便是暴露在 50 倍于迄今报道的接受伊立替康化疗患者的 SN38 浓度的条件，对卵巢生殖细胞数量也没有影响 [56]。在该试验中，采用青春期前的小鼠，该模型表明，青春期前女孩卵巢中的生殖细胞可能比青春期前男孩睾丸中的生殖细胞更不容易受到伊立替康的损伤 [56]。

接受包括伊立替康在内的化疗的男性一般都会被警告可能会损害精子的生成 [57]，尽管事实上没有数据显示伊立替康对精子发生有影响。

顺铂是一种周期非特异性烷基化类铂类药物。正如我们前面提到的，烷基化化疗药物是最具有性腺毒性的药物。累积剂量大于 400 mg/m² 的顺铂可导致 50% 的男性永久性不育，但较低剂量可能不会导致长期的生育能力受损 [16]。在一项生殖细胞肿瘤的试验中，一组接受化疗，另一组不接受化疗，结果表明，接受累积顺铂 400 mg/m² 以上的患者组中血清 FSH 和 LH 水平有明显差异。这些患者也是无精子症患者 [18]。然而，有研究发现，包括顺铂总剂量小于 400 mg/m² 的化疗 2 年后，FSH 和 LH 水平无明显差异 [58]。

不幸的是，在接受总剂量超过 600 mg/m² 的顺铂的患者中，50% 以上的患者可能发生永久性无精子症 [59]。很难预测接受顺铂的患者精子发生恢复的时间和剂量依赖性，因为在一项随访 8 年的试验中，部分患者即使接受了 600 mg/m² 以上的顺铂，其精子发生也能恢复 [60]。

现有的吉西他滨对男性生育能力的试验只有动物模型的试验。在其中一项试验中，瑞士白化小鼠曲细精管形态的高度、周长和面积都有所减少，小鼠的睾丸支持细胞数量也有所减少。精子表现为香蕉头，失去了正常的外观。在 2 个月后，这种作用对精子是部分可逆的，对睾丸支持细胞是永久性的。因此，吉西他滨以剂量和时间依赖性的方式对精子发生过程产生不利影响，这种作用是部分可逆的 [61]。

（二）单克隆抗体

贝伐单抗可损害女性的生育能力，但没有研究显示会导致男性生育能力降低。

当加入顺铂后，西妥昔单抗加剧了顺铂对睾丸参数的影响，包括睾丸和附睾的重量、附睾 - 精子总运动数、抗米勒管激素（AMH）浓度、减数分裂和细胞凋亡。事实上，西妥昔单抗对睾丸储备有轻度影响，但当加入顺铂时，它会加剧顺铂引起的睾丸毒性[62]。

（三）放射治疗

即使在很低剂量的照射下，精子发生也极易受到损伤。然而，损害的程度取决于剂量、治疗区域和分割计划。在接受放射 2~3 Gy 后，30 个月内可通过 A 型精原细胞恢复精子发生。当剂量超过 6 Gy 时，可能出现精子发生的永久性损伤和永久性无精子症。

2 个重要的荟萃分析证实了放疗在直肠癌中的效用，其稳健的作用已经得到验证[63, 64]。结直肠癌协作组（CCCG）评估了 22 项试验，包括 8500 例患者，得出的结论是，术前放疗（局部复发率下降 46%）和术后放疗（局部复发率下降 37%）均比单纯手术更有局部控制优势[63]。瑞典卫生保健技术评估委员会报道了他们对包括 25000 例患者的 42 项随机研究、3 项荟萃分析、36 项前瞻性研究和 7 项回顾性研究的分析，认为术前放疗方法比术后放疗能保证更好的局部控制[64]。需要指出的是，术前单模式放疗使总生存率显著提高 10%，而术后放疗方法的效果在没有化疗的情况下不具有统计学差异。

第一项证明单纯术前放疗对于所有患者群体都具有总生存获益的是瑞典的随机研究试验[65]。1168 例临床可切除的直肠癌患者随机分为 2 组，1 组接受 25 Gy（分割为每周 5 Gy）术前放疗并在放疗后 1 周内立即手术，另 1 组单纯手术，结果显示术前放疗具有局部控制和总生存两方面的获益。在全直肠系膜切除术（TME）时代，荷兰的一项试验对同样的方案进行了评估，并指出放疗使得局部失败率显著下降（单纯手术 8.2% vs. 放射治疗 + 手术 2.4%），同时具有更长的生存期随访[66]。瑞典的试验[67-69]将单纯手术与新辅助短程放疗和放疗后立即手术进行比较，发现放疗可减少 52%~65% 的局部复发，并在 13 年的总生存期中带来 8% 的绝对获益[69]。即使在 TME 时代，荷兰 TME 试验[70, 71]和医学研究委员会（MRC）CR07 试验[72]的随机研究显示，术前短程放疗后局部复发相对减少 50%~60%，局部绝对控制获益 5%~6%，但并没有发现放疗带来的总生存获益。

已经证明术前放疗局部复发率和毒性较低，优于术后放疗[73, 74]。术前放疗也存在着不同的方案。北欧建议使用短程疗法，而南欧和美洲则倾向于使用长程疗法。新辅助放疗发展两种作为可切除直肠癌标准治疗的方案：短程 25 Gy（5×5 Gy）单独放疗和长程放化疗（CRT）。

一直以来缺乏对新辅助短程放疗与新辅助放化疗治疗 T3 癌进行比较的随机试验的文献，直到 2 项试验结果对这一问题提出质疑[75-79]：①波兰的一项研究评价了长程放化疗和短程放疗之间保留括约肌手术比例的差异；②澳大利亚的一项研究评价了这些试验组之间局部复发率的差异。这 2 个试验都显示出放化疗组的早期辐射毒性显著增加（3~4 级急性毒性率，在波兰试验中为 18% vs. 3%，在澳大利亚试验中为 28% vs. 1.9%），这些结果增加了短程单独放疗方案的依从性。有趣的是，在波兰试验中，2 个实验组的括约肌保留率相似（短程为 61%，长程为 58%），但短程组的局部复发率更低（短程为 10.6%，长程为 15.6%）。虽然随访时间有限，但实验组之间在生存率、术后并发症、晚期毒性率（严重晚期毒性,在波兰试验中长程和短程分别为 10.1% vs. 7.1%,在澳大利亚试验中长程和短程分别为 7.6% vs. 8.8%)、生活质量、男性和女性的肛门直肠和性功能方面都没有观察到显著差异。

最近的Ⅲ期波兰Ⅱ试验以 cT4 或固定的 cT3 直肠癌为对象,对长程放化疗和短程放化疗进行了比较。术前长程放化疗总剂量为 50.4 Gy,分为 28 次,在照射第一周和第五周内,联合 2 个 5 d 周期的团注 5-FU 325 mg/(m²·d)和亚叶酸 20 mg/(m²·d),同时每周 1 次输注奥沙利铂 50 mg/m²(共计 5 次),短程放化疗方案包括短程 5×5 Gy 的放疗和 3 个周期的巩固 FOLFOX4 化疗[80]。Bujko 等研究发现,2 组患者的局部疗效无差异,但 5×5 Gy 放疗加巩固化疗的方案总生存期提高,急性毒性降低[80]。RAPIDO Ⅲ期试验对局部晚期直肠癌开放入组,随机分为标准术前放化疗组和短程放疗续贯新辅助化疗组。标准组术前放化疗组(1.8 Gy×25 或 2 Gy×25 联合卡培他滨),术后选择性给予 8 个周期的 CAPOX(卡培他滨和奥沙利铂)方案辅助化疗;短程放疗后行 6 个周期的 CAPOX 新辅助化疗[81]。

关于新辅助治疗,也进行了称为手术前的全部术前治疗的研究,采用前置的前期化疗来取代手术后辅助化疗,希望通过解决可能的微转移疾病以及原发肿瘤,来进一步改善结局。在英国和西班牙的 2 项Ⅱ期研究中,根据磁共振成像(MRI)对壁外肿瘤范围和环洲切缘阳性风险的评估来确定高危患者,手术前的诱导化疗后再行 CRT[82, 83]。在英国 EXPERT 和西班牙 GCR-3 试验中,与术后 CAPOX 方案辅助化疗相比,CRT 前诱导性 CAPOX 化疗的,病理完全缓解(pCR)和完全切除率相似,同时获得了更有利的依从性和毒性特征[83, 84]。同样,纪念斯隆凯特林癌症中心(MSKCC)的经验是,和放化疗后进行计划性的 TME 相比,全程新辅助放疗和 FOLFOX 方案化疗取得了相似的 pCR 率,这一结果除了能够提供一种可选择的得体的非手术治疗外,还导致了计划性治疗方案的出现[85]。在 TME 术前同步放化疗后进行的 mFOLFOX6 化疗也显示出能够将 pCR 升至高达 38% 的潜力[86]。

最近提出的 NRG-GI002 Ⅱ期临床试验平台将利用全部新辅助治疗与平行实验组随机进行Ⅱ期模块化临床试验[87]。

三、放疗对女性的影响

电离辐射和化疗剂诱导卵母细胞和周围颗粒细胞的基因组损伤和凋亡,最终导致卵泡器的凋亡[1, 88]。

辐射对 DNA 的直接作用是粒子辐射最主要的损伤机制。还有一些间接的作用是来自于辐射与细胞中其他物质的相互作用,如水导致自由基的形成和 DNA 损伤。这种机制对于 X 射线等稀疏电离辐射尤其适用。性腺损伤是通过直接暴露于辐射而发生的,如盆腔或低位腹腔或腰骶段照射[89]。此外,即使性腺在辐射场外,散射辐射也可能造成重大损伤。随着辐射剂量的增加,卵巢功能早衰的风险升高。单次剂量似乎比分次剂量毒性更大[90]。诱发卵巢永久性衰竭所需的剂量从出生时的 20.3 Gy 到 30 岁时的 14.3 Gy 不等[91]。与化疗相反,子宫功能也常因放疗而受到不可逆的损害。辐射引起的子宫血管和肌肉结构损伤导致子宫血流量减少、子宫体积缩小、内膜厚度减少和可扩张性丧失,对于儿童时期有子宫放射病史的存活者可能潜在地导致不孕症和不良妊娠结局，如流产、死产、胎儿生长受限、先兆子痫和早产等[89, 92-94]。

四、放疗对男性的影响

直肠癌的放疗与血清睾酮降低、FSH 和 LH 升高有关[95]。男性腹部或盆腔放疗可能有导致睾丸受到散射剂量的潜在风险，导致其生育能力受损[96]；对拟人模型的测量和对患者的热释光剂量学测量确定了睾丸散射剂量的大小（在前后和两侧平行对的四野治疗中）约为目标剂量的 1%~2%[96]。盆腔放射后不育的风险取决于睾丸的剂量。小到 0.1 Gy 的剂量会导致精子数量减少，而 1.5~4 Gy 的剂量则可能导致永久性不育，因为精子似乎无法耐受高于 6 Gy 的辐照剂量[97]。如果盆腔放疗中任何一种散射的总性腺剂量超过 1.5 Gy，就会出现不可逆的无精子症[98]。负责产生睾酮的睾丸间质细胞对辐射影响不太敏感，但在青春期前的男性中剂量超过 15~20 Gy，成熟男性中剂量超过 30 Gy 就会开始受损[97]。如果睾丸剂量不足以导致永久性无精子症，精子数量一般在治疗后 4~6 个月内最低，而大多数男性在治疗后 10~24 个月内有望恢复到治疗前的水平，如果剂量较大，时间可能更长。盆腔放疗的治疗体位对直肠癌患者的睾丸剂量也是有影响的，在接受 45 Gy 盆腔放疗的男性直肠癌患者中，仰卧四野盆腔放疗的睾丸剂量似乎比俯卧四野和俯卧三野的剂量要小[99]。盆腔治疗后，LH 和 FSH 的平均水平显著升高（为治疗前值的 350% 和 185%），睾酮水平下降，同时睾丸平均累计放射线照射量高达规定剂量的 7.1%[100]。在基本的三维方法中，由于射线向睾丸的发散，大部分的性腺剂量来自前后野。直肠癌放疗过程中睾丸剂量可定义为剂量约束，以减少散射剂量并使得总剂量低于 100 c Gy，以便于精子发生更好的恢复[101]。现代放疗系列可以达到可接受的睾丸剂量。短程放疗（处方剂量 25 Gy，5×5 Gy）的中位计划平均总剂量为 0.57 Gy（范围 0.06~14.37 Gy），长程放疗（处方剂量 50 Gy，25×2 Gy 或 50.4 Gy，28×1.8 Gy）的中位计划平均总剂量为 0.81 Gy（范围 0.36~10.80 Gy），这提高了放疗后精子发生更好恢复的机会[102, 103]。

不同组根据小肠接受中至低剂量放射线的量和严重腹泻发生率之间的相关性研究直肠癌放疗[104-106]，揭示了接受术前放化疗的患者发生 3 级急性小肠毒性存在较强的剂量 - 体积关系。因此，人们对使用高适形治疗方法产生了极大的兴趣，如调强放射治疗（IMRT）和容积调强弧形治疗（VMAT），提供高度适形的目标剂量，同时将风险器官的剂量降至最低（OAR）。大量针对局部晚期复发癌的研究一直致力于不同治疗方法的研究和比较，包括质子疗法、VMAT、IMRT 和三维适形放疗（3DCRT）[107-112]。

放射治疗肿瘤学组（RTOG）共识小组已经记录了适形放疗在直肠癌中的临床目标体积[113]：

- 下骨盆的放疗野定义为覆盖整个直肠系膜至骨盆底，尾端距大体直肠病变至少 2cm，且距提肌不超过几毫米。

- 中骨盆的放疗野被定义为骨盆侧壁肌肉组织或骨外侧，约 1 cm 进入后膀胱前部，至少是中骨盆髂外和髂内之间的内闭孔血管的正后方部分。

- 上骨盆的放疗野被定义为直肠 / 直肠周围结节的直肠交界处或直肠 / 直肠周围结节肉眼可见病变上端近 2 cm 处，最头侧为髂总血管分叉处，即髂外 / 髂内血管，靠近骶骨岬的骨性标记[113]。

有文献记载，最近修订的国际勾画指南基于国际专家认可的轮廓[114]，建议考虑各向异性的临床靶区（CTV）边缘，以考虑膀胱 / 子宫 / 精囊的移动。由于直肠系膜，即骨盆中下段直肠周围的脂肪，在前部被中直肠筋膜和骨盆前部器官（如男性的前列腺、精囊、膀胱和阴茎球，以及女性的阴道和子宫）和后方边界所包围，因此建议采用前部各向异性内缘来考虑膀胱、子宫和精囊的运动和（或）体积变化[114]。

第五节　胃肠道癌症患者保留生育能力的方案选择

一、女性

因为在辅助治疗中使用化疗和放疗会有不孕和卵巢功能早衰的风险，诊断为 GIS 癌症的年轻女性应咨询保留生育能力的方案。正如美国临床肿瘤学会（ASCO）的临床指南和国际生育力保留协会（ISFP）的实践委员会意见所强调的那样[115, 116]，所有想保留未来生育力的癌症患者都应被推荐考虑保留生育能力。在 Strong 等人进行的一项研究中，只有不到 20% 的育龄妇女在得到结直肠癌诊断后，咨询过治疗后的不孕症，近 40% 的妇女记录了治疗后的怀孕困难或月经改变[117]。根据另一项在 249 名肿瘤医生中进行的调查结果显示，即使一些肿瘤医生似乎经常讨论治疗对潜在生育能力的影响，但很少将他们的病人介绍给生殖内分泌科医生。在制定治疗计划时，30% 的医生很少考虑女性的生育欲望。与其他肿瘤医生相比，妇科肿瘤医生更有可能常规地考虑生育问题（93% vs. 60%）。妇科肿瘤医生与其他肿瘤医生相比，也更有可能为了更好地保存生育能力而采取疗效较差的治疗方案（61% vs. 37%）。如果一个方案能提供更好的生育结果，大多数肿瘤医生（86%）愿意牺牲低于 5% 的无病生存；只有 36% 的医生认为，患者愿意牺牲大于 5% 的无病生存率去保留生育能力[118]。这些结果强调在告知患者及其父母有关未来不孕和其他与治疗相关的不良生殖结果的风险，并将他们转诊给生殖内分泌科医生讨论生育力保留方案方面的关键作用。

目前，根据美国生殖医学学会（ASRM）和辅助生殖技术学会（SART）的最新指南，胚胎冷冻和卵母细胞冷冻是已确立的保留生育方法[119]。其他选择包括卵巢组织冷冻保存、使用促性腺激素释放激素激动剂同时进行化疗、体外成熟（IVM）和卵巢移位术（图 35.1）。

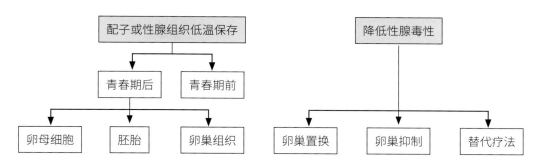

图 35.1 一些保留女性生育能力的方法

（一）胚胎冷冻

对于有伴侣而且在癌症治疗开始前有足够时间的患者而言，胚胎冷冻保存是最成熟的保留生育技术。根据辅助生殖技术学会和欧洲体外受精监测计划的数据，35 岁以下的女性，每个冻融胚胎的临床妊娠率超过 50%[120, 121]。冷冻保存采用标准的卵巢刺激技术，用于储存体外受精（IVF）患者的多余胚胎已有 20 年的历史。一般需要 10~14 d 的卵巢刺激。因此，对于未完成生育的 GIS 癌症患者，如果有足够的时间进行卵巢刺激，且没有任何禁忌证，应考虑将此策略作为首选。

（二）卵母细胞冷冻

卵母细胞冷冻保存术非常适合没有伴侣，又不想使用捐精来保留生育能力的女性。它不需要在取卵后受精，因此可以避免产生不必要的胚胎。历史上，1986 年报道了冷冻人类卵母细胞的首次活产案例[122]。然而，直到 2012 年，卵母细胞冷冻保存一直被认为是一种实验性手段。此前，大多数卵母细胞都是通过缓慢冷冻的方式进行冷冻保存，这种低温保存的卵母细胞的妊娠率明显偏低，以至于这种方法不能被视为一种成熟的辅助生殖技术（ART）。然而，自 2006 年以来，随着玻璃化冷冻技术的广泛应用，冷冻保存方法取得了重大进展，改变了 ART 中卵母细胞冷冻保存的过程和现状。随着近年来玻璃化冷冻卵母细胞成功率的大幅提高，玻璃化组和新鲜卵母细胞组的持续妊娠率、优质胚胎率、胚胎卵裂率和受精率已经没有明显差异[123]。对 1998—2008 年的数据分析表明，玻璃化组的卵母细胞存活率（81%）高于缓慢冷冻组（68%）。缓慢冷冻组和玻璃化冷冻组的每次胚胎移植的活产率（解冻 / 加温卵母细胞受精后）分别为 14% 和 34%[124]。Cobo 等报道，使用玻璃化卵母细胞的 IVF 周期的临床妊娠率与新鲜 IVF 周期的临床妊娠率没有差异（每次移植分别为 55.4% vs. 55.6%）[125]。然而，根据多项荟萃分析的结果[125-127]，每个新鲜成熟卵母细胞和每个玻璃化卵母细胞的活胎出生率都很低（4%~6% vs. 4.5%）。此外，随着年龄的增长，尤其是 37 岁以后，卵母细胞的收获数量和每个卵母细胞活胎出生率进一步下降。例如，37 岁以下的女性，每个成熟卵母细胞的活胎出生率为 4.47%。从 38 岁开始，这一比例明显降低，从 38 岁时的 3.80% 下降到 43 岁时的 0.78%[126]。

这时，人们可能会问："应该冷冻多少卵母细胞才能实现活产？"最近的一项多中心纵向队列研究为这个问题提供了答案，研究表明，要提高活产率需要 8 个以上的卵母细胞（22.6% vs. 46.4%）。

当年龄大于 38 岁的妇女的可用卵母细胞较少时，活胎出生率急剧减少（12.6% vs. 27.5%）[128]。当为冷冻卵母细胞以希望将来成功怀孕的乳腺癌患者提供咨询时，这些数字非常有用，可提供有关卵母细胞冷冻实际成功率的准确信息。关于配子冷冻的另一个重要问题是后代发生先天性畸形的风险。迄今为止，与美国疾病控制中心（CDC）报告的美国全国自然受孕统计数字相比，配子冷冻的先天性畸形率没有明显增加[124]。由于有明确的证据表明，卵母细胞冷冻保存的总体成功率与胚胎冷冻保存的成功率相当，美国生殖医学学会和辅助生殖技术学会最终宣布，卵母细胞冷冻保存不应再被视为实验性的[119]。事实上，ASRM 取消了卵母细胞冷冻保存的"实验性"标签，这将促进卵母细胞冷冻保存得更广泛使用，并增强这一策略对癌症患者生育能力保存的价值。事实上，卵母细胞冷冻保存的临床应用在未来将被扩展到保留生育能力之外的年轻癌症患者。

大多数人类卵母细胞都是在中期Ⅱ期通过缓慢冷冻或玻璃化技术冷冻保存。然而，对部分女性来说，控制性卵巢刺激（COS）和取卵成熟卵母细胞冷冻保存无法成为合适的选择，特别是那些快速进展、需要立即行新辅助治疗的乳腺癌患者，或者是不能适应 COS 期间激素水平升高的女性。在这种情况下，在生发泡（GV）期冷冻保存成熟卵母细胞是一个有吸引力的替代方案，因为它不需要 COS，因此不会延误癌症治疗也不会升高雌激素水平。到目前为止，在 GV 期的未成熟卵母细胞的冷冻保存还不是很成功。似乎，GV 卵母细胞与成熟卵母细胞一样容易受到冷冻损伤，容易影响正常成熟和受精能力。GV 卵母细胞冷冻保存后可能发生的变化包括染色体过早凝集、染色质片段外化进入细胞质中、微管和线粒体的组织和分布发生紊乱、成熟期细胞质中蛋白质合成活性的改变[129]。由于目前 GV 卵母细胞的冷冻保存不是一个现实的选择，一个替代的策略是用体外成熟（IVM）技术让 GV 期卵母细胞发育到 MⅡ卵母细胞，然后对成熟卵母细胞进行玻璃化冷冻。以此方式，就可以无需 COS 取得卵母细胞，并且卵母细胞可以在 MⅡ期而不是 GV 期进行冷冻保存。不过这种策略的成功率主要取决于体外成熟技术的质量。体外成熟作为乳腺癌患者保留生育能力的策略，其作用将在后面详细讨论。

癌症患者的总体离婚率似乎没有增加。但是，在离婚的发生率上存在着性别差异。一项有趣的研究考察了性别在所谓的伴侣抛弃中所扮演的角色，结果显示，女性在被诊断出癌症后不久就分居或离婚的可能性是男性患者的 6 倍（20.8% vs. 2.9%）[130]。其他在癌症幸存者中进行的研究也得到了类似的结果[131]。这一事实强调了未受精的配子库对面临较高离婚或分居风险的女性癌症患者的重要性。在这种情况下，也许应该考虑用卵母细胞冷冻保存代替胚胎冷冻保存，或者至少冷冻一半的未与丈夫或伴侣的精子授精的卵母细胞。

（三）卵巢组织冷冻保存

卵巢冷冻保存是下列情况下保留生育能力的唯一选择：由于肿瘤迅速增长而不能推迟癌症治疗，或卵巢刺激是胚胎或卵母细胞冷冻的禁忌证。卵巢组织冷冻保存不需要卵巢刺激，无需任何准备即可在腹腔镜下收获卵巢组织[132]。取出的组织被加工为皮质薄片，并通过缓慢冷冻进行冷冻。就活胎出生率而言，该术式的成功率远低于胚胎和卵母细胞冷冻保存。自 2004 年报道第一例活产以来，卵巢组织冷冻保存已成为临床上可行的癌症患者保留生育能力的技术，2004 年至今已有 50 多例冻融人卵巢组织的原位自体移植后活产的报道[133, 134]。迄今为止，这种策略是青春期前女孩唯一的保留生育能力的选择。卵巢皮质中含有原始卵泡，伴有停滞在第一次减数分裂前期的双线期的卵母细胞。有学者认为，相对较高的表面积 / 体积比、较低的代谢率以及没有透明带，使原始卵泡不易受到冷冻的伤害[1]。卵巢组织库依赖于原始卵泡的这一种特性。大多数卵巢组织都是采用缓慢冷冻技术进行冷冻保存，虽然不是最佳方案，但也是成功的。最近，有人尝试对卵巢组织进行玻璃化冷冻，取得了良好的效果[135, 136]。

患者的年龄是考虑的关键因素，因为恢复卵巢功能和生育能力的机会与卵巢移植物中卵泡数量密切相关。只有卵巢储备良好的年轻 GIS 癌患者才能成为卵巢组织冷冻的候选者，因为在移植后的缺血期直至发生再血管化，会损失一半以上的卵巢中的卵子。在冷冻和解冻过程中还会损失 10%~15% 的卵母细胞。目前人类卵巢移植的经验表明，38 岁以上的女性可能不是卵巢组织库的良好候选者，因为卵巢移植的妊娠概率极低[116]。此外，建议在冷冻保存卵巢组织前，用抗米勒管激素和次级卵泡计数（AFC）评估卵巢储备。

当患者准备生育时，将储存的卵巢组织解冻后进行原位或异位移植。在原位移植技术中，可将冷冻融化的卵巢皮质片移植到漏斗骨盆韧带附近（如果之前切除了 2 个卵巢）或现有无功能卵巢上。在异位移植技术中，卵巢组织可以移植在卵巢原位以外的任何部位，如前臂皮下组织或腹部直肌。原位移植的优点是可以自然受孕。但是，这种技术需要在全身麻醉下行有创手术。异位移植无需全身麻醉即可完成。这可以方便监测卵泡发育情况，并在必要时可取出移植。迄今为止，原位自体种植冻融的卵巢组织在全世界范围内已有 24 例活产[137]。另外，异位移植尚无婴儿出生[138]。异位卵巢移植后受孕失败的原因可能是多因素的。其中一个因素可能是异位部位的环境不理想，从而可能影响卵泡发育和卵母细胞的质量。事实上，异位部位的环境因素与骨盆中的原位部位的环境因素并不相同。移植部位的环境会影响移植卵巢组织的存活率，但卵泡的主要损伤是由冷冻和解冻过程中的冷冻损伤和移植后的缺血造成的。癌症患者自体卵巢移植的重要关注点是移植储存的卵巢组织的安全性，因为在某些癌症如白血病中存在癌细胞再引入的风险。在白血病患者以及一例尤因肉瘤患者的为冷冻保存目的而获得的卵巢组织中，多次检测到转移灶。在淋巴瘤和乳腺癌患者冷冻保存的卵巢组织中未检测到转移灶。有报道对肛门癌患者进行卵巢组织冷冻治疗，但没有提供有关分析移植物是否存在恶性细胞的信息[139]。结肠癌和胃癌患者卵巢组织冷冻保存的组织学检查数据很少。但也有一些临床和尸检研究表明，结肠癌和胃患者中也存在卵巢转移[140]。因此，结直肠癌和胃癌患者的自体卵巢移植安全性备受关注。在癌症患者卵巢组织移植安全性不确定的情况下，我们可能需要开发和完善新的技术，包括卵泡的体外生长和成熟和（或）用孤立卵泡移植代替自体移植。

（四）促性腺激素释放激素（GnRH）类似物

在灵长类动物实验和人类非随机试验都取得了有希望的发现后，化疗期间给予促性腺激素释放激素激动剂（GnRHa）被提出为一种潜在的保留生育能力的策略，以保留卵巢储备[141]。然而，随机对照试验（RCT）在女性癌症患者中显示出不一致的结果，引起了肿瘤学和生殖医学领域的医生和科学家对 GnRHa 在预防化疗引起的卵巢衰竭中的实际作用的争论。其中一些试验证明 GnRHa 在化疗后有保护卵巢功能的作用[142-145]，而其他试验则没有[146-148]。肿瘤学和生殖医学 / 保留生育的专业学会目前强调化疗期间用 GnRHa 保护性腺缺乏经过证实的分子机制，并强调对该未经充分研究的问题进行研究的必要性[116, 141]。已有多种机制被提出，包括 GnRHa 诱导的进入分化期卵泡数量的减少，GnRHa 诱导的低雌激素状态导致的卵巢灌注减少，以及通过激活 GnRH 受体或在辅助化疗期间上调性腺内抗凋亡分子（GnRHa）从而减少卵巢细胞凋亡。但迄今为止，这些理论都未被验证[88, 141, 149]。最近我们的体外研究表明，GnRH 激动剂醋酸亮丙瑞林既没有激活抗凋亡途径，也没有赋予任何保护作用，无法对抗化疗引起的人卵巢卵泡死亡[150]。由于 GnRHa 没有明确的保护作用，因此不应作为保留生育能力的一线方法，但可以考虑作为癌症患者的备用方法。

（五）卵母细胞的体外成熟（IVM）

如前所述，对控制性卵巢刺激后收获的成熟卵母细胞进行玻璃化冷冻处理，已成为保留癌症患者生育能力的成熟的方法。但如果没有足够的时间进行卵巢刺激或存在禁忌，则不能获得成熟的卵母细胞。在这些情况下，在乳腺癌患者暴露于性腺毒性疗法之前，可以在卵泡期和黄体期不经卵巢刺激而取回未成熟的卵母细胞。这样也就避免了暴露于超生理水平的雌激素。在卵巢冷冻保存过程中，也可以从次级卵泡中收集未成熟的卵母细胞，2 种方法可以结合进行[151]。生发泡（GV）期和中期 I（MI）卵母细胞是未成熟的，可以使用特殊的体外成熟方案使其成熟到中期 Ⅱ（M Ⅱ）卵母细胞。GV 和 MI 卵母细胞可以冷冻，但其升温后的成熟能力低于新鲜卵母细胞[152]。因此，在冷冻保存之前，它们必须成熟到 M Ⅱ 期。成熟的卵母细胞可以冷冻，或受精后作为胚胎保存。在对 66 名乳腺癌患者的回顾性队列分析中，收集未成熟的卵母细胞并在体外成熟，然后进行玻璃化冷冻（第 1 组，$n = 35$）或受精并保存为玻璃化胚胎（第 2 组，$n = 31$）。第 1 组平均取卵母细胞数为 11.4 ± 8.8 个，成熟率为 64.2%，平均每位患者治疗时有 7.9 ± 6.6 个卵母细胞被玻璃化。第 2 组（玻璃化胚胎）平均获取卵母细胞数为 9.7 ± 6.4 个，成熟率为 53.2%，平均每个患者有 5.8 ± 2.7 个成熟卵母细胞可供受精。受精率为 77.8%，每位患者有 4.5 ± 2.7 个玻璃化胚胎。经计算，每个玻璃化卵母细胞和胚胎的妊娠率分别为 3.8% 和 8.1%[153]。综上所述，因为避免了癌症治疗的延误和可能暴露于超生理水平的雌激素，IVM 结合卵母细胞或胚胎冷冻对部分乳腺癌患者来说是一种可行的选择。然而，与标准的 IVF 程序相比，该技术本身还需要更多的专业知识和经验。

（六）卵巢移位术

将卵巢移出辐射野是保留性腺功能的一种选择。因霍奇金病、肾母细胞瘤或其他实体瘤、结直肠肿瘤（如横纹肌肉瘤、神经母细胞瘤）接受全腹和（或）盆腔照射治疗的女性是 AOF 的高危人群[154]。如果没有明确会导致性腺功能衰竭的化疗计划，可以通过手术将带血管蒂的卵巢移到骨盆外（移位）的方法使其免受放疗的伤害。当在放疗前进行卵巢移位，大多数年轻女孩和青春期女性的卵巢功能得以保留[155, 156]。曾有卵巢移位后自发怀孕和活产的报道[157]。如果患者要进行腹部手术，则可同时行卵巢移位。腹腔镜移动卵巢操作简单且风险很小，可以在预定的放疗前于门诊实施。通常在卵巢上放置小金属夹子，以勾勒出它的新位置，这样放射肿瘤医生就可以在开始治疗前确定卵巢的位置。放疗前卵巢移位术保留卵巢功能的成功率在16%~90%之间[154]。成功率受辐射散射程度、血管受损、患者年龄、放射剂量、是否屏蔽卵巢、是否同时使用化疗等因素影响[154]。输卵管梗死、慢性卵巢疼痛、卵巢囊肿形成、放疗结束前卵巢迁移回原位等并发症均有报道[158]。要让接受盆腔放射线治疗的患者知道，卵巢移位术并不能规避辐射对子宫和其他盆腔结构的有害影响，这可能会不利于她们怀孕。

二、男性

患有胃肠道癌症的男性患者在治疗前应考虑保留生育能力。在对201名年轻男性癌症患者进行的调查中发现，只有51%的患者在癌症治疗前得到了精子库的服务[4]。癌症治疗前、治疗过程中或治疗后均可存在精子发生的损伤，有研究表明，癌症诊断的心理影响造成的应激可能对精子发生产生负面影响[159]。无法预测谁会受到永久影响，但应进行初步评估：

（1）精液分析（世界卫生组织标准[160]）：体积1.5（1.4~1.7）mL，精子浓度1500（1200~1600）万/mL，
　　　进行性运动32%（31%~34%），活力58%（55%~63%）。

（2）激素分析：FSH、LH和睾酮。

成年男性保留生育能力最可靠、应用最广泛的方法是精子冷冻保存（图35.2）。除了射出的精液外，睾丸活检的睾丸取精可能是无精症患者和无法射精患者的一种选择。辅助射精技术（即阴茎振动刺激和电刺激射精）可用于因生理和心理状态而不能通过手淫射精的患者[9, 161]。虽然精子库在成人保留生育能力方面已经很成熟，但对于青少年和青春期前的男孩来说，精子库仍然是一个难题。其他可利用的男性保留生育能力技术包括睾丸组织或精原干细胞（SSC）的冷冻保存、睾丸异种移植、体外生殖细胞成熟和人工配子等，这些技术多为实验性的[9, 162]。

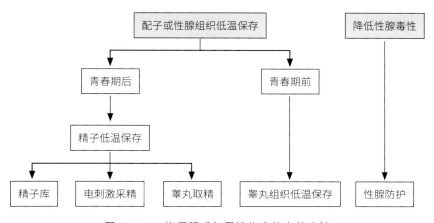

图35.2　一些保留成年男性生育能力的方法

精子冷冻保存是癌症治疗前保留男性生育能力最可靠的方法[159]。它在 18 世纪已有描述，20 世纪中期随着精子冷冻保护剂的发展而变得可行[163]。通过手淫收集精液样本是首选的方法，因为它可以用最低的成本获得高质量的精子。必须避免使用润滑剂，因为这些材料往往对精子有毒[164]。

对于有逆行射精史的患者，α受体激动剂可能有助于向前射精。

对于无精症男性，可以采用手术取精技术，如显微外科睾丸取精术（mTESE）和显微外科附睾精子抽吸术（MESA）等[164]。

如果男性患者的病情太重而无法通过射精收集样本，可选择电刺激射精、经皮附睾精子抽吸术或细针睾丸取精术（TESE）或睾丸精子抽吸术（TESA）等技术。

睾丸组织冷冻保存术是一种用于青春期前男孩的保留生育能力的研究性技术。应该记住，这种技术是实验性的，在人类身上尚未被成功地证明[165-167]。

对于只接受放射治疗的男性，如果不能采集精子，可以选择性腺屏蔽[168, 169]。在化疗期间，通过给予促性腺激素释放激素（GnRH）激动剂并不能成功抑制睾丸功能，不建议作为主要的保护措施。

第六节　总　结

在将癌症患者转诊以保留生育能力方面，医生的实践行为是另一个相对未被充分研究的问题。遗憾的是，相当多的患者认为癌症医生没有充分告知他们癌症治疗对生育能力的影响以及保留生育能力的选择（图 35.3a、b 和图 35.4[48]）。尽管一些肿瘤医生似乎经常讨论治疗对生育能力的影响，但很少有医生会将病人转诊给生殖内分泌医生。在制定计划治疗时，30% 的医生很少考虑女性的生育欲望。与其他肿瘤医生相比，妇科肿瘤医生更有可能常规地考虑生育问题（93% vs. 60%）。妇科肿瘤医生也更有可能为了更好地保留生育能力而提供疗效较差的治疗方案（61% vs. 37%）。如果一个治疗方案能提供更好的生育结果，大多数肿瘤医生（86%）愿意牺牲小于 5% 的无病生存，36% 认为患者愿意牺牲大于 5% 的无病生存[118]。另一项调查利用美国医学会医生总档案数据库对美国医生中肿瘤医生的保留生育能力转诊实践模式进行了检查，结果显示，女性医生更可能转诊，而且只有不到一半的美国医生遵循美国临床肿瘤学会的指南，该指南认为所有育龄患者都应该被告知保留生育能力的信息。这些结果不仅告诉我们，医生对保留生育能力的仍然认识不足，而且强调了对于关注生育能力的患者，在学术性医疗中心任职的肿瘤医生在告知和转诊中的关键作用。

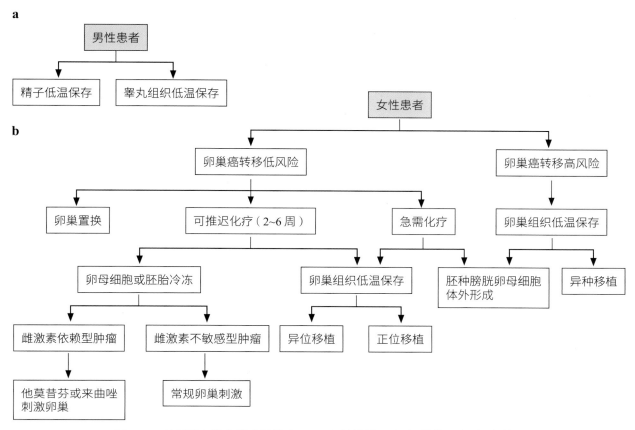

图 35.3 美国国立综合癌症网络（NCCN）的建议：（a）男性，（b）女性

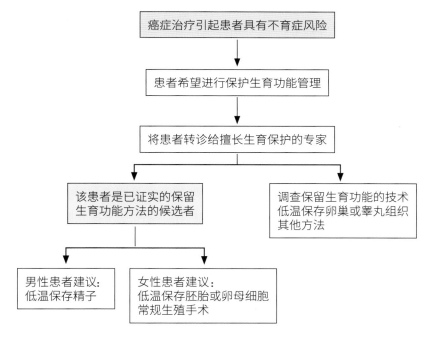

图 35.4 美国临床肿瘤学会（ASCO）2013 年的建议（改编自 [48]）

第三十六章　妊娠与胃肠道肿瘤

Irfan Cicin, Gulay Durmus Altun, Nermin Tuncbilek,

Yavuz Atakan Sezer 和 Ezgi Cisil Erdogan

第一节　妊娠与胃肠道癌症

育龄期女性的第二大常见死因是癌症。当今，女性妊娠的平均年龄在不断升高[1]。由于癌症的发病率会随着年龄的增长而上升，可以预期女性妊娠期的癌症发病率也将会上升。妊娠期的癌症发病率在 0.07%~0.1% 之间。在欧洲，每年有 3000~5000 名孕妇被诊断出患有癌症，在美国这一数字为 3500。妊娠期最常见的癌症是宫颈癌、乳腺癌、黑色素瘤和淋巴瘤。结直肠癌是在妊娠期诊断出的第七大最常见的癌症类型。[2] 与妊娠期诊断出来的其他类型的癌症一样，在胃肠道癌症的诊断和治疗中也存在着肿瘤学、产科学、伦理学、宗教、法律和社会经济等方面的问题（表 36.1）。必须始终兼顾到胎儿和母亲的健康。矛盾的是，有时候对孕妇的治疗可能会对胎儿有害。在妊娠期对胃肠道癌症进行诊断和治疗时，采用包括产科医生/围产期医生、外科医生、放射肿瘤学家、肿瘤内科医生、放射学家、社工、遗传顾问和伦理学家等在内的多学科协作诊疗模式是必须的。

癌症分期和妊娠阶段是妊娠期肿瘤诊治中最重要的 2 个考虑因素。应该熟知妊娠和胎儿发育的阶段，以便于制定出对患者和胎儿都合适的治疗方案。癌症的位置、类型、分期以及孕妇的主观意愿都是非常重要的考虑因素。

表 36.1　妊娠期癌症的管理

肿瘤学问题	产科问题	其他问题 [a]
治疗时机	治疗对胎儿的影响	终止妊娠
治疗方式	胎儿监护	胎儿存活能力
治疗对母体的影响	皮质类固醇的使用	未来生育能力
母亲的结局	羊膜穿刺术	治疗费用
	生产时间	自主权
	分娩方式	

注：[a] 伦理、宗教、法律和社会经济问题

第二节　妊娠阶段与胎儿发育

妊娠被分为 3 个时期：①受精卵期，即头 2 周；②胚胎期，即第 2 周末期至第 2 个月；③胎儿期，即剩余的直到出生为止的时间。在受精卵期，最初是细胞分裂，随后是着床，以及形成胚盘。胎盘也

是在该时期形成的。在最初的2周内，由于癌症治疗所造成的潜在损害将导致胚胎的死亡以及自然流产。第2个时期是胚胎期，此时发育中的婴儿被称之为胚胎。妊娠的前60 d是胚胎发生期，在这段时间内，胚胎形成并发育。从第2周至第4周，胚胎沿着输卵管到达子宫，并在那里着床。着床在第4周时完成。在胚胎期，胚胎很容易受到药物、感染、辐射和营养缺乏的影响。从第60 d至出生的这段时期被称为器官发生期。这个时期为胎儿期，此时，正在发育中的孩子被称为胎儿[3]。

临床上，妊娠被分为3个孕期，每期是3个月。在早期妊娠时接受系统性抗癌治疗可能会分别导致20%~30%的自然流产和10%~25%的胎儿畸形。在中期妊娠开始之前，胚胎发生就完成了。在中期妊娠和晚期妊娠时，胎儿就不那么容易受到致畸物的损伤了。在早期妊娠之后接受系统性抗癌治疗最常造成的是婴儿的低出生体重。除了细胞毒治疗本身，母亲因抗癌治疗导致的饮食问题也被认为是导致婴儿低出生体重的原因之一。在中期妊娠和晚期妊娠接受细胞毒治疗会导致20%~40%的孕妇出现胎儿宫内发育迟缓、流产、早产和低出生体重[3, 4]。

第三节 诊断和分期影像学及妊娠

胃肠道肿瘤的某些症状，比如恶心、呕吐、腹痛、排便习惯改变、直肠出血等，也是妊娠期会出现的生理改变，所以临床医生和患者通常会将这些症状归因为妊娠。由于X射线会对胎儿产生潜在的风险，因此通常不会再做更进一步的检查。然而，许多孕妇由于诊断或治疗的原因会暴露在电离辐射下。胎儿可能出现变异的数量取决于辐射的剂量以及妊娠阶段。在妊娠的第18~38天是胚胎发育成胎儿的时期。在这段时期，胎儿对辐射是最敏感的，因此在选择最佳的影像工具时，必须考虑到胎儿的安全性。在放射诊断学操作中，胎儿受到的辐射剂量应低于10 m Gy。最近的研究表明，对胎儿有害的辐射剂量高于50 m Gy，而大多数的诊断工具都不会超过这个剂量水平[1]。育龄妇女在使用会暴露于辐射的诊断工具或治疗之前必须做妊娠试验。而且，应该告知孕妇这些检测可能会对胎儿产生影响，必须兼顾母亲和胎儿的利益[5]。

患有癌症的育龄妇女应常规进行妊娠试验。如果患者怀孕了，应该尽可能避免诊断性的核医学操作。所有的放射性核素治疗方案对怀孕患者都是不安全的。治疗应该推迟到婴儿出生或妊娠终止之后再进行。除了电离辐射引起的剂量依赖性的改变以外，还存在有非剂量依赖性的细胞毒作用。有研究表明宫内辐射暴露会增加白血病的发病率[6]。

根据美国国家辐射防护与测量委员会1977年的报告，暴露于小于50 m Gy剂量的辐射是不会产生影响的。据报道，在辐射剂量超过150 m Gy的控制水平时，发生畸形的风险会增加。因此，由于诊断性操作而暴露于辐射对胎儿所产生的影响是非常罕见的。然而，辐射事故或治疗性放射性核素的使用对于胎儿来说是非常危险的。还应记住的是，在正常妊娠中，自然流产的风险是15%，早产和发育迟缓的风险是4%，严重畸形的风险是3%，智力迟钝的风险是1%[8]。

第四节　放射诊断

由 Ueo 领导的研究是该领域最大规模的研究之一。在 61 例患有胃癌的孕妇中，96.7% 在确诊时处于癌症晚期[9]。患者的延迟诊断和癌症晚期就诊是对预后产生负面影响的最重要的因素。

妊娠患者的结直肠癌诊断工具与非妊娠患者是非常相似的[10]。为了检测肿瘤肝转移，应该进行腹部超声检查。由于存在辐射暴露，在早期妊娠或妊娠时应避免采用腹部计算机体层扫描（CT）。结肠镜活检是明确诊断的唯一方法[11]。然而，在妊娠期进行结肠镜检查时应考虑到会有发生与母体缺氧、子宫压力增高、胎盘破裂和肠穿孔等相关的胎儿缺氧的风险[12, 13]。针对左半结肠肿瘤的结肠镜检查是安全的。对于右半结肠的肿瘤，如果以左侧卧位进行结肠镜检查，并小心的操作，孕妇经鼻吸氧和胎心监测，可以将风险降至最低[14, 15]。

妊娠期诊断胃肠道癌症的第一步应该是采用超声检查。然而，在过去的 10 年里，在妊娠期使用 CT 和造影剂对肿瘤分期和转移检测的做法越来越多[16, 17]。

使用自动曝光的现代 CT 扫描仪的控制辐射剂量大约在 13 m Gy[18, 19]。在妊娠期，可以使用静脉注射和口服碘造影剂。碘造影剂几乎不会穿过胎盘进入胎儿的循环系统。在患者和实验研究中均未观察到胎儿毒性。也未见新生儿发生甲状腺疾病的报道[7]。由于具有致畸性，CT 成像是禁用的，特别是在早期妊娠时。在器官发生早期，0.05 Gy 的辐射剂量会造成智力迟钝。在器官发生晚期，即在第 16 周之后，0.06~0.31 Gy 的辐射剂量会导致小头畸形和智力迟钝。如果在产前有辐射暴露，那么在儿童期和青春期发生癌症的风险会增加[20, 21]。胎儿辐射剂量见表 36.2[20, 21]。

表 36.2　腹部影像学检查的胎儿辐射剂量 [20, 21]

影像学检查	胎儿辐射剂量（m Gy）
腹部 X 光检查（低至中等剂量检查）	0.1~3
透视检查（低至中等剂量检查）	1~10
盆腔 CT（大剂量）	9.4
腹部 CT（大剂量）	8

注：CT 计算机断层

超声和磁共振成像（MRI）可以作为患有胃肠道癌症的孕妇避免辐射的替代方法。然而，与腹部 CT 相比，超声检测的敏感性较低。直肠腔内超声可以用于确定直肠癌的分期[22]。使用磁共振成像时，胎儿虽然不会遭受辐射，但会暴露于比地球磁场强 10000 倍以上的磁场中。MRI 对于胎儿的影响，特别是在早期妊娠阶段的影响，依然是未知的[23, 24]。在整个妊娠期中，接受强度等于或小于 1.5 T 的磁共振成像被认为是没有问题的。3.0 T 的磁共振成像的安全性还未被证明，因此孕妇应使用等于或小于 1.5 T 的磁共振成像。应避免使用静脉注射造影剂，特别是在早期妊娠阶段，因为它们能够进入胎儿的循环系统。如果存在使用指征，使用无造影剂的 1.5 T 的磁共振成像是安全的 [20, 23, 25]。

如果在妊娠期存在长期的且难治性的胃肠道症状，应该首选内镜活检 [26]。根据美国胃肠内镜学会的指南，如果需要治疗干预，在临床条件许可时，内镜是比放射或外科干预更加安全的选择。在有条件的情况下，应该在中期妊娠时进行内镜操作。由于孕妇过度镇静，换气不足，低血压或体位，可能会导致子宫血管生成不足和胎儿缺氧。同时，还应考虑与镇静剂相关的致畸作用和早产风险。

第五节 核医学

孕妇恶性肿瘤的准确分期和非孕妇一样，都是至关重要的。肿瘤的存在和位置决定了治疗和预后。因此，具有弥散加权成像功能的 18F- 氟脱氧葡萄糖（FDG）- 正电子发射断层扫描（PET）/CT、FDG-PET/MR，以及 MR 等功能显影工具为肿瘤成像开辟了新的前景。近十年来，CT 和 FDG-PET/CT 分期检查在肿瘤患者中的应用发展迅速。然而，CT 和 FDG-PET/CT 检查伴随着大量的电离辐射。成年女性单次全身 FDG-PET/CT 检查的暴露量为 8~20 mSv（0.013~0.031 mSv/MBq）[27]。大多数检查对胎儿的风险不大。然而，一些放射性药物化合物可能会对发育中的婴儿构成重大风险。不过，它们中的大多数传递的辐射剂量还是可接受的 [27]。表 36.3 列出了不同妊娠阶段胎儿的辐射吸收剂量。

表 36.3 胎儿在妊娠不同阶段吸收的辐射量

妊娠阶段	18F-FDG	99mTc-MDP
早期	0.0180	0.0061
3 个月	0.0180	0.0054
6 个月	0.0160	0.0027
9 个月	0.0150	0.0024

注：18F-FDG 18F- 氟脱氧葡萄糖，99mTc-MDP 锝 -99- 亚甲基二膦酸酯

第六节 癌症治疗模式

妊娠期间的癌症治疗存在着肿瘤学、产科学、伦理学、法律和社会经济问题。必须考虑治疗对母亲和胎儿的影响 [28]。在胃肠道癌症中，结直肠癌是最为常见的 [29]。胃癌非常罕见，文献报道约 136 例 [30]。胰腺癌和肝癌更是罕见 [31, 32]。对于孕妇的胃肠道癌症，没有特殊的指南。每个患者的治疗方法都不一样，需要根据孕龄和癌症分期的不同来确定。

一、系统性治疗

传统的细胞毒性药物不仅影响癌细胞，也影响健康细胞。由于化疗药物的分子量较低，所以也可

以穿过胎盘影响胎儿。不过，大多数决定不终止妊娠的患者还是会接受化疗。妊娠早期化疗会增加畸形、自然流产和胎儿死亡的风险。所有化疗药物对动物都有致畸作用。大多数药物对人类的致畸作用尚不清楚。致畸作用取决于孕周、剂量和所用药物 [33]。对于妊娠早期，化疗暴露后的畸形风险估计为 10%~20%。对于第二和第三孕期，重大畸形被认为与化疗暴露没有关系 [3]。但这些药物可能会增加宫内生长受限（IUGR）和低出生体重的风险 [34]。表 36.4 和表 36.5 显示了用于胃肠道癌症的化疗药物和靶向癌症疗法的孕期分类。由于没有对这些接受治疗的母亲所生的婴儿进行纵向随访，因此无法确定化疗的长期影响。

表 36.4　用于胃肠道癌症的化疗药的妊娠类别和对人类 / 动物的研究情况

	动物研究	人类研究	妊娠类别
顺铂	T*	++	D
卡铂	T	+++	D
吉西他滨	T*	++	D
奥沙利铂	T*	+++	D
氟尿嘧啶	T	+++	D
伊立替康	T*	+	D
表柔比星	T*	+++	D
多西他赛	T*	+++	D
紫杉醇	T	+++	D
卡培他滨	T*	+	D

注：T 致畸性，T* 数据显示致畸性不够强（+ 在某些情况下，++ 在病例系列中有少量患者，+++ 有其他癌症以及胃肠道癌症的研究）

表 36.5　用于胃肠道癌症的癌症靶向疗法的妊娠类别和对人类 / 动物的研究情况

	人类研究	动物研究	妊娠类别
贝伐单抗	ND	T	C
西妥昔单抗	ND	T*	C
帕尼单抗	ND	T	C
索拉非尼	ND	T	D
伊马替尼	ND	T	D

注：T 致畸性，T* 数据显示致畸性不够强，ND 无数据

妊娠早期不宜开始系统性化疗。除甲氨蝶呤外，许多化疗药物可以在孕中期和孕晚期安全使用。阿霉素和表柔比星可以在孕中期和孕晚期安全使用 [35]。除少数病例外，使用紫杉烷尚未被证明会导致先天性异常。与卡铂相比，顺铂对胎儿的副作用更大 [3]。在妊娠期进行化疗时，每周一次的化疗可能

是一种较好的方法，从而可以密切观察妊娠情况，必要时停药。如果在治疗过程中怀上胎儿，则难以确定治疗的疗程。妊娠前 2~3 周的暴露与致畸性无关，但有流产的风险。如果长期接触药物，应告知患者先天性畸形和可能的流产 [3]。

二、放射治疗

在使用放射治疗时，高能 X 射线是用来杀死癌细胞的，这在妊娠的全部 3 个孕期都会对胎儿造成伤害。妊娠早期不建议进行放射治疗，因为这是主要器官和神经系统开始发育的时间。妊娠中期和晚期的放射治疗是否安全，取决于肿瘤的位置和放射剂量。一般来说，妊娠期间应避免使用放射治疗。建议孕妇等到婴儿分娩后再进行治疗，尤其是肿瘤主要位于骨盆中时 [36]。

三、手术治疗

手术对于胎儿来说是治疗癌症最安全的方法。尽管仍然存在风险，但手术和麻醉剂的改进使得手术成为妊娠期治疗相对安全而又有效的选择。如果在妊娠第 20 周后确诊为可手术切除的肿瘤，手术可以推迟到分娩后进行。为了胎儿的肺成熟，分娩可能会推迟到第 28~32 周。如果有肠梗阻，建议先进行结肠造口术，直到分娩后再进行确定性的治疗。至于分娩途径，如果肿瘤没有阻塞盆腔，则首选阴道分娩。如果计划剖宫产，可以在出生后立即进行肿瘤切除。如果在怀孕 20 周之前诊断出肿瘤，可以在不干扰妊娠子宫的情况下进行手术 [37]。然而，在妊娠 20 周之前诊断出的胃肠道癌症非常罕见，因此没有足够的数据证明手术对胎儿的安全性。在特殊情况下，可能需要进行子宫切除术或终止妊娠。

如果选择妊娠期手术，则腹腔镜手术等微创手术被认为比传统开放性手术更可靠、更安全。孕妇做腹腔镜手术的优势与非孕妇相似。腹腔镜手术具有更少的不适、疼痛或疤痕，且恢复时间较短。此外，与开放性手术相比，腹腔镜手术的血栓栓塞的发生率更低。腹腔内二氧化碳注入导致的胎儿酸中毒、早产、胎盘破裂、腹腔内压力过高导致的子宫胎盘血流量减少、胎儿缺氧等是妊娠期腹腔镜检查的主要并发症，但这些数据并没有高质量建议的支持。最近的数据支持，腹腔镜手术应该在孕早期推迟至孕中期或者从孕晚期推迟到产后进行，但这些建议仅是专家的意见，没有强有力的证据支持目前的数据支持，腹腔镜手术可以在整个妊娠期安全进行，风险与传统手术相似 [37]。妊娠期手术和（或）腹腔镜手术并不是单人秀，而是多学科团队的合作。孕妇手术前的准备工作、手术期间的麻醉、胎儿监护是孕妇手术治疗的基本和必需的基石。外科医生的技术和经验很重要，特别是外科医生应熟悉非妊娠妇女的腹腔镜手术，并应成为由妇科医生、肿瘤医生、儿科医生、放射科医生、围产科医生组成的多学科团队的成员和领导者，以减少母体和胎儿的并发症。

第七节　其他问题

如果被确诊为癌症的妇女正在积极接受化疗，则不建议进行母乳喂养，因为化疗药物会通过母乳传递给婴儿。因此，对于所有接受细胞毒、激素和靶向治疗的妇女，母乳喂养都是禁忌的。建议母亲在化疗停止后，至少等 2~4 周后再进行母乳喂养[38]。

胎盘转移瘤非常罕见。在过去的几十年里，报道的病例不到 100 例，其中只有 15% 的病例出现了胎儿转移。然而，因为没有对胎盘进行常规的组织学检查，这些数字并不可靠。胃肠道癌症是胎盘转移瘤的第五大最常见癌症。不同类型癌症的胎盘转移的发生率见表 36.6[38]。

表 36.6　不同类型癌症的胎盘转移的发生率

癌症类型	胎盘转移
黑色素瘤	28
乳腺癌	14
肺癌	13
白血病	10
淋巴瘤	7
胃肠道癌症	9
肉瘤	8
头颈瘤	3
卵巢癌	2
原发灶不明肿瘤	2
宫颈癌	1
肾上腺癌	1

第八节　总　结

妊娠期癌症的发生对胎儿和母亲来说都是一个非常棘手的问题。癌症的诊断和治疗存在着肿瘤学、产科学、伦理学、宗教、法律和社会经济问题。需要有关此问题的更多信息。但是，对患有癌症的孕妇进行临床试验是不可能的。需要进行多中心队列研究。在靶向治疗和免疫治疗时代，这个问题仍然是复杂的。

应当建立包括产科医生或围产期医生、外科医生、放射肿瘤学家、肿瘤内科医生、放射科医生、遗传顾问和伦理学家的多学科团队，以诊断和治疗妊娠期间的胃肠道癌症。

第三十七章 胃肠道肿瘤患者的疫苗接种

ehnaz Alp 和 Murat Akova

第一节 前 言

肿瘤患者非常容易出现感染性疾病。由于肿瘤患者防御功能受损、疾病本身的原因、特定治疗导致的免疫抑制，以及由于频繁的医疗护理而增加了接触病原体的可能性，因此肿瘤患者非常容易受到感染性疾病的影响。对肿瘤患者来说，通过疫苗可预防的疾病发生率如果降低，将降低患者感染性疾病的发病率和死亡率。因此，建议将疫苗接种作为这些患者标准治疗的一部分[1-5]。感染的风险和对疫苗产生保护性免疫应答的能力，与疾病的严重程度或化疗、放疗造成的免疫抑制程度密切相关。目前无法预测癌症患者对疫苗的免疫应答，但往往比健康人的免疫应答要弱。然而，接种疫苗仍可能在这一患者群体中产生显著的临床获益。当然，肿瘤患者的免疫保护可能还需要其他的策略如被动免疫接种或预防性措施，如甲型流感暴发期间的抗病毒预防[1, 6]。

第二节 免疫抑制程度的定义

免疫功能损害的程度通常分为高水平、低水平免疫抑制。高水平的免疫抑制患者是指那些合并原发性免疫缺陷障碍的患者，接受癌症化疗的患者，感染人类免疫缺陷病毒（HIV）且 CD4+T 淋巴细胞计数<200 个 /mm³ 的成年人，2 个月内接受实体器官移植的患者，接受皮质类固醇治疗且剂量≥20 mg/d 泼尼松或同等剂量的≥14 d 的患者，或接受肿瘤坏死因子 -α（TNF-α）抑制剂或利妥昔单抗（抗 CD20 单克隆抗体）的患者。在造血干细胞移植（HSCT）受体中，免疫抑制的程度取决于移植类型、干细胞来源、供体类型以及是否存在移植物抗宿主病（GVHD）[7, 8]。

低水平免疫抑制的患者是指那些接受皮质类固醇治疗低于 20 mg/d 泼尼松或同等剂量≥14 d 或接受隔日疗法的患者；CD4+T 淋巴细胞计数为 200~499 个 /mm³ 的 HIV 感染的成年人，服用甲氨蝶呤（MTX）剂量≤0.4 mg/（kg·周），或硫唑嘌呤≤3 mg/（kg·d），或 6- 巯基嘌呤≤1.5 mg/（kg·d）的患者[7]。

第三节　免疫抑制者接种疫苗的安全性

疫苗分为两类：减毒活疫苗和灭活疫苗。现有数据表明，在免疫功能正常和免疫功能低下的个体中，灭活疫苗的安全性几乎相同 [7, 9]。然而，免疫功能低下的患者可能对疫苗的免疫应答降低 [6, 7, 9]。用减毒活疫苗免疫可能导致相应病原体在免疫功能低下的患者体内增殖。因此，免疫抑制患者通常禁用活疫苗 [6, 7]。

在决定是否给免疫功能低下的患者注射疫苗时，应平衡考虑疫苗可预防疾病的收益、疫苗株引起的感染风险以及疫苗相关副作用的风险等因素，评估风险与收益之间的平衡 [7]。

第四节　免疫接种的时机

如果可能，应在使用免疫抑制药物、化疗、放疗或脾切除术前接种疫苗。减毒活疫苗可在免疫抑制剂使用前至少 4 周接种，但应避免在化疗期间接种，也不应在免疫抑制剂使用后 2 周内接种。灭活疫苗应在免疫抑制剂使用前至少 2 周接种。对于疾病处于缓解期且完成最后一个化疗周期至少 3 个月的患者，可以按照推荐的时间表接种水痘、麻疹、腮腺炎和风疹（MMR）的灭活疫苗或减毒活疫苗。如果化疗方案有抗 B 细胞抗体的化疗药物，则应至少推迟 6 个月接种疫苗。在使用免疫球蛋白种类改变的情况下，疫苗接种应推迟到特定的时间间隔 [6, 7, 10]。

在癌症化疗期间注射疫苗不应视为有效注射，除非有保护性抗体滴度的记录。在这种情况下，应在免疫力恢复后再行疫苗接种 [6, 7]。

第五节　成人肿瘤患者的疫苗接种

以下建议主要基于国际专家组编写的《2013 年美国传染病协会（IDSA）免疫功能低下宿主疫苗接种临床实践指南》，为免疫状态改变的患者及其家庭内密切接触者的免疫接种提供循证建议 [7]。此外，"2016 年成人免疫接种时间表"由美国疾病预防控制中心免疫实践咨询委员会（ACIP）、美国家庭医生学会、美国内科医生学院、美国妇产科医生学院和美国护士 - 助产士学院批准，主要针对生活在美国的人的疫苗接种（每年更新和公布），使该计划适应于免疫功能低下者的免疫接种时间和安全原则 [10]。

一、流感疫苗

临床研究报道，高危肿瘤患者因流感导致的死亡率很高（超过 30%）[1, 5, 11-15]。肿瘤患者使用灭活流感疫苗后血清转化率在 24%~78% [6, 16-18]。正如预期的那样，对流感疫苗的免疫应答与施用的化疗方案和化疗周期内的接种时机密切相关[6]。尽管最近的一项荟萃分析显示，肿瘤患者接种灭活流感疫苗后的血清转化率和保护率几乎是免疫功能低下者的1/3[19]，但在一些研究中，肿瘤人群接种流感疫苗后的血清转化率似乎与健康人群相当[1, 3, 17, 20-23]。此外，在一组处于缓解状态的肿瘤患儿队列中，接种流感疫苗会导致流感的发病率显著降低[19]。

肿瘤患者建议每年接种灭活流感疫苗，除非他们接受抗 B 细胞抗体治疗或强化化疗。如果患者正在接受抗 B 细胞抗体治疗，则接种疫苗应至少推迟 6 个月，因为使用抗 B 细胞抗体治疗中的患者对疫苗的应答较差[7]。一些作者赞成对接受强化化疗（如急性白血病的诱导或巩固治疗方案）的患者注射灭活的流感疫苗，以保护他们免受季节性流感株的侵害[6]。

考虑到高死亡率，在某些情况下，除考虑接种疫苗外，同时应采取其他措施预防流感[1, 6]。对于接受强化化疗的患者，如果在 48 h 内接触过流感病例，或疫苗株与季节性流感菌株不匹配，应考虑进行抗病毒预防[6]。

免疫功能低下者不宜接种减毒活流感疫苗[7]。

二、肺炎球菌疫苗

肺炎链球菌是肿瘤患者发生肺炎和脓毒症的最常见病原体之一[1]。患有免疫功能低下的疾病接种肺炎球菌疫苗的适应证有：先天性或获得性免疫缺陷、HIV 感染、白血病、淋巴瘤、霍奇金病、多发性骨髓瘤、慢性肾功能衰竭、肾病综合征、全身性恶性肿瘤、实体器官移植、疾病治疗导致的免疫抑制（由于系统性皮质类固醇、肿瘤化疗或放疗），以及解剖性或功能性无脾症（镰状细胞贫血和其他血红蛋白病、先天性或后天性无脾症、脾功能障碍和脾切除术后）[10]。尽管有报道称，给肿瘤患者注射多价肺炎球菌结合物疫苗后，保护性抗体滴度几乎与健康对照组一样高[1, 3, 22, 24]，但大多数接受放疗或造血干细胞移植治疗的患者以及 B 细胞恶性肿瘤的患者往往免疫应答不理想[1, 3, 25-29]。肺炎链球菌疫苗应在免疫抑制治疗或选择性脾切除术前至少 2 周接种。在强化化疗期间接种疫苗可导致免疫应答较差[6]。

以前没有接种过 13 价肺炎球菌结合疫苗（PCV13）或 23 价肺炎球菌多糖疫苗（PPSV23）的患者，应先接种 PCV13，间隔至少 8 周，再接种 PPSV23。在第一次接种 PPSV23 后，应至少 5 年后再接种第二剂 PPSV23。对于以前接种过一剂 PPSV23 疫苗的患者，应在接种第一剂 PPSV23 后至少 1 年再接种单剂 PCV13。第二剂 PPSV23 接种应在 PCV13 后至少 8 周，且不得早于最后一剂 PPSV23 后 5 年[6, 7, 10]。未接种 PCV13 但已接种 2 剂 PPSV23 疫苗的患者，应在最后一剂 PPSV23 疫苗接种后至少 1 年内接种 PCV13。

对于接种过 PCV13 疫苗但没有接种过 PPSV23 的患者，应在 PCV13 接种后至少 8 周再接种第一剂 PPSV23。在接种第一剂 PPSV23 后 5 年，应接种第二剂 PPSV23。如果患者已经接受了 PCV13 和 1 剂 PPSV23，则应在 PCV13 后至少 8 周进行第二剂 PPSV23，且不早于第一剂 PPSV23 后 5 年[10]。

三、乙型流感嗜血杆菌疫苗

与健康儿童相比，恶性肿瘤患儿发生乙型流感嗜血杆菌（Hib）感染的风险增加[30]。除了接受造血干细胞移植的患者，成人癌症患者似乎没有这么大的感染 Hib 的风险。Hib 结合疫苗适用于儿童癌症患者，除非成年癌症患者进行 HSCT，否则不常规推荐[6]。但对于解剖性或功能性无脾或镰状细胞贫血的患者，或计划行选择性脾切除术的患者，如果之前没有接种过 Hib 疫苗，建议接种 1 剂 Hib 疫苗[10]。Hib 疫苗接种应在接受造血干细胞移植治疗或放射治疗前至少 2 周或放疗后至少 3 个月进行，最好在脾切除术前至少 2 周进行。使用这种策略，肿瘤患者所达到的抗体滴度水平往往与健康个体相当[1, 3, 10, 25, 31]。

四、水痘疫苗

在血清反应阴性的肿瘤患者中，原发性水痘感染的发病率和死亡率都很高。对于没有证据表明已对水痘有免疫的成年肿瘤患者，建议在开始免疫抑制治疗前至少 4 周进行 2 次水痘疫苗接种，接种时间间隔应至少 4 周。成人已对水痘有免疫的证据是指免疫力的血清学证据或实验室证据，经医生诊断或证实的水痘或带状疱疹病史，以及有 2 剂水痘疫苗接种至少间隔 4 周的记录[7, 10]。高度免疫功能低下的患者不宜接种水痘疫苗。与其他病毒疫苗一样，水痘疫苗可用于疾病缓解期且至少 3 个月未接受化疗的癌症肿瘤患者[6, 7, 9]。

五、带状疱疹疫苗

癌症患者患带状疱疹的风险增加[6, 32]。如果能在开始免疫抑制治疗前至少 4 周接种，建议对≥60岁的患者接种一剂带状疱疹疫苗[7, 10]。对于 50~59 岁的水痘阳性患者，只要在免疫抑制治疗前至少 4 周能接种疫苗，就应考虑使用。带状疱疹疫苗禁用于接受化疗的肿瘤患者，但可以给处于缓解状态且最后一次化疗或放疗至少在 3 个月前的癌症患者接种[6, 7, 9]。

六、麻疹、腮腺炎和风疹（MMR）疫苗

成年人应有接受过 1 剂或以上的麻疹、腮腺炎和风疹疫苗的记录，或有实验室记录的麻疹、腮腺炎和风疹免疫力。对于麻疹和腮腺炎，建议中学及以上的学生、医务工作者或跨国旅行者，在接种第一剂疫苗后至少 4 周内常规接种第二剂 MMR 疫苗[10]。

肿瘤患者感染麻疹的病死率很高[6, 33]。MMR 疫苗应按现行指南的指示和安排接种[10]，但化疗期间不应接种。但对于疾病处于缓解状态且在最后一个化疗周期后至少 3 个月的癌症患者，可给予该药治疗[6]。

七、甲型肝炎疫苗

按照现行指南，有甲型肝炎疫苗接种指征的肿瘤患者和要求预防甲型肝炎病毒感染的癌症患者应接种甲型肝炎疫苗[10]。单抗原疫苗应在6~12个月内接种2剂，或根据先前的疫苗在6~18个月内接种2剂。甲型肝炎和乙型肝炎的疫苗接种可以同时进行。如果同时接种甲型肝炎和乙型肝炎疫苗，则应在0、1和6个月时接种3剂疫苗，或者使用4剂方案，在0、7和21~30 d时接种，然后在12个月时接种加强剂量。肿瘤患者的疫苗反应性可能较低[6, 10]。

八、乙型肝炎疫苗

按照现行指南，有乙肝疫苗接种指征的肿瘤患者，以及愿意接种乙肝疫苗的患者，都应进行乙肝疫苗接种[6, 10, 34]。应完成3剂的乙肝疫苗接种。在第一剂接种后至少1个月，应进行第二剂接种，第二剂后至少2个月且第一剂后至少4个月，再进行第三剂接种。如果需要或要求接种甲型肝炎疫苗，则可以同时接种甲肝和乙肝疫苗。如果联合使用乙型肝炎和甲型肝炎疫苗，则应在0、1和6个月时接种3剂疫苗，或者使用4剂方案，在0、7和21~30 d接种，然后在12个月时接种加强剂量[6, 10]。免疫功能低下的成年患者或血液透析的患者应在0、1、6个月时分3次接种单剂40 μg/mL（Recombivax HB®），或在0、1、2、6个月时分4次同时接种两剂20 μg/mL（Engerix-B®）[10]。

除非在化疗期间接种乙肝疫苗，否则癌症患者发生乙肝疫苗血清转化的概率与健康人相似[1, 3, 35]。同时行骨髓造血干细胞移植治疗与免疫应答较差有关（近20%）[1, 3, 36-38]。

九、破伤风、白喉和无细胞百日咳疫苗

许多接受化疗的癌症患者没有接受破伤风、白喉和百日咳的疫苗接种。肿瘤患者应考虑使用破伤风和白喉（Td）加强剂量接种。对于≥11岁，未接种过破伤风类毒素、减毒白喉类毒素和无细胞百日咳疫苗（Tdap），或接种情况不明的人群，应接种一剂Tdap，之后每10年接种一剂破伤风和白喉类毒素（Td）加强剂量[6, 39, 40]。如有可能，应在开始治疗前接种Tdap。尽管该患者群体对破伤风和白喉疫苗的免疫应答的数据有限，但现有的接受维持性化疗的儿童数据显示，与健康对照组相比，其反应是相似的[40]。对于初种史不明或不完整的成人应开始或完成包括Tdap在内的初种。对于未接种疫苗的成年人，前2剂应至少间隔4周，然后在6~12个月后再接种第三剂。对于接种不全（少于3剂）的患者，应给予剩余剂次的疫苗接种[10]。

十、脑膜炎球菌疫苗

对于脑膜炎球菌疫苗接种，没有针对肿瘤患者的具体建议。应遵循现行的推荐免疫时间表的指南[10]。肿瘤患者对脑膜炎球菌疫苗的免疫应答可能不理想[6, 9, 10]。

十一、人乳头瘤病毒（HPV）疫苗

肿瘤患者应接种人乳头瘤病毒（HPV）疫苗，其适应证和时间安排与现行指南中的规定相同[10]。对于女性，二价（2vHPV）、四价（4vHPV）和九价（9vHPV）HPV 疫苗已获得许可；对于男性，有4vHPV 和9vHPV 疫苗可供选择。在肿瘤患者中，对疫苗的免疫应答可能不理想[6, 41]。由于疫苗应采用肌内注射的方式，血小板减少症患者可能有发生血肿的风险[6]。

十二、脊髓灰质炎病毒疫苗

在美国和西欧，脊髓灰质炎病毒感染的发病率很低。不建议对居住在美国的≥18 岁的成年人进行常规脊髓灰质炎病毒疫苗接种，因为大多数成年人被认为具有免疫力，而且接触野生脊髓灰质炎病毒的风险很低。尽管如此，仍建议器官及骨髓移植受者和肿瘤患者接种灭活脊髓灰质炎病毒疫苗（IPV），特别是那些暴露于脊髓灰质炎病毒的高风险人群[1, 6]，如前往脊髓灰质炎高发地方或流行地区的旅行者，以及可能接触到含有脊髓灰质炎病毒标本的实验室工作人员。

根据既往的疫苗接种史和保护性免疫应答所需的特定时间，安排对有感染风险的成年人接种脊髓灰质炎疫苗。对于没有接种过疫苗和有暴露于脊髓灰质炎风险的成年人，建议用 IPV 进行初级免疫接种，分3 次接种。第一和第二剂 IPV 应间隔1~2 个月，第三剂需要在第二剂后6~12 个月（至少6 个月）接种。如果由于保护所需时间有限而无法按这一时间表进行接种，可采用其他疫苗接种策略。如果≥8周后才需要保护，IPV 疫苗接种计划可分3 次完成，每次接种至少间隔4 周。如果只有4~8 周，应至少间隔4 周给予2 剂 IPV。如果不足4 周，应接种单剂 IPV，如果患者仍有感染风险，则必须在以后完成剩余的剂量接种。对于以前接受过3 次或以上剂量的初级免疫接种，且暴露于脊髓灰质炎病毒的风险增加的成人，应给予1 剂 IPV。如果之前没有完成初级疫苗接种，且暴露于脊髓灰质炎病毒的风险增加，应给予剩余剂量的 IPV[42]。

十三、免疫功能低下患者的家庭接触者的疫苗接种

免疫功能低下患者的免疫功能正常的家庭成员可以按照推荐的免疫程序接种灭活疫苗。他们应每年接种流感灭活疫苗或流感减毒活疫苗。然而，流感减毒活疫苗只推荐给2~49 岁的健康的未怀孕的人[7, 10]。器官或骨髓移植后2 个月内或伴有 GVHD 的重度联合免疫缺陷病（SCID）或造血干细胞移植受者的家庭接触者不应接种减毒流感活疫苗。如果这些高危患者的家庭成员注射了流感减毒活疫苗，应避免接触患者7 d。免疫功能低下患者的家庭接触者不应使用口服脊髓灰质炎病毒活疫苗[7]。

其他活疫苗，比如 MMR 联合疫苗、水痘疫苗、带状疱疹疫苗、轮状病毒疫苗（适用于2~7 个月的婴儿）、黄热病疫苗和口服伤寒疫苗（作为旅行建议），可以给免疫功能低下患者的健康家庭成员接种。但是，应建议高度免疫功能低下患者在接种轮状病毒疫苗后4 周内避免处理婴儿的尿布。他们

还应避免接触任何在接种后出现皮疹或皮肤病变的水痘或带状疱疹疫苗接种者。在皮损结痂前应避免接触他们[7]。

第六节 总 结

疫苗接种对于免疫抑制患者来说是很重要的，可以保护他们免受疫苗可预防的疾病。实体肿瘤患者可以安全地接种灭活疫苗。应特别强调每年的流感疫苗接种和肺炎球菌疫苗接种计划，肿瘤患者可以像健康人一样适用这2个疫苗的接种计划。由于肺炎球菌肺炎的发病率和死亡率在免疫抑制患者中会明显升高，因此强烈建议实体肿瘤患者接种疫苗。要达到保护性免疫的目的，接种疫苗的时间非常重要，应选择患者免疫抑制最少的时间段。

第三十八章　消化系统肿瘤的症状管理

Tugba Yavuzsen, Nazli Kazaz, Özgür Tanriverdi,

Tulay Akman 和 Mellar P. Davis

第一节　前　言

消化系统（GI）肿瘤是一系列肿瘤的统称，包括食管、胆囊、肝脏、胰腺、胃、小肠、结直肠和肛门的肿瘤。

消化系统肿瘤的症状处理取决于肿瘤的类型、分期、全身症状的发展。根据美国癌症协会的数据，2018 年，美国预计有 170 万例新发肿瘤病例，609640 例肿瘤死亡病例[1]。在美国，按年龄和性别划分结直肠癌是四大最高发的癌症之一[1]。被确诊为癌症的患者会面临许多令人痛苦的症状。疲劳是最常见的症状，其次是疼痛、精神不佳、睡眠障碍、食欲不佳、嗜睡、焦虑、抑郁、呼吸困难和恶心[2]。症状可能在肿瘤早期就出现，尤其是食管癌、胃癌和胰腺癌。临床医生应在诊断时使用有效的问卷评估患者的症状负担。症状可能与肿瘤或炎症细胞因子的释放直接相关，也可能是治疗或相关合并症如糖尿病或肝硬化所导致。

症状多以随机的方式成组出现，因此在医学早期被定义为各种综合征[3]。有的症候群是临床上定义的，有的症候群是统计学上定义的。症候群可能有助于癌症的诊断、管理和预后评估[4]。某些症状会对患者的生活质量（QoL）产生负面影响，影响患者的治疗依从性，同时也增加照料者的负担。评估不断发展的症状群，对症状进行随访和早期干预，可以改善癌症患者的生活质量[5]。

姑息关怀的理念是建立在跨学科管理的基础上的，这种方法需要多个专科共同合作，关注病人、家庭和整个社区。无论患者在哪里（在家里、在疗养院，还是在医院），满足病人对姑息治疗的需求是最基本的癌症护理。姑息治疗理念将死亡视为生活的自然部分，努力改善生活质量是其基础。姑息治疗不寻求加速或延迟死亡，以患者为中心，而不是以疾病为中心。它的重点是为患者提供尽可能好的生活质量，直到死亡的那一刻。姑息关怀治疗不应局限于生命的最后阶段，而应在无法治愈的癌症的早期阶段即开始应用，并在患者死后继续关怀支持患者的家人。

本章将讨论胃肠道肿瘤常见症状的处理，包括厌食、恶病质、恶心呕吐、黏膜炎、腹泻、恶性肠梗阻、腹水、黄疸、肝性脑病等。我们还将讨论与癌症相关的疲劳、血液学和神经精神症状、疼痛问题和皮肤问题。

第二节　与胃肠道肿瘤相关的营养问题

在肿瘤明确诊断时，营养障碍成为一个紧要的问题。癌症患者常有营养不良的风险，不仅是因为疾病对身体和代谢的影响，还因为抗肿瘤治疗的不良反应，以及与进食或吸收不良相关的营养摄入变化[6]。营养不良是胃肠道肿瘤患者最常见的营养障碍，与恶病质综合征（ACS）的发生、预后恶化、生存率降低有关。胃肠道肿瘤患者营养问题的早期诊断对避免进一步的并发症和改善生存率至关重要。胃肠道肿瘤患者最大的挑战是防止非自主的体重减轻，这在临床实践中很常见，应视为恶病质发展的预警信号。建议对所有患者进行早期营养筛查，以确定任何特定的营养不良风险[7]。

恶病质综合征在初诊时容易被漏诊。早期评估和诊断似乎对治疗至关重要[8,9]。除乳腺癌外，晚期肿瘤患者死亡前 ACS 的患病率在 25%~80%[10]。

恶病质是一种复杂的代谢综合征，与潜在的慢性疾病有关，特点是肌肉减少，有时也伴有脂肪减少。其特征是系统性炎症、负氮平衡和能量负平衡、伴有或不伴有脂肪减少非自主的体重下降[9]。肿瘤细胞产生的促炎症细胞因子是导致蛋白酶依赖性水解反应和热休克蛋白上调的主要启动因子，是造成消瘦的原因[11]。在 1980 年 DeWys 的一项研究中，在美国东部肿瘤协作组（ECOG）的一项化疗试验中，发现体重减轻在癌症患者中的发生率很高，而且它与生存率下降有关[12]。

恶病质占所有癌症死亡人数的 22%[13]。厌食症（食欲缺乏）影响着多达四分之三的癌症患者。厌食症不一定总是伴随着恶病质，但这 2 种症状在癌症中常常同时出现。

癌症厌食症的发病机制是多因素的，但目前仍研究不足。它很可能是由于细胞因子和类花生酸上调以及单胺失调导致的外周下丘脑信号和神经激素介质改变所致[14]。97% 的晚期癌症患者同时表现多种胃肠道症状（导致厌食）[15]。对这些症状谱的系统评估应有助于改善对 ACS 病理生理学和临床特征的认识。癌症相关厌食症的诊断依据是食欲缺乏，不想吃东西。它只是 ACS 的一部分，通常与其他胃肠道症状有关。已开发的许多问卷都提供了多维度的评估。然而，由于患者及其照料者负担的问题，这些调查问卷往往难以重复使用[16]。因此，有必要对晚期癌症患者进行简单的问卷调查[17]。

由于缺乏明确的认知，癌症恶病质仍然未得到充分的诊断和治疗。全球公认的诊断和分类标准尚未建立[18-21]。在 2012 年发表的一篇系统评价中，研究了症状评估对晚期癌症患者生存的预测价值[21]，厌食、恶病质和体重减轻是多变量分析中最常见的具有预后意义的症状，尤其是在晚期肺癌和胃肠道癌症中。难治性恶病质多见于癌症终末期，无法通过积极的营养支持而逆转。然而，恶病质前期是很重要的，因为早期的各种医疗干预可能会防止发展到不可逆恶病质。

相当一部分患者会有肌少症性肥胖，这一点往往被忽视。肌少症性肥胖的癌症患者与非肌少症性肥胖患者相比，在化疗和手术并发症期间发生剂量限制性毒性的风险更高[22,23]。

专业的营养咨询是一个需要投入大量精力与患者反复沟通的过程，目的是让患者彻底了解营养风险话题，从而持久改变饮食习惯。维持或增加能量和蛋白质摄入量的最好方法是食用正常的食物。然而，这往往是很困难的，除了咨询外，还需要口服营养补充剂（ONS）。它可以通过肠管（肠内营养）或肠外输注（肠外营养）给癌症患者。一篇小型综述显示，与肠内营养相比，肠外营养除了会容易导致感染外，在改善临床结果方面没有差异[24]。物理治疗包括日常生活中的体力活动，有氧运动训练，能够增加肌肉质量和肌肉力量。

第三节 胃肠道肿瘤患者的恶心和呕吐

恶心是指一种不愉快的主观感觉，有想要呕吐的感觉。流涎、皮肤苍白、出冷汗、心动过速常伴随恶心。呕吐是指胃内容物通过口腔逆流而上。约50%的癌症患者在病程中会出现恶心或呕吐现象[25]。

恶心是由自主神经系统调节的，但呕吐是由脑干控制的多级反射。呕吐的发生是通过化学感受器触发区（CTZ）、大脑皮质、边缘系统、前庭-迷路器、胃肠道的迷走神经传入纤维的传入刺激位于髓质（孤束核）的呕吐中心。传出冲动从呕吐中心产生，经过唾液中心、腹肌、呼吸中心和颅神经[26]。胃肠道、呕吐中心、CTZ中有多种神经递质和受体（即5-羟色胺、多巴胺、P物质）共同作用最终造成了呕吐。化疗药物通过激活迷走5-羟色胺受体（5HT3）和神经激肽1受体（P物质），分别是急性和迟发性化疗相关的恶心呕吐（CINV）的原因[27]。

表38.1总结了基于病因学的分类和治疗（CINV除外）[28]。根据恶心和呕吐（N&V）原因的不同，治疗策略和药物也不同。癌症患者在治疗过程中会接触到很多药物，恶心是很多抗癌药物以及用于控制疼痛的阿片类药物的重要副作用[29]。

表38.1 恶心呕吐的基于病因学分类标准 [28]

病因学	举例	合适的一线止吐药及其起始剂量
化学	药物，如阿片类药物、地高辛、抗生素、细胞毒性药物； 毒素，如肠道缺血、感染； 代谢性，如高钙血症	氟哌啶醇，1.5 mg bid 或 5 mg 皮下注射 qd
胃排空延迟	药物，如阿片类药物、三环类抗抑郁药； 腹水性肝大； 自主神经功能障碍	甲氧氯普胺，10 mg qid 或 40 mg 皮下注射 qd 多潘立酮，10 mg qid
胃肠道	肠梗阻	丁溴东莨菪碱，60 mg 皮下 qd 或赛克力嗪，150 mg 皮下注射 qd 考虑加氟利多醇和（或）地塞米松。如果部分梗阻和（或）腹部绞痛则可考虑用甲氧氯普胺
	放疗结肠炎，化疗后	昂丹司琼，8 mg bid-tid
颅脑	颅内压升高，如肿瘤或颅内出血； 脑膜浸润	赛克力嗪，50 mg tid 或 150mg 皮下 qd（用地塞米松）
前庭	药物，如阿片类药物； 前庭神经炎和迷路炎	赛克力嗪，50 mg tid 或 150 mg 皮下 qd
皮质	焦虑、预期性 N&V、疼痛	苯二氮卓类药物，比如：劳拉西泮，0.5 mg，按需使用

注：qd 每日 1 次，bid 每日 2 次，tid 每日 3 次，qid 每日 4 次，N&V 恶心呕吐。

癌症患者面临的另一个重要问题是胃动力障碍。轻度胃瘫和胃容量下降是胃肠道恶性肿瘤的并发症，也是肺癌等非胃肠道癌症的远处症状（副肿瘤效应）。这些胃动力障碍常伴有恶心呕吐、腹痛、腹胀、早饱等症状 [30, 31]。恶性肿瘤相关的轻度胃瘫的患病率尚不清楚，但可能未被充分认识和治疗 [30]。在一项前瞻性研究中，44% 的患者的胃瘫和胃排空障碍与肿瘤本身、腹水、肝大、使用药物有关，33% 的患者与化学因素（代谢性、药物相关、感染性）有关，31% 的患者与内脏和浆膜相关因素（肠梗阻等）有关，8% 的患者与颅内因素有关，7% 的患者与焦虑有关 [32]。

胃肠道肿瘤可因内在或外在压迫而引起机械性肠梗阻。对于大多数 CT 发现的晚期癌症引起的肠梗阻，手术的帮助不大，因此，应循证利用姑息性的方法。胃肠道减压对治疗肠梗阻引起的恶心呕吐有重要意义（表 38.1 也列举了其他原因引起的恶心呕吐 [28]）。奥曲肽、丁溴东莨菪碱、格隆溴铵、雷尼替丁、皮质类固醇和止吐药有助于减轻肠梗阻引起的恶心和呕吐。放置支架和经皮内镜下胃造口术通常可以缓解药物治疗反应性的恶心和呕吐。

恶心、呕吐是晚期胃肠道癌症患者接受化疗和靶向药物治疗的常见副作用 [14]。目前的指南仅考虑到了所使用的化疗药物类型及其致吐潜力。然而，恶心呕吐的严重程度和持续时间因患者个体自身原因、肿瘤情况和治疗相关因素而不同 [33]。肿瘤位置、使用的化疗药物类型、放疗暴露的剂量都是导致恶心呕吐发生率变化的原因 [34, 35]。例如，有慢性大量饮酒史的患者较少发生顺铂诱发的恶心呕吐 [36]。女性相比男性、年龄小于 50 岁的患者相较于高龄患者在高度致吐性和中度致吐性的化疗中发生恶心呕吐的风险都更大 [37, 38]。妊娠期间有呕吐史也是肿瘤晚期易出现呕吐症状的一个危险因素。

一、化疗引发的恶心和呕吐

化疗药物引发的恶心和呕吐被分为急性、迟发性、可预判性、突发性、难治性和慢性 [39-41]。

（一）急性和迟发性恶心和呕吐

急性恶和心呕吐发生在化疗给药后的最初 24 h 内，而迟发性呕吐发生在化疗 24 h 后 [42]。急性呕吐常见于化疗后头 2 h 内开始，在 4~6 h 达到高峰，并在 24 h 内缓解。迟发性恶心和呕吐与某些药物（如顺铂、环磷酰胺、多柔比星和异环磷酰胺）大剂量或连续几天给药有关。急性和迟发性恶心和呕吐的病因相似。2 种类型的恶心和呕吐的发生率因所使用的化疗药物的致吐潜力不同而不同 [43-45]。在接受化疗时出现恶心和呕吐会对患者的生活质量产生负面影响；然而，近年来通过使用新的止吐药，这种并发症的发生率和严重程度正在下降。危险因素包括特定药物的致吐潜力、药物使用剂量、疗程长度和间断时间，以及化疗药物联合使用情况 [46]。

在一项前瞻性研究中，接受奥沙利铂为基础的化疗的结肠癌患者使用奥沙利铂之前加用 5-羟色胺 3 受体拮抗剂（5 HT3RA）和地塞米松 20 mg，而对迟发性呕吐未给予常规预防措施。急性呕吐的 CR 率为 90%，但迟发性呕吐的 CR 率为 54%[43]。现在推荐预防急性呕吐及迟发性呕吐的措施包括在有条件的情况下使用神经激肽 1 受体拮抗剂（如阿瑞匹坦或福沙吡坦）[47]。

（二）可预判性的恶心和呕吐

可预判性恶心和呕吐（ANV）是一种学习性或条件性反应。在接受化疗的患者中，三分之一的患者会出现可预判性恶心，而约十分之一的患者会出现可预判性呕吐[48]。对于癌症化疗，第一次化疗输注是学习经验的一部分，它提供了有关患者对恶心和呕吐的敏感性的信息。ANV通常发生在三四个周期的化疗之后，主要是在患者经历了早期治疗的恶心和呕吐之后。治疗室的气味、视觉和声音会刺激ANV。许多变量都有可能影响ANV的发生率。这些危险因素与CINV相似[49]。

在高度致吐和中度致吐化疗的初始疗程进行积极的预防是避免ANV的最佳方法。化疗期间适当使用止吐药，对降低ANV的发生率有显著效果[49]。在随机试验中，苯二氮卓类药物联合标准止吐疗法可显著降低急性和ANV的发生率。指南还推荐劳拉西泮和阿普唑仑与止吐药联合使用[50-52]。行为疗法（放松/系统性脱敏、引导性想象的催眠、音乐疗法）和针灸/指针疗法也可能对ANV有所帮助，并推荐使用[53-56]。

（三）突发性恶心和呕吐

突发性恶心和呕吐是指在初始化疗周期中前5 d内预防性使用止吐措施失败的患者（呕吐次数≥3次）。

（四）难治性恶心和呕吐

难治性恶心和呕吐患者对止吐治疗无反应。

（五）慢性恶心和呕吐

慢性恶心和呕吐有多种潜在的病因。潜在因素包括胃肠道、颅脑、代谢、药物诱发的（如吗啡）、细胞毒性的化疗诱发的和放疗诱发的等机制[42]。

美国临床肿瘤学会（ASCO）制定了一套化疗药物及其各自的急性和迟发性呕吐风险的评级系统（表38.2）[57]。化疗药物是胃肠道肿瘤中常用的四类药物之一。ASCO指南主要通过化疗药物的种类对恶心和呕吐的风险进行分级[57]。

表 38.2　用于胃肠道肿瘤的静脉或口服抗肿瘤药物的致吐潜能

致吐程度（发生率）	药物
高度（>90%）	顺铂
中度（30%~90%）	奥沙利铂，卡铂，表柔比星，伊立替康，伊马替尼
低度（10%~30%）	紫杉醇，多西他赛，丝裂霉素，吉西他滨，5-氟尿嘧啶，依托泊苷，卡培他滨，替加氟/尿嘧啶，西妥昔单抗，曲妥珠单抗，帕尼单抗，雷莫芦单抗，瑞戈非尼，舒尼替尼，依维莫司，阿柏西普
极低度（<10%）	贝伐单抗

二、化疗诱发的恶心和呕吐的预防和治疗指南

（一）高度致吐的化疗

多国癌症支持性治疗协会（MASCC）/欧洲肿瘤内科学会（ESMO）、美国临床肿瘤学会（ASCO）和美国国立综合癌症网络（NCCN）各自制定了 CINV 管理指南。3 个指南[58]均建议对急性 CINV 在第一天联合使用 5 HT3RA、地塞米松和神经激肽 -1 受体拮抗剂（NK1 RA），对高度致吐药物的迟发性 CINV 建议使用 NK1 RA 与地塞米松预防。NCCN 指南推荐使用奈妥吡坦 / 帕洛诺司琼和地塞米松联合治疗急性 CINV，奥氮平治疗急性和迟发性呕吐（与帕洛诺司琼和地塞米松联合治疗急性呕吐预防）。

（二）中度致吐的化疗

联合使用 5HT3RA 和地塞米松，并联合或不联合 NK1 RA，推荐用于中度致吐化疗的急性呕吐。对于蒽环类和环磷酰胺化疗，MASCC/ASCO 指南推荐使用三联止吐药。NCCN 指南推荐其他中度致吐药（如卡铂、表柔比星、异环磷酰胺和伊立替康）额外进行三联预防，同时推荐奈妥吡坦 / 帕洛诺司琼和地塞米松联合使用。NCCN 推荐高致吐性人群使用奥氮平。对于迟发性呕吐，地塞米松是首选药物；5HT3RA 可代替地塞米松交替使用。新指南中不推荐在中度致吐的化疗中使用甲氧氯普胺。奥氮平在治疗突发性恶心和呕吐方面优于甲氧氯普胺。

（三）低度致吐的化疗

建议低度致吐的化疗联合单用类固醇来预防急性呕吐。NCCN 指南推荐丙氯拉嗪或甲氧氯普胺用于预防急性呕吐，可替代类固醇或 5HT3RA。没有迟发性呕吐的治疗推荐。

（四）极低度致吐的化疗

根据指南，不建议在使用极低度致吐的化疗之前常规进行预防。

（五）突发性和难治性恶心和呕吐的管理

多巴胺受体拮抗剂（甲氧氯普胺）、苯二氮卓类药物（劳拉西泮）和镇静剂（奥氮平）被 MASCC 和 NCCN 指南建议用于管理突发性和难治性恶心和呕吐。

（六）非药物策略

非药物策略可能有助于减少恶心和呕吐，并可能有助于药物治疗。这些策略包括营养建议（避免强烈的气味和味道辛辣或咸的食物，少量多餐）、针灸和指针疗法（对术后恶心、呕吐和 CINV 有效）、放松方法和行为治疗[59]。

第四节　黏膜炎、腹泻和吞咽困难

黏膜炎和腹泻是系统性化疗、靶向药物治疗或放疗引起的常见毒性反应，它们有共同的机制[60, 61]。黏膜炎是一种因相关治疗引起的炎症反应后的黏膜损伤。口腔炎或口腔黏膜炎的发生时间晚

于小肠黏膜损伤。在没有黏膜损伤的情况下，可因运动性增加或离子分泌增加而发生腹泻。在接受标准剂量化疗的患者中，黏膜炎的患病率为20%~40%，接受大剂量化疗的患者中，黏膜炎的患病率为80%[62]。接受化疗的结直肠癌患者口腔黏膜炎的患病率为21%~42%[61]。黏膜炎对患者的临床影响取决于解剖部位。疼痛性溃疡和吞咽困难反映了上消化道毒性，而腹部痉挛、腹胀和腹泻则反映了小肠和结肠毒性[63]。其发病机制复杂，由Sonic等提出的5个阶段组成：①启动阶段；②上调和信号产生阶段；③信号传导和放大阶段；④溃疡形成阶段；⑤愈合阶段[64]。

伊立替康和5-氟尿嘧啶（5-FU）常被用于胃肠道癌症的联合化疗方案中，已被广泛研究[61]。接受以5-FU为基础的辅助化疗方案的患者最常见的副作用是腹泻。其胃肠道毒性受剂量类型（静脉滴注或静脉推注5-FU）和时间的影响（由于夜间，黏膜细胞分裂较慢，因此夜间毒性较小），患者5-FU代谢酶和细胞色素P450（伊立替康为CYP1A1）的基因型的影响[65, 66]。用于治疗晚期结直肠癌的表皮生长因子受体（EGFR）的单克隆抗体，如西妥昔单抗和帕尼单抗，也会引起腹泻[60]。与其他针对VEGF受体的多靶点酪氨酸激酶抑制剂（TKI）相比，贝伐单抗和其他用于抗血管表皮生长因子（VEGF）的单克隆抗体引起的腹泻较少[67]。在一项针对747例接受TKI的患者进行的研究中，最常见的胃肠道副作用是口腔黏膜敏感性下降（感觉迟钝）[67]。瑞戈非尼是一种口服小分子TKI，已越来越多地用于治疗转移性结直肠癌，但也会导致黏膜炎[68]。对于黏膜炎，几乎没有基于足够证据的治疗方法，也没有获批上市的药物用于预防。一旦发生黏膜炎，通常要降低剂量增加周期来进行剂量调整。

已发表的对于肿瘤患者产生黏膜炎（不包括口腔）的干预措施包括氨磷汀、奥曲肽、硫糖铝灌肠、柳氮磺吡啶和益生菌，按指南建议给予干预。对于口腔黏膜炎，基础的口腔护理是主要的治疗方法。此外，据报道，生长因子和细胞因子、抗炎药、抗微生物剂、涂布剂、患者自控镇痛、激光和光疗、冷冻疗法、天然的和各种各样的药物等均有帮助[69]。

类癌由人体中广泛存在的神经内分泌细胞产生，尤其是在原始肠道衍生的器官中。类癌中三分之一发生在胃肠道。恶性类癌综合征的特征是一系列的症状和体征，如面部潮红发热，衰弱性腹泻，类癌肿瘤转移从而分泌的血管活性物质引起的哮喘发作[70]。肠梗阻可能由原发肿瘤或周围肠系膜的硬化反应所致。腹泻严重的患者要注意避免脱水或维生素缺乏症。当肿瘤扩散到其他地方时，应采用系统性治疗来控制症状。生长抑素类似物奥曲肽和兰瑞肽用于控制晚期无法手术疾病的类癌症状和肿瘤进展[71]。Telotristatethyl是色氨酸羟化酶抑制剂，对于生长抑素类似物（SSA）不能控制的腹泻可考虑使用该药[72]。抗增生药物可能对缓解症状有用。抗肿瘤药物可抑制细胞生长和增殖，干扰素显示出抗病毒、抗肿瘤和免疫调节作用，也可用于类癌综合征的治疗[73]。

食管癌和肿瘤治疗相关的消化道狭窄可能会导致进行性吞咽困难、营养问题和体重减轻。对于这类患者应仔细监测营养评估，以避免ACS。50%以上的患者在确诊时已经有无法手术的疾病[74]。当观察单独使用支架或支架联合其他方式接受姑息治疗的晚期食管癌患者的结果时，联合方式在总生存率以及生活质量评分方面均有明显改善[74]。一项强调食管癌患者支架置入并发症的荟萃分析和系统评价显示，一些支架、热消融治疗和近距离放射治疗与较少的并发症相关[75]。

一、胃肠道肿瘤的恶性肠梗阻

恶性肠梗阻（MBO）在晚期胃肠道癌症患者中并非罕见的并发症。它最常见于晚期结肠癌（25%~40%），其次是胃癌（6%~19%）[76, 77]。小肠梗阻的发生率高于大肠梗阻（61% vs. 33%）[78]。MBO 的诊断标准是：

- 有临床证据表明患者出现以恶心、呕吐、绞痛和腹痛为表现的肠梗阻。
- 影像学或内镜证据显示 Treitz 韧带远端梗阻。
- 根据计算机断层扫描（CT）或磁共振成像（MRI）发现腹腔内有无法治愈的原发性疾病。
- 伴有明显的腹膜转移的腹腔外原发癌[79]。

引起梗阻的病理生理机制包括机械性梗阻（如肠腔内固有肿瘤生长或肠腔外的外源性压迫、良性粘连、放疗后纤维化、肠套叠）和运动障碍（肿瘤浸润肠系膜、肠道肌层、腹膜或腹下丛神经）。病理生理学包括梗阻近端胃肠道分泌物积聚、胃肠道吸收减少、胃肠道蠕动亢进或低下以及炎症。便秘药物（如抗胆碱能、阿片类药物）、副肿瘤神经病变或假性梗阻也可能导致 MBO 的发生[80]。通常情况下，造成梗阻的因素不止一个。

恶心、呕吐、腹痛、便秘是 MBO 的症状。恶心出现较早，且在上消化道 MBO 中是最严重的。呕吐可以是持续性的，也可以是发作性的，含有水样、黏液性或胆汁性分泌物。通常呕吐可以缓解恶心，但几个小时后又会出现恶心。下消化道梗阻时，呕吐可能不频繁，恶心的程度也较轻。绞痛是在肠道蠕动时腔内压力增加，且无有效转运的情况下引起的。腹部听诊时常听到肠鸣音异常。疼痛为脐周，局限性不明显。肿瘤浸润腹腔结构或腹膜是引起持续疼痛的原因[80]。MBO 还可能伴有贫血（70%）、低白蛋白血症（68%）、转氨酶变化（62%）、脱水和肾前性氮质血症（44%）、恶病质（22%）、腹水（41%）、可触及的腹部肿瘤肿块（21%）、脐周淋巴结肿大、代谢紊乱引起的认知障碍（23%）等症状[81]。

肿瘤晚期恶性肠梗阻症状管理需要多学科的共同参与和多模式治疗。如果患者预期寿命为数月，且患者有手术指征（CT 扫描无大体疾病，白蛋白正常，营养状态良好，且有化疗治疗方案），则手术是首选的治疗方法。对于有多种合并症、营养状况差、腹部或盆腔有放疗史、梗阻严重或多发梗阻、腹水、腹膜癌变、腹腔内可触及肿块、有极晚期疾病、体能状况差、年龄偏大的患者应避免手术[82, 83]。肠梗阻的手术并发症常见于晚期腹腔内肿瘤转移者、生存质量降低者，术后 30 d 死亡率达 30%。

对于低危患者，药物治疗和介入治疗可以缓解症状，对其有益。药理选择包括阿片类药物、止吐药（甲氧氯普胺、氟哌啶醇或奥氮平）、皮质类固醇（地塞米松）、抗胆碱能药、奥曲肽和联合用药。恶心和呕吐是最令人痛苦的症状，可联合使用止吐药和抑制胃酸分泌剂来缓解。甲氧氯普胺因其促动力作用，而成为部分但不完全性肠梗阻止吐药的首选。如果肠道功能不能维持，NCCN 指南建议使用抑制胃酸分泌的药物。可用于减少胃肠道分泌物的药物包括丁溴东莨菪碱、格隆溴铵、生长抑素类似物奥曲肽等。

可缓解恶心的介入疗法包括留置胃管胃肠减压、经皮内镜胃造口置管和内镜支架。如果试图通过手术解除梗阻，营养支持是 MBO 管理中非常重要的一部分。有些人的梗阻不适合手术，肿瘤生长缓慢且无恶病质，可从肠外营养中获益，应试行营养支持。预期生存期短的个体不能从全肠外营养中获益。根据 NCCN 指南，建议对还有数月至数年预期生存期的患者进行全肠外营养。对于不适合营养支持的人，应考虑补水。皮下灌注术（皮下输注）每天 1 L，但不超过 2 L，可改善症状，防止脱水引起的认知功能衰竭。

接受过最大限度手术、化疗和介入治疗的 MBO 患者预后非常差，生存期从几周至几个月不等[84]。

二、恶性腹水

恶性腹水是胃肠道癌和盆腔癌的常见病。恶性腹水在胃肠道癌症中的患病率约为 15%[85]。它的病理生理学非常复杂。腹腔积液通过膈肌下表面的淋巴管吸收，腹膜癌时淋巴管阻塞，改变了分泌和吸收之间的平衡。通过血管内皮生长因子（VEGF）增加肿瘤血管的通透性，以及淋巴通道的宏观和微观浸润是液体积聚的基础[86]。其他引起腹水的机制一般与腹膜和肝脏转移导致低白蛋白血症和静脉阻塞有关。

腹水患者的治疗方法多为姑息性治疗，不影响生存。常见的医疗干预措施包括腹腔穿刺术和利尿剂治疗。目前尚无利尿剂在恶性腹水中的随机对照试验，但据传闻在部分患者中可获得成功[87]。定期行腹腔穿刺术或留置导管，可控制呼吸困难、恶心、腹痛等症状[88]。据报道，腹腔热灌注化疗（HIPEC）联合减瘤术治疗腹水在部分患者（如腹膜假黏液瘤）中获得成功[89]。由于该术式的并发症发病率较高，因此应精心选择患者。其他治疗方法，如腹膜 - 静脉分流手术、靶向治疗、免疫治疗、抗 VEGF 药物、放射性同位素等都是很有前景的，但还需要进一步研究[90]。

三、黄疸

伴肝转移的胃肠道癌症通过阻塞肝内或肝外胆管引起黄疸[91, 92]。黄疸预示着预后不佳，降低抗肿瘤治疗的效果，并导致生活质量下降和死亡率上升。黄疸分为肝前性、肝细胞性、肝后性梗阻。肝前性黄疸是由血液病和遗传病引起的。肝细胞性黄疸是一组与肝细胞坏死（肝细胞损伤）或胆汁排泄功能障碍（胆汁淤积）有关的异质性疾病。肝后黄疸的发生是因肝外胆管内肿瘤浸润或区域淋巴结受累压迫。病史、体格检查、血液检查、无创影像技术等都能区分各种黄疸的原因。缓解胆管阻塞可采用手术或非手术（金属或塑料支架）减压的方式，并可缓解瘙痒症和黄疸[92]。口服纳曲酮、胆汁酸结合剂、利福平、昂丹司琼或选择性 5-羟色胺再摄取抑制剂或米氮平可能对胆管阻塞引起的瘙痒症有效。但对加巴喷丁类药物无反应。

第五节　胃肠道癌症相关的疲劳

疲劳是与癌症和癌症治疗相关的最令人痛苦的症状之一，但作为一种症状，它却常常被低估。癌症及其治疗都会引起疲劳。在不同的研究中，患病率为 70%~100%[93]。半数患者在化疗期间发生疲劳，60%~93% 的患者在放疗期间发生疲劳[94-96]。

癌症相关的疲劳（CRF）是复杂的，有心理、生理和情绪方面的内容。CRF 的定义是：与癌症或癌症治疗有关的持续的、主观的疲劳感。疲劳可出现在患者病程的任何阶段，但在疾病较晚期和正在接受积极治疗的患者中更为普遍。在大多数晚期癌症患者中，疲劳的病因是多因素的。导致 CRF 的最重要因素是肿瘤的进展性生长、广泛的系统性治疗或放射治疗。另外贫血、疼痛、呼吸困难、恶心、情绪苦恼、认知障碍、睡眠障碍、厌食、恶病质、营养不良等也是导致 CRF 的重要因素[97]。放疗和化疗通常会引起贫血、腹泻、厌食、恶心、呕吐和体重减轻，并导致疲劳。

与疼痛、睡眠障碍或食欲缺乏相关的疲劳在胃肠道癌症患者中很常见，并显著影响整体生活质量[97, 98]。一项前瞻性队列研究评估了疲劳对食管癌患者总生存期的影响[99]。该研究发现，CRF 与食管癌患者生存率下降有关。胃肠道癌症患者常发生贫血和营养不良，贫血被认为是引起疲劳的重要原因。营养不良和体重减轻是胃肠道癌症患者的出现疲劳症状和生活质量降低的独立危险因素[100]。认知障碍是癌症患者的一个重要症状，与治疗癌症过程的副作用有关。众所周知，疲劳和认知障碍也常常是同时发生的。Vardy 等人发表了一项大型纵向研究，评估了结直肠癌患者的认知功能和疲劳程度[101]。对手术前后的三组患者、局限性转移性疾病患者和健康对照组进行比较。他们发现，早期结直肠癌女性的认知障碍更显著，52% 的早期结直肠癌患者有自我报告的疲劳感。

癌症相关的疲劳深刻地影响着患者及其家属的生存质量，降低患者的治疗的积极性[102]，也可能明显干扰有效治疗的实施[93]。在管理疲劳时，必须非常仔细地评估患者身上可能的潜在原因。检查疲劳的身体、情绪和认知方面的问卷可能是有用的。有几种工具可供选择：简短疲劳量表（BFI）；多维疲劳量表（MFI-20），可测量疲劳的各个维度，如一般疲劳、身体疲劳、活动性降低、动机和心理疲劳[103]；鹿特丹症状检查表（RSCL）[104]；癌症治疗功能评估 - 疲劳量表（FACT-F）[105]。疲劳的强度可以通过语言分级评分法（VRS）、视觉模拟评分（VAS）和线性模拟量表评估中的数字分级评分法（NRS）来检查。另外，必须评估可能的潜在原因。

最初的治疗方法是改善疲劳潜在原因的特定治疗，如治疗贫血或代谢或内分泌异常，以及控制疼痛、睡眠障碍、抑郁或焦虑。必须对患者进行适当的心理治疗和物理治疗、饮食教育。认知和行为治疗可以单独进行。定期运动可以减少疲劳、抑郁和焦虑症状[93]。

此外，对于严重疲劳的患者，非药物方法无济于事，可采用药物治疗。皮质类固醇可减少癌症患者的疲劳感。甲强龙 32 mg/d 可减轻疲劳[106]。醋酸甲地孕酮 160~480 mg/d，表现出对疲劳的快速改善，可用于治疗疲劳症状[107]。精神兴奋药，如哌甲酯、右旋哌甲酯或莫达非尼，可减轻疲劳，缓解抑郁。精神兴奋药被发现在治疗与阿片类药物诱导的镇静有关的疲劳方面特别有效。精神兴奋药治疗疲劳的随机试验结果相互矛盾。精神兴奋药对晚期癌症患者疲劳的潜在收益尚未确立。需要更多的研究来确定精神兴奋药在疲劳管理中的作用[108-110]。一些草药（如人参）可能有助于减轻疲劳。一项对来自40个癌症中心的364例患者进行的随机双盲研究显示，每天2 g的花旗参在8周内能有效降低CRF[111]。

非药物干预对癌症相关疲劳的管理也很重要。强烈建议对患者和护理人员进行体力活动、瑜伽、认知行为疗法以及教育干预[112, 113]。

第六节　血液学并发症

血液病症状在胃肠道癌症患者中很常见，尤其是胃癌和胰腺癌。症状一般与血细胞数量的增加或减少以及凝血系统的紊乱有关[114]。症状可出现在诊断时、治疗过程中，以及随访期间，由于癌症本身、癌症转移和系统性治疗，包括放射治疗，都会出现这些症状。

这些问题可能由各种原因造成。它们不仅可能与肿瘤转移病灶有关，还与原发肿瘤或骨髓浸润、副肿瘤血液病综合征等问题有关[114]。肿瘤癌症治疗也可引起血液学并发症，如化疗引起的细胞减少症[114]，包括血小板减少症、贫血、白细胞减少症以及全血细胞减少症[115]。这些可能是由于化疗、靶向分子治疗和放疗而引起的骨髓抑制[116]。

此外，许多其他医疗问题，如合并症、药物相互作用、抗癌药物以外药物的不良反应以及代谢紊乱等，都可能是血液病症状的潜在原因。

贫血可导致乏力和疲劳，是胃肠道癌症患者最常见的血液病[114, 117]。常可因缺铁而引起，与隐匿性出血或胃肠道大出血有关，也与其他原因有关，如胃肠道手术、癌症恶病质、癌症诊断时和治疗过程中的营养障碍等[117, 118]。同样，贫血的另一个原因是维生素 B_{12} 缺乏，这可能与胃切除手术，与慢性活动性胃炎有关的胃癌，称为恶性贫血、皮革样胃、小肠腺癌、胃和小肠局部的神经内分泌肿瘤有关[117]。维生素 B_{12} 缺乏会导致巨幼细胞贫血，出现卵圆形巨红细胞症以及神经认知症状，如行走和运动障碍、视力紊乱、抑郁、行为障碍以及记忆力、理解力和判断力等智力下降[118]。此外，叶酸水平不足可导致巨红细胞性贫血[118]。

血小板减少往往是癌症直接浸润而引起的抗癌药物或骨髓抑制的不良反应[114, 117, 119]。许多药物都有引起血栓性微血管病变的报道[120, 121]，包括常用于治疗结直肠癌、胃癌和胰腺癌的奥沙利铂。与淋巴瘤和其他实体瘤不同（如乳腺癌和肺癌），胃肠道癌症较少出现特发性血小板减少性紫癜（ITP），以及血栓性血小板减少性紫癜（TTP）、溶血性尿毒综合征（HUS）和弥散性血管内凝血（DIC）[116, 122-125]。

深静脉血栓形成（DVT）和血栓栓塞并不罕见，多发生在胰腺癌和胃癌患者中，并可作为恶性肿瘤的首发症状出现[126, 127]。此外，DVT可视为一种副肿瘤综合征，称为浅表游走性血栓性静脉炎，特别是在胰腺癌患者中[127]。目前已经开发了几种风险评估工具，用于计算癌症患者的血栓形成的风险。每个工具都是为特定的风险评估而设计的。需要注意的是，这些工具只能用于符合标准的癌症患者[128]。目前指南推荐低分子量肝素（LMWH）单药治疗，而非维生素 K 拮抗剂治疗癌症相关静脉血栓栓塞。但近期的临床数据无法显示出其在预防和降低疾病死亡率方面的卓越疗效[129]。直接口服抗凝剂可能是有效的治疗方法，尽管与 LMWH 相比，使用这些药物降低复发性 DVT 的风险尚未得到充分评估[130]。许多靶向药物被用于癌症治疗，但很少出现血液毒性[131]。尽管如此，以 VEGF 为靶点的单克隆抗体贝伐单抗是导致结直肠癌患者深静脉血栓形成的重要原因[132]。

第七节　胃肠道癌症的神经精神症状

神经精神症状是癌症患者在临床中最常遇到的情况[133]。症状不仅可由各种肿瘤转移相关的原因（如脑转移、软脑膜受累和脊髓侵犯）引起，也可由与原发肿瘤或其转移病灶无关的副肿瘤神经综合征引起，还可由癌症治疗相关问题引起[133, 134]。此外，许多其他医疗问题，如合并症、除抗癌药物外的药物副作用、代谢紊乱等，也可能是这些症状的潜在原因[133]。然而，与其他实体恶性肿瘤相比，胃肠道肿瘤患者的神经精神症状相对不常见[133, 134]。根据目前的文献，我们将胃肠道肿瘤患者的神经精神症状进行了如下的综述。

鉴别诊断是胃肠道癌症患者神经精神症状的第一步方法。因此，必须注意区分颅内出血；缺血性脑血管病；中耳炎；高血压发作；急性心脏综合征；糖尿病神经病变；椎体机械性疾病；代谢性疾病，如药物中毒、低钠血症或高钠血症、低钙血症或高钙血症、尿毒症或肝性脑病、低血糖等；精神疾病，如精神分裂、抑郁症、焦虑症等[133-135]。这是因为这些由癌症或癌症治疗引起的症状的管理与治疗其他原因引起类似症状的方法有很大的不同。

一、癌症相关的神经系统症状

胃肠道肿瘤患者与癌症相关的神经系统症状包括头痛、视力障碍、头晕、共济失调、复视、晕厥、癫痫、感觉或运动障碍、构音障碍、神经病理性疼痛和谵妄[133-135]。头痛是这些症状中最常见的[133]。脑转移是导致癌症相关头痛的最重要原因，根据转移病灶在脑内的位置、大小、肿块数量，引起颅内压增高和其他神经系统症状，可常伴有头痛[133, 134]。在研究中，脑转移的发生率在 2%~8% 之间，与乳腺癌和肺癌患者的发生率相比非常低[133-135]。然而，在结直肠癌患者中，这一比例会增加，这是因为新的靶向分子疗法可延长生存期[135]。

共济失调是另一个重要的神经系统症状，它可能与胃肠道癌症的小脑转移以及副肿瘤性小脑变性有关。鉴别诊断包括代谢紊乱、周围性眩晕、饮酒和药物相互作用[134, 135]。副肿瘤神经系统综合征很少见于胃肠道癌症患者。据笔者所知，根据文献检索，仅有少数病例报告在结直肠癌和胃癌患者中发

现了副肿瘤综合征 [134, 135]。

二、肿瘤治疗相关的神经系统症状

周围神经病变是胃肠道肿瘤患者重要的、常见的治疗相关症状，可由奥沙利铂或紫杉醇类为基础的化疗导致 [133-136]。它总是以手脚的感觉运动性多发性神经病变为表现 [134, 136]。可以通过预防性使用文拉法辛进行应急性预防。此外，引起神经病变的癌症药物还有顺铂、吉西他滨、伊立替康、5-氟尿嘧啶、卡培他滨等 [136]。美国临床肿瘤学会（ASCO）发布了肿瘤患者化疗导致的周围神经病变（CIPN）的管理指南 [137]。建议使用一些药物、补充剂和维生素 E 来预防和治疗。多项研究和荟萃分析均未能发现任何可以预防 CIPN 的药物。度洛西汀是唯一已证明对治疗 CIPN 有疗效的药物 [137]。

三、癌症相关的精神症状

与癌症或其转移有关的精神症状，以及精神性副肿瘤疾病，在文献中还没有很好的定义 [138]。无论如何，大多数癌症患者在癌症诊断和治疗期间，以及作为随访期间，都可能出现精神障碍，如抑郁、焦虑、认知障碍和对死亡的恐惧等 [138, 139]。

四、与治疗相关的精神症状

与其他癌症患者一样，胃肠道癌症患者大多患有各种认知和心理障碍，如抑郁、惊恐发作、焦虑、死亡恐惧、健忘、睡眠障碍等 [138]。在以往的研究中，癌症患者抑郁和焦虑的患病率在 35%~75% 之间 [138]。认知功能和运动能力的下降可导致患者心理状态的恶化，导致情绪受损和生存质量降低 [138, 140]。虽然基本机制尚未明确，但"化学脑"是一个应该讨论的问题，因为它可能导致认知和情绪障碍 [138, 141]。

谵妄是癌症患者的另一重要症状，在癌症的各个阶段都会出现，尤其是在终末期 [142]。很多问题都可以被认为是癌症患者谵妄的原因，包括感染、发热、代谢紊乱以及使用阿片类药物和其他药物 [142]。

由于癌症本身及其转移和系统性治疗（包括放疗），胃肠道癌症患者的神经精神症状可出现在确诊时、治疗癌症的过程中和随访期间（终末期除外）。总之，对于这些症状的有效正确处理，对于患者来说是最重要的。

第八节 胃肠道肿瘤的疼痛

疼痛是癌症患者最常见、最痛苦的症状之一。国际疼痛研究协会将其定义为与实际或潜在的组织损伤有关的不愉快的感觉和情绪体验 [143]。系统评价显示，在接受癌症治疗的患者中，疼痛的患病率为 59%，晚期患者为 64%，根治性治疗后的患者为 33% [144]。在另一项研究中，对开放式提问与使用调查系统评估后患者报告的症状进行了比较 [145]，疼痛是开放式问题确定的最常见症状，但系统评估时疲劳更常见。欧洲疼痛调查评估了 5084 例成年癌症患者[146]。所有患者（不包括皮肤癌患者）的疼痛患病率为 72%。胰腺癌和结直肠癌患者的疼痛患病率最高。

癌痛是一种复杂的、随时间变化的多种机制引发的症状。它涉及炎症、神经病变、缺血、肿瘤相关的压迫和多部位的侵犯[147]。有趣的是，只有 1/3 的骨转移瘤有疼痛感，说明细胞因子或低氧血症等局部因素是导致疼痛的重要原因。癌症疼痛是一种主观症状，一种受疼痛记忆、性别、遗传、期望、情绪和文化影响的异质性体验。第一步是诊断，第二步是评估。这些对于疼痛管理很重要。癌痛根据发作和持续时间可分为急性和慢性 2 种。疼痛的原因多来自潜在的癌症或其转移，较少继发于抗肿瘤治疗和与癌症无关的合并症[148]。考虑到神经生理性疼痛和神经化学过程的复杂性，临床医生需要对所获得的病理生理机制、病因病史和体格检查结果进行评估，同时需要将检查和测试结合起来。根据癌痛的病理生理学分为伤害性、神经病理性、特发性和心因性的疼痛，它往往是一种混合性疾病。

以阿片类药物为基础的镇痛方案和世界卫生组织（WHO）的镇痛阶梯为指南，80%~90% 的患者癌痛可得到缓解[149, 150]。吗啡作为中度至重度疼痛的阿片类药物的选择，早已被人们所接受。癌痛的管理还需要使用非阿片类镇痛药和其他辅助性镇痛药，如糖皮质激素、三环类抗抑郁药、抗胆碱能药和双膦酸盐等。

神经病理性疼痛管理难度大。癌症患者神经病理性疼痛的患病率在 19%~39% 之间[151, 152]。它对生存质量的负面影响高于损伤性疼痛。仅使用吗啡往往不足以治疗神经病理性疼痛，因此应考虑使用辅助药物进行疼痛管理。神经病理性疼痛与癌症类型、分期或化疗药物有关[152]。一些化疗药物，如奥沙利铂，会引起神经病理性疼痛，导致神经毒性。奥沙利铂是一种常用的第三代铂类衍生物，已被证实对胃肠道肿瘤有效，特别是在结直肠癌研究中。有 12.4%~18% 的患者在治疗阶段观察到奥沙利铂引起的 3 级感觉神经毒性[153, 154]，2% 的患者在停药后 2 年仍有疼痛[155]。

在药物治疗失败的情况下，可采用侵入性方法。交感通路的神经破坏性阻滞，包括腹腔神经丛阻滞（CPB）和上腹下丛阻滞（SHPB），已于临床应用多年。欧洲姑息治疗研究协作组[156]发表了一篇系统评价以及交感神经阻滞治疗内脏癌痛管理的建议。由于一些局限性，已发表的试验中的循证学证据普遍较差。根据该综述，交感神经阻滞可减少疼痛和阿片类药物引起的副作用。对于胰腺癌患者来说，强烈建议使用 CBP，而对 SHBP 则不那么推荐。

梗阻引起的腹痛常见于胃肠道和妇科癌症患者，急性和亚急性肠梗阻是引起腹痛的重要原因。这些梗阻估计发生在 10%~28.4% 的结直肠癌中[157]。腹部绞痛、腹胀、恶心、呕吐、停止排气排便是恶性肠梗阻的常见症状。胃肠道症状和疼痛的症状缓解至关重要，但并不影响潜在的手术或治疗结局。最常用的治疗症状的药物是类固醇和抑制消化液分泌药物及止吐药。阿片类药物很少用可以省略，因为急性疼痛也需要解决。应考虑到阿片类药物的不良反应，尤其是对恶性肠梗阻患者的消化道动力障碍。因此，根据癌痛的频率及其对患者及其家属生活质量的不利影响来进行管理是非常重要的。

第九节　胃肠道肿瘤的皮肤问题

癌症治疗中使用的药剂可能会引起一系列皮肤和指甲的变化。化疗会影响皮肤和指甲细胞等快速生长的细胞。接受化疗的患者更容易出现皮疹、血管性水肿、荨麻疹和接触性皮炎。靶向治疗可能会引起一些特殊的皮肤毒性。此外，接受放射治疗的患者会出现皮肤反应、颜色变化等现象。

一、常见的细胞毒性药物的皮肤问题

细胞毒性药物最重要的毒性是脱发和口腔炎。通常，治疗后的 2~4 周内开始脱发（如用于胃癌的蒽环类药物），治疗完成后 3~6 个月内重新生长。约有 40% 的患者会发生口腔炎，尤其是在治疗的最初几周内。化疗前的口腔护理很重要，等渗性漱口水对治疗口腔炎有帮助[158, 159]。

指甲变化似乎发生在含有紫杉醇类药物和表皮生长因子受体（EGFR）抑制剂的方案中[160, 161]。卡培他滨（28%~74% 的患者）和 5-氟尿嘧啶（34% 的患者接受输注，13% 的患者接受团注），这些常用于胃肠道肿瘤的药物可能会引起一种剂量限制性的皮肤毒性，称为掌跖红肿（PPE）。表现为手掌和足底红斑、水肿、感觉迟钝，伴有不同程度的疼痛、鳞屑和水疱形成。一般发生在用药后的 2~12 d 内[162]。一项小规模的临床试验表明，用维生素 B_6 治疗可以减轻手足综合征的症状[163]。然而，在一项随机、双盲、安慰剂对照的研究中发现，吡哆醇对卡培他滨相关的 PPE 无效[164]。在回顾性研究中，服用塞来昔布与卡培他滨的患者 PPE 发生率较低[162]。对系统性和局部性皮质类固醇进行了研究，发现结果有阳性也有阴性[165, 166]。重要的问题是通过避免高温、重度运动、紧身衣服和鞋子、使用润肤剂和角质软化剂来预防这种综合征[162]。

二、靶向治疗的皮肤问题

近年来，靶向治疗常用于胃肠道肿瘤。多酪氨酸激酶抑制剂（如舒尼替尼、索拉非尼），用于胃肠道神经内分泌肿瘤、胃肠道基质肿瘤和肝细胞癌，也可能引起 PPE，舒尼替尼治疗的患者中有 10%~28% 发生皮肤问题，索拉非尼治疗的患者中有 10%~62% 发生皮肤问题。治疗方法与卡培他滨相关的 PPE 相似[162]。

表皮生长因子受体在胃肠道癌症中常过表达或失调。EGFR 介导的信号通路靶向药物（西妥昔单抗和帕尼单抗）越来越成为结直肠癌治疗的一部分。这些药物的毒性特征通常是涉及皮肤的丘疹脓疱性反应。EGFR 的抑制可能会导致滤泡阻塞和微生物群落改变，从而导致免疫反应和炎症[167]。患者在治疗的第一周内出现感觉性疾病，出现红斑和水肿。第 1~3 周出现丘疹脓疱疹，第 4 周出现结痂。尽管治疗成功，红斑和皮肤干燥可能会持续 4~6 周[168]。

抗 EGFR 疗法引起的皮肤毒性的治疗管理多为经验性和支持性。有一些针对 EGFR 抑制剂引起的皮肤毒性作用的管理指南发表，但大部分都不是循证的[169]。在随机对照试验中，预防性口服四环素可能有效，局部使用他扎罗汀无效，局部使用吡美莫司无效[170-172]。一般来说，建议使用温和的洗发水和香皂，滋润皮肤，使用高防晒系数的面霜，避免使用局部痤疮药物，如维 A 酸类药物。

抗 EGFR 治疗引发的皮肤反应的治疗方法按严重程度的不同而不同。可以使用美国国家癌症研究所（NCI）的不良事件通用术语标准（CTCAE）3.0 或 4.0 版。但根据一些意见，Pérez Soler 分级系统比 NCI-CTCAE 更能反映具体的皮肤毒性[173]。对于 1 级（轻度）痤疮样皮疹，推荐的治疗方法是局部使用 2% 的克林霉素与 1% 的氢化可的松（如果皮疹在 2 周后继续存在）。如果皮肤反应≥2 级，应开始系统性治疗，在局部治疗的基础上加用口服米诺环素或多环西素。对于 3 级（重度）病变，应中断治疗，直至毒性改善到≤2 级，治疗方法与 2 级相同。2 级和 3 级的头皮病变，建议局部用克林霉素 2% 与曲安奈德 0.1%。如果病变减少，应建议减少剂量。但如果严重病变没有改善，建议永久停用抗 EGFR 治疗[174]。

三、放射治疗的皮肤问题

放射治疗会使皮肤变得干燥、脱皮。它还会引起瘙痒和皮肤颜色变化（变红或变黑）。建议对放疗相关的皮肤损伤进行对症治疗。放射回忆现象在肿瘤内科很重要，它是指接受化疗后，在以前放射治疗过的部位出现的一种急性炎症反应。化疗会引发皮肤反应，皮肤会发红、起泡、脱皮或疼痛。放射回忆可发生在照射后数月甚至多年，但至少在放疗后 7 d 以上。在文献中，放射回忆最常发生在胃肠道癌症患者使用卡培他滨治疗时。目前还没有什么特殊的治疗方式，因此建议对症治疗[175]。